Helmut Lukesch

Einführung in die pädagogisch-psychologische Diagnostik

Literaturempfehlung lt. Dickhäuser (GS/HS)

Psychologische Grundlagen und Gütekriterien; ✓
Schulleistungsmessung; ✓
Zensurengebung und Lernerfolgskontrolle; Befragung, Beurteilung, Beobachtung und Testverfahren; ✓
Schulfähigkeitsdiagnostik für verschiedene Schularten; ✓
Methoden der schulbezogenen Evaluation. ✓

Lukesch, H. (1998). Einführung in die pädagogisch-psychologische Diagnostik (2. Aufl.). Regensburg: Roderer. (Kap. 1-5, 7, 9, 8.6., 10, 12, 13)

Zusammenfassend: Krapp, A. & Weidenmann, B. (Hrsg.) (2001). Pädagogische Psychologie. Weinheim: Beltz PVU. (S. 513-563 und S. 647-674)

PSYCHOLOGIE
in der Lehrerausbildung   Band 3

Helmut Lukesch

Einführung in die pädagogisch - psychologische Diagnostik

2. vollständig neu bearbeitete Auflage

S. Roderer Verlag, Regensburg 1998

Die Deutsche Bibliothek - CIP-Einheitsaufnahme

Lukesch, Helmut:
Einführung in die pädagogisch-psychologische Diagnostik /
Helmut Lukesch. - 2., vollst. neu bearb. Aufl. - Regensburg :
Roderer, 1998
    (Psychologie in der Lehrerausbildung ; Bd. 3)
    ISBN 3-89073-232-1

Alle Rechte, insbesondere das Recht der Vervielfältigung und Verbreitung sowie der Übersetzung vorbehalten. Kein Teil des Werkes darf in irgendeiner Form (durch Fotokopie, Mikrofilm oder ein anderes Verfahren) ohne schriftliche Genehmigung des Verlages reproduziert oder unter Verwendung elektronischer Systeme verarbeitet werden.

1998 Roderer Verlag; Regensburg

Inhaltsverzeichnis

1.	**Einleitung**	19
1.1	Beurteilung als Berufsaufgabe von Lehrern und Lehrerinnen	19
1.1.1	Zielsetzungen des Schulsystems und Berufsaufgaben von Lehrern und Lehrerinnnen	
1.1.2	Zur Bedeutung der Leistungsbeurteilung in einer demokratischen Gesellschaft und zum Problem der Chancengleichheit	21
1.1.3	Zielorientierung des Unterrichts	24
1.1.4	Leistungs- und Persönlichkeitsbeurteilungen in der Schule	27
1.2	Gegenstand der pädagogisch-psychologischen Diagnostik	31
1.3	Verfahren der pädagogisch-psychologischen Diagnostik - ein Überblick	35
2.	**Gütekriterien diagnostischer Verfahren**	38
2.1	Objektivität	39
2.1.1	Durchführungsobjektivität	40
2.1.2	Auswertungsobjektivität	41
2.1.3	Interpretationsobjektivität	43
2.2	Reliabilität (Zuverlässigkeit, Genauigkeit)	44
2.2.1	Testwiederholungsmethode (Test-Retest-Methode)	47
2.2.2	Paralleltestmethode	49
2.2.3	Testhalbierungsmethode (Split-half-Methode)	50
2.2.4	Konsistenzanalyse	51
2.2.5	Standardmeßfehler für normierte Testwerte	51
2.3	Validität (Gültigkeit)	55
2.3.1	Inhaltliche Validität (content validity)	57
2.3.2	Empirische Validität (Vorhersage- und Gleichzeitigkeitsvalidität)	58
2.3.2.1	Problemstellung	58
2.3.2.2	Aspekte der empirischen Validität	59
2.3.2.3	Probleme bei der empirischen Validierung eines diagnostischen Verfahrens	61
2.3.2.4	Empirische Validität und diagnostische Entscheidung	64

2.3.2.4.1	Effektivität, Sensibilität und Spezifität	64
2.3.2.4.2	Korrelative Validitätskoeffizienten und diagnostische Entscheidung	67
2.3.3	Konstrukt-Validität (construct validity)	69
2.3.3.1	Faktorielle Validität	71
2.3.3.2	Diskriminante und konvergente Validität	73
2.3.3.3	Multitrait-multimethod Validierung	73
2.3.3.4	Verfälschbarkeit	76
2.3.3.4.1	Verfälschbarkeit durch die diagnostizierten Probanden	76
2.3.3.4.2	Verfälschbarkeit durch Eigenschaften des Meßinstruments	83
2.3.4	Testfairneß	85
2.4	Testnormierung	89
2.5	Nebengütekriterien	90
2.5.1	Ökonomie	90
2.5.2	Nützlichkeit (Utilität) und Zumutbarkeit	90
2.5.3	Vergleichbarkeit	92
2.5.4	Akzeptanz	92
3.	**Dialogische Verfahren - Gesprächsmethoden**	**94**
3.1	Arten diagnostischer Gesprächsmethoden	95
3.1.1	Anamnese	95
3.1.2	Exploration	100
3.1.3	Interview - Befragung	101
3.1.3.1	Formen des Interviews nach dem Grad der Vorstrukturierung	101
3.1.3.2	Unterscheidung nach Anzahl der Interviewer und Interviewten	103
3.2	Einflüsse auf die Ergebnisse dialogischer Verfahren	104
3.2.1	Allgemeine Vorüberlegungen	104
3.2.2	Interaktionsbedingte Einflüsse - die Bedeutung des (der) Gesprächsleiters(in)	105
3.2.3	Selbstdarstellungstechniken und Lüge - die Macht des Interviewten	106
3.3	Maßnahmen zur Optimierung von Befragungsergebnissen	111
3.3.1	Allgemeine Voraussetzungen	111
3.3.2	Gestaltung der Gesprächssituation	112

4.	**Verhaltensbeobachtung als diagnostisches Instrument - Interaktionsdiagnostik und Unterrichtsbeobachtung**	**117**
4.1	Vorbemerkung	117
4.2	Arten der Beobachtung	119
4.2.1	Naive vs. systematische Beobachtung	119
4.2.2	Geringer oder hoher Partizipationsgrad am Geschehen - Beobachtung durch außenstehende oder teilnehmende Beobachter	122
4.2.3	Offene (wissentliche) oder verdeckte (unwissentliche) Beobachtung	123
4.2.4	Technisch vermittelte vs. unvermittelte Beobachtung	124
4.2.5	Kontinuierliche oder diskontinuierliche Beobachtung	125
4.2.6	Life- (bzw. Feld-) vs. Laborbeobachtung	126
4.2.7	Fremd- oder Selbstbeobachtung	126
4.3	Probleme der Unterrichtsbeobachtung und Interaktionsdiagnostik	128
4.3.1	Was versteht man unter „Interaktion"?	128
4.3.2	Typen von Beobachtungssystemen	129
4.3.3	Entwicklung von Beobachtungssystemen	130
4.3.4	Probleme bei der Beobachtung	132
4.4	Beispiele von Beobachtungssystemen zur Unterrichtsbeobachtung und zur schulischen Interaktionsdiagnostik	133
4.4.1	Lehrer- und Schüleräußerungen im Unterricht	133
4.4.1.1	Häufigkeit von Lehrer- und Schüleräußerungen	
4.4.1.2	Häufigkeit von Befehlen und Aufforderungen im Unterricht	134
4.4.1.3	Lehrerfragen	135
4.4.2	Interaktions-Prozeß-Analyse (IPA)	135
4.4.2.1	Hintergrund	135
4.4.2.2	Vorgehen	136
4.4.2.3	Auswertung	138
4.4.2.4	Ergebnisse	140
4.4.3	Varianten der Interaktions-Prozeß-Analyse	144
4.4.3.2	Interaction-Process-Scores (IPS) nach Borgatta (1962)	148
4.4.3.3	Kommunikationsmusteranalyse nach Lewis et al. (1961)	151
4.4.4	Flanders Interaction Categories (FIAC)	153
4.4.4.1	Aufbau	153
4.4.4.2	Auswertung	155
4.4.3.3	Kritik	156

4.4.5	Modifikation der FIAC nach Ober (1968) - das reziproke Kategoriensystem	156
4.4.6	System von Zeltner (1980)	157
4.4.6.1	Aufbau	157
4.4.6.2	Ergebnisse	159
4.4.7	Beobachtungssystem BAVIS	159
4.4.7.1	Aufbau	159
4.4.7.2	Ergebnisse	160
4.4.8	Rückblick - Anwendungsmöglichkeiten der Interaktionsdiagnostik in der Schule	161
5.	**Verhaltensbeurteilung im Raum der Schule**	**163**
5.1	Methodische Aspekte	164
5.1.1	Polaritätenprofile	167
5.1.2	Verbale Beschreibungen von Zwischenstufen	170
5.1.3	Visualisierung von Zwischenabstufungen	172
5.1.4	Ankerbeispiele für Extremausprägungen	174
5.1.5	Niedriginferente Schätzskalen durch Verwendung verhaltensnaher Indikatoren	175
5.2	Verzerrungsfaktoren bei Schätzurteilen	177
5.3	Anwendungsbeispiele von Beurteilungsskalen	183
5.3.1	Entwicklung von Beurteilungsskalen	183
5.3.2	Selbstbeurteilung von Schülern	183
5.3.2.1	Selbstbeurteilungsskalen über Verhaltensauffälligkeiten	184
5.3.2.2	Selbstbeurteilung mit Polaritätenprofilen	187
5.3.3	Fremdbeurteilungsskalen für Schüler - Skalen zur Erfassung von Verhaltensstörungen bei Kindern	187
5.3.4	Beurteilung von Erziehern	193
5.3.4.1	Schätzskalen zur Beurteilung des Lehrerverhaltens	193
5.3.4.2	Schätzskalen zur Beurteilung von Mütterverhalten in realen Situationen	196
5.3.4.3	Beurteilung des Lehrerverhaltens durch Schüler	198
6.	**Dokument- und Werkanalyse**	**203**
6.1	Einleitende Unterscheidungen	203
6.2	Institutionelle (amtliche) Dokumente	204
6.3	Private Dokumente	206

6.4	Nicht-reaktive Meßverfahren	209
6.5	Auswertungsmethoden	211
6.5.1	Interpretative Auswertung	211
6.5.2	Inhaltsanalyse	211
6.5.3	Sprachinhaltsanalyse	215
6.5.4	Aggregationsanalyse	216
6.5.5	Methodische Probleme bei einer Dokumentenanalyse	216
7.	**Grundlagen der Testanwendung in der Schule**	**218**
7.1	Historische Vorbemerkung	218
7.2	Definition von „Test"	220
7.3	Klassifikation von Tests	222
7.4	Exkurs: Maßtheorie und Skalentypen	224
8.	**Diagnose kognitiver Lernvoraussetzungen bei Schülerinnen und Schülern**	**229**
8.1	Intelligenz	229
8.1.1	Geschichte der Intelligenzmessung	229
8.1.2	Strukturmodelle der Intelligenz	243
8.1.2.1	Generalfaktorentheorie der kognitiven Fähigkeiten	243
8.1.2.2	Die Mehrfaktorentheorie der Primary Mental Abilities	244
8.1.2.3	Faktorenmodell von Meili (1946)	246
8.1.2.4	Intelligenzfaktoren höherer Ordnung - das Zweifaktorenmodell Cattells	247
8.1.2.5	Das Modell des menschlichen Intellekts von Guilford (1959)	247
8.1.2.6	Berliner Intelligenzmodell (Jäger, 1973)	248
8.1.3	Verfahren zur Intelligenzdiagnostik	249
8.2	Lernfähigkeit	260
8.2.1	Konzeption der Lernfähigkeitstests	261
8.2.2	Lerntestverfahren	263
8.2.3	Einsatzmöglichkeiten und Kritik	264
8.3	Konzentration und Aufmerksamkeit	264
8.3.1	Definition	266
8.3.2	Konzentrationsstörung	266
8.3.2.1	Häufigkeit des Vorkommens	266
8.3.2.2	Symptomatik	267

8.3.3	Diagnose von Konzentration und Aufmerksamkeit	267
8.3.3.1	Diagnose von Konzentration und Aufmerksamkeit aufgrund objektiver Testverfahren	268
8.3.3.2	Fremdbeobachtungsverfahren	272
8.3.3.3	Selbstbeobachtungsverfahren	276
8.4	Kognitive Stilmerkmale	278
8.4.1	Feldabhängigkeit - Feldunabhängigkeit	278
8.4.2	Kognitive Impulsivität vs. kognitive Reflexität	280
8.4.3	Belohnungsaufschub	281
8.5.	Kreativität	282
8.5.1	Kreativitätskonzeptionen	282
8.5.2	Methoden der Kreativitätsdiagnostik	285
8.5.3	Kritik der Kreativitätsdiagnostik	289
8.6	Arbeits- und Lernstrategien	292
8.6.1	Gedächtnismodelle als Grundlage für Arbeits- und Lernstrategien	292
8.6.2	Arbeits- und Lerntechniken	295
8.7	Sprachkompetenzen	300
8.7.1	Hörverständnis	303
8.7.2	Sprachverständnis - Lautdiskrimination	306
8.7.3	Allgemeine Sprachkompetenzen - mehrdimensionale Verfahren	308
8.7.4	Wortschatztests	314
8.7.5	Sprechkompetenzen - Sprechstörungen	316
8.7.6	Rückblick	319
9.	**Diagnose affektiv-motivationaler Lernvoraussetzungen**	320
9.1	Schul- und Leistungsangst	320
9.1.1	Zm Konstrukt der Angst	320
9.1.2	Schulangst	322
9.1.3	Diagnostik von Angst	323
9.1.3.1	Reaktionsebenen der Angst	323
9.1.3.2	Physiologische Angstindikatoren	324
9.1.3.3	Interviewmethoden zur Diagnose von Angstsymptomen	324
9.1.3.4	Fremdbeobachtung von Angstsymptomen	327
9.1.3.5	Informelle Itemlisten zur Selbstbeurteilung von Schul- und Leistungsangst	331

9.1.3.6	Erfassung von Angst mit formellen Angsterfassungsmethoden	337
9.1.3.7	Methoden der Sprachinhaltsanalyse	340
9.2	Leistungs-, Lern- und Neugiermotivation, Interessensdiagnostik	342
9.2.1	Leistungsmotivation	343
9.2.2	Lernmotivation	345
9.2.3	Neugiermotivation	347
9.2.4	Diagnostische Verfahren zur Erfassung lernrelevanter Motivationsaspekte	350
9.2.4.1	Leistungsmotivation	351
9.2.4.2	Kausalattributionen	354
9.2.4.3	Kontrollüberzeugungen	356
9.2.4.4	Lern- und Leistungsbereitschaft	358
9.2.4.5	Interessendiagnostik	363
9.2.4.6	Neugierdiagnostik	366
9.3	Selbstkonzept	370
9.3.1	Selbstbildkonzepte	370
9.3.2	Diagnostik des Selbstwertgefühls	370
9.3.3	Diagnostik des Selbstkonzepts	372
10.	**Schule, LehrerInnenpersönlichkeit und Schulklasse als Bedingungen für Lernprozesse**	377
10.1	Schul- und Klassenklima	377
10.2	Lehrerbezogene diagnostische Verfahren	383
10.2.1	Lehrerbeurteilung durch Experten	383
10.2.2	Lehrerwahrnehmung aus der Schülerperspektive	385
10.2.3	Anwendungsmöglichkeiten von Lehrerbeschreibungsskalen	391
10.2.4	Aspekte der Selbstsicht von Lehrerinnen und Lehrern	392
10.3	Schüler-Schüler-Beziehung	397
10.3.1	Diagnosemöglichkeiten mit Fragebogen	397
10.3.2	Soziometrie	398
11.	**Diagnose familiärer Bedingungen**	408
11.1	Sozialschicht	409
11.1.1	Terminologie	409

11.1.2	Schichtindices	411
11.2	Strukturmerkmale der Familie	413
11.3	Prozeßmerkmale der Familie	414
11.3.1	Elternperspektive - Selbstauskunftverfahren	417
11.3.1.1	Fragebogenverfahren	417
11.3.1.2	Semiprojektive und projektive Verfahren	421
11.3.1.3	Verhaltensbeobachtungsverfahren	423
11.3.2	Kindperspektive	424
11.3.2.1	Fragebogenverfahren	424
11.3.2.2	Semiprojektive und projektive Verfahren	427
11.3.2.3	Verhaltensbeobachtungssysteme	428
11.3.3	Rückblick	429
12.	**Zensuren und Zeugnisse als Methoden der schulischen Wissensdiagnose**	**431**
12.1	Lehrziele und Lehrzieltaxonomien	431
12.1.1	Zur Begrifflichkeit von Lehrziel	431
12.1.2	Lehrzieltaxonomien	434
12.1.2.1	Taxonomie der Lehrziele im kognitiven Bereich	435
12.1.2.2	Taxonomie der Lehrziele im affektiven Bereich	437
12.1.2.3	Taxonomie der Lehrziele im psychomotorischen Bereich	441
12.1.2.4	Taxonomie der Lehrziele im sozial-kommunikativen Bereich	443
12.2	Zensuren und Zeugnisse	445
12.2.1	Historischer Exkurs	445
12.2.2	Die Notenskala als subjektives Verfahren zur Leistungsmessung	450
12.2.3	Punktwerte und Notensysteme	451
12.2.4	Zusammenfassung	453
12.3	Mündliche Prüfungen	454
12.3.1	Herkunft	454
12.3.2	Kritik an der mündlichen Prüfung	455
12.3.2.1	Sozialpsychologische Kritik	455
12.3.2.2	Psychoanalytische Prüfungskritik	457
12.3.2.3	Mündliche Prüfung und psychodiagnostische Gütekriterien	458
12.3.2.4	Gesellschaftskritische Aspekte der Prüfungskritik	459
12.3.3	Empfehlungen für die Gestaltung mündlicher Prüfungen	460

12.4	Zensurengebung und diagnostische Gütekriterien	463
12.4.1	Objektivität der Zensurengebung	464
12.4.2	Reliabilität der Zensurengebung	470
12.4.3	Sachfremde Einflüsse auf die Zensurengebung - Probleme der Validität	472
12.4.3.1	Benotung und Sympathiebeziehung zwischen Lehrer und Schüler	472
12.4.3.2	Vorinformationen über den Schüler - soziale Stereotype	474
12.4.3.3	Geschlecht des Lehrers und des Schülers	475
12.4.3.4	Klassengröße und Benotung	477
12.4.3.5	Fachfremde Beurteilungskriterien	479
12.4.3.6	Schulartspezifische Benotung	479
12.4.3.7	Fächerspezifische Benotung	480
12.4.3.8	Schulstufenbezogene Zensurierungstendenzen	481
12.4.3.9	Länderspezifische Differenzen	483
12.4.3.10	Klasseninterne Bezugssystem	484
12.4.3.11	Sozialschicht und Benotung	485
12.4.4	Prognostische Validität von Zensuren	488
13.	**Schulleistungstests - Grundlagen**	**500**
13.1	Möglichkeiten der Schulleistungstestkonstruktion	500
13.2	(Sozial-)Normorientierte Schulleitungstests	501
13.2.1	Analyseschritte bei der Konstruktion normorientierter Schulleistungstests	501
13.2.2	Inhaltliche und curriculare Validität eines sozialnormorientierten Schulleistungstests - ein Beispiel	511
13.2.3	Einsatzmöglichkeiten sozialnormorientierter Schulleistungstests	517
13.2.3.1	Anwendung in der Schulklasse	517
13.2.3.2	Forschungsfragen	518
13.2.3.3	Verwendung von Schulleitungstests im Unterricht - Gefahren einer Testanwendung in der Schule?	519
13.3	Kriteriumsorientierte Leistungsmessung	521
13.3.1	Kritik der klassischen Testtheorie als Ausgangspunkt der Entwicklung einer Theorie für lehrzielorientierte Tests	521
13.3.2	Definition „lehrzielorientierter Test"	522
13.3.3	Lehrzielerreichung und Zensurierungsverfahren	524

13.3.4	Berechnung der Gütekriterien für lehrzielorientierte Tests	528
13.4	Informelle Tests	530
13.4.1	Definition und Anwendungsmöglichkeiten	530
13.4.2	Entwicklung informeller Tests	530

14.	**Wissensdiagnose durch Schulleistungstests**	**537**
14.1	Mehrfächertest	537
14.4.1	Mehrfächertests für den Grundschulbereich	538
14.4.2	Mehrfächertests für Förder-(Sonder)schulen	540
14.4.3	Mehrfächertests für Hauptschulen, Azubis und VHS	541
14.2	Formelle Schulleistungstests im Fach Deutsch	544
14.2.1	Mehrdimensionale Verfahren	544
14.2.2	Rechtschreibtests	546
14.2.3	Grammatiktests	551
14.2.4	Leseverständnis, Lesefähigkeit und Schreibfähigkeit	552
14.3	Tests zur Erfassung fremdsprachlicher Leistungen	557
14.3.1	Fremdspracheneignungstest	557
14.3.2	Schulleistungstests im Fach Englisch	558
14.3.2.1	Formelle sozialnormbezogene Verfahren	558
14.3.2.2	Informelle Englischtests	560
14.3.3	Formelle Schulleistungstests im Fach Französisch	563
14.4	Mathematiktests	565
14.4.1	Allgemeine mathematische Begabungsaspekte	565
14.4.2	Spezifische mathematische Lehrzielbereiche	566
14.4.2.1	Spezifische mathematische Lehrzielbereiche - Grundschulbereich	566
14.4.2.2	Spezifische mathematische Lehrzielbereiche - Sekundarbereich I / II	568
14.5	Tests zur Erfassung naturwissenschaftlicher Kenntnisse	573
14.5.1	Physik	573
14.5.2	Chemie	575
14.5.3	Biologie	576
14.5.4	Geographie	577
14.6	Tests zur Erfassung sozialwissenschaftlicher Kenntnisse	578
14.6.1	Geschichte	578
14.6.2	Sozialkunde/Politik	579
14.7	Tests zur Erfassung von Sportleistungen	582

14.7.1	Konstrukt Sportleistung	582
14.7.2	Sporttests	583
14.8	Tests zur Erfassung von Musikalität, Musikerleben und Musikleistung	589
14.8.1	Musikalität	589
14.8.2	Musikerleben	592
14.8.3	Erfassung spezifischer Lehrzielbereiche im Fach Musik	593
14.9	Bildende Kunst	595
15.	**Fallarbeit und Gutachtenerstellung**	**596**
15.1	Fallbearbeitung im Rahmen der Schulberatung	596
15.1.1	Ablaufschema eines Beratungsfalles	596
15.1.2	Psychologische Theoriebezüge zur Hypothesenbildung im Rahmen der Fallarbeit	602
15.1.3	Beispiel eines schulischen Beratungsfalles: Konrad F., Jahrgangsstufe 5, Gymnasium	603
15.2	Gutachtenerstellung	611
15.2.1	Definition	611
15.2.2	Grundschema eines psychologischen Gutachtens	612
15.2.3	Kurzgutachten	615
15.2.4	Prinzipien und Fehlerquellen bei der Gutachtenerstellung	616
15.2.4.1	Prinzipien der Gutachtenerstellung	616
15.2.4.2	Fehlerquellen bei der Gutachtenerstellung und Kontrollmöglichkeiten	617
15.2.5	Schulbezogene Anlässe für (Kurz-)Gutachten	618

Literaturverzeichnis 620

Literaturverzeichnis diagnostischer Verfahren 664

Sachregister 709

Autorenregister 721

Vorwort

Die nachfolgenden Ausführungen sind Teil meiner seit vielen Jahren gehaltenen Vorlesungen über pädagogisch-psychologische Diagnostik. Da es sich dabei um eine Einführungsveranstaltung handelt, die Interesse wecken und nicht abschrecken soll, habe ich Ausführungen zur Testtheorie nur ansatzweise und nur insofern aufgenommen, als sie für diagnostische Praktiker wesentlich sind. Diese Thematiken sind durch die Standardliteratur zur klassischen Testtheorie und Testkonstruktion (Lienert & Raatz, 1994; Gulliksen, 1950) bzw. zur probabilistischen Testtheorie (Fischer, 1974; Lord & Novick, 1968) gut abgedeckt. Aus Platzgründen wird auch auf die für den Lehrprozeß wichtige kriteriumsorientierte Testtheorie nur kurz eingegangen; auch hierzu kann auf ausgezeichnete und enzyklopädisch angelegte Monographien (Klauer, 1987; Schott, 1976; Fricke, 1974) verwiesen werden.

Neben einer grundlegend anderen Strukturierung des Buches im Vergleich zu den früheren Auflagen wurden Übersichten zu allen diagnostischen Verfahren, die im Schulbereich Anwendung finden können, neu aufgenommen. Um hier dem Leser einen leichten Zugang zu ermöglichen, wurden die entsprechenden bibliographischen Angaben in einem eigenen Literaturverzeichnis dokumentiert. Diese Darstellungen beruhen im wesentlichen auf Angaben aus der Datenbank *psytkom*. Diese Datenbank wurde bekanntlich von unserer Projektgruppe zwischen 1986 bis 1990 als weltweit erste psychologische Testdatenbank erstellt und dann zur Dauerpflege an die *ZPID* (Zentralstelle für Psychologische Information und Dokumentation an der Universität Trier) übergeben. In der Zwischenzeit sind in *psytkom* etwa 3200 Tests enthalten. Diese Angaben sind mit Hilfe der Testverzeichnisse der einschlägigen Verlage aktualisiert worden. Alle bibliographischen Angaben zu den diagnostischen Verfahren sind in einem eigenen Literaturverzeichnis zusammengefaßt.

Anregungen zur Verbesserung früherer Auflagen konnte ich sowohl von Studenten verschiedener Universitäten wie auch von den Teilnehmern aus Fortbildungslehrgängen für die Qualifikation zum Beratungslehrer sowie von Schulpsychologen bekommen. Da aber das Bessere bekanntlich des Guten Feind ist, sehe ich einer konstruktiven Kritik auch für weitere Bearbeitungen gerne entgegen.

Das Buch ist für verschiedene Nutzergruppen gedacht: Grundlage für alle sind die Kapitel 1 bis 7; danach kann es aber eine Aufteilung geben. Für die Lehramtsstudierenden werden die Kapitel 12 bis 14, in denen die Methoden zur Schulleistungsdiagnostik abgehandelt werden, besonders wichtig sein. Für Schulpsychologen und Beratungslehrer sind die Kapitel 8 bis 11 gedacht, in denen Verfahren zur Diagnose kognitiver und affektiver Bedingungen der Schulleistung sowie Verfahren, die für die Beratung von Schule und Lehrer wichtig sind, abgehandelt werden. Kapitel 15 beinhaltet in Kurzform die zentralen Informationen zur Fallbearbeitung und zur Gutachtenerstellung; auch sind entsprechende Beispiele zur Orientierung angegeben. Auf weiterführende Literatur zu diesem bis in die 70er Jahre nur spärlich behandelten Thema wird ebenfalls verwiesen.

Wenn auf einschlägige schulrechtliche Aspekte Bezug genommen wird, so wird ausschließlich auf bayerische Gegebenheiten abgestellt. Dies vor allem aus Rücksichtnahme auf die Lehramtsstudierenden in meinen Lehrveranstaltungen an der Universität Regensburg.

Nicht enthalten sind ausführliche Beschreibungen einzelner Testverfahren. Dies kann man in den Testmanualen oder anderen Publikationen zu den Verfahren selbst nachlesen. In der Zwischenzeit ist aber auch die Datenbak *psytkom* als CD-ROM recherchierbar und wird von den größeren Bibliotheken angeboten (Datenbank *psyndex & tests*).

Aus Platzgründen ebenfalls nicht enthalten ist eine anlaßbezogene Darstellung diagnostischer Verfahren (z.B. Einschulung: Kormann et al., 1993; Krapp & Mandl, 1971, 1977; Übertrittsdiagnostik, Schnittstelle Schule und Beruf: Reisse, 1997). Solche Thematiken werden relativ häufig in den Jahrbüchern der Pädagogischen Diagnostik, die unter dem Titel „*Tests und Trends*" im Beltz Verlag erscheinen, angesprochen. Ebenfalls nicht abgehandelt sind Methoden zur Diagnose organischer Lern- und Leistungsvoraussetzungen (zur Lateralitätsdiagnostik vgl. z.B. Trolldenier, 1993; zu schulnahen Motorikverfahren vgl. Schleifer, 1971), spezielle Gedächtnistests und Verfahren zur Erfassung des moralischen Urteilens. Die Anwendbarkeit der beiden letzten Verfahrensbereiche wird in der Schule als gering eingeschätzt.

Zuletzt darf ich allen danken, die zum Entstehen des Buchskriptums beigetragen haben, vor allem Frau Helga Mader, welche die Sekretariatsarbeiten schnell und - wie immer - kompetent erledigt hat. Zu danken ist ferner Frau Dr. Barbara Eiwan und Frau Dipl.-Psych. Mary Jack, welche die Texte in den verschiedenen Fassungen korrekturgelesen, kritisch kommentiert sowie Mängel und Leerstellen im Literaturverzeichnis aufgefüllt haben.

Im übrigen kann man den Lesern nur wünschen, daß die behandelten Fragen zum Nachdenken anregen und dazu beitragen, die im Pädagogen-Alltag, bei Didaktikern und Schulpädagogen vorhandenen Laientheorien durch empirisch gesicherte Befunde zu ergänzen oder zu ersetzen.

Regensburg, Juli 1998 *Prof. Dr. Helmut Lukesch*

Inhalt

1. Einleitung

1.1 Beurteilung als Berufsaufgabe von Lehrern und Lehrerinnen

1.1.1 Zielsetzungen des Schulsystems und Berufsaufgaben von Lehrern und Lehrerinnen

Schulsysteme sind das Ergebnis historisch-gesellschaftlicher Entwicklung. Ihre Einrichtung und Ausdifferenzierung ist durch gesellschaftliche oder staatliche Bedürfnisse und Zielvorstellungen begründet. Diese Feststellung läßt sich durch historische und aktuelle Beispiele illustrieren.[1]

Welche Aufgaben Schulsysteme konkret erfüllen oder zumindest erfüllen sollten, ist allerdings aus den in den Bildungsplänen enthaltenen allgemeinen Zielen nicht unmittelbar ersichtlich. Man betrachte beispielsweise die im „Strukturplan für das Bildungswesen" enthaltene und vom Deutschen Bildungsrat (1970, S. 29) formulierte Zielfestlegung für das Schulwesen; diese lautet:

> „Das umfassende Ziel der Bildung ist die Fähigkeit des einzelnen zu individuellem und gesellschaftlichem Leben, verstanden als die Fähigkeit, die Freiheit und die Freiheiten zu verwirklichen, die ihm die Verfassung gewährt und auferlegt."

In diesem Minimalkonsens kommt deutlich das Selbstverständnis eines freiheitlich-rechtsstaatlichen Gemeinwesens zum Ausdruck. Diese Formulierung kann zwar als moralische Motivierungshilfe für alle mit schulischer Erziehung befaßten Personen gelten; mit dem, was konkret in Schulen geschieht und was durch das Schulsystem geleistet wird, steht sie jedoch nur in einem losen Zusammenhang.

Ist einem jedoch daran gelegen zu erfahren, welche gesellschaftlichen Aufgaben durch den langjährigen Schulbesuchszwang tatsächlich verwirklicht werden sollen (nach Art. 37 (3) bzw. Art. 39 des Bayerischen Gesetzes über das Erzie-

---

[1] Für den Bürger in der klassischen Periode Athens war z.B. eine gediegene Bildung (Schreiben, Lesen, Kenntnis der Schriftsteller, gymnastische und musische Ausbildung) notwendig, um an den Staatsämtern, die ihrerseits durch Los vergeben wurden, teilzunehmen. Diese gesellschaftliche Zwecksetzung für ein Schulsystem findet sich bis heute, z.B. lautet der Artikel 132 der Bayerischen Verfassung: „Für den Aufbau des Schulwesens ist die Mannigfaltigkeit der Lebensberufe ... maßgebend ...".

hungs- und Unterrichtswesen [BStfUKWK, 1994] schließt nach einer neunjährigen „Vollzeitschulpflicht" eine Berufsschulpflicht bis zum 21. Lebensjahr an, die aber auch früher erfüllt werden kann, z.B. durch Abschluß einer Lehre), so kann man Analysen von Schultheoretikern heranziehen. So meint etwa Fend (1974, S. 65), das Schulsystem erfülle drei Reproduktionsfunktionen, u.zw. sind dies

    (1) eine Qualifikationsfunktion,
    (2) eine Selektionsfunktion und
    (3) eine Integrationsfunktion.

(1) Die *Qualifikationsfunktion* besteht in der Vermittlung von Fertigkeiten und Kenntnissen; Schulsysteme stellen in dieser Hinsicht Institutionalisierungen der Wiederherstellung kultureller Systeme dar.
(2) Die *Selektionsfunktion* besteht in der Reproduktion der Sozialstruktur einer Gesellschaft; die schulischen Abschlüsse und die damit verbundenen Berechtigungen sind funktional auf die Erneuerung gesellschaftlicher Positionen bezogen.
(3) Die *Integrationsfunktion* ist in der von dem Schulsystem geleisteten Reproduktion von Normen, Werten und gesellschaftlichen Interpretationsmustern zu sehen, welche ihrerseits wieder zur gesellschaftlichen Integration beitragen. Vieles, was unter dem Stichwort „erzieherische Funktion" der Schule diskutiert wird, ist hierunter zu subsumieren. Damit wird auch angesprochen, daß es innerhalb einer zugelassenen Spielbreite von Meinungen kein Auseinanderdriften von Subgruppen der Gesellschaft geben soll. Ein Konsens in minimaler Hinsicht sollte trotz des vorfindbaren Wertepluralismus auf der Grundlage der Verfassung und der Menschenrechte gewährleistet sein.

Von dieser Aufgaben- oder Funktionsanalyse des Schulsystems ausgehend, ist es denn auch wesentlich leichter, auf die Aufgaben von Lehrerinnen und Lehrern zu schließen, als von den in den Präambeln von Schulgesetzen erwähnten hohen, aber für die Schulwirklichkeit doch zu unverbindlich formulierten Leitvorstellungen. Nach den Vorstellungen des Deutschen Bildungsrates (1970, S. 217 - 220) umfassen die Aufgaben der Lehrer und Lehrerinnen konkret fünf Bereiche:

(1) *Lehren*, verstanden als die Vermittlung von Kenntnissen und Fertigkeiten.
(2) *Beurteilen*, also das Feststellen von Lernerfolg oder Lernmißerfolg.
(3) *Beraten*, unterteilt nach Bildungs-, Schullaufbahn-, Erziehungs- und Berufsberatung und schließlich
(4) *Erziehen*, definiert im wesentlichen als die Weitergabe von Wert- und Normvorstellungen (moralische Erziehung, aber auch Sozialisationswirkungen, d.h.

implizite Effekte von Schule und Unterricht); heimlicher Lehrplan, indirekte im Gegensatz zu intentionaler Erziehung, funktionale Formung.[2]

(5) *Innovieren*, d.i. das eigenverantwortliche Erarbeiten und Verarbeiten von methodischen, didaktischen und curricularen Neuerungen zum Zwecke der Integration in die eigene Berufspraxis.

Um diese Aufgaben zu erfüllen, muß die Lehrerin (der Lehrer) eine ganze Reihe von einzelnen Tätigkeiten ausführen (z.B. Vorbereitung des Unterrichts, Teilnahme an Konferenzen, Besuch von Weiterbildungsveranstaltungen, Elternarbeit, Pausenaufsicht), die in den entsprechenden Dienstverordnungen geregelt sind.

Von den im „Strukturplan für das Bildungswesen" umschriebenen Berufsaufgaben von LehrerInnen fand die Beurteilungsaufgabe, vor allem wenn man sie umfassender als eine Leistungsfeststellung in Wissensgebieten versteht, bis in die 70er Jahre relativ wenig Beachtung (Ulich & Mertens, 1973, S. 11). Vor allem die „anscheinend geringe Reflexion dieser Berufsfunktion bei den Pädagogen" erschien zum damaligen Zeitpunkt befremdlich. Kleber (1976, S. 20) führt als Beispiel dafür an, daß in dem Funkkolleg Erziehungswissenschaft, an dem viele namhafte Erziehungswissenschaftler Deutschlands mitgearbeitet haben und das mehr als 1000 Druckseiten umfaßt, die Beurteilungsfunktion von LehrerInnen auf sage und schreibe nur einer halben Seite abgehandelt wurde. Dies hat sich in der Zwischenzeit grundlegend gewandelt, wie ein Blick auf aktuelle Literatur zeigt (Ingenkamp, 1985; Klauer, 1987; vgl. hierzu auch die seit 1981 unter dem Titel „Tests und Trends" herausgegebenen Jahrbücher der pädagogischen Diagnostik).

1.1.2 Zur Bedeutung der Leistungsbeurteilung in einer demokratischen Gesellschaft und zum Problem der Chancengleichheit

Für ein Schulsystem, das an der Zuteilung von Lebenschancen für den einzelnen wesentlich mitbeteiligt ist, bleibt die Schüler(innen)beurteilung ein zentrales Problem. Dies sollte beachtet werden, wenn in öffentlichen Diskussionen vorschnell

---

[2] Dies ist eine sehr enge, nämlich auf die Akzeptanz sozialer (Sitte) oder moralischer Normen und Werte (Sittlichkeit) bezogene Zielsetzung von Erziehung; unter „Erziehung" selbst kann man die „Handlungen (verstehen), durch die Menschen versuchen, das Gefüge der psychischen Dispositionen anderer Menschen in irgendeiner Hinsicht dauerhaft zu verbessern oder seine als wertvoll beurteilten Komponenten zu erhalten oder die Entstehung von Dispositionen, die als schlecht bewertet werden, zu verhüten" (Brezinka, 1978, S. 45). D.h. auch jeder Versuch eines Erziehers, Wissen, Fertigkeiten und Fähigkeiten bei einem Educanden zu fördern, fällt unter den Erziehungsbegriff.

mit Schlagwörtern wie „Leistungsdruck" gearbeitet wird. Individuelle Leistungen sind anerkannte Basis für gesellschaftlichen Aufstieg in einer sich meritokratisch verstehenden Gesellschaft. Dies war keineswegs immer so, wie ein Vergleich mit früher zeigt (Dohse, 1971, S. 46): In Gesellschaften, in denen die Zuteilung erstrebenswerter gesellschaftlicher Positionen nach den Kriterien von Stand und Herkunft erfolgt, besitzen Beurteilungen in der Schule ein wesentlich geringeres Gewicht. Jedoch „mit der sozialen Mobilität, der Möglichkeit des sozialen Aufstiegs, wurde die Beurteilungsfunktion des Lehrers immer bedeutungsvoller" (Kleber, 1976, S. 24). Es entspricht auch dem Selbstverständnis eines demokratischen Staates, allen seinen Bürgern die bestmögliche schulische Ausbildung zukommen zu lassen[3] und Ansprüche, die sich aus der Herkunft ergeben, abzuwehren[4].

In einer aristokratischen Gesellschaft (aber auch einem Kastensystem oder Ständesystem mit geringer sozialer Mobilität) bestand hingegen wenig Interesse am Ausbau eines schulischen Berechtigungswesens. Für die Besetzung wichtiger gesellschaftlicher Positionen ist hier vorwiegend die Herkunft des einzelnen ausschlaggebend. Wenn also Schulabschlüsse oder Prüfungen im Bildungssystem zu sozial wichtigen Berechtigungen führen, so deutet dies darauf hin, daß
(1) der benötigte Nachwuchs nicht mehr aus den durch ihre Herkunft bestimmten Klassen gedeckt werden kann oder
(2) daß gesellschaftliche Gruppierungen an Einfluß gewonnen haben, die nicht auf die Legitimation durch eine bestimmte Abstammung hinweisen können. Dies bedeutet auch eine Erhöhung der Konkurrenz, da mehr Personen am Wettbewerb teilnehmen (vgl. Diskussion um „Chancengleichheit")[5].

---

[3] Vgl. hierzu Art. 128 (1) der Bayerischen Verfassung: „Jeder Bewohner Bayerns hat Anspruch darauf, eine seinen erkennbaren Fähigkeiten und seiner inneren Berufung entsprechende Ausbildung zu erhalten."

[4] Vgl. hierzu Art. 132 der Bayerischen Verfassung: „... für die Aufnahme eines Kindes in eine bestimmte Schule sind seine Anlagen, seine Neigung, seine Leistung und seine innere Berufung maßgebend, nicht aber die wirtschaftliche und gesellschaftliche Stellung der Eltern". In Art. 96 des Bayerischen Erziehungs- und Unterrichtsgesetzes (BStfUKWK, 1994) wird zudem darauf hingewiesen, daß auch in Privatschulen keine Sonderung der Schüler und Schülerinnen erfolgen soll: „Erziehung, Unterricht und Heimleben sind so zu gestalten, daß keine Unterscheidungen nach Herkunft, Stand, Einkommen und Vermögen der Eltern gemacht werden."

[5] Der Wettbewerb kann sich dabei auch auf ein Konkurrenzverhältnis zwischen anderen gesellschaftlichen Gruppierungen verlagern, z.B. zwischen den beati possidentes an Bildung („Bildungsbürgertum") und sozialen Aufsteigern (z.B. aus bislang bildungsfernen Schichten).

> **Exkurs: verschiedene Begriffe von Chancengleichheit**
>
> (1) *Repräsentative Chancengleichheit:* Dieser Begriff betrifft die Frage, ob in den einzelnen Schularten die Schüler und Schülerinnen hinsichtlich ihrer Sozialschichtzugehörigkeit in gleicher Weise repräsentiert sind, ob Mädchen und Buben gleichermaßen an den Bildungsgängen (z.B. in bezug auf Häufigkeit des Abiturs, Studienfachwahl) beteiligt sind, ob katholische und evangelische Kinder eine unterschiedliche Bildungsbeteiligung aufweisen (Erlinghagen, 1965), ob es Unterschiede zwischen Stadt- und Landkindern gibt (unterschiedliches Bildungsangebot durch mangelnde Versorgung mit Schulen), ob regionale Differenzierungen gegeben sind u.a.m..
>
> (2) *Relative Chancengleichheit:* Hier ist zu prüfen, ob Schülerinnen und Schüler gleicher Leistungsfähigkeit aus unterschiedlichen sozialen Schichtungsgruppen (oder Geschlecht-, Stadt-Land-Gruppen) entsprechend der Aufteilung in der Gesamtpopulation in den einzelnen Schularten (oder Abschlüssen) vertreten sind. Solche Untersuchungen setzen voraus, daß objektive Kriterien der Leistungsfähigkeit (eventuell i.S. von Noten oder Intelligenztests) mitberücksichtigt werden.
>
> (3) *Chancenausgleich oder kompensatorische bzw. pädagogische Chancengleichheit:* Hier wird gefragt, inwieweit es der Schule gelingt, Benachteiligungen, die in der Familie des Schülers bzw. der Schülerin liegen (z.B. unterschiedliche Bildungsaspirationen, unterschiedliche Stützfaktoren des Elternhauses, z.B. bei psychisch belasteten Eltern oder bei alleinerziehenden, nicht-berufstätigen Müttern), zu kompensieren? Diese Zielsetzung wurde vor allem als Anliegen bzw. Aufgabe der Grundschule formuliert.
>
> (4) *Chancengleichheit im Sinne gleicher Zugangsmöglichkeiten bzw. eines gleichen Angebots für alle:* Dabei ist zu prüfen, ob eine gleiche Versorgung durch Schulen auf dem Land gewährleistet ist, gleiche entfernungsmässige Erreichbarkeit von weiterführenden Schulen, Universitäten, Fachhochschulen.

In einer demokratischen Gesellschaft ist „Chancengleichheit" eine Zielgröße, wobei immer kritisch untersucht und neuerlich überprüft werden muß, ob diese Verhältnisse tatsächlich gegeben sind. In Deutschland hat unter anderem der Nachweis eines hohen Ausmaßes an Chancenungleichheit im Sinne sozialer Selektivität dazu geführt, daß neben dem dreigliedrigen Schulsystem neue Schulformen (Gesamtschulvarianten) etabliert wurden, die aber wiederum kritisch daraufhin zu überprüfen sind, ob in ihnen Chancengleichheit bzw. zumindest ein höheres Maß an Chancengleichheit verwirklicht werden. Da mit dem Wort Chancengleichheit aber unterschiedliche Bedeutungen verbunden sein können (s.o.), kann die Kontroverse, ob diese gegeben oder nicht gewährleistet ist, immer wieder perpetuiert werden.

1.1.3 Zielorientierung des Unterrichts

Nach den meisten Präambeln zu Schulgesetzen und Lehrplänen wird von der Institution Schule erwartet, daß mit ihrer Hilfe (a) kognitive, (b) affektive und (c) soziale Lehrziele bei den SchülerInnen erreicht werden sollen. Als Beispiel für eine solche Zielsetzung kann der Artikel 131 (Abs. 1 und 3) aus der Bayerischen Verfassung zitiert werden, in dem es in altertümlich anmutender Sprache heißt:

> „Die Schulen sollen nicht nur Wissen und Können vermitteln, sondern auch Herz und Charakter bilden. Oberste Bildungsziele sind Ehrfurcht vor Gott, Achtung vor religiöser Überzeugung und vor der Würde des Menschen, Selbstbeherrschung, Verantwortungsgefühl und Verantwortungsfreudigkeit, Hilfsbereitschaft, Aufgeschlossenheit für alles Wahre, Gute und Schöne und Verantwortungsbewußtsein für Natur und Umwelt. Die Schüler sind im Geiste der Demokratie, in der Liebe zur bayerischen Heimat und zum deutschen Volk und im Sinne der Völkerversöhnung zu erziehen."

In Fortführung dieses Gedankenganges werden im Bayerischen Gesetz über das Erziehungs- und Unterrichtswesen den Schulen die folgenden Aufgaben zugeordnet (Bayerisches Staatsministerium für Unterricht, Kultus, Wissenschaft und Kunst, 1994, EUG § 2 (1)):

> „Kenntnisse und Fertigkeiten zu vermitteln und Fähigkeiten zu entwickeln,
> zu selbständigem Urteil und eigenverantwortlichem Handeln zu befähigen,
> zu verantwortlichem Gebrauch der Freiheit, zu Toleranz, friedlicher Gesinnung und Achtung vor anderen Menschen zu erziehen,
> zur Anerkennung kultureller und religiöser Werte zu erziehen ..."

Dieser umfassende Erziehungs- und Bildungsauftrag verpflichtet Schule und LehrerInnen einerseits, das für die jeweiligen Fächer in den Lehrzielen festgelegte Wissen und Können (= kognitive Lehrziele) bei den SchülerInnen durch unterrichtliche Tätigkeiten anzustreben. Zudem soll Schule aber noch weiteren Zielsetzungen dienen, die im wesentlichen in der Ausbildung und Festigung von bestimmten Haltungen und Einstellungen bestehen (= affektive Lehrziele). Dabei besteht aber - traditionell und mit gutem Grund - ein großes Unbehagen, die Erreichung solcher affektiver und sozialer Lehrziele zu überprüfen oder etwa gar die Schullaufbahn davon abhängig zu machen (dies könnte in Gesinnungsschnüffelei ausarten). Als wenig problematisch gilt hingegen das Bestreben, kognitive Lehrziele zu realisieren, in Abhängigkeit von der Lehrzielerreichung SchülerInnen zu bewerten und somit Bildungs- und Lebenswege zu eröffnen oder auch zu verhindern.

Wenn also davon gesprochen wird, daß dem Schulsystem in unserer Gesellschaft eine Qualifikations-, Integrations- und Selektionsfunktion zukommt (vgl. Kap. 1.1.1), so ist damit gemeint, daß die Schüler umschriebene Fähigkeiten und Fertigkeiten kognitiver (Kenntnisse, Fertigkeiten), affektiver (Moral), psychomotorischer und sozialer Art im Laufe der Schulzeit erwerben sollten (vergleiche hierzu auch das Pestalozzi-Wort, wonach die Schule „Kopf, Herz und Hand" bilden sollte). Welche dieser Fähigkeiten es im einzelnen sind, die für eine spätere Lebensbewältigung für notwendig erachtet werden, sind in den Lehrplänen bzw. in den Rahmenrichtlinien zu diesen Lehrplänen umschrieben.

Der schulische Fächerkanon und die Auswahl der Lehrziele kann als Ergebnis eines „Kampfes gesellschaftlicher Mächte" (Weniger, 1965) verstanden werden. D.h. die verschiedensten Interessengruppen (Staat, Parteien, Bürokratie, Kirchen, Industrieverbände, Gewerkschaften, Standesorganisationen von Lehrern etc.) versuchen, auf die Inhalte, die in der Schule weitergegeben werden, Einfluß zu nehmen. Als Resultat dieser Auseinandersetzungen sind die Schulfächer, die erarbeiteten Lehrpläne bis hin zu den Stundentafeln anzusehen, die einen Kompromiß verschiedenster Standpunkte darstellen. Diese Festlegungen sind keineswegs sakrosankt, sondern eben das Ergebnis von Konsensbemühungen. Die Inhalte sind auch nicht auf ewig festgelegt, sondern je nach Änderung von Einflußgewichten im gesellschaftspolitischen Bereich, durch Neuentwicklungen im wissenschaftlichen Bereich oder durch geänderte Anforderungen im Berufsleben sind Überarbeitungen notwendig. Beispiele aus den letzten Jahren sind:

- Einführung der Mengenlehre,
- Einführung von Medienerziehung und Informatik,
- AIDS-Aufklärung,
- höherer Stellenwert neuer Sprachen im Vergleich zu den Altphilologien,
- Berücksichtigung von Genetik in der Biologie.

Nicht immer können für neue Aufgaben neue Fächer geschaffen werden, sondern Inhalte von Fächern müssen revidiert werden. Bisweilen behilft man sich auch damit, daß „fächerübergreifende Bildungs- und Erziehungsaufgaben" definiert werden, die in möglichst vielen der bereits bestehenden Unterrichtsfächern berücksichtigt werden sollten. Dieses Vorgehen bringt aber auch den Vorwurf mit sich, daß die Schule als „Reparatursystem der Gesellschaft" dienen soll.

Der Lehrplan für das bayerische Gymnasium (BStMfUK, 2.8.1990, S. 193ff) enthält beispielsweise 17 fächerübergreifende Bildungs- und Erziehungsaufgaben, die im Rahmen der bestehenden Unterrichtsfächer verwirklicht werden sollten; diese beziehen sich auf folgende Bereiche:

(1) berufliche Orientierung (Vorbereitung auf Arbeitswelt und Beruf),
(2) Deutsche Frage (Besonderheiten der deutschen Geschichte),
(3) „Dritte Welt" (Entwicklungsaufgaben, Menschenrechte),
(4) Europa (Bewußtsein einer europäischen Gemeinsamkeit wecken),
(5) Familien- und Sexualerziehung (unter Berücksichtigung des Elternrechts und der Persönlichkeitsrechte der SchülerInnen, AIDS-Aufklärung),
(6) Freizeiterziehung („richtiger Umgang" mit Freizeit),
(7) Friedenserziehung (Friede als Grundbedürfnis der Menschen),
(8) Gesundheitserziehung (Verantwortung für die eigene Gesundheit),
(9) Informationstechnische Grundbildung (Verwendung technischer Mittel),
(10) Medienerziehung (selbständiger und verantwortungsbewußter Umgang),
(11) Mensch und Technik (Auseinandersetzung mit Leistungen, Chancen und Risiken der Technik),
(12) Musische Bildung (Anregung für die Lebensgestaltung und als Voraussetzung für eine aktive Teilnahme am kulturellen Geschehen),
(13) Pflege der deutschen Sprache (vertiefte sprachliche Bildung),
(14) Politische Bildung (Wert des demokratischen Staates, Übernahme von Verantwortung),
(15) Umwelterziehung (Verantwortungsbewußtsein für Natur und Umwelt),
(16) Verkehrserziehung (Teilnahme am Straßenverkehr),
(17) Weltbild - Weltdeutung (reflektiertes Wirklichkeitsverständnis und differenziertes Erfassen der Welt).

Lehrpläne sind außerdem so angelegt, daß LehrerInnen bis zu einem gewissen Maß selbst entscheiden können, was sie in ihrem Fach unterrichten wollen (ca. 20% der Unterrichtszeit unter Berücksichtigung der Prinzipien Aktualität des Unterrichts und Rücksichtnahme auf die Interessen der SchülerInnen).

1.1.4 Leistungs- und Persönlichkeitsbeurteilungen in der Schule

Spricht man von der Beurteilungsfunktion von Lehrerinnen und Lehrern, so denkt man primär an die in Schulen stattfindende Leistungsbeurteilung, die jedem in der Form von Prüfungs- und Zeugnisnoten (bzw. Leistungspunkten) bekannt ist. Das Bayerische Erziehungs- und Unterrichtsgesetz (BStfUKWK, 1994) bestimmt hierzu u.a.:

Art. 52
Nachweise des Leistungsstands, Bewertung der Leistungen, Zeugnisse

(1) Zum Nachweis des Leistungsstands erbringen die Schüler in angemessenen Zeitabständen entsprechend der Art des Fachs schriftliche, mündliche und praktische Leistungen. ... Leistungsnachweise dienen der Leistungsbewertung und als Beratungsgrundlage. ...
(3) Unter Berücksichtigung der einzelnen schriftlichen, mündlichen und praktischen Leistungen werden Zeugnisse erteilt. Hierbei werden die gesamten Leistungen eines Schülers unter Wahrung der Gleichbehandlung aller Schüler in pädagogischer Verantwortung der Lehrkraft bewertet. Daneben sollen Bemerkungen über Anlagen, Mitarbeit und Verhalten in das Zeugnis aufgenommen werden. ...

Art. 56
Rechte und Pflichten (der Schülerinnen und Schüler)

... (2) Die Schüler haben das Recht, entsprechend ihrem Alter und ihrer Stellung innerhalb des Schulverhältnisses ...
4. Auskunft über ihren Leistungsstand und Hinweise auf eine Förderung zu erhalten,
5. bei als ungerecht empfundener ... Beurteilung sich nacheinander an Lehrkräfte, an den Schulleiter und an das Schulforum zu wenden.

Aus diesen Bestimmungen wird u.a. deutlich:
(1) Mit der *Benotungspflicht* geht auf LehrerInnenseite eine *Beratungspflicht für den individuellen Schüler/die Schülerin* (Lernberatung, Schullaufbahnberatung[6]) einher.

---

[6] Im Lehrplan für das bayerische Gymnasium (BStfUKWK, 1990, S. 135) wird jeder Lehrer und jede Lehrerin aufgefordert, „ein Angebot von Rat und Hilfe bei Lernschwierigkeiten und persönlichen Problemen" zu machen. Lehrerinnen und Lehrer müssen „das Lernverhalten der Schüler sorgfältig beobachten und sie davon zu überzeugen versuchen, daß jede tatsächlich vorhandene Begabung nur durch entsprechende Bemühung zur Entfaltung kommen kann. Wenn sich Schwä-

(2) Die Schülerinnen und Schüler haben das Recht, über ihren Leistungsstand informiert zu werden. Dieses *Informationsrecht eines Schülers/einer Schülerin* geht über die Mitteilung der Zensuren hinaus.[7]

(3) Über die Leistungsbeurteilung hinaus sind Lehrer und Lehrerinnen schließlich explizit dazu aufgerufen, *Persönlichkeits- und Verhaltensbeurteilungen* von Schülern und Schülerinnen abzugeben[8], etwa in Form von staatlich vorgeschriebenen Schülerbeobachtungsbögen oder schriftlicher Zeugniskommentare (eventuell auch in den sog. Kopfnoten über Fleiß, Betragen ...).

Die Forderung nach einer umfassenden Persönlichkeitserfassung von Schülern und Schülerinnen ist relativ unreflektiert auch in frühere Lehrbücher der Pädagogik eingegangen. Heinrich Roth (1971b, S. 31) erhebt z.B. den Anspruch, Lehrer und Lehrerinnen sollen sich „ein der Wirklichkeit entsprechendes und vollständiges Bild der Persönlichkeit eines Schülers" machen. Wenn man bedenkt, daß selbst innerhalb der Psychologischen Diagnostik ein solcher Anspruch als unerfüllbar gilt (statt einer umfassenden Persönlichkeitsbeschreibung können nur Hil-

---

chen nicht rechtzeitig ausgleichen lassen, beraten die Lehrer rechtzeitig über die Wahl der richtigen Schullaufbahn."

[7] Im Lehrplan für das bayerische Gymnasium (BStfUKWK, 1992, S. 135) findet sich dazu folgender Hinweis: „Die Schüler sind darauf angewiesen, von den Zielen des Unterrichts, der Bedeutung eines Gegenstandes im Gesamtzusammenhang des Unterrichts und den Leistungserwartungen der Lehrer ein klares Bild vermittelt zu bekommen. Sie brauchen vielfältige Gelegenheiten, ihre Lernfortschritte zu erproben und über ihre Fortschritte wie auch Lücken informiert zu werden."

[8] Nach der Bayerischen Volksschulordnung (BStfUK, 1983) wird beispielsweise folgendes verlangt:
„§ 16: Die Schule führt für jeden Schüler einen Schülerbogen. In diesen werden die für den schulischen Bildungsweg wesentlichen Feststellungen, Beobachtungen und Empfehlungen aufgenommen. Im Schülerbogen wird eine zusammenfassende Schülerbeurteilung erstellt
1. in den Jahrgangsstufen 4 und 6 als Grundlage der Entscheidung über die weitere Schullaufbahn,
2. in der Jahrgangsstufe 8 im Hinblick auf die Berufsfindung,
3. wenn das Vorrücken in die nächste Jahrgangsstufe versagt wird.
(2) Die Erziehungsberechtigten können den Schülerbogen einsehen.
(3) Der Schülerbogen (Original oder beglaubigte Abschrift) und die Zeugnisdurchschriften werden beim Schulwechsel an die aufnehmende Schule weitergeleitet. Bei einem Übertritt in eine staatlich genehmigte Privatschule, eine Ergänzungsschule oder eine Schule außerhalb der Bundesrepublik Deutschland verbleibt der Schülerbogen mindestens zwanzig Jahre beim Archiv der zuletzt besuchten Schule; die aufnehmende Schule erhält eine beglaubigte Abschrift. ..."
Die Schülerbeurteilung erfolgt durch den Klassenleiter im Benehmen mit den LehrerInnen, die den Schüler unterrichten, und den in der Klasse tätigen Pädagogischen Assistenten. Der Schülerbogen ist neben den Zeugnisdurchschriften und sonstigen Unterlagen über den Schüler Bestandteil der Schülerakten.

fen in bezug auf vorgegebene Fragestellungen, z.B. Entscheidungen bei Berufseignung, Therapieauswahl etc., gegeben werden), erscheint diese Forderung ebenso überzogen wie auch naiv. Allerdings wird dieser Anspruch (LehrerInnen sollen umfassende Beurteilungen von Schülerinnen und Schülern abgeben) von LehrerInnen im Laufe ihrer beruflichen Sozialisation interiorisiert, zumindest aber akzeptiert und übernommen. Dies wurde in verschiedenen älteren Untersuchungen nachgewiesen (vgl. obenstehenden Kasten).

In Ziffernnoten und Zeugnisbemerkungen gehen also nicht nur die kognitiven Schülerleistungen ein, sondern ein wesentlich breiteres Spektrum an Persönlichkeitsbeurteilungen.[9] Es wurde sogar behauptet, „nicht was Schüler lernen, bestimmt ihren Schulerfolg, ihre Lebenschancen, sondern wie sie zensiert werden" (Ingenkamp, 1962). Dies eventuell im Unterschied zu den Gegebenheiten an der Universität, da hier die Beziehungen zwischen Lehrenden und Studierenden eher entpersönlicht und weitgehend versachlicht sind.

Kurz zusammengefaßt, kann man diese einleitenden Ausführungen in drei Thesen umformulieren:

(1) Beurteilungsfunktionen machen einen wesentlichen Teil der Berufsaufgaben einer Lehrerin oder eines Lehrers aus. Im pädagogischen Kontext sind Beurteilung und Beratung aber immer miteinander gekoppelt. Schülerinnen und Schüler haben zudem ein Recht darauf, die Maßstäbe der Bewertung offengelegt zu bekommen und auf Wege hingewiesen zu werden, wie sie diese Kriterien erfüllen können.

(2) Von seiten der Schulverwaltung und der Kultusministerien wird von jedem Lehrer und jeder Lehrerin eine Leistungsbeurteilung seiner / ihrer Schüler(innen) erwartet; darüber hinausgehend wird eine weitere diagnostische Tätigkeit in Form einer allgemeinen Persönlichkeitsbeurteilung vorausgesetzt.

(3) Nach dem im Laufe der beruflichen Sozialisation erworbenen Selbstverständnis von Lehrern und Lehrerinnen ist eine reine Leistungsbeurteilung für schulische Entscheidungen nicht ausreichend. Lehrerinnen und Lehrer glauben sowohl bei Leistungsbeurteilungen wie auch bei weiterreichenden päd-

---

[9] In speziellen Fällen wird von einem Lehrer oder einer Lehrerin eine besonders eingehende Diagnostik verlangt, z.B. bei einer anstehenden Überweisung in eine Volksschule für Behinderte (Förderschule). In § 4 der Volksschulordnung (in der geänderten Fassung vom 16.2.1996) heißt es in Abs. 1: „Der Klassenlehrer meldet nach eingehender Erörterung mit den Erziehungsberechtigten Schüler, die für eine Überweisung an eine Volksschule für Behinderte in Betracht kommen, dem Schulleiter. Er teilt dabei seine *Beobachtungen über die Schulleistungen und das Lernverhalten* sowie über die *vermutete Behinderung* schriftlich mit und geht auf alle bisher durchgeführten Förderungsmaßnahmen ein."

agogischen Entscheidungen zusätzliche Kriterien verwenden zu müssen bzw. dies auch zu können. Ob diese positive Selbsteinschätzung auch gerechtfertigt ist, wird Gegenstand einer kritischen Prüfung sein.

Persönlichkeitsbeurteilung von Schülern und Schülerinnen durch LehrerInnen

- Seidl (o.J., S. 85) befragte 54 Lehrer an österreichischen Volks- und Hauptschulen, was sie bei Prüfungen beurteilten. 67% davon waren davon überzeugt, daß eine Leistungsbeurteilung allein nicht ausreichend sei und daß sie deswegen Leistung und Persönlichkeit der Schülerin und des Schülers berücksichtigen müßten. Diese Haltung ist zwar prima facie nicht unbedingt abzulehnen, u.zw. solange sie sich zugunsten des einzelnen Schülers bzw. Schülerin auswirkt (sog. pädagogische Noten), allerdings kann man nicht davon ausgehen, daß dies die Regel ist (z.B. Zusammenhang zwischen Sympathiebeziehung und Benotung, vgl. Kap. 8).
- Ein ähnliches Resultat liegt aus einer Schweizer Untersuchung vor. Latscha et al. (1966) befragte 78 Baseler Primarschullehrer, welche Kriterien für sie bei der Empfehlung eines Volksschülers an das Gymnasium ausschlaggebend seien. 90% davon meinten, die Erfüllung von Leistungskriterien sei noch kein schlüssiges Kriterium für den Eintritt in das Gymnasium. Und dies, obwohl die Lehrer zuvor bereits festgestellt hatten, in ihren Noten werden allgemeinere Persönlichkeitsmerkmale wie „Begabung", „Gesamteindruck", „Interesse", „charakterliche Eigenschaften" oder „gutes Formulierungsvermögen" bereits mitberücksichtigt.
- Es sei hier noch eine dritte Untersuchung angeführt, die in Hamburg durchgeführt worden war. Steinkamp (1971) wollte ebenfalls wissen, ob die Persönlichkeitsbeurteilung der Schülerin und des Schülers durch die Lehrer von diesen als ausschlaggebend für Versetzungsempfehlungen an das Gymnasium betrachtet würde. 78% der befragten Lehrer lehnten die meßbare schulische Leistung als Grundlage für die Oberschuleignung ab und nur 21% gaben an, sich ausschließlich an den Schülerleistungen zu orientieren. Als Merkmale, die außer einer zufriedenstellenden Leistung von den Lehrern genannt wurden, stellten sich die folgenden heraus: „Arbeitshaltung" (55%), charakterliche Eigenschaften (33%), Unterstützung durch das Elternhaus (18%), besondere Fähigkeiten (13%), körperliche Konstitution (5%), und sonstige (5%). Steinkamp meint, „angesichts der von uns antizipierten Leistungshöhe ist es fraglich, ob die zusätzlichen Eigenschaften in vollem Umfang für den erfolgreichen Besuch weiterführender Schulen relevant sind". Er bewertet die von den Lehrern genannten Eigenschaften als weitgehend „extrafunktional" und bemängelt den von den Lehrern verwendeten „schillernden Eignungsbegriff".

1.2 Gegenstand der pädagogisch-psychologischen Diagnostik

Nach Dorsch (1982, S. 138) ist „Diagnostik ... die Lehre von der sachgemäßen Durchführung der Diagnose; auch die Ausübung der Diagnose". Und weiters: „Psychologische Diagnostik ist die Bezeichnung für alle Methoden und deren Anwendung, welche zur Messung bzw. Beschreibung inter- und intraindividueller Unterschiede verwendet werden" (a.a.O., S. 528). Damit wird dreierlei festgehalten:
- Es geht um verschiedenste Methoden, durch die man etwas erkennen will (diagnosis, d.h. „unterscheiden") und
- es geht um die Feststellung von Unterschieden innerhalb einer Person (z.B. besondere Eigenschaftsprofile oder die Veränderung von Merkmalen zu verschiedenen Zeitpunkten) bzw.
- um Unterschiede zwischen mehreren Personen.

Die *Pädagogische Diagnostik* ist im Vergleich zu dieser Umschreibung der *Psychologischen Diagnostik* nicht vollständig abgedeckt. Obwohl ein großer Überschneidungsbereich mit der Psychologischen Diagnostik hinsichtlich der methodischen Grundlagen vorhanden ist, sind auch aus der Pädagogik eigenständige Entwicklungen vorhanden, die dann wieder in die Psychologie zurückgewirkt haben. Als Beispiel ist die *Theorie der kriteriumsorientierten Messung* (Klauer, 1987; vgl. Kap. 13) zu nennen, die zu entwickeln sich aus der Notwendigkeit ergeben hat, auch dann noch Item- und Testindikatoren zur Verfügung zu haben, wenn in bezug auf ein Kriterium keine Unterschiede (keine Varianz) mehr zwischen den Probanden bestehen (z.B. bei der Umsetzung der Idee des „mastery learning"). Diese neue Testtheorie hat ihrerseits wieder in der Psychologie Anwendung gefunden, etwa im Bereich der Klinischen Psychologie, wo es bei der Evaluation einer Intervention auch vorkommen kann, daß im optimalen Fall keine Unterschiede mehr in bezug auf ein Zielverhalten vorhanden sind (z.B. Behandlung von Phobien - bei Angstfreiheit müßten alle Klienten in gleicher Weise in der Lage sein, mit den bedrängenden Situationen umzugehen).

Andererseits gibt es wieder viele Bereiche, die ausgehend von der Psychologie Eingang in die Pädagogik gefunden haben. Zu denken ist an die vielfältigen Anwendungen der klassischen und den wenigen der probabilistischen Testtheorie im Bereich der Intelligenz-, Schul- und Schuleinstellungstestentwicklung oder auch an die soziometrischen Untersuchungsmethoden, die zuerst bei dem Studium von Kindergruppen und der Arbeit in Flüchtlingslagern von Moreno (1934), einem österreichischen Arzt (1889 - 1974), entwickelt worden waren, letztendlich aber in der Schule den größten Anwendungsbereich gefunden haben.

Einleitung

Bei jeder Diagnostik geht es um *Erkenntnis*, also um die Feststellung von Sachverhalten, Tatsachen, Eigenschaften oder Merkmalen, Bedingungen und dergleichen. Im Gegensatz zur wissenschaftlichen Forschung ist die diagnostische Erkenntnisbemühung nicht auf die Entdeckung *allgemeiner* Zusammenhänge gerichtet, sondern auf die nähere Kategorisierung oder Einordnung des *Einzelfalls*.

Um den Unterschied zwischen Forschung und Diagnostik besser zu verstehen, kann man sich das allgemeine Schema für wissenschaftliche Erklärungen in Erinnerung rufen (Stegmüller, 1969). Nach diesem Hempel-Oppenheimschen Schema werden aus allgemeinen Gesetzen (G_1 bis G_n) und gegebenen Rand- oder Antezedensbedingungen (A_1 bis A_n) Ereignisse deduktiv erschlossen oder eben erklärt. Im Fall deterministischer Gesetze folgt das Ereignis mit Notwendigkeit, im Fall probabilistischer Gesetze ist der Schluß, daß das Ereignis eintritt, nur mit einer gewissen Wahrscheinlichkeit wahr.

| $G_1, G_2 ... G_n$ | (allgemeine Gesetze) | Explanans |
$A_1, A_2 ... A_n$	(Rand- oder Antezedensbedingungen)	
E_i	(individuelles Ereignis)	Explanandum

„Gesetze" oder gesetzesartige Aussagen (sog. „statistische Systematisierungen" nach Bunge [1967, S. 336]), die für die Erklärung von Schulleistungen relevant sind, könnten etwa lauten:

G_1: „Wenn der IQ eines Schülers unter 90 Punkten liegt, dann schafft dieser Schüler die Anforderungen in einem Gymnasium nicht."
G_2: „Wenn eine geringe Begabung vorhanden ist, so kann durch zusätzliches und über die schulischen Hausaufgaben hinausgehendes Lernen oder eine höhere Lernbereitschaft der Begabungsmangel kompensiert werden."
G_3: „Wenn effiziente Arbeits- und Lerntechniken von einem Schüler eingesetzt werden, so können auch bei geringerer Lernzeit gute Lernleistungen erbracht werden."
G_4: „Wenn qualitativ hochwertig unterrichtet wird und im Sinne Blooms (1976) der Unterricht durch die Merkmale frühzeitige Hinweise, Teilnahme, Feedback, Verstärkung und Tutoring gekennzeichnet ist, dann sind die allgemeinen Begabungsaspekte eines Schülers für seine Lernleistung von geringerer Bedeutung."
...

Im Falle der Pädagogischen (oder Psychologischen) Diagnostik wird entweder nach dem Eintreffen des Einzelereignisses E_i (einschließlich seiner genaueren Beschreibung) gefragt (Prognose: „Wie wird sich die Leistung des Schülers i entwickeln?" „Wird die Schülerin Y die Schullaufbahn am Gymnasium erfolgreich beenden?"). In anderen Fällen ist das Einzelereignis E_i gegeben (z.B. bei „Schulversagen") und die Suche richtet sich auf die Rand- oder Antezedensbedingungen A_1, A_2 ... A_n, um dieses Ereignis erklären zu können. Dabei muß u.U. erst geklärt werden, ob das Problem tatsächlich vorliegt (E_i, d.h. das „Leistungsversagen", könnte z.B. nur aus der Sicht einer Lehrerin vorliegen, aber nicht durch entsprechende Testverfahren oder andere Datenquellen objektivierbar sein; vgl. hierzu sog. Feststellungshypothesen, Kap. 15). Durch die Anwendung verschiedener diagnostischer Methoden versucht man also festzustellen, welche der Bedingungen für den Einzelfall vorliegen, z.B. können die Befunde aus entsprechenden Untersuchungen wie folgt lauten:

A_1: „Der mit dem Prüfsystem für die Schul- und Bildungsberatung gemessene Intelligenzquotient bei dem Schüler X beträgt 98 Punkte."
A_2: „Die bisherige Lernzeit des Schülers X entspricht (aufgrund einer Exploration mit dem Schüler) dem Durchschnitt seiner Mitschüler (ca. eine Stunde und 30 Minuten täglich)."
A_3: „Bei Gedächtnisanforderungen verwendet der Schüler nach eigener Auskunft ausschließlich die Methode des Wiederholens, nicht aber Verfahren der elaborativen oder reduktiven Kodierung."
A_4: „Der Unterrichtsstil der Lehrerin, welche die Fächer unterrichtet, in denen der Schüler X eine schlechte Leistung erbringt, ist (aufgrund einer Unterrichtsbeobachtung) wenig individualisierend; die Idee der unterrichtsbegleitenden Diagnostik ist der Lehrerin (durch Exploration festgestellt) nicht bekannt."
...

Durch diese Befunde könnte man die schlechten Leistungen in dem angenommenen Fall erklären.

Zumeist wird aber nicht bei einer bloßen Konstatierung der für wesentlich erachteten Bedingungen stehengeblieben, sondern aufgrund der diagnostischen Information werden weitere Maßnahmen i.S. einer anderen Plazierung, Selektion oder Förderung begründet getroffen (daher die oben erwähnte Klauersche Formel „Erkenntnisbemühungen im Dienste aktueller pädagogischer Entscheidungen"). Eine Beratung oder eine Intervention wird sich also darauf beziehen, die als hinderlich erkannten Gegebenheiten zu ändern oder, wenn dies nicht möglich ist, eine andere pädagogische Behandlung (i.S. eines Schulartwechsels) herbeizuführen.[10] Dabei werden Hinweise auf änderbare Gegebenheiten im Beratungsgespräch mitgeteilt und konkrete Änderungen eingeübt (im angesprochenen Fall z.B. eine veränderte Zeitplanung vornehmen, ein Training in Lern- und Arbeitstechniken anleiten, Kollegialberatung mit dem Ziel durchführen, wenig optimales Lehrerinnenverhalten abzustellen und lernwirksamere Unterrichtsmethoden einzusetzen).

Zwar setzt bereits die forscherische Gewinnung bzw. Überprüfung von Gesetzen im Bereich der Pädagogischen Psychologie entsprechende diagnostische Verfahren voraus (i.S. der Operationalisierung von Indikatoren für „Intelligenz", „Begabung", „Lernbereitschaft" etc.), im Anwendungskontext werden aber diese Gesetzmäßigkeiten als zumindest vorläufig gesichert angenommen und es wird mit den vorhandenen Verfahren im Einzelfall geprüft, welche dieser Gegebenheiten ein pädagogisches Problem erklären können.

Ingenkamp (1985, S. 14) betont zusätzlich, daß die Pädagogische Diagnostik niemals eine „externe Agentur (war), die auftragsgemäß Klienten prüfte, ihre Merkmale kennzeichnete und sie mit diesen Kennzeichnungen an den Auftraggeber zurückgab" (eine Ausnahme könnte aber der (die) nur beraterisch tätige Schulpsychologe(in) oder der (die) Beratungslehrer(in) sein). Vielmehr war Pädagogische Diagnostik immer eine Dienstleistung im Rahmen von Erziehung und Unterricht. Damit wird auch angedeutet, daß Diagnose und nachfolgende „Behandlung" („treatment") immer in einer Hand waren und somit die Verantwortung für die Schüler und Schülerinnen innerhalb der jeweiligen Institution verblieb. Anders formuliert: Die diagnostischen Daten sind ein Teilschritt innerhalb eines pädagogischen Handlungssystems.

---

[10] Klauer (1978b, S. 5) meint in diesem Sinn: „Pädagogische Diagnostik ist das Insgesamt von Erkenntnisbemühungen im Dienste aktueller pädagogischer Entscheidungen." Ein ähnliches Verständnis von Pädagogischer Diagnostik vertritt auch Rollett (1976, S. 139), wenn sie festlegt: „Unter *Diagnostik* soll daher zunächst die *theoriegeleitete Datengewinnung und -reduktion im Rahmen eines gewichteten Entscheidungsverfahrens im Hinblick auf ein vorgegebenes Behandlungsziel* verstanden werden."

1.3 Verfahren der pädagogisch-psychologischen Diagnostik - ein Überblick

Sowohl mit vorwissenschaftlich-intuitiven wie auch mit wissenschaftlich begründeten Verfahren (Diagnosemethoden) wurde und wird im Schulbereich versucht, Einsicht in die Bedingungen für Lernprozesse zu gewinnen. Beispiele hierzu sind:

- Lernergebnisse (Schulleistungen) beschreiben,
- Lernvoraussetzungen (z.B. Vorwissen, sprachlicher Entwicklungsstand, kognitive Bedingungen oder Interessen) feststellen,
- Fähigkeiten für Schuleignung (Schuleingangsdiagnose) und Schullaufbahn beschreiben,
- Spezialbegabungen indentifizieren (kognitive Hochbegabung, musikalisches Potential, gestalterische Fähigkeiten, motorische Fähigkeiten, kreative Fähigkeiten),
- persönlichkeitsspezifische Vorbedingungen für schulisches Lernen klären (motivationale, emotionale, begabungsmäßige Merkmale),
- Teilleistungsschwächen (Akalukulie, Legasthenie) oder
- Behinderungen (in bezug auf körperliche, z.B. Sehen, Hören, oder kognitive Merkmale) abklären und Risikokinder identifizieren,
- Gruppenprozesse in der Schulklasse beschreiben,
- LehrerInnenverhalten (z.B. Instruktionsverhalten, -qualität, Pygmalion-Effekt) beschreiben oder das
- Lernumfeld (Familien-, Peergruppen-, Medieneinflüsse) diagnostizieren.

Zur Erfassung der verschiedenen, pädagogisch relevanten Inhalte (Leistung, Persönlichkeit, Gruppenstrukturen, LehrerInnenverhalten, außerschulische Einflüsse etc.) sind verschiedenste Methoden (Verfahren, Zugänge) vorhanden. Dabei gibt es sicherlich auch eine gewisse „Passung" zwischen Inhalten und den Verfahren (d.h. nicht jeder Inhalt ist gleich gut mit einem bestimmten Methodenarsenal zu erfassen). Für manche Inhalte sind auch mehrere Zugangsweisen vorhanden (z.B. LehrerInnenverhalten: Selbst- und Fremdauskunftverfahren, Unterrichtsbeobachtung, dialogische Methoden in Form von Konfliktgesprächen; Schulleistung: mündliche/schriftliche Prüfung, formelle und informelle Schulleistungstests).

Im allgemeinen unterscheidet man zwischen folgenden Verfahrens- oder Methodenbereichen (vgl. Abb. 1.1):

(1) Gesprächsmethoden (Anamnese, Exploration, Interview, z.B. mit Eltern beim Schuleintritt),
(2) Beobachtungsverfahren (z.B. im Rahmen der schulischen Interaktionsdiagnostik),
(3) Beurteilungsverfahren (z.B. bei der mündlichen Schulleistungsbewertung, aber auch bei Fremd- und Selbstratingverfahren),
(4) Testmethoden (z.B. Schulleistungstests, Intelligenztests, Einschulungstests) und
(5) Dokumentenanalyse (z.B. Auswertung von Zeugnissen, Schülerbögen).

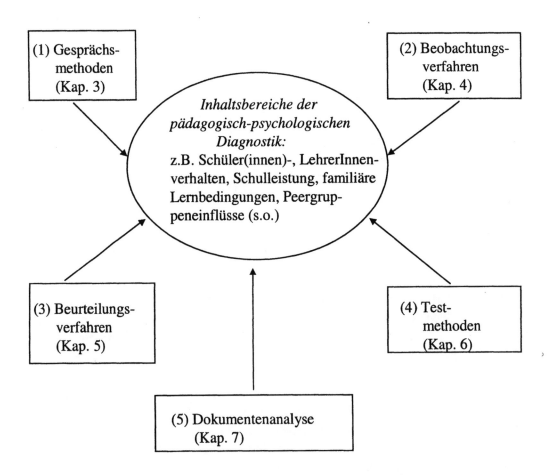

Abbildung 1.1: Methoden der pädagogisch-psychologischen Diagnostik

In Abgrenzung zu vorwissenschaftlichen diagnostischen Verfahren bedeutet eine wissenschaftlich verantwortbare Methodenverwendung, daß diese Verfahren auf ihre Tauglichkeit hin überprüft worden sind und diese Prüfung mehr oder minder bestanden haben. Zudem kennt der Anwender die Möglichkeiten und Grenzen jedes Verfahrens (z.B. Beeinflussungsfaktoren bei den dialogischen Methoden, Meßfehlerkonzept bei Tests) und stellt diese bei der Interpretation erhobener Befunde und seiner Diagnosestellung in Rechnung.

Auch hierbei ist der Unterschied zwischen wissenschaftlich und vorwissenschaftlich nicht prinzipiell, sondern eher als graduell einzustufen. Z.B. wird auch im alltäglichen Umgang aus Erscheinung, Mimik, Gestik und Handlungen auf Eigenschaften von Interaktionspartnern geschlossen. Auch diese Schlüsse sollten „richtig" sein, sonst bleiben unangenehme Mißverständnisse nicht aus. Bei einer mit den Anspruch auf Wissenschaftlichkeit auftretenden Diagnostik sind aber die Kriterien, nach denen sich diese „Richtigkeit" der Folgerungen bewerten läßt, überprüft worden (vgl. Kap. 2). Methoden, die den Kriterien nicht standhalten, sollten verbessert oder - wenn sich dies nicht erreichen läßt - aus dem Kanon der diagnostischen Verfahren ausgeschieden werden.

Während lange Zeit hinweg Grundlage für die Diagnostik statische Eigenschaftstheorien waren (d.h. man wollte relativ konstant erachtete Persönlichkeitseigenschaften oder - im pädagogischen Bereich - Lernvoraussetzungen messen), hat sich in den letzten Jahren eine Umorientierung ergeben (Schwarzer, 1979, S. 11; Klauer, 1978c, S. 857 f):

- von der *Eigenschaftsdiagnostik* (mit dem Ziel der Erfassung stabiler Traits) hin zur *Verhaltensdiagnostik* (mit einem Situationsbezug für individuelles Handeln),
- von der *Statusdiagnostik* (die Information wird hier nur zu einem Zeitpunkt erhoben) hin zur *Verlaufs- oder Prozeßdiagnostik* (es werden Merkmalsveränderungen und ihre Bedingungen über die Zeit verfolgt),
- von der *selektionsorientierten Diagnostik* (zur Auslese von Personen unter verschiedenen Gesichtspunkten) zur *modifikationsorientierten Diagnostik* (die Diagnose dient als Basis für die Einleitung von Veränderungen im Sinne von Förderung oder von Therapie) und
- von der *summativen* (die Lernergebnisse abschließend feststellenden) Evaluation zur *formativen* (den Lernprozeß begleitenden) Evaluation.

2. Gütekriterien diagnostischer Verfahren

Die im folgenden zu diskutierenden Kriterien (vgl. Tab. 2.1) wurden im Hinblick auf psychologische Tests entwickelt (Lienert, 1967). Manche sind, was ihre theoretische Fundierung und ihre statistische Ausarbeitung betrifft, auch nur auf Tests i.e.S. anwendbar. Im Prinzip müßte aber von jeder diagnostischen Methode verlangt werden, daß sie diese Gütekriterien erfüllt, denn diese Gütekriterien sind großteils nichts anderes als die Forderungen, die man an die Methoden des wissenschaftlichen Arbeitens stellt.

Tabelle 2.1: Überblick über Haupt- und Nebengütekriterien für diagnostische Verfahren (ergänzt nach Lienert, 1967)

Hauptgütekriterien	*Nebengütekriterien*
Objektivität	Ökonomie
Reliabilität (Genauigkeit)	Nützlichkeit (Utilität) und Zumutbarkeit
Validität (Gültigkeit)	Vergleichbarkeit
Normierung	Akzeptanz

Im Zuge der Bemühung um die Entwicklung eines „Testgütesiegels" wurde vom Testkuratorium der Föderation deutscher Psychologenverbände (1986) eine Reihe über die genannten Gütekriterien hinausgehenden Desiderata formuliert, die bei diagnostischen Verfahren (speziell Tests) gegeben sein sollten. Dabei soll bezüglich der *Testdurchführung* die Erfüllung folgender Kriterien erläutert werden: 1. Transparenz, 2. Zumutbarkeit, 3. Verfälschbarkeit und 4. Störanfälligkeit. Für die *Testauswertung* wird ein Eingehen auf folgende Kriterien gefordert: 1. Auswertungsobjektivität, 2. Reliabilität, 3. Validität, 4. Bandbreite, 5. Informationsausschöpfung und 6. Änderungssensitivität. Unter dem Aspekt der *Testevaluation* sollen letztendlich diskutiert werden: 1. Ökonomie, 2. Fairness, 3. Akzeptanz, 4. Vergleichbarkeit und 5. Bewährung. Ein Teil dieser Kriterien ist den üblichen Gütekriterien zu subsumieren (z.B. gehören die Fragen der Bewährung, der Verfälschbarkeit, der Änderungssensitivität, der Bandbreite, der Informationsausschöpfung und der Testfairness zur Validität eines Verfahrens; die Frage der Störanfälligkeit ist im Zuge der Bestimmung der Objektivität eines Verfahrens zu klären). Zumutbarkeit und Akzeptanz könnten aber als weitere Nebengütekriterien angesehen werden.

2.1 Objektivität

„Unter Objektivität eines Tests verstehen wir den Grad, in dem die Ergebnisse eines Tests unabhängig vom Untersucher sind. Ein Test wäre demnach vollkommen objektiv, wenn verschiedene Untersucher bei denselben Probanden zu gleichen Ergebnissen gelangten. Man spricht deshalb auch von 'interpersoneller Übereinstimmung' der Untersucher" (Lienert, 1967, S. 13).

Bezogen auf die verschiedenen Phasen des diagnostischen Prozesses sollte Objektivität für die Durchführung der Untersuchung, die Auswertung der Daten und die Interpretation der Ergebnisse gelten (vgl. Abb. 2.1).

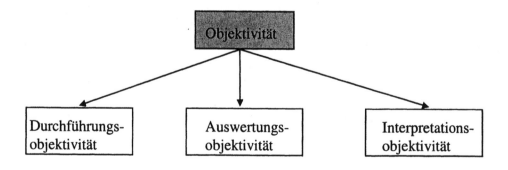

Abbildung 2.1: Referenten des Objektivitätsbegriffs

2.1.1 Durchführungsobjektivität

Bei einer diagnostischen Untersuchung sollte gewährleistet sein, daß die Ergebnisse unabhängig sind von zufälligen oder systematischen Verhaltensvariationen des Untersuchers während der Erhebung, die ihrerseits wieder das gezeigte Verhalten des Probanden beeinflussen könnten. Für alle Pbn sollten auch gleiche Bedingungen gelten. Es wäre z.B. nicht fair, wenn ein Teil der Schülerinnen und Schüler eine Mathearbeit mit Taschenrechner bearbeiten könnte, ein anderer Teil aber ohne diese Hilfe.

Im Grunde betrifft dieser Aspekt die Frage der „Bedingungskonstanz" in der psychologischen und pädagogischen Diagnostik, zu der es viele Untersuchungen mit z.T. deutlich negativem Ergebnis gibt (Hartmann, 1970).

Um die Durchführungsobjektivität zu maximieren, wird z.B. bei psychologischen Tests auf die Gleichheit der Instruktion geachtet. Diese liegt zumeist schriftlich vor und sollte nach Möglichkeit auch so vorgetragen werden. Bei manchen Verfahren wird die Instruktion sogar über ein Tonband dargeboten (z.B. wenn es bei Sprachentwicklungstests um das Lautverständnis geht, wird so ein Standardsprecher eingesetzt). Durch vorgeschaltete Übungsaufgaben, die nicht in die Bewertung einbezogen werden, wird gesichert, daß die Probanden die Testanforderungen verstanden haben, also Unterschiede in bezug auf das Instruktionsverständnis nicht zum Tragen kommen können.

Darüber hinaus sollte der Proband aber auch bezüglich der ganzen diagnostischen Situation mit anderen vergleichbare Bedingungen vorfinden (situative Faktoren, wie Lärm und Tageszeit; personale Faktoren, wie Ermüdung, vorherige Beschäftigung). Auch die soziale Interaktion zwischen Untersucher und Proband wird nach Möglichkeit auf ein Minimum reduziert, um interaktionsbedingte Einflüsse auszuschalten. Bei manchen Tests sind deshalb die von seiten der Probanden immer wiederkehrenden Fragen und die zulässigen Standardantworten enthalten, damit etwa bei Leistungstests ein Proband nicht durch zusätzliche Hilfen mehr Unterstützung durch Lösungshinweise erhält als ein anderer.

Gegen diese mechanischen Hilfen läßt sich einwenden, daß damit trotz allem die einen vor den anderen bevorzugt werden können. Z.B. wird durch ein formelhaftes Vortragen einer Anweisung nicht unbedingt das Ziel erreicht, daß alle Probanden diese Anweisung verstanden haben. Hier könnte eine Abwandlung (ohne aber direkte Hilfen zu geben) des Wortlautes dem Ziel, gleiche Bedingungen für alle zu erreichen, eher gerecht werden. Durch Übungsaufgaben, die nicht in das Ergebnis der Untersuchung eingerechnet werden, kann dieses Ziel ebenfalls erreicht werden.

Schwierig scheint es auch, Unterschiede, die z.B. hinsichtlich Aufgeregtheit zwischen den einzelnen Personen bestehen können, in den Griff zu bekommen. Allerdings sieht es jeder geschulte Untersucher als ein Ziel seiner Bemühungen an, in fairer Weise eine für jeden Probanden optimale Untersuchungsatmosphäre zu schaffen.[1]

2.1.2 Auswertungsobjektivität

Das diagnostische Ergebnis aufgrund einer Verhaltensstichprobe (einer Leistung), das schließlich in Zahlen oder kategoriale Einordnungen vom Diagnostiker transformiert wird, sollte ebenfalls auf eine Weise zustande kommen, die unabhängig vom Untersucher ist. D.h. das „gleiche" Verhalten oder die „gleiche" Leistung sollte auch mit derselben Zahl bewertet werden.

Bei Tests ist es in der Regel leicht, durch vorgegebene numerische oder kategoriale Auswertungsregeln diesem Kriterium zu genügen (Ausnahme z.B. projektive Tests). Maximal ist die Auswertungsobjektivität bei Erhebungsverfahren, bei denen die Richtig-falsch-Bewertung auf Multiple-Choice-Basis beruht und die Auswertung mittels Schablonen vorgenommen wird. Störend können sich hier im Grunde nur Ablese- oder Rechenfehler auswirken, deren Vorkommen man aber auch nicht unterschätzen sollte. Für manche Tests werden maschinelle Datenübertragungs- und Auswertungsalgorithmen angeboten. Hier sind allenfalls noch Fehler beim Lesen der Belege in Rechnung zu stellen.

Bei Klassenarbeiten mit freien Antworten wird Auswertungsobjektivität durch das Erstellen von Kriterienkatalogen zu gewährleisten versucht. Für jede Antwort muß genau festgelegt werden, welche Lernergebnisse mit wie vielen Punkten bewertet werden. Diese Auswertungsmethodik ist dann für alle Klassenarbeiten durchzuhalten.

Bei manchen Verfahren (z.B. Klassenarbeit in Deutsch) wird man auf die völlig freie und selbstproduzierte Fragenbeantwortung (zumindest in Form sog. Kurzantworten) nicht verzichten wollen; hier muß der Diagnostiker entscheiden, ob eine gegebene Antwort (z.B. in Hinblick auf Satzbauqualität) in eine bestimmte Richtung weist oder auch nicht.

---

[1] Das Testkuratorium (1986, S, 359) hat mit dem Begriff der *Störanfälligkeit*, verstanden als das Ausmaß, „in dem ein Test zur Erfassung habitueller Merkmalsunterschiede unempfindlich gegenüber aktuellen Zuständen der Person und situativer Faktoren der Umgebung ist," gesondert auf die Bedeutung der Durchführungsobjektivität hingewiesen.

Tabelle 2.2: Objektivitätsprobleme beim Hamburg-Wechsler-Intelligenztest für Kinder

Testfrage: Warum sollte man ein Versprechen halten?
2-Punkte-Antwort: Ein solches Abkommen zwischen zwei Leuten ist ein richtiger Vertrag und muß als solcher geachtet werden. Das Vertrauen auf Worte und Taten ist die Grundlage unseres Zusammenlebens. Wenn jeder Dinge sagen würde, die er gar nicht meint, könnte man niemand vertrauen.
1-Punkte-Antwort: Damit ein späteres Versprechen geachtet wird. Um seine Ehrlichkeit zu beweisen. Es wäre nicht recht, ein Versprechen zu brechen.
0-Punkte-Antwort: Antworten, die nur vage eine gewisse Notwendigkeit andeuten, Versprechen zu halten. Das ist Sache des Charakters. Um ehrenhaft zu sein. Man kann Freunde gewinnen. Das macht sich bezahlt.

Nicht nur bei Klassenarbeiten, sondern selbst bei guten Tests kann es vorkommen, daß dieses Kriterium (nämlich die objektive Ermittlung einer Kennzahl aufgrund einer gezeigten Testleistung) nur mit Einschränkungen erfüllt ist. Z.B. ist beim HAWIK manche Lösung mit 0, 1 oder 2 Punkten zu bewerten. Durch die Vorgabe von Definitionen für diese Kategorien und Beispielantworten wird versucht, Auswertungsobjektivität zu erreichen. Dies ist nicht immer eindeutig, wie in Tabelle 2.2 dargestellt.

Am geringsten ist die Auswertungsobjektivität bei den sog. projektiven Verfahren (z.B. Rorschachtest, Zeichentests, thematische Apperzeptionsverfahren, Handschrift). Ein Teil dieser Verfahren ist folgerichtig (eventuell aber auch voreilig) aus dem Kanon der wissenschaftlich begründeten Verfahren ausgeschlossen worden. Bei anderen ist die Frage noch offen, ob sich durch Zuordnungsregeln zu einzelnen Kategorien oder durch andere Auswertungssysteme (TAT: leistungsmotivationstheoretische Valenzen) Objektivität als Voraussetzung für diagnostische Schlußfolgerungen retten läßt.

2.1.3 Interpretationsobjektivität

Aus den ausgewerteten Ergebnissen sollten auch die gleichen diagnostischen Schlüsse gezogen werden. Z.B. muß bei einer Klassenarbeit festgelegt werden, welche Punktklassen welchen Noten entsprechen. Ein einfach zu handhabendes wissenschaftliches Verfahren zur Festlegung dieser Punktklassen gibt es nicht (vgl. auch Kap. 12). Es existieren aber einige Daumenpeilregeln, die im Bewertungsalltag immer wieder anzutreffen sind (z.B. der Versuch, die Punktwerte so zusammenzufassen, daß sich für die Noten eine Normalverteilung ergibt; oder eine positive Bewertung ab der Hälfte der erreichten Punkte zu geben bzw. den nach oben möglichen Teil der Punkte zu vier äquidistanten Klassen zusammenzufassen). Ist diese Einteilung einmal festgelegt, so müßte aus der gleichen Punktzahl in einer Klassenarbeit auch immer die gleiche Note abgeleitet werden.

Vollkommen und zugleich trivial ist die Interpretationsobjektivität, wenn der diagnostische Akt nur darin besteht, ein Rohwertergebnis in einen Normwert umzuwandeln. Lienert (1967, S. 14) verweist aber auf die Schwierigkeiten, die auftreten, wenn diese Überführung in Normwerte nur als notwendige und nicht zugleich als hinreichende Voraussetzung für die Entscheidung und Urteilsbildung des Diagnostikers gilt. Letzteres ist aber die Regel, denn Testbefunde bilden nur die Teilstücke, mit denen dann eine Diagnose begründet wird.

Solche Probleme ergeben sich beispielsweise dann, wenn ein (Test-)Ergebnis in Form eines Gutachtens dargestellt und begründet werden soll (z.B. Übertrittsgutachten Grundschule - weiterführende Schule). Hier stellt sich z.Zt. neben der nicht unproblematischen rechnerischen Mittelung der Noten (vgl. hierzu die Ausführungen über Maßtheorie und Skalentypen in Kap. 7.4) in den Hauptfächern Deutsch, Mathematik und Heimat- und Sachkunde die Frage der Einbeziehung außerleistungsmäßiger Faktoren, wie z.B. Lernbereitschaft, Unterstützung durch das Elternhaus oder Leistungsaspirationen des Schülers oder der Schülerin, die in einem pädagogischen Wortgutachten zusammengefaßt werden sollen.

Auch affektive Beziehungen können hier einen wesentlichen, aber unerwünschten Einfluß besitzen (vgl. Kap. 5.2 Verhaltensbeurteilung, Unterkapitel „Verzerrungsfaktoren bei Schätzurteilen"). Auch hinter dem vor allem früher zu findenden Rekurs auf die „Intuition" des Diagnostikers oder die bisweilen vorfindbare Meinung, daß Diagnostik eben eine Kunst sei, die nicht schulmäßig erlernt werden könne, steckt letztlich der Beleg, daß auf diesem Gebiet noch große Unsicherheiten vorhanden sind. Je komplexer die zu verarbeitende diagnostische Information ist, desto schwieriger ist es, das Objektivitätsideal einzuhalten.

Gütekriterien

> **Übungsaufgaben**
>
> (1) Wie könnte man die Auswertungsobjektivität bei Klassenarbeiten überprüfen?
>
> (2) Wie ist bei einer mündlichen Prüfung Durchführungsobjektivität zu gewährleisten?
>
> (3) Welche Konsequenzen hat eine niedrige Objektivität für die weiteren Gütekriterien der Reliabilität und der Validität?

2.2 Reliabilität (Zuverlässigkeit, Genauigkeit)

„Unter der Reliabilität eines Tests versteht man den Grad der Genauigkeit, mit dem er ein bestimmtes Persönlichkeits- oder Verhaltensmerkmal mißt" (Lienert, 1967, S. 14). Mißverstanden wird häufig der Nachsatz, der sich bei Lienert (a.a.O.) noch findet, „gleichgültig, ob er dieses Merkmal auch zu messen beansprucht (welche Frage ein Problem der Validität ist)".

Einfacher formuliert, betrifft die Reliabilität den Grad der formalen Meßgenauigkeit von Testwerten, und dies unabhängig davon, ob die Testwerte auch tatsächlich Rückschlüsse auf das diagnostisch Intendierte zulassen. Ein vielzitiertes Beispiel für ein nicht-reliables Maß ist eine Längenmessung mit einem Gummiband, das bei jeder Messung stärker oder schwächer anspannt wird. Dabei würde man zwar immer die Länge eines Gegenstandes messen, die Messung würde aber nicht sehr zuverlässig ausfallen, denn je nach Dehnung des Gummibandes würde man von Messung zu Messung ein unterschiedliches Ergebnis bekommen.

Bei methodenkritischen Untersuchungen fand man bald heraus, daß die diagnostischen Meßwerte in der Psychologie (und auch in der Pädagogik, selbst in der Medizin) meist nicht die Genauigkeit besitzen, die man bei Messungen physikalischer Größen erhält. Dies war Anlaß zur Entwicklung der sog. klassischen Testtheorie (Gulliksen, 1950), die im Grunde eine Reliabilitätstheorie ist. Grundüberzeugung war dabei, daß jeder Meßwert einer gewissen Verzerrung unterliegt. Könnte man den Ursprung und das Ausmaß der Verzerrungen erfassen, so könnte man den „wahren" Testwert einer Person messen. Allerdings ist dies nicht direkt möglich, da gerade die Zufallseinflüsse bedeuten, daß sie nicht vorhergesagt werden können. Man kann aber über den Zusammenhang zwischen dem „wahren"

Testwert eines Probanden und der Zufallskomponente, die in jedem beobachteten Testwert steckt, sinnvolle Annahmen treffen. Diese bilden denn auch die Axiome der erwähnten klassischen Testtheorie (vgl. Tab. 2.3). Daraus ist ableitbar, daß die Reliabilität eines diagnostischen Verfahrens (r_{tt}) als Verhältnis der „wahren Varianz" (s_T^2) zur Gesamtvarianz der Testwerte (s_X^2) bestimmt werden kann:

$$r_{tt} = s_T^2 / s_X^2$$
bzw. da
$$s_X^2 = s_T^2 + s_E^2$$
ist
$$r_{tt} = 1 - (s_E^2 / s_X^2)$$

Auf die praktische Frage, wie man denn die Meßgenauigkeit eines diagnostischen Verfahrens abschätzen könnte, gibt es mehrere Antworten (vgl. Abb. 2.2).

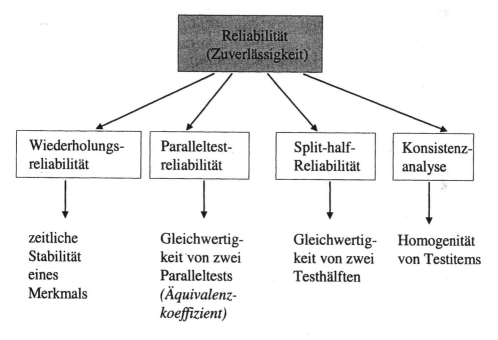

Abbildung 2.2: Konzepte und Überprüfungsmöglichkeiten der Meßgenauigkeit eines diagnostischen Verfahrens

Man kann hier in Analogie zu einer Gewichtsbestimmung mit einer Waage einen Teil dieser Möglichkeiten erarbeiten: Wenn man nicht weiß, ob eine Waage genau mißt, besteht eine erste Möglichkeit, die Messung zu wiederholen (Wiederholungsreliabilität). Sollte der Wiegekandidat in der Zwischenzeit nicht etwas gegessen oder Gegenteiliges vollbracht haben, müßte sich das gleiche Ergebnis wieder einstellen. U.U. mißtraut man aber dieser Meßwiederholung dennoch, es könnte ja sein, daß das Instrument in sich immer nach den gleichen Prinzipien einen Meßwert ergibt, die Skala aber nicht mit der einer anderen Waage übereinstimmt. In diesem Fall wird man sich eine zweite Waage besorgen und die Messung einmal auf der einen und ein anderes Mal auf der anderen Waage durchführen (Paralleltestreliabilität). Steht diese Möglichkeit nicht zur Verfügung, so ist es möglich, den Gegenstand, den es zu wiegen gilt, nach der Hälfte zu teilen und die Ergebnisse aus beiden Messungen zu vergleichen (Testhalbierungsreliabilität). Diesen Gedanken kann man noch weiter ausspinnen, indem man einen zu wiegenden Gegenstand in alle seine Einzelbestandteile zerlegt, z.B. aus einem Karton mit Traubensaft nicht den ganzen Karton wiegt, sondern jede Packung getrennt wiegt und die Ergebnisse dann miteinander vergleicht. Dasselbe macht man, wenn man einen Test in so viele Teile zerlegt, wie er Items besitzt, und aus dem Zusammenhang zwischen den Itembeantwortungen auf seine Meßgenauigkeit rückschließt (Konsistenzanalyse).

Tabelle 2.3: Axiome der klassischen Testtheorie

---

1. Axiom (Existenzaxiom): Zu jedem beobachteten Testwert existiert ein „wahrer" Wert (T), dessen Merkmalsausprägung über die Zeit konstant ist.

2. Axiom (Fehleraxiom): Der Meßfehler einer Messung ist eine Zufallsvariable, für die gilt, daß die Summe bzw. das arithmetische Mittel Null ist, wenn hinreichend viele Messungen vorgenommen worden sind ($M_E = 0$). Meßfehler und wahre Werte sind miteinander nicht korreliert ($r_{TE} = 0$). Auch die Meßfehler verschiedener Tests sind unkorreliert ($r_{E1E2} = 0$).

3. Axiom (Verknüpfungsaxiom): Der beobachtete Wert setzt sich additiv aus wahrem Wert und Fehlerwert zusammen ($X = T + E$).

Durch die Bestimmung von Reliabilitätskoeffizienten ist es möglich, den Standardmeßfehler eines diagnostischen Verfahrens zu berechnen. Man kann damit angeben, in welchem Bereich der wahre Wert eines Pb bei vorgegebener Irrtumswahrscheinlichkeit liegt (ein Argument, das gegen die angebliche Zahlengläubigkeit von Testanwendern spricht).

Betrachtet man diese verschiedenen operationalen Zugänge zur Feststellung der Meßgenauigkeit eines diagnostischen Verfahrens, dann wird klar, daß es

„die" Reliabilität eines Verfahrens nicht gibt, sondern daß aufgrund dieser verschiedenen inhaltlichen Zugänge mehrere „Meßgenauigkeiten" zu unterscheiden sind.

> Die verschiedenen Verfahren zur Reliabilitätsschätzung ... berücksichtigen in unterschiedlicher Kombination die einzelnen Varianzanteile als 'wahre' oder als 'Fehler'-Varianz. Die resultierenden Reliabilitätskoeffizienten haben dementsprechend eine unterschiedliche Bedeutung. Weder können also die verschiedenen Arten von Reliabilitätskoeffizienten sich vertreten, noch erlaubt einer allein eine Aussage über 'die' Reliabilität schlechthin. (Michel, 1964, S. 36)

Bei der konkreten Überprüfung der Meßgenauigkeit eines diagnostischen Verfahrens kann also nicht nur der formale Aspekt überprüft werden, sondern es sind daran auch inhaltlich unterschiedliche Bedeutungen geknüpft. D.h. mit den verschiedenen Arten der Reliabilitätsüberprüfung werden unterschiedliche Fragen beantwortet.

2.2.1 Testwiederholungsmethode (Test-Retest-Methode)

Ein erster empirischer Zugang zur Überprüfung des Grades der Meßgenauigkeit eines Instrumentes besteht darin, die Messung zu wiederholen und zu prüfen, wie groß der Unterschied zu der ersten Messung ist.

Das statistische Verfahren der Wahl ist das der Korrelation der Meßwerte der ersten Testreihe mit der zweiten Testreihe über eine Gruppe von zu testenden Probanden.[2] Mit einem korrelativen Verfahren werden die Abweichungen von den beiden Mittelwerten der Testreihen in Beziehung gesetzt. Grob gesagt, überprüft man damit, ob die Rangreihe der getesteten Probanden bei beiden Verfahren die gleiche ist. Die Bildung von Differenzwerten u.a.m., die ebenfalls möglich wäre, hat sich nicht eingebürgert.

Den Reliabilitätskoeffizienten, den man erhält, wenn man eine Messung mit demselben Instrument nach einiger Zeit wiederholt, nennt man *Koeffizient der zeitlichen Stabilität*. Er gibt nämlich an, wie konstant die Meßwerte über die Zeit ausfallen.

Bei so einem methodischen Zugang können aber nicht nur Ungenauigkeiten des Instruments eine Rolle spielen, sondern auch noch andere Faktoren das Ergebnis beeinflussen:

---

[2] Die entsprechenden Berechnungsverfahren für die verschiedenen Reliabilitätsschätzungen finden sich bei Lienert und Raatz (1994, S. 173ff).

- Übung, Erinnerung an die erste Durchführung, die Erfahrung des Bereits-einmal-gemacht-Habens beeinflussen und stabilisieren die Ergebnisse. Damit stellt sich die Frage, ob ein Test bei seiner zweiten Durchführung nicht etwas prinzipiell anderes darstellt als bei seiner ersten. Kommt man aufgrund inhaltlicher Überlegungen zur Bejahung dieser Frage, dann macht es wenig Sinn, auf diesem Weg eine Reliabilitätsschätzung durchführen zu wollen.
- Durch Gedächtniseffekte wird ein nicht genau zu bestimmender Anteil der zufälligen Varianz in systematische umgewandelt. Durch die Erinnerung wird dabei nicht nur „Richtiges" verfestigt, sondern auch solche Resultate, die sich aus dem Wirken temporärer und zufälliger Faktoren ergaben.
- Auch die Frage, ob es sich überhaupt um ein zeitstabiles Merkmal handelt, muß für jeden Einzelfall geklärt werden. Z.B. ist es bei Lernleistungen (oder Indikatoren von Therapieerfolg) nicht erwünscht, daß es sich dabei um ein zeitstabiles Merkmal handelt. Die Frage dabei ist auch, ob die Veränderungseffekte für alle Pbn gleich sind (was sich nicht auf den Korrelationskoeffizienten auswirken würde) oder ob einzelne Pbn mehr hinzulernen als andere (was somit die Reihung der Pbn verändern und den Stabilitätskoeffizienten vermindern würde).
- Der Koeffizient hängt natürlich auch von der zwischen den beiden Testungen erhobenen Zeit ab. Im Prinzip kann man annehmen, daß bei längerem Intervall zwischen erster und zweiter Durchführung die Chance von nicht vorhersagbaren Veränderungen größer wird, stabilisierende Gedächtniseffekte werden hingegen zurückgehen. Prüfungen nach sehr langer Zeit sind auch insofern problematisch, als im Laufe der Zeit immer mehr Pbn ausfallen und es dadurch zu Ergebnisverzerrungen kommen kann.
- Eine weitere Frage bezieht sich auf die verwendete Itemstichprobe. Die verwendeten Items stammen angenommenermaßen aus einem Stichprobenuniversum (d.h. es wären sehr viele Items mehr generierbar, die das zu erfassende Konstrukt messen könnten). Die Spezifität der Itemstichprobe geht bei zweimaliger Verwendung in den Wiederholungskoeffizienten ein, u.zw. in einer der Intention des Diagnostikers zuwiderlaufenden Weise. Was diese zweimal verwendete Itemstichprobe von einer anderen, ebenso gut verwendbaren unterscheidet, nämlich ihr „accidental content", geht nicht in die Fehler-, sondern in die wahre Varianz ein. Damit wird die Meßgenauigkeit in ungebührlicher Weise erhöht.
- Eine letzte Frage bezieht sich auf die mit dieser Methode untersuchten Stichproben. Es ist von vorneherein bei selegierten Stichproben (z.B. Kinder, ältere Menschen, Kranke) zu erwarten, daß aufgrund von Varianzeinschränkungen Korrelationskoeffizienten geringer ausfallen als bei unausgelesenen Gruppen (z.B. altersheterogene Pbn).

Damit aber dieses Verfahren nicht zu negativ eingeschätzt wird, eine Stellungnahme von Sader (1961):

> Allerdings ist der Laie leicht geneigt, diese Einflüsse zu überschätzen. Daß man mit einer gewissen Konstanz in bezug auf Charaktereigenschaften, Anlagen, Fähigkeiten, Interessen usw. rechnen kann, läßt sich bereits in der alltäglichen Erfah-

rung belegen ... Der gleiche Sachverhalt läßt sich übrigens auch durch diese Methode der Testwiederholung belegen ... So haben Testwiederholungen nach Monaten, nach Jahren, ja nach Jahrzehnten eine erstaunlich relative Konstanz der betreffenden Fähigkeiten zeigen können. Als ein besonders eindrucksvolles Beispiel sei auf eine Untersuchung von Owens (1954) hingewiesen, der bei einer Wiederholung (des Army-Alpha-Tests) nach 30 Jahren bei 127 ehemaligen Studenten des Iowa State College eine relativ hohe Zuverlässigkeit des Tests (oder umgekehrt: eine hohe Konstanz der Probanden hinsichtlich der untersuchten Eigenschaften) nachweisen konnte. Im Gesamtpunktwert ergab sich ein Korrelationskoeffizient von 0,77, bei den acht Untertests solche von 0,30 bis 0,69. (Sader, 1961, S. 18)

2.2.2 Paralleltestmethode

Um den Schwierigkeiten einer zweimaligen Verwendung desselben Verfahrens aus dem Weg zu gehen, bietet sich die Konstruktion von zwei oder mehreren gleichwertigen (parallelen) Tests an. Den Reliabilitätskoeffizienten, den man erhält, wenn man aus der gleichzeitigen Vorgabe dieser beiden Verfahren auf die Meßgenauigkeit schließt, nennt man *Äquivalenzkoeffizient*, weil mit ihm eine Aussage über die Gleichwertigkeit der beiden Tests gemacht wird. Bei zeitlich versetzter Vorgabe von Test A und Paralleltest B wird mit der Korrelation über beide Durchführungen eine kombinierte Aussage über Stabilität und Äquivalenz gemacht.

Eine Schwierigkeit besteht darin zu definieren, was unter „paralleler Test" verstanden werden soll. Theoretisch kann man sich vorstellen, daß alle Items einem Itemuniversum entnommen werden, wobei zweimal eine repräsentative Zufallsstichprobe gezogen wird. Eine Möglichkeit besteht auch darin, Generierungsregeln zu verwenden, so daß aufgrund dieser Regeln die paarweise Gleichwertigkeit von Items gesichert ist. Dies wird z.B. bei Klassenarbeiten gemacht, wenn dieselbe Aufgabenart mit zwei unterschiedlichen Zahlenbeispielen abgeprüft wird (man sollte nur darauf achten, daß nicht nur die Aufgabenstellung identisch ist, sondern daß die verwendeten Zahlen gleich schwierig zu behandeln sind). Bei Konzentrationstests wird in ähnlicher Weise das „kritische" Symbol einfach geändert (einmal müssen z.B. die Kinder in einer Reihe mit Symbolen alle Bäume durchstreichen, bei einer zweiten Testdurchführung alle Kämme; auch hierbei muß zusätzlich überprüft sein, daß die Symbole wahrnehmungsmäßig gleich prägnant sind).

Empirisch kann man Paralleltests auch über statistische Kriterien definieren. So hat Votaw (1948) vorgeschlagen, zwei Tests dann als vollständig parallel zu betrachten, wenn sie nach Mittelwert und Varianz sowie Iteminterkorrelationen gleich sind. Der Vollständigkeit halber müßte man hinzufügen, daß es sich um Verfahren mit gleichem Validitätsanspruch handeln muß, ansonst wären die genannten Kriterien zu „schwach", um Parallelität sinnvoll zu gewährleisten.

- Bei diesem Vorgehen spielen Bekanntheit, Erinnerung, Sättigung etc. eine geringere Rolle als bei der Wiederholungsmethode, da sich diese Faktoren auf etwas sehr viel Generelleres beziehen.
- Daß zwei verschiedene Itemstichproben verwendet wurden, verringert im Grunde diesen Koeffizienten. Denn alles, was in dem Ergebnis der Pbn durch die Itemstichprobe als solche bestimmt wurde, fällt bei der Verwendung paralleler Tests weg.

Paralleltests sind für viele Fragestellungen von großem Wert, z.B. wenn es darum geht, bei einer gruppenweisen Testdurchführung das Abschreiben zu erschweren, oder wenn man mit einer Wiederholungsmessung den Erfolg eines Trainings (eines Lehrprogrammes) abschätzen will.

2.2.3 Testhalbierungsmethode (Split-Half-Methode)

Bei diesem Vorgehen begnügt man sich mit einem Testdurchgang, wobei man die Testergebnisse im Nachhinein teilt. Bei sog. Power- oder Niveau-Tests (das sind solche, die Aufgaben unterschiedlicher Schwierigkeit beinhalten, wie z.B. Intelligenztests) kann man die Ergebnisse bei den gradzahligen Items und denen der ungradzahligen Items getrennt berechnen und miteinander korrelieren (Odd-even-Methode). Bei reinen Speed-Tests (d.h. solchen, bei denen es nur auf die Bearbeitungsgeschwindigkeit ankommt, wie z.B. bei vielen Konzentrationstests) kann man die Ergebnisse nach der Testzeit teilen und dann miteinander korrelieren (erste Viertelstunde vs. zweite Viertelstunde). Für diese Reliabilitätsschätzung hat sich auch die Bezeichnung *Koeffizient der internen Konsistenz* eingebürgert, denn im Grunde wird hier überprüft, ob die Testhälften einander gleichwertig sind.

- Einen Einfluß auf diesen Koeffizienten üben Fluktuationen in der Zuwendung, Ermüdung oder rhythmischen Bearbeitungsbereitschaft aus. Solche Fluktuationen wirken bei der Odd-even-Methode verkleinernd, wenn sie nicht länger dauern als die Bearbeitung eines Items. Umfaßt die Aufmerksamkeitsschwankung einen längeren Zeitraum, dann geht dieses zufällige und störende Element mit demselben Vorzeichen in beide Testwerte eines Pb ein. Das bedeutet, daß die Fehlerkomponenten beider Testhälften miteinander korreliert sind, was aber den Annahmen der klassischen Testtheorie widerspricht.

- Bei vielen Tests sind Speed- wie auch Power-Komponenten in einem schwer voneinander zu trennenden Ausmaß enthalten. Je größer die Speed-Komponente ist, desto irreführender ist die Reliabilitätsschätzung aufgrund der Testhalbierung.

Diese Art der Reliabilitätsschätzung bringt es ferner mit sich, daß die vorhandene Meßgenauigkeit unterschätzt wird, da die Meßgenauigkeit eine Funktion der Testlänge ist. Es gibt aber die Möglichkeit mit einer von Spearman-Brown entwickelten Formel die Meßgenauigkeit für die volle Testlänge zu bestimmen.[3]

2.2.4 Konsistenzanalyse

Setzt man die oben angedeutete Möglichkeit der Teilung eines Tests konsequent fort, so kommt man auf die Idee, einen Test in so viele Teile zu zerlegen, wie er Items besitzt. Dieses Verfahren wurde zuerst von Kuder und Richardson zur Schätzung der Meßgenauigkeit verwendet. Ein solches Vorgehen ist dann sinnvoll, wenn alle Items dieselbe (faktorielle) Struktur aufweisen, d.h. die gleichen Fähigkeiten messen. Die zu berechnenden Koeffizienten werden *Homogenitätskoeffizienten* genannt.

- Wenn ein diagnostisches Verfahren aus mehreren Items besteht, für die die obige Annahme gilt, so ist ein solcher Koeffizient immer leicht zu berechnen. Bei einem Verfahren, das von der Idee her struktur*un*ähnliche, also heterogene Items umfaßt (eventuell bei Items, die Anforderungen auf verschiedener Höhe der Lehrzielhierarchie erfassen sollen), ist dieser Koeffizient nicht sinnvoll einzusetzen.
- Aufgrund praktischer Erfahrungen zeigt sich immer wieder, daß methodische Aspekte auf diesen Koeffizienten einwirken: Er bleibt z.B. immer dann niedrig, wenn nur wenige Items zur Verfügung stehen. Bei einem weitergefächerten Antwortmodus (z.B. sieben- statt dreistufige Ratingskalen) wird der Koeffizient aufgrund der damit verbundenen Varianzvergrößerung ebenfalls erhöht. Bei gleichem Antwortschema über viele Items erhöht sich dieser Koeffizient ebenfalls.

2.2.5 Standardmeßfehler für normierte Testwerte

Reliabilitätskoeffizienten können zur Abschätzung des Meßfehlers, der mit jeder Messung verbunden ist, verwendet werden. Die Testung einer Person - z.B. in

---

[3] *Spearman-Brown-Formel:* $r_{tt} = n \cdot r_{12} / [1 + (n - 1) \cdot r_{12}]$
n = Anzahl der Testteile, r_{tt} = Reliabilität des Gesamttests, r_{12} = Korrelation zwischen erster und zweiter Testhälfte

einem Intelligenztest - ergibt zwar einen bestimmten Punktwert, dieser könnte aber anders ausfallen, wenn mehrere solcher Messungen vorliegen würden (die Person z.B. mit Paralleltests mehrmals getestet worden wäre). Der Standardmeßfehler (s_E) kann durch Umformung der Formel für den Reliabilitätskoeffizienten (s.o.) wie folgt definiert werden:

$$s_E = s_X \cdot (1 - r_{tt})^{1/2}$$

s_E = Standardmeßfehler, s_X = Standardabweichung eines Testmaßes, r_{tt} = Reliabilitätsschätzung

Mit Hilfe des Standardmeßfehlers läßt sich auch das Vertrauensintervall (= confidence interval, abgekürzt CI) abschätzen, innerhalb dessen mit einer bestimmten Irrtumswahrscheinlichkeit (1%, 5%, 10%) der wahre Testwert eines Probanden liegt:

$$CI_{1\%} = X_i \pm 2{,}58 \times s_E$$
$$CI_{5\%} = X_i \pm 1{,}96 \times s_E$$
$$CI_{10\%} = X_i \pm 1{,}65 \times s_E$$

X_i = Testwert des Probanden$_i$ in einem bestimmten Test, s_E = Standardmeßfehler des Tests, $CI_{1\%...}$ = Vertrauensintervall bei 1, 5 oder 10%iger Irrtumswahrscheinlichkeit

Die Standardabweichungen von Testmaßen sind normiert, wobei bei den verschiedenen z-Wert-Äquivalenten unterschiedliche Mittelwerte (= µ) und Streuungsmaße (= σ) üblich sind (vgl. Tab. 2.4).

Tabelle 2.4: Mittelwerte und Streuungen bei eingebürgerten Normskalen

z-Wert-Normäquivalente	Mittelwert	Streuung
Z-Werte (IQ-Skala IST)	µ = 100	σ = 10
IQ-Skala (HAWIK)	µ = 100	σ = 15
T-Werte	µ = 50	σ = 10
C-Werte	µ = 5	σ = 2
Schulnoten (?)	µ = 3	σ = 1

Für diese auf bestimmte Standardabweichungen normierten Testwerte lassen sich dann die Vertrauensintervalle bei unterschiedlicher Reliabilität berechnen (vgl. Tab. 2.5a - c).

Tabelle 2.5a: Vertrauensintervalle für Testwerte, die auf unterschiedliche Streuungen normiert sind - *1% Irrtumsniveau*

r_{tt}	Streuung σ				
	15	10	5	3	1
.96	7,74	5,16	2,58	1,55	0,52
.94	9,48	6,32	3,16	1,90	0,63
.92	10,95	7,30	3,65	2,19	0,73
.90	12,32	8,16	4,08	2,45	0,82
.88	13,41	8,94	4,47	2,68	0,89
.86	14,48	9,65	4,83	2,90	0,97
.84	15,48	10,32	5,16	3,10	1,03
.82	16,42	10,95	5,47	3,28	1,10
.80	17,31	11,54	5,77	3,46	1,15
.78	18,15	12,10	6,05	3,63	1,21
.76	18,96	12,64	6,32	3,79	1,26
.74	19,73	13,16	6,58	3,95	1,32
.72	20,48	13,65	6,83	4,10	1,37
.70	21,20	14,13	7,07	4,24	1,41

Die Kenntnis des Vertrauensintervalls hat eine wichtige Funktion bei der Interpretation von Testwerten. Es kann dabei zwei Zwecken dienen:
(1) Man kann damit den Bereich abschätzen, in dem mit einer gewissen Irrtumswahrscheinlichkeit der wahre Testwert eines Pb liegt: Angenommen, ein Schüler hat in einem Intelligenztest, der auf einen Mittelwert von 100 und eine Streuung von 15 Punkten geeicht ist, einen IQ von 93 erreicht; der Test weise eine Reliabilität von .92 auf. Dann kann man unter der Vorgabe, mit 5%iger Irrtumswahrscheinlichkeit den wahren Testwert ermitteln zu wollen, in Tabelle 2.5b das entsprechende Vertrauensintervall nachschlagen (CI = 5,54). Der wahre Wert dieses Schülers liegt somit zwischen ≈ 87 und 99 IQ-Punkten.

(2) Man kann damit auch prüfen, ob sich zwei Testwerte signifikant voneinander unterscheiden. Überlappen sich die Vertrauensintervalle um zwei Testwerte nicht (z.B. Messung vor und nach einer Intervention oder zwischen Pb_1 und Pb_2), so kann mit der gegebenen Irrtumswahrscheinlichkeit angenommen werden, daß hier tatsächlich ein bedeutsamer Unterschied vorliegt: Angenommen, man will im obigen Fall prüfen, ob dieser Schüler sich signifikant vom Mittelwert der Eichpopulation (= 100 IQ-Punkte) unterscheidet, so bestimmt man wieder für beide X_i-Werte das Vertrauensintervall und wird in diesem Fall feststellen, daß dieser Schüler nicht bedeutsam vom Mittelwert abweicht.

Tabelle 2.5b: Vertrauensintervalle für Testwerte, die auf unterschiedliche Streuungen normiert sind - *5% Irrtumsniveau*

r_{tt}	\multicolumn{5}{c}{*Streuung σ*}
	15	*10*	*5*	*3*	*1*
.96	5,88	3,92	1,96	1,18	0,39
.94	7,20	4,80	2,40	1,44	0,48
.92	8,32	5,54	2,77	1,66	0,55
.90	9,30	6,20	3,10	1,86	0,62
.88	10,19	6,79	3,40	2,04	0,68
.86	11,00	7,33	3,67	2,20	0,73
.84	11,76	7,84	3,92	2,35	0,78
.82	12,47	8,32	4,16	2,50	0,83
.80	13,15	8,77	4,38	2,63	0,88
.78	13,79	9,18	4,60	2,76	0,92
.76	14,40	9,60	4,80	2,88	0,96
.74	14,99	9,99	5,00	3,00	1,00
.72	15,56	10,37	5,19	3,11	1,04
.70	16,10	10,74	5,37	3,22	1,07

Tabelle 2.5c: Vertrauensintervalle für Testwerte, die auf unterschiedliche Streuungen normiert sind - *10% Irrtumsniveau*

r_{tt}	Streuung σ				
	15	10	5	3	1
.96	4,95	3,30	1,65	0,99	0,33
.94	6,06	4,04	2,02	1,21	0,40
.92	7,00	4,67	2,33	1,40	0,47
.90	7,83	5,22	2,61	1,57	0,52
.88	8,57	5,72	2,86	1,72	0,57
.86	9,26	6,17	3,09	1,85	0,62
.84	9,90	6,60	3,30	1,98	0,66
.82	10,50	7,00	3,50	2,10	0,70
.80	11,07	7,37	3,69	2,21	0,74
.78	11,61	7,74	3,87	2,32	0,77
.76	12,13	8,08	4,04	2,43	0,81
.74	12,62	8,41	4,21	2,52	0,84
.72	13,10	8,73	4,37	2,62	0,87
.70	13,56	9,04	4,52	2,71	0,90

2.3 Validität (Gültigkeit)

Für ein diagnostisches Verfahren genügt es nicht, seine Meßgenauigkeit unter Beweis gestellt zu haben, es muß auch „valide" sein, d.h. man muß die psychologische oder pädagogische Bedeutung des mit einer diagnostischen Methode erhobenen Maßes kennen oder, wie Hörmann sagt (1964, S. 25), „wir erkennen die vorliegende Verhaltensweise als Hinweis auf etwas nicht unmittelbar Gegebenes, als Symptom für etwas anderes". Bekannt ist auch Lienerts Definition (1967, S. 16): „Die Validität eines Testes gibt den Grad der Genauigkeit an, mit dem dieser Test dasjenige Persönlichkeitsmerkmal oder diejenige Verhaltensweise, das (die) er messen soll oder zu messen vorgibt, auch tatsächlich mißt. Ein Test ist demnach vollkommen valide, wenn seine Ergebnisse einen unmittelbaren und fehlerfreien Rückschluß auf den Ausprägungsgrad des zu erfassenden Persönlichkeits-

oder Verhaltensmerkmals zulassen, wenn also der individuelle Testpunktwert eines Pb diesen auf der Merkmalsskala eindeutig lokalisiert."

Diese Definition setzt voraus, daß mit einem diagnostischen Verfahren immer Eigenschaften bestimmt werden oder ein Pb in einem Faktorenraum lokalisiert wird, u.a.m. Wie in der einleitenden Definition des Diagnostizierens von Hörmann zu ersehen ist, geht dem Diagnostizieren eine Absicht voraus oder Diagnostik steht im Dienste der praktischen Psychologie. Die Frage der Validität eines diagnostischen Verfahrens muß also damit in Zusammenhang gesehen werden, inwieweit ein Test die an ihn gestellten Forderungen erfüllt. Diese Ansprüche müssen aber nicht immer darin bestehen, ein Individuum auf einer Dimension mit bestimmter Metrik zu lokalisieren. Ein Test kann u.a. ganz pragmatisch dazu verwendet werden, eine Auslese vorzunehmen. Die Eignung des Verfahrens dazu wird festgestellt, ohne daß man auf Fähigkeiten oder Eigenschaften des Pb rekurrieren muß. Mit Cronbach (1970) kann man daher den Validitätsbegriff unter diesem pragmatischen Aspekt der Entscheidung für bestimmte Zwecke sehen und fragen, für welche Entscheidungen ein Test valide ist. „Validität" ist demnach nicht eine generelle Eigenschaft eines Tests, sondern ein Test kann für einen bestimmten Zweck valide sein und für einen anderen nicht.

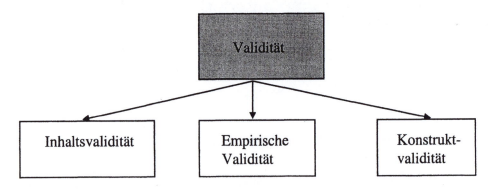

Abbildung 2.3: Spielarten des Validitätsbegriffs

Die Verfahren zur Feststellung der Validität diagnostischer Hilfsmittel (vgl. Abb. 2.3) sind im Grunde nicht andere als die jeder empirischen Forschung. Wenn eben ein „Test" als Verhaltensstichprobe aufgefaßt wird, so muß man, um wissenschaftliche Aussagen machen zu können, auch empirisch möglichst exakt feststellen, wofür diese Verhaltensstichprobe gültig sein soll, d.h. welche Schlüsse sie z.B. auf zukünftiges Verhalten erlaubt, welche Rückschlüsse auf Ergebnisse in der zurückliegenden Biographie gemacht werden können oder welchen Aufschluß über die einem Testverhalten zugrundeliegend gedachten Persönlichkeitskonstrukte sie geben kann.

2.3.1 Inhaltliche Validität (content validity)

Spricht man von inhaltlicher Validität, so nimmt man an, daß ein Test oder dessen Elemente so beschaffen sind, daß sie das in Frage stehende Persönlichkeitsmerkmal u. dgl. in optimaler Weise repräsentieren, daß also der Test selbst das optimale Kriterium für das Persönlichkeitsmerkmal ist. Ein Beispiel dafür wäre ein Test zur Feststellung der Kenntnisse von englischen Vokabeln. Stellt man einen solchen Test zusammen, so wird man einsichtigerweise die Testitems als Übersetzungen von Vokabeln konzipieren. Auch den sog. „Arbeitsproben" wird zumeist diese Art der Validität zugebilligt. Häufig wird auch noch auf Ratings von „Experten" rekurriert. Bei dieser Vorgangsweise, so meint Hörmann, bewegt sich der diagnostische Schluß nur auf der Horizontalen: „Er geht von einer Stichprobe auf das Universum, aus welchem diese Stichprobe stammt" (Hörmann, 1964, S. 25).

Die Empfehlungen der APA zu diesem Aspekt enthalten dabei aber noch strengere Forderungen, die hier noch einmal aufgeführt seien:

- Wenn das Testverhalten als Stichprobe eines gesamten Verhaltensbereiches aufgefaßt wird, so sollte angegeben werden, welcher Gesamtverhaltensbereich repräsentiert werden soll (z.B. ob der Test mit englischen Vokabeln nur zur Prüfung des englischen Wortschatzes herangezogen wird oder zur Prüfung der Englischkenntnisse überhaupt). Es wird dabei gefordert, daß die Itemauswahl und der gesamte Verhaltensbereich miteinander vergleichbar sein müssen.
- Bei der Angabe der inhaltlichen Validität sollte auch der Zeitpunkt angegeben sein, an dem die Adäquatheit der Stichprobe der Items bestimmt wurde. Diese Stichprobe kann z.B. für einen späteren Zeitpunkt nicht mehr repräsentativ sein (z.B. die in einem Schulleistungstest verlangten Lösungen zu bestimmten Fragen gehören nicht mehr zum Lehrstoff).
- Da die Testitems als Stichprobe für einen Verhaltensbereich aufgefaßt werden, der gewissermaßen eng umschrieben ist, muß auch ein Koeffizient der inneren Konsistenz angegeben werden für als zusammengehörig betrachtete Itemgruppen, damit man abschätzen kann, wie stark diese einzelnen Gruppen von gemeinsamen Faktoren gesättigt sind und damit zur Gesamtvarianz des Tests beitragen (vgl. Analyse der inneren Konsistenz oder Homogenität von Tests).

Daß diese Art der Validitätsangabe aber ein für die psychologische Praxis in jedem Fall fruchtbarer Begriff sei, läßt sich anzweifeln. Der schwerwiegendste Einwand dagegen ist, daß diesem Begriff keine konzise empirische Überprüfungsmöglichkeit zugeordnet ist. Quantitativ läßt sich die content validity eines Verfahrens kaum ausdrücken. Auch bei den Ratings von „Fachleuten" sollte man beachten, daß diese Ratings subjektiver Art sind. Diese Art der Validität ist also oft ein bloßes Dafürhalten oder eben Ergebnis von subjektiven Urteilen, auch wenn es Urteile von Fachleuten sein mögen. „Damit gerät diese Validität in enge Nachbarschaft zu der 'face-validity', der 'Augenscheinlichkeitsvalidität'; jedenfalls bleibt hier allzuviel dem subjektiven Urteil überlassen" (Drenth, 1969, S. 187).

Bei manchen Verfahren ist es außerdem wünschenswert, daß die Beantwortung der Testitems nicht unmittelbar durchschaubar ist. Beruft man sich z.B. bei Fragebogenverfahren auf die Inhaltsvalidität, dann muß man sich der Gefahr bewußt sein, daß die von dem Experten aufgestellte Beziehung zwischen Testitem und seiner Beantwortung auch vom Pb durchschaut wird (vgl. Kap. 2.3.3.4 über Verfälschbarkeit). Es verwundert daher, daß das Testkuratorium (1986, S. 358) als Kriterium für Tests die *Transparenz* eines Tests anführt („Ausmaß, in dem aus der Beschaffenheit eines Verfahrens die Spezifität und dessen Meßfunktion und Auswertung ersichtlich sind").

Besonders am Anfang der Testpsychologie wurde der Begriff der Inhaltsvalidität überstrapaziert. Für den Testautor ist es dabei selbstverständlich einfacher, auf die „offen zu Tage" liegende Validität eines von ihm konzipierten Verfahrens zu pochen als den empirischen Nachweis der Gültigkeit seines Verfahrens zu erbringen. Man sollte besonders auch dann vorsichtig sein, wenn von „logischer Validität" gesprochen wird. Was dabei mit „logisch" gemeint ist, ist zumeist eine vom Testautor als „einsichtig" empfundene Behauptung und nicht mehr. Auch in solchen Fällen kann man fast immer sicher sein, daß sich der Testautor nur um den schwierigen Weg der empirischen Bestätigung seiner Vermutungen (oft irrtümlicherweise als „Hypothesen" bezeichnet) drücken will. Prinzipiell sollte man sich merken, daß in der Berufung auf die inhaltliche Validität eines Verfahrens kein endgültiger Beleg für dessen praktische Brauchbarkeit oder theoretische Bedeutsamkeit gesehen werden kann.

2.3.2 Empirische Validität (Vorhersage- und Gleichzeitigkeitsvalidität)

2.3.2.1 Problemstellung

Die Bedeutung eines diagnostischen Verfahrens wird nicht ausreichend durch theoretische Überlegungen oder subjektives Dafürhalten begründet, sondern im Laufe der Testkonstruktion wird es notwendig sein, den empirischen Nachweis darüber zu führen, welches Verhalten aus dem Verhalten in der diagnostischen Situation vorhergesagt werden kann. Z.B. will man wissen, inwieweit der „Erfolg" einer Schlosserlehre (gemessen z.B. in Form eines Durchschnittswertes der Noten bei der Gesellenprüfung) aus dem Ergebnis der sog. „Drahtbiegeprobe" vorhergesagt werden kann oder inwieweit der Schulerfolg im Gymnasium aus den Ergebnissen eines Intelligenztests, der in der 4. Jahrgangsstufe der Grundschule durchgeführt wurde, abgeschätzt werden kann. Die entsprechenden statistischen Verfahren sind in der Regel mit den Methoden der Korrelations- und Regressions- bzw. der Diskriminanzanalyse umschrieben.

Dem primären Zweck der Diagnostik folgend, ist diese Art von Validierung rein auf Empirisches ausgerichtet: Es geht um die Sicherheit der Prognose einer Verhaltensweise aus einer anderen Verhaltensweise. Es wird hier gar nicht danach gefragt, welche Eigenschaften, Dispositionen, Strukturen oder ähnliches durch das Testverhalten angezeigt werden, sondern der Nachweis der empirischen Validität eines Tests erlaubt, unter Ausklammerung des Dispositionellen, Strukturellen vom Verhalten direkt auf Verhalten zu schließen. Diese empirische Validität ist das diagnostische Modell des Behaviorismus. (Hörmann, 1964, S. 25 f.)

2.3.2.2 Aspekte der empirischen Validität

Diese Art der Validität wird von Cronbach (1970) in eine „predictive" (*Vorhersagevalidität*) und eine „concurrent validity" (*Gleichzeitigkeitsvalidität*) unterteilt, u. zw. je nachdem, ob das Verhalten, auf das geschlossen wird, in der Zukunft liegt oder gleichzeitig, aber außerhalb der Testsituation nachweisbar ist. Hörmann (1964) meint aber, daß in beiden Fällen eine Voraussage involviert ist, einmal ist sie jedoch auf den zeitlichen Längsschnitt und einmal auf den zeitlichen Querschnitt bezogen. Auch Drenth (1969) faßt den Begriff „Vorhersage" so auf, daß er sogar auch auf Postdiktionen (Aussagen über Vergangenes) anwendbar ist. Die statistischen Verfahren sind zudem dieselben, ganz gleich, ob das Verhalten, auf das geschlossen werden soll, sich zur selben Zeit ereignet, bereits stattgefunden hat oder erst eintreten wird (über die Strukturgleichheit von Prä- und Retrodiktion vgl. auch Stegmüller, 1969).

Wesentlich ist nur, daß es sich um ein Verhalten außerhalb der Testsituation i.e.S. handelt. Man spricht von *innerer Validität*, wenn das Kriterium selbst wieder ein Test ist (bisweilen ist dann auch von *Innen-* bzw. *Binnenvalidierung* die Rede), und von *äußerer Validität*, wenn das Kriterium kein Test ist, z.B. ein Indikator des Berufserfolges (vgl. Abb. 2.4).

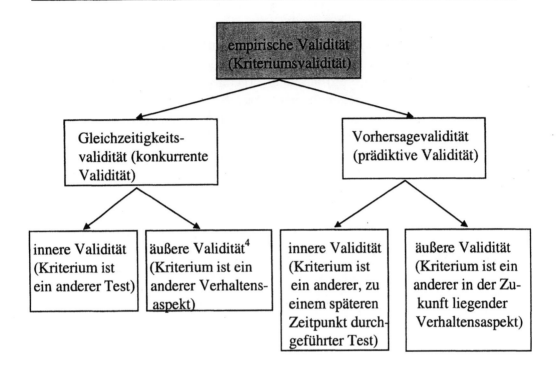

Abbildung 2.4: Aspekte des Begriffs der empirischen Validität

Die kriteriumsorientierte Validierung ist vor allem für den Praktiker von Bedeutung, denn er hat gerade solche „Voraussagen" immer wieder zu treffen. Dazu muß er selbstverständlich die mit einem Testwert verknüpfte Erwartungshäufigkeit kennen, die mit einem bestimmten „Kriterium" verbunden ist.

---

[4] Die ähnlichen Bezeichnungen der „internen" bzw. der „externen" Validität werden im Rahmen allgemeiner methodischer Überlegungen mit anderer Bedeutung gebraucht (Campbell & Stanley, 1963). Mit *interner Validität* ist gemeint, ob durch eine Versuchsanordnung die in Frage stehende Bedingung angemessen repräsentiert wird oder ob Beeinträchtigungen z.B. durch Versuchsleitereinflüsse, Vorerwartungen der Versuchsteilnehmer, Meßungenauigkeiten etc. vorliegen. *Externe Validität* (bisweilen auch *ökologische Validität* genannt) bezieht sich auf die Frage, ob die in einer Untersuchung realisierten Bedingungen auch auf einen lebensweltlichen Kontext übertragen werden können (Repräsentanzproblem) und dort Geltung besitzen (z.B. könnte man unter diesem Aspekt die Frage prüfen, ob die mit einem Intelligenztest gemessenen Leistungen auch für Problemlösungsaufgaben im Alltag typisch sind).

2.3.2.3 Probleme bei der empirischen Validierung eines diagnostischen Verfahrens

Selbstverständlich stehen in Zusammenhang damit auch etliche Probleme. So muß festgehalten werden, welche Leistung, welches Verhalten als Kriterium fungieren soll. Z.B. wenn aus einer Testleistung der Erfolg in einem bestimmten Beruf vorhergesagt werden soll, dann muß man auch das Kriterium, d.h. den Berufserfolg, messen. Man könnte sich dabei darauf einigen, daß als Kriterium die Zeugnisnoten der Gesellenprüfung herangezogen werden. Dabei ist aber wieder zu beachten, daß ein Teil der Varianz eines solchen Kriteriums durch Faktoren bestimmt wird, die beim Testverhalten nicht unbedingt eine Rolle spielen müssen. Das heißt nichts anderes, als daß bei diesem Vorgehen die Validitätsfrage des Tests auf die Validitätsfrage des Kriteriums transponiert wird.

Eine geringe Übereinstimmung (sprich: Korrelation) zwischen Test und Kriteriumsmeßwert bedeutet daher noch nicht, daß der Test das Kriteriumsverhalten als solches nicht vorhersagen kann. Es kann sogar zu der Fehlentscheidung kommen, einen Test abzulehnen, nur weil er an unzuverlässigen Kriterien validiert wurde; hier wird von Drenth (1969) das Beispiel unzuverlässiger psychiatrischer Beurteilungen und Klassifizierungen angeführt. Lienert (1967) bemerkt zu dieser Frage:

> Betrachten wir nur die kriteriumsbezogene Validität eines Testes bzw. dessen Validitätskoeffizienten, so hängt des letzteren Höhe im wesentlichen von drei Faktoren oder Einflußgrößen ab; und zwar
> a) vom Grad dessen, was an „Gemeinsamkeit" durch den Test und das Kriterium erfaßt und oft als „Zulänglichkeit" des Testes bezeichnet wird ...,
> b) von der Reliabilität des Testes und
> c) von der Reliabilität des Kriteriums.
> Je größer die Gemeinsamkeit des von Test und Kriterium erfaßten Merkmalsanteils, umso größer ist die kriteriumsbezogene Validität eines Testes. Andererseits ist diese umso geringer, je geringer die Reliabilitätskoeffizienten ausfallen bzw. zu veranschlagen sind. (Lienert, 1967, S. 17 f)

Bei der Beurteilung von Validitätskoeffizienten dieser Art ist zu beachten, daß jede kriteriumsorientierte Validitätsstudie eng und spezifisch ist, da sie nur Auskunft gibt über die Enge des Zusammenhanges zwischen einem Testverhalten und einem bestimmten Aspekt eines Kriteriumsverhaltens bei einer bestimmten Stichprobe und unter bestimmten Bedingungen. Aus diesem Grund ist es nicht überraschend, wenn in der Literatur zu findende Validitätskoeffizienten über einen Test oft beträchtlich variieren.

Dieser Tatsache wird durch den Begriff der *differentiellen Validität* Rechnung getragen. Nach Westmeyer (1972) ist die Validität eines Tests eine sechsstellige Funktion:

$$val\ (t,\ c,\ p,\ u,\ v,\ z)$$

D.h. ein Validitätskoeffizient sagt nur etwas aus über die Validität eines spezifischen Tests *(t)* in bezug auf ein spezielles Kriterium *(c)*, das bei einer bestimmten Personenklasse *(p)* unter gewissen Versuchsbedingungen *(u)* durch einen Testleiter *(v)* und zu einem bestimmten Zeitpunkt *(z)* erfaßt wurde.

Dabei kann ein Verfahren u.U. für die Vorhersage eines Kriteriums bei einer bestimmten Stichprobe gute Dienste leisten, bei einer anderen Stichprobe aber unbefriedigende Resultate liefern. Z.B. könnte ein Intelligenztestverfahren am Ende der Grundschulzeit eingesetzt eine gute Bewährungsprognose liefern, weil hier noch Stichproben aus der gesamten Schüler(innen)population gezogen werden, die Vorhersage des Schulerfolges mit dem gleichen Verfahren durchgeführt bei Gymnasiasten am Beginn der Gymnasialzeit könnte hingegen wegen der Homogenisierung der SchülerInnen aufgrund der Gymnasialzuweisung wesentlich schlechtere Validitätskoeffizienten ergeben. Es ist also sprachlich nicht korrekt von *der* Validität eines Verfahrens zu sprechen (genauso wie es auch nicht *die* Reliabilität eines Verfahrens gibt), sondern es existieren unterschiedlichste Validitäten für unterschiedliche Fragestellungen.

Die sich daraus ergebende Folgerung ist folgende: Bei der Beurteilung von Validitätskoeffizienten ist es notwendig, daß - wie bei einem jeden Bericht über ein psychologisches Experiment - eine sehr gründliche Darstellung aller Versuchsbedingungen mitgegeben wird. Diese muß vor allem darüber Aufschluß geben, welche Population untersucht werden sollte, wie die Stichprobe erhoben wurde, wie homogen die Stichprobe in bezug auf das in Frage stehende Verhalten war und wie die Probanden zum Test und der auszuübenden Tätigkeit, deren Erfolg prognostiziert werden sollte, motiviert oder eingestellt waren.

Liegt ein Kriterium in sehr weiter Zukunft (etwa die Bewährung in einer bestimmten Position, z.B. die Vorhersage, ob eine Lehramtsstudentin eine erfolgreiche Lehrerin sein oder am Burn-out-Syndrom leiden wird), so ist eine Validitätsuntersuchung in der Art, daß man jetzt eine bestimmte Probandengruppe mit einem Test oder einer Testbatterie untersucht und nach einigen Jahren den Berufserfolg festzustellen versucht, aus ökonomischen und organisatorischen Gründen meist nicht möglich. Man stellt daher meist statt der prädiktiven Validität die konkurrente (= gleichzeitige) Validität fest. D.h. man nimmt eine Gruppe, von der man bereits weiß, daß sie sich im Beruf bewährt hat. Dabei hofft man, daß die jetzt festgestellten Beziehungen auch auf solche, die sich eigentlich erst in der Zukunft ereignen werden, übertragen werden können. Bei der nun notwendigerweise sehr künstlichen Situation kann es möglich sein, daß z.B. bei den Vpn eine sehr viel geringere Motivation zur Ausführung eines Tests besteht als z.B. in der Ernstsituation einer Bewerbung um einen bestimmten Posten (man stelle sich nur einen Generaldirektor oder Schulamtsleiter vor, den man dazu überreden wollte, einen Pauli-Test mit einstündigem Addieren von Zahlen mitzumachen). Es kann also sein, daß die Testergebnisse gerade eine Folge der Tatsache sind, daß die Vpn gerade nicht in einer Bewerbungssituation waren, die aber für die Gültigkeit des Tests untersucht werden soll.

Außerdem weiß man auch gar nicht, ob diese Vpn beim Eintritt in den Betrieb bereits die gleichen Fähigkeiten, Eigenschaften oder Einstellungen besessen haben oder ob sich diese erst im Laufe der Berufsausübung herausgebildet haben.

Auch wenn diese Schwierigkeiten umgangen wurden, kann die Gültigkeit der Ergebnisse noch immer angezweifelt werden. Da bei den Validierungsuntersuchungen kaum alle Bedingungen kontrolliert werden können, ist es wünschenswert, daß sog. *Kreuzvalidierungen* (cross-validation) durchgeführt werden. Der Gedankengang dabei ist (dies gilt auch für andere Ergebnisse experimenteller Forschung), daß dem Ergebnis einer Validierungsuntersuchung erst dann Vertrauen entgegengebracht werden kann, wenn sich die Ergebnisse an einer zweiten Stichprobe replizieren lassen. Der Versuch der Bestätigung der Ausgangsuntersuchung sollte dabei

a) an einer zweiten unabhängigen Stichprobe erfolgen,
b) von einem anderen Untersucher vorgenommen werden und
c) andere Beurteiler des Kriteriumsverhaltens sollten herangezogen werden.

Sollte die Erfüllung aller dieser Anforderungen nicht möglich sein, so besteht ein Trick darin, daß man seine untersuchte Stichprobe nach einem Zufallsverfahren in zwei unabhängige Untergruppen zerlegt und an diesen beiden die Ergebnisse zu replizieren versucht. Die Notwendigkeit solcher Kreuz-Validierungen ergibt sich vor allem auch deshalb, da an einer Stichprobe gewonnene Korrelations- und Regressionskoeffizienten nicht ohne weiteres auf andere Stichproben übertragen werden können bzw. daraus, daß, wenn immer man das tut, multiple Korrelationen einem sog. „Schrumpfungseffekt" unterliegen.

Zusammenfassend kann man sagen, daß man sich bei Feststellung der empirischen Validität nicht dafür interessiert, was ein Test eigentlich mißt, sondern ausschließlich dafür, ob aus dem Testverhalten ein bestimmtes Kriteriumsverhalten vorhergesagt werden kann. Es geht dabei auch nicht darum, ob das Testverhalten dem Kriteriumsverhalten ähnlich sei (das wäre die Fragestellung der „face-validity"), sondern nur darum, daß dieser Zusammenhang empirisch, ausgedrückt in der Form von Regressionsbeziehungen oder Diskriminanzfunktionen, nachgewiesen wird.

Dieses an sich „blinde" Vorgehen gibt natürlich nicht genau das wieder, was tatsächlich geschieht. Selbstverständlich macht man sich auch Gedanken über Hypothesen, die diesen Zusammenhang erklären könnten oder über eine Theorie, durch die dieser Zusammenhang begründbar ist.[5] Auf Grund dieser Theorie wird dann auch eine Auswahl der Prädiktoren vorgenommen.

> Wenn man die diagnostische Aussage lediglich auf die Korrelation zwischen Testverhalten und Kriteriumsverhalten aufbaut, wenn man also nicht weiß, was der Test psychologisch bedeutet, und nicht weiß, welche psychologischen Faktoren das Kriteriumsverhalten determinieren, dann besteht diese Validität natürlich immer nur für solche Fälle, die denen absolut gleich sind, an welchen die Korrelation ursprünglich gefunden worden ist. Jede Generalisierung setzt voraus, daß man von Verhalten nicht direkt auf Verhalten schließt, sondern auf eine Eigenschaft, die sich in verschiedener, aber funktionell ähnlicher Weise im Verhalten äußern kann. Eine Eigenschaft ist ein Faktor, der als hinter dem Verhalten stehend und dieses verursachend angenommen wird. Die hier intendierte Ebene der Diagnose ist nicht mehr die des Verhaltens selbst, sondern die von Faktoren, welche das Verhalten bestimmen. (Hörmann, 1964, S. 26 f)

2.3.2.4 Empirische Validität und diagnostische Entscheidung

2.3.2.4.1 Effektivität, Sensibilität und Spezifität

Die Ergebnisse aus diagnostischen Verfahren werden im Rahmen von Selektionsentscheidungen zur Zuweisung der Pbn zu verschiedenen Gruppen verwendet. Z.B. könnte aufgrund eines Einschulungsverfahrens bei noch nicht schulpflichtigen Kindern (d.h. solchen, die erst nach dem 1. Juni das sechste Lebensjahr voll-

---

[5] Auch Drenth (1969, S. 210) betont, daß die Feststellung der Validität nur auf der korrelativen Ebene zu wenig sein kann und begründet dies wie folgt: „Ein Psychologe, der sich auch mit der Bedeutung und der Erklärung des Testverhaltens beschäftigt hat, kann bei der Frage nach dem Persönlichkeitsbild wiederum die Testbedeutung und die ihr zugrunde liegende Theorie heranziehen und mit ihrer Hilfe eine Persönlichkeitsbeschreibung in Form psychologischer Begriffe (Charakterzüge, Attribute usw.) entwerfen. Das Gutachten für Nicht-Psychologen ('externes Gutachten') muß etwas anders formuliert werden als das Gutachten für Kollegen ('internes Gutachten'), bei dem er ja das Bezugssystem psychologischer Begriffe als bekannt voraussetzen kann."

enden) entschieden werden, ob sie in der Lage sind, den Anforderungen des Erstunterrichtes zu folgen oder erst im nächsten Jahr eingeschult werden sollen. Ebenso könnte in einer Gesamtschule aufgrund der Ergebnisse in einem Mathematiktest eine Zuweisung zu verschiedenen Leistungsniveaus in diesem Fach erfolgen (Lukesch, 1980; vgl. Abb. 2.5).

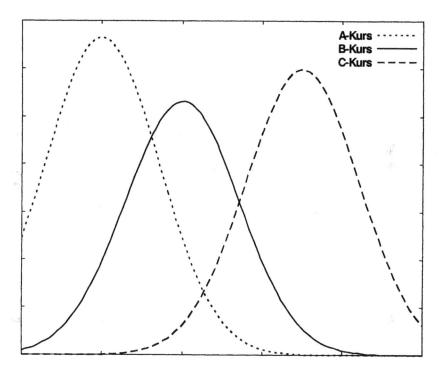

Abbildung 2.5: Bestimmung optimaler Cut-off-Punkte zur Einteilung in A-, B- und C-Kurse einer Gesamtschule aufgrund der Leistungen in einem Bruch- und Dezimalrechentest (Lukesch, 1980, S. 20)

Im medizinischen Bereich könnte aufgrund einer Untersuchung eine Diagnose gestellt werden, z.B. kann eine Person aufgrund bestimmter Laborwerte als AIDS-infiziert oder als gesund gelten (Schmidt & Esser, 1985). Häufig werden bei diesen Fragestellungen diskriminanzanalytische Methoden[6] angewandt, man

---

[6] Ein sehr sinnvolles Verfahren stellt dabei das von Nagl (1976) entwickelte univariate Diskriminanzmaß dar, mit dem unter Berücksichtigung bestimmter Annahmen über die Verteilung der Geeigneten und Nicht-Geeigneten in der Population ein optimaler Cut-off-Wert bestimmt werden kann.

will empirisch den „besten" Cut-off-Wert bestimmen, ab dem eine Person als geeignet oder als nicht geeignet angesehen werden soll.

Bei solchen Selektions- oder besser Zuweisungs- und Selektionsentscheidungen sind immer mehrere Fehler möglich. Der Prozentsatz der richtigen Entscheidungen aufgrund eines diagnostischen Verfahrens wird als dessen *Effektivität* bezeichnet (vgl. Tab. 2.6):

Tabelle 2.6: Richtige und falsche Entscheidungen aufgrund eines Cut-off-Wertes in einem diagnostischen Verfahren

		Diagnose	
		geeignet (gesund)	*nicht geeignet (krank)*
wahrer Zustand	geeignet	A	B
	nicht-geeignet	C	D

In Feld A sind die zurecht als geeignet bezeichneten Personen enthalten, in Feld B die zu Unrecht als nicht geeignet klassifizierten Personen. In Feld C sind die aufgrund des diagnostischen Verfahrens zu Unrecht als geeignet bezeichneten Personen und in Feld D die zu Recht als ungeeignet klassifizierten Pbn enthalten. A und D sind richtige Entscheidungen, B und C sind Fehlentscheidungen. Die Effektivität der Methode beträgt, ausgedrückt in Prozent

Effektivität $\dfrac{A+D}{A+B+C+D} \times 100$

Allerdings ist dieser Kennwert der Effektivität wegen der unterschiedlichen Konsequenzen, die eine Fehlentscheidung mit sich bringen kann, noch nicht ausreichend (man kann z.B. überlegen, wann die Folgen gravierender sind: wenn ein AIDS-Kranker irrtümlich als gesund diagnostiziert wird oder wenn ein Gesunder irrtümlich als krank eingeordnet wird). Es sind daher zusätzliche Maße zu entwickeln. Diese sind

(a) die Spezifität eines Verfahrens. Damit ist der Anteil der als richtig klassifizierten Geeigneten gemeint:

$$Spezifität = \frac{A}{A + B} \times 100$$

(b) Mit Sensitivität wird der Anteil der richtig klassifizierten Nicht-Geeigneten bezeichnet.

$$Sensitivität = \frac{D}{C + D} \times 100$$

Das Verhältnis von Spezifität und Sensibilität hängt von der Wahl des Cut-off-Wertes ab; eine Verschiebung dieses Schnittpunktes in den Normalbereich führt zu einer Verbesserung der Sensitivität (man schließt mehr Ungeeignete aus, diagnostiziert aber gleichzeitg mehr Geeignete als ungeeignet); eine Verschiebung in den Bereich der Nichteignung erhöht die Spezifität (die Diagnose wird für die Geeigneten treffsicherer, zugleich werden aber weniger Ungeeignete korrekt klassifiziert).

2.3.2.4.2 Korrelative Validitätskoeffizienten und diagnostische Entscheidung

Die Höhe eines Korrelationskoeffizienten allein ist zudem ein unzureichendes Maß für die Brauchbarkeit eines Verfahrens (vgl. auch Kap. 2.5.2). Für die praktische Umsetzung sind noch wesentlich:
(1) die Selektionsraten (d.h. wie viele von den getesteten Probanden sollen aufgenommen oder abgewiesen werden) und
(2) die Verteilung von Eignungs- und Nichteignungsquoten in der Population (z.B. bei der Schulfähigkeit wird von 95% Geeigneten ausgegangen).
Selbst ein gut validiertes Verfahren kann nichts zur Verbesserung der Güte einer Entscheidung beitragen, wenn die Zahl der Positionen höher ist als die Zahl der Bewerber (und deshalb alle genommen werden müssen) oder wenn sehr viele von vornehrein als geeignet angesehen werden und nur wenige abgewiesen werden. Für die anderen Fälle - siehe die Tabellen von Taylor-Russell (1939) - können z.B. selbst niedrige Validitätskoeffizienten bei geringen Selektionsquoten eine Entscheidung verbessern.

Insgesamt soll damit gesagt sein, daß die empirische Feststellung der Validität eine notwendige, aber nicht eine hinreichende Bedingung dafür darstellt, ob ein

Test in wissenschaftlicher Hinsicht als wertvoll und bedeutungsvoll angesehen werden kann.[7]

Tabelle 2.7: Taylor-Russell Tabelle mit den Prozentsätzen der als „geeignet" ausgewählten Probanden bei einer Grundquote an Geeigneten von 50% (Taylor & Russell, 1939)

Validität	Selektionsrate										
	0.05	0.10	0.20	0.30	0.40	0.50	0.60	0.70	0.80	0.90	0.95
0.00	50	50	50	50	50	50	50	50	50	50	50
0.05	54	54	53	52	52	52	51	51	51	50	50
0.10	58	57	56	55	54	53	53	52	51	51	50
0.15	63	61	58	57	56	55	54	53	52	51	51
0.20	67	64	61	59	58	56	55	54	53	52	51
0.25	70	67	64	62	60	58	56	55	54	52	51
0.30	74	71	67	64	62	60	58	56	54	52	51
0.35	78	74	70	66	64	61	59	57	55	53	51
0.40	82	78	73	69	66	63	61	58	56	53	52
0.45	85	81	75	71	68	65	62	59	56	53	52
0.50	88	84	78	74	70	67	63	60	57	54	52
0.55	91	87	81	76	72	69	65	61	58	54	52
0.60	94	90	84	79	75	70	66	62	59	54	52
0.65	96	92	87	82	77	73	68	64	59	55	52
0.70	98	95	90	85	80	75	70	65	60	55	53
0.75	99	97	92	87	82	77	72	66	61	55	53
0.80	100	99	95	90	85	80	73	67	61	55	53
0.85	100	99	97	94	88	82	76	69	62	55	53
0.90	100	100	99	97	92	86	78	70	62	56	53
0.95	100	100	100	99	96	90	81	71	63	56	53
1.00	100	100	100	100	100	100	83	71	63	56	53

---

[7] „Ich möchte abschließend feststellen, daß prädiktive Validität in der Praxis für die ... vorhersagende Anwendung von Tests unentbehrlich ist, daß aber ein Test sowohl wissenschaftlich als auch für die praktische Anwendung erst dann eine wertvolle Arbeit leistet, wenn diese empirische Korrelations-Analyse eng mit einer Begriffsanalyse verbunden ist" (Drenth, 1969, S. 211).

2.3.3 Konstrukt-Validität (construct validity)

Zur Beschreibung eines Individuums verwendet man in der psychologischen Diagnostik Begriffe wie „Intelligenz", „Angst" oder „Extraversion". Solche Konstrukte (= Begriffe) beziehen sich auf bestimmte Fähigkeiten, Eigenschaften oder Einstellungen, die als relativ überdauernd angesehen werden können und von denen angenommen wird, daß sie sich in einer umgrenzbaren Vielheit von Situationen manifestieren können (eine Beschreibung verschiedener psychologischer Konstrukte findet man bei Herrmann, 1970).

Die Validierung von Tests, die Aussagen über bestimmte Konstrukte erlauben sollen, erfolgt im wesentlichen durch die Einordnung in ein theoretisches Bezugssystem, aus dem darüber hinaus noch prüfbare Hypothesen abgeleitet werden können. Tests stellen nach dieser Interpretation nichts anderes dar als Operationalisierungsversuche von Persönlichkeitskonstrukten. Diese Konstrukte werden dabei keineswegs „reduziert auf Beobachtbares", sondern in ein „nomological network" eingebaut, so daß exakt prüfbare Voraussagen und Ableitungen möglich werden.

> Die Frage, welche sich bei der Construct-Validierung stellt, ist die: Mit welchen Constructs, durch Annahme welcher psychologischen Variablen, Dimensionen, Eigenschaften kann man das Zustandekommen der Varianz in diesem Testverhalten am besten erklären? Die so konzipierte Validität eines Tests ist ... seine Interpretierbarkeit ...
> Ein Beispiel: Von einem bestimmten Test behauptet man, er diagnostiziere Angst. Was hier mit dem Wort Angst gemeint ist, was das Wort Angst in diesem Falle definiert, das erfahre ich, wenn ich höre, daß dieser Test positiv korreliert mit der Geschwindigkeit, mit der ein bedingter Vermeidungsreflex gelernt wird; wenn ich höre, daß Neurotiker höhere Werte haben als Nichtneurotiker, daß dieser Test positiv korreliert mit der Abnahme der intellektuellen Leistungsfähigkeit unter Lärm, daß er negativ korreliert mit psychischer Starrheit usw. Durch den Nachweis dieser Zusammenhänge wird die Bedeutung von dem deutlich, was hier Angst genannt wird. (Hörmann, 1964, S. 36 f)

Bei dem Vorgang der Begriffsvalidierung handelt es sich eigentlich um dasselbe wie das Finden bzw. Prüfen einer Theorie. Die Bedeutungsanalyse bezweckt letzten Endes das Auffinden und Bestätigen einer Theorie oder eines theoretischen Konstruktes, die (das) die Erklärung eines Testverhaltens ermöglicht. Ein Test müßte demnach mit anderen Kriterien korrelieren, die gemäß dieser Theorie mit dem Konstrukt verbunden sind. Andererseits dürfte er nicht mit solchen

Merkmalen zusammenhängen, die von der Theorie ausgeschlossen werden, ausgenommen Probleme der „Spuriousness" (Unechtheit, z.B. Antwortstile).

Wie Westmeyer (1972, S. 64) ausführt, kann unter Konstruktvalidierung zweierlei verstanden werden:
(1) einmal die nomologischen (gesetzesartigen) Aussagen über die Enge von Beziehungen zwischen Konstrukten (theoretischen Begriffen) unter sich, zwischen Konstrukten und empirischen Begriffen (Begriffen aus der Beobachtungssprache) und zwischen empirischen Begriffen unter sich.
(2) Des weiteren kann man unter Konstruktvalidierung den Bestätigungs- bzw. Bewährungsgrad der genannten Beziehungen meinen oder, anders ausgedrückt, das Ausmaß, in welchem diese Hypothesen durch empirische Daten (Evidenzen) gestützt werden.

Allerdings treten auch hier wieder spezifische Probleme auf, u.zw. worauf sollen Nichtübereinstimmungen attribuiert werden:
(a) auf Fehler der Theorie oder
(b) auf Fehler im Meßinstrument (als ein Lösungsversuch werden sog. „experimentelle Fragebögen" von Lind (1985) vorgeschlagen, bei denen die Reliabilität nicht ein Merkmal des Instrumentes, sondern der Probanden ist).

Daß diese Art der Suche nach der Testbedeutung nicht unbedingt identisch mit dem Feststellen der empirischen Validität ist, betont nochmals ein Zitat von Hörmann (1961):

> Die Eigenschaft, die wir zwischen Test- und Kriteriumsleistung intervenierend postulieren, ist eine hypothetische Annahme, ein hypothetisches Konstrukt, wie sich Mac Corquodale und Meehl ausdrücken. Die Berechtigung, gerade diese und keine andere Eigenschaft hier zu postulieren, kann - das sei nachdrücklich bemerkt - aus der Höhe der Korrelation zwischen Testleistung und Kriterium nicht abgeleitet werden; diese empirisch gefundene Korrelation (die empirische Validität des Tests) würde ja nicht tangiert werden, wenn ich zur Erklärung ihres Vorhandenseins ganz andere Eigenschaften postulieren würde. Die von uns einem bestimmten Testverhalten unterlegte Eigenschaft ist nicht operational definiert (könnte ich sie operational definieren, so würde es sich ja wieder um einen Fall empirischer Validierung handeln), sondern wird von uns eingeführt, um ihres vereinheitlichenden Erklärungswertes willen. (Hörmann, 1961, S. 44 f)

Damit sollten die möglichen und vielfältigen Verfahren, die zur Konstruktvalidierung herangezogen werden können, nur gestreift werden. Jedenfalls stellt auch die Konstruktvalidierung, wie eben das ganze Vorgehen in einer empirischen Wissenschaft, nicht einen Prozeß dar, der losgelöst von anderen empirischen Untersuchungen und der darauf bezogenen Theorienbildung ablaufen könnte. Sondern solche Untersuchungen sind natürlich der Prüfstein für die Konstrukte, die zur Erklärung des Verhaltens angenommen werden können.

Es wird versucht, ein Netz empirischer Beziehungen zu finden, welche den Rahmen der Eigenschaft, durch deren Hypostasierung wir das Zustandekommen einer empirischen Beziehung erklären, geben. Die Aggressivität oder die Angst usw., die ein Test eventuell erfaßt, wird definiert durch Explikation der Regeln, nach denen sich aggressives oder ängstliches Verhalten vollzieht. Diese Eigenschaften werden also nicht auf Beobachtbares reduziert ..., sondern nur in ein 'nomological network' eingebaut, so daß Voraussagen - u.zw. exakt prüfbare Voraussagen - über Beobachtbares möglich werden. Ich kann meine Kenntnisse über das Wesen dieser Eigenschaft, die mein Test angeblich prüft, erweitern und präzisieren, indem ich dieses Netz 'tangentialer Bestimmungslinien' ausarbeite und verfestige. (Hörmann, 1961, S. 49)

2.3.3.1 Faktorielle Validität

Einen bevorzugten Platz innerhalb der Konstruktvalidierung (und früher auch innerhalb der psychologischen Theorienbildung) nimmt die Faktorenanalyse (Überla, 1968) ein. Die Faktorenanalyse ist eine Methode, für eine vorliegende Matrix an Korrelationskoeffizienten die (voneinander zumeist als unabhängig, d.h. unkorreliert, definierten) Dimensionen herauszufinden, mit denen die ursprüngliche Korrelationsmatrix möglichst gut wieder reproduziert werden kann. Da die Anzahl dieser Dimensionen zumeist geringer ist als die Anzahl der ursprünglichen Testindikatoren, wird auch gesagt, daß hiermit eine „sparsamere" Beschreibung der Ausgangsbeziehungen zwischen den ursprünglichen Variablen geleistet wird. *Faktorielle Validität* eines Tests (Guilford, 1946) kann die Übereinstimmung der Ladungen eines Tests mit theoretisch bedeutungsvollen Dimensionen (= Faktoren) bezeichnen, die in einer faktorenanalytischen Untersuchung vieler Tests oder anderer Variablen gefunden wurde.

Im Unterschied zu der geradezu enthusiastischen Wertschätzung dieses Verfahrens bis in die 70er Jahre hinein (nicht zuletzt wegen der damit verbundenen hohen Rechenleistung, die aber heute wegen der zur Verfügung stehenden Rechenprogramme keinen Aufwand mehr darstellt), wird die Leistungsfähigkeit dieser Methode gegenwärtig wesentlich nüchterner betrachtet (Lukesch & Kleiter, 1974): Mit ihr ist allenfalls eine „sparsame" Beschreibung korrelativer Beziehungen zwischen Variablen zu erreichen. Ob die Kriterien, nach denen diese Beschreibung erfolgt, theoretisch sinnvoll sind (Unabhängigkeit, d.h. Unkorreliertheit der damit gefundenen Beschreibungsdimensionen), muß im Einzelfall entschieden werden.

Faktorielle Validität - die Eysencksche Persönlichkeitstheorie

Ein Beispiel für diese Art der Validierung sind die Persönlichkeitsverfahren, die von Eysenck (1962) publiziert wurden. Nach der Persönlichkeitstheorie Eysencks ist die menschliche Persönlichkeit im wesentlichen beschreibbar durch ihre Lokalisierung auf drei Faktorendimensionen, die voneinander unabhängig variieren sollen:
        a) Extra- und Introversion,
        b) Neurotizismus und
        c) Psychotizismus.
Diese drei Dimensionen glaubt Eysenck auf Grund seiner Untersuchungen als gesichert annehmen zu können. Es müßte daher auch möglich sein, diese Dimensionen meßbar zu machen. Die Tests, die man dafür entwerfen kann, müßten dabei wieder der Persönlichkeitstheorie Eysencks folgend diese Dimensionen voneinander unabhängig messen, d.h. eine Bedingung, die aus dem theoretischen Modell ableitbar ist, würde darin bestehen, daß die Tests oder Skalen für die einzelnen Dimensionen miteinander unkorreliert wären. Der Nachweis für diese Art von Gültigkeit könnte auch durch verschiedene experimentelle Untersuchungen bestätigt werden. Z.B. müßten solche Tests Extremgruppen unterscheiden. Um bei dem obigen Beispiel zu bleiben, müßten Probanden, die einen hohen Wert auf der Neurotizismusskala von Eysenck besitzen, überdurchschnittlich oft in psychotherapeutischer Behandlung zu finden sein, die Neurotizismusskala müßte mit Außenkriterien, die emotionale Stabilität indizieren, negativ korrelieren und die Skalenwerte müßten in Zusammenhang mit Urteilen von Fachleuten (Psychiatern) stehen.
Um diese Art der experimentellen Stützung von Persönlichkeitstheorien zu belegen, seien noch einige Experimente genannt, durch die Personen zu charakterisieren sind, die dem Introversionspol von Eysenck zuneigen (Fahrenberg, 1964): „Hohes Anspruchsniveau bei gleichzeitiger Unterschätzung der eigenen Leistung (triple test); Überwiegen der Genauigkeit gegenüber der Geschwindigkeit (5 verschiedene Aufgaben, u.a. Durchstreichen und Addieren); große Ausdauer, ein Bein in unbequemer Position zu halten; gute Leistung bei einem Handgeschicklichkeitstest, der die Manipulation von Stiften mit einer Pinzette verlangt; Vorliebe für Witze mit intellektuellem statt affektiv-triebhaftem Inhalt und Ablehnung sexuell getönter Witze.
Physiologische Kennzeichen waren: hoher Cholinesterasewert; gehemmte Speichelsekretion und starke physiologische Reaktionen auf körperliche Anstrengungen am Fahrrad-Ergometer (hohe Sauerstoffaufnahme und hoher Puls)."

2.3.3.2 Diskriminante und konvergente Validität

Von einem diagnostischen Verfahren, das ein bestimmtes Konstrukt erfassen soll, ist zu fordern, daß seine Ergebnisse mit denen anderer Verfahren, die ebenfalls diesen Anspruch erheben, übereinstimmen (= konvergente Validität), mit Verfahren, die konstruktfremde Eigenschaften messen, hingegen nicht notwendigerweise (= divergente Validität). Sehr hohe divergente Validitäten können die Ergebnisse eines Verfahrens invalidieren, u.zw. kann man in diesem Fall nicht davon ausgehen, daß es sich bei dem erfaßten Bereich um ein eigenständiges Konstrukt handelt (Campbell & Fiske, 1959, S. 84). Ein Beispiel hierfür ist die nicht gelungene Differenzierung von „sozialer Intelligenz" von anderen Intelligenzfaktoren (Thorndike, 1936).

Diese Forderung wird bei der Entwicklung eines Verfahrens in der Weise überprüft, daß man Korrelationen mit konstruktgleichen und konstruktverschiedenen Tests berechnet. In der Regel sollte es so sein, daß die Zusammenhänge mit den Methoden zur Erfassung der gleichen Konstrukte hoch ausfallen sollten (= *konvergente Validität*), mit konstruktfernen Verfahren aber geringe oder keine Übereinstimmungen gegeben sein sollten (= *divergente Validität*). Das Vorgehen erinnert allerdings an das Vorgehen Münchhausens, sich selbst am Schopf aus dem Sumpf zu ziehen.

Im Rahmen der diskriminanten vs. konvergenten Validierung diagnostischer Daten kann das Verfahren der Faktorenanalyse wieder einsetzbar sein, da hier konstruktgleiche Verfahren einen gemeinsamen Faktor definieren sollten, während konstruktferne Verfahren auf eigenen faktorenanalytischen Beschreibungsdimensionen liegen sollten.

2.3.3.3 Multitrait-multimethod Validierung

Eine Weiterentwicklung dieser Idee wurde von Campbell und Fiske (1959) vorgestellt. Man gehe beispielsweise davon aus, daß drei verschiedene Eigenschaften („traits" 1, 2, 3, z.B. Angst, Aggression und Erregbarkeit) mit drei verschiedenen Verfahren („methods" A, B, C, z.B. mit einem Selbstauskunftverfahren, einem Beobachtungsverfahren und einem objektiven Test) gemessen werden. Die Interkorrelationen dieser neun Maße können in eine entsprechende Matrix eingetragen werden (vgl. Tab. 2.8).

Tabelle 2.8: Multitrait-multimethod Matrix nach Campbell und Fiske (1959)

Methoden		A			B			C		
	Traits	1	2	3	1	2	3	1	2	3
A	1	r_{A1A1}	r_{A1A2}	r_{A1A3}	r_{A1B1}	r_{A1B2}	r_{A1B3}	r_{A1C1}	r_{A1C2}	r_{A1C3}
	2		r_{A2A2}	r_{A2A3}	r_{A2B1}	r_{A2B2}	r_{A2B3}	r_{A2C1}	r_{A2C2}	r_{A2C3}
	3			r_{A3A3}	r_{A3B1}	r_{A3B2}	r_{A3B3}	r_{A3C1}	r_{A3C2}	r_{A3C3}
B	1				r_{B1B1}	r_{B1B2}	r_{B1B3}	r_{B1C1}	r_{B1C2}	r_{B1C3}
	2					r_{B2B2}	r_{B2B3}	r_{B2C1}	r_{B2C2}	r_{B2C3}
	3						r_{B3B3}	r_{B3C1}	r_{B3C2}	r_{B3C3}
C	1							r_{C1C1}	r_{C1C2}	r_{C1C3}
	2								r_{C2C2}	r_{C2C3}
	3									r_{C3C3}

In der Hauptdiagonalen kann man die Reliabilitäten der drei verschiedenen Verfahren zur Messung der drei Eigenschaften anführen. Das Quadrat der Reliabilität bildet bekanntlich die obere Grenze der Validitätskoeffizienten (Lienert, 1967).

In den Nebendiagonalen sind die *konvergenten Validitäten* enthalten; diese sollten maximal hoch sein, denn die konvergenten Validitätskoeffizienten werden als Messungen desselben Konstruktes mit anderen Methoden verstanden.

In den mit durchgezogener Linie gezeichneten Dreiecken sind die *divergenten Validitäten bei gleicher Methode* enthalten; diese sollten niedriger liegen als die konvergenten Validitäten. Diese Forderung ist nicht immer erfüllbar, da die Gemeinsamkeit einer Methodik einen stärkeren Effekt haben kann als die inhaltlich zu messenden Traits (methoden- oder materialspezifische Varianz, einschließlich gleicher „response sets" in den Verfahren).

In den mit strichlierter Linie gezeichneten Dreiecken sind die *divergenten Validitäten bei Anwendung unterschiedlicher Methodiken* enthalten. Diese sollten ebenfalls wesentlich niedriger ausfallen als die Koeffizienten zur konvergenten Validität.

Die Muster der divergenten Validitäten sollten einander äquivalent sein, d.h. das Verhältnis der Traits zueinander innerhalb jeder Methodik sollte das gleiche sein:

$$r_{A1A2} : r_{A1A3} : r_{A2A3} = r_{B1B2} : r_{B1B3} : r_{B2B3} = r_{C1C2} : r_{C1C3} : r_{C2C3}$$

Die Muster der divergenten Validitäten sollten auch innerhalb jeder Methodik einander funktional äquivalent sein, d.h.

$$r_{A2B1} : r_{A3B1} : r_{A3B2} = r_{A1B2} : r_{A1B3} : r_{A2B3} \text{ bzw.}$$

$$r_{B2C1} : r_{B3C1} : r_{B3C2} = r_{B1C2} : r_{B1C3} : r_{B2C3} \text{ usw.}$$

Ein Beispiel einer Anwendung der Multitrait-multimethod-Validierung kann der Studie von Hofmann (1997) über Emotionen in Lern- und Leistungssituationen entnommen werden (vgl. Tab. 2.9). Hier wurden u.a. verschiedene Emotionen über Fragebogen- und Tagebuchdaten erhoben. In gewisser Weise bestätigen sich für die in dieser Studie eingesetzten diagnostischen Methoden die im Rahmen der Multitrait-multimethod-Validierung angenommenen Kriterien:
- Die konvergenten Validitäten über die beiden Methoden zur Erhebung von Emotionen in Lernsituationen sind relativ hoch ausgefallen (vgl. hierzu die Koeffizienten in der Nebendiagonale von Tab. 2.9);
- es besteht eine gewisse Symmetrie der Koeffizienten außerhalb der Nebendiagonale und
- mit gewissen Einschränkungen ist auch eine Strukturähnlichkeit der Beziehungen innerhalb der beiden methodischen Vorgehensweisen vorhanden.

Tabelle 2.9: Struktur von Emotionen in Lernsituationen nach Fragebogen- und Tagebuchdaten[a] bei Prüfungskandidaten für ein Lehramt (Hofmann, 1997, S. 81, 87, 163, 171, 183)

Methode	Emotionen	(A) Fragebogendaten			(B) Tagebuchdaten		
		Freude	Angst	Ärger	Freude	Angst	Ärger
(A)	Freude	.81**	-.39**	-.31**	.61**	-.30*	-.20
	Angst		.90**	.62**	-.28*	.71**	.46**
	Ärger			.86**	-.26	.68**	.66**
(B)	Freude				.95**	-.12	-.08
	Angst					.96**	.60**
	Ärger						.97**

[a] Die über die Erhebungszeitpunkte gemittelten Werte werden als Quasi-Trait-Maße angesehen.

2.3.3.4 Verfälschbarkeit

2.3.3.4.1 Verfälschbarkeit durch die diagnostizierten Probanden

In der diagnostischen Situation ist ein Proband nicht nur passives Objekt von Untersuchungsprozeduren, sondern weiterhin eine Person, die ihre Situation interpretiert und ihr Verhalten nicht nur an vorgegebenen Anforderungen ausrichtet, sondern auch ihre eigenen Ziele in diese Situation einbringt. Es ist deshalb auch zu fragen, inwieweit diagnostische Daten verfälschbar sind. Unter Verfälschbarkeit wird das Ausmaß verstanden, „in dem ein Test die individuelle Kontrolle (gemeint ist die Kontrolle des untersuchten Probanden) über Art und Inhalt der verlangten bzw. gelieferten Information ermöglicht" (Testkuratorium, 1986, S. 359).

Je nachdem, welche Rollenbeziehung zwischen Diagnostiker und Pb gegeben ist, kann man sich den vorgegebenen Anforderungen nach besten Möglichkeiten stellen oder diese auch ablehnen und z.B. bei einem Leistungstest nicht mitarbeiten (man kann aber in einem Leistungstest nicht besser abschneiden als es der eigenen Leistung entspricht, sondern allenfalls schlechter; bei dem Selbstauskunftinstrument des Fragebogens sind zumindest Möglichkeiten vorhanden, die Selbstdarstellung an die eigene subjektive Theorie über sozial angemessene Verhaltensweisen anzupassen).

(a) Allgemeine Verfälschungstendenzen durch den Pb
Solche Tendenzen können ganz gezielt vorhanden sein, sie können aber auch aus bewußtseinsfernen Gründen zum Einsatz kommen. Dabei sind z.B. sowohl Verfälschungen in Richtung der Produktion wie auch der Unterdrückung von Symptomen denkbar (vgl. Tab. 2.10).

Tabelle 2.10: Reaktionstendenzen bei Pbn in einer diagnostischen Situation

		Symptomvermehrung	*Symptomverminderung*
Bewußtseinsnähe	hoch	Simulation	Dissimulation
	gering	Aggravation	Diminuation

Mit *Simulation* (lat. *simulare* = ähnlich machen) ist das bewußte Vortäuschen von Symptomen gemeint (z.B. um nicht in die Schule gehen zu müssen, werden Bauchschmerzen vorgegeben; um einen Schwerbehindertenausweis oder eine Frühberentung zu erreichen, wird einem Arzt von diffusen Rückenschmerzen erzählt). Auch die Neigung zu übertrieben problematischer Selbstdarstellung ist als „deviation tendency" und als Antwortstil gekennzeichnet worden (Tholey, 1976, S. 7).

Mit *Aggravation* (lat. *gravis* = schwer) ist ebenfalls eine Verfälschung in Richtung Symptomvermehrung gemeint, wobei der Pb eventuell dies nicht gezielt beabsichtigt, im Verhalten aber deutlich zum Ausdruck bringt (z.B. wird sofort eine Leidensmiene aufgesetzt und die Stimme wird brüchig, wenn nach dem Befinden gefragt wird).

Unter *Dissimulation* (lat. *dissimulare* = verheimlichen) ist das bewußtseinsnahe Unterdrücken von Beeinträchtigungen oder unerwünschten Verhaltenstendenzen gemeint (hier sind auch Verfälschungen von Antworten in Richtung sozialer Erwünschtheit zu erwähnen, ebenso das Leugnen problematischer Aspekte allgemein, z.B. wenn ein Trunkenheitsfahrer bei der MPU beim TÜV vorgibt, er sei bei seiner ersten Trunkenheitsfahrt mit 2,3 Promille gestoppt worden).

Diminuation (lat. *diminuere* = vermindern) bezieht sich ebenfalls auf die Verheimlichung von Tatbeständen (z.B. Krankheiten körperlicher oder psychischer Art), wobei dies aber nicht bewußt geschieht (z.B. der Gesundheitsfreak, der nicht wahrhaben will, daß seine Leistungsfähigkeit durch eine Krankheit eingeschränkt ist).

(b) Soziale Erwünschtheit

Eine häufiger untersuchte Verfälschungstendenz stellt die Beantwortung eines Fragebogens oder die Antworten im Rahmen eines diagnostischen Gesprächs in Richtung der *sozialen Erwünschtheit* dar („social desireability"). Edwards (1953) hatte in seiner klassischen Studie zu diesem Problem 140 Feststellungen danach beurteilen lassen, wie erwünscht die Selbstbeschreibung mit diesen Items aus der Sicht anderer Personen sei. Aufgrund dieser Beurteilungen konnte er die Items nach dem Aspekt der sozialen Erwünschtheit anordnen. In einer weiteren Studie wurden die Items einer Gruppe von Medizinstudenten vorgegeben und diese sollten angeben, ob diese Items für sie zutrafen oder nicht. Die Häufigkeit der Zustimmungen zu jedem Item konnte sodann mit dem Wert für die soziale Erwünschtheit jedes Items korreliert werden. Es zeigte sich dabei ein hochsignifikanter Zusammenhang von $r = .87$. Dieses Ergebnis interpretierte er so, daß jeder Pb versucht, sei es nun bewußt oder nicht intendiert, ein sozial erwünschtes Bild von sich zu zeichnen (die Alternativinterpretation hätte auch sein können, daß Medizinstudenten in der Tat alle diese sozial erwünschten Eigenschaften besitzen). In anderen Untersuchungen wurde auch herausgestellt, daß Verfälschungen nicht allen Pbn gelangen bzw. daß sie bei manchen Items leichter fielen als bei anderen.

Es stellt sich daher das Problem, wie man diese Tendenz kontrollieren kann. Sieht man von den Möglichkeiten einer Verbesserung der Beziehung zwischen Diagnostiker und Pb oder einer speziellen Instruktion ab, so ergeben sich für die Konstruktion von Tests mehrere Möglichkeiten:

(1) Anstatt der Zustimmung zu den einzelnen Items wäre es möglich, Itempaare so zu konstruieren, daß sie jeweils gleiche soziale Erwünschtheit ausdrücken, daß man sich aber für ein Item, das wieder für einen bestimmten Aspekt indikativ ist, entscheiden muß (Edwards, 1953).

(2) Im Zuge einer Fragebogenkonstruktion wäre es aber auch möglich, den Fragebogen mit einer Verfälschungsinstruktion vorzugeben und dann die Items auszuscheiden, die sich im Vergleich zu einer Vorgabe der Items unter einer Normalinstruktion als stark verfälschbar erwiesen haben. In diesem Falle

müßte die Reliabilitätsreduktion aufgrund der Itemselektion überprüft und eventuell ausgeglichen werden.

> ### Kontrolle der sozialen Erwünschtheit
>
> Hoeth, Büttel und Feyerabend (1967) gaben einer Probandengruppe einen Fragebogen (MMQ) mit der Instruktion vor, daß von seinen Ergebnis die Anstellung in einem Betrieb abhängig sei; einer zweiten Gruppe wurde gesagt, sie sollten den Fragebogen so ausfüllen, daß sie von sich einen möglichst guten Eindruck erwecken sollten; eine dritte Gruppe füllte den Fragebogen anonym aus mit dem Hinweis, die Untersuchung diene rein wissenschaftlichen Zwecken. Zudem wurde Studienanfängern der Fragebogen im Anschluß an eine vorgebliche Eignungsuntersuchung vorgelegt und ein zweites Mal mit der Anweisung, ein möglichst gutes Bild von sich zu machen.
> Die Ergebnisse zeigen, daß in der Realsituation Verfälschungseffekte vorhanden sind, die hinsichtlich der Richtung mit den Befunden aus der entsprechenden vorgestellten Situation genau übereinstimmen. Das Ausmaß der Verfälschung ist jedoch wesentlich geringer als bei der Durchführung mit vorgestellten Situationen.

(3) Eine dritte Möglichkeit besteht in der Konstruktion sog. *Lügenskalen*. Diese können entweder (α) konstruktunspezifisch oder (β) konstruktspezifisch erstellt werden.

(α) *Konstruktunspezifische Lügenskalen* sind solche, die Items mit einem offensichtlich sozial nicht allzu akzeptablen, aber doch nicht allzu ungewöhnlichen Inhalt umfassen (auch als „Leugnen" bezeichnet, z.B. „Ich habe noch nie in meinem Leben die Unwahrheit gesagt." „Ich würde niemals im Bus schwarz fahren, auch wenn ich sicher wäre, daß ich nicht erwischt werde." „Bevor ich wähle, informiere ich mich immer gründlich über die Eignung jedes Kandidaten."). Ebenso werden Items vorgegeben, deren Inhalt auf sehr wenige Menschen zutrifft, aber sozial sehr erwünscht ist (auch als „Lügen" bezeichnet, z.B. „Heben Sie normalerweise zerbrochenes Glas von der Straße auf?" „Ich habe den Betrag xy gespendet."). Personen die einem Großteil dieser Items zustimmen, gelten als sehr stark von der Tendenz der sozialen Erwünschtheit beeinflußt; ihre Untersuchungsergebnisse sind mit Vorsicht zu interpretieren oder nicht zu verwenden (Amelang & Borkenau, 1981). Für solche Lügenskalen gibt es mehrere Vorschläge (vgl. Tab. 2.11).

Tabelle 2.11: Konstruktunspezifische Skalen zur Erfassung der sozialen Erwünschtheit

Autor	Kurzbezeichnung	Langname
Mummendey & Eifler (1993)	SD-Skala	Skala zur Messung sozialer Erwünschtheit
Schmidt (1980)	KS-SE	Kurzskala zur sozialen Erwünschtheit
Schmidt & Vorthmann (1971)	SDRS	Social desirability response set
Grabitz-Gniech (1971)	M-C SDS/D	Marlowe-Crown social desirability scale
Amelang & Bartussek (1970)	LS	Lügenskala
Wendeler (1971)	ES	Ehrlichkeitsskala
Aschersleben (1970)	LS	Lügenscore
Bottenberg (1970)	SES	Soziale Erwünschtheits-Skala
Lück & Timäus (1969)	SDS-CM	Skala zur Erfassung sozialer Wünschbarkeit

Ebenso existiert eine Reihe von Fragebogenverfahren, die solche Lügenskalen bereits eingebaut haben; die im Bereich der Schule einsetzbaren Verfahren sind in Tabelle 2.12 enthalten. Es sei aber darauf hingewiesen, daß auch prinzipielle Zweifel geäußert werden, Antwortverzerrungen durch solche Skalen nachträglich in den Griff zu bekommen (Hartmann, 1991; Helmke, 1982, S. 161ff).

Tabelle 2.12: Im Schulbereich einsetzbare diagnostische Verfahren mit Lügenskalen

Autor	Kurzbezeichnung	Langname
Petermann & Petermann (1992)	EAS-M/J	Erfassungsbogen für aggressives Verhalten in konkreten Situationen
Lugt-Tappeser & Kriependorf (1992)	SI-AEIKA 5-7	Standardisiertes Interview zur Erfassung der Ängstlichkeit im Kindesalter (5-7 Jahre)
Schmidt (1981)	MPT-E	Mehrdimensionaler Persönlichkeitstest für Jugendliche
Seitz & Rausche (1976)	PFK 9-14	Persönlichkeitsfragebogen für Kinder
Hermans (1976)	LMT-J	Leistungsmotivationstest für Jugendliche
Wieczerkowski et al. (1975)	AFS	Angstfragebogen für Schüler
Lösel (1973)	DBS	Delinquenzbelastungsskala
Niemann (1972)	ES-LE	Einstellungsskalen zum Lehrerengagement
Müller & Brickenkamp (1970)	K-F-P 30	Kurzfragebogen für Problemfälle
Buggle et al. (1968)	JEPI	Junior Eysenck Personality Inventory

(β) Eine andere Überlegung zur Kontrolle dieser Verfälschungstendenz wurde von Tholey (1976) vorgeschlagen. Sie differenzierte im Bereich der sozialen Erwünschtheit einmal eine soziale und eine persönliche Erwünschtheit (aufgrund des Befundes, daß bisweilen auch sozial erwünschte Gegebenheiten abgelehnt werden), zur besseren Interpretation erhaltener Information sollte man die persönliche Erwünschtheit des Iteminhaltes kennen. Ein ähnliches Vorgehen wurde

Gütekriterien

Tabelle 2.13: Items und Zustimmungsprozentsätze bei ausgewählten Items der Skala Tabuisierung von Leistungsangst (Helmke, 1982, S. 130)[a]

Itembeispiele	6. Jahrgangsstufe		9. Jahrgangsstufe	
	Jungen N = 654	Mädchen N = 651	Jungen N = 607	Mädchen N = 574
- Wer Angst vor Klassenarbeiten hat, ist eine Flasche.	27,5	13,3	21,0	9,3
- Angst vor Klassenarbeiten ist meiner Meinung nach ein Zeichen von Schwäche.	37,2	23,5	28,0	14,7
- Leute, die bei Klassenarbeiten öfter die Nerven verlieren, kann ich nicht für voll nehmen.	28,6	18,3	22,7	9,3
- Es würde mir nichts ausmachen, vor anderen zuzugeben, daß ich Angst vor Klassenarbeiten habe.	61,8	75,5	69,3	85,5
- Wenn ich Angst vor Klassenarbeiten habe, versuche ich, mir vor den anderen nichts anmerken zu lassen.	50,9	42,0	45,4	29,7
aM[a]	13,04	11,79	12,39	11,22
s^2	6,9	5,33	7,03	3,62
p (J/M)	ss		ss	
p (6./9.)		ss		

[a] Leider war es aufgrund der Angaben bei Helmke (1982) nicht möglich, die Formulierungen sämtlicher Items der Kontrollskala ausfindig zu machen. Mittelwerts- und Streuungsangaben beziehen sich auf die vollständige Skala.

von Helmke (1982) im Rahmen eines Angstmeßinstrumentes angewandt. Er geht davon aus, daß die Tatsache, Angst zu zeigen, bei Schülerinnen und Schülern in unterschiedlichem Ausmaß negativ sanktioniert sein kann. Wenn also in einer Schulklasse sich Kinder blamierten, wenn sie zugäben, Angst zu haben, so werden sie vermutlich diese Reaktionstendenz in einem Fragebogen eher abschwächen.

Diese Überlegung ließe sich verallgemeinern, indem man die Erwünschtheit bzw. Unerwünschtheit verschiedener Eigenschaften aus Probandensicht erfaßt und damit über *konstruktspezifische Indikatoren* sozialer Erwünschtheit verfügt. Die von Helmke (1982, S. 166) entwickelte Skala „Tabuisierung von Leistungsangst" bezieht sich auf die Internalisierung negativer Sanktionen von Anzeichen der Leistungsangst (vgl. Tab. 2.13).

Wie man sieht, haben Jungen wesentlich größere Probleme als Mädchen, Ängste einzugestehen; ebenso ist eine wesentlich höhere Angsttabuisierung bei jüngeren als bei älteren Schülern und Schülerinnen vorhanden. Allerdings bestehen nur sehr geringe Korrelationen zu dem von Helmke entwickelten Konstanzer Fragebogen zur schulischen Leistungsangst ($-.07 \leq r \leq .07$). Im Falle dieses Meßinstrumentes ist also davon auszugehen, daß unter den dort gegebenen Untersuchungsbedingungen (anonyme und deshalb sanktionsfreie Erhebung) keine Verfälschung im Sinne sozialer Erwünschtheit gegeben war.

2.3.3.4.2 Verfälschbarkeit durch Eigenschaften des Meßinstruments

Aber auch Eigenschaften der Antwortformate können dazu führen, daß die Fragenbeantwortung nicht durch den Iteminhalt, sondern durch die anderen Merkmale bedingt werden bzw. daß der Pb eine andere Antwort geben würde, wenn der gleiche Inhalt in anderer Form präsentiert wird. Diese Verfälschungsmöglichkeiten werden unter dem Stichwort der *Antworttendenzen* („response sets") untersucht. Die Existenz solcher Verzerrungen wurde erstmals von Cronbach (1942; 1946) angesprochen. Antworttendenzen vermindern die Validität eines Verfahrens, können aber zugleich dessen Reliabilität erhöhen (so es sich um eine stabile Neigung der Pbn handelt). Als solche Antworttendenzen können folgende unterschieden werden:

(a) *Ja-Sage-Tendenz* (tendency of acquiescence, agreeing, yes-saying): Cronbach (1942) berichtete, daß Personen, die sich bei der Beantwortung eines Items im Unklaren sind, eher mit „Ja" als mit „Nein" antworten. Generell meint man damit die Tendenz, unabhängig vom Iteminhalt eher zuzustimmen als abzulehnen. Eine etwas fragwürdige Interpretation dieser Tendenz stammt von Bass (1955), von ihm wurde diese als Ausfluß des Merkmals einer „autoritären Persönlichkeit" angesehen; andere sehen in der Akquieszenz-Tendenz sogar ein stabiles Persönlichkeitsmerkmal (Vagt & Wendt, 1978), wobei es auch nicht an Versuchen zur Messung dieses Merkmals fehlt (vgl. hierzu die „Zustimmende Reaktionseinstellungs-Skala" von Grauss, 1974). Wie auch immer: Man kann bei einer Fragebogenkonstruktion nicht davon ausgehen, daß wenn zu einer Aussage zugestimmt wird, die Negation dieser Aussage verneint wird (Matschinger & Angermeyer, 1992). Z.B. wird nicht jeder, der der Aussage zustimmt, „Ich bin für die Einführung der Prügelstrafe", die Aussage ablehnen, „Ich bin gegen die Einführung der Prügelstrafe". Eine Möglichkeit der Kontrolle dieser Antworttendenz könnte sein, daß in ein Verfahren gleich viele positive wie negative Statements zum gleichen Inhalt aufgenommen werden (Prinzip der Ausbalanzierung). Allerdings ist auch dies fragwürdig, da eben im psychologischen (im Unterschied zum logischen) Sinn die Zustimmung zu einem Item nicht mit der Ablehnung der Negation dieses Items gleichzusetzen ist (Faktorenanalysen über positiv und negativ formulierte Items zum gleichen Thema ergeben so oft zwei als Methodenfaktoren zu interpretierende Dimensionen, auf denen dann jeweils die positiv bzw. die negativ formulierten Items laden). Außerdem könnte durch Negation eines bereits negativ formulierten Items eine doppelte Verneinung entstehen, was wieder zu Verständnisschwierigkeiten bei den Pbn führen kann.

(b) *Effekte der Anzahl der Abstufungen der Antwortskalen*: Man kann Methodenstudien derart durchführen, daß zu einem Sachverhalt mit Ja/Nein geantwortet wird bzw. daß zunehmend mehr Antwortmöglichkeiten zugelassen werden (z.B. 1 = stimme völlig zu, 5 = lehne vollständig ab). Carl (1968) stellte aus dem MMPI inhaltlich äquivalente Skalen zusammen und ließ diese mit 2-, 3-, 5- und 7stufiger Antwortskala beantworten. Aus den Interkorrelationen, mit denen die Pbn die einzelnen der 17 Antwortkategorien benützt hatten, ermittelte er fünf Methodenfaktoren. Diese lassen sich u.a. als Extremheitsfaktor (*Neigung zu extremen Urteilen*, Cronbach, 1946), als Faktor der Bevorzugung von Mittelkategorien (*Mittetendenz*) oder als Faktor der Bevorzugung subextremer Ausprägungen interpretieren. Zudem kann auch eine sog. *Ausweichtendenz* (evasiveness-tendence) auftreten, die in der Bevorzugung von Antwortkategorien wie „ich weiß nicht", „weder ... noch" oder „unentschieden" besteht. Diese Methodeneinflüsse treten skalenspezifisch (je nach Antwortformaten und Antwortformulierungen) auf. Auch Schütz und Foster (1963) halten es für wahrscheinlich, daß die auftretenden Antworttendenzen von der Stufenzahl der Antwortskalen abhängig sind. Eventuell sind diese Effekte nicht nur methodisch bedingt, sondern die Anzahl (und verbale Umschreibung) der Antwortkategorien kann auch als Information an den Pbn angesehen werden, die über den Erwartungshorizont des Diagnostikers informiert (Schwarz & Hippler, 1987).

(c) *Reihenfolgeeffekte*: Ein Fragebogen kann als Frage- und Antwortspiel verstanden werden und die Beantwortung eines Items kann von der Beantwortung früherer Items abhängig sein, da der Pb dem Diagnostiker bereits vorher etwas von sich mitgeteilt hat (Schwarz & Hippler, 1990). Die Anordnung der Items ist daher von Einfluß auf deren Beantwortung.

(d) *Assimilations- und Kontrasteffekt*: Diese aus der Sozialpsychologie bekannten Einflüsse (im Falle des ersteren stellt man sich den Vorgaben ähnlicher dar als man ist, im Falle des letzteren als gegensätzlicher) können auch in Fragebögen auftreten, wenn entsprechende Kognitionen durch Itemvorgaben aktiviert werden (Schwarz et al., 1989).

2.3.4 Testfairneß

Darunter ist die Forderung zu verstehen, daß die Testitems keinen Probanden oder keine Probandengruppe benachteiligen dürfen bzw. nicht je nach getesteter Gruppe unterschiedliche Validität besitzen sollen (*Itembias*). Ein Test zur Überprüfung der Feinmotorik, der eine Häkelaufgabe enthielte, würde eine Benachteiligung von Jungen und Männern nach sich ziehen.

Tabelle 2.14: Vorteile von Testwerten, die den Annahmen des Rasch-Modells genügen

---

1. Additivität der Meßwerte: Sowohl die Schwierigkeitsparameter von Items wie auch die Fähigkeitsparameter von Personen werden auf Intervallskalenniveau gemessen.
2. Homogenität der Aufgaben und Personen: Die Aufgaben sind Indikatoren einer einzigen Fähigkeit. Auch Personen, die sich nach dem Gesamttestwert unterscheiden, sind durch *einen* Testwert zu beschreiben.
3. Erschöpfende Statistik: Die Anzahl der gelösten Aufgaben ist eine erschöpfende Statistik für die Kennzeichnung der Fähigkeit einer Person, die Anzahl der Personen, die eine Aufgabe gelöst haben, ist eine erschöpfende Statistik für den Schwierigkeitsparameter einer Aufgabe.
4. Spezifische Objektivität: Personen- und Aufgabenparameter lassen sich unabhängig voneinander schätzen.

Eine Möglichkeit, dies zu überprüfen, ist im Rahmen der Analyse eines Tests nach einem probabilistischen Testmodell gegeben; im Zuge einer Rasch-Analyse kann z.B. aufgewiesen werden, ob die Itemparameter durch die Zugehörigkeit zur gleichen latenten (Fähigkeits-)dimension (*Eindimensionalität*) erklärt werden können (*spezifische Objektivität*: die Parameterschätzungen müssen in verschiedenen Teilstichproben statistisch gleich sein; sind sie dies nicht, d.h. sind die Itemparameter keine *erschöpfenden Statistiken,* so drücken gleiche Testwerte nicht die gleiche Eigenschaft aus).

Die Idee der Testfairneß ist ursprünglich bei der Diskussion rassischer Unterschiede in den Testleistungen aufgekommen (*Testbias*). Da heute eine gestiegene gesellschaftliche Sensibilität für eventuelle Benachteiligungen aufgrund von Gruppierungskriterien (z.B. Rasse, Geschlecht, Sozialschicht, Alter) gegeben ist, wird diese Idee auch im diagnostischen Bereich allgemein diskutiert.

Für den deutschen Sprachbereich ist z.B. nachgewiesen, daß die Zulassungstests zu den medizinischen Studiengängen keine systematischen Benachteiligungen von Frauen (Bartussek et al., 1984) oder nach Sozialschicht (Wottawa & Amelang, 1980) mit sich bringen. Die Frage der Testfairneß wird in Zukunft eine noch größere Rolle spielen, da durch das Zusammenwachsen von Europa und die dadurch gegebene Multikulturalität und Heterogenität zu fragen sein wird, ob Auswahlinstrumente (für einen Studienplatz oder einen Beruf) auch länderübergreifend einsetzbar sind. Auch die Anwendung von Tests, die im Westen Deutschlands entwickelt wurden und jetzt im Osten zur Anwendung kommen sollen, werden unter diesem Aspekt kritisch diskutiert (Kersting, 1995; vgl. Tab. 2.15).

Tabelle 2.15: Ost-West-Unterschiede bei dem Test für medizinische Studiengänge (TMS, zit. n. Kersting, 1995, S. 32)

		Weststichprobe	*Oststichprobe*
1991	N	18812	3305
	aM	101,16	97,98
	s	9,78	9,04
1992	N	16772	2302
	aM	101,27	96,60
	s	9,68	9,05

Die Unterschiede zwischen den West- und Oststichproben machen in den Tests zur Erfassung kognitiver Fähigkeiten zwischen 3 und 4 Standardwerte aus. Zu fragen ist, bilden die Unterschiede reale Leistungsdifferenzen ab (eventuell zustandegekommen durch unterschiedliche Selektion[8] der Stichproben) oder sind die diagnostischen Verfahren unangemessen (z.B. in dem Sinn, daß Personen aus dem Osten Deutschlands weniger testerfahren sind als solche aus dem Westen oder daß schulische Vorbildungen unterschiedlich sind oder daß hinter diesen Unterschieden motivationale Bedingungen stehen).

Ein weiterer Aspekt bezieht sich auf die Korrelation zwischen Testergebnis und Außenkriterium in unterschiedlichen Gruppen (differentielle Validität). Unter Umständen müssen aufgrund solcher Unterschiede Personen mit gleichen Prädiktorwerten, aber unterschiedlicher Gruppenzugehörigkeit, anders behandelt werden, um Testfairness zu erzielen (Möbus, 1983).

Die Frage ist allerdings, ob jeder Mittelwertunterschied zwischen beliebigen Gruppen der Testunfairness zu attribuieren ist. Eventuell ist eher die Frage zu diskutieren, welcher Gebrauch von solchen Ergebnissen gemacht werden sollte (*Entscheidungsbias*). Allerdings ist auch die Verwendung gruppenspezifischer Normen oder eines andersgearteten Bonus-Malus-Systems nicht unproblematisch. Verwendet man nämlich diagnostische Ergebnisse zur Bewerberauslese, so sind unterschiedliche und nicht miteinander in Einklang zu bringende Perspektiven von Fairness gegeben (Gösslbauer, 1977, S. 100), u.zw. ist das Verfahren fair

1. aus der Sicht des einzelnen,
2. aus der Sicht der Gesamtgruppe,
3. aus der Perspektive einer Untergruppe,
4. aus der Sicht der Institution,
5. aus der Sicht der Gesellschaft?

---

[8] Zu denken wäre nach Kersting (1995, S. 35) an Binnenwanderungsprozesse, ungleiche Verteilung der formellen Bewerbungsvoraussetzungen oder unterschiedliche Selbstselektionsprozesse, so daß sich jeweils unterschiedlich zusammengesetzte Personengruppen um eine Position bewerben.

Übungsaufgaben

(1) Vergleichen Sie die drei Validierungsarten und versuchen Sie Parallelen zur Theoriebildung in der Psychologie zu ziehen.

(2) Welchen Weg könnte man einschlagen, um einen Test zur Eignung als Kraftfahrzeuglenker zu entwickeln?

(3) Welche Konsequenzen sind zu ziehen, wenn zwei Tests, die Aggressivität messen sollen, nur gering miteinander korrelieren?

(4) Welchen Weg könnte man zur Klärung der Kriterien-Problematik gehen? Wie könnten „Kriterien" erforscht werden?

(5) Finden Sie Beispiele für „face-validity": „Die 'Scheinvalidität' oder 'Augenscheinvalidität' ergibt sich aus dem subjektiven Eindruck des Laien, aber von ihr muß auch gesprochen werden, wenn dem Psychologen der Zusammenhang zwischen Test und Kriterium 'ohne weiteres klar' ist, ohne daß dieser durch empirische Untersuchungen nachgewiesen worden ist" (Drenth, 1969, S. 192).

(6) Diskutieren Sie folgendes Zitat: „Das Problem: wie stellt man fest, ob eine Charakterbeurteilung richtig ist? ... ist fast unlösbar, weil man die Menschen ... durch ihr ganzes weiteres Leben beobachten müßte, um aus ihrem Verhalten festzustellen, ob die Resultate der Untersuchung richtig waren" (Rohracher, 1965, S. 182).

(7) Welche Ziele kann psychologische Diagnostik erreichen? Bedenken Sie folgendes Zitat: „Beides, Diagnostik und Charakterologie, wird von der Erfaßbarkeit und der Methode des Erfassers weitgehend geprägt. Wir müssen uns klar sein, daß wir damit darauf verzichtet haben, vom Wesen des Menschen oder vom Wesen des Charakters zu sprechen. Die Psychologie setzt sozusagen das Wesen des Menschen und das Wesen des Charakters voraus, aber sie handelt nicht mehr davon. Wovon sie handelt, was sie verwissenschaftlichen will, ist höchstens die Spur, aber nicht ein Bild der Seele. Von der Seele des anderen trennen uns intellektuelle und ethische Grenzen, die für die Wissenschaft immer unüberwindlich bleiben."

(8) Unter „Objektivität" eines Test wird manchmal auch verstanden, daß der Test-Stimulus für alle Probanden die gleiche Bedeutung haben muß (Watson, 1959). Auf welche Tests ist ein solcher Objektivitätsbegriff anwendbar bzw. welche Verfahren würden dadurch aus der Diagnostik ausscheiden?

(9) Ist das Instruktionsverständnis nicht gesichert, so ist auch die interindividuelle Vergleichbarkeit von Testergebnissen fraglich. Wie kann Instruktionsverständnis überprüft werden oder bei welchen Tests werden damit absichtlich Unterschiede zwischen den Pb hervorgerufen?

(10) Manche Psychoanalytiker unterscheiden zwischen „libido" und „destrudo". Kann man das mit diesen Begriffen Gemeinte für die psychologische Diagnostik nutzbar machen?

(11) Eine weitere Anregung zu dem Problem des Verhältnisses von Diagnostik und psychologischer Grundlagenforschung: „Die meisten Fakten, von denen wir wissen, sind 'stellvertretend' beobachtbar, d.h. sie können nur erschlossen werden auf Grund mittelbarer (eingeschobener) wahrnehmbarer Fakten, u. zw. indem man eine Menge wahrnehmbarer Fakten heranzieht, die als Indikator für erstere dienen. Wir machen Hypothesen, welche die nicht wahrgenommenen Fakten betreffen und testen diese durch Mittel der Evidenz von Daten über direkt beobachtbare Fakten in der Annahme, daß die letzteren die Effekte ersterer begleiten" (Bunge, 1967, S. 171).

2.4 Testnormierung

Ein konkretes Testergebnis (z.B. die Anzahl der gelösten Aufgaben in einem Test) ist nicht aus sich heraus interpretierbar, sondern jedes Testergebnis muß in ein Bezugssystem eingeordnet werden. Bekanntlich stehen dafür drei Möglichkeiten zur Verfügung:

(1) Intraindividuelle Norm (ipsative Norm). Beispiel: Vergleich der aktuellen Leistung eines Schülers/einer Schülerin mit seiner (ihrer) früheren (z.B. Ausgangslage vor einer Lerneinheit, Leistungsentwicklung), „pädagogische Zensuren": lernschwache SchülerInnen werden aus dem Vergleich mit anderen herausgenommen (z.B. bei Legasthenikern wurde im Fach Deutsch die Rechtschreibleistung nicht bewertet).
(2) Interindividuelle Norm (soziale Norm). Beispiel: normorientierte Schulleistungstests, Leistungsvergleiche aufgrund einer alters-, schulstufen- oder schulartrepräsentativen Stichprobe.
(3) Idealnorm (objektive Norm, lehrzielorientierte Norm). Beispiel: Vergleich mit den Anforderungen eines Lehrzieles.

Die Gewinnung von Normdaten bei sozialnorm-orientierten Schulleistungstests wird die „Eichung" eines Tests genannt. Dabei haben sich gewisse Normskalen eingebürgert, damit der Testbenützer sich leicht mit den verschiedenen Tests vertraut machen kann (vgl. hierzu Kap. 13.2.1). Ein weiterer Vorteil der Verwendung derselben Normskalen ist darin zu sehen, daß die Ergebnisse eines Pb bei verschiedenen Tests miteinander verglichen werden können. Der nächste Vorteil der Normierung von Testdaten besteht darin, daß Pbn aus verschiedenen Populationen miteinander verglichen werden können. Die Normierung kann nämlich sowohl für die Gesamtpopulation vorgenommen werden (z.B. für alle Schüler und Schülerinnen der x-ten Schulstufe) und genau so für soziale Gruppen oder für Gruppen verschiedener Bildung.

Tests ohne Normen sind höchstens für die Anwendung in der Forschung geeignet, z.B. wenn es darum geht, unter experimentellen Bedingungen Gruppenunterschiede festzustellen, die mit einem Test gemessen werden können. (Zu den einzelnen Normarten vgl. das Kap. Schulleistungsmessung.)

2.5 Nebengütekriterien

2.5.1 Ökonomie

„Ein Test ist dann ökonomisch, wenn er:
1. eine kurze Durchführungszeit beansprucht,
2. wenig Material verbraucht,
3. einfach zu handhaben ist,
4. als Gruppentest durchführbar ist,
5. schnell und bequem auswertbar ist" (Lienert, 1967, S. 19).

Die Ökonomie eines Verfahrens wird aber nur als Nebenkriterium bezeichnet, d.h. dieses Kriterium darf nicht die anderen dominieren. Im schulischen Prüfungssystem hat man bisweilen den Eindruck, daß die Ökonomie eines Verfahrens Vorrang vor seiner Validität hat (vgl. z.B. Kap. 12.3 über die mündliche Prüfung).

2.5.2 Nützlichkeit (Utilität) und Zumutbarkeit

„Ein Test ist dann nützlich, wenn er ein Persönlichkeitsmerkmal mißt, für dessen Untersuchung ein praktisches Bedürfnis besteht. Ein Test hat demgemäß eine hohe Nützlichkeit, wenn er in seiner Funktion durch keinen anderen vertreten werden kann, und er hat eine geringe Nützlichkeit, wenn er ein Persönlichkeitsmerkmal prüft, das mit einer Reihe anderer Tests ebenso gut untersucht werden könnte" (Lienert, 1967, S. 19).

Eine etwas andere Sichtweise von Nützlichkeit ist im Rahmen der psychologischen Entscheidungstheorie definiert. Cronbach und Gleser (1965) haben eine entsprechende Entscheidungstheorie formuliert, innerhalb derer der Wert eines Tests abgeschätzt werden kann. Die Nutzenfunktion enthält folgende Parameter (Cronbach & Gleser, 1965, S. 24):

U	=	Nutzen einer Entscheidung
N	=	Anzahl der Personen, über die eine Entscheidung getroffen werden soll
X	=	Verteilung der X-Werte in der getesteten Population
t	=	Treatment, Behandlung
Y	=	Ergebnis, Kriteriumswert
e_y	=	Wert des Ergebnisses, „payoff"
C_x	=	Kosten der Informationserhebung

$$U = N \sum_x p_x \sum_t p(t/x) \sum p(y/xt) e_y - N \sum_x p_x C_x$$

p_x = angenommene Verteilung der X-Werte
$p(t/x)$ = Inhalte der Strategiematrix
$p(y/xt)$ = Inhalte der Validitätsmatrix

Die Nützlichkeit eines diagnostischen Verfahrens bestimmt sich nicht allein aufgrund seiner für eine Entscheidung relevanten Validitätskoeffizienten. Darüber hinaus ist die Art der diagnostischen Entscheidung, die Bedeutung der Untersuchung für den Probanden, die Bedeutung der Entscheidung für die Institution, die vorhandene Untersuchungsstrategie, die gegebenen Rahmenbedingungen für die Diagnoseverfahren, Art und Umfang der bereits vorliegenden Information über den Probanden, festgelegte Selektionsquoten, Kosten der Untersuchung etc. zu berücksichtigen.

Zumutbarkeit kann als subjektives Pendant zur Nützlichkeit angesehen werden: Zumutbarkeit ist das Ausmaß, „in dem ein Test (absolut oder relativ zu dem aus der Anwendung des Verfahrens resultierenden Nutzen) die getestete Person in zeitlicher, psychischer (inbesondere 'energetisch'-motivational und emotional) sowie körperlicher Hinsicht beansprucht" (Testkuratorium, 1986, S. 359).

2.5.3 Vergleichbarkeit

„Ein Test ist dann vergleichbar, wenn
1. eine oder mehrere Paralleltestformen vorhanden sind oder
2. validitätsähnliche Tests verfügbar sind.

Die Parallelform eines Testes gestattet gewissermaßen einen Vergleich des Testes mit sich selbst. Sie ermöglicht eine intraindividuelle Reliabilitätskontrolle, indem man einen bestimmten Pb mit beiden Testformen untersucht und die Ergebnisse vergleicht. Validitätsgleiche oder -ähnliche Tests prüfen dasselbe oder ein nahe verwandtes Persönlichkeitsmerkmal. Wenn die Korrelation zwischen zwei validitätsähnlichen Testen bekannt ist, so ist eine intraindividuelle Validitätskontrolle möglich, indem man den gleichen Pb mit diesen beiden Testen untersucht und die Ergebnisse vergleicht" (Lienert, 1967, S. 18 f).

Das Testkuratorium (1986, S. 360) versteht unter Vergleichbarkeit das „Ausmaß der partiellen Übereinstimmung (eines Tests) mit anderen Untersuchungsverfahren sowie die abweichenden Aspekte, Schwerpunkte oder Inhalte. Eine vermutete Sonderstellung bzw. Novität des Verfahrens ist besonders herauszustellen)". Vergleichbarkeit ist also keine Notwendigkeit, sie kann nützlich sein (wie die obigen Ausführungen zu intraindividuellen Vergleichen zeigen) oder sie kann zeigen, daß ein Verfahren gar nicht hätte entwickelt werden müssen, da dieser Bereich durch andere schon hinreichend abgedeckt ist.

2.5.4 Akzeptanz

Die diagnostischen Verfahren der Psychologie haben auch das Interesse einer breiten Öffentlichkeit geweckt, da von diesen Ergebnissen u.U. weitreichende individuelle Konsequenzen abgeleitet werden (z.B. Bewerberauswahl für eine Berufsstelle). Diese Diskussion wird dabei nicht immer sehr sachlich geführt und die Spielbreite der Argumentation reicht von unkritischer Zustimmung bis zu fanatischer Ablehnung geprüfter diagnostischer Methoden oder zynischer Vermarktung testbezogenen Wissens in Form populärer Beratungsliteratur. Im Schulbereich wurde das Aufkommen des Irrationalismus sichtbar an dem relativ deutlichen Rückgang der Verkaufszahlen schulbezogener Testverfahren (Ingenkamp, 1975a).

Es ist deshalb sicherlich sinnvoll, sich bei der Entwicklung eines diagnostischen Verfahrens Gedanken über dessen (vermutbare) *Akzeptanz* zu machen. Darunter wird das Ausmaß verstanden, „in dem subjektive Meinungen, Bewertungen oder gesellschaftspolitische Überzeugungen gegen einen Test angeführt werden" (Testkuratorium, 1986, S. 360).[9]

Übungsaufgaben

(1) Welche Bedeutung könnten die vier letztgenannten Anforderungen (Nebengütekriterien) bei der Testauswahl spielen! Finden Sie Beispiele.

(2) „Mündliche Prüfungen über den Stoff der Vorlesungen sind sinnlos!" Finden Sie auf Grund Ihres Wissens über Anforderungen an diagnostische Verfahren eine Begründung für diese Behauptung!

(3) Welche Konsequenzen oder Verbesserungsvorschläge für eine Wissenskontrolle können gefunden werden?

---

[9] Die in den folgenden Kapiteln angeführten Tests und sonstigen diagnostischen Verfahren sind der besseren Übersicht halber in einem eigenem Literaturverzeichnis (Literaturverzeichnis diagnostischer Verfahren) dokumentiert.

3. Dialogische Verfahren - Gesprächsmethoden

Da Menschen zum Dialog fähig sind, kann man auch aus Gesprächssituationen Information über einen Probanden erhalten. Gesprächsmethoden finden dabei in vielen Bereichen Verwendung, z.B. im Rahmen der betrieblichen Einstellungsdiagnostik, bei sog. Assessments (Betrieb, Militär), bei forensischen und kriminologischen Begutachtungen, in der Verkehrspsychologie (Fahreignungsdiagnostik), als Einstiegs- und Kontrollverfahren im Rahmen psychologischer Therapien oder im Rahmen der psychologischen Forschung. Gesprächsmethoden sind nicht nur für den Beruf Psychologe/in wichtig, sondern auch für viele andere (z.B. Jurist, Geistlicher, Journalist, Meinungs- und Marktforscher). Gesprächsmethoden sind dann besonders wichtig, wenn es in einem Bereich keine angemessenen Erfassungsinstrumente gibt (was häufig der Fall ist) oder wenn die Pbn nicht in der Lage oder willens sind, einen Fragebogen zu beantworten (z.B. Kinder, ältere oder schreibungewohnte Personen, soziale Außenseiter, psychisch kranke oder gestörte Personen).

Ein auf Erkenntnisgewinnung ausgerichtetes Gespräch sollte immer nach bestimmten methodischen Regeln bzw. unter methodischer Kontrolle ablaufen, da in den Selbstauskünften der Probanden bzw. durch die Interaktion beider Gesprächspartner systematische Verzerrungen auftreten können. Dies gilt auch für die Auswertung eines Gesprächs. Gerade wegen der methodischen Probleme ist im Bereich der Gesprächsmethoden das Prinzip der Verifikation von Angaben durch ein zweites diagnostisches Verfahren zu betonen (z.B. Bestätigung der Angaben durch Fremdanamnese, durch Akten, Tests etc.).

Gesprächsmethoden sind nicht nur auf den Akt diagnostischer Erkenntnisgewinnung beschränkt, sondern auch als Beratungsinstrument (z.B. zur Informationsvermittlung) einsetzbar. Die Grenzen zum diagnostischen Einsatz sind dabei fließend. Ebenso können Gesprächsmethoden in erzieherischer oder therapeutischer Hinsicht zur Veränderung von Educanden/Klienten eingesetzt werden, z.B. im Rahmen der Gesprächspsychotherapie oder der klassischen Psychoanalyse, die auch als „Redekur" bezeichnet worden ist. Jenseits jeden Schulenstreits spielt das Gespräch eine zentrale Rolle in jedem Therapieprozeß, wobei andere Beeinflussungsmöglichkeiten, z.B. medikamentöser (Pharmakotherapie), suggestiver (Hypnotherapie) oder handlungsmäßiger Art (Tanz-, Mal-, Reit-, Musiktherapie) nicht außer acht gelassen werden sollen.

3.1 Arten diagnostischer Gesprächsmethoden

Üblicherweise werden als Gesprächsformen Anamnese, Exploration und Interview - Befragung unterschieden. Diese drei Vorgehensweisen besitzen zwar unterschiedliche Schwerpunkte, sind aber nicht trennscharf voneinander abzugrenzen (vgl. Abb. 2.1).

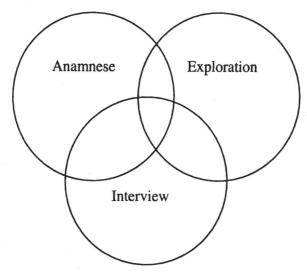

Abbildung 2.1: Überlappungsbereiche zwischen Anamnese, Exploration und Interview

3.1.1 Anamnese

Unter Anamnese (gr. *anamnesis* -> Erinnerung, vgl. hierzu die platonische Lehre von der Wiedererinnerung) ist allgemein die „Vorgeschichte eines Tatbestandes" zu verstehen (Dorsch et al., 1987, S. 32). In der Medizin wird unter Anamnese speziell die Vorgeschichte einer Erkrankung verstanden (z.B. erstes Auftreten von Krankheitsanzeichen, die Abfolge von Erkrankungen, verursachende Bedingungen). Nach Schraml (1964, S. 868) versteht man unter psychologischer Anamnese „*das Insgesamt der Mitteilungen eines Probanden oder einer wesentlichen Bezugsperson über seine Persönlichkeit, Lebensgeschichte, soziale Bezüge, Erlebnisse, Handlungen, Einstellungen und Wünsche im Allgemeinen (!) oder in speziellen Bereichen*". Der Unterschied zur Exploration besteht eventuell darin, daß eine Anamnese die eher bewußtseinsnahen Aspekte der Lebensgeschichte einer Person (in bezug auf bestimmte Teilbereiche) zu erfassen sucht, während mit dem Begriff der Exploration ein eher ganzheitlicher und tiefergehender Anspruch verbunden ist.

Als Formen der Anamnese werden unterschieden (Schraml, 1964, S. 874 f):
(a) *Biographische Anamnese*: Hier wird versucht, die relevanten Aspekte der Lebensgeschichte zu eruieren. Dabei werden sowohl relativ objektive Daten zum Lebenslauf erfaßt (Alter, Geschlecht, Schulbesuch, Berufsausbildung), aber auch Angaben zur subjektiven Lebensgeschichte eines Probanden (Schmidt & Keßler, 1976; ein sehr ausführliches Beispiel eines halbstrukturierten Anamneseschemas für den klinischen Bereich findet sich bei Osten [1995, S. 188ff]). Die Angaben sind als Wirklichkeit eigener Art zu betrachten (vgl. hierzu auch die Methode der sog. „oral history" bei der Befragung von Zeitzeugen), d.h. nicht als objektive Wiedergabe von Ereignissen, sondern als Produkt subjektiver Erinnerung und Verarbeitung von Ereignissen.

Tabelle 3.1: Fragebogenverfahren zur Erfassung biographischer Daten (Selbst- und Fremdauskunftverfahren)

Autor(en)	Kurzbezeichnung	Langname
Lugt-Tapesser & Tapesser (1993)	AE	Anamnestischer Erhebungsbogen
Deegener (1984)	AEF	Anamnestischer Elternfragebogen
Kühn (1983)	FHU	Fragebogen zur häuslichen Umwelt
Dehmelt et al. (1981)	DEF	Diagnostischer Elternfragebogen
Kuhnert & Zinn (1976)	ISF	Informeller Schülerfragebogen
Jäger et al. (1973)	MBI	Mannheimer Biographisches Inventar

Als Strukturierungsgesichtspunkte für eine biographische Anamnese bietet sich die Chronologie des Lebenslaufes an; unter inhaltlichen Aspekten sind Bereiche

wie z.B. Beruf, Interessen und Neigungen, weltanschauliche Aspekte und Wertorientierungen, sozialer Bereich, Sexualität und Partnerschaft zu nennen. Einen Überblick über wesentliche Bereiche geben Rüger et al. (1996). Für diese Zwecke sind auch voll durchstrukturierte Fragebogenverfahren vorhanden (vgl. Tab. 3.1).
(b) *Selbst- oder Fremdanamnese*: Bisweilen wird zwischen Selbst- und Fremd- (bzw. Familien-) anamnese unterschieden. Damit soll ausgedrückt werden, ob die Angaben von der Zielperson selbst oder von einer dritten Auskunftsperson erhoben werden, z.B. von anderen Verwandten. Bei Kindern oder psychiatrischen Patienten, aber auch bei Familienproblemen, sind Fremdanamnesen unumgänglich. Einen Überblick über standardisierte Selbstauskunftverfahren enthält Tabelle 3.2.

Tabelle 3.2: Anamnestisch orientierte Selbstauskunftverfahren

Autor(en)	Kurzbezeichnung	Langname
Brähler (1991)	GBB-KJ	Gießener Beschwerdebogen für Kinder und Jugendliche
Kornadt (1982)	A-G-I	Aggressions-Genese-Interview
Westhoff et al. (1982)	PF 11-14	Problemfragebogen für 11- bis 14jährige
Fricke (1977)	FEL	Fragebogen zur Erfassung der Lebensgeschichte
Finster (1977)	PFJH	Problemfragebogen für Jugendliche und Heranwachsende
Jäger et al. (1976)	BIV	Biographisches Inventar zur Diagnose von Verhaltensstörungen

Auch im Bereich der Fremdanamnese sind einige Anamneseschemata zu Fragebogen weiterentwickelt worden (vgl. Tab. 3.3), so daß sie von den zumeist elterlichen Bezugspersonen allein ausgefüllt werden können.

Tabelle 3.3: Anamneseschemata und Fragebogenverfahren zur Fremdanamnese (Eltern über Kinder und Jugendliche)

Autor(en)	Kurz-bezeichnung	Langname
Surrey (1987)	GEKS	Gießener Elternfragebogen zu kindlichen Störungen
Deegener (1984)	AE-SKE	Anamneseerhebung für spezifische Krankheitsbilder und Entwicklungsstörungen im Kindes- und Jugendalter
Steinhausen (1982)	FL	Fragebogen für Lehrer (bei konzentrationsgestörten und hyperaktiven Kindern)
Wagner (1981)	HAVEL	Hamburger Verhaltensbeurteilungsliste
Schmitz (1977)	EL-KE	Explorationsleitfaden zu wichtigen Bereichen der bisherigen kindlichen Entwicklung

(c) *Partielle Anamnese*: Es ist es nicht immer nötig und angezeigt, den gesamten Lebenslauf aufzurollen, sondern nach dem diagnostischen Erkenntniszweck kann man sich auf einen Teilbereich (= Anlaßbezug und Übermaßverbot) beschränken (z.B. Berufs-, Schul- und Interessenserhebung). Gerade in der Schulberatung ist es nicht angezeigt, sehr tiefgehende Probleme erfragen zu wollen (z.B. „Wie ist ihr Verhältnis zu ihrem Mann?"). Solche Fragen stoßen auf Widerstand und Ablehnung, da ihre Verwendung für die zu beratende Person nicht einsichtig ist.

(d) *Lebenslaufanalyse*: Hier werden neben den anamnestischen Daten weitere indikative Angaben verwertet (z.B. schriftlicher Lebenslauf, Dokumente und Zeugnisse, Tagebücher, Akten). Es wäre zu einfach, dieses Verfahren als sog. qualitatives Vorgehen von den Anforderungen, die aus der Sicht der diagnostischen Gütekriterien zu stellen sind, zu entlassen. D.h. auch und gerade diese Vorgehensweise und Erkenntnisansprüche sind an den gängigen methodischen Standards zu messen.

Vorschlag für wichtige anamnestische Fragen in schulischen Beratungsfällen (Schmitz, 1984, S. 97)

Nur die notwendigsten Fragen stellen! Alles weitere muß sich während des Gesprächs ergeben. ...
- Alter des Kindes und besuchte Klasse
- Zahl der Geschwister
- alleinerziehende(r) Mutter/Vater
- Berufstätigkeit der Eltern
- Wohnverhältnisse (Kinderzimmer?)
- Besonderheiten im Lebenslauf des Kindes (längere Krankheiten des Kindes, Tod von Familienangehörigen, Scheidung/Trennung der Eltern)
- Freunde
- Verhältnis zu Geschwistern und Eltern
- Schulleistungen
- Arbeitsverhalten (z.B. Erledigung von Hausarbeiten)
- Einstellung zur Schule (geht gern - ungern zur Schule, Lieblingsfächer, ungeliebte Fächer)
- Probleme in der Schule (außer Beratungsanlaß); berichtet das Kind über die Schule (positiv oder negativ?)
- Hobbies („Was macht dem Kind Spaß?")
- Stimmungslage (ausgeglichen, schwankend, heiter, depressiv, aggressiv etc.)

Für den Schulbereich sollte beachtet werden: Auf keinen Fall darf der Ratsuchende zu einem Studienobjekt werden! Ausführliche Anamnesen sollten die Ausnahme bleiben (etwa bei Fällen von eventueller Sonderschulbedürftigkeit). Anamneseschemata, wie sie in therapeutischen Institutionen bisweilen benützt werden (Zeitaufwand bis zu einer Stunde), sind für die Schulberatung normalerweise ungeeignet.

Anamnestische Daten allein sind nur beschränkt aussagekräftig; sie besitzen ihren Stellenwert in Form des Erstgespräches, als Verfahren zur Klärung der Problemstellung und als Instrument zur Hypothesenerstellung in einem diagnostischen Prozeß. Sie müssen aber mit Hypothesen und Theorien (z.B. über die Entstehung von Lernschwierigkeiten, Verhaltensabweichungen etc.) sowie anderen Daten in

Beziehung gesetzt werden, um ein diagnostisches Urteil oder eine prognostische Feststellung zu erlauben. Auskünfte z.B. über den „Erziehungsstil" von Eltern einzuholen, ist nur sinnvoll, wenn es gut begründete Erfahrungen über den Zusammenhang von Eltern- und Kindverhalten gibt. Dieser Forderung der Theoriebezogenheit kommen anamnestische Instrumente nur zum Teil nach (Beispiel Verhaltensmodifikation: Erhebung von auslösenden und aufrechterhaltenden Bedingungen für ein Verhalten aufgrund der Theorien des klassischen und operanten Konditionierens).

3.1.2 Exploration

„In der klassischen Psychiatrie bedeutet Explorieren das Eruieren psychopathologischer Phänomene - z.B. Sinnestäuschungen, Wahnideen - durch Befragung des Patienten. Analog in der Psychologie angewandt wäre es dann hier eine Ermittlung umschriebener normalpsychologischer Phänomene von einem Probanden" (Schraml, 1964, S. 868). Nach Undeutsch (1983, S. 322) ist eine Exploration eine fachkundig vorgenommene psychologische (oder tiefenpsychologische oder psychiatrische) Befragung bzw. *„Exploration ist ... die mit psychologischer Sachkunde vorgenommene nicht-standardisierte mündliche Befragung eines einzelnen Menschen durch einen einzelnen Gesprächsführer mit dem Ziel, Aufschluß zu erhalten über 'das Individuum und seine Welt'".* Der äquivalente deutsche Ausdruck dafür ist *„Erkundungsgespräch".*

Das Spezifikum dieses Vorgehens wird darin gesehen,
- daß eine individuelle Orientierung durch den Interviewer möglich ist,
- daß Fragen, Erlebnisse etc. in ihrer persönlichkeitsspezifischen Bedeutung erfaßt werden können,
- daß keine Inhalte dem zu Explorierenden aufoktroyiert werden und
- daß das Individuum nicht durch die Erfordernisse einer bestimmten Methodik eingeengt wird.

Oder anders ausgedrückt: Es geht bei der Exploration um die Abbildung einer „durch den methodischen Zugriff noch nicht veränderten seelischen Wirklichkeit" (Thomae, 1968, S. 113, zit. n. Undeutsch, 1983, S. 323).

Auch für Explorationen sind Gesprächsleitfäden wichtig. Eine gut umsetzbare Anregung stammt aus der Praxis von Beratungslehrern: Man kann Schülern ein theoriegestütztes Modell der Verursachung von Lernschwierigkeiten vorlegen und anhand dieser Vorgaben die Selbstinterpretationen der Schüler erfassen.

3.1.3 Interview - Befragung

Auch im Rahmen der empirischen Sozialforschung werden aus verschiedenen Gründen Daten über das Medium des Gesprächs erhoben (Anger, 1969). Nach Scheuch (1962) ist eine Befragung (dabei ist es im Grunde gleichgültig, ob diese mündlich oder schriftlich durchgeführt wird) *„ein planmäßiges Vorgehen mit wissenschaftlicher Zielsetzung, bei dem die Versuchsperson durch eine Reihe gezielter Fragen oder mitgeteilter Stimuli zu verbalen Informationen veranlaßt werden soll"*. Hierbei ist auch die Frage nach der Indikatorenbildung angesprochen: Sind bereits die Antworten auf Einzelfragen hinreichend oder müssen (wie bei der Skalenanalyse bei Fragebögen) diese erst nach gängigen testtheoretischen Kriterien analysiert werden?

3.1.3.1 Formen des Interviews nach dem Grad der Vorstrukturierung

Nach dem Grad der Vorstrukturierung des Gesprächs unterscheidet man:
(a) Das *standardisierte Interview*: Hier sind alle Fragen vor dem Gespräch festgelegt. Sie müssen mit dem gleichen Wortlaut und in der gleichen Reihenfolge den zu Interviewenden vorgelegt werden. Dabei kann der Antwortmodus ebenfalls voll durchstrukturiert sein (z.B. Ja/Nein, stimmt völlig - stimmt gar nicht, Auswahlantworten aus mehreren Vorgaben, Q-Sort-Technik) oder auch offengelassen sein. Im Grunde wird hier ein standardisiertes Fragebogenverfahren in Gesprächsform durchgeführt. Dieses Vorgehen eignet sich zur Erhebung bereits strukturierter Daten (z.B. soziodemographische Angaben).

Der Vorteil gegenüber einem Fragebogen könnte sein,
- daß Lesefähigkeit nicht vorausgesetzt wird,
- daß die Aufmerksamkeit des Probanden kontrolliert werden kann und
- daß eventuelle Mißverständnisse bei der Fragevorgabe geklärt werden können.

Hingegen sind interaktionsbedingte Antwortverzerrungen in Rechnung zu stellen, die bei einer schriftlichen Befragung nicht in gleicher Weise vorhanden wären.
(b) Das *halbstandardisierte Gespräch / die teilstandardisierte Befragung*: Hier sind die Gesprächsthemen vorgegeben, aber die Fragen nicht im Detail formuliert. Z.T. wird auch davon gesprochen, wenn die Fragen zwar vorgegeben, die Antworten aber offen gelassen sind.
(c) Eine Sonderform der teilstandardisierten Befragung ist das *problemzentrierte Interview* (Witzel, 1985), das sowohl die Möglichkeit einer offenen Befragung der Probanden wie auch die Möglichkeit, das Gespräch auf vorher ausgewählte Gesprächsthemen zu zentrieren, verbindet. Ziel dabei ist es, dem Probanden Ge-

legenheit zu geben, ihn interessierende Problembereiche auf dem Hintergrund seiner subjektiven Erlebniswirklichkeit darzustellen.

(d) Das *freie Interview / die nicht-standardisierte Befragung*: Hier entwickeln sich die Gesprächsthemen erst im Laufe der Begegnung. Anwendung findet das Verfahren in der Klinischen Psychologie oder als sog. *Tiefeninterview* (oder *qualitatives Interview* unter Berücksichtigung der Kriterien für eine non-direktive Gesprächsführung, vgl. Kap. 3.2.2.2) in der empirischen Sozialforschung. Ein Problem bei diesen Vorgehensweisen ist, daß man zu Angaben kommen will, die dem Klienten/Befragten subjektiv nicht allzu bedeutsam erscheinen bzw. ihm nicht bewußt zugänglich sind, die aber andererseits sehr charakteristisch für ihn sein sollen. Weitere Probleme, die sich bei den eher offenen Interviewformen ergeben, sind folgende:

(1) Ergebnisprotokoll: Wie sollen die Antworten festgehalten werden, z.B. Tonband oder Mitschrift? Eine Tonbandaufzeichnung bedingt, daß eine Transskription angefertigt werden muß (Ökonomieproblem).

(2) Die unterschiedlich ausführlichen Antworten bedingen eine reduzierte Vergleichbarkeit der Angaben verschiedener Probanden (was bei Forschungsprojekten schwierig werden kann).

(3) Der Proband muß fähig und bereit sein, offen und ehrlich zu antworten, d.h. es besteht ein hoher Anspruch hinsichtlich der verbalen Fähigkeiten, der Fähigkeit zur Selbsteinsicht und Offenheit bzw. der Abwehr von Selbsttäuschungen.

(4) Der Interviewer muß sehr flexibel sein. Da zwar die Gesprächsbereiche festgelegt sind, aber ihre Reihenfolge nach dem Gesprächsverlauf angesprochen werden sollen, muß er in den zu erfassenden Inhaltsbereich sehr gut eingearbeitet sein (daher: Verwendung eines vorstrukturierten Frageschemas bzw. Interviewleitfadens).

(5) Die Auswertung eines offenen Interviews ist unter wissenschaftlichem Anspruch aufwendig, d.h. es müssen (z.B. bei Verwendung dieses Vorgehens in wissenschaftlichen Untersuchungen) für jeden Fragebereich inhaltsanalytische Auswertungskategorien entwickelt werden (Kodierleitfaden), welche die thematische Information erschöpfend und disjunkt abbilden (Mayring, 1990). Hinzu kommt die Überprüfung auf Objektivität (d.h. das Material muß mehreren Auswertern zur Bewertung vorgelegt werden und diese müssen zu den gleichen Zuordnungen der Angaben der Probanden kommen).

Je klarer der Sachbereich strukturiert ist, den man erfassen will, desto eher ist es möglich, in standardisierter Weise vorzugehen. Wenn es einen Bereich aber erst vorläufig zu explorieren gilt, desto eher muß man mit freien Verfahren arbeiten. Man darf dabei aber nicht vergessen, daß damit erhaltene Ergebnisse allenfalls von hypothetischem Wert sind, d.h. nur im Sinne eines Pilot-Befundes gewertet werden dürfen, der mit anderen, systematisch ansetzenden Verfahren einer Überprüfung bedarf. Die Verwendung eines freien Verfahrens zur nachfolgenden Entwicklung geschlossener (und den Sachbereich möglichst erschöpfend abdeckender) Fragen und Antwortalternativen ist (zumindest im Forschungskontext) ebenfalls Standard, wenn keine theoriegeleitete Entwicklung eines Gesprächsleitfadens möglich ist.

3.1.3.2 Unterscheidung nach Anzahl der Interviewer und Interviewten

Zu überlegen ist auch, wie viele Personen ein Interview bestreiten.
(a) Die *duale Form* (ein Interviewer/ein Befragter) ist nach Schraml (1964, S. 873) der Normalfall.
(b) Daneben kann das gemeinsame Gespräch mit einem Probanden und einem oder mehreren Angehörigen unterschieden werden („*joint interview technique*"). Vorteil ist hier, daß man zugleich das Sozialverhalten zwischen den Gesprächspartnern beobachten kann. Die Gesprächssituation wird aber in sozialpsychologischer Hinsicht durch die Selbstdarstellungstechniken der Probanden untereinander verändert.
(c) Eine *reziproke Sozialsituation* liegt vor, wenn mehrere Untersucher sich mit einem Probanden beschäftigen, z.B. bei Eignungsuntersuchungen (bisweilen auch zu steigern bis zu einem „*Streßinterview*"). Ein Untersucher kann dabei Beobachtungsaufgaben übernehmen, aber sich auch mit unterschiedlicher Rolle am Gespräch beteiligen (z.B. als „Verhörtechnik"). Mehrere Interviewer können die Objektivität und Reliabilität der erhaltenen Informationen erhöhen, da sich Wahrnehmungsfehler ausgleichen bzw. mehr Informationen verarbeitet werden können als bei einem einzelnen Untersucher. Allerdings ist auch hier mit sozialen Einflüssen auf die Urteilsbildung zu rechnen.

3.2 Einflüsse auf die Ergebnisse dialogischer Verfahren

3.2.1 Allgemeine Vorüberlegungen

Auch bei diesen Verfahren ist die Einhaltung der diagnostischen Gütekriterien zu fordern. Nach den vorliegenden Sammelreferaten sind hier durchaus Probleme nachweisbar (Keßler, 1982, S. 10 f).

Je weniger vorstrukturiert eine Vorgehensweise ist, desto größere Probleme können bei der Datengenerierung entstehen. Die erhaltenen Antworten von verschiedenen Personen sind z.B. nicht miteinander vergleichbar. Dem Vorteil, daß eine einzigartige subjektive Perspektive erfaßt werden soll, steht der Nachteil gegenüber, daß eventuell wichtige Bereiche einfach nicht angesprochen und deshalb nicht gefunden wurden.

Probleme ergeben sich auch, da die Ergebnisse dieser Vorgehensweise sehr stark von sozial- und persönlichkeitspsychologischen Gegebenheiten abhängig sind (z.B. dem Einfühlungsvermögen des Explorierenden, von sozialer Nähe, gleicher Lebenserfahrung, von der Kunst der Gesprächsführung, z.B. der Vermeidung von Ausdrücken des Erstaunens, der Überraschung, der positiven oder negativen Bewertung des Gesagten etc.). Zu bedenken sind auch die Einflüsse, die sich aus der kommunikativen Beziehung zwischen Explorierendem und Proband/Klient ergeben können (s.u.).

Exkurs: Pragmatische Axiome der menschlichen Kommunikation (Watzlawik, Beavin & Jackson, 1980)

Axiom 1: Man kann nicht nicht-kommunizieren.
Auch mit dem absichtlichen Wegschauen teilt man dem anderen etwas mit, nämlich, daß man ihm nichts mitteilen will. Extremfall: Der Totstellreflex bei Tieren hat einen hohen Informationsgehalt. Auch ein Symptom ist eine Form der Kommunikation.

Axiom 2: Jede Kommunikation hat einen Inhalts- und einen Beziehungsaspekt.
Der Beziehungsaspekt ist eine Art Metamitteilung darüber, wie der Inhalt zu verstehen sei. Daten werden als Inhaltsaspekt vermittelt, mit Beziehungsaspekt ist gemeint, wie diese Daten zu verstehen sind. Inhalts- und Beziehungsaspekte zwischen zwei Kommunikationspartnern können unterschiedlich sein, z.B.:

(a) Beide sind sich auf der Inhalts- und Beziehungsebene einig.
(b) Uneinigkeit auf der Inhaltsebene, Einigkeit auf der Beziehungsebene: Dabei handelt es sich um einfache Meinungsverschiedenheiten, die eine Beziehung vorerst nicht belasten.
(c) Uneinigkeit auf beiden Ebenen: problematischster Fall (z.B. „Wenn Du mich liebtest, würdest Du mir nicht immer widersprechen.")
(d) Uneinigkeit auf der Beziehungsebene, Einigkeit auf der Inhaltsebene: Solange ein „Außenfeind" vorhanden ist (z.B. Hausbau, Wirtschaftskrise, Kinder), wird diese Störung kaum offenkundig, schwelt aber „unterirdisch".

Axiom 3: Interpunktion von Ereignisfolgen.
Der Beginn einer Interaktionssequenz kann unterschiedlich gesetzt werden („Ich trinke, weil Du immer schlecht gelaunt bist." „Ich bin schlecht gelaunt, weil Du trinkst.") Die Annahme, daß es einen „wahren" Beginn einer Interaktionssequenz gibt, kann falsch sein.

Axiom 4: Fehler in der Übersetzung zwischen digitaler und analoger Kommunikation.
Es sind zwei grundsätzlich verschiedene Weisen, wie ein Inhalt dargestellt werden kann, u.zw. entweder durch eine Analogie (z.B. durch eine Zeichnung, eine Fabel) oder digital durch ein Wort oder durch einen Satz. Z.B. kann ein Geschenk (analoge Kommunikation) Ausdruck von Zuneigung sein, es kann aber auch Bestechung oder Wiedergutmachung bedeuten. Störungen in der menschlichen Kommunikation gehen teilweise mit dem Verlust einher, digital (d.h. explizit und auf der Inhaltsebene) über das Wesen einer Beziehung zu reden.

Axiom 5: Störungen können durch symmetrische und komplementäre Interaktionen zustande kommen.
(a) symmetrische Eskalation (mit Kalibrierung, je mehr der eine Partner etwas in der Art XY macht, desto mehr antwortet der andere in gleicher Weise; gegenseitiges Aufschaukeln eines Konflikts; z.B. Situation bei zwei Prahlhänsen oder Person A setzt Machtmittel ein, Person B antwortet mit einer Steigerung der Gewaltandrohung),
(b) starre Komplementarität (z.B. der eine Partner gibt immer nach, wenn der andere aggressiv wird; führt meist zur Entwertung des Partners, zu Frustration und Verzweiflung).

3.2.2 Interaktionsbedingte Einflüsse - die Bedeutung des (der) Gesprächsleiters(in)

Es gibt eine lange Forschungstradition, die belegt, daß durch Gesprächsmethoden erhobene Daten hinsichtlich ihrer Objektivität beeinträchtigt sind (Keßler, 1982):

- Verhaltensweisen des Interviewers, wie z.B. Kopfnicken oder Schweigen, beeinflussen das Verhalten des Befragten in spiegelbildlicher Weise (Sprechdauer, Sprechhäufigkeit; Matarazzo & Wiens, 1977).
- Freundliche und aufmunternd auftretende Exploratoren erhalten mehr Antworten als fordernd-autoritäre bzw. neutrale (Lord, 1950).
- Erhaltene Ergebnisse variieren mit dem Geschlecht des Interviewers, z.B. schätzen männliche Interviewer Patientinnen in sexueller Hinsicht seltener als schüchtern ein als Frauen als Befrager (Mentzos & Pittrich, 1971).
- Vorinformationen über den zu Interviewenden beeinflussen die Ergebnisse der Explorationen (etwa Angaben über Schichtzugehörigkeit oder über frühere Diagnosen). Psychoanalytiker schreiben im Vergleich zu Verhaltenstherapeuten Personen mehr Auffälligkeiten zu, wenn diese als „Patienten" und nicht als „Stellenbewerber" vorgestellt wurden (Langer & Abelson, 1974).
- Cosper (1969, zit. n. Undeutsch, 1983, S. 330) konnte belegen, daß bei Explorationen von Alkoholabhängigen durch Interviewer, die selbst vermehrt Alkohol konsumierten, höhere Trinkangaben von seiten der Patienten erhalten wurden als von wenig trinkenden Interviewern.
- Durch subtile Konditionierungsprozesse kann ein Gesprächsleiter (ohne dies selbst zu wollen bzw. ohne daß dies dem Probanden zu Bewußtsein käme) bestimmte Antwortmuster im Probanden hervorrufen (Wickes, 1956; Gross, 1959).

3.2.3 Selbstdarstellungstechniken und Lüge - die Macht des Interviewten

Ein diagnostisches Gespräch ist auf den ersten Blick eine einseitige soziale Situation, in welcher der Gesprächsleiter über mehr Steuermöglichkeiten, d.h. auch über mehr soziale Macht, verfügt. Allerdings ist auch sein Gesprächspartner nicht ohne Einflußmöglichkeiten, z.B. kann er durch eine Reihe strategischer Selbstdarstellungen den Gesprächsleiter beeinflussen. Ob dies (immer) gelingt, ist eine andere Frage.

Tedeschi et al. (1985) teilen die Selbstdarstellungstechniken nach den Dimensionen (1) *strategisch vs. taktisch* und (2) *assertiv vs. defensiv* ein: „Strategisch" meint das Anstreben situationsübergreifender Ziele (z.B. Herstellen eines bestimmten Bildes von der eigenen Person), „taktisch" bezieht sich auf kurzfristige, situationsspezifische Wirkungen. Mit „assertiv" sind Techniken des aktiven Gestaltens und der Durchsetzungsfähigkeit in sozialen Situationen gemeint, mit „defensiv" solche zur Verteidigung und Schutz der eigenen Person bei Bedrohung ihrer Identität. Solche Strategien werden im privaten wie im öffentlichen Bereich eingesetzt (Schütz, 1993).

In der *Impression-Management-Theorie* (Schlenker, 1980; Mummendey, 1990) wird herausgestellt, daß Individuen ein möglichst hohes Maß an Selbstwertschätzung bevorzugen. Dies erreicht man am besten, wenn man Interaktionspartner erfolgreich beeinflußt (Selbst-Wirksamkeit), so daß die selbstwertdienlichen Aspekte in der sozialen Situation deutlich werden.

Beispielhafte *subjektive Selbst-Wirksamkeits-Überzeugungen* können mit dem Verfahren von Mielke (1990) erfaßt werden. Dabei werden drei Bereiche unterschieden:

(1) „Emotionale Zuwendung" (z.B. Sympathie, Bewunderung, Interesse), Itembeispiel: „Manchmal kann ich in voller Absicht Menschen dazu bewegen, mich zu bewundern."
(2) „Intellektuelle Anerkennung" (z.B. fachliche Kompetenz, Klugheit, Bildung), Itembeispiel: „In Diskussionen kann ich nicht nur durch mein Wissen, sondern auch durch mein Auftreten imponieren."
(3) „Materielle Ziele" (z.B. Erlangung einer Arbeitsstelle, einer Wohnung), Itembeispiel: „Es ist wahrscheinlich, daß ich in Vorstellungsgesprächen nicht das erreiche, was ich erreichen will" (negative Formulierung).

Hohe Selbstwirksamkeits-Überzeugungen gehen mit einem hohen Selbstkonzept-Wert (u.a. Selbstkonzept der eigenen Leistungsfähigkeit, Selbstsicherheit, Flexibilität, der sozialen Kontaktfähigkeit) einher, ebenso mit einer hohen internalen Kontrollüberzeugung und mit hohem Self-Monitoring hinsichtlich sozialer Fertigkeiten (a.a.O., S. 168).

Eine andere Kategorisierung wurde von Jones und Pittman (1982) entwickelt; diese haben folgende *Selbstdarstellungstechniken* unterschieden:
1. *Intrigation (Einschmeicheln, Sich-beliebt-Machen)*: Konkrete Maßnahmen sind hierbei Konformität zeigen, Schmeicheleien, Wohltaten gegen den anderen vollbringen, die eigene Kompetenz übertreiben.
2. *Einschüchterung*: Androhung negativer Konsequenzen; dem anderen demonstrieren, daß man ihm Schaden zufügen kann; Verweis auf Drohmittel, wobei der andere wenig Vergeltungsmöglichkeiten haben sollte.
3. *Selbstbeförderung*: Damit soll die Einschätzung der eigenen Person beim anderen erhöht werden. Man schreibt sich z.B. Fähigkeiten zu, die man nur bedingt besitzt (im akademischen Bereich ist z.B. das sog. „name dropping" beliebt, d.h. die Erwähnung prominenter Wissenschaftler, mit denen man tatsächlich oder auch nur angeblich in einer [Arbeits-]Beziehung steht). Daneben kann man natürlich auch tatsächlich besondere Leistungen vollbringen.

4. *Exemplifikation*: Sich als moralisch besonders integer darstellen; man vertritt den „reinen" Standpunkt, die „wahre" Lehre und fordert die anderen damit auf, dies auch (natürlich zum eigenen besten) so zu machen.
5. *Demut*: Eigene Schwäche und Abhängigkeit betonen; dies ist z.B. die Methode der sexistischen Frau, die damit einen Mann dazu bringen will, für sie zu arbeiten (Retter in letzter Not), statt selbst die eigenen Lebensprobleme anzugehen. Ebenso treten im Beratungskontext oft Pbn auf, die ihre Probleme dem Berater zur Lösung übergeben wollen. Hier ist an eine rechtzeitige Abgrenzung vor diesen Zumutungen zu denken (Vorsicht vor dem sog. Helfersyndrom!).

Eine weitere Verhaltensvariante, mit der ein Befragter einem Befrager entgegnen kann ist die *bewußte Lüge* (vgl. auch Tab. 2.8). Allerdings ist der Begriff der Lüge schillernd. Eine ethymologische Herleitung von „Lüge" wird sowohl aus dem Altslavischen (*lovu* = „Beute") wie auch Lateinischen (*lucrum* = „Gewinn") versucht; beides deutet auf den Vorteil hin, den man sich durch Lügen verschafft. Die Lüge „ist zugleich Inbegriff des Unmoralischen und Instrument der Menschlichkeit und Rücksichtnahme. Sie dient der Durchsetzung und Machtausübung und erfolgt sehr oft aus Schwäche" (Fiedler, 1989, S. 127).[1]

Lüge und Verstellung sind aber nicht nur ein Thema der Menschheit, sondern aus ethologischer Sicht bereits eine beliebte Taktik im Tierreich (Sommer, 1992; 1993, S. 439). Evolutionsbiologen mutmaßen sogar, daß ein Großteil der psychischen Ausstattung des Homo sapiens („schlechtes Gewissen, Neigung zu Vorurteilen, Sympathien und Antipathien, Mißtrauen, Vergeßlichkeit, moralisches Empfinden", a.a.O.) unter dem Druck der natürlichen Auslese entstanden sei, um Betrüger rascher entlarven zu können und selbst bei Betrugsmanövern nicht so schnell aufzufliegen. Die Zunahme des Hirns im Laufe der Hominisation sei notwendig geworden, um mit dem stetig raffinierter werdenden Lug und Trug schritthalten zu können.

Eine etwas naiv-moralistische Haltung gegenüber dem Thema der Lüge kommt in einer aus erziehungspsychologischer Sicht geforderten Maxime zum Ausdruck: Hier wird als eine förderliche Dimension für mitmenschliche Begegnung unbedingte „Echtheit" angesehen (Tausch & Tausch, 1991); uneingeschränkte Ehrlichkeit scheint im Alltag (außerhalb eines therapeutischen Settings) eher die Ausnahme als die Regel zu sein. Dabei muß nicht an die Lüge im eigentlichen Wortsinn gedacht werden, sondern an Formen einer manipulierenden Beeinflussung anderer (Knapp & Comadena, 1979), wie z.B.

---

[1] „Die Lüge ist eine Aussage mit dem Willen, Falsches auszusagen (mendacium est enuntiatio cum voluntate falsum enuntiandi)" (Augustinus, 1953, S. 6).

- Übertreibung,
- Angeberei,
- Schmeichelei,
- Nachgeben,
- Kompromisse,
- gezieltes Weglassen,
- rhetorisches Operieren mit Mehrdeutigkeit,
- Selbstbetrug und Wunschdenken,
- rücksichtsvolles Verschweigen,
- bewußte Vereinfachung,
- Höflichkeitsgesten und Kontrolle von emotionalem Ausdruck.

Damit stellt sich auch die Frage nach der *Glaubwürdigkeit von Interaktionspartnern*. Es ist vermutlich ein wichtiger Aspekt sozialer Intelligenz, einen Mittelweg zwischen krankhaftem Mißtrauen und naiver Vertrauensseligkeit zu finden.

Es ist beim ersten Hinschauen schwierig bis unmöglich, eine Lüge zu erkennen. Subjektive bzw. alltägliche Lügendetektion beruht auf „naiven Theorien" oder sozialen Konventionen (vgl. Tab. 3.4), d.h. letztendlich auf Einbildung, Aberglaube und stereotypen Irrtümern. Die Aspekte der naiven Theorien sind mit Lügenkriterien nicht so hoch korreliert, wie dies in der subjektiven Sicht angenommen wird. Aus dem Zutreffen von Kriterien kann aber auf die subjektive Glaubwürdigkeit geschlossen werden, wobei Seltenheit und Intimität besonders hoch gewichtet werden.

Bei Fiedler (1989) wird von einer Studie berichtet, in der subjektive Theorien über Lügen ausfindig gemacht werden sollten. Fordert man Personen auf, Erzählungen in Richtung höherer Glaubwürdigkeit umzufrisieren, so werden vor allem die Intimitätsdimension sowie der Detailreichtum erhöht und die Erwünschtheit reduziert. Auch bei einem Vergleich der Glaubwürdigkeit der originalen und der veränderten Aussagen ergab sich eine höhere Glaubwürdigkeit bei den frisierten Geschichten. D.h. die angewandten Strategien sind in der Lage, den erwünschten Effekt herbeizuführen bzw. es existieren tatsächlich entsprechende soziale Konventionen. Die Menschen sind sich dabei aber nicht explizit bewußt, welche Merkmale sie in welcher Weise gewichtet haben.

Eine Identifikation objektiver Kriterien für Lügen ist bislang nur ansatzweise gelungen (Fiedler, 1989), wobei die diskutierten Kriterien (z.B. das „verhuschte Lächeln" des Lügners) nicht immer und nicht immer eindeutig sind.

Tabelle 3.4: Subjektiv wichtige Cues bei der Lügendetektion und zugrunde liegende „naiv-psychologische" Annahmen (Fiedler, 1989, S. 133)

Cues	Zugrunde liegende „naive Theorie"
Seltenheit/Ausgefallenheit dann	Version 1: Wenn jemand etwas erzählt, was eine sehr geringe Auftretenswahrscheinlichkeit hat, erscheint es unglaubwürdig. Version 2: Wenn jemand etwas sehr Ausgefallenes, Weithergeholtes erzählt, erscheint es unglaubwürdig.
Körpersprache	Auffälligkeiten in der Körpersprache verraten den Lügner.
Verifizierbarkeit	Klare faktische Aussagen mit einem eindeutigen Wahrheitskriterium machen den Begriff der Lüge eher anwendbar.
Verdächtige Persönlichkeit	Manche Individuen besitzen körperliche, physiognomische oder habituelle Charakteristika, die sie mehr oder weniger ehrlich erscheinen lassen.
Erwünschtheit/ Soziale Bewertung	Version 1: Wenn jemand von sich selbst nicht - wie jeder normale Mensch - ein positives Bild herstellt, dann erscheint das verdächtig und wenig glaubwürdig. Version 2: Lügen dienen dem eigenen Vorteil; deshalb dürften negative Aussagen seltener gelogen sein.
Intimität	Lügen in vertrauensvollen Situationen ist tabu; eine persönliche, vertrauliche, intime Mitteilung erscheint daher eher glaubwürdig.

3.3 Maßnahmen zur Optimierung von Befragungsergebnissen

3.3.1 Allgemeine Voraussetzungen

(a) Eine Voraussetzung ist, daß der Interviewer in der Lage ist, einen guten Kontakt zu dem Interviewten herzustellen. Sympathie und Antipathie stellen sich schnell und wenig rational gesteuert ein; Emotionen sind bekanntlich ein Erkennungssystem, das sehr schnell eine Umweltbewertung ermöglicht (Zajonc, 1980). Der Untersucher sollte seine affektive Reaktion auf den Probanden mitprotokollieren.
(b) Weiters ist es nötig, den Angaben mit größtmöglicher Objektivität zu begegnen (z.B. eigene Projektionsneigung kontrollieren). Bei einer mehrjährigen klinischen Ausbildung (z.B. Psychoanalyse) werden die Prozesse der Übertragung (wie geht man mit den Erwartungen, auch libidinöser Art, des Probanden um) und der Gegenübertragung (welche eigenen Erwartungen und Bedürfnisse werden in der Situation aktualisiert) kontrolliert.
(c) Jedes Gespräch findet innerhalb einer vorgegebenen Rollenbeziehung statt. Damit sind eine Reihe sozialer Erwartungen an die jeweiligen Interaktionspartner in Rechnung zu stellen. Zu überlegen ist beispielsweise,
- ob der Interviewer zu Verschwiegenheit verpflichtet ist (Psychologe, Beratungslehrer, Arzt),
- ob er als Konföderant des Interviewten, als Vertreter einer anderen Institution (Lehrer, Eignungspsychologe, Gerichtsgutachter) angesehen wird oder als Vertreter der Interessen des Klienten (z.B. als Therapeut),
- ob er als Gegner (Gutachter bei Führerscheinentzug) oder als Helfer (Berufsberatung) angesehen wird.

Diese Rollenkonfigurationen bestimmen, welche Themen als angemessen vom Interviewten akzeptiert werden und welche nicht. Sie bestimmen aber auch darüber, was man verschweigt oder schönt, um ein für den Untersuchungszweck möglichst günstiges Bild abzugeben (Aggravation, Simulation oder Verschweigen von Symptomen; vgl. Tab. 2.8). In bezug auf den zu explorierenden Probanden erwähnt Undeutsch (1983, S. 334) die Probleme der *Verfälschung* und der *Verheimlichung*, je nachdem wie die (Rollen-)Beziehung zwischen den Gesprächspartnern ist.
(d) Für die Gesprächsbereitschaft des Probanden sind sodann noch weitere Bedingungen wesentlich, z.B. Geschlecht des Probanden und des Interviewers, Alter, Stimme, Bildungshintergrund.

3.3.2 Gestaltung der Gesprächssituation

(a) *Vorbereitung*: Auch bei einem freien Gespräch sind die Themenbereiche, die man ansprechen will, zu überlegen. Dabei können bereits vorliegende Materialien ausgewertet werden. Oft wird ein Gespräch erst nach dem Abschluß von Testuntersuchungen angesetzt, um aufgetretene Fragen zu klären. Verwendet man sog. projektive Verfahren als Einstieg in die diagnostische Situation (z.B. TAT), sind nachträgliche Gespräche hilfreich für die Verkodung und Interpretation erhaltener Antworten.

Bei einem Erstinterview ist eine Vorbereitung nur eingeschränkt möglich. Aber auch hierfür stehen zahlreiche Anamneseschemata zur Verfügung (z.B. Keßler & Schmidt, 1978).

(b) *Räumliche Umstände*: Da die materielle Ausgestaltung des Raumes für die Gesprächsatmosphäre wichtig ist, sollte hier - je nach Umständen - ebenfalls optimiert werden (z.B. für ein Einstellungsgespräch eher nüchterne Ausstattung, für eine Beratungsstelle eher familiäre Ausstattung). Der Befrager sollte sich nicht hinter einem Schreibtisch verstecken. Günstig ist die Situation „über Eck" an einem Tisch.

Nach Wichtigkeit des Gesprächszwecks sollte man von äußeren Störungen abgeschirmt sein (z.B. keine Telephonate während einer Exploration ankommen lassen).

(c) *Zeitliche Umstände*: Ein Gespräch erfordert Zeit. Wenn diese für das Untersuchungsziel zu kurz bemessen ist, kann es zu fehlerhafter Informationsverarbeitung aufgrund ungünstiger Wahrnehmungsbedingungen kommen (vermehrte Selektions- und Inferenzprozesse bei Zeitmangel, z.B. bei Tür-und-Angel-Gesprächen). Bisweilen empfiehlt sich auch die Fraktionierung eines Gesprächs, um die erhaltene Information zu verarbeiten und gezielt nachfragen zu können. Es ist günstig, die Gesprächsdauer von Anfang an festzulegen. Bei psychologischen Beratungen dauert ein Gesprächstermin meist 45 Minuten, bei Kindern und Jugendlichen (aber auch in der spezifischen Situation der schulischen Beratung) ist eine kürzere Dauer zu empfehlen (20 - 30 Minuten).

(d) *Gesprächseinstieg*: Eine sachliche Information über den Untersuchungszweck kann nicht schaden. Damit kann auch ein bewußter Widerstand von seiten des Probanden abgebaut werden. In Beratungssituationen ergibt die Frage nach dem Grund des Kommens den Gesprächsanlaß.

(e) *Gesprächsführung*: Schraml (1964, S. 882) unterscheidet hierbei:
- *Interrogative Gesprächsführung*: Diese ist z.B. bei einem standardisiertem Interview etc. gegeben (Frage-Antwort-Schematismus).

- *Asymmetrische Gesprächsführung*: Das Extrem ist die psychoanalytische Methode, bei der u.U. der Analytiker während der Stunde gar kein Wort von sich gibt und nur den Analysanden frei sprechen läßt. Auch bei der nondirektiven Gesprächsführung beschränkt sich der Untersucher auf die Reformulierung von Inhalten, die der Proband von sich gegeben hat. Hierbei können zwar Tendenzen in den Antworten der Probanden akzentuiert werden, aber im Grunde sollte der Proband bestimmen, in welche Richtung das Gespräch verläuft.

Für tiefergehende Explorationen erweist sich das Beachten gesprächspsychotherapeutischer Regeln im Sinne Rogers (1976) als hilfreich (vgl. hierzu auch die Beispiele aus dem Kapitel über Verhaltensbeobachtung): (a) uneingeschränktes Akzeptieren und Wertschätzen des Klienten, (b) einfühlendes (empathisches), nicht wertendes Verstehen der inneren Welt des Probanden und Mitteilung an den anderen über dieses Verstehen, (c) Echtheit/Kongruenz im Verhalten zum Probanden. Realisiert ein Interviewer diese Bedingungen, so führt dies zu einer angst- bzw. bewertungsfreien Gesprächsatmosphäre und zu einer erhöhten Selbstexploration der Probanden (Truax, 1963).

- *Konservative Gesprächsführung*: Schraml (a.a.O.) illustriert diese Rede und Gegenrede als „dialektisches Ringen um einen 'geistigen Gegenstand'". Die Verfälschungstendenzen dabei sind bekannt (s.o.).
- *Taraktische Gesprächsführung*: Durch die Erschütterung des Probanden, durch Opponieren und striktes Ablehnen seiner Meinungen sollen Reaktionen provoziert werden oder zurückgehaltene Wahrheiten ans Tageslicht befördert werden. Im Streßinterview ist es ein übliches Mittel, Probanden zu verunsichern. Daneben sind längere Phasen des Schweigens zur Streßauslösung eingeplant. Allerdings sollte man sich der Effekte, die im Rahmen der Kommunikationsforschung untersucht worden sind, bewußt sein (z.B. Assimilations- und Kontrasteffekt).

(f) *Funktionsfragen*: Anger (1969, S. 575) unterscheidet bei einer Befragung eine Reihe sog. „Funktionsfragen", „deren Beantwortung materiell oft nicht weiter interessiert, die aber wichtige befragungstechnische bzw. 'psychologische' Funktionen erfüllen". Diese Fragen sollten vor einem Gespräch überlegt werden. Beispiele hierfür sind:
- *Kontakt- oder Einleitungsfragen* (sog. „Eisbrecher"),
- *Übergangs- oder Vorbereitungsfragen* bei einem Themenwechsel,
- *Ablenkungs- oder Pufferfragen*, damit sich z.B. ein gerade behandelter Themenkomplex nicht auf den nächsten Bereich auswirkt,
- *Filterfragen*, mit denen man prüft, ob ein Fragenteil für den Interviewten überhaupt zutreffend ist,

- *Rangier- oder Konzentrationsfragen*, mit denen man Abschweifungen bei freier Beantwortung offener Fragen unterbrechen kann,
- *Motivationsfragen* zum Abbau von Hemmungen bzw. zur Stärkung des Selbstbewußtseins,
- *Kontrollfragen* zur Aufdeckung von Widersprüchen und zur Prüfung der Aufrichtigkeit der Probanden (vgl. hierzu auch sog. Lügenskalen bei Fragebogenverfahren),
- *Ergänzungs- und Sondierungsfragen* zur Klärung unbefriedigender oder unvollständiger Antworten.

(g) *Verbale, nonverbale und paraverbale Sprachaspekte*:
- Zu überlegen ist, ob ein gleicher *Sprachcode* von Untersucher und Untersuchtem vorliegt (Dialekt, gruppenspezifische Idiome, Fachsprache). Eine Anbiederung ist zu vermeiden, allerdings sollte Verständlichkeit für den Probanden gegeben sein (d.h. kein Fachjargon bei den Fragen).
- Neben der Sprache sind auch *non- und paraverbale Informationskanäle* zu berücksichtigen (Konsonanz oder Dissonanz der Mitteilungen auf sprachlicher und nichtsprachlicher Ebene, vgl. hierzu die sozialpsychologischen Prozesse der Eindrucksbildung).
- Fragenformulierung, z.B. mit *Suggestivfragen* vorsichtig umgehen. Nicht nur durch Suggestivfragen kann ein Gesprächsbias bewirkt werden, sondern auch durch subtile Belohnungs- und Bestrafungsreize während der Interaktion (zustimmendes Nicken, schnelleres Eingehen auf eine Probandenäußerung, andere Stimmlage).
- *Direkte oder indirekte Fragen* überlegen. Wenn Tabubereiche angesprochen werden sollen, sollte man eher indirekt fragen. U.U. kann man sich diesen Bereichen durch unterschiedliche „Generalisierung" annähern (z.B. allgemeine Äußerung, dann erst einen Bezug auf den Probanden herstellen, um den Tabuisierungsgrad zu reduzieren).
- Mit *projektiven Fragen* können Zusatzinformationen, die aber erst zu interpretieren sind, erhoben werden (z.B. „Wunschprobe" nach Pigem [1949, zit. nach Hiltmann, 1964]: „Was würden Sie am liebsten sein mögen, wenn Sie noch einmal auf diese Welt kämen und nicht ein Mensch sein könnten? Sie können alles sein, was sie wollen. Wählen Sie etwas aus alledem, was es gibt.").

(h) *Anwendung von Verstärkungstechniken*: Dem Gesprächspartner muß man verbal und nonverbal mitteilen, daß seine Äußerungen wichtig sind. Ironische Bemerkungen, der häufige Blick auf die Uhr oder die Demonstration von Langeweile wirken sich negativ auf den Gesprächsverlauf aus. Den Redefluß steigern kann man durch entsprechende Verstärkungen (Schmitz, 1984, S. 53 f):

- Blickkontakt: Den anderen anschauen, wenn er spricht (aber nicht permanent in die Augen starren).
- Bekräftigend nicken, um zu dokumentieren, daß man den anderen verstanden hat.
- Gemeinsamkeiten betonen, um zu demonstrieren, daß man auf derselben „Wellenlänge" miteinander spricht.
- Den eigenen Körper dem Gesprächspartner zuwenden (nicht demonstrativ zurücklehnen und die Arme verschränken).
- Ruhige Stimmlage beibehalten.
- Keine unruhigen Körperbewegungen ausführen (kein Hin- und Herrutschen auf dem Stuhl, nervöses Trommeln mit den Fingern, Spielen mit Gegenständen).
- Störungen von außen ausschalten, um dem Gesprächspartner das Gefühl von Bedeutsamkeit/Wichtigkeit zu vermitteln (z.B. keine Telephonate oder Gespräche mit Kollegen führen; falls diese unabwendbar sind, sich kurz fassen und den Klienten oder Störer des Gesprächs über die Situation aufklären).
- Keine anklagenden Fragen stellen.
- Den Klienten nicht unnötig unterbrechen.
- Ironie und Sarkasmus vermeiden. Eventuell angemessene Formen des Humors überlegen.
- Vermeiden der Demonstration von Überlegenheit (Besserwisserei).
- Lächeln, wann immer es angemessen ist.

(i) *Protokollierung*: Da die Vergessenskurve bekannt ist, muß ein Protokoll geführt werden. Wenn nicht während der Gesprächs mitgeschrieben wird, geht ca. 60% der (Detail-)information verloren (Schraml, 1964, S. 886). Eine Tonbandaufnahme ohne Wissen und Zustimmung des Probanden ist rechtlich untersagt und ethisch nicht vertretbar. Wenn der Proband zustimmt, so wird bald die Anwesenheit des Mikrophons vergessen. Allerdings treten Auswertungsprobleme auf (Anfertigen eines Transskripts, technische Qualität der Tonbandaufnahmen).

(j) *Gesprächsbeendigung*: Man muß rechtzeitig zum Ende kommen. Der Proband sollte noch Gelegenheit zu abschließenden Fragen haben. Oft können noch keine Ergebnisse mitgeteilt werden, sondern er kann nur über Verfahrensfragen aufgeklärt werden. Eventuell ist der nächste Termin zu vereinbaren (Zettel mit Termin ausstellen).

Aufgaben

(1) Nehmen Sie kritisch zu folgenden angeblichen Vorteilen der Interviewmethode Stellung: „Interviews ermöglichen Erkenntnisse von hoher Validität auch bei Inhalten, die von den Befragten als unangenehm und bedrohlich erlebt werden. Der Grund dafür liegt zum einen in der vergleichsweisen hohen Akzeptanz des Interviews und der entsprechend positiven Motivation der Untersuchungsteilnehmer, sich wahrheitsgemäß zu äußern; er liegt zum anderen in der Kontrolle über die Untersuchungssituation und speziell in der Möglichkeit, Mißverständnisse unmittelbar aufzuklären. Schließlich kann die Validität von Informationen durch Berücksichtigung para-verbaler und non-verbaler Merkmale des Sprechers eingeschätzt werden" (Wittkowski, 1994, S. 2).

(2) Überlegen Sie aufgrund eines Verursachungsschemas über Lernschwierigkeiten (z.B. nach Lukesch [1995]) die Bereiche, die Sie in einem Explorationsgespräch mit einem Schüler ansprechen könnten!

(3) Wie sind die diagnostischen Gütekriterien bei Gesprächsmethoden zu überprüfen (vgl. hierzu Keßler [1982])?

4. Verhaltensbeobachtung als diagnostisches Instrument - Interaktionsdiagnostik und Unterrichtsbeobachtung

4.1 Vorbemerkung

Die Kritik an den Unzulänglichkeiten der Alltagsbeobachtung hat die Entwicklung von systematisch überprüften diagnostischen Verfahren (i.S. von Tests) vorangetrieben. Tests sind in diesem Sinn ein Extrem auf der Dimension „Wissenschaftlichkeit der Verhaltenserfassung". Bei dieser Entwicklung wurde aber das sog. „Breitband-Fidelitäts-Dilemma" deutlich. D.h. je genauer ein Verfahren in der Lage ist, ein Personenmerkmal zu erfassen, desto schmäler ist sein Aussagebereich (Validitätsbereich). Für viele Verhaltensbereiche sind auch keine Tests entwickelt, so daß man - aufgrund praktischer Notwendigkeiten - auf weniger überprüfte Verfahren umsteigen muß.

Von anderer Seite wurde wieder kritisiert, daß durch die Standardisierung der Versuchssituation sehr vieles verloren geht, was diagnostisch wichtig wäre. Nicht jedes interessierende Verhalten läßt sich durch eine Testsituation provozieren. Das könnte auch zur Folge haben, daß die Testindikatoren immer „indirekter" oder „distaler" zu den eigentlich interessierenden Verhaltensbereichen werden. Zumindest als Illustration für die Notwendigkeit von Alltagsbeobachtungen kann folgende Zufallsbeobachtung gelten:

> Eine Mutter sagt zu ihrer Tochter: „Du bekommst eine auf die Finger, wenn du das noch einmal machst." Darauf der ebenfalls anwesende Sohn: „Nein, besser auf den Mund, das gibt mehr aus."
> In einer standardisierten Laborsituation oder bei einem Selbstauskunftverfahren über Erzieherverhalten hätte diese Qualität des Umgangs zwischen Mutter und Kindern kaum sichtbar gemacht werden können (Verfälschung durch die Situation, Beherrschung von Verhaltensweisen, von denen man meint, gegen soziale Normen zu verstoßen, „soziale Erwünschtheit" als verzerrende Antworttendenz).

Die Notwendigkeit der Ergänzung von Testverfahren ist auch dadurch begründet, daß sich nicht alle Menschen Tests unterziehen, eine Testung zu aufwendig (bzw. zu unökonomisch) wäre oder daß Datenschutzgründe und Persönlichkeitsrechte gegenüber einer Testung geltend gemacht werden.

Im pädagogischen Bereich sind Beobachtungsverfahren eingesetzt worden, bevor es Testverfahren i.e.S. gab. Petersen hat im deutschen Sprachraum 1930 an der Jenaer Schule solche Verfahren zur „pädagogischen Tatsachenforschung" eingesetzt (Petersen & Petersen, 1965). Allerdings noch nicht im Sinne heutiger Methoden; denn nach seinem Vorgehen sollte vor allem die „Erziehungsabsicht" erkundet werden, ein Anspruch, der sich mit der Objektivitätsforderung in der pädagogischen Diagnostik schwer in Einklang bringen läßt.

Fallbeispiel: Der "schwierige" Peter (Reinecker, 1982)

Daß sich hinter verbalen Angaben von Erziehern höchst unterschiedliche Verhaltensweisen verstecken können, soll an dem folgenden Fall aus der psychologischen Beratungspraxis gezeigt werden:

Die Eltern des 11jährigen Peters, Gymnasiast, suchten auf Anraten eines Kinderarztes eine psychologische Beratungsstelle auf. Anlaß waren die „unlogischen" Reaktionen Peters: Wenn ihm z.B. etwas verboten wurde, erklärt er, es interessiere ihn nicht; nach einer halben Stunde bettelt er aber wieder um den Gegenstand. Außerdem gab es Schulprobleme im Leistungs- und Disziplinbereich. Ein medizinischer Befund war nicht vorhanden.

Aufgrund von Exploration und Beobachtung in Schule und Familie konnte festgestellt werden:

(1) Die „unlogischen" Reaktionen Peters bestanden zumeist in motorischer Unruhe im Zusammenhang mit sehr variablen und inkonsequenten Maßnahmen der Eltern. Peter konnte durch Nörgeln praktisch alles erreichen. Von daher waren seine Reaktionen keineswegs „unlogisch", sondern sogar sehr effizient.

(2) Durch Beobachtung in der Schule konnte festgestellt werden, daß Schwierigkeiten bei den Lehrern auftraten, die sich gegenüber Peter ebenfalls inkonsistent verhielten. Bei dem Lehrer, der am meisten unter Peter litt (Herauslaufen, Umherlaufen, freche Antworten), war die Inkonsistenz besonders auffällig: Einmal reagierte er auf Peters Fehlverhalten mit Lachen und Verständnis, dann wieder mit Zornesausbrüchen.

(3) Bei den Konzentrationsproblemen zu Hause zeigte sich, daß
   - das Zimmer Peters so mit Spielsachen vollgeräumt war, daß er dauernd von den Aufgaben abgelenkt wurde,
   - sein Zimmer auf den Hof hinausführte, wo andere Kinder spielten, und daß
   - seine Mutter immer anwesend bleiben sollte.

Zwischenzeitlich haben sich auch für die Methode der Verhaltensbeobachtung eine Reihe von Spielregeln herausgebildet, mit denen dieses Verfahren einer wissenschaftlichen Kontrolle unterzogen wird.

Unabhängig davon, welcher Methoden sich die Beobachtung im einzelnen bedient, wird sie über das diffuse, unkonzentrierte Beeindrucken-Lassen hinaus erst durch systematische Kontrolle herausgehoben, die an der Zielvorstellung orientiert ist, auf die hin beobachtet wird. Es darf als Verdienst des psychologischen Behaviorismus angesehen werden, die Beobachtung und Beschreibung von Verhaltensweisen als gesonderten methodischen Gesichtspunkt herausgestellt zu haben. (Hasemann, 1964, S. 7)

Genauso warnt auch Graumann (1974, S. 525) vor dem unreflektierten Einsatz der Verhaltensbeobachtung: „... zumindest glaubt jeder, der Augen hat zu sehen und Ohren zu hören, daß er damit auch der Beobachtung fähig ist. Doch ohne zu wissen, was, wo und wann zu beobachten ist, hockt man ebenso als selbsternannter Tierbeobachter im Wald herum, wie man sich ungeschult in der Klasse oder sonstwo als Verhaltensbeobachter versucht."

4.2 Arten der Beobachtung

4.2.1 Naive vs. systematische Beobachtung[1]

Schon bei der alltäglichen Lebensführung steuern wir unser Verhalten aufgrund der Wahrnehmung des Verhaltens anderer. Es ist aber nicht gesichert, daß verschiedene Personen zu den gleichen Schlüssen aufgrund vorliegenden Verhaltens kommen.

Bei der freien Beobachtung hat der Beobachter einen weiten Ermessensspielraum. Er kann dabei vieles feststellen, was bei einem standardisierten Verfahren eventuell nicht möglich wäre, da diese Verfahren nicht darauf zugeschnitten sind, überraschende Ereignisse zu protokollieren (siehe das Beispiel im unteren Kasten; eine Befragung der Heimleiterin hätte diese Daten, die eventuell indikativ für das soziale Klima in dieser Institution sind, nicht geliefert).

Im Grunde werden bei der freien Beobachtung einzelne herausragende Ereignisse festgehalten. Die Auswahl erfolgt nach subjektiven Kriterien (z.B. Problem-

---

[1] Andere Bezeichnungen sind freie, unsystematische Beobachtung, Gelegenheitsbeobachtung, anekdotische Verhaltensbeschreibung auf der einen und strukturierte oder wissenschaftlich restringierte Beobachtung auf der anderen Seite. Eine sehr ausführliche und grundlagenorientierte Darstellung der Methode der systematischen Verhaltensbeobachtung stammt von Faßnacht (1995).

sensitivität, eventuell Kriterium der hedonistischen Relevanz). Häufigkeitsangaben fehlen naheliegenderweise.

> **Beispiel: Gelegenheitsbeobachtungen bei einem Internatsbesuch**
>
> - Betreten der Zimmer durch die Heimleiterin, ohne vorher anzuklopfen,
> - feste Besuchszeitenregelung (obwohl die Jugendlichen durchwegs älter als 16 Jahre sind),
> - Internatszeitung mit der Überschrift „Das hat das Internat aus uns gemacht",
> - saubere Zimmer, aber auf der Pinnwand die Aufschrift „Schule ist doof".

Die Berichterstattung tendiert zur Übergeneralisierung, zur eigenschaftsorientierten Zu- und Festschreibung und somit eventuell zur Verfälschung. Es wurde auch gesagt, Verhaltensbeschreibungen, die das Ergebnis methodisch *un*kontrollierter Beobachtung darstellen, sind in Gefahr, eher eine Niederschrift dessen zu sein, was der Beobachter glaubt, bemerkt zu haben, und weniger dessen, was tatsächlich geschehen ist. Es kann sich also mehr um die Wiedergabe von Gefühlen, Wertungen, Vorurteilen oder Projektionen des Beobachters handeln, als um die sachliche Feststellung des Vorgefundenen.

Grundlage für eine nachfolgende objektivere Beobachtung können daher nur Aufzeichnungen sein, die möglichst frei von Deutungen sind. Je mehr Beobachtungsprotokolle von der „reinen" Beschreibung abweichen, je mehr sie bereits Beurteilungen enthalten, desto mangelhafter und weniger verwertbar sind sie.

Nach Hasemann (1964, S. 811) werden Gelegenheitsbeobachtungen zu einer ersten Vororientierung angestellt; später sollten sie durch systematische Verfahren ergänzt werden. Während die freie Beobachtung eher auf die „Breite" des Vorfindbaren ausgerichtet ist, geht es bei der systematischen Beobachtung eher um „Genauigkeit", d.h. um Quantifizierung. Für die Formulierung von Beobachtungskategorien können Ersterfahrungen im Sinne von Gelegenheitsbeobachtungen wertvoll sein. Auch bei der Gelegenheitsbeobachtung sollte die Aufzeichnung möglichst sofort erfolgen. Dadurch werden spätere Veränderungen aufgrund des Gedächtnisprozesses reduziert. Der Eintrag sollte mit Datum und Tageszeit versehen sein sowie mit einer Kurzcharakteristik der äußeren Situation.

Bei der systematischen Beobachtung wird ein vorher erarbeitetes und erprobtes Registrierschema verwendet. Die Aufzeichnung von Verhaltensweisen erfolgt nach festgelegten Regeln. Der Vorgang ist hoch strukturiert. Die systematische Beobachtung ist nach Huber (1987, S. 124 f) gekennzeichnet durch

- *Zielgerichtetheit*: Es wird nur ein kleiner Ausschnitt der Wirklichkeit beobachtet. Was relevant ist, sollte durch eine implizite oder explizite Theorie über den Beobachtungsgegenstand bestimmt sein.
- *Methodische Kontrolle*: Dies bedeutet die Elimination von Störvariablen, die Kontrolle der menschlichen Wahrnehmungsfähigkeit sowie die Entwicklung eines Speichersystems (Zeichen- oder Kategoriensystem, vgl. Kap. 4.3.2).

Beispiel

Das Zusammenspiel zwischen freier und systematischer Beobachtung kann man an Beispielen im Rahmen verhaltensmodifikatorischer Interventionen illustrieren (Büchel, 1979, Dossier RF):

Kindbeschreibung durch die Lehrerin
„Biaggio ist schwer verhaltensgestört. Er bringt durch sein Benehmen ständig Unruhe ins Klassenzimmer und verhindert ein ruhiges Arbeiten. Die andern Kinder werden durch ihn abgelenkt, z.T. lassen sie sich zu Dummheiten anstiften. ...
Biaggio entfernt sich dauernd von seinem Platz und treibt sich im Klassenzimmer herum, mit Vorliebe auf dem Boden. Gelegentlich verkriecht er sich unter mein Pult. ... Bei seinen Streifzügen neckt er jedoch meist die Mitschüler, hängt ihre Schultaschen ab, nimmt ihnen Farbstifte, Gummis usw. weg, die er zerstört oder bei Gelegenheit im Zimmer herumwirft."

Provisorische Verhaltenskategorien für die systematische Beobachtung
„- verläßt Platz aus Undiszipliniertheit
- ist motorisch undiszipliniert
- redet im Unterricht laut drein
- ...
- spricht laut mit sich
- ist verbal aggressiv
- ist physisch aggressiv".

Diese Kategorien wurden im Rahmen einer verhaltensmodifikatorischen Maßnahme über einen ersten Zeitraum beobachtet (Base-Line) und dann systematisch durch Techniken des Kontingenzmanagements verändert. Auch der Erfolg dieser Maßnahme wurde durch Beobachtung dokumentiert und evaluiert.

Eine Zwischenstellung zwischen freier und systematischer Verhaltensbeobachtung stellen sog. *Beobachtungsbögen* dar, welche die Aufmerksamkeit auf bestimmte Verhaltensaspekte richten, ohne daß sie voll durchstrukturiert wären: z.B. Fragelisten wie:

> Zeigt das Kind beim Arbeiten Übersicht und Organisationstalent? Z.B. Anordnung von Zeichnungen, schriftlichen Arbeiten, Überschriften, Datum bei viel Raum, bei knappem Raum? Hinlegen der Bücher unter den Tisch, Packen der Mappe, Erledigung mehrgliedriger Aufgaben? Ist es imstande, in einer neuen Lage zweckmäßige Entscheidungen zu treffen? (Muchow, o.J.)

Durch solche Fragelisten wird der Beobachter auf günstige Beobachtungssituationen hingewiesen, außerdem wird er auf Aspekte aufmerksam gemacht, die er bei einer völlig freien Beschreibung vergessen würde. Durch vorgegebene Begriffe bei den Fragen wird auch eine gewisse Vereinheitlichung der Beobachtungen durch eine standardisierte Sprache erreicht. Die Gefahr ist, daß mit diesen Listen Beobachtungsfehler nicht ausgeschlossen sind, daß durch die z.T. hochinferenten Fragen eher die Projektionen der Beobachter als tatsächliche Verhaltensabläufe erfaßt werden.

4.2.2 Geringer oder hoher Partizipationsgrad am Geschehen - Beobachtung durch außenstehende oder teilnehmende Beobachter

Bei der teilnehmenden Beobachtung ist intendiert, das Verhalten der anderen nicht durch das Bewußtsein zu stören, daß sie selbst beobachtet werden. Dieses Vorgehen wurde im Rahmen der Ethnomethodologie entwickelt. Beispiele sind etwa Soziologen, die sich als Landstreicher ausgeben, um in der Szene anerkannt zu werden (Girtler, 1980), Ferienlagerleiter, die bei den Untersuchungen von Sozialbeziehungen unter Jugendlichen eingesetzt werden (Sherif, 1967; Sherif & Sherif, 1969), bis hin zu Undercover-Agenten im Polizeidienst (vgl. hierzu auch Wallraff-Reportagen [Wallraff, 1982; 1985] oder Lebensweltanalysen von Skins).

Problematisch dabei ist, daß dadurch der Beobachter seinen „objektiven" Status verliert und als Gruppenmitglied den Einflüssen unterliegt, über die er Aussagen machen will. Feger (1983, S. 5) verweist zudem darauf, daß teilnehmende Beobachtung oft die „volle Mitgliedschaft des Beobachters in der untersuchten sozialen Gruppierung (verlangt). Dies wird verständlich, wenn man sich die hauptsächlichen Anwendungsbereiche dieser Methodik vergegenwärtigt: primitive Kulturen, Subkulturen, Kommunen, Krankenhäuser, Gefängnisse, Fabriken, Bürokratien, Militär, Kulte, Familien, Verbrecherbanden." Dabei können auch gruppenspezifische Wertungen mitübernommen werden, so daß nur eine gruppengebundene Auskunft über vorhandene Abläufe gegeben werden kann.

Bei diesem Vorgehen wirken sich auch Gedächtniseffekte störend aus, da man erst später protokollieren kann.

4.2.3 Offene (wissentliche) oder verdeckte (unwissentliche) Beobachtung

Hierbei wird danach unterschieden, ob die Beobachteten wissen, daß sie Objekt einer Beobachtung sind oder nicht (Alltagsbeispiel: Vorsicht Kamera! Verstehen Sie Spaß?). Es besteht auch kein direkter Kontakt zwischen dem Diagnostiker (Forscher) und den Pbn, um nicht in den natürlichen Ablauf des Verhaltens einzugreifen (z.B. Verwendung von Einwegspiegel in Klassenzimmern, Kaufhäusern, Labors, Einschleusung eines agent provocateur in einer Gruppe).

Im allgemeinen glaubt man, daß sich die zu Beobachtenden anders (alltagsgerechter) verhalten, wenn sie nicht wissen, daß sie beobachtet werden. Dies muß aber nicht notwendigerweise so sein, wie aus Dauerbeobachtungen in Familien hervorgeht. Bei der verdeckten Beobachtung gibt es forschungsethische Probleme (Verletzung der Privatsphäre; Schuler, 1980).

> Die Ergebnisse von unwissentlicher Beobachtung und Befragung müssen nicht übereinstimmen. Bungart und Lück (1974) ließen vor einem Tanzlokal beobachten, wann Personen männlichen und weiblichen Geschlechts allein oder in Begleitung das Lokal betraten. Nach den Ergebnissen hatten weitaus mehr weibliche Befragte das Lokal allein betreten als eine am gleichen Abend durchgeführte mündliche Befragung.

Bei der wissentlichen Beobachtung ist mit Reaktanzeffekten zu rechnen, z.B. wird der Beobachtete sozial unerwünschtes Verhalten meiden. Zur Abschwächung dieser Möglichkeit wird vorgeschlagen (Huber, 1987, S. 130):
- Einführung einer Gewöhnungsphase für die Beobachtung;
- Täuschung über das zentral interessierende Verhalten, Aufmerksamkeitslenkung der Probanden auf weniger wichtige Verhaltensbereiche;
- Einsatz von Aufzeichnungsgeräten anstelle eines menschlichen Beobachters.

Die verdeckte Beobachtung bringt ethische Probleme mit sich, denn der Beobachtete hat auch ein Anrecht auf einen Intimbereich, der ohne seine Einwilligung nicht tangiert werden darf. Auf alle Fälle bedarf die unwissentliche Beobachtung des nachträglichen Einverständnisses, selbst wenn Daten anonym ausgewertet werden sollen.

Verhaltensbeobachtung

> **Beispiel: Die Arbeitslosen von Marienthal**
> **(Lazarsfeld et al., 1933)**
>
> Die epochemachende Studie von Lazarsfeld et al. (1933) enthält einige Beispiele von Indikatoren, die verdeckt erhoben wurden und die einen interessanten Aufschluß über die Folgen von Arbeitslosigkeit geben. Für die zunehmende Apathie und Interesselosigkeit wurde z.B. die Ausleihe von Büchern aus der öffentlichen Bibliothek als indikativ angesehen: 1929 wurden pro Kopf 3,23 Bücher ausgeliehen, 1930 (mit dem Beginn der Arbeitslosigkeit) nur mehr 2,3 und 1931 nur mehr 1,6; und dies trotz der Tatsache, daß vor 1930 eine Ausleihgebühr verlangt wurde, die dann eingestellt wurde.
>
> Die unterschiedliche Zeit, die den (arbeitslosen) Männern und den durch diese Situation besonders beanspruchten Frauen zur Verfügung stand, konnte an der Geschwindigkeit, mit der die Personen der Hauptstraße entlang gingen, charakterisiert werden. Nach verdeckten Zeitstoppungen fanden sich folgende Unterschiede zwischen Männern und Frauen:
>
> | Stundenkilometer | Männer | Frauen |
> |---|---|---|
> | 3 km/h | 54.6% | 23.5% |
> | 4 km/h | 24.2% | 17.7% |
> | 5 km/h | 21.2% | 58.8% |

4.2.4 Technisch vermittelte vs. technisch unvermittelte Beobachtung

Oft ist es nicht möglich, simultan ablaufendes Verhalten zu beobachten und zu kodieren. Hier kann man sich mit Tonband- oder Videomitschnitten behelfen. Diese Aufzeichnungsmethoden haben spezifische Vor- und Nachteile. Obwohl ein Videomitschnitt beliebig oft angeschaut und die passende Verhaltenskategorie für ablaufende Interaktionen ausgewählt werden kann, ist das Verfahren nicht ohne Probleme. Z.B. gibt es bei der Beobachtung in Schulklassen eine Bildauswahl durch den Kameramann („subjektive" Kamera) oder die technische Qualität kann schlecht sein (z.B. Beleuchtung), so daß später das Verhalten nicht mehr eindeutig identifiziert werden kann. Auch Tonaufnahmen bringen Probleme mit sich, in Schulklassen ist die Tonaussteuerung eine schwierige Aufgabe.

Vorteilhaft ist der dokumentarische Wert eines solchen Vorgehens. Man kann die Aufzeichnung vorführen und gemeinsam versuchen, einen Konsens über die ablaufenden Interaktionen zu finden.

Bei der technisch unvermittelten Beobachtung wird Verhalten beobachtet und simultan protokolliert. Dies kann zu einer Überforderung des Beobachters führen. Eine Kontrolle der Beobachterqualität ist nicht mehr möglich, da das Geschehen vorbei ist.

Eine technisch vermittelte Beobachtung (allerdings nichtreaktiver Art) ist auch dann gegeben, wenn im Rahmen arbeitspsychologischer Studien Protokolle über Computernutzungen in Firmen automatisch erstellt und ausgewertet werden (Ein- und Ausschaltzeiten von Einzelgeräten; Anzahl der eingegebenen Anschläge; Zugriff auf Programme etc.).

4.2.5 Kontinuierliche oder diskontinuierliche Beobachtung

Aus ökonomischen Gründen ist es oft nicht möglich, eine Dauerbeobachtung durchzuführen. Die Alternative dazu ist die diskontinuierliche Beobachtung. Z.B. wird ein Schüler nicht permanent beobachtet, sondern nur jeweils drei Minuten und dann wird zum nächsten übergegangen (Zeitstichprobenpläne). Solche Verhaltensstichproben zeigen eine ähnliche Struktur wie die Ergebnisse von Dauerbeobachtungen.

Tabelle 4.1: Klassifikation von Beobachtungssituationen nach Feger (1983)

Dauer	*Häufigkeit*	
	häufig	*selten*
kurz und konstant	Typ I, z.B. Lidschlag	Typ II, z.B. Niesen
variable Dauer	Typ III, z.B. Gesprächsbeteiligung in einer Dyade	Typ IV, z.B. Akte körperlicher Aggression

Feger (1983, S. 18 f) verweist darauf, daß das wesentliche Problem bei Zeitstichproben darin besteht, daß diese u.U. die zeitliche Struktur eines Verhaltens nicht adäquat erfassen können. Andererseits sind Dauerbeobachtungen aus Ökonomiegründen oft nicht möglich. Als Beispiel für eine unterschiedliche zeitliche Struktur von Verhalten entwickelte Feger (a.a.O.) aufgrund der Häufigkeit und Dauer eines Verhaltens das in Tabelle 4.1 dargestellte Vierfelderschema:

Verhalten vom Typ II und IV kann eher mit langen Zeitstichproben bzw. mit Dauerbeobachtung erfaßt werden, bei Typ I-Verhalten kann man mit kürzeren Zeitstichproben auskommen, bei Typ III können die Beobachtungen diskontinuierlich vorgenommen werden.

Werden mehrere Personen beobachtet, muß festgelegt werden, ob z.B. nach einer festgelegten Reihenfolge immer eine Person nach der anderen oder nur eine bestimmte (z.B. Problemkind) beobachtet wird.

4.2.6 Life- (bzw. Feld-) oder Laborbeobachtung

Verhalten läßt sich nicht nur in Alltagssituationen beobachten, sondern auch in künstlichen, nachgestellten Situationen (z.B. Lokaltermin bei Gericht). Bei psychologischen Interessen kann man durch das Rollenspiel, die Rollenübernahme (ein Schüler spielt den Lehrer und vice versa) die subjektive Erlebnisweise von Situationen nachzeichnen.
Als Vorteile der Laborbeobachtung sind zu nennen (Huber, 1987, S. 127):
- leichtere Manipulierbarkeit der unabhängigen Variablen,
- Kontrolle der Störbedingungen,
- Schaffung optimaler Beobachtungsbedingungen.

Nachteile sind hingegen:
- eventuell Verhaltensbeeinflussung durch die neue Umgebung (Notwendigkeit einer Warming-Up-Phase),
- Verhaltensveränderung durch das Wissen um das Beobachtet-Werden,
- Problem der externen Validität (Generalisierbarkeit auf Alltagssituationen).

4.2.7 Fremd- oder Selbstbeobachtung

Die Beobachtungsmethodik wurde im Zuge der zu Beginn bis Mitte des 20. Jhds. dominierenden behavioristischen Orientierung der Psychologie als Gegenpol zur Methode der Introspektion entwickelt, um der Gefahr subjektiver Täuschungen über die wesentlichen Determinanten menschlichen Erlebens und Verhaltens zu entgehen. Im Grunde wird mit dieser Unterscheidung der Boden der Beobachtungsmethodik i.e.S. verlassen. Selbstverständlich liegen den Selbstaussagen auch Selbstbeobachtungen zugrunde, aber der Zusammenhang zwischen diesen und den selbst gemachten Aussagen darüber ist doch einigermaßen verschlungen (vgl. hierzu die Selbstwahrnehmungstheorie von Bem [1972]: Nach dieser Theorie bildet man Inferenzen über sich selbst aufgrund eigenen Handelns immer dann, wenn man sich über sich selbst unsicher ist).

Beispiel: Selbstbeobachtung und Ehrlichkeitstraining bei einer Intervention nach dem Mediatorenkonzept in der Schulklasse (Perrez et al., 1985)

Im Rahmen verhaltensmodifikatorischer Maßnahmen sind Selbst- und Fremdbeobachtungsverfahren zur Verhaltensanalyse unumgänglich.
- Erstellen einer Base-Line durch den Lehrer. Die Verhaltenskategorien müssen präzise definiert sein. Sie müssen von den Kindern genau so verstanden werden wie von dem Lehrer. Die Kategorien sollten für beide gleichermaßen beobachtbar sein, ungeeignet ist z.B. die Kategorie „blickt weg vom Unterrichtsgeschehen".
- Gespräch mit den Schülern über Art und Frequenz der Kategorien.
- Beobachtung durch Lehrer und Schüler. Den Schülern sollten nicht mehr als zwei Kategorien vorgegeben werden. Die Beobachtungszeit sollte zwischen 20 und 45 Minuten liegen. Die Items sollten positiv formuliert sein, schlecht ist z.B. „Schüler meldet sich nicht", besser ist „Schüler meldet sich".
- Vergleich von Kind- und Lehrerbeobachtung. Zwei Mal pro Tag, bei Übereinstimmung erhalten die Kinder Tokens, es gilt die Regel "in dubio pro reo", d.h. es werden Abweichungen bis zu 50% toleriert.
- Eintausch der Tokens.

Bei therapeutischen oder verhaltensmodifikatorischen Interventionen, bei denen die Schulung der Selbstbeobachtung ein eigenes Ziel ist, kann ein solches Vorgehen aber sinnvoll sein und therapeutischen Nutzen mit sich bringen (siehe den obenstehenden Kasten). Ebenso bekannt ist die „Methode des lauten Denkens", die bei der Analyse von Problemlösungsvorgängen angewandt wird. Hier wird nicht immer eine Instruktion zur Selbstbeobachtung gegeben, so daß die Beeinflussung der zu erschließenden Prozesse gering sein kann.

Zu Beginn der europäischen Psychologie war die Introspektion der Hauptweg zur Erforschung psychischer Phänomene. Allerdings ist man heute skeptisch über

die Leistungsfähigkeit dieser Methode; genannt werden dabei (Traxel, 1974, zit. n. Huber, 1987, S. 126) folgende Einschränkungen:
- Der Beobachter produziert sein Verhalten selbst, die Kenntnis über das zu Beobachtende kann aber die Phänomene verändern.
- Aufgrund der Beschränkung der Informationsverarbeitungskapazität scheint eine Veränderung der zu beobachtenden Vorgänge ebenfalls wahrscheinlich (z.B. ein Problem lösen und dabei die angewandten Problemlösungsstrategien verbalisieren, einen auffallenden Schüler im Unterricht „behandeln" und sich selbst zugleich Rechenschaft über die impliziten Regeln für sein Handeln zu geben).
- Eine Veränderung durch die Beobachtung ist die Abschwächung psychischer Probleme (z.B. wenn eigene Emotionen beobachtet werden sollen).
- Gleichzeitig ablaufende Prozesse werden im nachhinein im Gedächtnis rekonstruiert und linearisiert.
- Es gibt nicht-beobachtbare psychische Phänomene, z.B. solche, die nicht bewußt ablaufen (z.B. automatisierte Handlungen) oder die in nicht bewußtseinsfähigem Zustand ablaufen (z.B. Schlaf).
- Fehlende inter- und auch intra-psychische Nachprüfbarkeit.

Auch Verhaltensbeobachtungen müssen den diagnostischen Gütekriterien genügen. Unter diesem Aspekt dürften die besten Ergebnisse erzielt werden bei einer
- systematischen (strukturierten),
- nichtteilnehmenden und
- verdeckten Beobachtung.

Diese Idealvorstellungen über die Exaktheit einer Beobachtung laufen allerdings anderen Zwecken zuwider. Wenn z.B. Beobachtung im Rahmen der Kooperativen Verhaltensmodifikation stattfindet (Redlich & Schley, 1978), kann aufgrund des partizipativen Vorgehens keine verdeckte Beobachtung stattfinden.

4.3 Probleme der Unterrichtsbeobachtung und Interaktionsdiagnostik

4.3.1 Was versteht man unter „Interaktion"?

Merkens und Seiler (1978, S. 12) meinen: „Die wohl wichtigste Struktur der sozialen Realität, die durch das Denken in 'Begriffen von Interaktion' Bedeutung erhält, ist die der Reziprozität, des wechselseitigen Bezugs, die nicht 'als ein durch Addition entstandenes Resultat zweier unabhängiger Einheiten, die gleichzeitig ihre selbstbestimmten Handlungsabläufe entwickeln, gesehen werden' kann." Und etwas weiter (a.a.O., S. 19): „Der Begriff 'Interaktion' bezeichnet sowohl direkte (konkrete, face-to-face, vis-à-vis) Begegnungen als auch indirekte (abstrakte, anonyme, vermittelte) soziale Beziehungen von Individuen, in denen diese ihre Handlungen wechselseitig aufeinander abstimmen. ...

Der Begriff 'Interaktion' bezeichnet sowohl soziale Wechselbeziehungen, in denen symbolische Anteile und Dynamik zentrale Bedeutung haben, als auch solche, in denen sie an den Rand des Geschehens treten. ...

Der Begriff 'Interaktion' bezeichnet sowohl 'normale' Begegnungen unter vollsozialisierten Erwachsenen, die durch das Strukturmerkmal der Reziprozität gekennzeichnet sind, als auch deren 'Vorläufer' bzw. abweichende Formen, für die Reziprozität noch nicht bzw. nicht mehr vollständig angenommen werden kann" (a.a.O., S. 20).

Interaktionsanalysen bezeichnen all die alltäglichen und wissenschaftlichen Versuche, Informationen über zwischenmenschliche Beziehungen (Interaktionen) unter spezifischer Fragestellung zu gewinnen und zu verarbeiten.

4.3.2 Typen von Beobachtungssystemen

Merkens und Seiler (1978, S. 43) schreiben: „Beobachtungssystemen kommt ... die Aufgabe zu, bei der systematischen Beobachtung den Beobachtungsauftrag so genau zu formulieren, daß den Beobachtern eine reliable Zuordnung der Ereignisse in der beobachteten Situation zu Aussagen über diese Situation ermöglicht wird." Je nach Anspruch werden verschiedene Typen von Beobachtungssystemen unterschieden. So differenziert Mees (1977, S. 1 f) zwischen Verfahren
- der isomorphen Deskription und solchen
- der reduktiven Deskription.

Im ersten Fall soll das zu Beobachtende möglichst vollständig und unverändert wiedergegeben werden. Dies ist faktisch unmöglich, da Verhalten immer unterschiedlich kategorisiert werden kann. Bei der reduktiven Deskription beschränkt man sich auf interessierende Verhaltensklassen.

Nach von Cranach und Frenz (1969, S. 272) werden bei der reduktiven Deskription Zeichensysteme von Kategoriensystemen unterschieden.
(1) Zeichensysteme: Ein oder mehrere Ereignisse werden nach der Häufigkeit ihres Auftretens festgehalten. Ein großer Teil des beobachteten Verhaltens wird nicht registriert. Exline (1963) analysierte so, wie häufig jemand bei einem Gespräch einen anderen anschaut, um ein Maß für den Status von Gesprächsteilnehmern zu erhalten (ranghöhere Personen werden häufiger angeschaut als rangniedrigere). Alle anderen Verhaltensakte blieben unbeachtet.

(2) Kategoriensysteme: Jede auftretende Verhaltensweise wird einer Kategorie zuzuordnen versucht. Der Beobachter muß andauernd klassifizieren. Die Zahl der zu verwendenden Kategorien ist durch die Unterscheidungsfähigkeit der Beobachter begrenzt. Ein Beispiel hierzu ist die *IPA* von Bales (1950; vgl. Kap. 4.4.3) oder Flanders Interaktionsdiagnostik (1970; vgl. Kap. 4.4.5).

(3) Schätzskalen (eigentlich eine Form von Beurteilungsverfahren, vgl. Kap. 5): Das Verhalten wird nach bestimmten Merkmalen in quantitativer Weise beurteilt. Der Beurteiler gibt den Grad der Ausprägung von Merkmalen in unmittelbarem Zusammenhang mit der Beobachtung an. Im Grunde muß er dabei zwei Leistungen vollbringen, u.zw. a) das Auftreten einer relevanten Beobachtungskategorie feststellen und b) eine Intensitätsabstufung vornehmen. Hilfreich sind hier technische Aufzeichnungen (Tonband) und spätere Einschätzungen. Als Beispiel kann die Bewertung von Gesprächsverhalten nach Tausch und Tausch (1979, vgl. Kap. 5) gelten.

4.3.3 Entwicklung von Beobachtungssystemen

Es gibt eine Reihe mehr oder minder standardisierter Beobachtungsysteme (Hanke et al., 1974; Walter, 1973; Kap. 4.4). Für spezielle Untersuchungen und Fragestellungen müssen aber immer wieder „neue" Systeme entwickelt werden. Anregungen für ad-hoc zu entwickelnde Beobachtungssysteme im Rahmen des Mediatorenkonzepts finden sich bei Perrez et al. (1985, Anhang II) oder bei Interventionen nach dem Modell der Kooperativen Verhaltensmodifikation nach Redlich und Schley (1978). Für die Ausarbeitung eines Beobachtungssystems werden folgende Entwicklungsschritte empfohlen (Medley & Mitzel, 1963; Travers, 1972, S. 206 f):

(1) *Abgrenzung des Beobachtungszieles* und des interessierenden Verhaltensbereiches.
(2) Entwurf eines *vorläufigen Kategoriensystems,* das durch Experten, Kollegen etc. auf seine inhaltliche Validität überprüft wird.
(3) Nach Medley und Mitzel (1963) sollten die *Beobachtungsitems* positiv formuliert sein, im Präsens und in der Einzahl stehen. Die zu beobachtenden Verhaltensweisen sollten leicht identifizierbar sein. Des weiteren ist genau festzulegen, ob die Intensität eines Verhaltens beurteilt werden soll (Festlegung von Ankerbeispielen) oder die Häufigkeit des Vorkommens.
(4) Ebenfalls muß ein *Plan über den Ablauf der Beobachtung* angefertigt werden (Zeitstichproben, wie viele Beobachter, wer sieht worauf, welche technischen Hilfen werden gebraucht). Nach Travers (1972) sollte das System nicht mehr Kategorien enthalten als der Beobachter im Kopfe behalten kann.

(5) *Beobachtertraining*: Erfolgt heute zumeist anhand von Videoaufzeichnungen (z.B. Standardsituationen, mit denen die Kategorien verdeutlicht werden, Feedback über Fehler). Eine kontrollierte Schulung führt zu drastischen Verbesserungen bei der Objektivitätsprüfung von Beobachtungssystemen.

(6) Pretest, *Prüfung der intersubjektiven Übereinstimmung*, eventuell Änderung der Beobachtungskategorien.

(7) *Durchführung der Beobachtung*, Bestimmung der Validität etc.

Praktische Erfahrungen bei der Erarbeitung von Beobachtungskategorien

Die Probleme bei der Entwicklung von Kategorien zur Unterrichtsbeobachtung sind enorm. Versucht man bei Lehrern und Lehrerinnen mit einer Brainstorming-Methode entsprechende Kategorien zu erarbeiten, werden meist hochinferente und vom Verhalten abgehobene Beschreibungskategorien vorgeschlagen (z.B. schülerorientierter Unterricht; Schüleraktivitäten; Körpersprache des Lehrers / der Lehrerin; geschlossener vs. offener Unterricht; Eingehen auf Schüler; Gestik / Mimik / Tonfall; Erziehungsstil); diese sind in der Regel nicht für die Durchführung einer Beobachtung tauglich.

Es bedarf langer Diskussionen, bis handhabbare Kategorien aus diesen Vorschlägen erarbeitet werden. Diese können z.B. sein:

- Sprechzeiten von Lehrer(in) und Schüler(innen), vgl. Kap. 4.4.2;
- Wartezeiten auf Schüler(innen)antworten (Dauer);
- Interaktionsrichtungen: Lehrer(in) zu allen Schüler(innen), Lehrer(in) zu einzelnen Schüler(innen), Schüler(innen) zu Schüler(innen);
- Arbeitsformen in bezug auf didaktische Vorgaben (Dauer): Lehrervortrag, Lehrer(in)-Schüler(innen)-Gespräch, Stillarbeit, Partnerarbeit, Gruppenarbeit;
- Impulse des Lehrers / der Lehrerin (Häufigkeiten): offene Fragen, Suggestivfragen, Provokationsfragen, stummer Impuls, Lehrerecho;
- Einsatz von Verstärkern (Häufigkeit): positive Verstärkungen, negative Verstärkungen, Bestrafung vom Typ I, Bestrafung vom Typ II, Ignorieren;
- Standort des Lehrers / der Lehrerin (Dauer): am Pult, an der Tafel, unter den Schülern, bei einzelnem Schüler;

...

Es wird immer wieder gefordert, daß Beobachtungssysteme auf einer Theorie beruhen sollten (Travers, 1972). Im schulischen Raum könnte eine theoretische Grundlage in der pädagogischen Verhaltensmodifikation gesehen werden. Dabei müßten z.B. die ein Verhalten auslösenden Bedingungen (Situationskontrolle) und die ein Verhalten aufrecht erhaltenden Bedingungen identifiziert werden (vgl. z.B. das System von Zeltner, 1980, Kap. 4.4.7). Es ist auch nicht allzu schwer, aufgrund empirischer Ergebnisse über Aspekte der Lehrer-Schüler-Interaktion solche Systeme zu entwerfen. Z.B. ist es leicht möglich, die Befunde von Brophy und Good (1976) über die Weitergabe positiver wie negativer Leistungserwartungen in ein Beobachtungssystem zu übersetzen und dieses zur Einschätzung der Lehrereffektivität einzusetzen.

4.3.4 Probleme bei der Beobachtung

Die Beobachtungsmethodik ist so gut wie das eingesetzte Instrument, nämlich der Beobachter, der seine Wahrnehmungen in einer mitteilbaren Form festhalten soll. Bekanntlich ist aber die Wahrnehmung sozialer Vorgänge nicht eine einfache Abbildung des Vorgefundenen, sondern das Ergebnis zusätzlicher Inferenz- und Selektionsvorgänge (vgl. das Thema der sozialen bzw. interpersonalen Wahrnehmung in der Sozialpsychologie).

Als Beobachtungsfehler werden von Atteslander (1975, S. 103), Mees (1977, S. 69 ff) und Travers (1972, S. 141 ff) folgende aufgeführt:

- Aufmerksamkeits- und Ermüdungsprobleme,
- zu frühe Wertung (Kategorisierung),
- Identifizierung mit den Aktoren (bes. bei der teilnehmenden Beobachtung),
- Verfälschung durch kognitive Vorgänge, z.B. zu frühe Abstraktion, den eigenen Vermutungen gemäße Protokollierung, Akzentuierung, Fixation, Selektion und andere kognitive Organisationstendenzen beim Beobachter,
- Unvertrautheit mit der Gruppenkultur,
- exogene Inhaltsfüllung,
- Mißachtung von Hinweisen,
- fehlerhafte Aufzeichnung, an einem Objekt richtig Beobachtetes wird auf das falsche Objekt bezogen oder falsch im zeitlichen Ablauf plaziert,
- Verfälschung der sozialen Situation durch die Beobachtung, von Travers (1972, S. 141) auch als „Meerschweincheneffekt" bezeichnet, die Versuchspersonen wollen sich von ihrer besten Seite zeigen (vgl. einen Unterricht mit und ohne Schulratsbesuch), manchmal kommt es auch zu Abwehrverhalten (z.B. besonders aggressives Verhalten gegenüber einem unbeliebten Lehrer),
- nicht repräsentative Auswahl der Beobachtungsperioden,
- „Rollenwahl": Wie sich Schüler etc. gegenüber einem Beobachter verhalten, hängt von ihrer Einordnung des Beobachters ab (erscheint dieser wie ein anderer Lehrer, eine Vaterfigur, ein Hippie etc.).

4.4 Beispiele von Beobachtungssystemen zur Unterrichtsbeobachtung und zur schulischen Interaktionsdiagnostik

4.4.1 Lehrer- und Schüleräußerungen im Unterricht

Ein einfaches Verfahren, um Aufschluß über ablaufenden Unterricht zu erhalten, besteht darin, Lehrer- und Schüleräußerungen quantitativ und qualitativ auszuzählen (Sprechzeitanalyse, Häufigkeit von Lehrer(innen)-/Schüler(innen)wörtern). Diese Sprechakte können auch noch auf einzelne Phasen des Unterrichts bezogen werden (z.B. Motivationsphase, Problemlösephase, Reflexionsphase, vgl. Davidson & Jenchen, 1980, S. 98 - 101). Solche Untersuchungen wurden vor allem von Tausch und Tausch (1979) vorgenommen.

Eine *Sprechzeitanalyse* nach einem vereinfachten System wird auch von Baumann (1974) vorgeschlagen. Die Kategorien sind dabei:

- Z_1 Ruhe, niemand spricht,
- Z_2 Lehrer spricht, Schüler schweigen,
- Z_3 mindestens ein Schüler spricht.

4.4.1.1 Häufigkeit von Lehrer- und Schüleräußerungen

Nach einer älteren Studie von Clauss (1954) sprechen Lehrer pro Stunde im Durchschnitt 2100 Wörter, alle Schüler in der Klasse zusammen pro Stunde 530 Wörter, d.h. auf den Lehrer fallen 80% aller sprachlichen Interaktionen, auf alle Schüler zusammen 20% (24 Unterrichtsstunden, 21 in Chemie, 2 Rechnen, 1 Deutsch). Dieses Ergebnis konnte auch später repliziert werden. Tausch (1962) fand bei seinen Lehrern pro Stunde 3120 Wörter, bei allen Schülern zusammen immerhin 2180 Wörter. Damit redet der Lehrer 40 bis 50 mal mehr als ein einzelner Schüler (10 Unterrichtsstunden von 10 Lehrern bei 9- bis 10jährigen Volksschülern).

Neben dieser hohen Lehrerdominanz des Unterrichts im allgemeinen konnten durch solche Beobachtungsstudien noch weitere interessante Einzelheiten aufgeklärt werden:

- Die interindividuellen Unterschiede zwischen Lehrern sind gravierend. Trotz des gleichen Unterrichtsgegenstandes äußerte ein Lehrer in der Stunde nur 1008 Wörter, der gesprächsfreudigste hingegen 5464 Wörter.

- Der einzelne Lehrer ist in seinem Sprachverhalten konsistent, d.h. sein Sprachverhalten bleibt trotz unterschiedlicher Unterrichtsgegenstände relativ ähnlich.
- Eine hohe Redehäufigkeit des Lehrers hängt mit einer Bevorzugung des Frontalunterrichts zusammen. Tausch (1962) fand bei 80 Unterrichtsbeobachtungen nur Frontalunterricht realisiert, Wieczerkowski (1965) fand bei 70 Beobachtungen nur eine Stunde mit Gruppenunterricht. Auch nach den Ergebnissen von Lukesch und Kischkel (1987) dominieren im Gymnasialunterricht lehrerzentrierte Unterrichtsformen.
- Je einseitiger die Relation von Lehrer- zu Schüleräußerungen ist, desto dirigierender ist das Lehrerverhalten. Nach Tausch (1962) korreliert die Wortanzahl des Lehrers mit seiner Frageanzahl mit $r = .70$, d.h. es ist hier kein dialogisches Verhältnis zum Schüler vorhanden, sondern ein monologisches.
- Das Sprachverhalten von Lehrern steht auch mit Vorgängen auf Schülerseite in Zusammenhang: Je größer die Wortanzahl bei Lehrern, desto geringer ist sie bei Schülern ($r = -.75$), desto mehr Einwortsätze werden von den Schülern gesprochen ($r = .83$), desto häufiger kommen unvollständige Sätze bei den Schülern vor ($r = .92$) und schließlich werden auch Denkvorgänge bei den Schülern behindert (vgl. hingegen die Problemlöseförderung durch „lautes Denken" nach Merz, 1969).

Diese objektiv ermittelten Daten sind mit Selbsteinschätzungen des Sprechanteils von Lehrern in Beziehung zu setzen. Nach Wieczerkowski (1965) unterschätzen Lehrer sehr stark den von ihnen in Anspruch genommenen Zeitanteil, vermutlich weil sie die starke sprachliche Dominanz als Merkmal einer starken Lenkung im Unterricht mißbilligen. Damit kann aber im Vergleich zu den Ergebnissen aus den Beobachtungsverfahren festgehalten werden, daß Lehrer nicht in der Lage sind, die von ihnen gepflogene Kommunikation im Unterricht auch nur annähernd korrekt wiederzugeben.

4.4.1.2 Häufigkeit von Befehlen und Aufforderungen im Unterricht

Je nach Schulklasse schwankt die durchschnittliche Häufigkeit von Befehlen pro 40 Minuten-Stunde zwischen 28 und 57. Dabei ist eine große Variabilität zwischen den Lehrern festzustellen (Range zwischen 5 und 108 Befehlen/Stunde). Intraindividuelle Konstanz ist tendenziell vorhanden (Re-Test-Korrelation .43).

Nach Tausch et al. (1969) sind keine Zusammenhänge mit Alter, Geschlecht, akademischem Grad, Unterrichtsfach und Alter der Schüler vorhanden. Es sind demnach eher persönlichkeitsspezifische Eigentümlichkeiten, die hier zum Ausdruck kommen.

Wieczerkowski (1965) fand zusätzlich eine Unabhängigkeit befehlenden Verhaltens von der Anzahl der Schüler in der Klasse.

4.4.1.3 Lehrerfragen

Die Lehrerfrage ist ein beliebtes Mittel zur Unterrichtssteuerung. Nach Tausch schwankt die Zahl der Lehrerfragen zwischen 41 und 88 pro Stunde, dabei werden 71% der Fragen an die ganze Klasse und 29% an einzelne Schüler gerichtet (Tausch, 1960). Schülerfragen tauchen im Schnitt zwischen 1,1 und 2,2 pro Stunde auf. Die Unterschiede zwischen den Lehrern sind beträchtlich (39 bis 172 Fragen pro Stunde), intraindividuelle Stabilität ist nachweisbar (.45). Keine Zusammenhänge fanden sich mit Anzahl der Schüler in der Klasse, dem Alter der Lehrer oder der Schüler, Fach, Geschlecht und akademischer Qualifikation der Lehrer.

Je häufiger Lehrer Fragen stellen, desto seltener fragen Schüler (r zwischen -.23 bis -.75). Lehrerfragen erhöhen die Spannung und können die Motivation vermindern, da ja alle Schüler eine Antwort vorbereiten müssen, aber nur einer antworten kann. Besonders bei leistungsschwachen Schülern erhöht sich Angst und die Klassenatmosphäre wird gespannt.

Häufige Lehrerfragen tragen auch zu mangelnder Echtheit des Lehrers bei: Da Lehrer die Antworten zumeist wissen, besteht ein Gegensatz zur echten Lehrerfrage, bei der die Suche nach gemeinsamer Problemlösung steht.

Die hohe Bestimmtheit des Sprachverhaltens durch die Lehrerpersönlichkeit wird auch durch Analysen von Baumann (1974) bestätigt: „Der Bestimmungsfaktor 'Lehrer' ist stärker als der Bestimmungsfaktor 'Fach'" (a.a.O., S. 125). Diese Ergebnisse stehen damit in Widerspruch zu den in Lehrerkreisen zu findenden Argumenten, wonach die Struktur der Sprachkommunikation sehr stark von der Klasse bzw. dem unterrichteten Schulfach bestimmt werde.

4.4.2 Interaktions-Prozeß-Analyse (*IPA*)

4.4.2.1 Hintergrund

Mit der *IPA* sollte ein vielseitig einsetzbares Forschungs- und Feedback-System vorgelegt werden, das in unterschiedlichsten Kontexten eingesetzt werden kann. Mit ihr kann allgemein das emotionale und soziale Verhalten von Individuen in Kleingruppen untersucht werden. Hingegen ist mit der *IPA* nicht der Anspruch verbunden, den eigentlichen Inhalt einer Interaktion wiederzugeben (dies wäre Aufgabe einer Inhaltsanalyse); es geht darum, die Art der Interaktion zu beschreiben. Die *IPA* beschränkt sich nicht auf das gesprochene Wort, sondern die Kategorien sollen aufgrund aller faßbarer Verhaltensweisen eingeschätzt werden.

Unter funktionalistischer Perspektive wird dabei vorausgesetzt, daß ein soziales System (eine soziale Gruppe) zwei Anpassungsleistungen vollbringen muß:
(1) Anpassung an die äußere Situation, u. zw. im Sinne einer Aufgabenbewältigung. Diese Funktionalisierung hat z.B. Aufgabenteilung, Autorität und Statusunterschiede zur Folge.
(2) Integration bzw. Reintegration nach innen. Die erstere Funktionalisierung gefährdet andererseits den inneren Zusammenhalt des Systems, so daß auch Integrationsleistungen vollbracht werden müssen, die auf Solidarität und Gleichheit der Gruppenmitglieder ausgerichtet sind.

Beide Aufgaben behindern einander in gewisser Weise. Jedes soziale System muß aber ein „Equilibrium" herstellen i.S. einer optimalen Anpassung an die äußeren wie auch inneren Gegebenheiten. Der Interaktionsprozeß ist als Folge von Kreisprozessen zu verstehen, wobei mit einer anfänglichen „Gleichgewichtsstörung" begonnen und mit Versuchen, diese Störung aufzuheben, weitergemacht wird. Die Herstellung des Gleichgewichts gelingt nie vollständig, so daß jeder Versuch, Gleichgewicht herzustellen, bereits die nächste Störung in sich enthält.

4.4.2.2 Vorgehen

Bei einem Gruppenprozeß sind folgende sechs Probleme zu bewältigen, für die jeweils zwei gegensätzliche Verhaltenskategorien zur Verfügung stehen (vgl. Tab. 4.2), u.zw. a) Orientierung (6, 7), b) Bewertung (5, 8), c) Kontrolle (4,9), d) Entscheidung (3,10), e) Spannungsbewältigung (2,11), f) Integration (1,12).

Um das beobachtete Verhalten zuordnen zu können, müssen Beobachtungseinheiten festgelegt werden. Solche sollten jeweils eine „Bedeutungseinheit" umfassen bzw. durch einen „Bedeutungswechsel" abgelöst werden. Neben der Kodierung der Beobachtungskategorie soll zugleich die sprechende und die angesprochene Person/Gruppe festgehalten werden. Auch nonverbale Aspekte (Mimik, Gestik, Tonfall) sollen erfaßt werden.

Beobachtungseinheit ist also ein Verhaltensakt (event-sampling). Der Beobachter muß fortwährend jeden sprachlichen oder nicht-sprachlichen Verhaltensakt in eine der 12 Kategorien einordnen. Als Hilfen stehen Beobachtungsbögen zur Verfügung, außerdem muß eine Sender-Empfänger-Notierung erfolgen. Die Anwendung des Verfahrens setzt eine intensive Beobachterschulung voraus.

Tabelle 4.2: Kategorien der Interaktionsprozeßanalyse (*IPA*) nach Bales (1950)

Bereiche	**Kategorien**
Sozialemotionaler Bereich - positive Reaktionen	1. Zeigt Solidarität, bestärkt die anderen, hilft, belohnt 2. Entspannt Atmosphäre, scherzt, lacht, zeigt Befriedigung 3. Stimmt zu, nimmt passiv hin, versteht, stimmt überein, gibt nach
Aufgabenbereich - Versuche der Beantwortung	4. Macht Vorschläge, gibt Anleitung, wobei Autonomie des anderen impliziert ist 5. Äußert Meinung, bewertet, analysiert, drückt Gefühle oder Wünsche aus 6. Orientiert, informiert, wiederholt, klärt, bestätigt
Aufgabenbereich - Fragen	7. Erfragt Orientierung, Information, Wiederholung, Bestätigung 8. Fragt nach Meinungen, Stellungnahmen, Bewertung, Analyse, Ausdruck von Gefühlen 9. Erbittet Vorschläge, Anleitung, mögliche Wege des Vorgehens
Sozialemotionaler Bereich - negative Reaktionen	10. Stimmt nicht zu, zeigt passive Ablehnung, Förmlichkeit, gibt keine Hilfe 11. Zeigt Spannung, bittet um Hilfe, zieht sich zurück 12. Zeigt Antagonismus, setzt andere herab, verteidigt oder behauptet sich

4.4.2.3 Auswertung

(1) Profilanalyse für jeden Teilnehmer (Interaktionsprofile pro Person): Verteilung der Äußerungen einer Person über die zwölf Kategorien hinweg.
(2) Sequenzanalyse: Untersuchung, welche Kategorie auf welche folgt.

Tabelle 4.3: Wer-zu-wem-Matrix von 18 Sitzungen mit Gruppen zu sechs Personen über alle Arten von Aktivitäten hinweg (Bales, 1965, S. 458, zit. n. Trolldenier, 1985, S. 32)

Rangordnung der Person, die einen Verhaltensakt beginnt	Sprechakte zu den anderen Gruppenmitgliedern						Gesamt		
	1	2	3	4	5	6	zu anderen	zur ganzen Gruppe	der initiierten Sprechakte
1		1238	961	545	445	317	3506	5661	9167
2	1748		443	310	175	102	2778	1211	3989
3	1371	415		305	125	69	2285	742	3027
4	952	310	282		83	49	1676	676	2352
5	662	224	144	83		28	1141	443	1584
6	470	126	114	65	44		819	373	1192
Gesamt erhalten	5203	2313	1944	1308	872	565	12205	9106	21311

(3) Wer-mit-wem-Matrix (Interaktions-Matrix, vgl. Tab. 4.3): Häufigkeit der Handlungen pro Mitglied mit anderen und Art der Kategorie. D.h. es muß festgehalten werden, wer zu wem „spricht" (z.B. Personen durchnummerieren, 2 - 1 oder 2 - 0, wenn zu allen gesprochen wird).
(4) Phasenuntersuchung: Bei Festlegung von Zeitabschnitten, können Änderungen im Gruppengeschehen objektiviert werden.

Tabelle 4.4: Gesamt-Matrix, angeordnet nach Kategorien und Interaktionsrichtungen (Bales, 1950, S. 160, zit. n. Trolldenier, 1985, S. 33). I bezeichnet den Interaktionsursprung (von „initiated"), R das Interaktionsziel (von „received")

Bereich	Kategorie	Person 1 I	1 R	2 I	2 R	3 I	3 R	4 I	4 R	5 I	5 R	Gesamt I	Gesamt R
A	1	3	-	-	-	1	-	-	-	-	2	4	2
A	2	9	13	10	2	7	4	-	-	-	-	26	19
A	3	35	44	35	14	19	28	2	4	14	7	105	97
B	4	33	17	8	6	30	13	1	-	4	3	76	39
B	5	86	37	25	11	45	41	10	1	17	8	183	98
B	6	43	29	16	3	17	15	5	3	10	5	91	55
C	7	38	7	3	5	9	15	1	5	2	5	53	37
C	8	9	7	1	2	9	5	1	-	1	-	21	14
C	9	8	2	2	-	2	3	-	-	-	-	12	5
D	10	15	8	9	2	3	15	9	5	4	6	40	36
D	11	16	1	3	-	4	-	4	-	2	-	29	1
D	12	4	1	1	1	3	2	-	-	-	1	8	5
Total		299	166	113	46	149	141	33	18	54	37	648	408

4.4.2.4 Ergebnisse

Bei Anwendung der *IPA* auf verschiedenste Gruppen (Seminardiskussionen, Familien, Paare, Spielgruppen, formelle Gruppen) sollen verschiedene Regularitäten auftreten.

(1) Prozeßphasen: Orientierungsprobleme bestehen in der Anfangsphase, Bewertungsprobleme sind in der mittleren Phase dominant, Kontrollversuche nehmen von Anfangs- bis Endphase zu, ebenso steigt die relative Häufigkeit positiver wie negativer Reaktionen von der ersten bis zur dritten Phase an.

(2) Verteilung auf Gruppenmitglieder/Rollendifferenzierungen: Es besteht eine gleiche Reihung der Gruppenmitglieder in bezug auf die an sie gerichteten Äußerungen und in bezug auf die von ihnen initiierten Äußerungen.

In der Rangreihe niedriger stehende Mitglieder richten mehr Äußerungen an höher gestellte Mitglieder als sie von diesen erhalten.

Sozial hoch stehende Gruppenmitglieder richten ihre Äußerungen eher an die ganze Gruppe als an einzelne Personen, niedrig Beteiligte sprechen eher zu einzelnen Personen, u.zw. eher zu Hochbeteiligten. Die Tendenz zur Zentralisierung der Kommunikation nimmt mit der Gruppengröße zu.

Bei Verwendung anderer Kriterien (Ideenproduktion, Diskussionsführung, Beliebtheit) zeigt sich eine Parallelität zwischen Äußerungshäufigkeit und diesen Kriterien. Auffallend ist, daß jedoch das aktivste Mitglied meist nicht den höchsten Führungs-, Beliebtheits- etc. -wert erreichte. Diese Ergebnisse legen die These von Führungsdualen nahe, d.h. es kommt zu einer Differenzierung zwischen einem „Aufgabenspezialisten" und einem „sozioemotionalen Führer".

(3) Handlungsmuster: Die einzelnen Kategorien kommen wie in Tabelle 4.5 gezeigt vor. Dabei überwiegt der sozio-emotional positive Bereich den negativen. Die meisten Handlungen fallen in den Bereich „versuchte Antworten". Fragen kommen am seltensten vor.

Ist diese Verteilung nicht gegeben, besteht die Tendenz zum Gruppenzerfall, denn es wäre nicht einzusehen, warum eine Gruppe weiterbestehen soll, wenn mehr Fragen als Antworten und mehr negative als positive Äußerungen vorhanden sind.

Tabelle 4.5: Verteilung von Äußerungen in verschiedenen Untersuchungen (Angaben in %, spaltenweise)

	Bales (1950, S. 262)	Bales & Hare (1965, S. 242)
Sozialemotionaler Bereich: positive Reaktionen		
(1) Zeigt Solidarität	1,0	2,3
(2) Entspannt Atmosphäre	7,3	6,2
(3) Stimmt zu	12,2	9,5
Aufgabenbereich: Versuche der Beantwortung		
(4) Macht Vorschläge	5,2	3,7
(5) Äußert Meinung	30,0	22,8
(6) Orientiert	21,2	29,0
Aufgabenbereich: Fragen		
(7) Erfragt Orientierung	5,4	5,1
(8) Fragt nach Meinung	3,5	2,2
(9) Erbittet Vorschläge	0,8	0,4
Sozialemotionaler Bereich: negative Reaktionen		
(10) Stimmt nicht zu	6,6	4,4
(11) Zeigt Spannung	4,4	2,2
(12) Zeigt Antagonismus	2,4	1,6

Auch der Phasenverlauf bestätigt sich bei „erfolgreichen" Gruppen, d.h. solchen, die sich auf Lösungsvorschläge einigen können (untersucht anhand von Vermittlungsgesprächen zwischen Unternehmer- und Arbeitervertretern, vgl. auch Tab. 4.6). Bei länger bestehenden Gruppen steigt die Anzahl der emotionalen Reaktionen.

Tabelle 4.6: Verteilung von Äußerungen in verschiedenen Untersuchungen (Svensson, 1974, zit. n. Trolldenier, 1985, S. 99)

	Trainings-gruppen	Die 12 Ge-schworenen	Internationaler Frühschoppen
Sozialemotionaler Bereich: positive Reaktionen			
(1) Zeigt Solidarität	1.73	3.07	1.46
(2) Dramatisiert	21.61	27.77	13.61
(3) Stimmt zu	4.26	2.60	3.57
Aufgabenbereich: Versuche der Beantwortung			
(4) Macht Vorschläge	7.07	3.61	4.52
(5) Äußert Meinung	28.49	13.11	41.18
(6) Gibt Information	9.53	10.57	17.19
Aufgabenbereich: Fragen			
(7) Erfragt Information	2.13	1.89	1.35
(8) Fragt nach Meinung	4.81	5.74	9.23
(9) Erbittet Vorschläge	1.03	0.20	0.16
Sozialemotionaler Bereich: negative Reaktionen			
(10) Stimmt nicht zu	3.15	1.39	0.94
(11) Zeigt Spannung	13.58	11.55	4.99
(12) Wirkt unfreundlich	1.75	18.48	1.70

(4) IPA und soziometrischer Status: Von Belschner und Hoffmann (1972) wurden Zusammenhänge zwischen den *IPA* Kategorien über Lehrerverhalten und dem soziometrischen Status von Schülern berechnet (vgl. Tab. 4.7).

Tabelle 4.7: Korrelationen zwischen dem soziometrischen Status von Schülern und dem Lehrerverhalten gegenüber einzelnen Schülern (Belschner & Hoffmann, 1972, S. 282)

Soziometrische Befragung	Anerkennen	Lehrerverhalten Beantworten	Fragen	Ablehnen
Klasse 1				
Beliebtheit	.07	.04	.15	-.57**
Schönheit	.27	.09	.26	-.43*
Tüchtigkeit	.18	.43*	.30	-.31
Aggressivität	-.79**	-.31	-.25	.06
Klasse 2				
Beliebtheit	.49**	.08	.24	-.03
Schönheit	.25	.06	.26	-.03
Tüchtigkeit	.73**	.02	.50**	-.05
Aggressivität	-.21	-.01	-.08	.04

In der Studie fallen individuelle Unterschiede zwischen beiden Lehrern auf: Der erste reagiert besonders sensibel auf aggressive Schüler (Verweigerung von Anerkennung, wenig Fragenbeantwortung und Fragen) und er macht Ablehnungen deutlich von Beliebtheit und Schönheit seiner Schüler abhängig. Der zweite Lehrer reagiert besonders auf den Leistungsstatus seiner Schüler, tüchtigen Schülern läßt er besonders viele Anerkennungen zukommen, auch bei seinen Fragen spricht er sie häufiger ein.

Bei dem schulischen Einsatz der *IPA* sind weitere Fragen zur Interpretation der Ergebnisse aus der *IPA* zu stellen, die nicht mit diesen Daten identisch sind (Davidson & Jenchen, 1980, S. 10), z.B.

- Warum zeigen einzelne Schüler keine Solidarität?
- Weshalb kommt es in der Gruppe zu keiner entspannten Atmosphäre?
- Warum kann sich keine qualifizierte Arbeitshaltung entwickeln?
- Weshalb ziehen sich einzelne Schüler zurück?
- Wodurch entwickelt sich gruppensprengender Antagonismus?

4.4.3 Varianten der Interaktions-Prozeß-Analyse

4.4.3.1 Unterrichtsbeobachtung mit IPA nach Trolldenier (1985)

Die Kategorien der *IPA* wurden aus Gründen besserer Handhabbarkeit leicht modifiziert (vgl. Tab. 4.8).

Die Interaktionsrichtung wurde auf folgende neun Möglichkeiten vereinfacht:

L-S: Lehrer mit einzelnem Schüler.
L-O: Lehrer mit mehreren Schülern.
S-L: Schüler mit Lehrer.
O-L: Mehrere Schüler mit Lehrer.
S-O: Schüler mit mehreren anderen.
S-S: Ein Schüler mit einem anderen.
O-O: Alle Schüler miteinander.
O-S: Mehrere Schüler mit einem.
X: Interaktionen mit einem Dazugekommenen oder von diesem ausgelöst.

Unter dem Gesichtspunkt der Ökonomie kann die *IPA* noch weiter vergröbert werden. Dabei wird eine Reduktion auf vier Kategorien vorgeschlagen:

A. Sozialemotionaler Bereich: Positive Aktionen.
B. Aufgabenbereich: Versuche der Beantwortung.
C. Aufgabenbereich: Fragen.
D. Sozialemotionaler Bereich: Negative Aktionen.

Die Interaktionsrichtung kann nur nach dem Initiator kodiert werden:

Lr: lehrerinitiierte Interaktionen,
Sr: schülerinitiierte Interaktionen.

Tabelle 4.8: Modifikation der *IPA*-Kategorien nach Trolldenier (1985, S. 180f)

Kategorien	Erläuterung
Sozialemotionaler Bereich: positive Reaktionen	
(1) zeigt Solidarität	
(2) dramatisiert	
(3) stimmt zu	beim Lehrer, wenn durch Tonfall Bekräftigung oder Zustimmung zu erkennen ist. Bei einfacher Whlg. ⇒ Kat. 6.
Aufgabenbereich: Versuche der Beantwortung	
(4) macht Vorschläge	Organisatorische Maßnahmen, Impulse, Denkanstöße, Hinzeigen auf Schüler als Aufruf. Bei Frageform Kat. 7 - 9.
(5) äußert Meinung	Wenn „Glauben", „Meinen" direkt zum Ausdruck gebracht werden.
(6) gibt Information	Tafelanschrift, Bild vorzeigen etc. beim L., beim S. Sich Melden.
Aufgabenbereich: Fragen	
(7) erfragt Information	L. keine rhetorischen Fragen
(8) fragt nach Meinung	
(9) erbittet Vorschläge	
Sozialemotionaler Bereich: negative Reaktionen	
(10) stimmt nicht zu	Verbesserung als Kritik; nicht auf den anderen eingehen.
(11) zeigt Spannung	Ungeduld, Drängen; besonders wenn Resignation beim S.
(12) wirkt unfreundlich	Nicht Aussprechen lassen; Unterbrechen; L. will unbedingt bestimmtes Wort hören. Nur Formen aggressiver Lenkung, sonst 4.

Damit lassen die sich Interaktionsmatrizen auf die in Tabelle 4.9 gezeigte Form reduzieren.

Tabelle 4.9: Beispiel einer Interaktionsanalyse nach Trolldenier (1985) aus zwei Schulklassen (K 1.1 und K 3.1)

Kategorie	Interaktionsrichtung					
	K 1.1			K 3.1		
	Lr	Sr	Summe	Lr	Sr	Summe
A	26	52	78	372	21	58
B	44	126	170	233	155	388
C	27	31	58	57	5	62
D	13	64	77	24	22	46
Summe	110	273	383	351	203	554

Tabelle 4.10: Vergleich, (a) Neigungskurs (Zusammenfassung) - (b) Unterricht (Zusammenfassung) (Trolldenier, 1985, S. 266)

(a) Neigungskurs, Gesamtmatrix aus drei Einzelmatrizen (2.1. - 2.3.) differenziert nach Interaktionsrichtungen

Kat.	1	2	3	4	5	6	7	8	9	10	11	12	Su	Su.%
Interaktionsrichtung														
L-S	10	6	56	69	29	95	54	13		38	30	12	412	23.4
L-O	1	1	4	14	8	20	16	2	1	3	4	1	75	4.3
S-L		14	29	6	19	110	83	18	13	33	33	15	373	21.2
O-L	1		3	1	1	1						1	8	0.5
S-O	2	60	1	4	32	90	26	1		2	43	13	274	15.5
S-S	25	50	41	18	27	141	61	12	2	55	48	115	595	33.7
O-O		19				1							20	1.2
O-S														
-X-	2			1			3	6						0.3

Zusammenfassung nach Interaktionsrichtung

	1	2	3	4	5	6	7	8	9	10	11	12	Su	Su.%
L-S, O S, O-L,	11	7	60	83	37	115	70	15	1	41	34	13	487	27.6
S, O	28	143	74	29	79	343	170	31	15	90	124	144	1270	72.0
-X-		2				1						3	6	0.3
Su.	39	152	134	112	116	459	240	46	16	131	158	160	1763	
Su. %	2.2	8.6	7.6	6.4	6.7	26.0	13.6	2.6	1.0	7.4	9.0	9.1		100

(b) Unterricht, Grundschule, Gesamtmatrix aus drei Einzelmatrizen (3.1. - 3.3)

Kat.	1	2	3	4	5	6	7	8	9	10	11	12	Su	Su.%
Interaktionsrichtung														
L-S	45	3	84	266	12	64	77	14	1	27	24	21	638	35.5
L-O	15	2	14	164	34	111	60	10	6	7	38	3	464	25.8
S-L	1	8	11		9	270	12	1	4	11	5	5	337	18.7
O-L	1	1	28	1	4	120	1	2		5	36	2	201	11.2
S-O		1	1		4	6					2	1	15	0.8
S-S	4		12	21	1	25	6			10	14	5	98	5.5
O-O		1		1	3	11						1	17	1.0
O-S					1	1				2	2	4	10	0.6
-X-	1	1		1		11				1	3	1	19	1.1
Zusammenfassung nach Interaktionsrichtungen														
L-S, O S, O-L,	60	5	98	430	46	175	137	24	7	34	62	24	1102	61.3
S, O	6	11	52	24	21	433	19	3	4	28	59	18	678	37.7
-X-	1	1		1		11				1	3	1	19	1.1
Su.	67	17	150	455	67	619	156	27	11	63	124	43	1799	
Su. %	3.8	0.9	8.3	25.3	3.7	34.4	8.7	1.5	0.6	3.5	6.9	2.4		100

Mit dem System von Trolldenier (1985) ist eine Signierung nach einer Trainingsphase der Beobachter sowohl in Life-Situationen wie auch mit Video-Aufzeichnungen möglich.

Sowohl Lehrer wie auch Schüler sind in dem System gut repräsentiert. Die Kategorien sind für beide Beteiligten gleich definiert. Bei größeren Gruppen wird aber die individuenbezogene Registrierung schwierig.

Das Verfahren ist für verschiedenste Anlässe anwendbar, besitzt allerdings dafür den Nachteil, nicht spezifisch zu sein (z.B. für eine didaktische Feinanalyse).

Zur Einarbeitung ist mit ca. 10 Doppelstunden zu rechnen, für Life-Signierungen ist noch ein höherer Trainingsanteil anzusetzen. Für die Matrixauswertung und ihre Interpretation sind keine aufwendigen Voraussetzungen notwendig, das Verfahren bleibt aber zeitaufwendig.

4.4.3.2 Interaction-Process-Scores (IPS) nach Borgatta (1962)

Eine weitere Modifikation der *IPA* wurde von Borgatta (1962) vorgelegt. Dieser kritisierte am System von Bales vor allem, daß innerhalb einer Kategorie Verhaltensakte mit recht unterschiedlichem Stellenwert zusammengefaßt werden. Z.B. werden in der Kategorie 1 (zeigt Solidarität) folgende Äußerungen gleich gewichtet: „Hallo, wie geht's" und „Wissen Sie, was Sie eben sagten, trifft den Nagel wirklich auf den Kopf!".

Es wird also nicht berücksichtigt, ob es sich um einen eher „passiv-beiläufigen" Verhaltensakt oder um eine „aktiv-gestaltende" Reaktion handelt. Die *IPS*-Kategorien sollen diese Gleichgewichtung vermeiden (vgl. Tab. 4.11). Im Vergleich zur *IPA* wird die symmetrische Anordnung der Kategorien aufgegeben, außerdem entfallen die Kategorien 7 (erfragt Orientierung) und 9 (erbittet Vorschläge).

Das Verfahren ist allerdings nicht speziell für die Unterrichtsanalyse entwickelt worden.

Tabelle 4.11: Erweiterung des *IPA*-Systems von Bales zum *IPS*-System durch Borgatta (Manz, 1974, S. 54)

IPA-Kategorien (Bales, 1950)	IPS-Kategorien (Borgatta, 1962)
1. *Zeigt Solidarität*, bestärkt den anderen, hilft, belohnt	1. *Anerkennungsfloskeln* u. -akte (passiv, nicht besonders akzentuiert) 2. *Zeigt Solidarität*, besondere Anerkennung, Bemerkungen und Verhaltensakte, die den Status des anderen erhöhen
2. *Entspannt Atmosphäre*, scherzt, lacht, zeigt Befriedigung	3. *Zeigt Entspannung*, lacht (kein nervöses, hämisches Lachen)
3. *Stimmt zu*, nimmt passiv hin, versteht, stimmt überein, gibt nach	4. *Versteht*, zeigt passive Billigung 5. *Willigt ein*, unterstützt, stimmt zu
4. *Macht Vorschläge*, gibt Anleitung, wobei Autonomie des anderen impliziert ist	6. *Macht Verfahrensvorschläge* (zweckmäßige Organisation, Aufgabenteilung, Delegation von Verantwortung) 7. *Macht Lösungsvorschläge* (Vorschläge, die das der Gruppe gestellte Problem unmittelbar betreffen)

5. *Äußert Meinung*, bewertet, analysiert, drückt Gefühle oder Wünsche aus	8. *Äußert Meinungen*, Wertungen, Analysen; bringt Gefühle oder Wünsche zum Ausdruck
	9. *Auf den Sprecher rückbezogene Meinungen*, Gefühle, Wünsche (falls nicht Ausdruck von Angst)
	10. *Meinungen mit Bezug zur gruppenexternen Situation* (nach außen gerichtete, umgelenkte Aggression, Urteile über abwesende Personen, abwesende Vorgesetzte, übergeordnete Instanzen)
6. *Orientiert*, informiert, wiederholt, klärt, bestätigt	11. *Gibt Aufklärung*, informiert, gibt Mitteilungen weiter
	12. *Zentriert Aufmerksamkeit*, wiederholt, klärt (alle Aussagen mit der Intention, auf ein Problem, eine Situation besonders aufmerksam zu machen)
7. *Erfragt Orientierung*, Information, Wiederholung, Bestätigung	entfällt
8. *Fragt nach Meinungen*, Stellungnahmen, Bewertungen, Analysen, Ausdruck von Gefühlen	13. *Bittet um Meinungen*, Bewertungen, Analysen (nur direkte Fragen)
9. *Erbittet Vorschläge*, Anleitungen, mögliche Wege des Vorgehens	entfällt

10. *Stimmt nicht zu*, zeigt passive Ablehnung, Förmlichkeit, gibt keine Hilfe	14. *Lehnt ab*, hält Gegenposition aufrecht (keine feindseligen, negativistischen Äußerungen oder herabsetzende Kritik)
11. *Zeigt Spannung*, bittet um Hilfe, zieht sich zurück	15. *Zeigt Spannung*, bittet um Hilfe, indem er persönliche Unzulänglichkeit erkennen läßt (hier besonders auch nicht-verbale Anzeichen von Spannung: nervöses Lachen, aus der Rolle fallen)
	16. *Gespannte Gruppenatmosphäre* (plötzliches Verstummen aller, Schweigepausen, betrifft nur die Gruppe als Ganzes)
12. *Zeigt Antagonismus*, setzt andere herab, verteidigt oder behauptet sich	17. *Zeigt Widerspruch*, Feindseligkeit, pocht auf sein Recht besonders Reaktion mit der Intention, den Status anderer herabzusetzen)
	18. *Ich-Verteidigung*, Widerspruch zur Behauptung des eigenen Status, ohne den anderen herabzusetzen, Suche nach Selbstbestätigung)

4.4.3.3 Kommunikationsmusteranalyse nach Lewis et al. (1961)

Lewis et al. (1961, zit. nach Manz, 1974) variierten ebenfalls das Balesche System. Mit Hilfe von 14 Kategorien soll das Interaktionsverhalten fortlaufend notiert werden (vgl. Tab. 4.12). Alle 10 Sekunden wird eine Signierung vorgenommen.

Tabelle 4.12: Kategoriensystem für die Kommunikationsmusteranalyse bei Lehrer-Schüler-Interaktionen nach Lewis et al. (1961, zit.n. Manz, 1974, S. 57)

1. *Bittet um Information:* Verhaltensakte mit der Absicht, Antworten hervorzurufen, deren Richtigkeit prinzipiell (nach objektiven Kriterien, unter Rückgriff auf allgemein anerkannte Norm oder durch Verweis auf eine Autorität) beurteilt werden kann.
2. *Sucht oder akzeptiert Anweisungen:* Verhaltensakte, die die Bereitschaft erkennen lassen, Vorschläge oder Hinweise anzunehmen. Falls solche bereits gegeben wurden: Verhaltensweisen, die die Bereitschaft zur Annahme der gegebenen Anweisungen erkennen lassen.
3. *Bittet um Meinungen oder Analysen:* Verhaltensakte mit der Absicht, problemorientierte (gefühlsmäßig bewertende oder rational-interpretierende) Anworten hervorzurufen.
4. *Hört zu:* Fünf oder mehr Sekunden in einem 10 sec-Intervall, in denen eine Person einer anderen zuhört oder sich ihr zuwendet.
5. *Gibt Information:* Verhaltensakte mit der Absicht, Fakten zu übermitteln, zu bestätigen oder in Frage zu stellen, deren Richtigkeit prinzipiell (nach objektiven Kriterien, unter Rückgriff auf allgemein anerkannte Normen oder durch Verweis auf eine Autorität) beurteilt werden kann.
6. *Macht Vorschläge:* Verhaltensakte mit der Absicht, das Verhalten anderer Personen so zu beeinflussen, daß die freie Entscheidung dieser Personen nicht in Frage gestellt wird. Dazu müssen entweder mehrere Alternativen zur Auswahl gestellt werden oder die Zurückweisung eines Vorschlags muß ausdrücklich erlaubt sein.
7. *Gibt Anweisungen:* Verhaltensakte mit der Absicht, das Verhalten anderer Personen zu beeinflussen, und zwar derart, daß entweder die Bereitschaft, der Anweisung zu folgen, vorausgesetzt wird oder aber die Nichtbefolgung irgendeine Form der Strafe nach sich ziehen wird.
8. *Äußert Meinung:* Verhaltensakte mit der Absicht, ein zur Diskussion gestelltes Thema zu gliedern, abzugrenzen oder zu interpretieren, wobei die Kriterien subjektiv, nur auf den Meinungsäußernden bezogen sind und nicht explizit gemacht werden.
9. *Analysiert:* Verhaltensakte mit der Absicht, ein zur Diskussion gestelltes Thema zu gliedern, abzugrenzen oder zu interpretieren, wobei auf Kriterien zurückgegriffen wird, die explizit gemacht werden oder in ein gemeinsames Bezugssystem eingebettet sind.

> 10. *Äußert positive Gefühle:* Jede positive Bewertung einer Aktion, Reaktion oder Interaktion im Beobachtungsfeld, gleichgültig, ob auf die eigene Person oder auf andere bezogen.
> 11. *Hemmt Kommunikation:* Verhaltensweisen, die mangelnde Bereitschaft erkennen lassen, sich an einem Kommunikationsprozeß zu beteiligen, gleichgültig, ob diese Verhaltensweise aus innerer Ablehnung, Desinteresse oder innerer Spannung resultiert.
> 12. *Äußert negative Gefühle:* Jede negative Bewertung einer Aktion, Reaktion oder Interaktion im Beobachtungsfeld, gleichgültig, ob auf die eigene Person oder auf andere bezogen.
> 13. *Keine Kommunikation:* Keine erkennbare Reaktion innerhalb eines 10 sec-Intervalls.
> 14. *Oberflächlich-nachlässige Zustimmung oder Ablehnung* (nachträglich eingefügte Kategorie)

4.4.4 Flanders Interaction Categories (*FIAC*)

Das bekannteste Kategoriensystem (ursprünglich abgeleitet von Bales *IPA*) ist das *FIAC* (vgl. Tab. 4.13), das eigens zur Beobachtung im schulischen Raum konzipiert wurde (Hanke et al., 1974).

4.4.4.1 Aufbau

Es wird unterschieden zwischen Initiativen und Antworten, d.h. aktiven und passiven Handlungsweisen. Die Kategorien sind außerdem entweder auf den Lehrer oder die Schüler bezogen. Von den 10 Kategorien sind sieben dem Lehrer zugeordnet (eins bis drei aktiv, fünf bis sieben passiv, vier unbestimmt), zwei für Schüler gedacht (je eine aktiv und die andere passiv), die zehnte Kategorie ist eine Restkategorie.

Mit dem Verfahren wird vorwiegend Verbalverhalten kodiert. Wenn man aber davon ausgeht, daß konotative und denotative Bedeutungen zueinander diskrepant sein können (Watzlawik et al., 1980), so ist klar, daß damit nur ein Teil des Interaktionsgeschehens erfaßbar ist.

Tabelle 4.13: Kategorien der Interaktionsanalyse nach Flanders (1970)

Lehreräußerungen
(1) *Akzeptiert Gefühle*: Akzeptiert und klärt eine Einstellung oder die Gefühlshaltung eines Schülers, ohne zu drohen. Die Gefühle können positiv oder negativ sein. Das Voraussagen von und die Erinnerung an Gefühle sind eingeschlossen.
(2) *Lobt und ermutigt*: Lobt oder ermutigt die Handlungsweise oder das Verhalten eines Schülers. Scherze, die die Spannung vermindern, jedoch nicht auf Kosten eines anderen gehen; Kopfnicken oder Äußerungen wie „Hm?" oder „weiter" sind eingeschlossen.
(3) *Akzeptiert oder verwendet Gedanken der Schüler*: Klärt, baut auf oder entwickelt Ideen, die vom Schüler vorgeschlagen werden. Das Weiterführen von Schülerideen durch den Lehrer ist eingeschlossen, wenn der Lehrer jedoch mehr seine eigenen Ideen benützt, wird Kategorie (5) benützt.
(4) *Stellt Fragen*: Es werden Fragen über Inhalt und Ablauf gestellt, die auf Ideen des Lehrers basieren, in der Erwartung, daß ein Schüler darauf antwortet.
(5) *Lehrervortrag*: Referiert Fakten oder äußert Meinungen über Inhalt oder Ablauf; äußert seine eigenen Ideen, gibt seine eigenen Erklärungen oder zitiert eine Autorität.
(6) *Gibt Anweisungen*: Anweisungen, Befehle oder Anordnungen, von denen er erwartet, daß der Schüler sie befolgt.
(7) *Kritisiert oder rechtfertigt die eigene Autorität*: Äußerungen, die beabsichtigen, daß sich das Schülerverhalten von unerwünscht nach erwünscht ändert; jemanden anschreien; Rechtfertigung eigenen Verhaltens; extreme Selbstdarstellung.

Schüleräußerungen
(8) *Schüleräußerungen - Antworten*: Schülerantworten auf den Lehrer. Der Lehrer initiiert den Kontakt oder verlangt Schüleräußerungen oder strukturiert die Situation. Der Freiraum, eigene Ideen auszudrücken ist begrenzt.
(9) *Schüleräußerungen - Initiativen*: Schüler äußern sich aus eigener Initiative; sie initiieren eine neue Thematik; es besteht Freiraum, eigene Meinungen und Denkrichtungen zu entwickeln, etwa wenn tiefgehende Fragen gestellt werden; die vorgegebene Struktur wird überwunden.

Schweigen
(10) *Schweigen oder Durcheinander*: Pausen, kurze Schweigeperioden oder Perioden des Durcheinanders, in denen die Kommunikation durch den Beobachter nicht verstanden werden kann.

Alle drei Sekunden soll eine Verhaltensweise kodiert werden, d.h. die Beobachtungseinheit ist zeitlich definiert und nicht nach abgeschlossenen Verhaltenssequenzen. Zusätzlich sollen sog. „Episoden" festgehalten werden (z.B. Wechsel von einer Unterrichtsform zu einer anderen). Bei der Auswertung wird jede vorhergehende Kategorie mit einer nachfolgenden in eine Matrix eingetragen (vgl. Tab. 4.14), das erste Glied des Paares gibt die Zeile an, das zweite die Spalte.

Tabelle 4.14: Beispiel für eine Matrix zur Eintragung der Flanders-Beobachtungen (Flanders 1970, S. 86, zit. n. Trolldenier, 1985)

		Lehrer							*Schüler*		X	
Kategorie		1	2	3	4	5	6	7	8	9	10	Total
L	1	-	-	-	-	-	-	-	-	-	-	0
e	2	-	-	-	-	-	-	-	-	-	-	0
h	3	-	-	8	2	2	1	-	4	2	-	19
r	4	-	-	-	1	-	1	-	4	5	2	13
e	5	-	-	-	3	4	1	-	-	-	-	8
r	6	-	-	-	-	-	4	-	1	-	2	7
	7	-	-	-	-	-	-	-	-	-	-	0
Schü-	8	-	-	5	3	1	-	-	12	2	-	23
ler	9	-	-	6	2	-	-	-	-	13	1	22
X	10	-	-	-	2	1	-	-	2	-	4	9
Total %		0	0	19	13	8	7	0	23	22	9	101

4.4.4.2 Auswertung

Wie bei der *IPA* werden die Kodierungen in eine Matrix (10 x 10) eingetragen. Es können sodann Zeilen- und Spaltensummen sowie Übergangswahrscheinlichkeiten bestimmt werden. Zur Beschreibung des Interaktionsgeschehens werden die Spaltensummen in Prozente umgewandelt (Gesamtanteil von Lehrer- und Schülerakten am Geschehen).

Fragen bei der Auswertung könnten sein:
- Spricht der Lehrer zuviel?
- Wie reagiert der Lehrer auf Einfälle der Schüler?
- Ist der Lehrer in seinem Verhalten eher „direkt" oder „indirekt"?

4.4.4.3 Kritik

Es ist ein Ungleichgewicht zwischen Lehrer- und Schülerkategorien vorhanden.

Eine individuenspezifische Auswertung ist nicht möglich.

Es existieren keine expliziten theoretischen Annahmen für Kategoriendefinition und -auswahl.

Positiv ist die Rückmeldung über die Struktur des Unterrichts zu sehen und die dadurch gegebene Förderung konstruktiver Verhaltensweisen.

4.4.5 Modifikation der *FIAC* nach Ober (1968) - das reziproke Kategoriensystem

Die Kritik hinsichtlich Unausgewogenheit der Beobachtungskategorien wurde von Ober (1968) zum Anlaß genommen, ein System mit reziproken Kategorien zu entwickeln, d.h. solchen, die sowohl auf Lehrer wie auch auf Schüler zutreffen (vgl. Tab. 4.15).

Auch bei diesem System erfolgt alle 3 Sekunden eine Kodierung. Die Ergebnisse werden in eine 19 x 19-Matrix eingetragen und wie bei der *FIAC* ausgewertet.

Kritisiert wurde an diesem System, daß es keine expliziten theoretischen Annahmen bezüglich Kategoriendefinition und -auswahl enthält. Positiv wird die Rückmeldungsmöglichkeit über die Struktur des Unterrichts und die Förderung konstruktiver Verhaltensweisen gesehen.

Tabelle 4.15: Reziprokes Kategoriensystem nach Ober (1968, zit. n. Hanke et al., 1974)

Lehrerkategorien		Schülerkategorien
1	trägt zur „Erwärmung" der Klassenatmosphäre bei	11
2	akzeptiert	12
3	erweitert die Beiträge eines anderen	13
4	fordert heraus, provoziert	14
5	gibt Antwort	15
6	legt nahe, bringt in Gang	16
7	steuert, ordnet an	17
8	korrigiert	18
9	trägt zur „Abkühlung" der Klassenatmosphäre bei	19
10	Schweigen oder Durcheinander	20

4.4.6 System von Zeltner (1980)

4.4.6.1 Aufbau

Im Rahmen einer Untersuchung über Nebeneffekte der Verhaltensmodifikation in der Schule entwarf Zeltner (1980) ein 19 Kategorien umfassendes System zur Unterrichtsbeobachtung (vgl. Tab. 4.16 und 4.17). Damit sollte überprüft werden, ob die VM tatsächlich im Sinne der Kunst stattgefunden hatte (Kontrolle der Lehrer) und andererseits, ob Schüler auch - wie postuliert - darauf ansprechen (Effizienz der VM).

Angewandt wurde ein Event-Sampling, d.h. es wurden abgeschlossene Verhaltenseinheiten festgehalten, ohne Zerstückelung in Zeitstichproben. Jeweils 5 Minuten werden der Lehrer und dann die Schüler beobachtet. Nach der Hälfte der Schulstunde sind 5 Minuten Pause für die Beobachter eingeplant.

Nach einem Beobachtertraining wurde probehalber ein Unterrichtsfilm signiert. Die Objektivität betrug bei den Lehrerkategorien zwischen 80 und 100%, bei den Schülerkategorien zwischen 85,7% und 100%.

Tabelle 4.16: Kategorien zur Beobachtung des Schülerverhaltens nach Zeltner (1980)

Schülerverhalten	Datum Zeit	Datum Zeit
1. Sch. antwortet L. oder spricht mit L. 2. Sch. kommt den Aufforderungen des L. direkt nach (Sch.-Akt.) 3. Sch. bringt selbständige Beiträge zum U. 4. Sch. arbeitet (für sich, mit einem oder mehreren Mitsch.) 5. Sch. ist beschäftigt (für sich/mit anderen), keine U.-Teil-nahme/stört 6. Sch. äußert Kritik und Unmut 7. Sch. ruft laut in die Klasse 8. Sch. stört allein/mit anderen den U. 9. Sch. ist aggressiv verbal/körperlich geg. Mitsch./L. 10. Restkategorie		

Tabelle 4.17: Kategorien zur Beobachtung des Lehrerverhaltens nach Zeltner (1980)

Lehrerverhalten	Datum Zeit	Datum Zeit
1. Lehrer lobt schwach 2. Lehrer lobt stark 3. Lehrer lobt durch Aktion beim Sch. 4. Lehrer lobt durch Hervorhebung d. Sch. 5. Lehrer reagiert neutral 6. Lehrer ermahnt 7. Lehrer bestraft 8. Lehrer bestraft mit stark aversiven Maßnahmen 9. Restkategorie		

4.4.6.2 Ergebnisse

Mit dem Verfahren wurde überprüft, ob ein verhaltenstheoretisch orientiertes Training im Vergleich zu einer Placebobedingung eine gewünschte Wirkung auf Schülerverhalten besitzt. Ergebnisse waren:
- das Verhalten im Sinne der VM nimmt bei den geschulten Lehrern signifikant zu,
- bestrafendes Verhalten nimmt ab,
- bei den Schülern nimmt aufgabenbezogenes Verhalten zu,
- nicht-zielorientiertes Verhalten nimmt auf Schülerseite ab.

4.4.7 Beobachtungssystem BAVIS

4.4.7.1 Aufbau

Von Humpert und Dann (1988) wurde im Rahmen eines handlungsorientierten Forschungsansatzes ein „Beobachtungssystem zur Analyse von aggressionsbezogenen Interaktionen im Schulunterricht" entwickelt. Auf Schülerseite werden zehn Verhaltensweisen unterschieden, die für aggressive und störende Schülerhandlungen indikativ sein sollen. Auf Lehrerseite werden mit elf Kategorien neutrale, punitive und sozial-integrative Handlungen erfaßt.

Die *Schülerhandlungen* beziehen sich dabei auf:
(1) Beschädigung von Sachen,
(2) physische Auseinandersetzung,
(3) Besitzergreifen von Sachen
(4) drohen und erpressen,
(5) verbale Auseinandersetzung,
(6) ablehnen, Geringschätzung,
(7) Verweigerung,
(8) sonstige aggressive Schülerhandlungen,
(9) auffallende unterrichtsfremde Störung,
(10) auffallende störende Teilnahme am Unterricht.

Als *Lehrerhandlungen* werden unterschieden:
(1) beobachten/ignorieren,   *Neutrales Lehrerverhalten*
(2) abbrechen,
(3) mahnen,   *Punitives Lehrerverhalten*
(4) drohen,
(5) bestrafen,
(6) herabsetzen,

(7) Kompromiß vorschlagen,   *Sozial- integratives Lehrerverhalten*
(8) integrieren,
(9) ermutigen,
(10) einfühlen,
(11) sonstige Lehrermaßnahmen.   *Sonstiges Lehrerverhalten*

Mit dem Verfahren sollen Sequenzen zwischen Schüler- und Lehrerhandlungen kodiert werden. Damit könnte erfaßt werden:
- mit welcher Häufigkeit welche Einzelhandlungen bzw. Handlungsfolgen im Unterricht vorkommen,
- welche Lehrerhandlungen auf störendes und unangemessenes Schülerverhalten folgen („dyadische Interaktion"),
- in welches Schülerverhalten eine Schüler-Lehrer-Sequenz mündet („triadische Interaktion", z.B. Schüler kehrt zur Mitarbeit zurück; Schüler stört nicht weiter, arbeitet aber auch nicht mit; Verteidigung und Rechtfertigung des Schülers; Fortsetzung des störenden Verhaltens).

Neben der deskriptiven Aufgabe einer Beschreibung des Unterrichts wird das Verfahren im Rahmen eines Trainingmodells (*KTM* von Tennstädt et al., 1987) zur Erhöhung der erzieherischen Kompetenz von Lehrern im Umgang mit Schülerproblemen eingesetzt.

4.4.7.2 Ergebnisse

An einer Stichprobe von 23 Hauptschullehrern wurden erste Ergebnisse mit diesem System gesammelt (Humpert & Dann, 1988, S. 30f):
- Pro Unterrichtsstunde treten zwei aggressive und vier störende Interaktionen auf.
- Die häufigsten aggressiven/störenden Schülerhandlungen beziehen sich auf die Kategorien „Physische Auseinandersetzung" (32.3%), „Verbale Auseinandersetzung" (21.7%) und „Verweigerung" (14.0%).
- Die Lehrerhandlungen auf störendes und aggressives Schülerverhalten gehörten zu 75.3% zu dem Bereich des neutralen Lehrerverhaltens, zu 13.4% zum punitiven und zu 5.6% zum sozial-integrativen Lehrerverhalten.
- Betrachtet man das nachfolgende Schülerverhalten, so führen die meisten Lehrerhandlungen zur „Mitarbeit des Schülers" (65.3%), in 18.4% der Fälle bleibt es bei „fehlender Mitarbeit", in 6.1% kommt es zu „Verteidigung / Rechtfertigung" und in 10.2% zur Fortsetzung der Aggressionen und Störungen. Obwohl manche Lehrerhandlungen eine höhere Effizienz aufweisen (z.B. „einen Kompromiß vorschlagen" mündet zu 100% in der Mitarbeit des Schülers), sind entsprechende erziehungstechnologische Empfehlungen nicht ableitbar, da Lehrer

vermutlich bereits beim Setzen einer Maßnahme von der Einschätzung der Qualität und Schwere einer Störung ausgehen, und dies bedeutet, daß nicht jede Lehrerhandlung beliebig gesetzt wurde.
- Lehrer schätzen für die kurzfristige Perspektive einer „Fortsetzung des Unterrichts" sog. neutrale Handlungen am sinnvollsten ein, für eine längerfristige „erzieherische Beeinflussung" aggressiven Verhaltens aber eher sozial-integrative Handlungen. Konkret kommen letztere Handlungen aber sehr selten vor, so daß davon auszugehen ist, daß Lehrer ihr Verhalten an schnell erreichbaren Zielen orientieren.

4.4.8 Rückblick - Anwendungsmöglichkeiten der Interaktionsdiagnostik in der Schule

Die Einsatzmöglichkeiten der Interaktionsdiagnostik werden in vier Bereichen gesehen (Trolldenier, 1985, S. 342 ff):

(1) Situationserfassung: Die Verfahren können zur objektiven Beschreibung des Lehrer- und Schülerverhaltens sowie der Abhängigkeit dieser Verhaltensweisen voneinander (= Interaktion) im Rahmen einzelner Unterrichtseinheiten eingesetzt werden. Ein verbindliches Normprofil über die Kategorien existiert aber nicht, eine Einzelfallanalyse bleibt problematisch, da es keine entsprechenden Vergleiche (weder kriterialer, noch interindividueller Art) gibt.

(2) Vergleichsuntersuchungen: Diese können über verschiedene Lehrer, Situationen oder Zeitpunkte hinweg durchgeführt werden (Klassenstufen, Unterrichtsgegenstände). Solche Zielsetzungen scheinen begründbar und erfolgreich verfolgbar zu sein. Besonders wenn es um Effekte bei der Modifikation des Erzieherverhaltens geht (Vorher-Nachher-Vergleich), ist der Einsatz von Beobachtungsverfahren zu empfehlen.

(3) Verlaufsanalysen: Hierbei wird innerhalb einer Situation zwischen verschiedenen Zeitpunkten unterschieden (z.B. Phasen im Gruppenprozeß, Profile bei unterschiedlichem didaktischem Vorgehen).

(4) Sequenzanalyse - Interaktionsanalyse i.e.S.: Eine Sequenzanalyse mit Berücksichtigung von Verhaltensabfolgen (Humpert & Dann, 1988) ist äußerst aufwendig und außerhalb des Forschungsrahmens praktisch nicht durchführbar. Dieser Anspruch kann auch aufgrund zu geringer Häufigkeiten in den Matrixzellen zu Problemen führen.

Beobachtungssysteme im Unterricht können für mehrere diagnostische und trainings- (veränderungs)bezogene Ziele verwendet werden:
(1) Selbstkontrolle für den Lehrer durch objektive Rückmeldung, besonders Sensibilisierung für eigene Fehler („blinder Fleck"),

(2) eventuell kann eine Lehrkraft aufgrund dieser Rückmeldung Lehraktivitäten bewußter durchführen und besser kontrollieren;

(3) die Verfahren können im Rahmen der Aus- und Weiterbildung auch zur Einübung von effizientem Lehrverhalten (i.S. der Implementation erziehungstechnologisch effizienten Verhaltens) eingesetzt werden;

(4) ein wichtiger Einsatzaspekt besteht bei der Klärung von Verhaltensproblemen und Lehrer-Schüler-Konflikten;

(5) mit den Verfahren ist eine Effizienzkontrolle bei Versuchen der Änderung des Lehrerverhaltens möglich.

Diese Zielsetzungen können in der praktischen Ausbildung, im schulischen Alltag, bei der Beratung von Schule und Lehrer (Kollegialberatung) oder im Rahmen von Forschungsaufgaben mit den Verfahren angestrebt werden.

Übungsaufgaben

(1) Welche Aspekte der Lehrer-Schüler-Interaktion sind für Sie besonders wichtig? Formulieren Sie dazu entsprechende Beobachtungskategorien!

(2) Überlegen Sie aufgrund des JOHARI-Fensters, für welche der dort unterschiedenen vier Bereiche der Einsatz von Beobachtungsverfahren zielführend sein kann!

(3) Planen Sie eine Beobachtungsstudie, mit der sich ein Lehrer / eine Lehrerin über Erwartungseffekte gegenüber SchülerInnen klar werden kann!

5. Verhaltensbeurteilung im Raum der Schule

Beurteilungsmethoden sind im schulischen Bereich sowohl zur Einschätzung von Leistungsaspekten (z.B. in Form von Zensuren) wie auch zur Feststellung von Persönlichkeits- und Verhaltensmerkmalen der Schüler geläufig (z.B. bei Zeugniskommentaren, Übertrittsempfehlungen oder Gutachten über Schüler): „Man kann auf Ratingverfahren in der pädagogischen Beurteilung komplexer, ganzheitlicher Schülermerkmale nicht verzichten, insbesondere dann nicht, wenn es um den emotional-sozialen Bereich des Schülers geht" (Fittkau, 1978, S. 732).

Gerade auch das Aufkommen freierer Lernformen verlagt, daß LehrerInnen verstärkt Beobachtungs- und Beurteilungsmethoden in ihrem Unterricht einsetzen (Vicari, 1995). Daß den Schülern die Beurteilungsdimensionen erläutert werden, ist in einer demokratischen Schule eigentlich selbstverständlich. Leider wird in didaktischen Kontexten der Aspekt der Leistungsbeurteilung oftmals zu wenig beachtet. Unterrichtsplanung ohne Kriterien der Leistungsfeststellung ist aber immer unvollständig.

Beurteilungs- und Beobachtungsverfahren stehen in einem sachlogischen Zusammenhang: Jede Beurteilung mittels Skalen setzt eine Beobachtung voraus. Umgekehrt steht auch im Gefolge einer Beobachtung immer eine Beurteilung, denn jede Einordnung einer Verhaltensweise in eine Beobachtungskategorie ist ein Zuordnungsurteil. So bringt Travers (1972, S. 137) das Beispiel, daß der Beobachter entscheiden muß, ob ein Schüler, der den Mund ein wenig geöffnet und dann wieder geschlossen hat, gegähnt hat oder nicht. Dabei wird der Objektivitätsanspruch von Beobachtungsverfahren vor allem durch den Entwurf möglichst kleinschrittiger Kategoriensysteme erfüllt. Diese sind aber wieder in Gefahr, schnell unökonomisch zu werden. Durch Beurteilungsverfahren kann der Rater außerdem eher den situationalen Bezug, in den Verhaltensweisen eingeordnet sind, in Rechnung stellen, was durch das Beobachtungsverfahren per se nicht automatisch gewährleistet ist.

Auch bei der Frage, ob eher Tests anstatt Ratingverfahren einzusetzen sind, erwägt Fittkau (1978, S. 731) Vor- und Nachteile auf beiden Seiten. Auf Seite der Tests ist eine bessere Erfüllung der Gütekriterien für diagnostische Verfahren zu vermuten, andererseits sind nicht für alle Bereiche und Altersstufen Verfahren entwickelt worden. Zudem können Verfälschungstendenzen (z.B. soziale Erwünschtheit in Einstellungstests) und Ökonomieargumente (Ausbildung von Lehrern in pädagogisch-psychologischer Diagnostik, Zeit, Materialbedarf) für Beurteilungsverfahren sprechen.

5.1 Methodische Aspekte

Urteile über Eigenschaften von Schülern werden - wie auch bei jeder anderen Alltagsinteraktion - ganz automatisch gefällt. Diese sind oft umgangssprachlich verankert, obwohl es sich um die Beurteilung von psychologischen Konstrukten handelt, über die z.T. differenzierte Theorien in der Psychologie bestehen (z.B. über Intelligenz, Konzentration, Angst, Motivation, Gedächtnis).

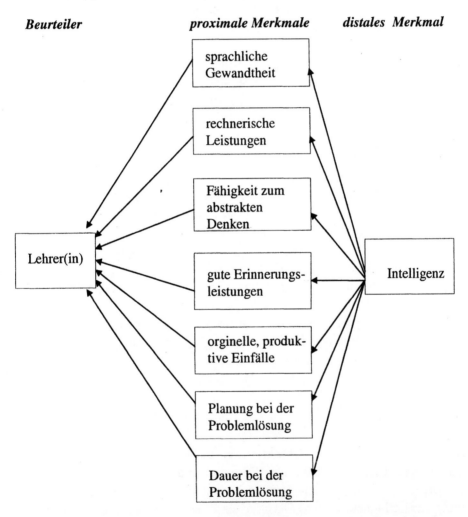

Abbildung 5.1: Approximativ valides Beispiel für das Linsenmodell von Brunswick (1956; nach einem Beispiel von Kleber et al., 1976, S. 59f)

Die qualitative und quantitative Einschätzung dieser Konstrukte erfordert Kenntnis von validen Indikatoren, denn Konstrukte (theoretische Begriffe) sind nicht direkt beobachtbar, sondern können nur aus beobachtbarem Verhalten erschlossen werden.

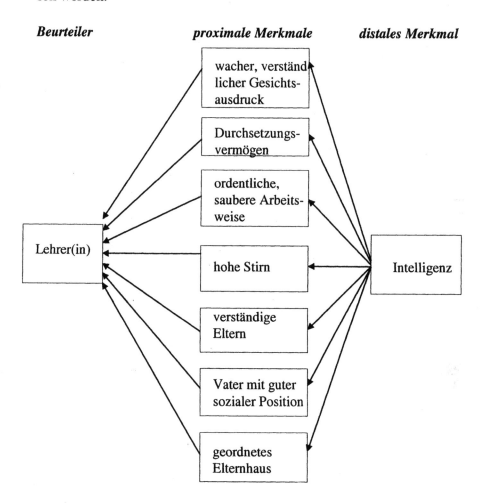

Abbildung 5.2: Aus einer Alltagstheorie abgeleitete Merkmale für Intelligenz als invalides Beispiel für das Linsenmodell von Brunswick (1956; nach einem Beispiel von Kleber et al., 1976, S. 59f)

Dieser Urteils- oder Schlußvorgang ist von Brunswik (1956) in einem sog. „*Linsenmodell*" veranschaulicht worden (vgl. Abb. 5.1). Der Beurteiler verwendet demnach ein Bündel beobachtbarer (von ihm aus gesehen „proximaler") Merkmale, um nicht direkt beobachtbare („distale") Eigenschaften zu erschließen. Die

Gültigkeit einer getroffenen Aussage hängt von der wissenschaftlichen Begründung (oder eben Validität) der verwendeten proximalen Merkmale ab. Dies muß nicht immer der Fall sein (vgl. Abb. 5.1 und 5.2).

Ähnlich geartete Validitätsüberlegungen liegen auch der Unterscheidung in *hoch- vs. niedriginferente Ratingskalen* zugrunde (Fittkau, 1978). Viele verbale Beschreibungen über Schülerverhalten können in quantitativ abgestufte Ratings übersetzt werden. Z.B. könnte die Aussage, „Die Anstrengungsbereitschaft von X ist überdurchschnittlich hoch, wiewohl noch steigerungsfähig", in eine „Messung" auf einer fünfstufigen Ratingskala mit Meßwert 4 auf der Dimension „Anstrengungsbereitschaft" transformiert werden. Eine solche Beurteilung heißt „intuitiv" und „hochinferent", da

(1) nicht expliziert ist, was unter „Anstrengungsbereitschaft" zu verstehen sei, d.h. der Weg von der objektiven Beobachtung einschlägigen Verhaltens bis hin zu der Kategorisierung sehr weit ist, und weil

(2) das Urteil als nicht näher konkretisierte, ganzheitliche Einfühlungsreaktion erscheint.

Auf diese Weise sind auch Zensuren zu bewerten; auch diese stellen hochinferente Schätzurteile dar, wenn nicht spezifische Maßnahmen zur Konkretisierung von LehrerInnenseite ergriffen werden (vgl. Kap. 12).

Um Probleme zu umgehen, die mit solchen Schlußfolgerungen (Inferenzen) verbunden sind, ist es möglich, auf konzeptorientierte und möglichst konkretisierte Schätzverfahren auszuweichen. Solche Konkretisierungen bzw. Differenzierungen bringen einige Vorteile mit sich:

(1) Der Beurteiler ist gezwungen, sich über alle Kriterien Gedanken zu machen.

(2) Die Kriterien sind nicht willkürlich gewählt, sondern theoretisch und empirisch begründet.

(3) Das Verfahren ist (vermutlich) mehrdimensional, d.h. es erfolgt keine bloße Einstufung auf einer Dimension „gut - schlecht".

(4) Durch differenzierte Rückmeldungen werden vermehrt Verbesserungsmaßnahmen möglich, z.B. weiß der Schüler im Falle einer differenzierten Leistungsbewertung eher, wo er weiterarbeiten muß.

Konkretisierungen sind einmal durch die äußere, formale Gestaltung der Ratingskalen möglich. Neben bi- und unipolaren Merkmalsvorgaben sind verbale Umschreibungen der Ausprägungsstufen, mengen- oder flächenanaloge Visualisierung gebräuchlich. Die Merkmalsausprägung reicht von dichotomer Einschätzung (ja/nein, vorhanden/nicht vorhanden) bis zu 5-, 7- oder 9-stufigen Skalen. Durch ein höherstufiges Verfahren wird allerdings z.T. eine Scheingenauigkeit vorgetäuscht, da es für den Beurteiler kaum möglich ist, diese vielen Stufen zu diskriminieren. Andererseits kann damit eine Varianzerhöhung erreicht werden, eine günstige Voraussetzung für das Finden von Korrelationen zu Außenkriterien. In der Regel werden ungeradzahlige Ratingvorgaben gemacht. Im folgenden werden einige Konkretisierungsmöglichkeiten besprochen.

5.1.1 Polaritätenprofile

Eine indirekte Methode, Selbst- oder Fremdbeschreibungen zu erheben, besteht in der Anwendung von Polaritätenprofilen. Dieses Verfahren ist in der Sozialpsychologie zur Untersuchung des denotativen Gehaltes von Begriffen entwickelt worden (vgl. den folgenden Exkurs zur Bedeutung von Begriffen). Für solche Analysen der gefühlsmäßigen Bedeutung eines Begriffes sind in der Psychologie sowohl Assoziationsmethoden wie auch Ratingverfahren gebräuchlich. Im ersten Fall werden zu einem vorgegebenen Wort in einer entspannten Situation von den Probanden alle spontanen Einfälle zu diesem Wort ausgesprochen oder notiert; eine Variante besteht darin, das eigentlich interessierende Wort in eine Wortliste mit neutralen Distraktoren einzubetten, wobei aber im Grunde nur die Assoziationen zu dem Zielwort ausgewertet werden (Methoden der „freien" vs. „gebundenen" Assoziationen, Meili, 1961). Dieses Vorgehen ist für Selbstbeurteilungen aber nur schwerlich einzusetzen.

Exkurs zur Bedeutung von Begriffen

Begriffe können intensional oder extensional definiert werden. D.h., das mit einem Wort Gemeinte kann entweder durch die Eigenschaften (Relationen etc.), die einem bezeichneten Gegenstand zugesprochen werden, definiert werden oder durch die Menge aller Objekte, die unter das Gemeinte fallen.

So definiert Bunge (1967, S. 66) die Intension eines Begriffs (engl. concept) als „the set of properties and relations P_i, subsumed under the concept or which the concept ... synthesizes. In short, $I(C)=\{P_1, P_2,... P_n...\}$, where the P_i are assumed to be possessed by the objects falling under the extension of C". Die scholastische Ansicht, eine Definition sei formal durch die Nennung der „nächsthöheren" Gattung (genus proximum) und der artunterscheidenden Merkmale (differentia specifica) zu kennzeichnen, kann als Spezialfall der oben erwähnten Umschreibung aufgefaßt werden. Auf weitere in diesem Zusammenhang stehende Probleme sei im Moment verzichtet (z.B. müssen zur Angabe der Intension alle Merkmale etc. erschöpfend genannt werden oder genügen die wichtigsten? Was sind die „wichtigsten" Merkmale?).

Im Zusammenhang mit einer definitorischen Festlegung interessiert als nächstes der Anwendungsbereich eines Begriffes, eben seine Extension. „The *extension* of a concept is the set of all objects, real or unreal, to which the concept can apply" (a.a.O., S. 67). Die Extension eines Begriffes kann leer sein (z.B. „menschlicher Vampir"), sie kann genau einen Fall umfassen (z.B. die Extension von „Nobelpreisträger Albert Einstein" ist Albert Einstein), sie kann mehrere Gegenstände etc. umfassen (z.B. „Haus"), sie kann aber auch unendlich sein (z.B. im Fall des Begriffes „natürliche Zahl").

Bekanntlich sind Definitionen nicht wahr oder falsch, sondern in einem gegebenen Kontext fruchtbar oder weniger fruchtbar. Zu bedenken ist auch, daß mit den auf einer linguistischen Ebene gleichen Wörtern (Phrasen, Sätzen etc.) durchaus Unterschiedliches gemeint sein kann. Damit soll nicht nur auf mehrdeutige Wörter verwiesen werden (z.B. „Star": Kennzeichnung einer Vogelart oder eines berühmten Schauspielers), sondern auch auf die Möglichkeit, daß die Intensionen, die mit der gleichen Wortmarke von einem Sprecher verbunden werden, nur partiell übereinstimmen können.

Mit der Angabe von Intension und Extension eines Begriffes wird dessen Wortbedeutung explizit festgelegt. Daneben gibt es aber noch eine unterschwellige emotionale Einfärbung von Begriffen, die bei der Erwähnung eines Wortes mehr oder minder deutlich hervorstechen kann. So können mit einem Begriff auf individueller oder auch kollektiver Ebene ganz unterschiedliche Assoziationen mitschwingen. Z.B. wird für einen afrikanischen Nomaden der Begriff Zelt eine andere affektive und pragmatische Bedeutung besitzen als für einen mitteleuropäischen Camper.

Zur Unterscheidung dieser impliziten von der expliziten Wortbedeutung wurden die Bezeichnungen konotativ vs. denotativ vorgeschlagen (Hartmann, 1970, S. 78). Mit „konotativ" sind hierbei gefühlsmäßige zusätzliche Aufladungen eines Begriffs gemeint („implizite Identifikation eines Begriffs, das, was 'mitschwingt', wenn er genannt wird", a.a.O., S. 79), während nach diesem Vorschlag mit „denotativ" die mehr oder minder lexikalisch festlegbare Wortbedeutung verstanden wird („Dingbedeutung von Begriffen", a.a.O., S. 78). Leider ist auch hier der fachliche Sprachgebrauch nicht ohne Äquivokationen, wird doch von Bunge (1967, S. 65 f) „Intension" mit „Konotation" und „Extension" mit „Denotation" gleichgesetzt.

Bei den Beurteilungsmethoden ist das sog. semantische Differential (auch als Polaritätenprofil bezeichnet) von Osgood, Suci und Tannenbaum (1957) zum Standardverfahren geworden. Vorgegeben werden dabei Paare von Eigenschaftsbegriffen („Polaritäten"), die zueinander gegensätzlich sein sollen (z.B. hart - weich, schnell - langsam, gut - schlecht).

Faktorenanalytische Strukturierungen der Beurteilungen auf diesen Eigenschaftspaaren ergaben zumeist eine dreifaktorielle Struktur, wobei die gefundenen Dimensionen mit *Aktivität* (schnell - langsam), *Potenz* (stark - schwach) und *Valenz* (gut - schlecht) bezeichnet wurden. Diese Dimensionen sind die gleichen, nach denen sich auch Emotionen anordnen lassen (Herkner, 1981, S. 314).

Beispiel für ein Polaritätenprofil: Erhebungsbogen zum Selbst- und Fremdbild von Camerer (1975) in leicht veränderter Form nach einer Vorlage von Hofer (1969)

Jeder Mensch hat eine mehr oder weniger genaue Vorstellung von den Eigenschaften, die er besitzt oder zu besitzen glaubt. Anhand der folgenden Eigenschaften, die in Gegensatzpaaren aufgeführt sind, sollst Du Dich selbst beurteilen.

Glaubst Du, sehr aufmerksam zu sein, so machst Du beim ersten Gegensatzpaar ein Kreuz (+) unter der Ziffer 1.

Glaubst Du, genau zwischen den beiden Gegensatzpaaren zu liegen, machst Du ein Kreuz unter der Ziffer 4, und wenn Du glaubst, sehr unaufmerksam zu sein, unter der Ziffer 6. Die Ziffern 2 und 3 weisen in Richtung aufmerksam, wobei 2 aufmerksamer bedeutet als 3. Die Ziffern 4 und 5 weisen in Richtung unaufmerksam, 6 ist dabei unaufmerksamer als 5.

Beantworte bitte alle Fragen genau und der Reihe nach.

	1	2	3	4	5	6	
aufmerksam	-	-	-	-	-	-	unaufmerksam
unordentlich	-	-	-	-	-	-	ordentlich
kameradschaftlich	-	-	-	-	-	-	unkameradsch.
ausgeglichen	-	-	-	-	-	-	launisch
geltungsbedürftig	-	-	-	-	-	-	bescheiden
unkonzentriert	-	-	-	-	-	-	konzentriert
intelligent	-	-	-	-	-	-	unintelligent
ängstlich	-	-	-	-	-	-	wagemutig
unkompliziert	-	-	-	-	-	-	kompliziert
lebhaft	-	-	-	-	-	-	träge
selbstsicher	-	-	-	-	-	-	selbstunsicher
ehrgeizig	-	-	-	-	-	-	unehrgeizig
pflichtvergessen	-	-	-	-	-	-	pflichtbewußt
empfindlich	-	-	-	-	-	-	robust
rücksichtsvoll	-	-	-	-	-	-	rücksichtslos
führend	-	-	-	-	-	-	zurückhaltend
unsympathisch	-	-	-	-	-	-	sympathisch
ruhig	-	-	-	-	-	-	unruhig
verschlossen	-	-	-	-	-	-	offen
interessiert	-	-	-	-	-	-	uninteressiert
zuverlässig	-	-	-	-	-	-	unzuverlässig
faul	-	-	-	-	-	-	fleißig
einfallsreich	-	-	-	-	-	-	einfallslos

Für den deutschen Sprachbereich hat Hofstätter (1966, S. 258 ff) dieses Verfahren entwickelt und in zahlreichen Fällen angewandt. Als klassisch können seine vergleichenden Befunde über die unterschiedliche Bedeutung von Einsamkeit bzw. „lonesomeness" in Deutschland und Amerika gelten (z.B. hohe Affinität von „Einsamkeit" zu Stärke in Deutschland und von „lonesomeness" zu Angst in den USA) oder sein Befund, wonach der Begriff „Lehrer" dem Begriff „Polizist" als sehr ähnlich wahrgenommen wird.

Polaritätenprofile (wie auch unidimensionale Eigenschaftsskalen) können aber auch konzeptorientiert aufgebaut sein, d.h. die Eigenschaften sind je nach Fragestellung unterschiedlich zusammengestellt. Sie können dabei Eigenschaften enthalten, die prima vista sehr vage erscheinen (kalt - warm, hell - dunkel), die aber für den konotativen Bedeutungsgehalt indikativ sein können.

5.1.2 Verbale Beschreibungen von Zwischenstufen

Die Stärkegrade einer Beurteilungsskala können mit einzelnen quantifizierenden Wörtern umschrieben werden; z.B. wenn es um die Beurteilung von „Ordnungsliebe" geht, könnte folgende Umschreibung der Skalenstufen sinnvoll sein (Hasemann, 1964):

1 = Ist pedantisch darauf bedacht, seine Sachen in Ordnung zu halten.
2 = Von Natur ordnungsliebend, ohne Pedanterie.
3 = Gibt sich Mühe, Ordnung zu halten, vergißt es aber auch manchmal.
4 = Ist nur unter Aufsicht zur Ordnung fähig.
5 = Hat seine Sachen nie in Ordnung.

Obiges Beispiel zeigt auch die Probleme eines solchen Umschreibungsversuches:
- Sind die Abstufungen äquidistant?
- Wird das Einteilungskriterium beibehalten?
- Ist die verwendete Begrifflichkeit eindeutig?

Ein anderes Beispiel zur Umschreibung eines Merkmales (Beispiel Kontaktfähigkeit) wird von Schulz von Thun (1978, vgl. Abb. 5.3) gegeben.

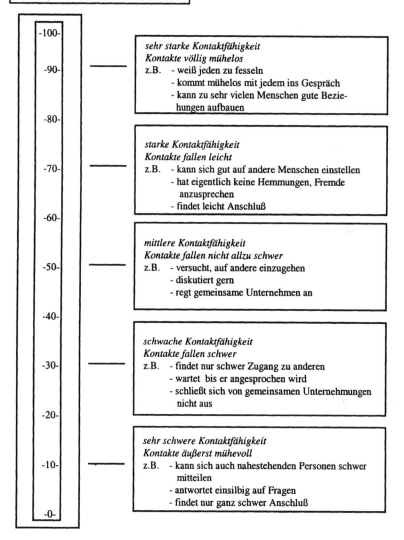

Abbildung 5.3: Beispiel für die Darlegung eines Konzeptes (hier: „Kontaktfähigkeit") in Form einer verbal umschriebenen, abgestuften Skala (Schulz von Thun, 1978, S. 754)

Verhaltensbeurteilung

5.1.3 Visualisierung von Zwischenabstufungen

Auch durch graphische Gestaltung, z.B. eine flächenanaloge Darstellung (vgl. Abb. 5.4) oder die Visualisierung von positiver Einschätzung durch ein lachendes, von negativer Einschätzung durch ein weinendes Gesicht (vgl. Abb. 5.5), kann die Bedeutung von Abstufungen mitgeteilt werden. Solche Veranschaulichungshilfen sind besonders bei Untersuchungen mit Kindern wichtig.

„Wie schätzen Sie die Konzentrationsfähigkeit des Schülers X ein?"

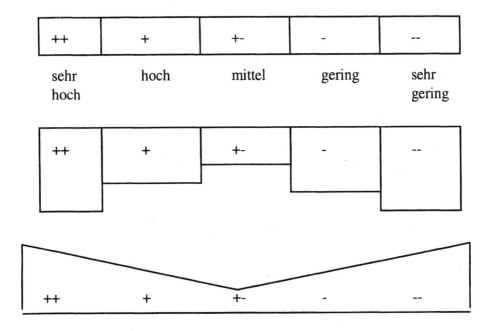

Abbildung 5.4: Visualisierung einer hochinferenten Aussage ohne und mit flächenanaloger Darstellung

Das untenstehende Beispiel (vgl. Abb. 5.5), das von einer weiteren Visualisierungsmöglichkeit Gebrauch macht, wurde der Arbeit von David (1997) über Geschlechtsrollenstereotype im Märchen entnommen.

"Einige Menschen sind ängstlich. Meinst Du, so sind ... mehr Frauen als Männer, Frauen wie Männer, mehr Männer als Frauen ..."

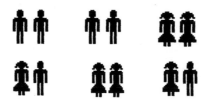

"Viele Menschen lachen gerne. Glaubst Du, das sind ... mehr Frauen als Männer, Frauen wie Männer, mehr Männer als Frauen ..."

Abbildung 5.5: Visualisierung der Aussage, ob ein Item eher für Jungen oder für Mädchen typisch ist (David, 1996)

Bisweilen sind Visualisierungsbemühungen mit einer gewissen Gleichgültigkeit gegenüber dem fachlichen Verständnis eines Begriffs verbunden. Bei den in der Forschung häufig verwendeten Angst- oder Schmerzthermometern überläßt man das Begriffsverständnis dem Probanden, der seiner Einschätzung unterschiedliche Alltagsauffassungen zugrunde legt (vgl. Abb. 5.6).

"Bitte tragen Sie mit dem Pfeil auf dem Meßstreifen ein, wie ängstlich Sie sich im Moment fühlen!"

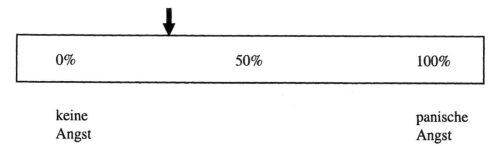

Abbildung 5.6: Angstthermometer

5.1.4 Ankerbeispiele für Extremausprägungen

Hier werden Einstufungen anhand von Vergleichsobjekten vorgenommen. Bekannte Objekte dienen als Standard, neue Objekte müssen mit diesen fest zugeordneten Objekten verglichen werden (vgl. Abb. 5.7). Diese formalen Ausgestaltungen machen aber aus einer hochinferenten Skala noch keine niedriginferente, d.h. damit allein sind noch keine Hinweise auf Verhaltensweisen (Indikatoren) erhalten, die zu beobachten und zu beurteilen sind und die unter dem angezielten Konstrukt (Eigenschaft, Begriff) zu subsumieren sind. Besonders wenn Begriffe mit einem Wertgehalt vorgegeben werden (z.B. Angst, Schulunlust, soziale Anpassung), ist die Gefahr groß, daß Verfälschungstendenzen (vgl. Kap. 5.2) in die Ratings eingehen. Auch eine hohe interindividuelle oder intraindividuelle Übereinstimmung ($r > .70$) ist kein Beleg für die Validität der Skalen, da eventuell auch andere Beurteiler durch dieselbe verfälschende Brille sehen und aus diesem Grunde Übereinstimmungen zustande kommen.

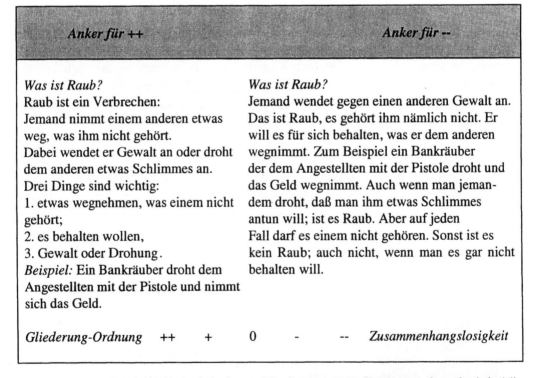

Abbildung 5.7: Ankerbeispiel für „Gliederung vs. Zusammenhanglosigkeit" (Langer & Schulz von Thun, 1974, S. 133)

In Notfällen, d.h. beim Fehlen entsprechender Alternativen, werden solche hochinferente Skalen im Schulbereich und andernorts weiter Verwendung finden. Dabei wird man aber eher dann einem Schüler gerecht, wenn man ihn im Vergleich zu seinen Mitschülern beurteilen kann (und somit zumindest die Klasse als Bezugssystem heranzieht). Die Empfehlung, möglichst mehrere unabhängige Rater zu verwenden und über eine Mittelungsprozedur zu einer Bewertung zu kommen, entspricht dem Prinzip „vox populi, vox dei", d.h. es werden auf alle Fälle soziale Realitäten geschaffen, selbst wenn man nicht auf das von Hofstätter (1957) postulierte Prinzip des Fehlerausgleichs hoffen kann (die Gruppe ist angeblich potentiell „allwissend").

5.1.5 Niedriginferente Schätzskalen durch Verwendung verhaltensnaher Indikatoren

Eine weitergehende Möglichkeit zur Konstruktion von Beurteilungsskalen besteht darin, eine eindeutige Begrifflichkeit für den Beurteiler durch die Vorgabe konzeptbezogener Kriterien zu garantieren, d.h. *niedriginferente Schätzskalen* zu konzipieren (Beispiele aus dem Bereich der Angstmessung finden sich in Kapitel 8.4.4). Damit können auch Validitätsprobleme gelöst werden: Wenn nämlich garantiert ist, daß Merkmale zur Einschätzung verwendet werden, deren Indikatorfunktion für das einzuschätzende Konstrukt empirisch belegt ist (vgl. das „Linsenmodell" von Brunswik (1956) in Abbildung 5.1), dann ist davon auszugehen, daß auch die Gesamteinschätzung inhalts- und konstruktvalide ist.

Die Frage stellt sich aber, woher die Kriterien zu nehmen sind, die eine valide Beurteilung garantieren sollen. Hier kann z.B. auf psychologische (Persönlichkeits-) Theorien (auch Fragebögen) zurückgegriffen werden. Für andere Zwecke (z.B. im Rahmen der Kooperativen Verhaltensmodifikation, Redlich & Schley, 1978) müssen die Bewertungskriterien gemeinsam erarbeitet werden. Darüber hinaus enthält auch die psychologische Fachliteratur entsprechende Hinweise.

Aus den Fallbeschreibungen von Petermann und Petermann (1983, S. 302) läßt sich z.B. eine Reihe von Indikatoren für *sozial unsicheres Verhalten* entnehmen, wobei die Autoren selbst neun Aspekte herausgreifen:

Verbaler Bereich
(1) Ein Kind erzählt nichts, fragt nichts.
(2) Ein Kind spricht undeutlich, zu leise, antwortet nur mit Ja/Nein etc.
(3) Ein Kind zeigt eine stotterähnliche Sprechweise.

Nonverbaler Bereich

(4) Ein Kind hat Tränen in den Augen oder weint.
(5) Es schaut unsicher umher, kann keinen Blickkontakt halten, u.a.
(6) Ein Kind hat zittrige Hände, spielt nervös mit den Fingern u.a.
(7) Ein Kind bewegt sich nicht von einer Stelle oder zeigt eintönige, wiederkehrende Körperbewegungen.

Sozialbereich/Sozialkontakt

(8) Ein Kind wendet sich allein keinem Spiel zu, es verfolgt nicht konsequent ein Hobby oder ein Interesse (oder genau umgekehrt: es spielt nur alleine oder geht alleine einem Hobby nach), es verweigert soziale Verpflichtungen z.B. in der Familie u.a.
(9) Ein Kind schließt sich keinem anderen Kind oder keiner Kindergruppe an, es verweigert Sozialkontakt, will sich von bestimmten Personen (z.B. Mutter) nicht trennen, das Haus, die elterliche Wohnung nicht verlassen.

Diese Kriterien wären noch weiter durch die jeweiligen sozialen Umstände zu konkretisieren und könnten dann, versehen mit einer mehrstufigen Ratingskala (z.B. nach Häufigkeit) bewertet werden.

Übungsaufgaben

(1) Überlegen Sie, ob alle Kriterien in dem Beispiel von Petermann und Petermann (1983) gleich gut beurteilt werden können.

(2) Sind alle Indikatoren eindeutig oder könnten andere differentialdiagnostische Zuordnungen aufgrund der Indikatoren in Frage kommen?

(3) Welche weiteren Indikatoren könnten für sozial unsicheres Verhalten gebildet werden?

5.2 Verzerrungsfaktoren bei Schätzurteilen

Die meisten Darstellungen von sachfremden Einflüssen auf Beurteilungen orientieren sich an der Zusammenfassung Guilfords (1954, S. 278 f). Diese Gesichtspunkte sollen auch hier erwähnt werden (Aspekte 1 bis 7), zusätzlich werden aber noch andere aus der Literatur berücksichtigt (8 bis 13).

(1) Güte- oder Mildefehler (error of leniency): Personen, die ein Beurteiler gut kennt oder zu denen er eine Beziehung mit hohem Ego-Involvement hat, werden besser bewertet als solche, die er nicht so genau kennt.

Eine Konsequenz aus dieser Beurteilungstendenz könnte sein, sich Rechenschaft über die Sympathiebeziehung zu den Probanden abzulegen (Sympathieratings) und dann bei den besonders hoch eingeschätzten das Urteil nochmals zu überprüfen. Dabei besteht allerdings die Gefahr der Umkehr ins Gegenteil.

(2) Großzügigkeitsfehler (error of generosity): Dieser bezieht sich auf die allgemeine Tendenz, in vielen Fällen eine zu gute Beurteilung zu geben (z.B. bei der Notenskala nur den Bereich „sehr gut" und „gut" zu verwenden). Ursache dafür kann die Befürchtung sein, sich unbeliebt zu machen; im erzieherischen Bereich ist es oft auch die Sorge, dem Beobachteten durch eindeutig negative Aussagen womöglich zu schaden oder die Eltern eines Schülers vor den Kopf zu stoßen. Dies führt oft zu nichtssagenden Allgemeinplätzen bei der Beurteilung, wobei die Gefahr besteht, daß die Erziehungsberechtigten nicht rechtzeitig auf sich anbahnende Fehlentwicklungen hingewiesen werden.

(3) Fehler der zentralen Tendenz (error of central tendency): Damit ist gemeint, daß manche Beurteiler extreme Positionen bei der Bewertung vermeiden und mittlere Ausprägungen bevorzugen. Dies tritt vor allem dann auf, wenn der Beurteiler die zu beurteilenden Personen nicht gut kennt.

Auch bei der Leistungsbewertung kann dies vorkommen; besonders wenn zu Beginn der Bewertung (z.B. von Schulaufsätzen) noch kein festes Bewertungsschema vorhanden ist, tendiert der Beurteiler zu mittleren Noten. Im Laufe der Korrekturen wird er in seinem Urteil sicherer und vergibt auch vermehrt bessere wie schlechtere Zensuren. Um diese Tendenz auszugleichen, kann - wenn nicht ein objektivierter Auswertungsschlüssel vorhanden ist - es sinnvoll sein, die anfänglich bewerteten Aufgaben nach Abschluß aller Beurteilungen nochmals einer Benotung zu unterziehen.

Bei Ratingverfahren kann man den Fehler der zentralen Tendenz vermeiden, indem man das Antwortschema weiter ausdifferenziert (z.B. statt fünf Ausprägungen sieben oder neun vorgibt). Bisweilen können auch andere Adjektive zur Benennung der Abstufungen verwendet werden, die keine so extremen Abweichungen ausdrücken.

(4) Halo- oder Mondhof-Effekt: Wie der Mond in klaren Nächten einen Hof (engl. *„halo"*) um sich herum bildet, kann auch die Bewertung eines Merkmales einer Person auf die Bewertung ihrer anderen Merkmale ausstrahlen. Dabei werden oft herausragende Eigenschaften hergenommen, die dann die Bewertung anderer, nicht so gut beobachtbarer Eigenschaften bestimmen (diese Beurteilungstendenz wurde bereits 1920 von Edward Lee Thorndike herausgestellt).

Der Halo-Effekt tritt besonders dann auf, wenn eine Eigenschaft
- nicht leicht zu beobachten ist,
- selten in Beurteilungsskalen enthalten ist, so daß der Beurteiler nur wenig über dieses Merkmal weiß,
- nicht klar und präzise definiert ist,
- mit der Reaktion anderer Menschen verbunden ist oder eine hohe moralische Wertigkeit besitzt.

(5) Logischer Fehler (logical error): Damit ist die Tendenz eines Beurteilers gemeint, Merkmale, die er für logisch zusammengehörig ansieht, auch ähnlich zu bewerten. Der Beurteiler geht dabei von der (eventuell fälschlichen) Annahme aus, daß bestimmte Eigenschaften miteinander gekoppelt sind. Im Grunde handelt es sich hierbei um eine implizite Persönlichkeitstheorie, um eine Eigenschaftsinferenz aufgrund einer anderen Eigenschaft. Als Beispiel für einen schulrelevanten „logischen" Beurteilungsfehler kann der in Abbildung 5.8 dargestellte Inferenzprozeß angesehen werden.

Ein weiteres Beispiel für den logischen Fehler kann auch in den von Kleber (1976, S. 48) dargestellten Merkmalsketten gesehen werden: „Ein Schüler, der ungewaschen und mit verdreckter Kleidung zur Schule kommt der ist auch nicht gewillt, seine Aufgaben regelmäßig und ordentlich zu machen - er ist auch weniger intelligent als die meisten anderen Kinder - er gehört eigentlich eher in eine Sonderschule als in die Grundschule. Eigentlich ist er ein typischer Sonderschüler."

(6) Kontrastfehler (contrast error): Manche Beurteiler neigen dazu, den zu bewertenden Personen gegenteilige Eigenschaften im Vergleich zur eigenen Person zuzuschreiben. Der andere wird also in eine entgegengesetzte Richtung bewertet, z.B. kann ein Ordnungsfanatiker leicht andere Menschen für unordentlich halten. Oder auch im Bereich der Leistungsbewertung: sehr gut ist der liebe Gott, gut bin ich ...

Unter Kontrastfehler wird aber bisweilen auch verstanden, daß Beurteiler meinen, andere Personen seien so geartet wie sie selbst, obwohl dies so nicht stimmt. Z.B. neigen sehr gute Wissenschaftler dazu, andere für ebenso gut, fachlich interessiert und wißbegierig zu halten, wie sie selbst sind, und übersehen dabei ganz offensichtlich gegenteilige Fälle.

beobachtbare Verhaltensweisen	Urteile über einen Schüler
- nimmt selten Blickkontakt auf - spricht nur wenige Worte bei Aufforderung - steht im Schulhof meist allein - andere Merkmale werden selektiv nicht bemerkt	verschlossen ⇓
- meldet sich nicht spontan	uninteressiert ⇓
- ist bei Aufruf unfähig, gleich zu antworten	unkonzentriert ⇓
- versteht manchmal die Lerninstruktion nicht	lernschwach ⇓
- spricht stockend und ungewandt	unintelligent

Abbildung 5.8: Beispiel für den *logischen Fehler* nach Kleber (1976, S. 41)

(7) Reihungs- und rhythmische Schwankungseffekte: Daß bei der Durchsicht von Aufsätzen die Beurteiler dazu neigen, die ersteren Arbeiten eher mit mittleren Noten zu zensurieren als die späteren, wurde bereits erläutert (vgl. Punkt 3).

Es lassen sich auch Schwankungseffekte in dem Sinn nachweisen, daß nach mehreren gleichen Beurteilungen aus sachfremden Gründen eine andere Note vergeben wird, so dies nicht durch ein objektives Bewertungsraster ausgeschlossen wird.

Auch bei mündlichen Prüfungen lassen sich rhythmische Schwankungen finden, die sich in Form periodischen Absinkens und Ansteigens der Bewertungen äußern.

(8) Projektionsmechanismus: Wie schon beim Kontrastfehler angesprochen, gibt es Menschen, die ihre Fehler, ihre schwachen Seiten bei anderen bekämpfen. Nach psychoanalytischer Auffassung werden dabei Persönlichkeitsaspekte, die vom Über-Ich nicht toleriert werden, zu verdrängen versucht. Um die Verdrängung aufrecht zu erhalten, werden dann in der Außenwelt, sprich bei anderen Menschen, gerade diese Merkmale in sensibilisierter Weise wahrgenommen und - weil es sich ja um sozial oder moralisch nicht akzeptable Züge handelt - auch kritisiert (vgl. z.B. den Langschläfer, der dies aus beruflichen Gründen nicht sein darf und daher allergisch auf jede Verspätung bei seinen Schülern reagiert; auch Vorwürfe in bezug auf sexuelle Freizügigkeit bei anderen Personen oder Gruppen sind bisweilen durch den nicht zugelassenen Wunsch genau danach zu erklären).

(9) Etikettierungs- und Stigmatisierungsprozesse: Wie aus Untersuchungen zum Pygmalion-Effekt bekannt ist (Rosenthal & Jacobson, 1971; Bock, 1989), bestimmt oft das Bild, das man sich von einem anderen gemacht hat oder das einem nahegelegt wurde (z.B. aufgrund externer Erwartungsinduktion), wie man eine andere Person behandelt; in Analogie zu dem sagenhaften König Pygmalion wird eine tote Statue zum Leben erweckt.

Erwartungseffekte gehen nicht nur von Lehrern aus. Wie eine wenig bekannte Studie von Viktoria Brandner (1960; zit. n. Rohracher, 1965, S. 219) zeigt, laufen unter Schülern die gleichen Prozesse ab (siehe den untenstehenden Kasten).

Mit Etikettierung und Stigmatisierung ist gemeint, daß die Zuordnung zu einer negativ bewerteten Kategorie (z.B. der Schüler X ist verhaltensgestört) die Ursache für eine Entwicklung in eine damit festgelegte Richtung ist (Sack, 1968). Auch hierbei wird aus einer eventuell nicht zutreffenden Zuschreibung eine Realität (vgl. selbsterfüllende Prophezeihungen). Es sind allerdings auch Erwartungseffekte nachweisbar, die eine positive Entwicklung induzieren können.

(10) Soziale Stereotype: Damit ist ein Sonderfall des logischen Fehlers bezeichnet, wobei hier von zusammengehörigen sozialen Sachverhalten ausgegangen wird, ohne daß dies sachlich gerechtfertigt zu sein braucht. Beispiele können Stereotype über Volksgruppen („Schwaben sind sparsam", „Niederbayern sind verschlossen") oder Nationen sein („Österreicher sind gemütlich", „Deutsche sind fleißig"), aber auch Eigenschaftszuschreibungen gegenüber einem „guten Freund" oder einem „unangenehmen Menschen".

Auch im erzieherischen Bereich existieren solche stereotypen Annahmen, die sich bei Beurteilungen auswirken können („Mädchen sind weniger begabt als Jungen", „Jungen sind aggressiver als Mädchen", „Mädchen sind emotionaler, weinerlicher", „eine Tracht Prügel hat noch niemandem geschadet", „ohne Zwang läuft in der Schule nichts").

Dumme und kluge Schüler

In der Untersuchung von Viktoria Brandner (1960) mußten Schüler einer Klasse zuerst ein Gedicht auswendig lernen. Ohne Wissen der Mitschüler erhielten dann der beste und der schlechteste Schüler eine Version des Gedichtes mit jeweils 15 Fehlern. Die fehlerhafte Version wurde (ohne daß die anderen Schüler dies wußten) vorgelesen und die anderen mußten aufpassen, wie viele Fehler dabei gemacht wurden.

Beim Klassenprimus wurden im Schnitt 9,22 Fehler bemerkt, beim schlechtesten Schüler hingegen 14,24 Fehler. Als Kontrollbedingung mußten diese beiden Schüler die fehlerhafte Gedichtversion in einer Klasse vortragen, in der sie nicht bekannt waren; hier wurden von den anderen Schülern jeweils vergleichbar viele Fehler entdeckt (10,35 bzw. 11,18).

D.h. der Ruf, in dem ein Schüler steht, beeinflußt also auch die Erwartungen der Mitschüler, nicht nur der Lehrer.

---

(11) Konfabulationen beim Beobachtungsvorgang: Köck (1981, S. 123) verweist darauf, daß Lücken und Ungereimtheiten, die in dem, was man sehen kann, vorhanden sind, beim Reden oder Schreiben über diese Ereignisse verloren gehen. Um diese Brüche zu überdecken, kommt es durch Erinnerungstäuschungen zu erfundenen Erlebnissen, zu Zeitgitterstörungen (ein Ereignis wird zeitlich falsch eingeordnet, vgl. auch die unterschiedliche Interpunktion von Ereignissen bei Interaktionsproblemen nach Watzlawik et al., 1969). All dies dient der Ausfüllung intellektueller Lücken.

Z.B. kann so einem Kind, das nur Beobachter einer Rauferei war, ein Verhaltensproblem „zerstörerischer Aggressivität" angedichtet werden.

(12) Form des Beobachtungsberichtes als Fehlerquelle: Bisweilen muß über einen Schüler ein Bericht oder ein Gutachten angefertigt werden. Bei der Übersetzung vorhandenen diagnostischen Materials (Beobachtungsdaten, Zensuren, Berichte über Leistungserbringung, Tests) in einen schriftlichen Bericht können ebenfalls eine Reihe von Verzerrungen auftreten:

- *Verkürzungen:* Beobachtungstatsachen können für den Beobachter unwichtig, für den Adressaten aber wesentlich sein. Um hier noch verbessern zu können,

ist es wichtig, die Materialien, aus denen die Schlüsse gezogen wurden, verfügbar zu halten (z.B. alle Quellen, Testbögen, Tonbänder, Notenlisten etc.).
- *Kontrastierungen:* Im Bericht gehen bisweilen feinere Abstufungen verloren, aus stilistischen Gründen werden markante Gegenpositionen aufgebaut (z.B. Stereotype wie strenger Vater, nachgiebige Mutter).
- *Geschlossenheit/Symmetrie:* Beim Schreiben neigt man zur Herstellung „schlüssiger Geschichten". Faktische Irregularitäten werden bisweilen unterschlagen, weil sie nicht stimmig sind.
- *Definitionsprobleme:* Begriffe können in einem Gutachten verwendet worden sein, die nicht scharf definiert sind bzw. bei denen es dann dem Leser anheimgestellt ist, wie er sie versteht (z.B. „Neurotiker", „verhaltensgestörter" Schüler, „Problemfamilie"). Dadurch wird eine Faktualisierung von Zuschreibungen erreicht, d.h. die eine Situation zu beschreiben scheinenden Begriffe sind faktisch bewertende Aussagen.

5.3 Anwendungsbeispiele von Beurteilungsskalen

5.3.1 Entwicklung von Beurteilungsskalen

Wollte man selbst valide Beurteilungsskalen konzipieren, so sind mehrere Hilfen denkbar (vgl. auch Kap. 5.1):
- Beschreibung und freie Protokollierung der Situation, von der vermutet wird, daß das Verhalten auftritt, danach Auswahl von Indikatoren (z.B. anstatt global Aggressivität zu beurteilen, ist es denkbar, ein Protokoll über die Verhaltensweisen anzufertigen, in denen die verschiedenen aggressiven Akte enthalten sind);
- Übernahme von Items aus vorliegenden Persönlichkeitsfragebögen und anderen Beurteilungsverfahren; hier wurde die erwähnte Voranalyse (hoffentlich) bereits geleistet, und man könnte bei einem solide entwickelten Verfahren davon ausgehen, daß die Items valide Indikatoren für das angezielte Konstrukt sind;
- Befragung von Experten (dies können psychologisch qualifizierte Personen sein, unter Umständen aber auch die Schüler selbst, die über solche Indikatoren ein reichhaltiges Wissen besitzen).

5.3.2 Selbstbeurteilung von Schülern

Selbst- und Fremdbeurteilung stimmen nicht unbedingt überein. Besonders in persönlichkeitsnahen Bereichen können Lehrer- und Schülerselbsteinschätzung auseinanderfallen (z.B. aufgrund von Merkmalen wie Verschlossenheit, Angst, Empfindsamkeit, Einfallsreichtum). Bei leistungsnahen Aspekten gelingt hingegen die Fremdbeurteilung durch den Lehrer besser (Merkmale wie Ehrgeiz, Anstrengungsbereitschaft, Ordentlichkeit).

Manche Verfahren (z.B. der Angstfragebogen für Schüler [AFS] von Wieczerkowski et al., 1975) bieten die Möglichkeit eines systematischen Vergleiches von Selbst- und Fremdsicht. Damit wird auch eine pädagogische Bearbeitung unterschiedlicher Sichtweisen möglich.

Mit einem solchen Vorgehen kann man auch das reale und das erwünschte Selbstbild erheben. Der Differenzwert aus realen und erwünschten Eigenschaften kann als Indikator für Neurotizismus oder Selbstunsicherheit angesehen werden.

Kritisch an der Selbstbeurteilung ist zu vermerken (dies gilt auch bei der Selbstbeurteilung des Lehrers):

- Tendenz zur Verfälschung in Richtung einer positiven Selbstdarstellung (Selbstwerterhöhung) und einer Erhöhung der Selbstkonsistenz, mangelnde Neutralität;
- fehlende Selbstdistanz, Unfähigkeit zur Selbstbeurteilung, unscharfe Selbstsicht, mangelndes „Über-der-Sache-Stehen".

Positiv zu vermerken ist:
- Selbstbeurteilung kann entspannend und angstreduzierend sein (z.B. bei der Leistungsbewertung); da nicht jede Leistung „zensurenrelevant" ist, können solche Versuche durchaus verantwortet werden;
- Die Selbstbeurteilungsfähigkeit kann selbst ein pädagogisch wichtiges Lehrziel sein, das auf diese Weise gefördert wird (im Leistungsbereich kann man eine solche verbesserte Selbstsicht z.B. durch die Bekanntgabe der Bewertungskriterien des Lehrers fördern).

5.3.2.1 Selbstbeurteilungsskalen über Verhaltensauffälligkeiten

Im Rahmen von schulsystemvergleichenden Erhebungen wurden von uns Itemlisten entworfen, mit denen Schüler selbst die Häufigkeit abweichenden Verhaltens angeben konnten (vgl. Tab. 5.1, Helmke, 1978). Die Häufigkeit auffälliger Verhaltensweisen wurde über Angaben quantifiziert, wie oft ein in Frage stehendes Item ausgeführt wurde (nie = 0, mehrmals seit Weihnachten = 1, mehrmals im Monat = 2, mehrmals in der Woche = 3, noch öfter = 4).

Die Einzelangaben lassen sich zu acht Bereichen zusammenfassen:
- Abweichendes Verhalten gegenüber dem Lehrer,
- Aggressives Verhalten gegenüber Mitschülern und Sachen,
- Unruhe während des Unterrichts,
- Regelverstöße gegen die Vorschriften der Schulordnung,
- Mogeln in der Schule,
- Kleinkriminalität,
- Psychosomatische Symptome,
- Tabletten- und Drogengebrauch.

Diese Skalen sind u.a. auch zum Einsatz gekommen, als es den Nachweis einer sozialschädlichen Wirkung gewalthaltiger (Video-, Kino- und Fernseh-) Filme zu führen galt (Lukesch et al., 1989). Wie zu vermuten, stellte sich heraus, daß bedeutsame Zusammenhänge zwischen der Häufigkeit dieser Verhaltensauffälligkeit und der Intensität des Konsums gewalthaltiger Filme vorhanden waren. Für einzelne Bereiche (Kleinkriminalität, spontane Aggressivität) konnte sogar der Nachweis einer kausalen Bedeutung des Medienkonsums für abweichendes Verhalten geführt werden.

Tabelle 5.1: Skalen zur Selbstbeurteilung von schulischen Verhaltensauffälligkeiten und psychosomatischen Störungen (Helmke, 1978)

Instruktion

Jetzt kommt eine Liste von Dingen, die Schüler in der Schule oder zu Hause manchmal tun. Du kannst, wie gesagt, vollkommen sicher sein, daß wir Deine Angaben keinem weitersagen, weder innerhalb der Schule noch nach Hause.
Du kannst also völlig offen sein, denn keiner ist ein Engel.
Gib aber bitte auch nur das an, was wirklich stimmt.

Bei den fünf verschiedenen Möglichkeiten zu antworten, denke bitte immer an das *letzte halbe Jahr* also ungefähr an die Zeit *seit Weihnachten*.
Folgende Antworten sind möglich:

nie	0
mehrmals seit Weihnachten	1
mehrmals im Monat	2
mehrmals in der Woche	3
noch öfter	4

Wenn Du Dir nicht ganz sicher bist, dann kreuze diejenige Antwort an, die noch am ehesten zutrifft!

Items
Wie oft kommen die folgenden Sachen bei Dir selbst vor?

1. bei Aufforderungen des Lehrers meckern
2. bei Klassenarbeiten abschreiben oder auf andere Weise mogeln
3. während des Unterrichts in der Klasse herumlaufen
4. ohne Fahrausweis fahren
5. nicht machen, was der Lehrer sagt
6. im Unterricht mit irgendwelchen Sachen in der Klasse werfen
7. im Unterricht Heftchen lesen (z.B. Comics)
8. dem Lehrer freche Antworten geben

Verhaltensbeurteilung

9. den Lehrer anschwindeln (z.B. mit Hausaufgaben oder Klassenarbeiten)
10. mich während des Unterrichts mit Nachbarn unterhalten
11. in Geschäften oder Kaufhäusern mal eine Kleinigkeit mitgehen lassen
12. Lehrer nachäffen
13. im Unterricht mit anderen heimlich Spiele spielen, Briefchen austauschen oder dergleichen
14. wenn der Lehrer jemand anderen fragt, die Antwort laut dazwischenrufen
15. nach 22 Uhr in Diskotheken gehen
16. Lehrer absichtlich ärgern
17. im Unterricht mit den Stühlen schaukeln oder Bänke rücken
18. Unterschriften anderer heimlich nachmachen (z.B. die der Eltern auf Entschuldigungen)
19. mich bei Rektor, Schulrat oder anderen Stellen über Lehrer beschweren
20. Klassenkameraden während des Unterrichts ärgern
21. ohne Erlaubnis während des Unterrichts aus der Klasse herausgehen
22. Schlagringe, Messer oder andere „Waffen" dabei haben
23. Sachen von anderen wegnehmen oder kaputtmachen (z.B. Hefte, Stifte oder dergleichen)
24. im Unterricht singen, summen oder pfeifen
25. andere hänseln oder mich über sie lustig machen
26. zusammen mit Schulkameraden anderen Leuten Angst einjagen
27. mich mit einem Klassenkameraden während der Schulzeit prügeln
28. mich mit Klassenkameraden streiten
29. im Unterricht Aufgaben für andere Fächer machen
30. zu mehreren einen anderen aus der Klasse verhauen (z.B. in der Pause, auf dem Heimweg oder im Schulbus)
31. im Unterricht etwas essen oder trinken
32. mich im Unterricht kämmen, die Nägel schneiden o. ä. (Mädchen: Make-up)
33. Sachen wegwerfen oder „außer Gefecht setzen" (z.B. Kreide naßmachen, Zeigestock verstecken oder dergleichen)
34. Pausen ausdehnen oder bereits vor Schulende weggehen
35. im Unterricht irgend etwas malen oder kritzeln
36. die Schule schwänzen
37. Sachen, die der Schule gehören, absichtlich beschädigen oder kaputtmachen (z.B. Wände beschmieren, Bänke beschädigen und dergleichen)
38. zu Hause so tun, als wäre ich krank, um nicht zur Schule zu müssen
39. Wie oft kommt es bei Dir schätzungsweise vor, daß Du rauchst?
40. Wie oft kommt es bei Dir schätzungsweise vor, daß Du Tabletten oder andere Mittel nimmst,
    - um Dich wach oder fit zu halten
    - um Dich zu beruhigen
    - weil Du irgendwelche Schmerzen hast
41. Wie oft kommst Du zu spät zum Unterricht?

> 42. Wie oft kommt es bei Dir schätzungsweise vor, daß Du Bier, Wein oder dergleichen trinkst?
> 43. Wie oft hast Du ungefähr folgende Beschwerden?
>   - Kopfschmerzen
>   - Magen- oder Darmschmerzen
>   - Übelkeit oder Erbrechen
>   - schlechten Schlaf
>   - Eß- oder Appetitstörungen
>   - Schwindelgefühle oder das Gefühl, daß Dir schwarz vor den Augen wird

5.3.2.2 Selbstbeurteilung mit Polaritätenprofilen

Mittels Polaritätenprofile (vgl. Kap. 5.1.1) sind auch Vergleiche der Schülerselbstwahrnehmung mit der Lehrerwahrnehmung möglich (Minsel & Roth, 1978, S. 68). Dabei ist es so, daß Schüler zwar erwarten, daß sie vom Lehrer weitgehend so eingeschätzt werden, wie sie sich selbst sehen; de facto ist die Übereinstimmung zwischen Selbst- und Fremdbeurteilung aber wesentlich geringer (r = .45 bis .66).

Schüler erwarten zudem, von beliebten Lehrern besser eingeschätzt zu werden als von unbeliebten. Dies ist real aber nicht der Fall (Camerer, 1975).

Die Übereinstimmung zwischen Selbst- und Fremdurteil ist bei einzelnen Lehrern unterschiedlich (vgl. hierzu den Begriff der „Diagnosefähigkeit von Lehrern", Sensibilität für den anderen; Helmke & Fend, 1982).

5.3.3 Fremdbeurteilungsskalen für Schüler - Skalen zur Erfassung von Verhaltensstörungen bei Kindern

Im Zuge von Untersuchungen über den Zusammenhang von Verhaltensauffälligkeiten und sozialem Status wurden von uns aus den Angaben Thalmanns (1976, s.u.) 24 Verhaltensbereiche herausgenommen und Lehrern zur Beurteilung vorgelegt. Bei jedem zu beurteilenden Verhaltensbereich wurden die 5-stufigen Ratings inhaltlich umschrieben. Aus den Einzelangaben wurde wiederum ein Auffälligkeitsindex zusammengestellt.

Tabelle 5.2: Skalen zur Einschätzung auffälligen Schülerverhaltens (Häckl, 1984)

---

1. Leistungsstand
1. Sehr schlechter Schüler. 1
2. Leistungen unter dem Durchschnitt. 2
3. Entspricht dem Durchschnitt. 3
4. Überdurchschnittlich gut. 4
5. Sehr guter Schüler. 5

2. Arbeitsverhalten
1. Meistens ungenau, oberflächlich, nachlässig. 1
2. Oft ungenau, oberflächlich, nachlässig. 2
3. Manchmal lustlos, ungenau. 3
4. Durchschnittlich sorgfältig, zuverlässig, eifrig. 4
5. Überdurchschnittlich gewissenhaft, übereifrig. 5

3. Konzentrationsfähigkeit
1. Extrem unkonzentriert, hochgradig störbar, ermüdet bei jeder Tätigkeit kurz nach deren Beginn. 1
2. Sehr leicht ermüdbar, ohne jede Sammlung. 2
3. Leicht ablenkbar, nur schwer zum Aufpassen zu bewegen. 3
4. Teilweise konzentriert, wenig ausdauernd. 4
5. Konzentriert, aufmerksam, zielstrebig. 5

4. Lese-Rechtschreib-Schwierigkeiten
1. Kann nicht lesen, schreibt vollkommen unleserlich. 1
2. Große Schwierigkeiten beim Lesen oder Schreiben. 2
3. Schwache Anzeichen von Lese- und Rechtschreibschwäche. 3
4. Geringe Mängel bei der Rechtschreibung und im Lesen. 4
5. Musterhafte Rechtschreibung, macht (fast) nie Fehler. 5

5. Schuleschwänzen
1. Schwänzt gewohnheitsmäßig, mindestens einmal pro Woche. 1
2. Schwänzt oft, aber nicht in jeder Woche. 2
3. Schwänzt ab und zu einzelne Stunden. 3
4. Kommt manchmal zu spät. 4
5. Schwänzt nie, ist immer pünktlich. 5

In zahlreichen Untersuchungen konnte für die verschiedensten Schularten und Schulstufen belegt werden, daß dieser vom Lehrer diagnostizierte Auffälligkeitsindex mit dem Sozialstatus von Schülern in Zusammenhang steht, d.h. auffällige Schüler nehmen in der Klassenhierarchie eher niedrigere Plätze ein.

Im Auftrag des rheinland-pfälzischen Kultusministeriums sollte von Bohrer (1978) eine Skala zur epidemiologischen Untersuchung von Verhaltensstörungen von Kindern im Grundschulalter entwickelt werden. Die Beurteilungsbögen sollten für die Lehrer anwendbar sein.

Ausgangspunkt war ein 384 Feststellungen umfassender Itemkatalog. Dieser wurde von Schulpsychologen danach beurteilt, ob (1) die beschriebene Verhaltensweise für den Lehrer beobachtbar ist und ob (2) die Verhaltensweisen in pathologischer Hinsicht bedeutend sind. Nach diesen Beurteilungen verblieben 125 Items, die zur Beurteilung von Kindern eingesetzt wurden (100 Fragebögen Rücklauf bei 200 ausgeteilten). Nach einer Itemanalyse verblieben 75 Items als vorläufiges Beurteilungsinstrument ($.24 < r_{it} < .56$, $r_{tt} > .93$). Das Verfahren erwies sich nach einer Faktorenanalyse auch als hinlänglich eindimensional.

Tabelle 5.3: Meßinstrument zur Erfassung von Verhaltensstörungen bei Grundschulkindern (Bohrer, 1978)

ausgewählte Items	Antwortmodus
1. Der Schüler kann nicht länger als wenige Minuten still sitzen.	ja - nein
2. Er ist zappelig.	ja - nein
10. Das Kind kann sich gegenüber anderen nicht durchsetzen.	ja - nein
11. Das Kind schlägt um sich vor Wut, beißt und strampelt.	ja - nein
12. Es zeigt Aggressionen gegenüber Schwächeren.	ja - nein
13. Es will dauernd die Aufmerksamkeit anderer auf sich lenken: es spielt zwanghaft den Kasper.	ja - nein
25. Er hat Schwierigkeiten, sich mit anderen zu vertragen.	ja - nein
26. Er bemüht sich, ständig im Mittelpunkt des Interesses zu stehen.	ja - nein
27. Er ist wegen seiner Unkonzentriertheit nicht in der Lage, in der Schule erfolgreich abzuschneiden.	ja - nein
38. Es wirkt meist traurig oder niedergeschlagen.	ja - nein
39. Den Reaktionen der Umwelt gegenüber ist es empfindlich.	ja - nein
40. Es wird schnell nervös.	ja - nein
41. Es reagiert überstark auf Belastungen.	ja - nein
52. Der Schüler macht unbegreifliche Rechtschreibfehler.	ja - nein

Verhaltensbeurteilung

53. Er ist schadenfroh gegenüber den Mitschülern.	ja - nein
54. Er versucht, andere zum Sündenbock zu machen.	ja - nein
55. Er meldet dem Lehrer andere Kinder, die er beim Mogeln beobachtet hat.	ja - nein
56. Er streitet übermäßig mit anderen.	ja - nein
57. Der Schüler weigert sich, das zu tun, was von ihm verlangt wird.	ja - nein
75. Es findet es schwer, in der Schule mitzukommen.	ja - nein

Eine der ersten epidemiologischen Untersuchungen über Verhaltensstörungen bei Kindern im Grundschulalter stammt von Thalmann (1971, 1976). Die von ihm formulierten Beobachtungs- und Beurteilungsitems sind auch in vielen anderen Untersuchungen, z.T. in modifizierter Form eingesetzt worden. Die Items sind zur Beurteilung durch einen Experten aufgrund der Exploration von Müttern oder Lehrern gedacht. Für jeden Bereich ist ein fünfstufiges Rating abzugeben. Die Ausprägungen der einzelnen Symptome werden verbal umschrieben (vgl. Tab. 5.4). Insgesamt sind 32 Verhaltensbereiche zu beurteilen.

Tabelle 5.4: Instrument zur Erfassung von Verhaltensstörungen von Thalmann (1976), Beispielitems

1. Schlafstörungen
1) Hat immer Angst einzuschlafen, immer unruhig im Bett, wirft jede Nacht das Bettzeug ab, fast in jeder Nacht Angstträume, Anfall von Nachtangst (pavor nocturnus) mindestens einmal im Monat.
2) Unruhiger Schlaf oder schreckliche Träume 2 - 4mal in der Woche, Nachtangst nicht öfter als einmal in zwei Monaten, wacht jede Nacht auf und will zum Bett der Eltern, hat Angst, abends ins Bett zu gehen oder Angst beim Einschlafen, starke Jactationen.
3) Spricht gelegentlich über schreckliche Träume. Das Kind wacht oft auf, aber nicht jede Nacht, liegt abends lange wach, wagt nicht, das Licht auszumachen, ausgeprägte Einschlafzeremonien.
4) Nur bei extremer Ermüdung oder nach erregenden Erlebnissen unruhiger Schlaf.
5) Niemals unruhig im Bett, Bettzeug nie in Unordnung, träumt nichts oder nichts Ängstigendes, schläft gut.

2. Eßstörungen
1) Absolut unzureichender Appetit, unterernährt (nach Auskunft des Arztes, nicht nach Beurteilung einer aufgeschreckten Mutter), weigert sich bei einigen wichtigen Nahrungsmitteln konsequent, sie zu essen.

2) Ißt schlecht, Aversionen gegen viele Nahrungsmittel, nicht unterernährt als Folge der Appetitlosigkeit; auch Kinder, die sich weigern, bei den Mahlzeiten zu essen, zu anderen Zeiten jedoch teilweise gierig essen.
3) Kein besonders guter Esser, eine oder einige Aversionen (z.B. gegen Gemüse, Fisch, Milch) - aber nicht gegen eine ganze Reihe „wichtiger" Nahrungsmittel.
4) Sehr guter Appetit, ißt alles, möchte auch Zwischenmahlzeiten haben.
5) Gieriger Appetit, Bärenhunger, kann nie genug bekommen, Heißhunger nach manchen Dingen, besonders Süßigkeiten.

6. Enuresis
1) Näßt jeden Tag und/oder jede Nacht ein.
2) Näßt mehr als einmal in der Woche, aber weniger als jeden Tag (jede Nacht) ein.
3) Näßt durchschnittlich einmal wöchentlich ein.
4) Mehr als einmal während der letzten sechs Monate, aber weniger als einmal in der Woche. - Oder: ist zeitweise ganz trocken, näßt dann wieder durchschnittlich einmal wöchentlich ein.
5) Näßt niemals ein (Ausnahme: während Krankheiten)

7. Enkopresis
1) Kotet jeden Tag ein.
2) Mehr als einmal in der Woche, nicht jeden Tag.
3) Einmal wöchentlich oder weniger (es wird aber doch von den Eltern als leichtes Problem empfunden).
4) Nur sporadisches Einkoten (auf Reisen etc.).
5) Kotet niemals ein.

22. Mutterfixierung (abhängig - unabhängig)
1) Extreme gefühlsmäßige Abhängigkeit von der Mutter (oder dem Mutterersatz), fordert, daß die Mutter ständig in seiner Nähe ist, will ständig Aufmerksamkeit, hängt „am Rockzipfel der Mutter". Hat es schwer, wenn er von zu Hause fort ist. Die Fixierung an die Mutter ist ein großes Problem in der Familie.
2) Muttersöhnchen, aber nicht in so hohem Grad wie bei 1, jedoch so starke Bindung an die Mutter, daß es von ihr und/oder anderen als Problem erlebt wird. Fordert von der Mutter übertriebene Fürsorge. Will von ihr mehr Hilfe beim Ankleiden, bei Schularbeiten u.ä. als für das Alter üblich. Einseitig fordernde Haltung.
3) Zeigt sich gefühlsmäßig in dem für das Alter üblichen Maß abhängig oder unabhängig. Kann gefühlsmäßig sowohl geben als auch nehmen. „Läuft zur Mutter" oder schilt sie in schwierigen Situationen aus, aber nicht immer, wenn ihm „etwas gegen den Strich geht". Kommt in dem für das Alter üblichen Ausmaß allein zurecht.
4) Gibt sich betont selbständig und ist unabhängig. Ungewöhnlich selbständig für sein Alter, munter, barsch, steht auf eigenen Füßen; im ganzen normale Gefühlsbeziehung zur Familie.

Verhaltensbeurteilung

5) Extrem und aggressiv unabhängig, lehnt alle körperlichen Zärtlichkeitsbezeugungen ab; erlaubt nicht, daß man ihn anfaßt, geht seine eigenen Wege, demonstrativ uninteressiert an der Familie und ihr gegenüber nicht loyal. Macht den Eindruck von hartnäckigem Trotz und desperater Enttäuschtheit (eventuell sogar Gefühlskälte), plagt, quält und terrorisiert die Mutter.

29. Stehlen, „Klauen"

1) Anhaltendes Stehlen. Vollkommen ohne Gefühl für Mein und Dein. Akutes Problem entweder wegen der Häufigkeit der Diebstähle oder wegen des Wertes des Gestohlenen (auch das Alter des Kindes muß dabei berücksichtigt werden).
2) Chronisches „Stibitzen", sobald sich die Gelegenheit dazu ergibt (z.B. Portemonnaie der Eltern, Kaufhaus) oder seltener größerer Diebstahl.
3) Gelegentliches „Klauen" bei den Eltern oder außerhalb des Hauses (1 bis 2mal pro Monat). Tendenz, sich vor Bezahlung zu drücken. Bettelei.
4) Dann und wann nachlässig beim Zurückgeben geliehenen Geldes oder gefundener Dinge.
5) Nimmt niemals anderen etwas weg. Ausgeprägtes Gefühl für das Besitzrecht anderer. Erzählt es, wenn er etwas gefunden hat und versucht, es zurückzugeben.

30. Zerstörungslust - Übervorsichtigkeit

1) Zerstört eigene und fremde Sachen (auch Häuser, Autos usw.) entweder aus Wut, Krach-Lust oder extrem grober Fahrlässigkeit. Zwanghafter Drang, anderer Leute Spielsachen, Kleider u.ä. zu zerstören.
2) Destruktiver als der Durchschnitt der Altersgenossen. Wertvolle Dinge, die anderen gehören, werden auseinandergenommen. Manchmal wird Neugierde als Motiv dafür angegeben. Ein- bis zweimal in den letzten sechs Monaten Wutausbrüche mit Destruktion eigenen oder fremden Besitzes.
3) Gelegentliche Unglücksfälle im Umgang mit Dingen. Zerstörung durch Neugierde, aber ein gewisses Maß an Achtsamkeit bleibt gewahrt. Für sein Alter normal leichtsinnig im Umgang mit Dingen.
4) Sehr achtsam mit Spielzeug, Möbeln, Porzellan u.a. Gibt auf die Dinge acht (Fahrrad, Spielsachen), aber ist nicht so übervorsichtig, daß er keine Freude daran haben kann.
5) Übertriebene Sorgfalt und Vorsicht im Umgang mit Dingen, mit denen der Junge (das Mädchen) hantiert. Kann sich nicht selbst an Spielzeug und anderen Dingen erfreuen oder andere sich daran freuen lassen aus Angst, daß dabei etwas zerstört wird. Kann keinen Spaß machen aus Angst, die Kleider schmutzig zu machen. Pedantisch, geizig.

5.3.4 Beurteilung von Erziehern

5.3.4.1 Schätzskalen zur Beurteilung des Lehrerverhaltens

In der Tradition der Tausch-Schule wurden die für die mitmenschliche Begegnung förderlichen Verhaltensdimensionen aufgrund des Sprachverhaltens beurteilt. Z. B. wurde der Aspekt der „Ermutigung/Entmutigung" als eine wesentliche Dimension herausgegriffen. Wie nämlich andere Untersuchungen über die Wirkung von Lehrerkommentaren auf Schülerleistungen zeigten (Page, 1958), wirken sich ermutigende Lehrerkommentare leistungsfördernd aus.

In der Erhebung von Tausch et al. (1970) wurden zuerst nach dem impliziten Sprachverständnis von „Ermutigung" 150 Sprachäußerungen 84 Beurteilern vorgelegt und auf einer 7-stufigen Skala eingeordnet. Nach mehreren Trainingsdurchgängen konnte eine hinreichende Beurteilerübereinstimmung ($r > .64$) erzielt werden.

Trainingsmaterialien für die Einschätzung von Lehreräußerungen nach Tausch et al. (1970)

Durchführungsanleitung: Für die Beurteilung steht Ihnen die folgende 7-stufige Einschätzungsskala zur Verfügung:

sehr hohes Ausmaß von	sehr hohes Ausmaß von
*Ent*mutigung	*Er*mutigung
des Kindes - des Jugendlichen	des Kindes - des Jugendlichen

+3   +2   +1   0   -1   -2   -3

Die Zahlen auf der Skala repräsentieren gleichabständige Stufen zwischen den beiden extremen Ausmaßen von Entmutigung bis Ermutigung.

-3 = die betreffende Äußerung des Erziehers läßt das Kind - den Jugendlichen - in höchstem Maße Entmutigung in seinem Verhalten oder seiner Person erfahren oder wirkt sich entmutigend aus.

+3 = die betreffende Äußerung des Erziehers läßt das Kind / den Jugendlichen in höchstem Maße Ermutigung in seinem Verhalten oder seiner Person erfahren oder wirkt sich ermutigend aus.

0 = die betreffende Äußerung hat weder Ermutigung noch Entmutigung zum Inhalt oder gleich viel Ermutigung wie Entmutigung.

Verhaltensbeurteilung

Folgendes Vorgehen hat sich bei der Beurteilung bewährt: Entscheiden Sie bitte zuerst, ob durch die jeweilige Sprachäußerung des Erziehers Ihrem Empfinden nach überwiegend Entmutigung oder Ermutigung beim Kind-Jugendlichen ausgelöst wird, und bestimmen Sie erst dann das genaue Ausmaß dieses Merkmals.

Charakteristische Beispieläußerungen für die Skalenstufen: Verschiedene Beurteilergruppen (2 Primanerklassen, 36 Lehrerstudenten, 16 Fachexperten) schätzten über 150 wörtlich registrierte Sprachäußerungen von Erziehern gegenüber Kindern-Jugendlichen nach dem Ausmaß *im Kind - im Jugendlichen - ausgelöster Ermutigung / Entmutigung* ein.
Einige ihrer übereinstimmend den einzelnen Skalenstufen zugeordneten Sprachäußerungen sollen Ihnen zur Demonstration dienen. Bitte berücksichtigen Sie bei Ihrer Beurteilung von Sprachäußerungen, daß inhaltlich sehr verschiedene und ganz andere als die nachfolgenden Sprachäußerungen ebenfalls für die 7 Skalenstufen charakteristisch sein können.

Stufe -3:
„Es hat eben alles gar keinen Zweck mit dir." „Das schaffst du doch nicht." „Immer, wenn du etwas machst, ist es voller Fehler." „Ob aus dir nochmal etwas wird, weiß ich wirklich nicht."

Stufe -2:
„Der Klaus kann es nicht, jetzt mal ein anderer!" „Sei endlich still, du Quälgeist!" „Heute geht eben alles schief bei dir." „Das haben wir bereits alles gehört, Dieter."

Stufe -1:
„Thomas, unterbrich jetzt nicht!" „Eva, das hilft uns jetzt auch nicht weiter." „Das stimmt nicht, was ihr gesagt habt." „Bitte, du mußt nicht dazwischenreden!"

Stufe 0:
„DM mußt du nochmal anschreiben!" „Da drüben liegen noch Hefte, Petra." „Was bleibt dir übrig zu tun?" „Bitte an die Tafel sehen!"

Stufe +1:
„Ich bin froh, daß wir das schwierige Kapitel in dem Buch hinter uns haben." „Ja, bitte schön?" „Sag mir bitte, was du denkst!" „Immer kann man es nicht, Eva, nächstes Mal wird's besser."

Stufe +2:
„Genau das habe ich auch heraus, Karin." „Versuch es mal, ich denke, du schaffst es." „Ich hätte nicht gedacht, daß ihr es schon so gut könnt."

Stufe +3:
„Ich komme ja gar nicht mehr mit, so schnell und genau rechnet ihr." „Deine Idee hilft uns wirklich aus der Klemme heraus." „Ich glaube, besser kannst du es nicht mehr machen, es war fehlerfrei."

Trainingsserien: Zum Einüben in die Beurteilung von Sprachäußerungen nach dem Ausmaß bewirkter Ermutigung/Entmutigung beim Kind-Jugendlichen ist es zunächst leichter, eine kleinere Anzahl von Äußerungen hinsichtlich dieses Merkmals in eine

Rangreihe zu bringen und darauf zu verzichten, jeder einzelnen Äußerung eine genaue Skalenstufe zu geben. Es stehen Ihnen zur Einarbeitung derartiger Rangreihen 2 Trainingsserien zu je 7 Sprachäußerungen von Erziehern zur Verfügung.

Trainingsserie A
Bitte bringen Sie die nachfolgenden Sprachäußerungen von Erziehern gegenüber Kindern-Jugendlichen in eine Rangreihe von I, II, III, IV, V, VI bis VII. Den jeweiligen Rangplatz schreiben Sie bitte in die Klammer hinter jede Äußerung.
Bei der Rangreihe von I bis VII entfallen + und -Vorzeichen, die Sie vorher bei den Skalenstufen gesehen haben.
Rangplatz I erhält diejenige der 7 Äußerungen, durch die Ihrer Meinung nach am stärksten Entmutigung beim Kind-Jugendlichen bewirkt wird.
Rangplatz VII erhält diejenige der 7 Äußerungen, durch die Ihrer Meinung nach am stärksten Ermutigung beim Kind-Jugendlichen bewirkt wird.

	Rangplatz
„Ich sehe das, du schaffst es dieses Mal."	6
„Halt, das ist falsch, Renate!"	3
„Kannst du machen."	5
„Du gibst dir keine Mühe."	2
„Wenn du so weitermachst, bekommst du eine Eins."	7
„Mach bitte das Fenster zu!"	4
„Das war der größte Mist, Claudia, den ich je gehört habe."	1

Trainingsserie B

	Rangplatz
„Du hältst den Mund und denkst erst mal nach!"	2
„Ja, das ist wesentlich, Ingrid."	6
„Dahinten liegt noch ein Buch, Petra."	4
„Überleg's nochmal!"	5
„Das ist doch alles Unsinn, was du da von dir gibst."	1
„So geht das doch nicht, Karl!"	3
„Daß wir das geschafft haben, ist vor allem dein Verdienst."	7

Da die 7 Rangplätze von I bis VII der Serie A und der Serie B in etwa den 7 Skalenstufen von -3 über Null bis +3 der zu Anfang dargebotenen Einschätzungsskala entsprechen, wird es Ihnen möglich sein, andere Sprachäußerungen von Erziehern in diese 7 Skalenstufen einzuschätzen. Es mag dabei vorkommen, daß Sie einige Skalenstufen sehr häufig und andere seltener oder gar nicht verwenden - bitte lassen Sie sich dadurch in Ihrer Beurteilung der bei Kindern-Jugendlichen bewirkten Ermutigung bzw. Entmutigung nicht beirren.

5.3.4.2 Schätzskalen zur Beurteilung von Mütterverhalten in realen Situationen

Ebenfalls in der Tradition der Tauschschen Untersuchung ist eine Arbeit von Langer et al. (1973a) angesiedelt. Hier ging es darum, Aufschluß über die Art des Umganges von Müttern mit ihren kleinen Kindern in verschiedenen außerhäuslichen Situationen zu erhalten. Beobachtet wurden 90 Mütter mit ihren 2- bis 10jährigen Kindern in vier außerhäuslichen Situationen (unwissentliche Beobachtung), u.zw. in einem Verkehrsmittel, einem Wartezimmer eines Arztes, einer Spielzeugabteilung und einem Restaurant. Festgehalten wurden die sprachlichen Äußerungen, der situationale Kontext sowie die Kindreaktionen. In einem zweiten Schritt wurden die Sprachäußerungen der Mütter nach fünf Dimensionen bewertet:
- emotionale Wärme,
- Lenkung,
- Stimulierung des Kindes durch die Mutter,
- Aktivität der Mutter,
- Harmonie der Mutter-Kind-Beziehung.

Diese Einzelratings wurden wiederum unter Einsatz von Faktorenanalysen zu zwei Dimensionen zusammengefaßt:
- Bekräftigungsverhalten (kritisierend - bestätigend),
- Spontaneität des Kindes.

Als Ergebnisse aus dieser Untersuchung können festgehalten werden:
(1) Die Mehrzahl der Interaktionen waren gekennzeichnet durch geringe mütterliche Wärme, eine gereizte Mutter-Kind-Beziehung, intensive Lenkung, geringe Stimulierung des Kindes und durch geringe Spontaneität des Kindes.
(2) Kinder von Müttern mit „warmen und wertschätzendem" Verhalten zeigten mehr Spontaneität und Selbständigkeit.
(3) Die Situation hatte einen bedeutsamen Einfluß auf die Mutter-Kind-Interaktion. Besonders ungünstige Interaktionen fanden sich im Restaurant und im ärztlichen Wartezimmer.

Beispiele für die Einordnung von Sprachäußerungen von Müttern

(Beispiel 1) Mutter redet fortwährend mit leiser Stimme auf den Jungen ein, (zeigt dann wieder auf etwas) „Diese!"
K: „Die, guck mal die, Du!"

M: „Ja, immer das größte, ne, Du bist immer bescheiden!"
K: „Guck mal!" (zeigt auf Kartons, Mutter ist aber bereits voraus, geht nicht auf seinen Hinweis ein, steht jetzt vor Marionetten-Figuren).
M: „Guck mal, wie findest Du den hier, für die grüne Wand, das ist Moritz und das ist Max."
K: (sagt etwas, aber unverständlich)
M: „Nee, das war doch auf den ... (unverständlich)"
K: „Mama, guck die da!" (zeigt auf Musikinstrumente).
M: „So unmusikalisch wie Du bist, da willst Du so'n Ding haben, nee das ist alles nix, da machst Du nur Krach mit und tötest mir den Nerv. Du kannst damit nicht umgehen, das weißt Du doch, vor allem, wenn Dein Bruder schläft, ne?"
K: „Nee, ich möcht's doch gebrauchen!"
M: „Nö, gebrauchen kannst du's nicht!" (zieht Kind mit sich fort) „Hast Du eigentlich 'nen Ball, 'nen schönen Ball? Dann gehen wir mal dahin!" (gehen zu einem anderen Stand) „Uns 'nen schönen Ball aussuchen!"
K: „Mama, was soll ich denn mit 'nem Ball? ... (wendet etwas ein, unverständlich)"
M: „Mhm" (nimmt Kind bei der Hand und zieht es mit sich)
K: „Mami?" (weinerlich)
(Mutter und Kind gehen dann weiter)
Einschätzungswerte: Emotionale Wärme: -2.5, Lenkung: 5.5, Stimulation: 1.0

(Beispiel 2) In der Spielwarenabteilung eines Kaufhauses: Mutter (M), ca. 30 Jahre, und ihr ca. 6jähriges Kind stehen vor einem Regal mit Puppenkleider.
M: „Das ist süß, mhm?"
K: „3,95"
M: „Da hast Du 2,-- DM zu wenig, nicht?"
K: „Schade, 10,-- DM habe ich."
M: „Ja" (gehen ums Regal herum).
M: „Die sind ja süß, nicht?" (zeigt auf Puppenkleider).
K: (geht indessen ein paar Schritte weiter und bleibt vor einem Regal stehen) „Mama, komm mal her! Ich habe ja nicht soviel Geld, die (zeigt auf Pantoffel) sind schön!"
M: (geht zur Seite und zeigt auf ein anderes Fach) „Na guck mal, Steffanie, hier gibt's ja auch einfachere, möchtest Du die da nehmen? Für 1,-- DM?"
K: „Ja - das, dann sind das 8,-- DM!"
M: (nimmt die Puppenschuhe aus dem Fach und gibt sie dem Kind) „Ja nicht abreißen, mhm, wir werden mal für Olivia auch eins mitnehmen."
K: „Aber das bezahle ..."
M: „Nein, das bezahle ich, nein, nein, nicht Du - hier, dann halt' da mal fest."
K: „1,50 kostet das. Kann ich das halten?" (greift nach dem kleinen Päckchen).
M: „Ja, so, dann geh mal hin jetzt zur Kasse."
(Mutter und Kind gehen zur Verkäuferin)
Einschätzungswerte: Emotionale Wärme: - 1.8, Lenkung: 2.8, Stimulation: 4.7

5.3.4.3 Beurteilung des Lehrerverhaltens durch Schüler

In vielen Studien zur Lehrereffektivität wurde die Messung und Beurteilung des Lehrerverhaltens auf der Grundlage von *Verhaltensbeobachtungen* im Unterricht vorgenommen. Zu diesem Zweck sind in den einzelnen Untersuchungen mehrere Beobachtungsinstrumente entwickelt worden (vgl. z.B. Schulz, Teschner & Voigt, 1970; Bachmair, 1974), bei denen die Erfassung des Lehrerverhaltens meist nach folgenden Prinzipien erfolgt:
- Protokollierung verschiedener Verhaltensaspekte in mehreren - meist kurzen - Zeitintervallen nach einem vorher aufgestellten Kategoriensystem oder
- Beurteilung verschiedener Verhaltensaspekte im Anschluß an die Beobachtung einer oder mehrerer Unterrichtsstunden auf einer globalen Einschätzungsskala (z.B. „sehr häufig" bis „sehr selten" oder „sehr stark" bis „sehr wenig").

Aus diesen beiden Methoden der Erfassung des Lehrerverhaltens resultieren Variablen unterschiedlicher Komplexität. Während im erstgenannten Falle einzelne Beobachtungsitems (z.B. „der Lehrer trägt vor") hinsichtlich ihrer Häufigkeit ausgewählt werden, also leicht operationalisierbare Variablen geringer Komplexität im Mittelpunkt stehen (sog. Low-inference-Variablen), handelt es sich bei der Einschätzung auf einer Skala um hochkomplexe Schlußfolgerungsprozesse. Bei solchen High-inference-Variablen (z.B. „der Lehrer zeigt schülerzentriertes Verhalten"), muß der Beurteiler all das in sein Urteil integrieren, was er während der Beobachtungsphase gesehen und erlebt hat. Insofern haben Einschätzungen dieser Art gegenüber Low-inference-Items den Nachteil, daß sie mit Reaktionstendenzen des Beurteilers verbunden sind (z.B. Halo-Effekt). Dies kann Verzerrungen und somit auch eine Einbuße an Objektivität und Reliabilität zur Folge haben. Globale Einschätzungen haben auf der anderen Seite aber den Vorteil, daß sie stabiler sind und damit auch einen größeren prognostischen Wert besitzen als Low-inference-Variablen (Rosenshine & Furst, 1971; Shavelson & Dempsey-Atwood, 1976; Brunner, 1978). Dies resultiert vermutlich daraus, daß eine Vielzahl von Informationen berücksichtigt wird, bevor eine Entscheidung fällt.

Leider sind in den bisherigen Untersuchungen beide Arten von Variablen so gut wie nie gleichzeitig analysiert worden, so daß auch keine wechselseitigen Validitätsüberprüfungen möglich sind. Mit anderen Worten, es ist bis heute nicht in stringenter Weise möglich, die durch die globalen Einschätzungen erfaßten Lehrermerkmale durch eine Vielfalt von handlungsbezogenen, detailaufdeckenden Mikro- bzw. Low-inference-Variablen beschreibbar zu machen (Fricke, 1978).

Verhaltensbeobachtungen durch externe oder neutrale Personen, die entweder direkt den Unterricht beobachten oder die dies über technische Hilfsmittel tun, leisten als Forschungsinstrumentarium sicherlich gute Dienste. Dies ist insbesondere dann der Fall, wenn sich - wie in den meisten der bisherigen Untersuchungen zur Lehrereffektivität - das Lehrerverhalten auf jüngere Schüler bezieht, die das Lesen noch nicht so beherrschen, daß sie mittels eines vorgelegten Fragebogens selbst Stellung zum Lehrerverhalten nehmen könnten.

Mit Beobachtungen durch externe Beurteiler sind jedoch auch einige problematische Punkte verbunden, die es zumindest in Erwägung zu ziehen gilt:
- So können durch die Anwesenheit von Beobachtern oder technischem Gerät (Kamera, Mikrophon) gewohnte Verhaltensweisen zurückgedrängt werden und Erwünschtheitstendenzen in den Vordergrund treten.
- Die meist nur relativ kleinen Verhaltensstichproben (über wenige Unterrichtsstunden hinweg) können dazu führen, daß nur selten auftretende, aber wichtige Lehrerverhaltensweisen nicht adäquat in den Blick kommen; andere, die in der Beobachtungsphase - bedingt durch die jeweilige fachliche Situation - verhältnismäßig häufig auftreten, werden möglicherweise in ihrer Bedeutung falsch eingeschätzt.

Als eine Alternativmethode zur Unterrichtsbeobachtung bietet sich die *Beurteilung von Lehrern durch Schüler* an. Zu Forschungszwecken ist diese Methode bislang nur sehr selten eingesetzt worden (vgl. zusammenfassend Tausch & Tausch, 1991; Tent, 1970; Bloom, 1976), obwohl sie sich bewährt hat (Schröder, 1979; Haenisch, Lukesch, Klaghofer & Krüger-Haenisch, 1979). Die Beurteilung von Lehrern durch Schüler scheint insbesondere dort bedeutungsvoll, wo der Lehrer Rückmeldung über seinen Unterricht haben will, um gegebenenfalls sein Verhalten zu ändern. Wenn der Lehrer das Verfahren anonym hält, dann kann er auf diesem Weg - beispielsweise durch einen Fragebogen - erfahren, wie er von den Schülern wahrgenommen wird und in welchem Ausmaß er nach Auffassung der Schüler Verhaltensweisen zeigt, die als effektiv oder weniger effektiv anzusehen sind.

Aufgrund vorliegender Forschungsergebnisse kann davon ausgegangen werden, daß die Beurteilung von Lehrern durch Schüler ein ökonomisches, zuverlässiges und gültiges Mittel darstellt, das dem Lehrer unabhängig von Außenstehenden eine angemessene Selbstkontrolle ermöglicht (Schröder, 1979a). Für die Objektivität und Reliabilität der Schülerurteile ist es jedoch wichtig, daß eine genügend große Anzahl von Beurteilern (möglichst zwischen 20 und 30) einbezogen ist (Tent, 1970). Ein Vorteil der Beurteilung durch Schüler besteht sicherlich darin, daß der Schüler ein ständiger, unmittelbarer Beobachter des Lehrers ist, dessen Einschätzungswerte nicht wie bei externen Beobachtungen nur einen schmalen Ausschnitt des Lehrerverhaltens abdecken, sondern auf einem längeren Erfahrungszeitraum basieren (Tausch & Tausch, 1991). Damit sind die über Schülerurteile erfaßbaren Merkmale des Lehrerverhaltens eher Variablen von höherer Komplexität (High-inference-Variablen), was nicht ausschließt, daß auch relativ leicht operationalisierbare Verhaltensweisen (wie z.B. „der Lehrer wiederholt einen Stoff, wenn wir ihn nicht verstanden haben") eingeschätzt werden können.

Natürlich hat auch diese Methode ihre Nachteile. Zwar werden die aus individuellen Annahmen resultierenden Vorurteile einzelner Schüler dem Lehrer gegenüber durch die Mittelung der Einschätzungen über eine Gruppe von Schülern ausgeglichen, es bleiben jedoch Verzerrungen, die durch normative Annahmen und Ansprüche aller Schüler bewirkt werden können (Larson, 1979). Dies kann dazu führen, daß relativ hohe Interkorrelationen zwischen einzelnen Verhaltensmerkmalen auftreten, die dann zur Folge haben, daß sich Verhaltensstrukturen z.B. faktorenanalytisch nicht mehr differenziert abbilden lassen.

Um Aufschluß über eventuell änderungsbedürftige Gewohnheiten, aber auch Bestätigung für als richtig und erstrebenswert eingeschätzte Verhaltensweisen zu bekommen, stehen prinzipiell mehrere Möglichkeiten zur Verfügung. Jede dieser Methoden bietet dabei Vor- und Nachteile:

(1) Zunächst hat der Lehrer im Rahmen seiner informellen Kontakte mit den Schülern (eventuell auch den Eltern) die Möglichkeit, sich unsystematisch Aufschluß über (seinen Unterricht bzw.) die Wirkungen seines Unterrichts zu verschaffen. Eine speziell dafür vorgesehene Möglichkeit stellen die sog. Verfügungsstunden dar, die zur Besprechung allfälliger Probleme genutzt werden können. Abgesehen davon, daß davon zu selten Gebrauch gemacht wird, liegen die Nachteile, die sich aus möglicherweise vorhandenen Vorbehalten der Schüler ergeben, auf der Hand. Unstrittige Vorteile liegen in der Möglichkeit, aktuelle Probleme zur Sprache zu bringen, der Bezogenheit auf konkrete Sachverhalte und der unmittelbaren Verfügbarkeit. Spezielle Vorbereitungen erfordert dieses Verfahren nicht.

(2) Der Lehrer kann mittels eines technischen Mediums (Tonband, Videorecorder) seinen Unterricht aufzeichnen, im Anschluß daran die Aufzeichnung in Ruhe durchgehen und eventuell mit einem Kollegen oder einer Kollegin auf positive und negative Aspekte hin analysieren. Probleme der technisch vermittelten Beobachtung wurden bereits angesprochen (vgl. Kap. 4.2.4).

(3) Genauso ist es möglich, eine dritte Person, z.B. einen befreundeten Lehrer, zu bitten, am Unterricht teilzunehmen und diskussionswerte Auffälligkeiten zu protokollieren. So einfach dieses Vorgehen ist, wenn man nur einmal die Hemmschwelle überwunden hat, andere den eigenen Unterricht beobachten

zu lassen, so sind damit doch gewisse Nachteile verbunden; z.B. ist der Beobachter notwendigerweise selektiv, ihm entgeht manches von eventuell wichtigen Vorgängen; außerdem können Differenzen über die Interpretation abgelaufener Verhaltensweisen vorkommen, wenn nicht zusätzlich ein „objektives" Aufzeichnungsmedium verwendet wurde.

(4) Rückmeldungen erhält der Lehrer auch durch seine Vorgesetzten (Rektor, Schulrat), die verpflichtet sind, seinen Unterricht zu beurteilen und den Lehrer zu beraten (Baumert, 1980). Ob in diesem durch die hierarchische Organisation von Schule vorgeschriebenen Beurteilungsverfahren auch eine reale Hilfe für die Verbesserung des Unterrichts geleistet wird, kann zwar im Einzelfall nicht ausgeschlossen werden, dies ist aber keineswegs garantiert (Brunner, 1976). Auf der einen Seite bewirken Lehrertaktiken (immer eine exzellent vorbereitete Musterstunde in der Tasche haben), daß nicht repräsentative Stundenverläufe abgespult werden; auf der anderen Seite ist das oftmals eingefahrene Ritual eines Schulratbesuches nicht unbedingt eine sozialpsychologisch günstige Situation für eine problemorientierte Auseinandersetzung mit den Vorzügen und Schwächen einer unterrichtlichen Darbietung.

(5) Mit geringem Aufwand kann der Lehrer eigene Verfahren entwickeln und einsetzen, um direkt von den Schülern Rückmeldungen über seinen Unterricht zu erhalten. Anregungen dazu sind u.a. in Redlich und Schley (1978) oder in Tausch und Tausch (1991) enthalten. Der Lehrer erfährt unmittelbar, wie er von den Schülern wahrgenommen wird. Die Schüler sind selbstverständlich nicht für die Beurteilung aller Aspekte des Unterrichts „zuständig". Z.B. wird man von ihnen nicht Urteile über die Lehrplanentsprechung einholen. Für die Beurteilung von Sozialbeziehungen und unterrichtsmethodischer Faktoren sind Schüler aber fast aller Altersstufen kompetent. Weitere Vorteile solcher Ad-hoc-Verfahren liegen in dem unmittelbaren Problembezug, der anonymen Datenerhebung und dem Umstand, daß sich dabei alle Schüler einer Klasse äußern können. Als nachteilig ist das Fehlen eines Vergleichsmaßstabes zu bemerken.

(6) Eine weitere Möglichkeit, systematische Rückmeldungen von den Schülern (und im universitären Kontext von Studierenden) zu erhalten, besteht im Einsatz standardisierter Verfahren. Über die im vorigen Absatz genannten Punkte hinaus bieten standardisierte Verfahren (wie das *LVI*) den Vorteil einer objektiven Auswertung und den eines Vergleichs der auf die eigene Person bezogenen Daten mit denen einer repräsentativen Eichstichprobe. Die universelle Einsetzbarkeit solcher Verfahren kann sich als nachteilig erweisen. Wenn Zeit und Umstände es erlauben, soll man deshalb standardisierte

Verfahren durch einen kurzen Fragebogen mit konkretem Bezug auf die Schulklasse ergänzen.

Die in der Schule gängige asymmetrische Beurteilungsform - es werden üblicherweise nur die Schüler beurteilt, die Beurteilung der Lehrer vor der Schulklasse aber geheimgehalten - wird durch die letztgenannten Rückmeldungsformen verändert. Der Schüler kann dabei seine im Regelfall sowieso vorliegende Einschätzung des Lehrers wenigstens gelegentlich artikulieren. Dies trägt entscheidend zur Transparenz sozialer Prozesse in der Schule bei. Am Rande sei vermerkt, daß Schüler in dieser Hinsicht keineswegs „stumme Fische" sind, selbst wenn sie gern in diese Rolle gedrängt werden. Bisweilen liegen aber bereits eskalierte Konflikte vor, wenn der Lehrer nicht mehr zu übersehende „Rückmeldungen" über sein Verhalten von den Schülern erhält. Um schwerwiegende Konflikte bereits im Entstehen zu erfassen, ist der Einsatz systematischer Rückmeldungsverfahren angezeigt.

Je nach individuellen Voraussetzungen kann aber das Zugestehen einer zumindest zeitweilig symmetrischen Beurteilungsform von Lehrern als bedrohlich wahrgenommen werden. Affektgeladene Verhaltensweisen, u.zw. wiederum je nach individueller Einschätzung der Situation in Form von Angstemotionen oder Aggressivität, können in der Folge davon ausgelöst werden. Beurteilungen initiieren besonders bei Lehrpersonen irrationale Abwehrmechanismen. Dennoch ist zu hoffen, daß durch diese Art der Verhaltensbeurteilung der erwähnte Bereich des „blinden Flecks" reduziert und durch die Verwendung eines standardisierten Rückmeldeinstruments (wie dem *LVI*) ein Beitrag zur rationalen Verbesserung des Unterrichts geleistet wird.

Ein abschließender Vorteil des Einsatzes erprobter Rückmeldungsverfahren kann schließlich darin gesehen werden, daß bei dem dieses Verfahren verwendenden Lehrer auch Unsicherheiten abgebaut werden können. Im Grunde weiß kein Lehrer genau, wie er im Vergleich zu anderen eingeschätzt wird. Durch die Ausarbeitung von Normen sind aber jedem Lehrer vergleichende Einschätzungen zugänglich. Er weiß somit nach dem Einsatz eines solchen Verfahrens, wie er in der Wahrnehmung seiner Schüler im Vergleich zu den Angaben anderer Schüler abschneidet (die vorliegenden Verfahren zur Erfassung des Lehrerverhaltens werden in Kap. 10.2 dargestellt).

6. Dokument- und Werkanalyse

> All writing is subjective, and consequently liable to error and personal bias, so that the historian, who is himself subject to prejudice and capable of mistaken interpretations, has to attempt to assess the value of each piece of his raw material and fit it into his general picture of the age he is describing. J. J. Bagley (1972, S. 11)

6.1 Einleitende Unterscheidungen

Dokumente (lat. *documentum*, Beispiel, Beweis, Probe) sind Schriftstücke oder Urkunden bzw. im weiteren Sinn alle Gegenstände, die dazu dienen, die Wahrheit einer zu erweisenden Tatsache zu bestätigen (Brockhaus, 1892, Bd. 5, S. 390). Nach Ballstaedt (1987, S. 203) werden als Dokumente „alle Hervorbringungen oder Zeugnisse menschlichen Handelns, Denkens und Erlebens, die in natürlichen Situationen entstanden sind und erst nachträglich zur Beantwortung einer Forschungsfrage herangezogen werden" bezeichnet; ferner wird die „nichtreaktive Herkunft (von Dokumenten) ohne Beeinflussung durch eine mehr oder weniger aufdringliche Erhebungsmethode" betont (a.a.O.) und Dokumente werden als „Fossilien der Humanwissenschaften" (a.a.O., S. 211) bezeichnet. Ähnlich meint auch Mayrhofer (1993, S. 19), „im Rahmen der nichtreaktiven Dokumentenanalyse werden verschiedene Arten von Aufzeichnungen im Hinblick auf eine Fragestellung untersucht, die bei der Abfassung der Dokumente i.d.R. nicht vorhersehbar war". Bereits Bühler (1927) hat auf Werke (= Sachdokumente, *Objektivationen* [= Vergegenständlichungen] des menschlichen Geistes) als dritten psychologischen Zugang (neben Verhalten und Erleben) zur Person verwiesen.

Angeregt von diesen Überlegungen kann man in diesem Bereich folgende Unterscheidungen in bezug auf verschiedene Arten von Dokumenten (Werken) vornehmen:

(1) Institutionelle (amtliche) Dokumente:

(1a) Urkunden i.e.S., z.B. Zeugnisse, Schülerbogen, Strafregistereintrag, auch Zusammenfassungen zu Geburts- und Sterberegistern;

(1b) institutionell veranlaßte Dokumentationen, z.B. Mitgliederverzeichnisse, Sitzungsprotokolle, Parlamentsprotokolle, Gerichtsurteile, Gutachten, Krankengeschichten, interne Forschungsberichte etc.;

(1c) institutionell (amtlich) veranlaßte Werke, z.B. Schulaufsatz oder Zeichnungen in der Schule, aber auch Firmenlogos, Werbungsspots und das „corporate design" eines Unternehmens.

(2) Private Dokumente:

(2a) Verbaldokumente, z.B. Tagebuchaufzeichnungen, Notizen, Briefe, Aufsätze, Reden, Predigten, Memoiren, Testamente, Grabinschriften, Gedächtnisprotokolle über politische Ereignisse;

(2b) Bilddokumente (alltägliche Bilder, Skizzen, Fotos, Fotoalben, Familienbilder, Filme; zur Analyse der Kinderzeichnung vgl. Schenk-Danzinger, 1980, S. 187 ff) und

(2c) Sachdokumente (Werke i.S. künstlerischen Schaffens, Gebrauchsgegenstände, Bauten, Einrichtungen, Haushaltsgegenstände, Kochkultur, Bekleidung, persönliche Gegenstände im Sinne von Alltagskultur, z.B. Stickers, Autoaufkleber).

(3) Verhaltensspuren - nonreaktive Meßverfahren (physische Spuren menschlichen Verhaltens, z.B. Abfall, Kritzeleien auf Bänken, Klosettwänden).

6.2 Institutionelle (amtliche) Dokumente

Jede von einer Behörde im Rahmen ihrer Amtsbefugnisse ausgestellte Urkunde ist hier zu erwähnen (z.B. Geburts-, Tauf-, Heiratsurkunden; Meldeschein, Paß; Führerschein, Pilotenschein). Wesentlich ist hier, daß eine Rechtsbasis für die Ausstellung solcher Urkunden besteht.

Diese Dokumentationen dienen zur Festlegung oder Bestätigung eines Sachverhalts, ohne daß sich ein weitergehendes Interesse dahinter verbirgt.[1] Bei historischen Urkunden ist dies nicht immer gesichert; mit ihnen sollten auch Positionen und Tatsachen belegt werden, die sachlich nicht korrekt waren. In der Geschichtsforschung, die sich wesentlich mit der Untersuchung von Spuren

---

[1] Ein bekanntes Beispiel der Fälschung eines historischen Dokumentes stellt die sog. „Konstantinische Schenkung" (Donatio Constantini) dar: Der römische Kaiser Konstantin der Große (274 - 337) soll kurz vor seinem Tod von Papst Sylvester I getauft (und nebstbei vom Aussatz geheilt) worden sein. Dabei habe er u.a. das Primat des Papstes über alle christlichen Kirchen bestätigt und dem Papst die Herrschaftsbefugnisse über Rom, Italien und die abendländischen Provinzen übergeben. Dieses Dokument ist eine Fälschung aus dem 8. nachchristlichen Jahrhundert, wurde im Dercretium Gratiani dem Corpus juris canonici einverleibt und galt während des Hochmittelalters als authentisch. Ähnlich dreist war die Fälschung des Habsburgers Rudolf IV (1339 - 1365), der sich bei der in der „Goldenen Bulle" (1356) getroffenen Regelung über die Königswahl übergangen fühlte und seine politischen Phantasien im sog. „Privilegium majus" dokumentierte, diese Rechte z.T. auf Caesar und Nero zurückführte. Petrarca, der die Echtheit dieser Urkunden zu prüfen hatte, nannte den Verfasser dieser Fälschungen einen „Erzschelm und schreienden Esel".

menschlichen Handelns beschäftigt, ist es üblich, an Dokumente eine Reihe kritischer Fragen zu stellen, um deren Aussagewert sachadäquat einschätzen zu können (s.u. Kasten).

Frageliste zur Prüfung von historischen Dokumenten nach Clark (1967)

(1) Was hat das Dokument für eine Geschichte?
(2) Wie kommt das Dokument in meine Hände?
(3) Was garantiert, daß das Dokument auch wirklich darstellt, was es zu sein vorgibt?
(4) Ist das Dokument vollständig, so wie es ursprünglich entstanden ist?
(5) Wurde das Dokument irgendwie abgeändert oder redigiert?
(6) Unter welchen Umständen und mit welchen Absichten wurde das Dokument produziert?
(7) Wer war der Autor des Dokuments?
(8) Für wen war das Dokument bestimmt?
(9) Welche Informationsquellen standen dem Autor zur Verfügung? War es ein Augenzeuge oder beruht sein Text auf Informationen aus zweiter Hand? Bietet der Text bereits eine Rekonstruktion oder Interpretation?
(10) War der Autor in irgendeiner Weise befangen oder parteilich?
(11) In welchem Ausmaß ist der Autor an der Wahrheit interessiert?
(12) Können noch andere Dokumente herangezogen werden, die dasselbe Ereignis betreffen?

Dokumente, die in einem institutionellen Rahmen entstanden sind, besitzen auch eine kommunikative Funktion. Man kann sie nicht interpretieren, ohne auf die Interessen und Wünsche der Auftraggeber und des Verfassers Rücksicht zu nehmen. Z.B sind bisweilen Sitzungsprotokolle nicht nur zur deskriptiven Dokumentation gedacht, sondern mit ihnen soll ein Leser beeinflußt werden (z.B. im Sinne vorauslaufender Absicherungsstrategien). Reaktivität ist demnach nicht auszuschließen (Mayrhofer, 1993, S. 19).

Institutionelle Dokumente können für eine Vielzahl von Forschungsfragen eingesetzt werden, die weit über individualdiagnostische Zwecke hinausgehen. Eine Auflistung von Anwendungen nonreaktiver Dokumentenanalysen enthält Tabelle 6.1.

Tabelle 6.1: Beispiele von Dokumentenanalysen zu Forschungszwecken (ergänzt nach Mayrhofer, 1993, S. 20)

Methoden nonreaktiver Dokumentenanalyse	*Untersuchungszweck*
Analyse von Geburts- und Heiratsregistern	Geläufigkeit vorehelichen Geschlechtsverkehrs
Analyse der Einnahmeverzeichnisse von Parkuhren	Attraktivität von Geschäftsvierteln /-straßen
Alkoholkonsum in Flughafenbars	Angstauslösung durch Flugzeugabstürze
Verschmutzung von Krankenhauswäsche	Therapieerfolg
Gerichtsprotokolle	Begründungen für Urteile
Mitgliederverzeichnisse von freiwilligen Berufsvereinigungen	Identifikation mit dem Beruf
Krankenunterlagen	Qualitätsmängel in der medizinischen Versorgung als Todesursache (Neumann-Oellerking, 1992)

6.3 Private Dokumente

Ein persönliches Werk oder ein persönliches Dokument „entsteht in einem natürlichen Lebenszusammenhang und erfüllt ursprünglich meist eine *kommunikative* ... (bzw.) *selbstreflexive* Funktion: Es ist an jemanden gerichtet oder dient dem Dialog mit sich selbst" (Ballstaedt, 1987, S. 204). Diese Funktion ist nicht auf Schriftstücke, wie etwa Brief oder Tagebuch, beschränkt, sondern auch in Sachdokumenten auffindbar; man denke etwa an die kommunikative (oder selbstreflexive) Funktion von Kleidung (mit Kleidung kann man für sich und andere eine Situation definieren, z.B. der Prüfling im Konfirmandenanzug bzw. in der Blue Jeans, aber auch durch gruppenspezifische Moden, wie z.B. das Outfit von Punks, Poppers, Skinheads, ... Zugehörigkeiten bekunden) oder von anderen Gestaltungen.

Zur Auswertung können sehr unterschiedliche Materialien vorliegen (Ballstaedt, 1987, S. 207; 1994, S. 170):

a) *Einzeldokument* einer Person (z.B. ein Abschiedsbrief bei einem Suizidanten, ein Augenzeugenbericht): Dadurch können Hypothesen angeregt werden, es können allgemeine Schlußfolgerungen aus einer Theorie geprüft und falsifiziert werden und es können ideographische Hypothesen bestätigt werden (z.B. der Suizidant litt unter narzistischen Konflikten).

b) *Dokumentenkollektion* einer Person (z.B. Tagebuchaufzeichnungen, Briefwechsel, Gedichte): Man versucht hier interpretativ die subjektive Wirklichkeit einer Person zu erschließen. Die einzelnen Aussagen bilden sowohl das Material für die Hypothesenaufstellung wie auch die Hypothesenprüfung. Dabei können sich stützende wie auch sich widersprechende Aussagen in dem Material enthalten und keine eindeutigen Interpretationen möglich sein.

c) *Klasse gleichartiger Dokumente* (z.B. Tagebuchsammlung, wie von Bühler (1922) vorgenommen, Liebesgedichte, Aufsatz von Schülern über biographisch wichtige Aspekte; aber auch Wahlreden, Krankenberichte verschiedener Kliniken): Hier können die Verfahren der Inhaltsanalyse zur Anwendung kommen und damit können nomothetische Aussagen aufgestellt und geprüft werden.

d) *Klasse von Kollektionen* (z.B. Hinterlassenschaften von Künstlern, Wissenschaftlern ...): Hier kann sowohl mit der Einzelfallanalyse wie auch mit einer übergreifenden Inhaltsanalyse angesetzt werden.

Die Frage bleibt zu diskutieren, welchen Aussagewert private Dokumente besitzen (d.h. es geht vordringlich um die Validitätsfrage; Objektivitätsprobleme im Sinne einer unverzerrten Dokumentation von Verhaltensspuren können aber ebenfalls vorhanden sein, da zu prüfen ist, ob das zu analysierende Material tendenziös ausgewählt wurde). Eine hermeneutische Auswertungsmethodologie ist wegen ihrer impressionistischen Interpretation in einer empirisch orientierten Disziplin wenig überzeugend, in ihrer Funktion zur Hypothesenbildung, die nachfolgender Bestätigung durch andere diagnostische Daten bedarf, aber oft unumgänglich (s.u.).

Dokument- und Werkanalyse

Ein Ausgangspunkt für diagnostische Schlußfolgerungen ist in dem kommunikativen Charakter privater Dokumente zu sehen.[2] Kommunikative Akte sind interpretationsbedürftige Daten - sie stehen unter dem Vorbehalt, daß sie in Szene gesetzte Selbstdarstellungen (für andere, aber auch für den/die Urheber(in) selbst) sind, (vgl. hierzu Kap. 3.2.3) selbst bei intimen Tagebüchern (vor allem wenn es sich um einen Schriftsteller handelt) ist nicht auszuschließen, daß sie für einen „Finder" geschrieben wurden. Allport (1942) hat z.B. für Autobiographien[3] folgende Motive herausgearbeitet: Selbstrechtfertigung, Exhibitionismus, Streben nach Ordnung, Freude an der Formulierung, literarischer Anspruch usw.; diese führen zu Auslassungen, Verzerrungen, Stimmungseffekten, bewußten und unbewußten Täuschungen.

In prototypischer Weise kann man dies am Werk von Heimito von Doderer (1896 - 1966), einem österreichischen Schriftsteller sehen (Fleischner, 1996): Zwischen der Person und dem Werk existieren engste Beziehungen, aber keineswegs im Sinne einer Eins-zu-Eins-Abbildung, sondern in Form von Idealisierungen, Rechtfertigungen, Stilisierungen etc.. Dies wird sogar in einer Selbsttheorie, nämlich Doderers Ansicht von den „zwei Wirklichkeiten", begründet; diese Theorie erlaubte es dem Autor, selbst ein wesentlich anderes Leben zu führen als die Gestalten in seinem künstlerischem Werk.

---

[2] Dies ist z.B. in der Geschichtsschreibung des Faches Psychologie nicht immer berücksichtigt worden. Während nach den Aussagen führender Psychologen in der Zeit der NS-Herrschaft die Psychologie zu den verfolgten Disziplinen zu gehören schien (zusammenfassend Geuter, 1984, S. 30f), kommt eine an historischen Dokumenten orientierte Analyse zu wesentlich anderen Ergebnissen. Bei dieser und anderen Varianten der „oral history" ist vergessen worden in Betracht zu ziehen, daß auch hier die Täter oder zumindest Mitläufer von einst sich zu Opfern oder verdeckten Widerstandskämpfern stilisieren wollten.

[3] Bei heutigen Autobiographien ist auch daran zu denken, daß diese gar nicht von den Personen selbst geschrieben werden, sondern von professionellen Schreibern. Ein ökonomisches Motiv steht dabei im Vordergrund, d.h. eine Verlagsleitung hat sich entschlossen, mit einem Thema Geld zu verdienen; es geht bei solchen Werken weitest um literarische Fiktionen, die nur punktuell mit einer realen Person etwas zu tun haben; man muß dabei nicht nur an die geschönten Memoiren von Politikern denken, bei denen solche Schriften Teil eines politischen Werbefeldzuges sind, sondern auch an Bücher, denen man ihre Fiktionalität nicht auf den ersten Blick ansieht, z.B. ist das Buch „Wir Kinder vom Bahnhof Zoo" nicht selbst von Christiane F. geschrieben, sondern von dem Journalisten K. Hermann oder die angebliche Autobiographie von B. Mahmoody „Nicht ohne meine Tochter" ist aufgrund von Unterlagen von dem amerikanischen Journalisten W. Hoffer verfaßt.

6.4 Nicht-reaktive Meßverfahren

Darunter versteht man alle Verfahren, mit denen Daten erhalten werden, die keine direkte Begegnung mit dem Beobachteten voraussetzen (Webb et al., 1966; z.B. Einschaltquotenforschung oder Tab. 6.2). Während bei den reaktiven Meßverfahren (Interview, schriftliche Befragung) ein Proband in einer künstlich hergestellten Situation „Auskünfte" über sich erteilt, wird bei nicht-reaktiven Meßmethoden von Alltagssituationen ausgegangen, in denen der Proband handelt, ohne sich bewußt zu sein, Daten für einen anderen (wissenschaftlichen, diagnostischen) Zweck zu liefern (Petermann & Noack, 1987). Verhalten hinterläßt „Spuren" in der physischen Umwelt, entweder im Sinne von Abnutzung oder von Ablagerung. Diese können für entsprechende Zwecke analysiert werden.

Erosionsmethoden (Abnutzungsmethoden): z.B. Abnutzung auf Seiten in Büchern, vor welchem Bild in einer Ausstellung ist der Boden am meisten abgenutzt; Aktivität von Kindern (Abnutzung von Schuhen), Lateralitätsfeststellung (am jeweils bevorzugten Bein ist die Sohle stärker abgenutzt; Kramer, 1972).

Spurensicherungsmethoden (Zuwachs-, Ablagerungs-, Akkomodationsmethoden): z.B. Häufigkeit von Fingerabdrücken auf einer Zeitungsseite ⇒ Attraktivität von Werbung; Material in Papierkörben ⇒ Lebensgewohnheiten von Familien; Kritzeleien von Schülern oder Diskussionsteilnehmern ⇒ Interesse am Vortragsthema; Wandschmierereien in Damen- und Herrentoiletten (Kinsey et al., 1967) ⇒ sexuelle Thematiken; Inschriften auf Bänken und Uniwänden („Türken raus aus Ankara!"), Autoaufkleber und Automarke; Absenzquoten ⇒ Berufsengagement.

Nicht-reaktive Meßmethoden können auch im Rahmen von Experimenten verwendet werden. Petermann und Noack (1987, S. 461) erwähnen dabei z.B.:

- *Verwähltechnik*: Ein Anrufer gibt vor, sich verwählt zu haben, in einer Notsituation zu sein - z.B. Autopanne - und bittet den Angerufenen, eine Werkstatt für ihn zu benachrichtigen.
- *Technik der verlorenen Briefe*: Ein frankierter Brief, in dem sich erkennbar eine Geldmünze befindet, wird in einer bestimmten Umgebung (z.B. Universität, öffentliche Straße etc.) „verloren". Aus der Häufigkeit, mit welcher die Briefe den Adressaten erreichen, könnte auf situational variierende „Ehrlichkeit" geschlossen werden.

Diese Verfahren sind sehr indirekt und auch nicht ohne Fehler: Z.B. bei Bodenabnutzung in einem Museum gibt es bevorzugte Wege, da die meisten Personen eine Route nach rechts nehmen. Es sind bei diesem Vorgehen zwei Validitätsprobleme zu unterscheiden (internes Validitätsproblem: wird der Forschungsgegenstand adäquat erfaßt, externe Validität: ist ein Schluß auf Alltagsbedingungen möglich). Während die interne Validität problematisch sein kann, sind diese Verfahren von vorne herein auf eine hohe externe Validität hin konzipiert worden.

Tabelle 6.2: Nonreaktive Ablagerungs- und Erosionsmaße (nach Mayrhofer, 1993, S. 17)

Nonreaktive Methode	Untersuchungszweck
Abnutzung / Erosion	
Fußbodenabnutzung	Interesse an Ausstellungsexponaten
umgeknickte oder abgegriffene Buchseiten	Interesse an bestimmten Buchpassagen
Ablagerung / Akkumulation	
leere Bierdosen, Zigarettenschachteln etc. nach Popkonzerten, Fußballveranstaltungen	Konsumpräferenzen
Wandkritzeleien / Graffitti	Einstellung zu Sexualität / zu Organisationen / zu Personengruppen
Sendereinstellung in Autos, Arbeitsplätzen	Senderpräferenzen
leere Alkoholflaschen im Hausmüll	Alkoholkonsum
Gewicht von zusammengekehrtem Konfetti	Popularität von Umzügen, Feiern etc.
Finger-, Nasenabdrücke an Schaufenstern o.ä.	Attraktivität von Exponaten,
Gewicht der Essensreste in der Mensa	Zufriedenheit mit Essen

Die Validität dieser Verfahren wird auch nicht durch das Eindringen eines Beobachters in die Situation beeinträchtigt.

Der ökonomische Aufwand bei der Datensammlung ist hoch. Obwohl man auf den ersten Blick im Unterschied zu reaktiven Verfahren keine ethischen Probleme vermuten würde, sieht Schuler (1980, zit. n. Petermann & Noack, 1987, S. 469) solche sehr wohl: Während in einer üblichen diagnostischen Situation quasi ein konsensueller Vertrag zwischen Untersucher und Proband vorliegt, ist sich hier der Proband nicht bewußt, Objekt einer Untersuchung zu sein und kann sich demgemäß auch nicht dem Prozeß der Datengewinnung entziehen.

6.5 Auswertungsmethoden

6.5.1 Interpretative Auswertung

Der Untersucher ist hierbei zugleich das Auswertungsinstrument: Er nähert sich mit einem bestimmten Vorverständnis einem Text. Dieses wird an dem Dokument geprüft, erweitert, reduziert, verändert. Mit diesem neuen Verständnis wird der Text nochmals auf Stimmigkeit hin überprüft (sog. *hermeneutischer Zirkel*). Das Verfahren ist nie abgeschlossen und kann immer wieder neu durchlaufen werden.

Die Gefahr dabei ist, daß die Aussagen in einem Text häufig nur als Illustrationen für bereits gefaßte Schlußfolgerungen dienen, daß zugunsten einer guten Gestalt geglättet wird und daß eigentliche kritische Falsifikationen nicht angestrebt werden.

6.5.2 Inhaltsanalyse

Dieses Verfahren ist eine Weiterentwicklung und methodisch kontrollierte Variante des interpretativen Vorgehens. Es setzt gleichwertige Dokumente voraus, eine Vorbedingung, die z.B. in der Medienforschung sehr viel eher gegeben ist als in der Biographieforschung.

Die Inhaltsanalyse selbst ist eine Forschungstechnik zur „objektiven, systematischen und quantitativen Beschreibung des manifesten Inhalts von Kommunikationen" (Berelson, 1959, S. 489). In Übereinstimmung mit den Grundüberlegungen der empirischen Methodik ist mit „objektiv" der Anspruch auf die Reproduzierbarkeit eines Forschungsergebnisses auch durch andere Personen gemeint, „systematisch" ist eine Beschreibung von Inhalten dann, wenn jede Untersuchungseinheit einer Stichprobe auch tatsächlich in die Analyse einbezogen wird; „quantitativ" ist das Verfahren, wenn durch Zahlen eine Gewichtung verschiedener Aspekte des zu erfassenden Inhaltsbereiches erreicht wird (Silbermann & Krüger, 1971), wobei diese Zahlen einer Metrik entsprechen sollen. Allerdings stehen symbolische oder sprachliche Äußerungen immer in einem Kontext, der als latenter Gehalt einer Äußerung mitbedacht werden muß. Von daher ist auch die etwas anders akzentuierte Definition von Merten (1983, S. 15f) verständlich, der meinte: „Inhaltsanalyse ist eine Methode zur Erhebung sozialer Wirklichkeit, bei der von Merkmalen eines manifesten Textes auf Merkmale eines nichtmanifesten Kontextes geschlossen wird".

Der erste Schritt bei einer Inhaltsanalyse ist die Festlegungen von Untersuchungseinheiten (das können z.B. Tagebücher, Briefe, Zeitungsmeldungen, Buchkapitel, Filme etc. sein). Oft ist es nicht möglich, eine Vollerhebung durchzuführen, sondern es muß eine Stichprobe gezogen werden. Die ausgewählte Stichprobe muß Repräsentativitätskriterien genügen.

Sodann muß ein Analyseschema entwickelt werden, mit dessen Hilfe der manifeste (und auch der latente) Inhalt einer Kommunikation erfaßt werden kann. Dies ist ein kreativer Akt des Forschers (manche würden auch sagen, es sei ein hermeneutisch-verstehender oder subjektiver Akt), der genaues Wissen über das zu analysierende Thema erfordert und der nicht routinisiert werden kann. D.h. die zu entwickelnden Schemata werden je nach Thema sehr unterschiedlich sein.

Von Lukesch (1989) wurde der Vorschlag gemacht, psychologische Theorien zur Formulierung solcher Kategorienschemata zu verwenden, damit könnte von vorneherein Konstruktvalidität gewährleistet sein. Z.B. wurden bei der inhaltsanalytischen Behandlung des Themas Suizid in Filmen von Leitl (1992) erfolgreich psychologische Prozeßmodelle über Suizide sowie die in der Suizidforschung herausgearbeiteten Ursachen verwendet und diese dann den Filmdarstellungen bzw. diesen zugrundeliegenden subjektiven Theorien der Drehbuchschreiber und Regisseure gegenübergestellt (vgl. Tab. 6.3). Ähnliche Anregungen lassen sich aus der Theorie der Entwicklung des moralischen Urteilens oder des prosozialen Verhaltens entnehmen. Diese Kategorien könnten auch im Rahmen einer Individualdiagnose an ein Werk eines Probanden angelegt werden, um z.B. seine Suizidalitätsneigung zu prüfen, das Niveau seines moralischen Räsonierens festzustellen oder seine Handlungsbereitschaften in bezug auf Prosozialität zu testen.

Tabelle 6.3: Auswertungskategorien für Suizidhandlungen in Filmen (Leitl, 1992, S. 52)

Kategorien	Kategorien
Verlaufsmodell von Pöldinger (1968) Erwägung Ambivalenz Entschluß, erweitert um - Durchführung - Ergebnis Ankündigung *Intentionen nach Feuerlein (1973)* - Appellfunktion - Zäsurtendenz - Autoaggression	*Modell von Ringel (1987)* - Einengung - Gehemmte und gegen die eigene Person gerichtete Aggression - Suizidphantasien

Ein weiteres Beispiel einer Inhaltsanalyse, die sich auf individuelle Merkmale bezieht, ist die von Osgood (1959) entwickelte Kontingenzanalyse. Dabei wurde davon ausgegangen, daß Verbaldokumente mentale Strukturen und Prozesse repräsentieren. Es werden Texte (Tagebücher, Briefe, autobiographische Materialien) nach Wortkombinationen überprüft, „um daraus auf Wissen und Denken des Verfassers, auf seine Gefühle bestimmten Objekten gegenüber, auf Bewertungen und Handlungsdispositionen zu schließen" (Ballstaedt, 1987, S. 205). Ballstaedt schlägt vor, diesen Gedankengang auch auf Bilddokumente (Familienphoto als Objektivierung von Wahrnehmungen, Vorstellungen und Handlungsvalenzen) und Sachdokumente (z.B. Vergegenständlichung von Handlungen in Werkzeugen) auszudehnen. Diese Annahme ist allerdings zu relativieren, da aufgrund des kommunikativen Charakters solcher Dokumente eine Empfängerorientierung angenommen werden kann, ein Werk also die subjektiven Annahmen seines Urhebers über die möglichen Verständnisstrukturen beim Empfänger enthalten muß.

Ein ebenfalls auf einer gut bewährten psychologischen Theorie basierendes inhaltsanalytisches Auswertungsschema wurde von Ingrisch (1990) zur Beschreibung prosozialen Verhaltens in deutschen Fernsehserien auf der Basis der Theorie von Schwartz (1977) entwickelt.

> **Beispiel: Theoretisch begründete Kategorien über Prosozialität**
>
> Als ein entsprechendes Beispiel kann der Versuch von Ingrisch (1990) gewertet werden, anhand des Prozeßmodells über den Ablauf einer prosozialen Handlung von Schwartz (1977) Kategorien zu definieren. Solche waren:
> *Prosoziale Themen*: (1) Helfen/Unterstützen, (2) Sympathie bekunden, (3) Schenken/-Spenden.
> *Aufmerksamkeitsstufe:* (1) Wahrnehmung einer Notlage, (2) Aufmerksamkeit gerichtet auf geeignete Handlungsmöglichkeiten, (3) Aufmerksamkeit gerichtet auf eigene Fähigkeiten.
> *Motivation*: (1) moralische Motivation, (2) soziale Motivation, (3) nicht-moralische Motivation, (4) selbst-bezogene Motivation, (5) nicht erkennbare Motivation.
> *Evaluation*: (1) eindeutige Evaluation: die Bewertung der Konsequenzen hilfreichen Verhaltens ist eindeutig und führt entweder zu Hilfe oder Nicht-Hilfe, (2) nicht eindeutige Motivation: Kosten und Nutzen einer Handlung werden als ausbalanciert erlebt, eine eindeutige Entscheidung ist nicht möglich, Folge ist ein innerer Konflikt und der Versuch, die Situation neu zu bewerten.

Die formalen Anforderungen an ein Kategorienschema sind hingegen leicht zu formulieren (Mayntz et al., 1971). Wie für jede Klassifikation sollen folgende Bedingungen erfüllt sein:

1. Jede im Kategorienschema enthaltene Kategorienreihe muß aus einem einheitlichen Klassifikationsprinzip abgeleitet sein, das heißt, sie darf sich nur auf eine Bedeutungsdimension beziehen.
2. Die einzelnen Kategorien müssen einander ausschließen. Das heißt, jede auf die Bedeutungsdimensionen der Kategorienreihe bezogene sprachliche Einheit muß sich einer und nur einer Kategorie zuordnen lassen.
3. Die Kategorienreihe muß erschöpfend sein. Das heißt, jede auf die Bedeutungsdimension der Kategorienreihe bezogene sprachliche Einheit muß sich einer der bestehenden Kategorien zuordnen lassen. (Mayntz et al., 1971, S. 157)

Im Rahmen der Erprobung des Kategorienschemas werden auch Objektivitäts- und Reliabilitätsanalysen vorgenommen. Erst dann erfolgt die Anwendung auf die ganze Stichprobe mit anschließender Datenverrechnung. Die dabei erhaltenen Befunde (Kategorienhäufigkeiten und die mittels statistischer Verfahren aufgezeigten Interrelationen zwischen den Kategorien) stellen dann die Beschreibung des Inhaltes dar. Hierin liegt der wesentliche Unterschied zur „qualitativen" oder hermeneutischen Interpretation eines Textes. Diese kurze Darstellung zeigt, daß eine nach den Regeln der Kunst vorgenommene quantitative Inhaltsanalyse sehr schnell zu einem äußerst aufwendigen Verfahren wird.

6.5.3 Sprachinhaltsanalyse

Einen besonderen Stellenwert bei der Dokumentenanalyse nimmt die Untersuchung verbalen Materials ein. Dabei ist es bei diesen Verfahren nicht von Belang, ob die Sprachproben in einer standardisierten Situation erhoben wurden oder aus freien Texten (gesprochen oder geschrieben) stammen.

Eine erste Herangehensweise wurde von Gottschalk und Gleser (1969; Schofer, 1980) entwickelt. Diese gingen von der Annahme aus, daß das Verbalverhalten als Indikator für innere Vorgänge, besonders für Affekte, angesehen werden kann. Die in einer Person virulenten Affekte werden als direkt proportional der Häufigkeit von Affektnennungen angesehen; para- und nonverbale sprachliche Merkmale werden vernachlässigt. Auf diesem Hintergrund und unter Verwendung psychoanalytischer Kategorien wurden Skalen zur Beurteilung der Affekte Angst (Unterformen: Todes-, Verletzungs-, Trennungs-, Schuld-, Scham-/Schande und diffuse Angst) und Aggressivität (nach außen gerichtete offene, nach außen gerichtete verdeckte, nach innen gerichtete und ambivalente Aggressivität) entwickelt. Das sehr aufwendige Verfahren wurde vor allem im klinischen Bereich eingesetzt, aber auch im Bereich der Medienwirkungsforschung erfolgreich verwendet (Hopf & Weiß, 1996).

Eine interessante Weiterentwicklung dieses Vorgehens besteht in der computergestützten Textanalyse (Mergenthaler, 1995; Mergenthaler, Goeser, Kammer, Muehl & Kächele, 1987). Hierbei ist es zuerst notwendig, einen Text für den Rechner aufzubereiten (einschließlich paraverbaler Momente). Mit Hilfe von Diktionären wird dann nach Begriffen, die z.B. für emotionale Vorgänge oder für abstrakte Denkmuster typisch sind, gesucht. Beispiel für solche Diktionäre sind das Angstwörterbuch oder das Gefühlswörterbuch. Mit diesen Verfahren können auch Sequenzen, die zwischen zwei Sprechern ablaufen, analysiert werden. Es lassen sich mit dieser Methode substantielle Beziehungen zwischen Angstthematiken und Copingprozessen aufweisen (Schneider, 1986).

6.5.4 Aggregationsanalyse

Von Ballstaedt (1987, S. 210) wird auch der Fall diskutiert, daß Dokumentenkollektionen vorliegen, die aus unterschiedlichsten Materialien zusammengesetzt sind. Um hier zu übergreifenden Aussagen zu kommen, schlägt er das Verfahren der „case survey analysis" von Lucas (1974) vor, eine Art „Fahndungsraster" zum Einfangen der gegebenen Informationen. Zuerst soll ein Raster an Fragen und Antwortmöglichkeiten entwickelt werden, z.B. indem aufgrund einer Forschungsfrage die relevanten Themenbereiche („conceptual categories") festgelegt werden. Zu jedem Bereich werden erwartungskonforme und erwartungswidrige Hypothesen erarbeitet („propositions" und „counterpropositions"). Für jede Hypothese werden in Multiple-choice-Manier Antworten festgelegt, wobei auch immer eine offene Kategorie vorgesehen wird. Mit dieser Checkliste werden dann die Kollektionen durchgegangen, wobei für jede Kodierung die Belege im ursprünglichen Material markiert werden. Dieses Verfahren kann auch von mehreren Kodierern durchgeführt werden, so daß auch die Interraterobjektivität überprüft werden kann.

6.5.5 Methodische Probleme bei einer Dokumentenanalyse

(a) *Objektivität*: Mit den bereits erwähnten Einschränkungen (kommunikative Funktion) geben institutionelle (amtliche) Dokumente einen Sachverhalt objektiv wieder.

Dokumente können aber u.U. nicht repräsentativ, sondern nur selektiv vorhanden oder erreichbar sein; eine darauf aufbauende Dokumentenanalyse wäre also von vorne herein nicht objektiv, da sie auf einer verzerrten Datenbasis beruhte. Mayrhofer (1993, S. 20) verweist z.B. darauf, daß es problematisch ist, von den Tagebuchaufzeichnungen von Einwanderern auf die psychische Befindlichkeit dieser Gruppe zu schließen, da nur bestimmte Personen ein Tagebuch führen, die eventuell nicht für die ganze Gruppe typisch sind. Ebenso haben nicht alle Dokumente die gleiche Aufbewahrungs- oder Überlebenschance.

Die Auswertung von Dokumenten kann aber von mehreren Auswertern vorgenommen werden, wobei die intersubjektive Übereinstimmung in bezug auf die Befunde überprüft werden kann.

(b) *Reliabilität*: Die Frage der Meßgenauigkeit ist nur in Zusammenhang mit den eingesetzten Auswertungsmethoden zu stellen. Bei einem ausschließlich interpretativen Vorgehen werden in bezug auf dieses Kriterium kaum Aussagen gemacht werden können.

(c) *Validität*: Von anfallenden Dokumenten wird angenommen, daß sie im allgemeinen ökologisch valide sind, zumindest in dem Sinn, daß sie in einer natürlichen Situation entstanden sind. Dies sagt aber noch nichts über ihren Aussagewert im allgemeinen (i.S. von interner Validität) aus. Sagt z.B. der Fingerabdruck auf einer Buchseite etwas über positives Interesse oder über Ablehnung des Inhaltes aus? Spuren können auch durch Störeinflüsse aus Perspektive des Untersuchers zustande kommen (z.B. eine Person, die sich mit dem Rücken an eine Auslage lehnt, kann eventuell den Inhalt überhaupt nicht zur Kenntnis genommen haben).

Ballstaedt (1987) betont vor allem die Notwendigkeit der internen Validierung der Ergebnisse von Dokumentenanalysen, dazu sieht er drei Herangehensweisen als wichtig an:

a) Es werden denkbare Invaliditätsmöglichkeiten präventiv durch eine kritische Prüfung aller Dokumente ausgeschlossen. Dies entspricht der *Quellensicherung* der Historiker, die sich vor allem auf die Rekonstruktion des Entstehungskontextes der Dokumente konzentriert ...

b) Die sogenannte *kommunikative Validierung* kann sowohl der begleitenden formativen wie der nachträglichen summativen Gültigkeitssicherung dienen. Dabei werden die Konzepte, Folgerungen und Interpretationen von den Untersuchten selbst als zutreffend anerkannt. ...

c) Kaum weniger aufwendig ist der häufig beschrittene Weg einer mehr oder minder systematischen *kontextuellen Validierung*. Dabei wird die Gültigkeit einer Dokumentenanalyse im Kontext anderer Untersuchungen überprüft, mit deren Befunden aufgrund theoretischer Annahmen ein Vergleich sinnvoll ist ... .
(Ballstaedt, 1987, S. 206)

In einem diagnostischen Prozeß können Befunde aus Dokumentenanalysen eine wichtige hypothesengenerierende und -bestätigende Funktion einnehmen.

7. Grundlagen der Testanwendung in der Schule

7.1 Historische Vorbemerkung

Ein Test kann im allgemeinen Sinn als eine Verhaltensstichprobe aufgefaßt werden, auf Grund derer ein bestimmtes anderes Verhalten erwartet wird. Solche Verhaltensstichproben gibt es schon seit sehr langer Zeit. Bei den frühen Methoden ist es für heutige Menschen z.T. unverständlich, warum und wie es zu der Zuordnung zwischen Verhaltensstichprobe und dem von dieser erwarteten Verhaltensfolge kam. Das Extrem in dieser Hinsicht waren die im Spätmittelalter und in der frühen Neuzeit durchgeführten „Hexenproben", bei denen die Verdächtigten allerdings so gut wie keine Chance hatten, sich von einem einmal aufkeimenden Verdacht zu befreien. So schreibt der Jesuitenpater Friedrich von Spee, ein heftiger Gegner der Hexenprozesse, im Jahre 1631 (zit. n. Hammes, 1977, S. 10):

> „ ... da ist gleich ein Indiz zur Hand, da man der Frau aus allem einen Strick dreht. Ihr Lebenswandel war ja entweder schlecht oder sündhaft oder aber gut und rechtschaffen. War er schlecht, so sagt man, das sei ein starkes Indiz, denn von einer Schlechtigkeit darf man getrost auf die andere schließen. War ihr Lebenswandel indessen gut, so ist auch das kein geringes Indiz: denn auf diese Weise, so sagt man, pflegen die Hexen sich zu verstecken und wollen besonders tugendhaft erscheinen.
>
> Es wird angeordnet, die Frau ins Gefängnis zu schleppen, und seht, da hat man abermals ein neues Indiz. Denn sie zeigt dann entweder Furcht oder sie tut es nicht. Zeigt sie Furcht, wegen der zu erwartenden Folter, sagt man, sie habe ein schlechtes Gewissen. Zeigt sie keine Furcht, weil sie auf ihre Unschuld vertraut, sagt man, es sei überhaupt eine ganz besondere Eigentümlichkeit der Hexen, daß sie sich unschuldig stellen und den Kopf nicht sinken lassen.
>
> ... Hierauf wird sie gefoltert, damit sie sich schlechtweg für schuldig erkläre. So wird sie also nach diesem Geständnis ohne Bedenken hingerichtet. Gesteht sie nicht, so wird die Folter zwei, drei, vier Male wiederholt. ... Bricht sie jedoch trotz mehrmaliger Folter immer noch nicht ihr Schweigen, verzerrt sie im Ankämpfen gegen die Schmerzen ihr Gesicht, erleidet sie eine Ohnmacht, dann rufen die Henker, sie lache und schlafe in der Tortur, sie gebrauche einen Schweigezauber und sei nun um so mehr schuldig."

In diesem Fall war also ein diagnostisches System geschaffen worden, das auf einer nicht falsifizierbaren Theorie beruhte (zum Falsifikationskriterium als Unterscheidung zwischen empirischen und metaphysischen Gedankengebäuden vgl. Popper, 1989). Rationalere Verhaltenskriterien lagen anderen Auswahlsystemen zugrunde.[1] Bekannt ist das Beispiel, das Hofstätter (1971) erwähnt, u.zw. verweist er auf die Bibel:

> „Im Buch der Richter (7, 1 - 8) weist Gott der Herr Gideon an, nach folgendem Verfahren die Kämpfer für die Schlacht mit den Midianitern auszusuchen: 'Führe sie hinab an's Wasser, daselbst will ich sie prüfen ... wer mit seiner Zunge Wasser leckt, wie ein Hund leckt, den stelle besonders; desgleichen, wer auf die Knie fällt, um zu trinken ...' Die 300 Mann aber, welche das Wasser wie ein Hund leckten, sind die für den Sieg über die Midianiter Ausgewählten."

Die Struktur eines Tests ist in solchen Beschreibungen bereits enthalten. Der Unterschied zu heutigen Tests besteht darin, daß der Zusammenhang zwischen Testverhalten und Verhalten in der Kriteriumssituation nicht nachvollziehbar oder eben irrational ist. Dies gilt auch für die von Heiss (1964a) erwähnten „Gottesurteile" oder Orakel-Rätsel-Tests.

Die Entwicklung von Tests ist zentral mit den Versuchen der Intelligenzmessung verbunden (vgl. hierzu Kap. 8.1). Im 19. Jhd. entsteht so jene Art von Testpsychologie, die auch heute noch angewendet wird. Da am Anfang der Psychologie (im Leipziger Labor Wilhelm Wundts) das Experiment steht, muß auch die eigentliche Testpsychologie von den Intentionen der Gründer jener Methodik verstanden werden. Während bekanntlich die Suche nach allgemeinen Gesetzlichkeiten der Psyche (Wahrnehmungsgesetze, Gefühl, Wille, Vorstellung) die primäre und lange Zeit die einzige Aufgabe war, beginnt man sich erst später für die individuelle Eigenart zu interessieren, d.h. die differentiellen und persönlichkeitsspezifischen Varianten dieser Abläufe.

---

[1] Heiss (1964a, S. 5) schreibt in ähnlicher Weise: „Die ersten Ansätze solcher Auswahlsysteme finden wir bereits in den primitiven Gesellschaften in den Jugendweihen und Mannbarkeitsprüfungen, in welchen sich die heranwachsende Jugend für die Erwachsenengesellschaft qualifizieren muß. Die höher entwickelten und in sich differenzierten Gesellschaften haben vielfach die Tendenz, ein kompliziertes System von Prüfungen zu entwickeln, die den Zugang zu den bevorrechtigten Stellen und Berufen sowie die Auswahl der Bewerber regelt. Insbesondere setzt sich in fast allen Gesellschaftsformen und in dem Maße als zur Bewältigung des Lebens erlerntes Wissen gefordert wird, die Schul- und Wissensprüfung durch. So wird, um nur eins zu erwähnen, auch heute noch das Abitur als 'Reifeprüfung' bezeichnet.
Längst aber haben sich mit dem Ausbau des Wissens und des Lernens an diese 'Reifeprüfung' andere Prüfungen und Examina angeschlossen. Die Tendenz zur fortwährenden Vermehrung der Auswahlsysteme und Prüfungen kann in unserem Jahrhundert nicht übersehen werden."

7.2 Definition von „Test"

Nach Lienert (1967, S. 7) gilt folgendes: „Ein Test ist ein wissenschaftliches Routineverfahren zur Untersuchung eines oder mehrerer empirisch abgrenzbarer Persönlichkeitsmerkmale mit dem Ziel einer möglichst quantitativen Aussage über den relativen Grad der individuellen Merkmalsausprägung." Die einzelnen Bestimmungsstücke, die in dieser Definition enthalten sind, werden von Selg und Bauer (1971, S. 66) genauer erläutert:

(1) wissenschaftlich: Tests müssen den sog. „Testkriterien" genügen (vgl. Kap. 2), d.h. nicht jede beliebige zu diagnostischen Zwecken angestellte Untersuchung kann als Test gelten. Die Wissenschaftlichkeit des Verfahrens wird durch eben die Testkriterien gesichert.

(2) Routineverfahren: Gemeint ist damit, daß ganz bestimmte Maßnahmen und Testauswirkungen wiederkehren, z.B. eine festgelegte Instruktion. Durch diese Maßnahmen versucht man, dem Experiment ähnliche Standardbedingungen zu schaffen. Damit soll auch gewährleistet sein, daß der Test mehr oder weniger handwerksmäßig durchgeführt werden kann, z.B. von einer Hilfskraft.

(3) relativer Grad der individuellen Merkmalsausprägung: Dies bedeutet, daß eine relative Positionsbestimmung des untersuchten Individuums innerhalb einer Gruppe von Individuen möglich sein muß; man muß z.B. angeben können, wie ein Pb im Verhältnis zum Durchschnittswert seiner Gruppe liegt (dies trifft aber nur für sozialnormorientierte Verfahren zu, zum Unterschied vgl. in Kap. 10.4 die Konzeption der kriteriumsbezogenen Tests).

(4) empirisch abgrenzbare Persönlichkeitsmerkmale: Lienert versteht damit solche, die verhaltens- oder erlebnisanalytisch oder phänomenologisch abgrenzbar sind; jedenfalls nicht rein begrifflich abgrenzbare Eigenschaften, Bereitschaften, Fertigkeiten oder Fähigkeiten. Ein guter Test will nicht vage definierte Eigenschaften, die niemand recht überprüfen kann (z.B. Gemütstiefe) erfassen, sondern nur Merkmale, die sich als beobachtbar und objektiv beschreibbar erwiesen haben.

(5) möglichst quantitative Aussage: Erst wenn die Aussagen der Psychologie weitgehend quantitativer Art sind, werden ihre Gutachten nicht mehr schulischen Stilübungen gleichen, sondern aus einer logischen Folge gezielter und prägnanter Aussagen bestehen.

(6) Untersuchung eines oder mehrerer Persönlichkeitsmerkmale: Damit ist gesagt, daß mit einem Test nie „alle" Merkmale einer Person untersucht werden. Selg und Bauer (a.a.O.) bezeichnen solche Tests, die noch immer einen solchen Anspruch erheben, als Anachronismen. Manchmal können aber auch Diagnosen

gemacht werden, die über den primären Zweck eines Tests hinausgehen (z.B. klinische Diagnosen mittels *HAWIE*).

Weitere Beispiele für die Definition von „Test"

Es sei hier noch einmal eine Zusammenstellung verschiedener Definitionen des Wortes „Test" angeführt, um die verschiedenen Schattierungen des Begriffes zu demonstrieren.

Ekman (1955, S. 15): „Mit einem Test meint man eine psychologische Probe; der Ausdruck hat eine Nebenbedeutung von Stichprobe. Der Stichproben-Charakter unserer Tests ist schon aus praktisch-methodischen Gründen unausweichlich. Er muß offenbar eine gewisse Zufallsvariation im Ergebnis mit sich bringen, hier ebenso wie auf anderen Gebieten, wo man darauf angewiesen ist, Stichproben anstelle vollständigen Materials zu benutzen."

Michel (1964, S. 19): „Ein psychodiagnostischer Test kann als ein spezifisches psychologisches Experiment gekennzeichnet werden, das der Erkundung individueller psychischer Unterschiede dient. Es besteht im wesentlichen darin, daß unter standardisierten Bedingungen eine Verhaltensstichprobe des Probanden provoziert wird, die einen wissenschaftlich begründeten Rückschluß auf die individuelle Ausprägung eines oder mehrerer psychischer Merkmale des Pb gestattet."

Drenth (1969, S. 65): „Ein Test ist ein systematisches Kategorisierungs- oder Messungsverfahren, das es möglich macht, über eine oder mehrere empirisch-theoretisch begründete Eigenschaften des Untersuchten oder über ein spezifisches Verhalten außerhalb des Tests eine Aussage zu machen; man geht von einer objektiven Verarbeitung von Reaktionen der Person in einer standardisierten, sorgfältig ausgewählten Reiz-Situation aus und vergleicht sie mit den Reaktionen anderer Personen."

Um zu betonen, daß Diagnostik mehr ist als Testologie, ein abschließendes Zitat von Sader (1961):

> Psychologie = psychologische Diagnostik = Testpsychologie. Daß diese Begriffsvermengung so häufig ist, hat seine guten Gründe ... Von der Sache her gesehen, ist diese Gleichsetzung jedoch keineswegs gerechtfertigt. Eine vorläufige Abgrenzung könnte vielmehr so vorgenommen werden, daß 'Testpsychologie' als ein Teilgebiet der psychologischen Diagnostik und diese wiederum als ein Teilgebiet der Psychologie angesehen wird. (Sader, 1961, S. 9)

7.3 Klassifikation von Tests

Dieser Abschnitt hat weniger systematische Bedeutung, es sollen hier nur immer wiederkehrende Unterscheidungen von Tests aufgezählt werden, um die verschiedenen Wortbedeutungen klarzulegen (vgl. hierzu auch Irle, 1956, S. 61 - 66). Dabei kommen auch Überschneidungen vor.

(1) Nach dem Testmaterial kann zwischen *Papier- und Bleistifttests* (paper- and pencil-tests), *Manipulationstests* oder *Materialbearbeitungstests, Bildtests* und *apparativen Tests* (neuerdings auch: *computergestützte Testverfahren*) unterschieden werden.

(2) Nach der Verwendung der Sprache kann zwischen *verbalen* und *nichtverbalen* Tests unterschieden werden (besonders im Bereich der Intelligenzmessung ist dies eine wichtige Unterscheidung).

(3) Aus der Möglichkeit, einen Test allein oder in einer Gruppe durchzuführen, resultiert die Unterscheidung in *Einzel-* und *Gruppentests* mit entsprechenden Konsequenzen für die Ökonomie eines Verfahrens.

(4) Je nachdem, ob ein Test eine oder mehrere Dimensionen erfaßt (aus einem oder mehreren Subtests besteht), spricht man von einem *ein-* oder *mehrdimensionalen Verfahren.*

(5) Nach Art des provozierten Verhaltens unterscheidet man Tests, die zu *typischem* (z.B. Persönlichkeitstests) und solchen, die zu *maximalem Verhalten* (z.B. Konzentrationstests) auffordern.

(6) Der Strukturiertheitsgrad der verhaltensauslösenden Reizkonfiguration erlaubt die Zweiteilung in *hoch-* (z.B. mit Multiple-choice-Antwortschemata) und *niedrigstrukturierte Tests* (z.B. projektive Tests).

(7) Wichtig ist die Unterscheidung in *Geschwindigkeits- (speed-)* und in *Niveau- (power-) Tests* (eine hohe Speed-Komponente ist in den Konzentrationstests enthalten, eine hohe Power-Komponente in den sog. Lernfähigkeitstests).

(8) Nach der Antwortmöglichkeit kann man zwischen Tests mit *gebundenem* (z.B. Multiple-choice-Verfahren, s.o.) und *freiem Antworttyp* (z.B. Kurzantwort) unterscheiden.

(9) Nach inhaltlichen Gesichtspunkten wird zwischen *Intelligenz-* und *Persönlichkeitstests* getrennt; sinnvoller wäre es, zwischen *Verfahren zur Erfassung kognitiver* und *affektiver Merkmale* zu unterscheiden.

(10) Nach dem Testprinzip unterscheidet man auch *projektive* und *psychometrische Verfahren.*

(11) Im angloamerikanischen Sprachraum ist die Unterscheidung zwischen „*aptitude tests*" und „*achievement tests*" zu finden. Erstere sollen die Eignung zu bestimmten Berufen erfassen, letztere dienen der Erfassung der durch Übung und Schulung gewonnenen Fertigkeiten.

(12) Man unterscheidet auch *objektive* und *subjektive Tests* zur Messung der Persönlichkeit. Diese Dichotomie bezieht sich dabei auf die Möglichkeit subjektiver Verzerrung der Testresultate von seiten des Probanden.

(13) Eine weitere Dichotomie (Lossen, 1955, S. 22) bezieht sicht auf die Teilung in „*prüfende*" und „*entfaltende*" (= projektive) Verfahren.

(14) Bei Schulleistungstests kann man

- nach der Zielsetzung Tests zur *summativen* und zur *formativen Evaluation* unterscheiden.
- Nach der Art der Normierung sind *(sozial-)normbezogene* und *kriteriumsbezogene Schulleistungstests* voneinander zu differenzieren.
- Eine Besonderheit im Schulleistungsbereich stellen sog. *fehlerorientierte Tests* dar. Hauptunterschied zu den anderen Tests ist, daß nicht die richtigen Lösungen interpretiert werden, sondern die falschen (u. zw. als Hinweise auf zusätzliche Lern- und Übungsmöglichkeiten; Küffner, 1981). Bereits Engelmayer (1954) verwies auf eine „Typik der Fehler" und eine „Pädagogik der Fehlerbekämpfung". Solch ein Verfahren kann nur in Zusammenhang mit Fachdidaktikern unter Berücksichtigung der fehlerkundlichen Systematik eines Lehrgebietes konstruiert werden (Zweck: formative Evaluation). Ihre Konstruktion ist abhängig von einer fachspezifischen Fehlerkunde, z.B. im Rechtschreibbereich, der ein entsprechend angelegtes pädagogisches Programm folgen muß (Schnotz, 1979).
- Im schulischen Bereich sind zusätzlich Unterscheidungen nach dem Inhalt - denkbar (vgl. Kap. 8 - 10 und 14):

a) Schulleistungstests (z.B. Lesetests, Rechtschreibtests, Wortschatztests, Rechentests/Fremdsprachentests, andere fachspezifische Tests, Mehrfächertests),

b) Einschulungs- und Entwicklungstests,

c) Intelligenztests,

d) Kreativitätstests,

e) Konzentrationstests,

f) Persönlichkeitstests, affektive Lernvoraussetzungen (z.B. Schulangst, Leistungsmotivation, Attribuierung von Erfolg und Mißerfolg),

g) Tests zur Erfassung von Sozialbeziehungen in der Schule (Soziogramm, Fragebögen zur Erfassung der Lehrer-Schüler-Beziehung).

Die genannten Differenzierungen sind nicht immer sehr glücklich gewählt und auch nicht von großem theoretischem Gewicht. Die Einteilungsprinzipien überschneiden sich bisweilen und ein Test kann natürlich nach den verschiedensten Gesichtspunkten eingruppiert werden.

7.4 Exkurs: Maßtheorie und Skalentypen

Mit Tests soll etwas „gemessen" werden. Es ist daher von Vorteil, sich in Erinnerung zu rufen, wie der Begriff des Messens in der Psychologie verwendet wird. Torgerson (1958) unterscheidet zwischen Systemen und Eigenschaften: Eigenschaften sind beobachtbare Aspekte oder charakteristische Merkmale aus der Erfahrungswelt. Ein System dagegen ist das, dessen Eigenschaften eben die in Frage stehenden sind. Nach seiner Auffassung kann der Begriff „Messen" ausschließlich auf Eigenschaften, niemals aber auf Systeme angewendet werden.

Nach Campbell (1958) versteht man „unter Messen ... die Zuordnung von Zahlensymbolen zu beobachteten Erscheinungen oder Gegenständen." Ghiselli (1964) verwendet einen noch umgrenzteren Begriff von „Messen"; er beschränkt „Messen" auf „Variable" (also auf Eigenschaften von Systemen), die aber oberhalb dem ordinalen Niveau (s.u.) eingestuft werden. Die klassische Umschreibung stammt von Stevens (1951), der ausführt: „Unter Messen versteht man die Zuordnung von Zahlen zu Gegenständen, Personen oder Gruppen nach bestimmten Regeln."

Nach der Definition von Stevens ist jede Kategorisierung bereits eine Messung. Wenn man z.B. einzelnen Qualitäten Zahlen zuordnet, dann hat man bereits eine Messung durchgeführt. Jede „Etikettierung" mittels Zahlen erfüllt nach dieser Definition die Bedingung des Messens. Diese weiteste Definition, von der heute sehr oft ausgegangen wird, soll im folgenden auch für die Darstellung der verschiedenen Skalentypen verwendet werden (vgl. Tab. 7.1).

Die Mathematik verfügt im einzelnen über eine Reihe verschiedener Zahlensysteme, deren Bedeutung durch Definitionen und bestimmte Operationsvorschriften (Axiome) inhaltlich festgelegt ist. Das Axiomensystem, welches die Voraussetzungen in sich schließt, die für den Gebrauch von ganzen rationalen Zahlen erfüllt sein müssen, wurde von Hölder (1901) zusammengestellt. Es umfaßt neun Axiome, die in aufsteigender Reihenfolge zusammengestellt sind und dabei die verschiedenen Skalen definieren. Die Forderungen, die an den Wissenschaftler gestellt sind, der Maße entwickeln und Messungen durchführen will, bestehen nun darin, daß er Punkt für Punkt nachweist, daß die einzelnen Voraussetzungen auch für seine beobachteten Erscheinungen zutreffen. Nur in diesem Fall lassen sich die an das jeweilige System gebundenen Zahlen mit den geltenden Regeln auf die empirischen Vorgänge übertragen.[2]

Eine Quelle von Mißverständnissen bei der Diskussion der Anwendung quantitativer Methoden liegt darin, daß quantitative Bestimmungen von Aspekten des äußeren Verhaltens wohl als Verhältnis- oder Intervallskala zur Messung eben dieses Verhaltens aufgefaßt werden können, daß sie aber fälschlicherweise auch als Intervall- oder Verhältnisskalen in bezug auf ein Persönlichkeitsmerkmal interpretiert werden, für welches das betreffende Verhalten ein Symptom ist. Messungen in einem physikalischen Maßsystem (Zeit zur Durchführung einer Aufgabe, Größe einer Ausdrucksbewegung in cm, Schriftdruck in g usw.) oder Maßzahlen, die nichts anderes als Angaben der Häufigkeit oder relativen Häufigkeit einer bestimmten Qualität sind (z.B. Anzahl von Wörtern einer bestimmten Art in einem Text, Verb-Adjektiv-Verhältnis, Verhältnis der lust- zu unlustbetonten Aussagen, usw.) sind in bezug auf das psychologische Kriterium kaum jemals Intervall- oder Verhältnisskalen. Als Maße des Verhaltens, das sie direkt bestimmen, sind sie es hingegen schon; sie können daher im Vergleich mit anderen Maßen desselben Verhaltensbereiches (Berechnung von Mittelwertsunterschieden, Korrelationen, usw.) als solche betrachtet werden und die entsprechenden statistischen Operationen können mit ihnen ausgeführt werden. Als Skalen psychologischer Merkmale sind sie jedoch niederwertiger, u.zw. im besten Falle Ordinalskalen. Das schließt eine quantitative Behandlung nicht aus, falls man sich adäquater Methoden bedient oder sich zumindest des bloßen Näherungscharakters bei der Anwendung bestimmter „exakterer" Methoden bewußt ist.

Nach erfolgreichem Nachweis einer Isomorphie für die untersuchten Erscheinungen ist der Wissenschaftler berechtigt, sich die Vorteile zunutze zu machen, welche die Verwendung der Mathematik bringt: „ ... je mehr Axiome erfüllt sind, desto kompliziertere statistische Verfahren können angewandt werden; in desto beschränkterem Maße sind jedoch Skalentransformationen statthaft. Dieser Zusammenhang wird durch die Überlegung verständlich, daß der Informationswert, den eine Zahl im Falle einer komplizierteren Skala ... repräsentiert, wesentlich höher ist als im Falle einer einfachen Skala" (Riegel, 1962).

---

[2] Vgl. hierzu auch die Definition von Pfanzagl (1968): Nach ihm bedeutet „Messen" die Übertragung eines numerischen Relationssystems (numerisches Relativ) in ein empirisches (empirisches Relativ) Relationssystem.

Tabelle 7.1: Axiomatische Grundlagen der Meßskalen und die Anwendbarkeit mathematischer Operationen

Axiome	Skala	zulässige Transformation	zulässige statistische Verfahren
(1) Entweder a = b oder a ≠ b (2) Wenn a = b, dann b = a (3) Wenn a = b und b = c, dann a = c	Nominalskala (Bestimmung von Gleichheit oder Verschiedenheit)	nahezu jede, willkürliche Nummerierung, völlige Austauschbarkeit	Modus, Phi-Koeffizient, χ^2, Kontingenzkoeffizient
(4) Wenn a größer b, dann b kleiner a. (5) Wenn a größer b und b größer c, dann a größer c.	Ordinalskala (Bestimmung von größer oder kleiner)	monotone Transformationen	Zentilwerte, Rangkorrelation, Median, Interquartilabstand
(6) Wenn a = p und b größer 0, dann a plus b größer p.	Intervallskala (Gleichheit von Intervallen)	lineare Transformationen (Multiplikation und Addition von Konstanten)	arithmetisches Mittel, Varianz, Produkt-Moment-Korrelation, Regression
(7) a plus b = b plus a (8) Wenn a = p und b = q, dann a plus b = p plus q (9) (a plus b) plus c = a plus (b plus c)	Absolutskala (Bestimmung der Gleichheit von Brüchen)	Multiplikation mit einer Konstanten	geometrisches Mittel, harmonisches Mittel

Beispiele für die einzelnen Skalentypen:

(1) Nominalskala: Damit ist nur eine Art Namensverleihung gemeint, es werden z.B. willkürliche Nummern Ereigniskategorien zugeordnet (z.B. qualitative Merkmale wie Haarfarbe: braun = 1, blond = 2 ...), die Identität von Klassen oder Einzelereignissen (Autonummern) wird behauptet.

(2) Ordinal- oder Rangskala: Ein „Mehr oder Weniger" kann festgestellt werden, zwischen den Zahlen werden nur Rangordnungen abgebildet, man kann aber keine Aussage darüber treffen, wie viel mal etwas größer ist, denn die Abstände zwischen den Zahlen sind nicht gleich. Rangplätze dürfen eigentlich nicht addiert werden, da die Größe des Unterschiedes zwischen zwei aufeinanderfolgenden Rangplätzen nicht genau bestimmt ist (z.B. bei Testrohwerten oder auch bei Zensuren).

(3) Intervallskala: Zwischen diesen Zahlen existieren gleiche Abstände (z.B. Temperaturskala). Additionen sind möglich, auch Subtraktionen. Divisionen ergeben kein sinnvolles Maß (eventuell für Standardtestwerte, z.B. auch IQ gegeben).

(4) Verhältnis- oder Absolutskala: Hier existiert ein absoluter Nullpunkt (Beispiel: Metermaß zur Größenfeststellung). Bei psychologischen Meßinstrumenten ist dies in der Regel nicht zu erwarten, vielleicht noch bei der Feststellung der Reaktionszeit (Häufigkeiten, physikalische Zeitmessungen). Bisweilen wird behauptet, daß die Ergebnisse eines Rasch-skalierten Tests die Anforderungen dieses Meßniveaus erfüllen.

In der Hierarchie niedriger stehende Skalen dürfen nicht mit statistischen Mitteln behandelt werden, die nur auf einer höheren Stufe zulässig sind. Das umgekehrte Vorgehen ist bei entsprechendem Informationsverlust zulässig.

Übungsaufgaben

(1) Finden Sie weitere Beispiele für die einzelnen Skalentypen!

(2) Hat die Aussage, „eine Person mit einem IQ von 140 ist doppelt so klug als jemand mit einem IQ von 70" einen Sinn? Begründen Sie Ihre Meinung!

(3) Wie ist es möglich, psychologische Konstrukte zu messen, wenn doch über das Skalenniveau, auf dem dies geschieht, kaum genaue Aussagen gemacht werden können?

(4) Auf welchem Skalenniveau werden die Antworten im HAWIE gewertet? (Beispiel: Welche Gemeinsamkeiten haben Apfelsine und Banane?)

(5) Stimmt die Aussage, daß man die Intelligenzskala auch auf einen Mittelwert von 50 und eine Streuung von 10 transformieren kann, ohne die Bedeutung, die dem IQ zukommt, zu ändern?

(6) Finden Sie ein Beispiel dafür, daß auf einer höherwertigen Skala im Experiment gemessen wird als tatsächlich für die psychologische Dimension anwendbar ist!

(7) Diskutieren Sie die Ansicht, daß jedem Feststellen von Qualitäten das Festlegen von Qualitäten vorangehen muß!

(8) Wie kann man in einem konkreten Fall den Nachweis einer Isomorphie zwischen Zahlen und Fakten führen?

(9) Diskutieren Sie die Ansicht Ghisellis (1964), daß niemals Systeme, sondern immer nur Aspekte von Systemen gemessen werden können!

(10) Drenth (1969) möchte den Begriff des Messens erst für Operationen auf Rangskalenniveau zulassen. Die Einteilung in verschiedene Klassen nennt er Kategorisierung und möchte diese vom Messen i.e.S. abheben. Inwieweit ist eine solche Trennung sinnvoll?

(11) Wenn z.B. eine Eigenschaft dichotomisiert wird, auf welchem Skalenniveau werden dann Aussagen getroffen? Überdenken Sie diese Frage an einem Beispiel!

(12) Bestehen Unterschiede zwischen Messen und Zählen?

(13) Überlegen Sie auf Grund der Ausführungen über die Maßtheorie nochmals die Frage, ob Psychisches meßbar ist oder nicht!

(14) Wenn man die Schüler einer Klasse nach der Körpergröße antreten läßt und beginnend vom größten Schüler Zahlen in aufsteigender Reihenfolge vergibt, auf welchem Skalenniveau hat man dann eine Messung durchgeführt?

(15) Gibt man auf der Post ein Paket auf, so wird u.a. eine Zahl auf dieses Paket geklebt. Handelt es sich dabei um eine Messung?

8. Diagnose kognitiver Lernvoraussetzungen bei Schülerinnen und Schülern

8.1 Intelligenz

8.1.1 Geschichte der Intelligenzmessung

Die Intelligenzmessung ist trotz vieler Unkenrufe der am besten und am häufigsten untersuchte Bereich der menschlichen Persönlichkeit. Sie steht auch am Anfang der Testentwicklung selbst. Der Weg zur Entwicklung des Intelligenzkonzeptes (lat. *intelligere* = unterscheiden, *intellectus* = Einsicht, Verstand), ausgehend von einer ursprünglich theologisch-philosophischen Sichtweise (Intelligenz als die Fähigkeit, Gott zu erkennen) bis zu heutigen empirischen Strukturierungsversuchen von kognitiven Fähigkeiten und der Abbildung von problemlösenden Denkprozessen, war verschlungen und ist noch nicht abgeschlossen (Roth et al., 1980).

Die Wurzeln der Intelligenzmessung reichen in die frühe Psychiatrie, die experimentelle Psychologie, die Genetik, in das Gebiet der Anwendung der Psychologie im pädagogischen Bereich (Groffmann, 1964) und auch zu den Anfängen der Differentiellen Psychologie.

(1) Psychiatrie: Esquirol (1772 - 1840), ein französischer Psychiater, verwendete bereits 1838 die Sprachbeherrschung, um den Ausprägungsgrad von Schwachsinn abzuschätzen:

Da die Sprache, dieses wesentlichste Kennzeichen des Menschen, das ihm gegeben ist, um seine Gedanken auszudrücken, das Zeichen ist, welches am beständigsten mit der intellektuellen Fähigkeit des Idioten im Verhältnis steht, so gibt sie den Charakter der hauptsächlichsten Variante der Idiotie an.
In dem ersten Grade des Blödsinnes ist die Sprache leicht, im zweiten fällt die Sprache schwerer, die Wortmasse ist mehr beschränkt.
  Im ersten Grade der wirklichen Idiotie kann der Idiot nur einige Worte und sehr kurze Sätze sprechen. Die Idioten des zweiten Grades artikulieren nur einzelne Silben und stoßen Geschrei aus. Im dritten Grade der Idiotie endlich sind weder Sprache, noch Sätze, weder einzelne Worte, noch einzelne Silben vorhanden. (zit. n. Groffmann, 1964)

Wesentlich bei diesen Ausführungen ist folgendes:
1. Esquirol verglich die Sprache von Schwachsinnigen mit den Sprachäußerungen von Kindern und schließt vom Grad der Deformiertheit der Sprache auf den Schwachsinnsgrad.
2. Bei Esquirol findet sich in rudimentärer Form die Bestimmung der Intelligenz - unter Vorwegnahme der Ansichten Binets - in Altersäquivalenten („M. ist 37 Jahre alt und seine Intelligenz, welche Mühe man sich auch gegeben hat, sie zu entwickeln, ist geringer als die eines zehnjährigen Kindes").

Als weiterer Vertreter aus dem Bereich der Psychiatrie sei Emil Kraepelin (1855-1926), ein deutscher Psychiater, erwähnt. Als Untersuchungsmethoden für psychopathologische Zwecke empfiehlt er Verfahren, die sich möglichst eng an das tägliche Leben anlehnen, keine ungewöhnlichen Bedingungen in sich schließen, mit einfachen Hilfsmitteln arbeiten und schnell zum Ziel führen, z.B.:

- Zeitmessungen des Reaktionsvorganges,
- Messung von Assoziationszeiten,
- Addieren einstelliger Zahlen,
- Auswendiglernen von Zahlen und einzelnen Silben,
- Leseprüfung,
- Buchstabenzählen,
- Empfindlichkeit für leise Berührung,
- Zeitschätzungen,
- Ergographenmessungen usw.

Nach Kraepelin (1895, S. 77) müssen zuerst genaue und exakte Untersuchungen des einzelnen Menschen gemacht werden, dann muß man zu „Massenbeobachtungen" fortschreiten:

> Sobald sich unsere Methodik durch die Erfahrung am gesunden Menschen genügend erprobt hat, wird es möglich sein, auch das eigentliche letzte Ziel dieser Bestrebungen fester ins Auge zu fassen, die Erforschung der krankhaften Persönlichkeit, insbesondere der angeborenen krankhaften Veranlagung. Bei der Untersuchung zahlreicher Menschen werden wir ohnedies immer einzelne auffinden, welche nach irgendeiner Richtung wesentlich von dem Verhalten der großen Mehrzahl abweichen. Erweist sich diese Abweichung als schädlich für das psychische Leben, und erreicht sie eine gewisse, freilich nur willkürlich festzusetzende Größe, so pflegen wir sie als krankhaft zu bezeichnen. (Kraepelin, 1895, S. 77)

Kraepelin geht also bei der Erfassung dessen, was er unter Leistung versteht, von der Aufstellung standardisierbarer und objektivierbarer Prüfsysteme aus, wobei er annimmt, daß psychische Leistung in Beziehung zu einer Durchschnittsnorm bestimmt werden kann. Er weist explizit darauf hin, daß diese Norm durch Massenbeobachtung gewonnen werden soll und Abweichungen von dieser statistischen Norm ab einem bestimmten Ausmaß als abnormal oder als krankhaft bezeichnet werden könnten.

(2) Genetik: Francis Galton (1822 - 1911), ein englischer Biologe, hatte bereits den Begriff Test eingeführt, u.zw. generell für die Messung von Persönlichkeitseigenschaften (Galton, 1870). Als Vetter von Charles R. Darwin interessierte er sich für Fragen der Erblichkeit, die er auf psychische Eigenschaften ausdehnte. Er versuchte nachzuweisen, daß diese denselben Vererbungsgesetzen unterworfen sind wie die Weitergabe körperlicher Eigenschaften. Dabei brachten ihn Quetelets Anwendungen der Statistik auf die Idee, daß geistige Eigenschaften analog den biologischen (wie Größe, Gewicht, Kopfumfang) verteilt sein müßten, d.h. normalverteilt.

Die wissenschaftliche Richtung, die sich mit den Unterschieden zwischen den Menschen beschäftigt, dürfte mit Francis Galton begonnen haben. Sein Interesse für die individuellen Unterschiede, steht in einem gewissen Gegensatz zu der damaligen experimentellen Psychologie in Leipzig. Kennzeichnend dafür ist, daß eines seiner Werke den Titel „Untersuchungen über menschliche Fähigkeiten" trägt. Galton wird auch „Vater der Intelligenztests" genannt. Er hat eine Reihe einfacher Tests entwickelt, mit statistischen Methoden das Problem der Vererbung angegangen, mit Fragebögen gearbeitet und versucht, auf diese Weise Daten zu ermitteln, welche der genauen Bestimmung des Individuums dienen sollten.

Für die Weiterentwicklung dieses Forschungszweiges ist eine wichtige Ursache in dem Interesse zu sehen, das von der Öffentlichkeit diesen Verfahren entgegengebracht wurde. Dieses Interesse galt insbesondere dem Zweck, das Individuum mit seinen Fähigkeiten „richtig" zu erkennen.

1883 veröffentlichte er ein Buch, in welchem eine Reihe von Aufgaben (Tests) vorgeschlagen worden sind, mit deren Hilfe der Begabungsgrad festgestellt werden konnte. Seine Annahme fand er empirisch bestätigt aufgrund der Verteilung von Zensuren des Royal Military Colleges in Sandhurst.

„„... so kommen wir denn zu der unausweichlichen, wenn auch unerwarteten Schlußfolgerung, daß hervorragend begabte Menschen sich so weit über die Mittelmäßigkeit erheben, wie die Idioten darunter gedrückt sind."

Die Bedeutung Galtons ist in folgendem zu sehen:
1. Er beschäftigte sich mit den individuellen Verschiedenheiten der Intelligenz und anderer psychischer Fähigkeiten, aber auch von Körpergröße, Körpergewicht, Sehschärfe der Augen, des Gehörs, Muskelstärke, Farbunterscheidungsvermögen.
2. Er erfand Methoden, um solche Fähigkeiten quantitativ zu erfassen (Systematisierung).
3. Er griff zur Statistik, um ihre Verteilung und ihre Zusammenhänge untereinander festzustellen. Galton formulierte seine Ergebnisse als Abweichungen von einem Mittelwert.
4. Für die Unterschiede zwischen Menschen sah er genetische Differenzen als Ursachen an (dabei zog er allerdings fragliche Beweise heran, z.B. „schon der Familienname sage, über welche geistige Kapazität der einzelne verfüge").

(3) Experimentelle Psychologie: Als ein Schüler Wilhelm Wundts hatte James McKeen Cattell die im Leipziger Institut verwendeten Methoden kennengelernt und schlug vor, diese auf die Untersuchung von Unterschieden zwischen den Menschen anzuwenden. Er konzipierte dabei eine Reihe von Einzeltests, die erstmals unter präzisen Bedingungen durchgeführt und objektiv ausgewertet werden konnten. Die Verfahren sollten eine Vorhersage künftigen Verhaltens erlauben. Da man keine genaue Vorstellung von „Intelligenz" hatte, wurde den Verfahren, die im Bereich des Wundtschen Laboratoriums verwendet wurden, einfach eine solche Bedeutung unterlegt. Cattell gilt als der eigentliche Begründer der Testpsychologie (der Begriff „mental tests" stammt von ihm). Als Tests schlug er Verfahren aus dem Bereich der Allgemeinen Psychologie (Sinnesleistungen) vor:

- Dynamometerdruck (Stärke des Händedrucks),
- Geschwindigkeit der Handbewegung über eine Strecke von 50 cm,
- Unterschiedsschwellen bei der Sinneswahrnehmung (z.B. minimale Distanz von zwei Hautberührungen, die als unterschiedlich empfunden wurden),
- Druckstärke gegen die Stirn, bei der Schmerzempfinden auftritt,
- (eben merklicher) Unterschied zweier in den Händen gehaltener Gewichte,
- Reaktionszeit bei Geräuschen und beim Benennen von Farben etc.

1890 war von James McKeen Cattell das Buch „Mental Tests and Measurement" erschienen. Er beginnt selbst, Studenten, die sich an der Columbia-University immatrikuliert hatten, zu testen und er versucht, auf Grund seiner Testresultate den Studienerfolg vorherzusagen. Er leitet damit eine Entwicklung ein, die noch heute an amerikanischen Universitäten Tradition ist.

Wissler (1901) fand allerdings heraus, daß zwischen den Testergebnissen sensu Cattell und dem Schulerfolg nur sehr geringe korrelative Zusammenhänge bestanden. Auch Binet und Henri (1898) kritisierten, daß die Tests von Cattell nicht ausreichend zwischen Schülern differenzierten, die von ihren Lehrern als dumm bzw. nicht intelligent bezeichnet wurden.

Groffmann (1964) meint hierzu: „Gesichtspunkte der Versuchsdauer, der Praktikabilität usw. spielten für Cattell eine größere Rolle als theoretische Überlegungen. Nach dieser Arbeit hat man nicht den Eindruck, als habe er bereits eine genaue Vorstellung von Intelligenz oder geistiger Leistungsfähigkeit besessen. Bewußtsein und Intelligenz waren nicht klar voneinander geschieden. Er merkte an, daß man nicht immer genau vorhersagen könne, welchen Symptomwert manche Tests letztlich hätten. Im übrigen dürfte die Überzeugung, die bereits Galton hatte, daß die sensorische Unterscheidungsfähigkeit auch auf die intellektuelle Urteilsfähigkeit schließen lassen müßte, auch seine Überlegungen mitbestimmt haben."

(4) Schulische Anwendungsaspekte: Ebbinghaus (1850 - 1909) erhielt 1895 einen Auftrag des Magistrates von Breslau die Wirkung des Vormittagsunterrichts auf die Kinder zu untersuchen.

Nach den Beobachtungen an den eigenen Kindern habe der fünfstündige Vormittagsunterricht in den höheren Schulen der Stadt eine derartige Abspannung und nervöse Überreiztheit zur Folge, daß eine Beseitigung dieser Einrichtung erstrebenswert erscheine. (Ebbinghaus, 1897, S. 401)

Zur Untersuchung dieser Frage wollte Ebbinghaus bis dahin nicht verwendete Verfahren (Addieren von Zahlen, Diktatproben) einsetzen, da ihm der Zusammenhang mit tatsächlichen geistigen Leistungen oder schulisch geforderten noch nicht genügend sicher schien. Er selbst verwendete Prüfungen der Rechenfähigkeit, des Gedächtnisses und der Kombinationsfähigkeit (!).

Bei der Kombinationsmethode mußten in einen längeren sinnvollen Text passende Worte in Textlücken eingefügt werden (Lückentest). Für dieses Verfahren konnte (1) eine deutliche Leistungssteigerung mit zunehmendem Alter der Schüler und (2) eine deutliche Beziehung zu den Schulleistungen festgestellt werden. Ohne es zu wollen, hatte er hiermit den ersten Intelligenztest entworfen. Wesentlich an den Arbeiten von Ebbinghaus war die Anwendung von Testmethoden auf Normalbereiche des Lebens (Schule) und der damit vollzogene Schritt heraus aus dem Laboratorium.

Als weiteren Meilenstein in dieser Entwicklung sind die Erkenntnisse von Alfred Binet (1857 - 1911) zu erwähnen. Ursprünglich war Binet Jurist, wendete sich aber bald der Psychopathologie und Physiologie zu. Er arbeitete an der Salpetriere und studierte neben der Psychopathologie auch die experimentelle Psychologie. Für ihn bestand jedoch kein Dogma (wie bei den Schülern Wundts), daß die Untersuchung elementarer Sinnesleistungen der Untersuchung komplexerer psychischer Leistungen voranzustellen sei. 1894 wurde er Direktor des ersten Laboratoriums für physiologische Psychologie an der Sorbonne. Im gleichen Jahr entwickelte er ein Verfahren, um die geistige Entwicklung der Kinder zu untersuchen. 1898 erschien ein Buch über die schulische Ermüdung (Binet & Henri, 1898). 1904 erhielt er vom französischen Unterrichtsministerium den Auftrag, ein Verfahren zur Intelligenzmessung auszuarbeiten. Es ging darum, psychologische Merkmale zur Unterscheidung normaler und schwachsinniger Kinder an den Schulen zu finden, damit die schwachsinnigen - nach medizinischer, pädagogischer und psychologischer Prüfung - auf Sonderschulen geschickt werden konnten. Dieser Auftrag erfolgte im Rahmen der Zuständigkeit des Erziehungsministeriums für die Frage, wie das Gesetz zur allgemeinen Schulpflicht von 1882 in Frankreich auch auf zurückgebliebene und schwachsinnige Kinder zur Anwendung kommen könnte (Gründung heilpädagogischer Anstalten statt Unterbringung in psychiatrischen Anstalten; Selektion ab 1909 u.a. mit dem Test von Binet-Simon).

Die bisher vorhandenen Verfahren (James McKeen Cattell, 1890) erschienen als nicht genügend. Binet und Simon (1911) knüpften an die von Esquirol entwickelten Ideen an (u.a. übernahmen sie auch die Unterscheidung in Idioten, Imbezile und Debile). Besonderheiten der Binetschen Arbeit waren:

1. Die Erfassung der individuellen Intelligenzleistung muß dort ansetzen, wo sich Intelligenz unmittelbar zeigt, u.zw. im Urteilen, Verstehen und Denken, und nicht bei der Analyse elementarer Sinnesleistungen.
2. Von Galton wurde die Idee der Testreihe übernommen, die dieser im Zusammenhang mit sensomotorischen Prüfungen entwickelt hatte. Intelligenz muß nach Binet durch eine Reihe verschiedener Aufgaben erschlossen werden.
3. Binet erkannte, daß Intelligenz nicht absolut meßbar ist, sondern daß sie jeweils relativ zu betrachten sei. Kindliche Intelligenz müsse mit „kindlichen" Maßstäben gemessen werden. Das Ausmaß an Intelligenz kann durch die Ermittlung der Kongruenz oder Abweichung von den durchschnittlichen Leistungen von Individuen gleicher Altersstufe bestimmt werden. Zusammen mit Jules Simon stellte Binet 30 Aufgaben zusammen und führte eine „Normierung" (50 normale, 30 anormale Kinder) durch. Wenn drei Viertel aller Kinder einer Altersstufe die Aufgaben lösen konnten, so galten sie als „geeicht", d.h. diesem Altersgrad angemessen. Für jedes Lebensjahr wurden auf diese Weise fünf „Tests" (= Aufgaben) zusammengestellt. Zur Bestimmung des Intelli-

genzniveaus wurde eine einfache Differenzbildung (Intelligenzalter minus Lebensalter; IA - LA) vorgeschlagen.

Beispiel einer Testreihe für Zehnjährige

(1) Fünf Gewichte vom leichtesten zum schwersten ordnen (18 bis 6 g).
(2) Eine Zeichnung aus dem Gedächtnis wiedergeben (geometrische Figur).
(3) Mit drei vorgegebenen Wörtern zwei Sätze bilden (z.B. Schnee, Schlitten, spielen).
(4) Kritik absurder Sätze („Ich habe die Brüder - Paul, Ernst und mich").
(5) Fünf „schwere" Verstandesfragen: Was muß man machen, wenn man in die Schule geht und man sieht unterwegs, daß es schon später als gewöhnlich ist? Stelle Dir vor, es frägt jemand nach Deiner Meinung über einen anderen Menschen, den Du nur wenig kennst, was würdest Du dann sagen? Warum entschuldigt man eine böse Tat, die im Zorn ausgeführt wird, eher, als eine böse Tat, die nicht im Zorn ausgeführt wird? Warum soll man einen Menschen eher nach seinen Taten als nach seinen Worten beurteilen?

Binet und Simon (1911) hatten keine klare Vorstellung über Intelligenz. Was sie aber erfassen wollten war: Urteilen, gesunder Menschenverstand, praktischer Sinn, Initiative und die Fähigkeit, sich gut anzupassen. Bei der Revision der Skalen 1911 wurde der Begriff Intelligenzalter eingeführt. Binet und Simon (1911) gingen von dem Jahr aus, bis zu welchem das Kind alle Testaufgaben lösen konnte, und zählten von den Testaufgaben der späteren Jahre für jede gelöste Aufgabe ein Fünftel hinzu (für jedes Jahr gab es 5 Testaufgaben). Für dieses Vorgehen hat sich der Begriff *Äquivalentnormen* eingebürgert.

Diese Normen gehen auf den von Binet und Simon (1911) eingeführten Begriff des Intelligenzalters zurück. Das Intelligenzalter (IA) bezeichnet das Niveau der intellektuellen Entwicklung, ausgedrückt als Äquivalent desjenigen Lebensalters, in dem im Durchschnitt dieses Niveau erreicht wird.

Diese von Binet entwickelten Äquivalentnormen können aus verschiedenen Gründen kritisiert werden: Es ist z.B. nicht selbstverständlich, daß Intelligenz auf den verschiedenen Altersstufen dasselbe bedeutet. Ein Neunjähriger mit einem IA von sechs Jahren hat eben nicht die Intelligenz eines durchschnittlichen Sechsjährigen, sondern die eines minderbegabten Neunjährigen. Mit steigendem Lebensalter sind solche Normen auch problematischer anzuwenden, denn das IA verhält sich zum LA nicht proportional.

Beispiel für die Bestimmung des Intelligenzalters

Nachfolgend wird ein Beispiel von Drenth (1969, S. 131) wiedergegeben, das zeigen soll, wie man im Idealfall und wie man tatsächlich das Intelligenzalter nach den Tests von Binet bestimmt.

Fiktives Testergebnis für ein 10jähriges Kind mit einem Intelligenzalter von IA = 9

	Untertests			
Alter	1	2	3	4
6	ja	ja	ja	ja
7	ja	ja	ja	ja
8	ja	ja	ja	ja
9	ja	ja	ja	ja
10	-	-	-	-

Dieses Kind hätte also alle Testaufgaben gelöst, die für Kinder mit einem Intelligenzalter von neun Jahren charakteristisch sind. Intelligenz- und Lebensalter liegen also um ein Jahr auseinander (IA - LA = 9 - 10 = -1).

Sein IQ nach der Konzeption Sterns (s.u.) würde hingegen lauten:

$$IQ = (IA/LA) \times 100 = (9/10) \times 100 = 90.$$

Zumeist ergibt sich bei solchen Tests aber etwa folgende Verteilung der Testaufgabenlösungen.

	Untertests			
Alter	1	2	3	4
7	ja	ja	ja	ja
8	ja	-	ja	ja
9	ja	ja	-	-
10	-	ja	ja	-
11	ja	-	-	-
12	-	-	-	-

Die letzte fehlerlose Zeile wird als Basisalter angenommen. Aus den nächsten Zeilen wird für jede richtige Antwort 1/4 Jahr für das IA addiert. Damit ergibt sich für das Intelligenzalter:

$$IA = 7 + 8/4 = 9$$

Der IQ nach Stern kann wieder analog berechnet werden.

(5) Differentielle Psychologie: William Stern, einer der Begründer der Differentiellen Psychologie (1900), hatte auf dem Berliner Psychologenkongreß im April 1912 ein Sammelreferat über Intelligenzprüfungen übernommen, das noch im selben Jahr als Buch erschien. Darin findet sich seine berühmte Intelligenzdefinition:

> Intelligenz ist die allgemeine Fähigkeit eines Individuums, sein Denken bewußt auf neue Forderungen einzustellen, sie ist allgemeine geistige Anpassungsfähigkeit an neue Aufgaben und Bedingungen des Lebens. (Stern, 1912, S. 3)

Noch bekannter wurde sein Methodenvorschlag, Intelligenzalter und Lebensalter zur Bestimmung eines Intelligenzquotienten in folgende Beziehung zu setzen:

$$\text{Intelligenzquotient} = (\text{Intelligenzalter} : \text{Lebensalter}) \times 100$$

Gegen die Differenzberechnungen Binets wandte Stern ein, daß solche Differenzen nämlich in verschiedenen Lebensjahren ganz unterschiedliche Bedeutung haben, bei einem sechsjährigen Kind bedeutet ein Rückstand von zwei Jahren etwas ganz anderes als bei einem Zwölfjährigen. Auch meßtheoretisch sind Probleme vorhanden, denn mit zunehmendem Alter wird bei gleicher Differenz die Abweichung (IQ) immer geringer. Z.B.:

$$LA = 10, IA = 9 \Rightarrow IQ = (9 / 10) \times 100 = 90$$
$$LA = 20, IA = 19 \Rightarrow IQ = (19 / 20) \times 100 = 95$$

Vergleiche zwischen zwei Individuen unterschiedlichen Alters sind mit einer Differenzenbildung nicht gut möglich, ebenso ist ein Vergleich des IQs einer Person auf unterschiedlichen Altersstufen nicht gerechtfertigt.

Intelligenz wird aber auch von Stern wie von Binet als eine einheitliche Funktion gesehen. Diese Annahme ist im folgenden der Kritik ausgesetzt gewesen. Dennoch existieren noch eine Reihe von Testverfahren, die auf diesem Konzept beruhen (vgl. Tab. 8.1). Aufgrund der veralteten Normierung und des kritisierenswerten Testhintergrundes ist ihr Einsatz problematisch.

Tabelle 8.1: Deutschsprachige Testverfahren auf der Grundlage des Binet-Simon-Verfahrens

Abkürzung/ Autor(en) Erscheinungsjahr	Testname	Alter/ Jahrgangsstufe	Durchführungszeit in min./ ET oder GT[a]	Parallelformen / PP, MP oder CT[b]
BBN (Norden, 1956)	Binetarium nach Binet-Bobertag-Norden	3 - 15/16	60 - 80 ET	nein PP / MP
BST (Probst, 1963)	Binet-Simon-Test zur Prüfung der Intelligenz bei Kindern	3 - 12	k.A. ET	nein PP / MP
BT-BI (Strehle, 1961a)	Binet-Test für Blinde	3 - 15	k.A.	nein PP / MP
IPT (Strehle, 1961b)	Intelligenz-Punkt-Test für Blinde	6 - 16	30 - 45 ET	nein MP
KT (Kramer, 1972)	Kramer Intelligenz Test	3 - 15	60 - 90 ET	nein PP / MP
SIT (Lückert, 1965)	Stanford-Binet-Intelligenz-Test	3 - 14	30 - 90 ET	nein PP / MP
ST (Scholl, 1953)	Scholl-Test	1 - 3;11	15 ET	nein MP

[a] ET = Einzeltest / GT = Gruppentest
[b] PP = Paper und Pencil Test / MP = Manipulationstest / CT = Computergestützter Test

David Wechslers (1956) definiert schließlich den IQ als Abweichungsquotient von der durchschnittlichen Leistung Personen gleichen Alters.[1] Damit (bzw. unter Berücksichtigung sog. Flächentransformationen) ergibt sich eine Normalverteilung des IQ-Maßes mit einem Mittelwert von 100 und einer Streuung von 15:

$$IQ = 100 + [(X_i - aM) / s] \times 15$$
X_i = individueller Rohwert
aM = arithmetischer Mittelwert der jeweiligen Altersgruppe
s = Streuung der Rohwerte
15 = Standardabweichung des IQ-Maßes

Rudolf Amthauer (1959) setzt für seinen Intelligenzstrukturtest (*IST*) im Unterschied zu Wechsler einen Standardwert mit einer Streuung von 10 fest (die Verfahren sind im übrigen beliebig normierbar, man muß die unterschiedliche Festlegung der Streuung aber bei der Interpretation der Testwerte berücksichtigen):

$$IQ = 100 + (X_i - aM) / s \times 10$$

Die Intelligenzmessung begründete sehr schnell das Interesse verschiedener Berufsvereinigungen von Lehrern an der „experimentellen Pädagogik". Es wurde eine Reihe von Instituten gegründet, deren Ziel es war, die Tätigkeit des Lehrers (hier speziell des Volksschullehrers) auf eine „wissenschaftliche Basis", die in der Intelligenzmessung gesehen wurde, zu stellen.
- 1906 wurde das „Institut für experimentelle Pädagogik und Psychologie" vom Leipziger Lehrerverein gegründet (1910 - 1920 wurden von diesem Institut 10 Bände mit pädagogisch-psychologischen Arbeiten herausgegeben).
- 1911: Gründung des Breslauer Kreis unter Leitung von William Stern. Mitglieder waren unter anderem Otto Bobertag und Erich Hylla (1887-1976), die eine deutsche Adaptierung der Binet-Simon-Tests vornahmen. Erich Hylla hat vor allem nach dem 2. Weltkrieg im Rahmen des Deutschen Institutes für Internationale Pädagogische Forschung (DIPF) in Frankfurt die Testentwicklung wieder vorangetrieben.

---

[1] Das Intelligenzkonzept von Wechsler (1961, S. 13) ist nur in Schattierungen von dem Intelligenzbegriff Sterns unterschieden: „Intelligenz ist die zusammengesetzte oder globale Fähigkeit des Individuums, zweckvoll zu handeln, vernünftig zu denken und sich mit seiner Umgebung wirkungsvoll auseinanderzusetzen." Der Unterschied bezieht sich darauf, daß hier von Intelligenz als einem mehrdimensionalen Konstrukt gesprochen wird, zumindest wird in den Wechsler-Tests (*HAWIK, HAWIE*) zwischen Verbal- und Handlungs-IQ unterschieden, allerdings nicht konsequent, denn beide werden wieder zu einem Gesamt-IQ zusammengefaßt.

- 1920: Gründung des Pädagogisch-Psychologischen Instituts des Bezirkslehrervereins in München.

Die Ziele dieser Vereinigungen waren gemischt, teilweise ging es um die Förderung der pädagogischen und psychologischen Wissenschaften, z.T. aber auch um berufsständische Zielsetzungen (z.B. Hebung des Berufsprestiges von Volksschullehrern, bessere Ausbildung, bessere Besoldung).

Auf der Reichsschulkonferenz von 1921 referierte noch William Stern über Begabungsunterschiede. Ab 1925 wurden in Deutschland starke Angriffe auf die Versuche der Intelligenzmessung vorgenommen, da in diesen analytischen Denkweisen typisch jüdischer Geist gesehen wurde, der den ganzheitlich-völkischen Denkformen der Deutschen nicht angemessen sei. Die Tradition der Intelligenzmessung kam in der Folge davon fast völlig zum Erliegen. Ab 1945 wurde von Karlheinz Ingenkamp im Rahmen der Berliner Lehrergemeinschaft diese Herangehensweise wieder aufgenommen.

Die Historie der Intelligenzmessung ist nicht ohne ethische Probleme geblieben. Diese Tests wurden in politischer Absicht mit z.T. abstrusen Folgerungen eingesetzt (vgl. hierzu z.B. Gould, 1988). Terman (1916, S. 6f) schreibt dazu:

„.... in der nahen Zukunft werden die Intelligenztests Zehntausende von diesen hochgradig Minderwertigen unter die Bewachung und den Schutz der Gesellschaft bringen. Dies wird schließlich in einer Beschränkung der Fortpflanzung von Schwachsinnigen und in der Eliminierung einer enormen Kriminalitätsrate, des Pauperismus und der industriellen Ineffektivität resultieren. Man muß wohl kaum besonders hervorheben, daß die hochgradigen Fälle, die jetzt so häufig übersehen werden, genau diejenigen sind, deren Obhut zu übernehmen für den Staat am wichtigsten ist."

Kamin (1974, S. 21), der Aufdecker der Fälschungen eines Sir Cyril Burts, kritisiert diese naive Ansicht und stellt die dadurch betriebene massive Verfolgung bestimmter Personengruppen (z.B. Einwanderer in die USA) heraus:

Der Test, den Binet entwickelte, war weitgehend theorielos. Er betrachtete ihn als ein praktisches diagnostisches Instrument und hatte kein Interesse daran, 'eine Unterscheidung zwischen erworbenem und kongenitalem Schwachsinn zu machen' (1905, 191). Binet schrieb therapeutische Lehrgänge in 'geistiger Orthopädie' für Kinder mit niedrigen Testwerten vor. Sein Kapitel über 'Das Training der Intelligenz' (1913, 140 f) begann mit dem Satz 'Nach der Krankheit das Heilmittel' und sein Urteil über 'einige gegenwärtige Philosophen', die die Idee 'moralisch unterstützt' hatten, daß 'die Intelligenz eines Individuums eine fixierte Größe ist, eine Größe, die wir nicht erhöhen können', ist klar: 'Wir müssen gegen diesen brutalen Pessimismus protestieren und reagieren.'

Bei dieser Orientierung ist es vielleicht schon gut, daß Binet 1911 starb, bevor er Zeuge der Verwendung seines Tests werden konnte, die in den USA unverzüglich einsetzte. Hauptsächlich wurde der Binet-Test von Luis Terman in Stanford, Henry Goddard an der Vineland Training School in New Jersey und Robert Yerkes in Harvard übersetzt. Diese Pioniere des amerikanischen 'mental testing movements' hatten einige grundlegende sozialpolitische Ansichten gemeinsam. Ihr 'brutaler Pessimismus' hatte eine sehr spezifische politische Gestalt, die sich in ihren enthusiastischen Mitgliedschaften in verschiedenen eugenischen Vereinen und Organisationen manifestierte. Sie gelangten zu dem beachtenswerten Ergebnis, daß die Fragen, die Kindern beim Binet-Test gestellt werden, ein feststehendes Maß für angeborene Intelligenz liefern. So konnte der Test dazu benützt werden, die genetisch Minderwertigen, deren Fortpflanzung eine Bedrohung für die Zukunft des Staates war, ausfindig zu machen. (Kamin, 1974, S. 21)

Gegen Ende des 19. Jahrhunderts beginnt eine Springflut der Testproduktion. Einmal entwickelt sich die Methode der Intelligenzprüfung in breiterer Form, zum anderen wird die Methode der Testprüfung auch auf andere Gebiete ausgeweitet. So sind etwa die ersten Anfänge der sogenannten „Psychotechnik" darauf ausgerichtet, spezielle Begabungen, Berufs- und Arbeitseignung zu bestimmen. Großen Auftrieb erhält diese Entwicklung durch den 1. Weltkrieg. Amerika hatte nämlich 1917 in großem Stil damit begonnen, Soldaten mit Testuntersuchungen auszuwählen. Mit den „Group Examinations Alpha and Beta" wurden damals etwa zwei Millionen Rekruten untersucht.

Daß die anfängliche Begeisterung auch zu Rückschlägen führte, sei an einem Zitat von Eysenck (1962) gezeigt:

„Aber gerade der große Erfolg, den man damals mit den Intelligenztests erzielte, führte später zu einer Enttäuschung. Tausende von begeisterten Anhängern, die mit den wissenschaftlichen Grundlagen der Intelligenzmessung nicht vertraut waren, jedoch daraus Kapital schlagen wollten, versuchten, die Intelligenzprüfverfahren der Armee auch in der Industrie und Wirtschaft zur Anwendung zu bringen. Da sie dabei unhaltbare Versprechungen machten, konnten Enttäuschungen nicht ausbleiben. Viele intelligente Leute, die die Spreu nicht vom Weizen trennen und den Scharlatan, der schnell reich werden will, nicht vom echten Wissenschaftler zu unterscheiden vermochten, wurden deshalb skeptisch und entwickelten eine ablehnende Einstellung gegen alles, was sich 'Psychologie' nannte, eine Einstellung, die sie leider auch auf deren spätere Errungenschaften und Erkenntnisse übertrugen.

Erst ein weiterer Krieg mit den damit verbundenen Ausleseproblemen größten Stils half diese Vorurteile brechen und ermöglichte es den Psychologen ein für allemal, die Überlegenheit ihrer Methoden allen anderen Methoden gegenüber zu beweisen. Dieser Beweis wurde so klar und überzeugend geführt, daß sich bei

Kriegsende fast alle kriegführenden Nationen psychologischer Ausleseverfahren bedienten."

Schätzungen der Gesamtzahl bisher veröffentlichter Tests sind natürlich abhängig davon, was alles als „Test" gezählt wird. Bei sehr großzügiger Zuerkennung dieser Bezeichnung haben amerikanische Autoren schon 1946 über 5000 Tests gezählt, bis heute dürfte die Zahl noch wesentlich gewachsen sein (Sader, 1961). Die Datenbank über psychologische und pädadagogische Testverfahren (*psytkom®*), in der nur Verfahren dokumentiert sind, die für den deutschen Sprachraum entwickelt worden sind, enthält 1997 etwa 3200 Verfahren.

Ein Großteil der Verfahren verdient aber den Namen „Test" nicht, da sie den Anforderungen, die an diagnostische Verfahren gestellt werden, nicht genügen (keine Erfüllung der Gütekriterien). Andererseits wäre es auch an der Zeit einzusehen, daß solche Tests uninteressant werden, denen eine theoretische Einordnung fehlt, d.h. wenn sie scheinbar etwas messen, was nicht näher identifiziert wurde, was nicht als bestimmtes Persönlichkeitskonstrukt oder gesicherte Persönlichkeitsdimension angesehen werden kann. Gerade die Begründung der Testpsychologie durch Persönlichkeits- und Allgemeine Psychologie muß als dringlichere Aufgabe denn je angesehen werden.

Zusammenfassend kann über die Intelligenztestentwicklung gesagt werden:
(1) Die Testpsychologie entwickelte sich in engem Zusammenspiel mit den Anforderungen, die von der *schulischen Praxis* gestellt wurden.
(2) Die Methodik des Testens unterscheidet sich grundsätzlich nicht von der *Methode des Experiments* in der Psychologie. Die Kriterien, die für das Experiment Gültigkeit besitzen, gelten auch für die Methoden psychologischer Diagnostik, wenn auch die Konzepte etwas modifiziert wurden (Bedingungskonstanz, Wundtsche Kriterien für ein Experiment: (a) Willkürlichkeit, (b) Wiederholbarkeit, (c) Variierbarkeit).
(3) Die Integration der Testpsychologie in die Allgemeine Psychologie und die Persönlichkeitspsychologie ist noch weitgehend ein offenes Problem (Testmaße entsprechen häufig nicht den für eine Theorie wesentlichen Parametern ⇒ mangelnde Konstruktvalidität).
(4) Die zur Verfügung stehenden Tests bedürfen einer kritischen Sondierung, denn ein Großteil dessen, was einmal angeboten wurde, kann als im besten Falle gute Idee, im schlechtesten als Scharlatanerie bezeichnet werden. Ein Überblick über alle im deutschsprachigen Raum erstellten Intelligenztestverfahren i.w.S. ist von Eberwein (1997) auf der Grundlage der Datenbank Psytkom erstellt worden. Diese Datenbank ist heute auf CD-ROM verfügbar (als Teil der von der ZPID hergestellten Datenbank *psyndex®*) und an den größeren Universitätsbibliotheken recherchierbar.

8.1.2 Strukturmodelle der Intelligenz

Wie ausgeführt, kennzeichnet der Vorschlag Binets (1905) den Beginn der Intelligenzdiagnostik i.e.S.. Da eine Meßmethode vorlag, ergab sich automatisch der Anstoß zu weiteren Entwicklungen. Z.B. konnte überprüft werden, ob die „Intelligenz" genannte Fähigkeit tatsächlich eine einheitliche Funktion war oder ob sie in mehrere Fähigkeiten aufzuspalten sei. Da um die Jahrhundertwende auch auf dem Gebiet der Korrelationsrechnung wesentliche Neuentwicklungen gemacht wurden, lag es nahe, diese Methoden auf den Intelligenzbereich anzuwenden.

8.1.2.1 Generalfaktorentheorie der kognitiven Fähigkeiten

Hier ist Spearman[2] zu erwähnen (1863 - 1945), der aufgrund der Anwendung faktorenanalytischer Techniken zu dem Resultat kam, daß in jeder Intelligenzleistung zwei Komponenten steckten: (1) ein allgemeiner Faktor, „g" (general factor) sowie (2) ein spezifischer Faktor („s"), der z.B. für Materialeigenschaften der Aufgaben steht (vgl. Abb. 8.1). Die einzelnen Testaufgaben weisen eine unterschiedliche Sättigung mit „g" auf (z.B. visuelle Analogieaufgaben besitzen eine sehr hohe „g"-Ladung), zusätzlich stellen sie noch spezifische Anforderungen.

Diese fälschlicherweise als Zweifaktorentheorie bezeichnete Überzeugung (falsch, da es beliebig viele spezifische Faktoren gibt), hat weiteren Untersuchungen nicht standgehalten. Es zeigte sich nämlich, daß es durchaus möglich war, die als spezifisch gedachten Leistungen wieder zu gruppieren. Spearman selbst wollte dies nicht wahrhaben. Er glaubte, die nicht mit seiner Theorie konform gehenden Aufgabengruppen als sog. „disturbers" einfach ausschalten zu können.

Intelligenztests, die auf dieser Grundlage entstanden sind, sind z.B. der Figure Reasoning Test von Daniels (1962), der Bildertest 1 - 2 (Horn & Schwartz, 1977), der Bildertest 2 - 3 (Ingenkamp, 1976), der Progressive Matrizen-Test von Raven (Schmidtke et al., 1978) oder der Mannheimer Intelligenztest für Kinder und Jugendliche (Conrad, Eberle, Hornke, Kierdorf & Nagel, 1976).

---

[2] Spearman war im übrigen der erste Inhaber eines von Sir Francis Galton gestifteten Lehrstuhles, dessen Bestimmung es war, Begabungsforschung zu betreiben. Spearmans Nachfolger war der aufgrund seiner Daten(ver)fälschungen berüchtigte und für das Fach Psychologie nicht sehr rühmliche Sir Cyril Burt.

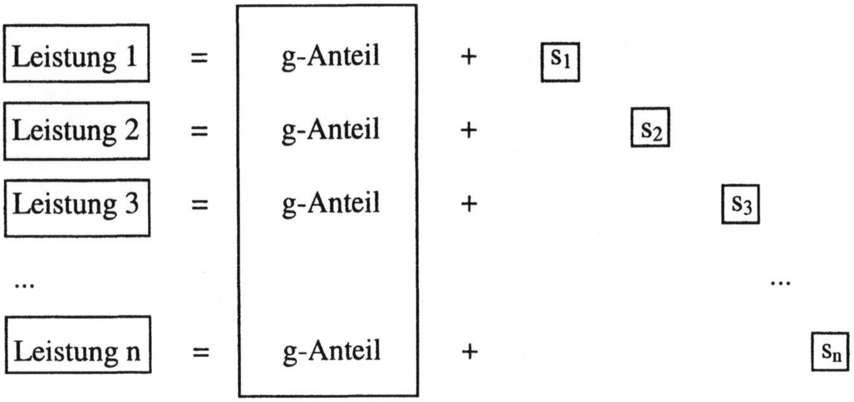

Leistung 1	= g-Anteil +	s_1	
Leistung 2	= g-Anteil +		s_2
Leistung 3	= g-Anteil +		s_3
...			...
Leistung n	= g-Anteil +		s_n

Abbildung 8.1: g-Faktorentheorie nach Spearman (1904)

8.1.2.2 Die Mehrfaktorentheorie der Primary Mental Abilities

Von Thurstone (1887 - 1955) wurde hingegen versucht, aus der Enge des Zusammenhangs zwischen einzelnen Testleistungen mit dem Instrument der Faktorenanalyse einzelne Grunddimensionen kognitiver Leistungsfähigkeit zu identifizieren. Nach seinem Konzept der „Primary Mental Abilities" (Thurstone, 1938) kann die Vielzahl der beobachtbaren Einzeltestleistungen durch Rückführung auf sieben grundlegende Primärfaktoren der Intelligenz beschrieben werden. Diese beziehen sich auf die in Abbildung 8.2 wiedergegebenen Eigenschaften.

Nach dieser Theorie ist jede kognitive Leistung aus dem additiven Zusammenwirken dieser sieben Grundfähigkeiten erklärbar. Möglich ist es dabei, daß diese Grundfähigkeiten mit unterschiedlichem Gewicht an einer konkret beobachtbaren Leistung beteiligt sind.

Intelligenz ist nach dieser Theorie keine globale Fähigkeit und dürfte auch nicht durch eine Zahl (z.B. den IQ) dargestellt werden, Intelligenz ist vielmehr durch ein Intelligenzprofil, das die Ausprägungen der Einzelfähigkeiten darstellt, zu charakterisieren.

Testverfahren, die auf dieser Grundlage aufbauen, sind das Leistungsprüfsystem (*LPS*) von Horn (1983), das Prüfsystem für Schul- und Bildungsberatung (*PSB*) von Horn (1969), der Intelligenz-Struktur-Test (*IST*) von Amthauer (1973), der Kognitive Fähigkeits Test (*KFT*) von Heller et al. (1983) oder der Wilde-Intelligenz- Test (*WIT*) von Jäger und Althoff (1983). Der Frankfurter Analogientest *FAT 4 - 6* von Belser et al. (1973) bzw. der *FAT 7 - 8* (Belser et al., o.J.) zielen nur auf die Erfassung des Reasoning-Faktors ab.

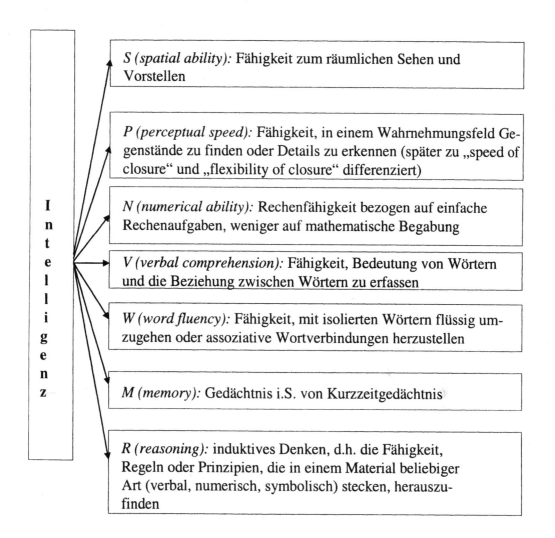

Abbildung 8.2: Intelligenzfaktoren nach Thurstone (1938)

Diese Aufteilung Thurstones ist allerdings nicht von Kritik verschont geblieben. Das Ergebnis einer faktorenanalytischen Gruppierung von Intelligenzvariablen hängt nämlich wesentlich von der verwendeten Stichprobe und der Anzahl der einbezogenen Subtests ab: Je differenzierter die verwendete Probandengruppe ist, desto komplexer sind die erhaltenen Faktoren (z.B. findet man bei schwach begabten Personen mit einem geringen mittleren IQ weniger Faktoren als bei höher begabten Personen). Auch die verwendeten einzelnen Teiltests sind wesentlich für das Endresultat: Je mehr als Grundlage für eine Faktorenanalyse verwendet werden, desto mehr Faktoren können entdeckt werden. Ebenso ist es künstlich möglich, durch „ähnliche" Testaufgaben einen Faktor zu erzwingen, der gerade für diese Aufgaben typisch ist. Die Faktorenanalyse ist außerdem ein statistisches Instrument, das zu keinen eindeutigen Lösungen führt; die Resultate können vielmehr innerhalb gewisser Grenzen vom Auswerter beeinflußt werden (z.B. durch die Wahl der Extraktionsmethode, der Kommunalitätenschätzung, des Abbruchkriteriums; vgl. Lukesch & Kleiter, 1974).

8.1.2.3 Faktorenmodell von Meili (1946)

Aufgrund der angedeuteten methodischen Unschärfen verwundert es nicht, daß andere Untersucher zu unterschiedlichen Ergebnissen gekommen sind. Zu erwähnen ist im europäischen Bereich Richard Meili (1946), der bei Überprüfungen seines Analytischen Intelligenztests vier psychologisch bedeutungshaltige Faktoren zu finden glaubte, die mit seinem Analytischen Intelligenztest (AIT) (Meili, 1971) gemessen werden können:

Komplexität (K): Fähigkeit, größere Felder zu überschauen und klar zu strukturieren, Beziehungen zwischen verschiedenen Gegebenheiten finden;
Plastizität (P): Fähigkeit, Probleme umzustrukturieren, Fähigkeit zum Umzentrierung und Umstrukturierung;
Ganzheit (G): Fähigkeit, Beziehungen zwischen getrennten Gegebenheiten herzustellen und Ordnungen zu bilden;
Flüssigkeit (F): Fähigkeit, rasch von einem Inhalt zum nächsten überzugehen, andere Seiten von etwas Gegebenem sehen.

Die Grundfaktoren sollten vom Material (verbal, numerisch, figural) der geforderten Leistung unabhängig sein. In späteren Ausführungen hat er diese Aufteilung ergänzt, indem er den „allgemeinen Faktoren" noch „Gruppenfaktoren" hinzufügte (space [S], verbal [V], number [N]).

Ein Überprüfungsversuch dieser Strukturierung durch Jäger (1973, S. 57f) erbrachte nur für den Faktor der Flüssigkeit eine hinreichende Bestätigung, ebenso für den Faktor N; P und K fanden sich nur in materialspezifischer Form (eher i.S. von V bzw. S zu interpretieren) und ein Faktor G ergab sich gar nicht.

8.1.2.4 Intelligenzfaktoren höherer Ordnung - das Zweifaktorenmodell Cattells[3]

Bei der Extraktion von Intelligenzfaktoren ist es nicht unbedingt notwendig, die Faktoren voneinander unkorreliert zu definieren. Läßt man nicht-orthogonale Beziehungen zu, so kann man auf diese korrelierten Faktoren nochmals die Methode der Faktorenanalyse anwenden und kommt zu Faktoren zweiter Ordnung.

Auf diesem Weg entwickelte Raymond B. Cattell, aufbauend auf den Faktoren Thurstones, ein „echtes" zweidimensionales Modell der Intelligenz (Cattell, 1963). Er unterscheidet dabei die sog. *fluide (= flüssige) Intelligenz (generalized fluid ability factor)* von der *crystallized (= kristallisierten) Intelligenz (general crystallized ability factor)*. Der erste Faktor weist Ähnlichkeiten mit dem Spearmanschen Generalfaktor auf und soll die allgemeine (nicht sprachgebunden erfaßte) Fähigkeit zum Finden neuer Lösungen umfassen, während der zweite als das Ergebnis von Lernprozessen (besonders im verbalen und numerischen Bereich) angesehen werden.

Die entsprechenden Verfahren zur Erfassung dieser Intelligenzkonzeption sind der Grundintelligenztest *CFT 1* (Weiß & Osterland, 1979), der *CFT 2* bzw. *20* (Weiß, 1987) sowie der *CFT 3* (Weiß, 1971).

8.1.2.5 Das Modell des menschlichen Intellekts von Guilford (1959)

Einen anderen, eher konzeptuell orientierten Weg beschritt Guilford (1959, 1964). Für sein Modell ist vermutlich seine wissenschaftliche Vergangenheit als Chemiker nicht unwichtig, es werden von ihm nämlich - wie im periodischen System der chemischen Elemente - Faktoren aufgrund eines theoretischen Modells postuliert, die es z.T. erst zu entdecken gilt, die aber durch die Kombination verschiedener Eigenschaften als existent vermutet werden können. Sein Modell

---

[3] Nicht eingegangen werden soll in diesem Zusammenhang auf eine Modellannahme von Jensen (1969), der einmal zwei verschiedene Arten von Lernfähigkeiten (Begabungen) unterscheiden wollte. Dabei sollten „Level I-Fähigkeiten" für mechanisch-assoziative Lernleistungen (rootlearning ability, z.B. Subtest „Zahlen nachsprechen" im *HAWIE*) stehen und „Level II-Fähigkeiten" für abstrakt-begriffliche Lernleistungen (z.B. Reasoning-Faktor). Erstere Fähigkeiten verglich Jensen mit der bloßen Aufnahme und Wiedergabe eines Tonbandes, letztere Fähigkeiten fordern Umformulierungen. Die Level I-Fähigkeit sollte notwendige, aber nicht hinreichende Bedingung für die Level II-Fähigkeit sein. Zudem erwartete Jensen weitreichende Schicht- und Rasseunterschiede hinsichtlich der Level II-Fähigkeit (Jensen, 1985). Die empirischen Daten widersprechen diesen Annahmen deutlich und dieses Modell kann als widerlegt betrachtet werden.

besteht aus drei Dimensionen, u.zw. unterscheidet er Operationen, Inhalte und Produkte (OPI). Diese sind wieder untergliedert (vgl. auch Kap. 8.5):

Operationen
- Kognitionen: Finden und Erkennen von Information,
- Gedächtnis: Behalten und Verfügen über Information,
- Divergente Produktionen: Bearbeiten von Problemen mit mehrdeutigen Lösungen auf nicht konventionelle Weise,
- Konvergente Produktionen: Bearbeiten von Aufgaben mit eindeutigen, anerkannten Lösungen,
- Bewertungen: Beurteilung des Erkannten auf Richtigkeit und Brauchbarkeit hin.

Produkte
- Einheiten,
- Klassen,
- Relationen,
- Systeme,
- Transformationen,
- Implikationen.

Inhalte
- Figurale: alle wahrnehmbaren - nicht nur optischen - Gestalten,
- Symbolische: Zahlen, Buchstaben, Worte (ohne Berücksichtigung ihrer Bedeutung),
- Semantische: (meist sprachliche) Bedeutungen,
- Verhaltensmäßige: Verhaltensweisen, die mit „sozialer Intelligenz" in Beziehung gebracht werden.

Die Merkmale auf diesen drei Dimensionen sind beliebig miteinander kombinierbar, so daß sich als heuristisches Modell ein Bündel von 120 identifizierbaren Einzelfähigkeiten ergeben müßte (z.B. ESR = Erkennen semantischer Relationen). Für einzelne Zellen des Würfels hat Guilford Tests entwickelt, doch nicht alle hält er für tatsächlich identifiziert.

Interessant ist an diesem Modell die Betonung des kreativen Denkens (= divergente Produktionen), das üblicherweise aus Intelligenzmodellen (= konvergentes Denken) ausgeschlossen bleibt. Allerdings sind für tatsächliches Problemlösen beide Fähigkeitsbereiche und eine entsprechende Wissensbasis notwendig (s.u.).

8.1.2.6 Berliner Intelligenzmodell (Jäger, 1973)

Den für den deutschen Sprachraum umfassendsten Versuch einer Strukturierung von Intelligenzleistungen mittels des Instruments der Faktorenanalyse stammt von Adolf Otto Jäger (1973). Er stellte aus den vielen Einzeltests zur Erfassung von Intelligenz (u.zw. im Sinne konvergenter und divergenter Produktionen) 246 Einzelaufgaben zusammen, die er 373 Gymnasiasten (Durchschnittsalter 18,2 Jahre) zur Bearbeitung vorlegte (301 Pbn konnten in die Auswertung einbezogen werden).

Seine Analysen ergaben sechs Hauptdimensionen, mit denen die Leistungen hinreichend beschrieben werden können (a.a.O., S. 175):

(1) Anschauungsgebundenes Denken,
(2) Einfallsreichtum und Produktivität,
(3) Konzentrationskraft und Tempo-Motivation, insbesondere bei einfach strukturierten Aufgaben,
(4) Verarbeitungskapazität, formallogisches Denken und Urteilsfähigkeit,
(5) Zahlengebundenes Denken,
(6) Sprachgebundenes Denken.

Besonders die Hereinnahme von Aufgaben aus dem Bereich der divergenten Produktionen (im Sinne Guilfords) erbringt einen Unterschied zu den üblichen Modellen von Intelligenzleistungen. Das gefundene Ergebnis ist aber auch von der Stichprobe (Gymnasiasten) abhängig, ebenso ist die Stabilität der gefundenen Beziehungen zu bezweifeln (ungünstige Relation zwischen Anzahl der Aufgaben und Anzahl der Pbn). Abgesehen von diesen methodischen Zweifeln, sind für den Praktiker letztendlich die damit gewonnenen empirischen Validitäten ausschlaggebend. Ein diesem Intelligenzmodell zugeordnetes Verfahren wurde von Schmidt et al. (1986) entwickelt.

8.1.3 Verfahren zur Intelligenzdiagnostik[4]

Die Versuche zur Messung von Intelligenz sind äußerst zahlreich und die dabei entwickelten Verfahren so unterschiedlich, wie die verschiedenen zugrunde liegenden Intelligenzmodelle. Bisweilen hat man auch den Eindruck, daß die Meßverfahren die Theorie dominieren, also eher als krude und theorieferne Maße anzusehen sind, die sich allenfalls aufgrund kriterialer Validitäten rechtfertigen.

Ein weiterer Kritikpunkt ist darin zu sehen, daß einfachste handwerkliche Aspekte bei der Testerstellung häufig unzureichend beachtet werden (z.B. Fragen der Normierung an repräsentativen Stichproben). Testtheoretische Entwicklungen

---

[4] Die Zusammenstellungen wurden unter Verwertung der Angaben der Datenbank *psytkom*®, der Testkataloge von Verlagen sowie der Jahrbücher „Tests und Trends" (z.B. Trost, Ingenkamp & Jäger, 1993) angefertigt.

(wie Modelle der probabilistischen Testtheorie oder Aspekte des adaptiven Testens) finden nur selten Berücksichtigung. Hingegen zeichnet sich die häufiger werdende Aufgabendarbietung über Computer ab; allerdings zumeist in der simplen Weise, daß ein Paper-und-pencil-Verfahren auf einen Rechner gebracht wird, daß allenfalls die Auswertung noch automatisiert ist, aber ohne die Möglichkeiten des computergestützten Tests tatsächlich zu nutzen (z.B. adaptive Darbietungsstrategien).

Die folgenden Aufstellungen (vgl. Tab. 8.2 und 8.3) berücksichtigen nur die Aufteilung in ein- und mehrdimensionale Testverfahren. Bei ersteren kann ein bezug zum g-Faktor i.S. Spearmans gegeben sein, es kann sich aber auch um Verfahren handeln, die einen Aspekt eines mehrdimensionalen Intelligenzmodells testen wollen (z.B. räumliches Vorstellungsvermögen). Bisweilen ist der Bezug auf ein Intelligenzmodell kaum erkennbar (d.h. die Konstruktvalidität der Verfahren kann in Frage gestellt werden).

Tabelle 8.2: Überblick über eindimensionale Intelligenztests

Abkürzung/ Autor(en) Erscheinungsjahr	Testname	Alter/ Jahrgangsstufe	Durchführungszeit / ET oder GT[a]	Parallelformen / PP, MP oder CT[b]
Induktives Denken - Reasoning (sprachfrei, g-Faktor)				
APM (Raven et al., 1980)	Advanced Progressive Matrices	11 - 40	40 - 60 ET / GT	nein PP
BM + CM (Bondy et al., 1971)	Bunte und Progressive Matrizen	7;0 - 12;11	20 ET	nein PP
CPM (Raven et al., 1980)	Coloured Progressive Matrices	5;0 - 11;6 60 - 89	30 - 45 ET / GT	nein PP

CAT - M (Hornke & Habon, 1984)	Computergestütztes adaptives Testen	k.A.	45 - 50 ET	ja CT
FRT (Daniels, 1962)	Figure Reasoning Test	10 - 16 Erw.	30 ET / GT	nein PP
FAT 4-6 (Belser et al., 1973)	Frankfurter Analogie-Test 4-6	9;6 - 12;0 4. - 6. Kl.	55 GT	ja PP
FAT 6-9 (Barth, 1989)	Frankfurter Analogie-Test 6-9	6. - 9. Kl	20 - 60 GT	ja PP
FAT 7-8 (Belser et al., o.J)	Frankfurter Analogie-Test 7-8	12;0 - 14;0 7. - 8. Kl.	50 GT	ja PP
AT 4 - 5 (Belser et al., 1970)	Analogietest für die 4. bis 5. Schulstufe	4. - 5. Kl.	55 ET / GT	ja PP
AT 7 - 9 (Belser et al., 1969)	Analogietest für die 7. bis 9. Schulstufe	7. - 9. Kl.	50 ET / GT	ja PP
FDA 3-6 (Wendeler, 1973)	Frankfurter Denkaufgaben für 3. - 6. Klassen	8 - 13 3. - 6. Kl.	90 GT	ja PP
HIT 1-2 (Kratzmeier, 1977)	Heidelberger Intelligenztest 1 - 2	1. - 2. Kl.	90 ET / GT	ja PP
HIT 3-4 (Kratzmeier, 1982)	Heidelberger Intelligenztest 3 - 4	3. - 4. Kl.	90 - 100 ET /GT	ja PP
HNT (Kratzmeier & Horn, 1989)	Heidelberger nonverbaler Intelligenztest	14 - Erw.	90 ET / GT	ja PP
S-AT (Meuren, 1974)	Sprachfreier Analogietest	ab 4. Kl.	k.A. ET /GT	nein PP

Intelligenz

Kürzel (Autor, Jahr)	Name	Alter	Dauer/Form	Normen
WM-T (Formann & Piswanger, 1979)	Wiener Matrizen-Test	14 - 18 Erw.	25 ET / GT	nein PP

Räumliches Vorstellungsvermögen

Kürzel	Name	Alter	Dauer/Form	Normen
B-T (Birkel, 1997)	Bausteine-Test	8. - 11. Kl.	20 GT	ja PP
RVV-S (Fay & Grömminger, 1988)	Verfahren zur Erfassung des räumlichen Vorstellungsvermögens: Schnitte	Erw.	30 ET / GT	nein PP
SCHI-F (Stumpf & Fay, 1983)	Schlauchfiguren - räumliches Vorstellungsvermögen	15 - 20 Erw.	20 ET / GT	ja PP
T-dV (Skawran, 1965)	Test für zweidimensionale räumliche Vorstellungen	15 - 18	10 ET / GT	nein PP
3 WD (Gittler, 1990)	Dreidimensionaler Würfeltest	ab 13, Erw. 8. - 13. Kl.	40 ET /GT	nein PP

Induktives Denken - Reasoning (sprachgebunden)

Kürzel	Name	Alter	Dauer/Form	Normen
SA 3 / 4 (Portmann, 1974)	Sprachliche Analogien 3 / 4	9 - 10 3. - 4. Kl.	45 GT	ja PP
SA 5 / 6 (Portmann, 1975)	Sprachliche Analogien 5 / 6	11 - 12 5. - 6. Kl.	45 GT	ja PP
SASKA (Riegel, 1967)	Sprachlicher Leistungstest	16 - 99	k.A. ET / GT	ja PP
SYL (Srp & Hörndler, 1994)	Syllogismen	Schüler Erw.	k.A. ET	k.A. CT

Test	Name	Alter	Dauer (min)	Normen
VI-W (Fend & Prester, 1986)	Verbale Intelligenz Wortverständnistest	13 - 15	k.A. ET / GT	nein PP
VKI (Anger et al., 1980)	Verbaler Kurz-intelligenztest	21 - 61	5 GT	ja PP
WBT 10+ (Anger et al., 1971)	Wort-Bild-Test 10+	10. - 13. Erw.	20 GT	ja PP

Induktives Denken mit Zahlen

Test	Name	Alter	Dauer (min)	Normen
RiS (Schmotzer et al., 1994)	Rechnen in Symbolen	Schüler Erw.	k.A. ET	k.A. CT
ZF 3 (Stark & Thyen, 1973)	Zahlenfolgen 3	9 3. Kl.	45 GT	ja PP
ZF 4 (Kopka & Stark, 1973)	Zahlenfolgen 4	10 4. Kl.	45 GT	ja PP
ZF 6+ (Stark et al., 1973)	Zahlenfolgen 6+	6. Kl.	25 GT	ja PP

Kognitive Leistungsgeschwindigkeit

Test	Name	Alter	Dauer (min)	Normen
ZVT (Oswald & Roth, 1978)	Zahlenverbindungstest	8 - 60	5 - 10 ET / GT	nein PP

[a] ET = Einzeltest / GT = Gruppentest
[b] PP = Paper und Pencil Test / MP = Manipulationstests / CT = Computergestützter Test

Tabelle 8.3: Überblick über mehrdimensionale Intelligenztests

Abkürzung/ Autor(en) Erscheinungsjahr	Testname	Alter/ Jahrgangsstufe	Durchführungszeit / ET oder GT[a]	Parallelformen / PP, MP oder CT[b]
AID (Kubinger & Wurst, 1991)	Adaptives Intelligenzdiagnostikum	6 - 15	20 - 60 ET	nein PP / MT
AIT (Meili, 1971)	Analytischer Intelligenztest	12 - 17	45 - 60 ET / GT	nein PP
AzN 4+ (Hylla & Kraak, 1976)	Aufgaben zum Nachdenken 4+	9 - 11	110 ET / GT	ja PP
BBT 3 - 4 (Ingenkamp, 1977)	Bildungs-Beratungs-Test für 3. und 4. Grundschulklassen	3. - 4. Kl.	90 ET / GT	ja PP
BBT 4 - 6 (Ingenkamp et al., 1977)	Bildungs-Beratungs-Test für 4. bis 6. Klassen	4. - 6. Kl.	90 ET / GT	ja PP
BILKOG (Berg & Schaarschmidt, 1989)	Diagnostikum für bildlich angeregte kognitive Leistungen	4 - 9	60 - 90 ET	nein PP
BIS-TEST (Schmidt et al., 1986)	Test für das Berliner Intelligenzstrukturmodell	15 - 28	90 ET / GT	ja PP
BT 1 - 2 (Horn & Schwartz, 1977)	Bildertest 1 - 2	6 - 13 1. - 2. Kl.	105 ET / GT	nein PP
BT 2 - 3 (Ingenkamp, 1976)	Bildertest 2 - 3	6 - 10 2. - 3. Kl.	80 ET / GT	ja PP

BTS (Horn, 1972)	Begabungstestsystem	7;7 - Erw.	90 ET / GT	ja PP	
CFT 1 (Weiß & Osterland, 1997)	Grundintelligenztest Skala 1	5;3 - 9;5 Vorsch. - 3. Kl.	35 - 50 ET / GT	ja PP	
CFT 2 (Weiß, 1972)	Grundintelligenztest Skala 2	9 -15;6	50 - 60 ET / GT	ja PP	
CFT 20 (Weiß, 1987)	Grundintelligenztest 2 (Weiterentwicklung)	8;6 - 18 3. - 10. Kl.	60 ET / GT	ja PP	
CFT 3 (Weiß, 1971)	Grundintelligenztest Skala 3	14 - Erw.	50 ET / GT	ja PP	
CMM (Bondy et al., 1975)	Columbia Mental Maturity Scale	3 - 12	10 - 30 ET	nein MP	
CMM 1 - 3 (Schuck et al., 1975)	Columbia Mental Maturity Scale 1 - 3	6 - 10	25 ET / GT	nein PP	
CMM 1 - 4 (Schuck et al., 1976)	Columbia Mental Maturity Scale 1 - 4	6 - 15	30 ET / GT	nein PP	
CMM - LB (Eggert & Schuck, 1973)	Columbia Mental Maturity Scale für Lernbehinderte	9 - 14	30 ET / GT	nein PP	
DK-D (Facaoaru, 1985)	Testverfahren zur Erfassung divergenten und konvergenten Denkens	Erw. ET /GT	31 Std.	nein	
FBIT (Hebbel & Horn, 1976)	French-Bilder-Intelligenz-Test	4 - 8	30 - 45 ET	nein PP	
HAWIE (Hardesty & Lauber, 1956)	Hamburg-Wechsler-Intelligenztest für Erwachsene	10 - 75	50 - 70 ET	ja PP / MP	

Intelligenz

HAWIK (Hardesty & Priester, 1956)	Hamburg-Wechsler-Intelligenztest für Kinder	6 - 15	60 - 90 ET	nein PP / MP
HAWIK-R (Tewes, 1983)	Hamburg-Wechsler-Intelligenztest für Kinder - Revision 1983	6 - 15	60 - 90 ET	nein PP / MP
HAWIVA (Schuck & Eckert, 1975)	Hannover-Wechsler-Intelligenztest für das Vorschulalter	4 - 8	40 - 90 ET	nein PP / MP
WIP (Dahl, 1972)	Reduzierter Wechsler-Intelligenztest	10 - 79	30 - 50 ET	nein PP / MP
WIPKI (Baumert, 1973)	Reduzierter Wechsler-Intelligenztest für psychisch kranke Kinder	6 - 12	25 - 40 ET	nein PP / MP
I-G-S (Eichhorn, 1974)	Intelligenzprüfverfahren für gehörlose Schulanfänger	5 - 9	45 ET	nein PP
IST 70 (Amthauer, 1973)	Intelligenz-Struktur-Test 70	13 - 60	90 ET / GT	ja PP
ITK (Neumann, 1981)	Intelligenztest für 6- bis 14jährige Körperbehinderte	6 - 14	110-180 ET	nein PP / MP
K-ABC (Melchers & Preuss, 1991)	Kaufmann Assessment Battery for Children Deutsche Fassung	2;6 - 12;5	30 - 90 ET	nein PP / MP
KFT 1 - 3 (Heller & Geisler, 1983)	Kognitiver Fähigkeitstest - Grundschulform	6 - 12 1. - 3. Kl.	45 - 60 GT	nein PP
KFT 4 - 13 (Heller et al., 1983)	Kognitiver Fähigkeitstest für 4. bis 13. Klassen	Kin., Jug., Erw. 4. - 13. Kl.	53 - 100 ET / GT	ja PP

KFT - K (Heller & Geisler, 1983)	Kognitiver Fähigkeitstest - Kindergartenform	5 - 6	85 - 105 GT	nein PP
KIT / K (Kastner, 1978)	Kit of Reference Tests for Cognitive Factors - Deutsche Fassung	Erw.	73 GT	nein PP
KLI 4+ (Schroeder, 1968)	Kombinierter Lern- und Intelligenztest 4+	4. - 5. Kl.	180 ET / GT	ja PP
KLI 4-5 (Schroeder, 1979)	Kombinierter Lern- und Intelligenztest 4 - 5	4. - 5. Kl.	150 ET / GT	ja PP
LPS (Horn, 1983)	Leistungsprüfsystem	9 - 50+	40 - 120 ET / GT	ja PP
MIT - KJ (Conrad et al., 1976)	Mannheimer Intelligenztest für Kinder und Jugendliche	9 - 15	60 ET / GT	ja PP
M-I-T (Conrad et al., 1986)	Mannheimer Intelligenztest	12 - 35	60 ET / GT	ja PP
PSB (Horn, 1969)	Prüfsystem für Schul- und Bildungsberatung	9 - 20 4. - 6. Kl.	60 ET / GT	ja PP
SABET 8+ (Horn et al., 1972)	Schulabschlußtest für 8. und höhere Klassen	8. - 9. Kl.	180 ET / GT	ja PP
S.O.N. 2 1 / 2-7 (Snijders et al., 1977)	Snijders-Oomen nichtverbale Intelligenztestreihe	2;6 - 8	k.A. ET	nein MT
S.O.N. 7 - 17 (Starren, 1978)	Snijders-Oomen nichtverbale Intelligenztestreihe 7 - 17	7 - 16;6	k.A. ET	nein MT

SON 3 - 16 (Snijders & Snijders-Oomen, 1970)	Nicht-verbale Intelligenztestreihe (S.O.N.) - Gesamtausgabe 3 - 16	3 - 16	k.A. ET	nein MT
TBGB (Bondy et al., 1975)	Testbatterie für geistig behinderte Kinder	7 - 12	120 - 180 ET	nein PP / MP
TEKO (Winkelmann, 1975)	Testbatterie zur Erfassung kognitiver Operationen	5 - 8 (10)	60 ET	nein MP
TSF 6 - 7 (Schallberger & Trier, 1978)	Test für schulrelevante Fähigkeiten 6 - 7	6. - 7. Kl.	90 ET / GT	ja PP
WIT (Jäger & Althoff, 1983)	Wilde-Intelligenz-Test	13 - 40	150 - 270 GT	ja PP

^a ET = Einzeltest / GT = Gruppentest
^b PP = Paper und Pencil Test / MP = Manipulationstest / CT = Computergestützter Test

Übungsaufgaben

(1) Welche entscheidenden Entwicklungsabschnitte gibt Drenth (1969) für die Entwicklung der Testpsychologie an?

(2) Finden Sie Beispiele für Subtests und Testaufgaben aus den von Binet stammenden Tests!

(3) Ein Psychotechniker ist der Meinung, daß man aus der Qualität einer handwerklichen Arbeit den Berufserfolg vorhersagen kann. Nehmen Sie dazu Stellung!

(4) Wieviel Prozent der Varianz einer Kriteriumsleistung müßte durch ein gutes diagnostisches Verfahren Ihrer Meinung nach abgedeckt sein? Drücken Sie die Antwort in Form eines Korrelationskoeffizienten in Prozent aus!

(5) Finden Sie ein Beispiel für ein Testverfahren, das von der Seite des Testautors mit vielen Vorschußlorbeeren bedacht wurde und prüfen Sie, ob diese gerechtfertigt waren!

(6) Versuchen Sie den Mechanismus aufzudecken oder den Vorgang zu beschreiben, der dazu führte, daß man sog. Gottesgerichten Glauben schenkte!

(7) Was ist zu der Idee eines „Universaltests" zu sagen, der die psychische Struktur des Individuums vollständig erfassen soll?

(8) Welche Wege könnte man gehen, um einen Test
a) durch die Persönlichkeitstheorie und
b) durch die Allgemeine Psychologie zu begründen?

(9) Finden Sie ein Beispiel eines Persönlichkeitskonstrukts und versuchen Sie, eine Methode zu entwerfen, mit der dieses Persönlichkeitskonstrukt meßbar gemacht werden könnte!

(10) In den Lehrbüchern über Tiefenpsychologie ist kaum ein Wort über Tests verloren. Woran könnte das liegen?

(11) Welche von der Psychoanalyse als wichtig erachteten und hypostasierten Variablen könnte man einer Messung zugänglich machen? Gibt es dafür bereits Beispiele?

(12) Wie müßte ein Test aussehen, der die Lernfähigkeit eines Individuums genauer bestimmt?

(13) Es wird gesagt, Ziel des Menschen sei seine „Selbstwerdung". Welche Kriterien kann man für die Entscheidung definieren, daß diese „Selbstwerdung" gelungen ist oder nicht? Wie könnte man diese Kriterien dann operationalisieren und testmäßig erfassen?

(14) Rudolf Heiss (1964a) schreibt: „ ... im ganzen gesehen verliert der alte Satz 'Individuum est ineffabile' an Bedeutung." Welchen Beitrag hat die Testpsychologie dazu geleistet?

8.2 Lernfähigkeit

8.2.1 Konzeption der Lernfähigkeitstests

Eine Kritik an den Intelligenztests ist, daß ihre Ergebnisse nicht die Entwicklungsmöglichkeiten eines Individuums berücksichtigen, sondern nur den gegenwärtigen Status eines Pb (Guthke, 1977). Konkret sollen zur Bestimmung der intellektuellen Leistung eines Probanden nicht nur die gelösten Aufgaben berücksichtigt werden, „sondern auch die, die nach *zusätzlichen Hilfestellungen* bewältigt werden" können (Kormann, 1982, S. 98). Der grundsätzliche Unterschied besteht darin, daß nach einem Vortest eine Pädagogisierungsphase erfolgt, in der die Aufgabenlösung besprochen wird, und dann ein Nachtest vorgelegt wird, der letztendlich auf seinen prognostischen Wert zu prüfen ist (vgl. Abb. 8.3).

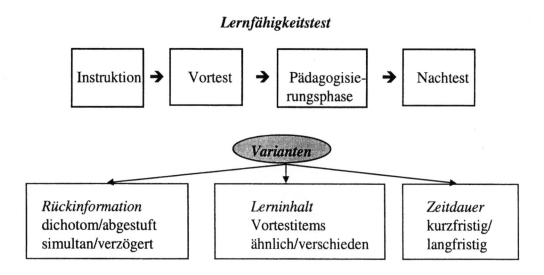

Abbildung 8.3: Ablaufschema und mögliche Varianten bei einem Lernfähigkeitstest

In der Pädagogisierungs- oder Lernphase sollen Lernaktivitäten stimuliert werden, wobei durch die mehrmalige Leistungserhebung ein reliableres Maß der

Lern- und Leistungsfähigkeit resultieren sollte als bei einer punktuellen Erhebung. Damit sollten auch Unterschiede in bezug auf die Erfahrung mit Tests ausgeglichen werden (vgl. hierzu auch die Idee der Testfairness).

Guthke (1978, S. 142 ff) unterscheidet folgende Arten von Lerntests:

(a) Punktuelle Lerntests (herkömmliche Statustests werden als Lerntests ausgewertet).
(b) Retests bzw. Paralleltests als Lerntests: Hierbei können bei einer Testwiederholung bereits deutliche Fortschritte festgehalten werden.
(c) Kurzzeitlerntests: Hier findet innerhalb einer Sitzung der übliche Ablauf eines Lerntests (s.o.) statt. Beispiele hierfür sind der Mengenfolgentest von Guthke (1983), der Lerntests nach Iwanowa (Guthke, 1978), das Diagnostische Programm „Begriffsanaloges Klassifizieren" von Löffler (1981) oder die Vorgabe des Progressiven Matrizentests als Lerntest (Guthke, 1971; Wiedl & Bethge, 1983).
(d) Langzeitlerntests: Dabei besteht zwischen Erstvorgabe, Pädagogisierungsphase und Nachtest ein längerer Zeitraum, z.B. sieben bis acht Tage bei der Lerntestbatterie „Schlußfolgerndes Denken" von Guthke et al. (1983).
(e) Intervalltests: Zwischen den Testvorgaben besteht ein längeres Intervall (ein halbes Jahr z.B.), das mit experimentellem Unterricht ausgefüllt ist.

Lernfähigkeitstests müssen von Verfahren zur Erfassung von Aspekten der Gedächtnisleistung unterschieden werden; solche sind bisweilen auch mit der Bezeichnung „Lerntest" versehen, haben aber mit dieser Testidee nichts zu tun (vgl. z.B. den Lern- und Gedächtnistest *LGT-3* von Bäumler [1974] oder den Kombinierten Lern- und Intelligenztest *KLI* von Schröder [1979b]).

8.2.2 Lerntestverfahren

Lerntestverfahren sind ganz wesentlich in der ehem. DDR entwickelt worden. Die damit verbundene Hoffnung bestand darin, daß man das Entwicklungspotential eines Pb besser abschätzen könne als mit einem statusdiagnostischen Verfahren.

Tabelle 8.4: Überblick über ausgewählte Lernfähigkeitstests

Abkürzung/ Autor(en) Erscheinungsjahr	Testname	Alter/ Jahrgangsstufe
ADAFI (Guthke & Räder, 1994)	Adaptiver Figurenfolgen-Lerntest	11 - 14
ADANA (Guthke & Stein, 1994)	Adaptiver Analogien-Lerntest	Kin., Jug., Erw.
CPM - PV (Wiedl & Bethge, 1983)	Coloured Progressive Matrices - Problemverbalisation	8;9 3. Kl.
DBAK (Löffler, 1981)	Diagnostisches Programm „Begriffsanaloges Klassifizieren"	5 - 10
DP-SRL (Guthke & Harnisch, 1986)	Diagnostisches Programm „Syntaktischer Regel- und Lexikerwerb"	Erw.
DP-WB (Lehwald, 1985)	Diagnostisches Programm „Waagebalken"	5 - 10
LTS (Guthke et al., 1983)	Lerntestserie „schlußfolgerndes Denken"	6. - 9. Kl.
LLT (Wolfram et al., 1986)	Luria-Lerntest	18 - 60
LLT (Guthke et al., 1997)	Leipziger Lerntest	ab 1. Kl.
LT-I (Guthke, 1978)	Lerntest nach Iwanowa	7 - 9
MLTB (Wolfram et al., 1986)	Mnestische Lerntestserie	20 - 60

MZ-LT (Schrem, 1976)	Mengen- und Zahlenlerntest	6 - 9
MFT (Guthke, 1983)	Mengenfolgen-Test	1. Kl.
SLT (Legler, 1983)	Situations-Lerntest	7 - 9
TIL (Wimmer & Roth, o.J.)	Test intellektueller Lernfähigkeit	5 - 7
THK (Reimann & Eichhorn, 1984)	Testsystem für hörgeschädigte Kinder	5 - 9;11
VLT (Röther, 1983)	Vorschullerntest	5;0 - 6;11

8.2.3 Einsatzmöglichkeiten und Kritik

Es gibt kaum Lerntests, die als entwickelte Verfahren angesehen werden können (s.o.). Der praktische Einsatz scheitert also bereits an den nicht vorhandenen Instrumenten. Daneben gibt es aber weitere Punkte der Kritik. Kormann (1982, S. 108 f) führt zur Bewertung vorhandener Lerntests folgende Schlußfolgerungen an:

(a) Bereits ein kurzes Training (5 bis 30 Minuten) bewirkt signifikante Leistungsverbesserungen, wobei diese höher sind als bei reinen Testwiederholungen.
(b) Eine global bessere Prognosefähigkeit der Lern- im Vergleich zu Intelligenztests läßt sich bislang nicht bestätigen.
(c) Probleme der Differentialdiagnostik leistungsschwacher Schüler sind nicht hinreichend gelöst, d.h. bei der Verwendung von Lerntests als Statusdiagnoseinstrumente sind ähnliche Überlappungsbereiche zwischen verschiedenen Gruppen (normale, lernschwache, lernbehinderte, geistigbehinderte Kinder) vorhanden wie bei den üblichen Verfahren.
(d) Methodische Probleme bei den Lerntests sind noch ungeklärt, z.B. die Frage der Indikatorenbildung (Vortest-Nachtest-Differenzen, Ceiling-Effekte, Lernzeit bis zur Erreichung eines bestimmten Kriteriums etc.), die Frage der inhaltlichen Gestaltung der Lernphase oder die Länge des Trainings.

8.3 Konzentration und Aufmerksamkeit

8.3.1 Definition

Das Wort 'Konzentration' stammt aus dem Neulateinischen und bedeutet soviel wie Verdichtung, Sammlung, Zusammenfassung, Gruppierung um einen Mittelpunkt. In der Psychologie wird unter *Aufmerksamkeit* eine „auf die Beachtung eines Objekts (Vorgang, Gegenstand, Idee etc.) gerichtete Bewußtseinshaltung, durch die das Beobachtungsobjekt apperzipiert wird", verstanden (Dorsch et al., 1994, S. 69). In ähnlicher Weise wird *Konzentration* als „Sammlung, Ausrichtung der Aufmerksamkeit auf eng umgrenzte Sachverhalte" bezeichnet (a.a.O., S. 405). Der Zustand der Konzentration ist demnach als „Gipfelform" der Aufmerksamkeit zu verstehen (Rapp, 1982, S. 22). Für diesen Zustand ist charakteristisch (Spandl, 1980, S. 20):
- das zielgerichtete Anspannen des Willens,
- ein abschirmendes Ausschalten störender Wahrnehmungen,
- ein hellwacher Zustand der Aufnahmebereitschaft,
- ein gegliedertes Ordnen des Denkens und
- ein filterndes Erinnern des Wissens.

Aufmerksamkeitszuwendung kann aufgrund eines intentionalen Prozesses oder aufgrund von Reizgegebenheiten hervorgerufen werden (z.B. Reizstärke, Reizkomplexität, konflikthafte Wahrnehmungsgegebenheiten, Neuartigkeit/Überraschung, konditionierte Aufmerksamkeitsreize, „flow-Erlebnis"...).

Für Berg (1991, S.10) sind als Folgen der Aufmerksamkeitszuwendung drei Aspekte wichtig:
- die Selektion relevanter Situationsmerkmale, die auch über längere Zeit aufrecht erhalten bleibt,
- die Intention, d.h. diese Selektion erfolgt unter einer spezifischen Aufgabenstellung, und
- die Integration (Koordination) der Verarbeitung der selegierten Reize.

Je nach Art der Aufgabe ist es dabei wichtig, die Aufmerksamkeit auf einen Punkt zu richten (unter Ausschaltung aller anderen Reizgegebenheiten) oder auf viele eintreffende Reize (konzentrative vs. distributive Aufmerksamkeit als Folge von Aufgabenspezifika). Auch die Erfahrung der „selektiven Aufmerksamkeitsrichtung" (Cocktail-Party-Phänomen) ist hier zu erwähnen. Im Grunde handelt es sich hierbei um eine aufgabenspezifische Verteilung vorhandener kognitiver Ressourcen.

> Sind wir konzentriert, so sind wir dabei für vieles andere unempfänglich. Der Philosoph Newton berichtet, daß er seine umwälzenden Entdeckungen nur einer bis aufs äußerste gesteigerten Konzentration verdankt. Sein Zeitgenosse Leibniz saß manchmal den ganzen Tag lang, ohne sich zu bewegen, im Lehnstuhl und dachte über ein einziges Problem mit unablenkbarer Konzentration nach. Goethe suchte immer einsame, manchmal sogar verborgene Orte auf, um seine Dichtungen zu beenden. ... Niemand durfte am Vormittag, der Arbeitszeit Schopenhauers, dessen Zimmer auch nur betreten. (Spandl, 1980)

Bisweilen wird überdies der Begriff der *Vigilanz (= Wachsamkeit, Daueraufmerksamkeit)* verwendet. Damit ist der „Grad der Bereitschaft, kleine Veränderungen, die in der Umwelt in zufallsverteilten Zeitintervallen auftreten, zu erkennen und auf sie zu reagieren", gemeint (Dorsch et al., 1994, S. 857). Situationen, die relativ eintönig sind, können eine ständige Bereitschaft zur Reaktion verlangen, wenn ein relevanter Reiz eintrifft (Überwachungssituationen bei Fertigungsprozessen, Radarschirmbeobachtung, Nachtfahrt im Auto).

Mit dem Begriff der *Aktivierung (arousal)* wird ein genereller Zustand der psychischen Wachheit bezeichnet. Aktivierung kann als Kontinuum zwischen Tiefschlaf und hoher Erregtheit gedacht werden. Für die Erbringung hoher Leistungen wird nach dem Yerkes-Dodsonschen Gesetz ein mittlerer Aktivierungsgrad für optimal erachtet (zusätzlich sind Interaktionseffekte zwischen Leichtigkeit/Schwere der Aufgabe, Aktiviertheit und Leistung gegeben).

Bei der Schilderung von Verhaltensproblemen werden häufig Bezeichnungen wie *Hyperaktivität, Impulsivität oder Erregbarkeit* genannt. In der psychiatrischen Nomenklatur werden diese Symptome zu dem *hyperkinetischen Syndrom (HKS)*, bisweilen auch hyperaktives oder hypermotorisches Syndrom genannt, zusammengefaßt. Nach der ICD 10 (Dilling et al., 1991, S. 275) sind darunter Störungen zu verstehen, deren wesentliche Merkmale „ein Mangel an Ausdauer bei Beschäftigungen (sind), die einen kognitiven Einsatz verlangen, und eine Tendenz, von einer Tätigkeit zu einer anderen zu wechseln, ohne etwas zu Ende zu bringen; hinzu kommt eine desorganisierte, mangelhaft regulierte und überschießende Aktivität." Ein einschlägiges Fragebogenverfahren für Erzieher zur Diagnose des HKS stammt von Klein (1993).

Im DSM-III-R (Wittchen et al., 1989, S. 78f) werden Aufmerksamkeits- und Hyperaktivitätsstörungen zusammengefaßt. Ein frühes Auftreten (bereits vor dem 4. Lebensjahr) wird konzediert. Es müssen die Symptome aber mindestens sechs Monate andauern, wobei von folgenden Symptomen mindestens acht vorhanden sein müssen,

Der Betroffene
(1) zappelt oft mit Händen oder Füßen oder windet sich in seinem Sitz ...,
(2) kann nur schwer sitzen bleiben, wenn dies von ihm verlangt wird,
(3) wird leicht durch externe Reize abgelenkt,
(4) kann bei Spiel- oder Gruppensituationen nur schwer warten, bis er an der Reihe ist,
(5) platzt oft mit der Antwort heraus, bevor die Fragen vollständig gestellt sind,
(6) hat Schwierigkeiten, Aufträge anderer vollständig durchzuführen ...,
(7) hat Schwierigkeiten, bei Aufgaben oder Spielen länger aufmerksam zu sein,
(8) wechselt häufig von einer nicht beendeten Aktivität zu einer anderen,
(9) kann nur schwer ruhig spielen,
(10) redet häufig übermäßig viel,
(11) unterbricht oft andere oder drängt sich diesen auf, platzt z.B. ins Spiel anderer Kinder hinein,
(12) scheint häufig nicht zuzuhören, wenn andere mit ihm sprechen,
(13) verliert häufig Gegenstände, die er für Aufgaben und Aktivitäten in der Schule oder zu Hause benötigt ...,
(14) unternimmt oft ohne Rücksicht auf mögliche Folgen körperlich gefährliche Aktivitäten (nicht aus Abenteuerlust), rennt z.B. ohne zu schauen auf die Straße. (Wittchen et al., 1989, S. S. 81 f)

Die Angaben über die Häufigkeit des Vorkommens schwanken immens, u. zw. von 1 bis 10%, nach Wittchen et al. (a.a.O.) etwa 3%; Jungen sind jeweils stärker belastet (Steinhausen, 1982).

8.3.2 Konzentrationsstörung

8.3.2.1 Häufigkeit des Vorkommens

Lehrer beschreiben Konzentrationsstörungen als häufigste Schulschwierigkeit, Eltern nehmen solche Probleme vor allem in der Hausaufgabensituation wahr. Thalmann (1971) fand Klagen über Konzentrationsstörungen der Grundschulkinder nach Lehrermeinung in 44,7% der Fälle und nach Mütterangaben bei 38% aller Kinder. Nach Perrez et al. (1981) sind bei 62,8% der Kinder leichte Formen der Konzentrationsstörung vorhanden, bei 2,4% schwere (d.h. klinisch relevante) Ausprägungen.

Konzentrationsprobleme (und Hyperaktivität) nehmen bei 6- bis 11jährigen Schulkindern neben Streitereien und dem übermäßigen Verlangen nach Zuwendung den Spitzenplatz psychischer Auffälligkeiten ein (10% aller Kinder); dabei werden Jungen häufiger als Mädchen als problembelastet geschildert (Remschmidt & Walter, 1990, S. 129). Die Konzentrationsstörung wird auch als häufigste Leistungsstörung des Kindesalters benannt (Langhorst, 1990, S. 290). Bei bis zu 80% der Kinder mit Schulschwierigkeiten werden gestörte Konzentrationsleistungen gefunden (Kinze et al., 1985, S. 14). (Damit wird diese Diagnose aber eher zu einem Problem von Schule als von Schülern!)

8.3.2.2 Symptomatik

Mierke (1957) unterschied zwischen *Konzentrationsstörung* und *Konzentrationsschwäche*. Erstere sei eine akute, begrenzte und vorübergehende Schwierigkeit, letztere ein habituelles, konstantes Persönlichkeitsmerkmal. Dabei wird auch eine unterschiedliche Genese angenommen (im ersten Fall: Unlust, momentane Aufmerksamkeitsschwankung; im zweiten Fall: entweder angeborene Defekte, z.B. durch Hirnschädigungen, oder durch tiefgreifende Umwelteinflüsse gesetzte Schädigungen, z.B. durch Vernachlässigung, Entmutigung, Überforderung, Verängstigung).

Phänomenal werden zwei Typen von Kindern gemeiniglich als konzentrationsgestört bezeichnet (Kinze et al., 1985):
- motorisch unruhige, hastig und überstürzt arbeitende, leicht störbare Kinder oder
- ruhige, sehr langsam arbeitende, verträumte und trödelnde Kinder.

Bereits diese Gegenüberstellung zeigt, daß sich hinter der Bezeichnung „Konzentrationsstörung" äußerst unterschiedliche Phänomene verbergen können. In bezug auf Arbeits- oder Testergebnis unterscheiden sich allerdings beide Gruppen nur wenig.

8.3.3 Diagnose von Konzentration und Aufmerksamkeit

Ausgangspunkt für eine intensive Untersuchung dürften subjektive und anekdotische Berichte von Erziehern über Konzentrationsprobleme sein. Was sich dahinter verbirgt, muß aber immer diagnostisch genauer abgeklärt werden.

8.3.3.1 Diagnose von Konzentration und Aufmerksamkeit aufgrund objektiver Testverfahren

Konzentrationstests sind ca. zur selben Zeit wie die Intelligenztests entstanden. Erste Versuche gingen seit 1895 von Bourdon (1902) aus. Um eine erste Abschätzung der Konzentration zu erhalten, wurden sog. Durchstreichaufgaben gestellt (etwa auf einer beliebigen Textseite eines Buches alle „E", „e", „O" etc. durchstreichen). „Diese Tests können mit Nutzen verwendet werden, wenn das Verhalten in Situationen beurteilt werden soll, bei denen Aufmerksamkeit und Anstrengung zur Erzielung geistiger Leistungen gefordert werden" (Bartenwerfer, 1964, S. 405). Die Berechtigung einer gesonderten Berücksichtigung sog. Konzentrationsleistungen ergibt sich aus der relativen faktoriellen Eigenständigkeit der Konzentrationsparameter (Hellwig, 1975); andererseits ist es möglich, mittels dieser Verfahren Leistungen in Intelligenztests (zu 65%) vorherzusagen, während das umgekehrte nicht gleichermaßen möglich ist (Varianzaufklärung bei multipler Korrelation: 12%; N = 284 14- bis 18jährige Gymnasiasten, Real- und Berufsschüler). Der Zusammenhang von Konzentrations- und Intelligenzleistungen ist z.T. durch Anforderungsähnlichkeiten bestimmt (z.B. hinsichtlich der Intelligenzfaktoren nach Thurstone „speed of closure" oder „quick perception"; Westhoff & Kluck, 1983).

Zur Erfassung von „Konzentration" sind verschiedene Zugangsweisen möglich:

(a) Testverfahren, die Aufgaben enthalten, die so einfach sind, daß sie jeder lösen kann und bei denen es daher nur auf die Geschwindigkeit der Bearbeitung ankommt. Beispiele hierfür sind
  - Aufmerksamkeits-Belastungstest *d2* von Brickenkamp (1962),
  - Differentieller Leistungstest (*DL-KE*) von Kleber und Kleber (1974),
  - Differentieller Leistungstest - *KG* von Kleber et al. (1975),
  - Frankfurter Test für Fünfjährige - Konzentration (*FTF-K*) von Raatz und Möhling (1971),
  - Konzentrationstest für das 1. Schuljahr (*KT 1*) von Möhling und Raatz (1974),
  - Konzentrationstest für 3. und 4. Klassen (*KT 3-4*) von Heck-Möhling et al. (1986),
  - Pauli-Test (Arnold, 1965).

(b) Testverfahren, bei denen die Koordination verschiedener Tätigkeiten verlangt wird, wie z.B. Rechnen und in Abhängigkeit vom Ergebnis die Durchführung

von Addition oder Subtraktion von Zwischenergebnissen, Beispiele dafür sind:
- Konzentrations-Verlaufs-Test (*KVT*) von Abels (1961),
- Konzentrations-Leistungs-Test (*KLT*) von Düker und Lienert (1965).

(c) Neurophysiologische Untersuchungen (EEG, evozierte Potentiale) können wegen des hohen technisch-apparativen und zeitlichen Aufwandes nur im Rahmen klinischer Untersuchungen durchgeführt werden.

Tabelle 8.5: Überblick über Tests zur Erfassung von Konzentration

Abkürzung/ Autor(en) Erscheinungsjahr	Testname	Alter/ Jahrgangsstufe	Durchführungszeit / ET oder GT[a]	Parallelformen / PP, MP oder CT[b]
Computergestützte Verfahren				
BKT (Fay & Meyer, o.J.)	Bonner Konzentrationstest	14 - Erw.	10 ET	nein CT
FAKT (Moosbrugger & Heyden, 1992)	Frankfurter adaptiver Konzentrationsleistungstest	Erw.	ET	ja CT
SRKT-K (Kuhl & Kraska, 1992)	Selbstregulations- und Konzentrationstest für Kinder	1. - 4. Kl.	30 ET	nein CT
WTS 90 (Schuhfried, 1987)	Wiener Testsystem II	ab 9	k.A. ET	nein CT
Paper- und Penciltests nach dem Bourdon-Prinzip				
d$_2$ (Brickenkamp, 1981)	Aufmerksamkeitsbelastungstest d$_2$	6 - 60	6 ET / GT	nein PP
FAIR (Moosbrugger & Oehlschlägel, 1996)	Frankfurter Aufmerksamkeitsinventar	14 - 72	10 ET / GT	ja PP

Kozentration und Aufmerksamkeit

FTF-K (Raatz & Möhling, 1971)	Frankfurter Test für Fünfjährige - Konz.	5 - 6	10 ET	nein PP
DL - KE (Kleber & Kleber, 1974)	Differentieller Leistungstest KE	5 - 6 Vorsch. - 1. Kl.	15 ET /GT	ja PP
DL-KG (Kleber et al., 1975)	Differentieller Leistungstest - KG	6 - 10	45 ET / GT	ja PP
FMT (Hentschel, 1972)	Feldmarkierungstest	15 - 50	26 ET / GT	nein PP
KT 1 (Möhling & Raatz, 1974)	Konzentrationstest für das 1. Schuljahr	1. Kl.	5 ET /GT	nein PP
KT 3 - 4 (Heck-Möhling et al., 1986)	Konzentrationstest für 3. und 4. Klassen	1. - 4. Kl.	20 ET / GT	nein PP
KT I (Seyfried, 1969)	Konzentrationstest I	3. - 5- Kl.	20 - 25 ET / GT	nein PP
KT II (Seyfried, 1974)	Konzentrationstest II	6. - 12. Kl.	25 - 30 ET /GT	nein PP
PT (Psykotekniska Institut, 1974)	Punkte-Test	15 9. Kl.	11 ET	nein PP

Paper- und Penciltests mit Rechenaufgaben

K-L-T (Dücker & Lienert, 1965)	Konzentrations-Leistungs-Test	ab 11 - Erw. ab 4. Kl.	38 ET / GT	ja PP
P-T (Arnold, 1975)	Pauli-Test	7 - 35	60 ET / GT	nein PP
Rev.T. (Marschner, 1972)	Revisionstest	9;6 - 75	13 - 17 ET / GT	ja PP

Konzentrationstests mit weiteren Materialen, z.B. Sortieraufgaben

FWIT (Bäumler, 1985)	Farbe-Wort-Interferenztest	ab 10 - 84 (Gymn.)	10 ET	nein	PP
INKA (Heyde, 1995)	Inventar komplexer Aufmerksamkeit	ab 8. Kl.	25 ET	nein	PP
KHV (Koch & Pleissner, 1984)	Konzentrations-Handlungsverfahren	7 - 9	10 - 30 ET / GT	nein	MP
KVT (Abels, 1961)	Konzentrations-Verlaufs-Test	Kinder - Erw.	10 - 20 ET / GT	nein	MP
TPK (Kurth, 1983)	Testreihe zur Prüfung der Konzentrationsfähigkeit	2. - 6. Kl.	40 - 45 ET / GT	nein	PP

[a] ET = Einzeltest / GT = Gruppentest
[b] PP = Paper und Pencil Test / MP = Manipulationstest / CT = Computergestützter Test

Aus den Testverfahren werden zumeist (alters- und geschlechtsnormierte) Indikatoren für
- die Leistungsmenge (z.B. Anzahl der richtig durchgestrichenen Symbole, Buchstaben etc.),
- die Leistungsgüte (z.B. Fehlerprozentsatz, Auslassungsfehler, falsche Alarme) und
- des Leistungsverlaufs (z.B. Schwankung der Konzentrationsleistung nach bestimmten Zeiteinheiten) entnommen.

Durch die Möglichkeit des computergestützten Testens sind heute vielfache Variationen gegeben. Im SRKT-K (Kuhl & Kraska, 1992) wird z.B. eine Konzentrationsleistung unter Ablenkungsbedingungen erfaßt: In einem Quadranten des Bildschirmes ist die eig. Testaufgabe zu bearbeiten, in anderen findet ein „Wettklettern" zwischen zwei Äffchen statt; damit soll die ökologische Validität (Ablenkung durch Nachbarkinder in der Schulsituation) erhöht werden. Aber auch durch die Wahl schulnaher Aufgaben (z.B. im TPK von Kurth [1984]) kann dieses Ziel angestrebt werden, ohne daß ein Rechner zur Aufgabendarbietung benötigt wird.

An Konzentrationstests wurde bezüglich folgender Aspekte Kritik geäußert:
- Es werden nur die aktuellen Tagesleistungen gemessen. Negative Einflüsse auf den Probanden, wie z.B. situativer Ärger und Sorgen, können die Ergebnisse beeinflussen.
- Die Übereinstimmung der einzelnen Testergebnisse untereinander ist relativ gering.
- Die Reliabilität der Fehlermaße ist oft gering (d.h. Vorsicht vor der voreiligen und ungerechtfertigten Zuordnung eines Kindes zu Kategorien wie „schlampig", „oberflächlich" etc. aufgrund eines hohen Fehlerprozentsatzes).
- Westhoff und Kluck (1984) verweisen darauf, daß bei Überprüfung der Retest-Reliabilitäten nur zwei Indikatoren aus Konzentrationstests hinreichend stabil sind, nämlich Leistungsmenge und Leistungsgüte (letztere definiert als Leistungsmenge minus Fehleranzahl). Aufgrund der hohen Interkorrelation dieser beiden Indices wird die darin zum Ausdruck kommende Leistung als „schnelles und richtiges Arbeiten an hoch geübtem Material" bezeichnet.
- Die schulische Bedeutung der Testergebnisse ist nicht eindeutig geklärt.
- Der allgemeine Validitätsanspruch ist nicht genau abgeklärt.

8.3.3.2 Fremdbeobachtungsverfahren

Konzentration kann man auch durch Beobachtungsmethoden zu erfassen versuchen. Probleme dabei sind die Definition entsprechend trennscharfer Beobachtungskategorien, die darüber hinaus valide sein sollen. Es besteht generell die Gefahr der Vermischung von „Konzentration" mit Motivations- oder Begabungsaspekten. Ein Validitätsproblem bei der Beobachtung von „Aufmerksamkeit" ist, daß von außen nicht erkannt werden kann, wie intensiv sich Schüler geistig engagieren. Nach Helmke und Renkl (1992, S. 131) kann allenfalls der Aspekt der „Wachheit und Orientierung" erfaßt werden. Schüler können aber vortäuschen, sich geistig zu engagieren („feigning attention", „classroom survival skills", Cobb & Hops, 1973, zit.n. Helmke & Renkl, 1992), bzw. ein äußerlich abwesendes Gebaren kann mit sehr intensivem Nachdenken verbunden sein. Dennoch sollen einige einschlägige Verfahren vorgestellt werden.

(1) Systematische Verhaltensbeobachtung zur Erfassung von Aufmerksamkeit nach Ehrhardt et al. (1981)

Bei Befragungen von Lehrern wird oft nicht zwischen Aufmerksamkeit und anderen Prozessen getrennt. Z.B. wird u.U. mangelndes Können, Nichtverstehen der Inhalte als fehlende Aufmerksamkeit interpretiert. Mit dem von Ehrhardt et al. (1981) vorgeschlagenen System sollen solche Mißverständnisse ausgeschlossen werden.

Verfahren: Es werden Schüler 20 Minuten beobachtet. Alle 10 Sekunden (Zeitgeber über Kopfhörer) wird ein Eintrag für einen oder zwei Schüler durch einen Beobachter gemacht. Kodiert wird die Erfüllung von drei Kriterien:
(1) Blickrichtung: blickt zum Unterrichtsmittelpunkt bzw. blickt woanders hin,
(2) Körperhaltung und Körperausdruck: ausgerichtet auf Unterrichtsmitte/Körper angespannt bzw. abgewandt/erschlafft, sitzt seitlich zur Aufgabe,
(3) Tätigkeit: übt die für die Aufgabe notwendige Tätigkeit aus oder macht nebenher etwas anderes.

Pro Beobachtungsintervall können so 0 bis 3 Punkte für Aufmerksamkeit vergeben werden.

Gütekriterien: Die *Beobachterübereinstimmung* beträgt nach einer vierwöchigen Trainingsphase, berechnet nach der prozentualen Platz-zu-Platz-Übereinstimmung (PPÜ%), 76%. Die *Reliabilität* nach der Testhalbierungsmethode (Odd-even-Intervalle) beträgt bei geschulten Beobachtern $r = .96$ bzw. $.97$. Die Re-Test-Reliabilität ($N = 22$ Grundschulkinder, Abstand 1 Woche) liegt bei $.84$.

Nach der Häufigkeit der vergebenen Kodierungen sind die drei Kriterien im folgenden Ausmaß erfüllt:
(1) Blickrichtung: 64%,
(2) Körperhaltung/Körperausdruck: 91,5%,
(3) Tätigkeit: 74%.

Helmke und Renkl (1992) führen kritisch an, daß bei dem Verfahren keine simultane Kodierung des unterrichtlichen Kontextes erfolgt und daß die Validität des Verfahrens nicht bekannt ist.

(2) Fremdbeobachtungsverfahren nach Hall et al. (1977, zit. n. Rapp, 1982)

Bei Hall et al. (1977) wurde der Beobachtungsbogen so eingesetzt, daß 5 Sec. pro Schüler ein Verhalten beobachtet wurde, 10 Sec. wurde für Kodierung verwendet. Pro Schüler werden insgesamt 4 x 4 Minuten verwendet.

Die Re-Test-Reliabilität betrug .55 (20 Kinder, 2 aufeinanderfolgende Tage), die Beobachtungsübereinstimmung 92%.

Ein Einsatz wird im konventionellen Unterricht empfohlen (nicht im musischen Unterricht).

> **Fremdbeobachtungsverfahren nach Hall et al. (1977)**
>
> *Aufmerksames Verhalten*
> 1. Aufmerksam sein in den angewiesenen Aktivitäten. Das schließt ein
> a) auf den Lehrer schauen, wenn der Lehrer sich an die Klasse wendet;
> b) aktive Aufmerksamkeit gegenüber einer gestellten Aufgabe (lesen, Arbeit in einem Heft);
> c) arbeiten an der Tafel;
> d) arbeiten an Ergänzungsmaterial;
> e) helfen eines anderen Schülers mit angewiesenem Material.
>
> *Nicht aufmerksames Verhalten*
> 2. leerer Blick, wenn der Klasse etwas vorgestellt wird (Lehrer spricht zur Klasse),
> 3. leerer Blick, wenn der Klasse nichts vorgestellt wird,
> 4. Aufmerksamkeitszuwendung zu Störungen im Klassenzimmer,
> 5. Aufmerksamkeitszuwendung zu einer nicht zugewiesenen Aufgabe (z.B. Schauen auf Uhr oder Kalender),
> 6. ruhig sitzen, nachdem die Aufgabe erledigt ist,
> 7. ignorieren einer individuellen Lehrer-Instruktion (der Lehrer spricht zu dem beobachteten Schüler),
> 8. arbeiten an nicht zugewiesenem Material,
> 9. ausüben von Verhalten, das Langeweile bedeutet (Gähnen, Sich-Kratzen, ...),
> 10. zum Waschbecken gehen oder Raum verlassen,
> 11. sprechen mit anderen Schülern über eine nicht zugewiesene Aufgabe,
> 12. physische Interaktion mit anderen Kindern (Kämpfen, Schimpfen, Fluchen, Zettel weiterreichen),
> 13. Ausübung von unterschiedlichen nicht-aufmerksamen Verhaltensweisen, die bisher nicht erwähnt wurden,
> 14. Hand heben und warten, aufgerufen zu werden.

(3) Münchener Aufmerksamkeitsinventar (Helmke & Renkl, 1992)

Es handelt sich dabei um ein Zeitstichprobenverfahren. Nach jeweils 5 Sekunden sollen das Schülerverhalten und der Unterrichtskontext kodiert werden. Sodann werden auch, abweichend von dem 5 Sekunden-Rhythmus, besondere auffällige Ereignisse notiert. Zuerst wird festgehalten, ob das Schülerverhalten als „on-task" bzw. „off-task" zu bewerten ist: Immer wenn der Schüler die vom Unterricht her angebotenen Lerngelegenheiten nutzt, gilt sein Verhalten als aufgabenorientiert. Auch die Qualität bzw. Quantität des jeweiligen Schülerverhaltens sollen zusätzlich erfaßt werden.

Münchener Aufmerksamkeitsinventar (Helmke & Renkl, 1992)

(A) Kodierung des Kontextes
Unterschieden wird zwischen dem Inhaltsbereich (Unterrichtsfach) sowie verschiedenen fachlichen (1-4) sowie nichtfachlichen (5-8) Kontexten.
(1) Lehrerzentrierter Unterricht,
(2) Stillarbeit, Gruppen- und Partnerarbeit und kollektive Arbeiten,
(3) Tests, Proben, Lernzielkontrollen,
(4) Übergang,
(5) Musik, Spiel, Gymnastik,
(6) Management, Klassenführung,
(7) Prozedurales,
(8) Private Interaktionen.

(B) Kodierung des Aufmerksamkeitsverhaltens
(1) ON-TASK - passiv: Wenn ein Schüler genau das tut (oder zu tun scheint), was er in der jeweiligen Unterrichtsphase tun soll (z.B. er schaut zum jeweiligen Ort des Unterrichtsgeschehens).
(2) ON-TASK, aktiv/selbst-initiiert: Fachbezogene Schüleraktivitäten, die (ohne daß das entsprechende Verhalten von der gesamten Klasse erwartet wird oder werden kann) Ausdruck für spontanes, selbst-initiiertes fachliches Engagement sind (z.B. Schüler meldet sich).
(3) ON-TASK, reaktiv/fremd-initiiert: Der Schüler reagiert auf eine entsprechende Aufforderung oder Frage des Lehrers (ohne daß es sich um eine kollektive Reaktion handelt, z.B. Schüler sagt etwas auf).
(4) OFF-TASK - passiv, nicht interagierend: Der Schüler verpaßt die Lerngelegenheit, ohne zugleich andere Schüler einzubeziehen und ohne daß der Unterricht dadurch beeinträchtigt wird (z.B. der Schüler döst).
(5) OFF-TASK - aktiv, interagierend, störend: Der Schüler ist erkennbar anderweitig engagiert (z.B. schwätzt oder boxt mit dem Nachbarn).
(6) NO TASK: Für den betreffenden Schüler liegt im Moment der Kodierung aus der Perspektive des Lehrers überhaupt keine bestimmte Aufgabe an, sodaß man weder von der Nutzung noch dem Verpassen einer Lerngelegenheit sprechen kann.

Durchführung: Es muß ein Klassenspiegel vorliegen. Ein Schüler nach dem anderen wird jeweils 5 Sekunden lang beobachtet, dann werden Kontext- und Aufmerksamkeitscodes vergeben. Diese Durchgänge sollen für die Klasse vier Mal wiederholt werden.

Im Forschungskontext wurde zuerst ein Beobachtertraining durchgeführt (mit Video- und Life-Material) von insgesamt 5 Wochen mit jeweils 10 Stunden Trainingszeit. Nach dieser Trainingsphase konnten sehr hohe Beobachterübereinstimmungen festgestellt werden (>.80). Die Reliabilität (geschätzt über verschiedene Erhebungszeitpunkte) betrug auf Klassenebene .95 und auf Individualebene .82.

Ergebnisse: Aus den Beobachtungen von 2. Grundschulklassen (54 Klassen) ergab sich folgende Aufmerksamkeitsverteilung:

(1) on-task, passiv: 67.6%
(2) on-task, aktiv, selbstinitiiert: 8.1%
(3) on-task, reaktiv, fremd-initiiert: 3.6%
(4) off-task, passiv: 16.0%
(5) off-task, aktiv: 4.0%
(6) no-task: 0.7%

Danach sind Zweitklässler knapp 80% der Unterrichtszeit aufmerksam. Zwischen einzelnen Schulklassen gibt es große Unterschiede (60 - 93%). Mehr als die Hälfte der individuellen Aufmerksamkeitsunterschiede sind auf die Klassenzugehörigkeit zurückzuführen.

Lehrereinschätzungen über Aufmerksamkeit korrelierten mit dem On-task-Verhalten im Schnitt mit .39 (gemittelt über Schulklassen).

Als weitere Validitätsbelege können die Zusammenhänge zwischen Schulleistungsindikatoren und dem On-task-Verhalten gelten (auf Klassenebene zwischen .27 (Arithmetik-Test) und .56 [Textaufgaben in Mathematik]; auf Individualebene zwischen .18 [Arithmetik-Test] und .35 [Zeugnisnote Deutsch]).

8.3.3.3 Selbstbeobachtungsverfahren

Oft ist es ein Nebenziel einer Intervention, daß Kinder zu verbesserter Selbstbeobachtung gelangen. Die Frage der Übereinstimmung von Selbst- und Fremdbeobachtung ist dabei zu prüfen.

Ein konkreter Vorschlag zur Selbstbeobachtung innerhalb des Programms von Keller und Thewald (1980) umfaßt folgende Fragen (eingesetzt bei Kindern der 6. Schulstufe).

Selbstbebachtungsverfahren nach Keller & Thewald (1980)

Ich konnte aufpassen, ohne zu träumen oder mit den Gedanken abzuschweifen.
+ trifft zu
+/- trifft teilweise zu
- trifft nicht zu

Ich konnte heute aufpassen, ohne mehr zu schwätzen als die anderen in der Klasse.
+ trifft zu
+/- trifft teilweise zu
- trifft nicht zu

Ich konnte heute aufpassen, ohne unruhig und zappelig zu sein.
+ trifft zu
+/- trifft teilweise zu
- trifft nicht zu

Es kam heute nicht vor, daß ich nach dem Unterrichtsbeginn sehr müde wurde.
+ trifft zu
+/- trifft teilweise zu
- trifft nicht zu

Ich habe heute im Unterricht selbst dann weitergemacht, als ich etwas nicht verstanden hatte.
+ trifft zu
+/- trifft teilweise zu
- trifft nicht zu

8.4 Kognitive Stilmerkmale

Kognitive Stile werden als relativ stabil ausgeprägte Formen der Informationsverarbeitung aufgefaßt. Solche individuellen Formen des Umgangs mit Information können während der Phase der Informationsaufnahme (Feldabhängigkeit - Feldunabhängigkeit), der Informationsverarbeitung (Begriffsbildungsstile, z.B. analytisch-deskriptiv, relational, kategorial) oder der Informationsanwendung (Reflexivität vs. Impulsivität) unterschieden werden. Zusätzlich zur Kennzeichnung der Qualität der Handlungsorientierung soll hier noch das Konzept des Belohnungsaufschubes angesprochen werden.

Kognitive Stile können sowohl als Voraussetzungen für wie auch als Folgen von Lernerfahrungen angesehen werden: Ein Beispiel für erstere Sichtweise ist der Nachweis eines ungünstigen Zusammenwirkens von kognitiver Impulsivität und entdeckendem Lernen (i.S. der ATI-Forschung); für letztere Sichtweise kann die Beeinflussung von Informationsverarbeitungsstrategien durch quasi-therapeutische Interventionen angesehen werden (z.B. Anwendung der Schildkröten-Technik bei kognitiv impulsiven jüngeren Schülern und Schülerinnen).

8.4.1 Feldabhängikeit - Feldunabhängigkeit

Als ein eigenes Persönlichkeitscharakteristikum meinen Witkin et al. (1971) den Einfluß der Wahrnehmungsumgebung auf eine wahrgenommene Figur unterscheiden zu können: Bei feldunabhängigen Personen soll ein Objekt erkannt werden, gleich in welche Umgebung es eingebettet ist, bei feldabhängigen ist die Objekterkennung abhängig von der umgebenden Reizkonfiguration. Das konzipierte Testverfahren besteht darin, den Pbn zuerst eine Form (Haus, Zelt) zu zeigen und von ähnlichen Figuren abzugrenzen. Dann wird noch vorgeführt, wie diese Figuren in komplexere eingebettet sein können. Schließlich müssen diese dann in weiteren Bildern selbst aufgefunden werden. Die von Witkin verwendeten Vorlagen stammen z.T. von Gottschaldt (1926). Diese Testleistung hängt u.a. mit Subtests des *HAWIK* (Mosaiktest, Figurenlegen, Bildererergänzen) zusammen, meist aber nicht mit den verbalen Teilen dieses Verfahrens. Die Leistung im *GFET* korreliert allerdings nach Tiedemann und Mahrenholtz (1982) positiv mit Schulnoten (4. Klassen: Deutsch, Mathe, Sachkunde .31 - .38) und auch positiv mit dem PSB (.64).

Gegen die Konzeption eines eigenständigen Wahrnehmungsstils argumentieren Köstlin-Gloger (1978) und Schulte (1974), wobei sie die geringe Generalität dieses Merkmals über verschiedene Situationen kritisieren sowie die Beschränkung auf perzeptiv-kognitive Aufgaben betonen (ursprünglich hätte dieses Konzept auch zur Erklärung von Unterschieden auf sozio-emotionaler Ebene herangezogen werden sollen).

Tabelle 8.6: Überblick über Tests zur Erfassung von Feldabhhängigkeit - Feldunabhängigkeit

Abkürzung/ Autor(en) Erscheinungsjahr	Testname	Alter/ Jahrgangsstufe	Durchführungszeit / ET oder GT[a]	Parallelformen / PP, MP oder CT[b]
CEFT (Witkin et al., 1971)	Children's Embedded Figures Test	5 - 12	k.A. ET	ja MP
EFT (Witkin et al., 1971)	Embedded Figures Test	10 - 37,3	45 ET	ja MP
FEW (Lockowandt, 1990)	Frostigs Entwicklungstest der visuellen Wahrnehmung	4;0 - 8;11	30 - 45 ET / GT	nein PP
GEFT (Witkin et al., 1971)	Group Embedded Figures Test	10 - Erw.	20 GT	ja MP
GWT (Hergovich & Hörndler, 1994)	Gestaltwahrnehmungstest	Sch., Erw.	20 ET	nein CT
REEF (Gerber & Meili, 1971)	Rasches Erkennen eingebetteter Figuren	7 - 72	k.A. ET	nein CT

[a] ET = Einzeltest / GT = Gruppentest
[b] PP = Paper und Pencil Test / MP = Manipulationstest / CT = Computergestüztzter Test

8.4.2 Kognitive Impulsivität vs. kognitive Reflexität

Von Kagan und Kogan (1970; Kagan, 1965) wurden zur Beschreibung der Herangehensweisen bei der Aufgabenlösung die kognitiven Stilvarianten der *kognitiven Reflexivität vs. kognitiven Impulsivität* unterschieden. Damit sollen Handlungsunterschiede in Situationen ausgedrückt werden, in denen mehrere Antwortmöglichkeiten vorhanden sind; kognitiv reflexive Personen wägen in solchen Situationen die Lösungsmöglichkeiten länger als kognitiv impulsive ab. Über diesen kognitiven Aspekt hinaus wird mit diesem Konzept weiter nichts ausgesagt (z.B. keine Aussage bezüglich Impulsivität im alltäglichen Umgang). Operationalisiert wird dieses Konzept nach Kagan (1965) mit Hilfe des *Matching Familiar Figures Tests (MFF)*. Dabei werden den Kindern ein Standardbild vorgelegt und sechs Vergleichsbilder, die sich nur in Details von dem Standardbild unterscheiden. Das genau passende Bild soll herausgefunden werden. Registriert werden die Zeit bis zur ersten Antwort sowie die richtige bzw. falsche Bildwahl. Als kognitiv impulsiv werden die Kinder bezeichnet, die im Gruppendurchschnitt schneller reagieren und auch mehr Fehler machen, als kognitiv reflexiv gelten die Kinder mit wenig Fehlern und höheren durchschnittlichen Reaktionszeiten; die Pbn in den beiden anderen Quadranten ließ Kagan (1965) unberücksichtigt (ca. 1/3 der Pbn), was zu berechtigter Kritik führte (Grimm & Meyer, 1976). Hinter dieser Einordnung verbergen sich verschiedene Strategien zur Bewältigung der gestellten Aufgabe.

Tabelle 8.7: Überblick über Tests zur Erfassung von Impulsivität - Reflexivität

Abkürzung/ Autor(en) Erscheinungs- jahr	Testname	Alter/ Jahrgangs- stufe	Durch- führungs- zeit / ET oder GT[a]	Parallel- formen / PP, MP oder CT[b]
BAUT (Wagner, 1980)	Bonner Aufmerk- samkeitstest	8 - 14 3. - 6. Kl.	5 - 30 ET	ja PP

[a] ET = Einzeltest / GT = Gruppentest
[b] PP = Paper und Pencil Test / MP = Manipulationstest / CT = Computergestützter Test

Es sind ausgehend von dieser Stilvariable Zusammenhänge mit Intelligenztest- und Schulleistungen gegeben. Wagner (1980) schlägt vor, die Leistungen im MFF und verwandten Verfahren als Test zur Erfassung der Aufmerksamkeit bzw. zur Messung der Effizienz der Informationsverarbeitung anzusehen.

8.4.3 Belohnungsaufschub

Dieses Konzept (*delay of gratification*) wurde von Bandura und Mischel (1965) anstelle älterer Bezeichnungen („Willensstärke") in die Psychologie eingeführt. Operationalisiert wurde dies meist durch Wahlsituationen, vor die man Kinder stellt (eine kleine Belohnung sofort, eine größere später). Von Trommsdorf et al. (1978) wurde noch zwischen aktivem und passivem Belohnungsaufschub zu unterscheiden versucht, wobei aktiv bedeutet, daß man für den Erhalt der wertvolleren Alternative eine bestimmte Leistung zu erbringen habe (z.B. einen nicht weiter bewerteten Aufsatz schreiben). Diese Wahlsituationen können real sein oder das vermutliche Verhalten kann über Fragebögen erfaßt werden (vgl. Tab. 8.8).

Tabelle 8.8: Überblick über Verfahren zur Erfassung von Belohnungsaufschub

Abkürzung/ Autor(en) Erscheinungsjahr	Testname	Alter/ Jahrgangsstufe	Durchführungszeit / ET/ oder Gt[a]	Parallelformen PP
BAE (Blass, 1983)	Belohnungsaufschubfragebogen	Erw.	10 ET / GT	nein PP
FAPA (Trommsdorf et al., 1978)	Fragebogen zum aktiven/passiven Belohnungsaufschub	10 - 16 5. - 9. Kl. Gym.	45 GT	nein PP
FBA (Füchsle, 1981)	Fragebogen zur Belohnungsaufschubsorientierung	7	45 ET / GT	nein PP

8.5 Kreativität

8.5.1 Kreativitätskonzeptionen

Mit dem Begriff Kreativität wird versucht, ein nicht genau umschriebenes Bündel von Persönlichkeitseigenschaften zu kennzeichnen, das man schöpferischen (orginellen, innovativen) Leistungen zugrunde liegend denkt. Bereits diese erste Umschreibung macht zwei Probleme deutlich, nämlich (1) eine Definition bezüglich „schöpferischer Leistung" und (2) die Angabe von Personeneigenschaften oder Personenfähigkeiten bzw. von Prozessen (einschließlich situativer Kontexte), die für das Zustandekommen solcher Produkte verantwortlich sein könnten. Trotz dieser begrifflichen Unschärfen gilt Kreativität als wichtiges Erziehungsziel (Cropley, 1982) und als wichtiges Kriterium beruflicher Bildung (Krampen, 1993, S. 15). Unterrichtsbeispiele für die Förderung von Kreativität (im Fach Deutsch) sind ebenfalls gegeben (Wermke, 1989).

Das Thema Kreativität wurde von Guilford (1950) in die Psychologie eingebracht. Auftrieb erhielt diese Thematik angeblich durch den sog. „Sputnikschock", der die amerikanische Gesellschaft wegen der russischen Pionierleistungen auf dem Gebiet der Raumfahrt getroffen haben soll. Die Konzeptualisierung von Kreativität in dem *Modell des menschlichen Intellekts* (vgl. Kap. 8.1.2.5) durch Guilford (1950) ist ein Beispiel für die Beschäftigung mit diesem Thema. In dem Strukturmodell des menschlichen Intellekts von Guilford (1950, 1964) sind in diesem Zusammenhang besonders die Dimension der Denkoperationen wichtig. Es werden fünf verschiedene Operationen unterschieden, die sich auf verschiedene Bereiche beziehen (vgl. Abb. 8.4).

(1) Kognitionen: Diese stellen die Fähigkeit dar, Gegebenheiten aufzufassen. Mednick und Mednick (1962) weisen darauf hin, daß sich Kreative durch großes Wissen auszeichnen. Kognitive Operationen schließen die Fähigkeit mit ein, Entdeckungen zu machen sowie die Befähigung zum Planen. Ersteres wird ermöglicht durch hervorragende Klassifizierungsfähigkeit bildhafter und begrifflicher Inhalte sowie die stark ausgeprägte Fähigkeit der räumlichen Orientierung. Um zwischen vorgestellten Bildern, Symbolen und semantischen Einheiten Beziehungen erkennen und Implikationen ableiten zu können, ist es notwendig, planen zu können - sei es einen Gedankengang, ein Bild oder eine mathematische Aufgabe.

(2) Gedächtnis: Wissen und Kenntnisse sind notwendig (epistemische Struktur, vgl. hierzu die Modelle des semantischen Gedächtnisses), um in einem Reali-

tätsbereich etwas Neues finden zu können. So wird immer wieder festgestellt, daß Wissen eine unbedingte Voraussetzung für kreatives Denken darstellt. Nur derjenige, der ein System genau kennt, kann es erneuern. Abgesehen von der immer erforderlichen minimalen Gedächnisfähigkeit ist nach Guilford besonders für Künstler - je nach Kunstrichtung - ein gutes visuelles bzw. auditorisches Gedächtnis notwendig. Die Leichtigkeit, mit Zahlen umzugehen, kennzeichnet besonders den Mathematiker.

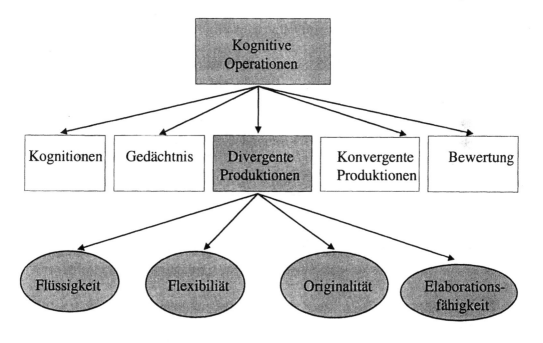

Abbildung 8.4: Aspekte des divergenten Denkens nach dem Guilfordschen Modell des menschlichen Intellekts (Guilford, 1959)

(3) Divergente Produktionen: Gemeint ist hier eine Denkform, die zu mehreren Lösungsmöglichkeiten für ein Problem führt. Guilford unterscheidet dabei vier Faktorengruppen:

(a) Flüssigkeit: Flüssigkeit ist der Grad der Leichtigkeit, mit dem ein Individuum gespeicherte Informationen aus seinem Gedächtnisspeicher abruft, indem es Wörter, Ideen, Assoziationen oder Wortsequenzen zu bestimmten Aufgaben findet (*assoziative Flüssigkeit*).

Erfassung: Innerhalb von vier Minuten möglichst viele Wörter mit der Nachsilbe „tion" finden (*Wortflüssigkeit*). Aus einer einfachen Figur, z.B. einen Kreis, der zwölfmal wiederholt wird, sollen verschiedene Gebilde hergestellt werden (*figurale Flüssigkeit*). Schreibe Namen auf, die in relativ große Klassen hineinpassen, z.B. Sachen, die weiß und eßbar sind (*Ideenflüssigkeit*).

Figurale Flüssigkeit, Wortflüssigkeit und Ideenflüssigkeit sind wichtig für die künstlerische Produktion mit den entsprechenden Inhalten. Die Assoziationsflüssigkeit ermöglicht es dem Künstler, Gedanken oder andere Inhalte rasch miteinander zu verbinden, und die Expressionsflüssigkeit läßt ihn angemessene Ausdrucksformen für seine Gedanken finden.

(b) Flexibilität: Spontane Flexibilität ermöglicht es dem Individuum, von sich aus Gegebenheiten umzustrukturieren, Neues zu finden. Adaptive Flexibilität bezeichnet er als Originalität, sie ist notwendig in Situationen, in denen zusätzlich bestimmte Anweisungen zu befolgen sind. Sie ist auch als Grad des Informationsflusses zu umschreiben.

Beispiele: *Semantische spontane Flexibilität* (Umstrukturierung von Informationsklassen): Zähle sechs Anwendungsmöglichkeiten für einen Gegenstand auf, z.B. für eine Zeitung, jedoch nicht die üblichen. *Semantische adaptive Flexibilität* (sich anpassende, adäquate Zugangsmöglichkeit zu einem Problem): Gib einfache Symbole, die bestimmte Sachen repräsentieren.

(c) Originalität: Dies ist die Bereitschaft, Dinge anders zu sehen als es im allgemeinen üblich ist. Je seltener eine Antwort ist, desto origineller ist sie. Eine andere Möglichkeit, Originalität zu operationalisieren, besteht in der Erfassung möglichst weit entfernter Assoziationen, die durch eine Frage hervorgerufen werden.

(d) Elaborationsfähigkeit: Diese soll es dem Individuum ermöglichen, die nächsten Schritte auszuarbeiten, wenn Gedanken, Bilder, Sätze konzipiert sind. Mit ihr wird das sorgfältige Planen bestimmter Vorhaben (allgemein und im Detail) in figuralen, symbolischen, verhaltensmäßigen und semantischen Bereichen bezeichnet.

Beispiele: *Figurale Elaboration:* Gegeben sind Möbel in Umrißskizzen. Füge dekorative Linien und Markierungen hinzu. *Semantische Elaboration:* Gegeben sind zwei gebräuchliche Worte. Mache aus den vorkommenden Buchstaben eine Anzahl von neuen Wortpaaren und benutze dazu alle Buchstaben. *Symbolische Elaboration:* Erfinde für ein vorgegebenes Symbol mehrere unterschiedliche Berufe, für die es stehen könnte. Z.B. eine elektrische Glühbirne kann einen Elektroingenieur, einen Missionar oder einen Nachtarbeiter symbolisieren. *Verhaltensmäßige Elaboration:* Stelle einen Begriff in pantomimischer Form dar.

(4) Konvergente Produktion: Immer wenn aus einem Problem eine und nur eine Lösung ableitbar ist, dann spricht man von konvergenter Produktion. Für kreatives Verhalten sieht Guilford zwei Faktorengruppen der konvergenten Produkti-

on für wichtig an: Die Fähigkeit, Gegebenheiten verschiedenster Art zu ordnen und diese zu transformieren (Fähigkeit zur Redefinition).

(5) Bewertung: Diese Fähigkeit ist für den ganzen kreativen Prozeß notwendig. Schon die Ausgangssituation muß bewertet werden können, um das Problem überhaupt zu entdecken („sensitivity to problems"). Beurteilungsfähigkeit ist weiterhin notwendig, um die einzelnen Gedankenabschnitte und insbesondere die endgültige Lösung eines Problems auf ihre Angemessenheit hin zu prüfen und die nächsten Schritte zu planen.

Beispiele: *Logisches Bewerten:* Entscheide, welche von vier Alternativentscheidungen logisch aus zwei Prämissen folgt. *Erfahrungsmäßiges Bewerten:* Finde nichtpassende Dinge heraus, die in jeder der vorgegebenen Kurzgeschichten über alltägliche Situationen vorkommen. Z.B. Widersprüche, fehlende Teile usw. *Urteilsfähigkeit:* Wähle aus vorgegebenen Lösungen die beste für eine schlimme Lage aus. *Fähigkeit, Probleme zu sehen:* Schlage ein oder zwei notwendige Verbesserungen an Gebrauchsgegenständen vor.

Bewertung: Wann ist eine Idee kreativ? *Neuheit:* Definiert im statistischen Sinn. Je nachdem, wie gering der Prozentsatz eines bestimmten Gedankens in einer betrachteten Population ist, desto ungewöhnlicher, d.h. neuer, ist dieser Gedanke. Eine weitere Möglichkeit, Neuheit zu definieren wäre, daß eine Idee in bezug auf ein bestimmtes System aus diesem System *nicht vorhersagbar* sein darf. Das setzt voraus, daß ein System vorhanden ist, das dem Individuum als solches bekannt ist, daß dieses System als lückenhaft, unrichtig oder zu umständlich und unzureichend erkannt und der Zwang der Tradition, der von diesem System ausgeht, überwunden werden kann.

Man hat andererseits immer als Merkmal der kreativen Idee hervorgehoben, daß sie „wertvoll", „richtig" und „brauchbar" sein muß. D.h. nicht „Abstrusität" ist das Kriterium, sondern soziale Brauchbarkeit.

8.5.2 Methoden der Kreativitätsdiagnostik

Krampen (1993, S. 19ff) unterscheidet vier verschiedene Herangehensweisen zur Kreativitätsdiagnose, u.zw.:

(a) *Biographische Methoden:* Im Sinne eines biographischen Vorgehens kann man bereits erbrachte kreative Produktionen erfassen (z.B. Anzahl bisheriger Publikationen, Zitationen, Erfindungen, Patente, Preise bei Wettbewerben etc.). Systematische Erhebungsverfahren hierzu existieren im deutschen Sprachraum nicht. Solche Aspekte sind aber bei der Validierung anderer Verfahren zur Kreativitätsdiagnose wesentlich.

(b) *Selbstbeurteilungsmethoden:* Hierbei wird entweder versucht, eine Art kreativitätsspezifisches Persönlichkeitssyndrom zu identifizieren (z.B. spezielle Interessens- und Tätigkeitsprofile) oder es wird die Selbstsicht in bezug auf kreativitätsspezifische Merkmale erfaßt.

- Für letztere Vorgehensweisen existiert eine deutsche Version des „Group Inventory for Finding Creative Talent" (*GIFT*) durch Urban (1982). Mit diesem Instrument können Kinder als kreativ identifiziert werden, die von Lehrern als wenig begabt und störend charakterisiert werden. Ungelöst sind aber weiterhin die mit diesem Instrument verbundenen Reliabilitäts- und Validitätsmängel.
- Von Amelang et al. (1991) wurden Verhaltensweisen, die für kreative Personen typisch sein sollen, eruiert; diese können in einer Art Selbstbeschreibungsskala nach der Häufigkeit ihrer Ausführung von den Pbn bewertet werden.
- Von Tacke und Linder (1981) wurde schließlich noch ein zehn Items umfassendes Selbstbeschreibungsinstrument in bezug auf Kreativität für Kinder aus 6. bis 8. Schulklassen entworfen.
- Von König et al. (1985) liegt ein Problemfragebogen zum Problemlösen (*PLF*) vor, der mit seinen 50 Items u.a. auch den Bereich „Neigung zur unkonventionellen Problemlösungen" erfassen will (entwickelt an Gymnasiasten und verschiedenen Erwachsenen).
- Ähnlich soll auch der Fragebogen für kognitive Prozeßvariablen (*FKP*) von Kreuzig (1981) zwei kreativitätsrelevante Dimensionen erfassen, nämlich (1) die Steuerbarkeit der Aktivation von divergentem und konvergentem Denken sowie (2) kontrolliertes divergentes Denken.

Diese Verfahren werden von Krampen (a.a.O., S. 23) aber nur als Forschungsinstrumente bezeichnet, die noch nicht für eine breitere Anwendung geeignet sind.

(c) Fremdbeurteilungsmethoden: Die Urteile können sich dabei entweder auf Produkte oder auf Personen beziehen. Als Rater können Eltern, Lehrer, Mitschüler oder - im beruflichen Bereich - Kollegen oder Vorgesetzte dienen. Mit den typischen Beurteilungsfehlern muß hierbei gerechnet werden (vgl. Kap. 5.2).

- Für den deutschen Sprachraum liegt hierzu ein Verfahren für Lehrer- und Mitschülereinschätzung von Seiffge-Krenke (1974) vor.
- Amelang et al. (1991) haben unterschiedliche Kreativitätsaspekte bei Erwachsenen beurteilen lassen (allgemeine, verbale, künstlerische, wissenschaftlich-praktische Kreativität).
- Von Nütten und Sauermann (1985) wurde im betrieblichen Bereich ein Instrument der Mitarbeiterbeurteilung nach dem Merkmal Kreativität durch Vorgesetzte entwickelt.

(d) Psychometrische Verfahren: Diese Methoden wurden letztlich durch Guilford (1950) initiiert. Typisch für diese Verfahren ist, daß unter optimalen Bedin-

gungen (kein Zeitdruck) eine Vielzahl von Lösungen, die unvorhersehbar waren, stimuliert werden sollen (vgl. Tab. 8.9).[1] Das damit verbundene Hauptproblem bezieht sich auf die Einhaltung von Objektivität bei der Auswertung und die nachfolgende Reliabilitätsschätzung. Dies hat auch wieder Folgen für die Validierung dieser Verfahren, da sich diese Mängel auf die entsprechenden Validitätskoeffizienten übertragen. Die meisten der bislang vorliegenden Verfahren erfassen den Produktivitätsaspekt einer Produktion, Originalität, Flexibilität oder Elaboration sind hingegen nur selten erfaßt worden.

Tabelle 8.9: Testverfahren zur Diagnose kreativer Fähigkeiten

Abkürzung/ Autor(en) Erscheinungs- jahr	Testname	Alter/ Jahrgangs- stufe	Durch- führungs- zeit in min./ ET oder GT	Parallel- formen / PP, MP oder CT
Publizierte Verfahren				
BMF (Scharlach & Wendel, 1990)	Test zur Erfassung der Ausprägung besonderer mathematischer Fähigkeiten	11 - 13	45 ET / GT	nein PP
HIT 1-2 (Kratz- meier, 1977)	Heidelberger Intel- ligenztest 1 - 2 (eine Aufgabe)	1. - 2. Kl.	90 ET / GT	ja PP
HIT 3-4 (Kratz- meier, 1977)	Heidelberger Intel- ligenztest 3 - 4 (eine Aufgabe)	3. - 4. Kl.	90 - 100 ET /GT	ja PP
HNT (Kratzmeier & Horn, 1989)	Heidelberger nonver- baler Intelligenztest (eine Aufgabe)	14 - Erw.	60 ET / GT	ja PP

---

[1] Nicht speziell angeführt sollen hier die US-amerikanischen Verfahren werden (z.B. Guilford et al., o.J.; Wallach & Kogan, 1966; Torrance, 1969 - letzteres Verfahren wird auch von der Testzentrale vertrieben), die in mehreren Untersuchungen im deutschen Sprachraum verwendet wurden (z.B. von Krause, 1977).

Kreativität

KVS-P (Krampen et al., 1996)	Kreativitätstest für Vorschul- und Schulkinder - Version P	4 - 12 1. - 3. KG 1. - 6. Kl.	45 ET	nein PP, MP
TDK 4-6 (Mainberger, 1977)	Test zum divergenten Denken (Kreativität) für 4. bis 6. Klassen	10 - 12 4. - 6. Kl.	45 GT	nein PP
VKT (Schoppe, 1975)	Verbaler Kreativitätstest	14 - 55	45 GT	ja PP

Experimentelle oder in Entwicklung befindliche Verfahren

DK-D (Facaoaru, 1985)	Testverfahren zur Erfassung divergenten und konvergenten Denkens	Erw.	16 + 15 Std. ET	nein
IT (Schmidt, 1981)	Ideentest	Ki., Erw. 7. - 8. Kl.,	60 ET/GT	ja PP
KI (Pohler, 1989)	Kreativitäts-Inventar	15 - 19	k.A. ET /GT	nein PP
K-KTS (Ertel, 1991)	Kinder-Kreativitätstestserie	Kinder	k.A. ET	k.A. k.A.
KU (Wermke, 1989) KU-EE KU-KS KU - LG KU-PG	Tests zur Überprüfung kreativitätsfördernden Unterrichts - Entdecken und Erfinden - Komische Szenen - Lautgedichte - Parallelgeschichten	5. - 9. Kl.	90 GT	nein PP
KVS (Krampen et al., 1988)	Kreativitätstest für Vorschul- und Schulkinder	4 - 12	35 - 110 ET	nein MP
TSD-Z (Urban & Jellen, 1985)	Test zum schöpferischen Denken - Zeichnen	4 - 11	15 - 20 ET	in Vorb. MP

Als Beispiele für Testitems können aus dem *KVS* von Krampen et al. (1988) folgende angeführt werden (idente Aufgaben sind im *KVS-P* von Krampen et al. [1996] enthalten):
(1) Fortbewegungsarten (auf einer Strecke von drei Metern sich auf möglichst verschiedene Arten vorwärts bewegen);
(2) Bewegungsimitation (z.B. sich wie ein Baum im Wind fühlen, sich wie ein Autofahrer auf der Autobahn verhalten etc.);
(3) Bewegungsalternativen (bekannte Aufgaben und Gegenstände in neuem Licht sehen, z.B. einen Pappbecher auf möglichst viele Arten in den Papierkorb befördern);
(4) Alternative Verwendungen (Improvisationen mit gewöhnlichen Objekten aus der Umwelt);
(5) Bilderraten (Blatt mit Wellenlinie soll auf unterschiedliche Art gedeutet werden);
(6) Gebundene Zeichnungen (16 unvollständige Bilder werden zur Vervollständigung mit farbigen Filzstiften bemalt);
(7) Freie Zeichnungen (auf einem Blatt möglichst viele kleine Bilder malen).
Jeder Subtest wird nach fünf Kreativitätsaspekten bewertet:
- Ideenflüssigkeit / Produktivität (quantitativer Ideenreichtum),
- Originalität (Un- und Außergewöhnlichkeit im sozialen Vergleich),
- Flexibilität (qualitativer Aspekt des Ideenreichtums),
- Elaboration (Grad der Ausarbeitung figuraler, konästhetischer und inhaltlicher Ideen),
- Imaginationsfähigkeit (Vorstellungsfähigkeit und Fähigkeit zum Einfühlen und Phantasieren).

8.5.3 Kritik der Kreativitätsdiagnostik

Nimmt man bei Strukturierungsversuchen kognitiver Leistungen Tests für divergente Produktionen mit auf, so ergibt sich ein eigener Faktor kreativen Denkens (Jäger, 1973). Es frägt sich allerdings, ob diese Vermischung (d.h. die Einbeziehung in ein Intelligenzmodell) sinnvoll ist, da die Art der geforderten Leistung wesentlich anders gelagert ist als bei Aufgaben zur Erfassung konvergenter Produktionen. Zudem belegt auch die faktorielle Struktur, daß es sich aufgrund der nachgewiesenen Nullkorrelation um zwei getrennte Bereiche handelt.

Kreativität

Items aus dem Test für „produktives Denken"
(Wallach & Kogan, 1966; nach Krause, 1977, S. 62)

Untertest 1: Dinge aufzählen
- alle runden Dinge
- Dinge, die Lärm und Krach machen

Untertest 2: Musterbedeutung
- Was könnte das alles werden, wenn die Zeichnungen fertig wären?

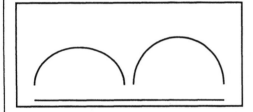 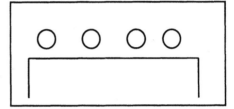

Untertest 3: Verwendungsmöglichkeiten
- Was kann man mit einem Schuh alles machen?
- Was kann man mit einer Zeitung alles machen?

Untertest 4: Bedeutung von Linien
- Was könnte das alles werden, wenn die Zeichnungen fertig wären?

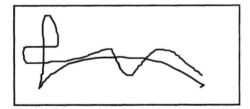 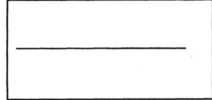

Untertest 5: Gemeinsamkeiten, Ähnlichkeiten finden
- Was ist an einer Katze und einer Maus alles gleich?
- Was ist an einer Geige und einem Klavier alles gleich?

Auswertungsgesichtspunkte
- *Produktivität* (Anzahl der Einfälle pro Aufgabe)
- *Originalität* (Anzahl der Einfälle, die in der Stichprobe nur ein- oder zweimal vorkommen
- *Flexibilität* (Anzahl der Kategorien mittleren Abstraktionsniveaus, in die die Items eingeordnet werden können

Krause (1977, S. 97) verweist darauf, daß man durch Änderung der situativen Umstände Kreativitäts- und Intelligenztests voneinander abhängig machen kann: Bei Einführung von Zeitdruck nimmt nicht nur die Anzahl der kreativen Lösungen ab, sondern es ergibt sich unter diesem Umstand eine Korrelation zu den Intelligenzvariablen.

Für die Kreativitätsforschung gilt, daß im Vergleich zu dem hoffnungsvollen Beginn durch Guilford (1950) kaum wesentliche Fortschritte gemacht worden sind. Es lassen sich zwar immer wieder Phasen der enthusiastischen Wertschätzung dieses Konzepts finden, die Konjunktur des Themas hat aber immer ein rasches Ende gefunden. Nach Krampen (1993, S. 16) ist ein Höhepunkt der Behandlung des Themas (gemessen an der Anzahl der Beiträge in den *Psychological Abstracts*, in denen „creativity" als Stichwort erwähnt wird) um 1970 feststellbar gewesen, bis 1990 hat sich die Zahl der Beiträge zu diesem Thema auf 0,5% aller Publikationen auf die Hälfte reduziert. Es bleibt auch verwunderlich, daß im Bereich der Hochbegabtenforschung das Konzept der Kreativität zwar betont wird, daß aber keine überzeugenden neueren diagnostischen Methoden zur Erfassung entwickelt werden.

Gerade im schulischen Bereich können kreative Kinder zu einem Problem werden (Lukesch, 1995, S. 123), das dazu führt, daß ihr Potential ungerechtfertigter Weise nicht zu Entfaltung gebracht wird. Entsprechende Verfahren zur Abklärung einer solchen Problematik (vgl. die angeführten Selbstbeurteilungsverfahren, die einen indirekten Schluß auf Kreativität zulassen) sind daher notwendiger denn je.

8.6 Arbeits- und Lernstrategien

8.6.1 Gedächtnismodelle als Grundlage für Arbeits- und Lernstrategien

Im schulischen Bereich geht es zum Großteil um den Erwerb von Wissen. Die gedächtnispsychologische Forschung, die über lange Zeit hinweg kein ausreichendes Instrumentarium für die Abbildung von Wissensstrukturen zur Darstellung entwickelt hatte, hat heute diese Schwäche überwunden. Zentrale Anschauungen über Erwerb und langzeitliche Abspeicherung von Informationen lassen sich heute (1) in dem Mehrspeichermodell zur Darstellung des Weges der Informationsverarbeitung und (2) in den Strukturen des Langzeitgedächtnisses zusammenfassen.

Bei dem Vorgang des Speicherns von Informationen nimmt man verschiedene Stadien oder Stufen an (Broadbent, 1958; Atkinson & Shiffrin, 1968). Obwohl heute die Annahme einer starren Abfolge des Informationsverarbeitungsprozesses abgelehnt wird, scheint es zumindest aus didaktischen Gründen sinnvoll, drei funktionelle Gedächtnistypen zu unterscheiden, wobei der Informationsfluß zwar in eine Richtung (vom UKZG zum LZG), aber nicht unabhängig von den Inhalten des LZG erfolgt. D.h. die Informationsverarbeitung steht unter dem Einfluß übergeordneter Kontrollprozesse (z.B. dem Erkennen von Informationseinheiten, von Begriffen, der Superzeichenbildung etc.). Unterschieden werden dabei (vgl. Abb. 8.5):

(1) Ultrakurzzeitgedächtnis (UKZG) oder sensorischer Informationsspeicher (sensory memory), dieser sensorische Informationsspeicher ist sozusagen die Schnittstelle zur Außenwelt;

(2) Kurzzeitgedächtnis (KZG) oder Kurzzeitspeicher (short-term-memory, primary memory), auch Arbeitsspeicher genannt;

(3) Langzeitspeicher (LZG) oder Langzeitgedächtnis (secondary memory, long-term-memory).

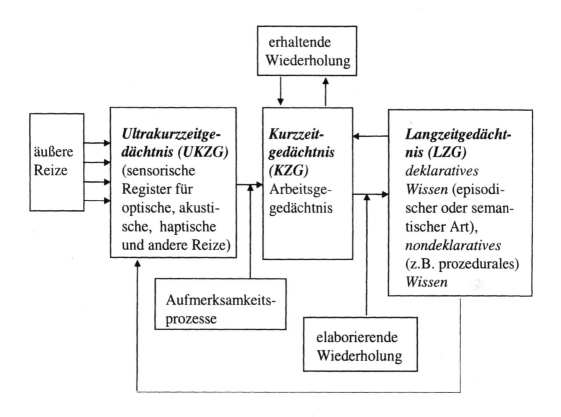

Abbildung 8.5: Mehrspeicherkonzeption des Gedächtnissystems

In dem Modell des Informationsflusses sind auch die Bedingungen für Auswahl, Übertragung und Bearbeitung von Informationen angegeben: (1) Aufmerksamkeitsprozesse entscheiden über die Auswahl externer Reize, (2) die Berücksichtigung von Kapazitätsgrenzen und die Art der Verarbeitungsprozesse (Clustern, Superzeichenbildung unter dem Einfluß langzeitlich abgespeicherten Wissens) im Kurzzeitspeicher sind für den Erhalt und die Bearbeitung neuer Informationen wesentlich, (3) Elaborationsprozesse führen schließlich zu einer langzeitlichen Speicherung von Wissen (zumindest des Wissens episodischer und semantischer Art).

Auch das LZG wird heute weder als eine einheitliche Struktur, noch als einheitliche Funktion angesehen. Unter der Bezeichnung LZG werden als Grobstrukturen *deklaratives* und *nondeklaratives (implizites) Gedächtnis* unterschieden (Squire, 1994; Squire et al., 1993; Anderson, 1983; vgl. Abb. 8.6). Die Unterscheidung scheint biochemisch und letztlich auch anatomisch begründbar zu sein (Markowitsch, 1994).

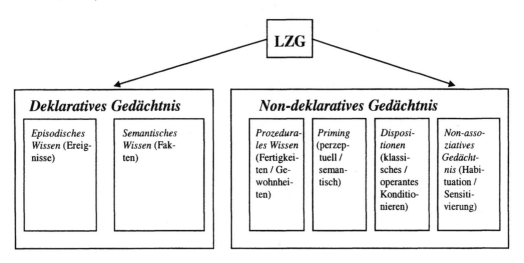

Abbildung 8.6: Vermutete Grobstrukturen des LZG (Markowitsch, 1994; Squire, 1994; Squire et al., 1993)

Die Inhalte des deklarativen Gedächtnisses (Allgemeinwissen, Weltwissen) sind bewußtseinsfähig und ermöglichen es dem Individuum, seine Welt zu interpretieren. Von dem deklarativen Wissen nimmt man an, daß es in organisierter Form gespeichert ist, wobei aufeinander bezogene Wissenseinheiten miteinander verbunden gedacht werden.

Die nicht bewußtseinsfähigen Gedächtnisfähigkeiten wurden früher unter dem Sammelbegriff des prozeduralen Wissens zusammengefaßt (Squire, 1994). Allerdings hat sich herausgestellt, daß diese Fähigkeiten heterogen sind (auch hinsichtlich ihrer biologischen Basis) und nur die Gemeinsamkeit aufweisen, daß sie nicht (oder nur bedingt) bewußtseinsfähig sind, deshalb wurde als neutrale Bezeichnung „nondeklaratives Gedächtnis" vorgeschlagen (bisweilen findet sich auch der Terminus „implizites Gedächtnis", z.B. bei Schacter [1987]).

Das *prozedurale Wissen* („skill memory") umfaßt alle Handlungsprogramme, die der Steuerung von motorischen, wahrnehmungsmäßigen und kognitiven Fertigkeiten (Skifahren, Rechenoperationen) zugrunde liegen. *Priming* bezieht sich auf die erhöhte Wahrscheinlichkeit, einen Reiz wiederzugeben oder wiederzuerkennen, wenn man diesem bereits einmal begegnet ist. Diese erhöhte Wiedererkennenswahrscheinlichkeit liegt nicht bewußt bzw. verbalisierbar vor, ist in der Regel eng kontextbezogen und kann über lange Zeit nachgewiesen werden. Effekte von Priming lassen sich auch nachweisen, wenn günstige Bedingungen für deklarativen Wissenserwerb (z.B. Elaborationen) ausgeschaltet sind. Auch *Konditionierungen* sind ohne Bewußtsein möglich (selbst bei amnestischen Personen).

Unter dem Begriff des *deklarativen Wissens* ist zusätzlich die Unterscheidung zwischen *episodischem* und *semantischem Gedächtnis* zu subsumieren (Tulving, 1972). Das episodische Gedächtnis bezieht sich auf zeitlich datierte, räumlich lokalisierte und persönlich erfahrene Ereignisse oder Episoden. Episoden sind autobiographischer Natur, sie wurden von der Person selbst erlebt (z.B. Was habe ich vergangenes Jahr zu Ostern gemacht?). In diesem Sinne sind Lernexperimente in der Tradition von Ebbinghaus (1885) mit sinnarmen Material für das Funktionieren des episodischen Gedächtnisses indikativ, nicht aber für das semantische Gedächtnis.

Inhalte des semantischen Gedächtnisses beziehen sich auf Bedeutungen (insbesondere Bedeutungen von „Ganzheiten"), die nicht unmittelbar erlebt werden müssen (z.B. Formel für Salzsäure, Hauptstadt von Italien, Rechenoperation $a^2 - b^2$). Das semantische Gedächtnis entspricht dem organisierten Wissen eines Menschen (z.B. über Worte und andere semantische Symbole, über deren Bedeutung und Referenten, aber auch im Sinne des Weltwissens allgemein; Kintsch, 1974). Diese Art von Wissen ist *generativ,* d.h. es erlaubt den Abruf von Informationen, die niemals gespeichert wurden, sondern die erschlossen werden können (z.B. die Tatsache, daß Herr XY einen Vater und eine Mutter hatte).

Insofern der Wissens- und Fertigkeitserwerb ein intentional steuerbarer Lernvorgang ist, kann er durch die Beachtung einfacher lern- und gedächtnispsychologischer Grundlagen optimiert werden. Lernen bedeutet in diesem Kontext aber immer Eigenaktivität des Lernenden.

8.6.2 Arbeits- und Lerntechniken

Zur Optimierung schulischen Lernens existiert eine ausführliche praxisorientierte Beratungsliteratur (Schräder-Naef, 1977; Keller & Thewalt, 1990; Metzig & Schuster, 1993). Diese Ratgeber können z.T. durch gedächtnis- und lernpsychologische Grundlagenforschung gestützt werden (z.B. durch Untersuchungen zur Effizienz einzelner Vorgehensweisen wie Mapping-Technik, Einsatz von Visualisierungsmethoden, Generieren von Verständnisfragen, Training im gezielten Unterstreichen, Ordnen nach Oberbegriffen). Einige der Hinweise beziehen sich dabei auf die Gestaltung der äußeren Lernsituation und die Lernplanung. Andere sind wieder auf Gedächtnis- oder Memorierungsstrategien bezogen.

Tabelle 8.10: Überblick über Verfahren zur Erfassung von Arbeits- und Lerntechniken

Abkürzung/ Autor(en) Erscheinungsjahr	Testname	Alter/ Jahrgangsstufe	Durchführungszeit / ET oder GT[a]	Parallelformen MP / PP[b]
AVI (Thiel et al., 1979)	Arbeitsverhaltensinventar	17 gymn. Oberst.	k.A. ET /GT	nein PP
FLA (Hug, 1976)	Fragebogen zur Lern- und Arbeitssituation	14 - 18	20 - 30 ET / GT	nein PP
IGT (Schumann-Hengsteler et al., 1993)	Interview zu Gedächtnistechniken nach Harris	Erw.	15 - 30 ET	nein PP
LIST (Wild & Schiefele, 1994)	Inventar zur Erfassung von Lernstrategien im Studium	Studierende	ET / GT	nein PP
LPS (Neber, 1994)	Lernpräferenzskala	Schüler	k.A. ET / GT	nein PP
LSF (Lingl, 1997)	Lernstrategiefragebogen	7. Kl. RS	30 GT	nein PP
SRST-K (Kuhl & Christ, 1993)	Selbstregulations-Strategientest für Kinder	1. - 4. Kl.	20 - 25 ET	nein MT
STEB (Fritsch & Küffner, 1980)	Einsendefragebogen zum Projekt Studieneingangsberatung an der Fernuniversität Hagen	Erw.	15 ET / GT	nein PP

[a] ET = Einzeltest / GT = Gruppentest; [b] PP = Paper und Pencil Test / MP = Manipulationstest

Auch metakognitive Strategien, im Sinne des Wissens, wie man bei Lernanforderungen optimal vorzugehen habe, werden dabei vorgestellt. Schließlich werden auch Vorbe-reitungsmöglichkeiten auf mündliche und schriftliche Prüfungssituationen diskutiert. Diese Techniken sind vermittelbar und ihr gekonnter Einsatz kann zu einer wesentlichen Verbesserung schulischer Leistungen bei versetzungsgefährdeten Kindern führen (Keller, 1988).

Mit einem Teil der vorhandenen Instrumente (vgl. Tab. 8.10) wird versucht, die wichtigsten Bedingungen für das Lern- und Arbeitsverhalten von Schülern gleichsam mit einem Omnibusverfahren zu erfassen (z.B. Hug, 1976; Fritsch & Küffner, 1980; Westhoff et al., 1995), ohne daß eine Ordnung nach theoretischen Gesichtspunkten angestrebt wird.

Auf die Vielfalt der Bedingungen bezogen, die auf Lernprozesse einwirken, ist das von Thiel et al. (1979) entwickelte Arbeitsverhaltensinventar mit zwanzig Unterskalen.

> Die ersten sechs Skalen umfassen Aspekte der *Lernmotivation* und des *Selbstwertbildes*:
> (1) Anspruchsniveau („Die Lehrer stecke ich alle in einen Sack, wenn ich nur will."),
> (2) Bedürfnisaufschub („Zu wissen wofür man lernt, hilft, auf manches Vergnügen zugunsten des Lernens zu verzichten."),
> (3) Erfolgsmotivation („Wenn ich eine Prüfung mache, dann bin ich auch davon überzeugt, daß ich sie bestehe."),
> (4) Lernmotiviertheit, extrinsisch oder intrinsisch („Es dauert nicht lange, wenn ich über meinen Büchern sitze, und ich langweile mich schrecklich."),
> (5) Mißerfolgsmotivation („Ich rede im Unterricht nur, wenn ich dazu aufgefordert werde."),
> (6) Selbstwertbild, leistungszentriert vs. multithematisch („Ich finde, es kommt weniger darauf an, im Beruf viel zu erreichen, als darauf, sinnvoll zu leben.").
> Die nächsten acht Skalen sind auf die Anwendung gängiger *Lerntechniken* bezogen:
> (7) Stoffverarbeitung, langsam vs. schnell („Ich denke zwar langsam, dafür aber exakt."),
> (8) Aktualisierungsphase, gestört vs. nicht gestört („Vor allem, wenn ich Rede und Antwort stehen soll, sind meine Gedanken wie blockiert ... ."),
> (9) Gestaltung der Lernbedingungen, schlecht vs. gut („Wenn man viel zu lernen hat, ist es wichtig, häufiger mal frische Luft zu schnappen."),
> (10) Denkstil, impulsiv vs. reflexiv („Ein gestelltes Problem pflege ich Schritt für Schritt anzugehen."),
> (11) Lernstil, faktenzentriert vs. substanzorientiert („Sachen, die ich nicht kapiere, lerne ich einfach auswendig."),

(13) Rezeptionsphase, gestört vs. nicht gestört („Selbst in den langweiligsten Stunden kann ich aufpassen."),
(14) Leistungskontrolle, unfähig vs. fähig („Es ist wichtig, regelmäßig Vokabeln zu wiederholen."),
(18) Lerntechnik, gut vs. schlecht („Hausaufgaben pflege ich möglichst bald in Angriff zu nehmen").

Weitere drei Skalen beziehen sich auf den Umgang mit Streß bzw. die *Streßresistenz* der Lernenden:

(12) Mißerfolgstoleranz, gering vs. groß („Es wirft mich nicht um, wenn mal eine Klassenarbeit daneben geht."),
(15) Streßresistenz, anfällig vs. resistent („Je länger ich zur Schule gehe, desto mehr häufen sich die Zeiten, wo ich schlecht schlafe und ganz zerschlagen aufwache."),
(20) Leistungsgefühle, negativ vs. positiv („Eigentlich bin ich mit meinen Schulleistungen zufrieden.").

Schließlich wird noch mit drei Skalen der Einfluß des *sozialen Lernumfeldes* auf das Lernen abgedeckt:

(16) Lernfeldunabhängigkeit, abhängig vs. unabhängig („Auch wenn mir ein Lehrer gut gefällt, lerne ich für das Fach nicht mehr."),
(17) Lernverhalten, interessenabhängig vs. interessenunabhängig („Ich habe ein, zwei Fächer, da bin ich Spitze, ansonsten bin ich schlecht."),
(19) Einstellung zur Schule, negativ vs. positiv („Wenn die Schule etwas veranstaltet, gehe ich gerne hin.").

Ein besonderes Positivum an dem Methodenvorschlag ist, daß Keller et al. (1979) auch einen Vorschlag zur Arbeitsverhaltensmodifikation entwickelt haben, der sich an das diagnostische Verfahren unmittelbar anschließt. Dieses Programm umfaßt eine Vielzahl von Vorschlägen (z.B. Selbststeuerung, Selbstverstärkung, Zeitplanung, Gedächtnisstützen, Lernwegvariation, effektives Lesen u.v.a.m.).

Der *FLT* von Hug (1976) enthält 80 Items, die neun Skalen zugeordnet sind:

(1) Motivation, Interesse am Schulstoff („Die jetzige Schule berücksichtigt weitgehend meine Interessen.")
(2) Begabung („Es lenkt mich beim Lernen nicht ab, wenn sich andere im gleichen Raum unterhalten.")
(3) Lernmethodik („Auf Prüfungen bereite ich mich meistens im letzten Moment vor.")
(4) Arbeitsverhalten („Statt mit den Hausaufgaben gleich anzufangen, denke ich oft über meine persönlichen Schwierigkeiten nach.")
(5) Selbstwertgefühl („Über Mißerfolge und Fehlschläge komme ich leicht hinweg.")
(6) Belastbarkeit („Ich wage kaum daran zu denken, wie ich all die vor mir liegenden Aufgaben bewältigen werde.")

(7) Gesundheit („Wenn ich mehr schlafen würde, könnte ich meine Schularbeiten leichter bewältigen.")
(8) Lehrerbeziehung („Oft finde ich die Notengebung ungerecht.")
(9) Faktor G (= Items, die besonders gut zwischen Lerngestörten und Nicht-Lerngestörten trennen: „Auch bei langweiligen Aufgaben verliere ich die Geduld und Ausdauer nicht.")

Eine Sammlung gängiger Mnemotechniken enthält das *IGT* (Schumann-Hengsteler et al., 1993). Hier wird zwar nur abgefragt, wie häufig bestimmte Techniken eingesetzt wurden, diese Information läßt sich aber in eine Anweisung oder Empfehlung überführen, wie man optimal Gedächtnisanforderungen bewältigen könnte.

Ein an einer theoretischen Konzeptualisierung orientiertes Verfahren wurde hingegen von Wild und Schiefele (1994) entwickelt. Diese unterscheiden folgende Bereiche:

(1) *kognitive Lernstrategien*, damit sind alle Prozesse, die der Informationsaufnahme, -verarbeitung und -speicherung dienen, gemeint; im einzelnen können diese aus sog. *Elaborationsstrategien* (z.B. verbale oder bildliche Anreicherung von Lernmaterial, Verknüpfung mit Alltagsbeispielen oder eigenen Erfahrungen), aus *Organisationsstrategien* (z.B. Identifizieren wichtiger Fakten, Anfertigen von Diagrammen oder Skizzen) oder aus *Wiederholungsstrategien* bestehen (aktives Wiederholen, Einprägen von Zusammenhängen und Regeln);
(2) *metakognitive Lernstrategien*, das sind Vorgehensweisen zur Kontrolle des Lernprozesses, z.B. *Planung* des Lernens, *Selbstüberwachung* der Lernfortschritte und *Selbstregulation* des Lernens in Abhängigkeit vom Lernfortschritt;
(3) *ressourcenbezogene Lernstrategien*, diese dienen der Unterstützung des Lernens und der Abschirmung von externen Einflüssen, z.B. Suche und Gestaltung einer günstigen Lernumgebung (Literatur, Arbeitsgruppe), effektives Planen der Lernzeit (Zeitmanagement) oder Formen der Selbstmotivation; diese Ressourcen können *interner* oder *externer* Art sein.

8.7 Sprachkompetenzen

Die Verfügung über Sprache wird als ein wesentliches Charakteristikum des Menschen angesehen. Nach dem Bühlerschen Organon-Modell der Sprache (vgl. Abb. 8.6) lassen sich dabei drei Funktionen unterscheiden: (1) die Ausdrucksfunktion bezieht sich auf einen nach außen gerichteten Ausdruck eines inneren Zustandes eines Sprechers oder Senders, (2) die Appell- (oder Auslöse- bzw. Signal-) funktion bezieht sich auf einen möglichen Zuhörer (oder Empfänger) einer Mitteilung und die (3) Darstellungsfunktion auf die (wahre oder falsche) Abbildung eines Sachverhaltes. Popper (1996, S. 86) greift die Bühlersche Sprechakttheorie auf und fügt als vierte Funktion der Sprache eine argumentative Funktion hinzu, bei der es um *Gültigkeit* bzw. *Ungültigkeit* geht.

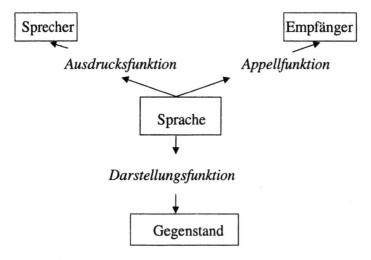

Abbildung 8.6: Organon-Modell der Sprache von Bühler (1965)

Von den Funktionen der Sprache wird zumindest die Darstellungsfunktion als typisch für den Mensch angesehen. Allerdings kann auch dieser Versuch der Begründung einer Sonderstellung des Menschen bezweifelt werden, wie Experimente zum Begriffserwerb bei Schimpansen nahezulegen scheinen (Premack, 1976).

Wie auch immer diese Grundsatzfragen gelöst werden mögen, im Bereich schulischen Lernens sind auditive und sprachliche Kompetenzen von überragender Bedeutung, da Schule sehr stark auf verbal erbrachte Leistungen und sprachliche Vermittlungswege ausgerichtet ist. Verbalsprache ist das überragende Medium der Schule und auch der gesellschaftlichen Einbindung eines Menschen.

Für den Spracherwerb sind verschiedene organische, soziale und individuelle Voraussetzungen notwendig (Westrich, 1978, S. 2374 ff; vgl. Abb. 8.7):

(1) *Organische Voraussetzungen* betreffen

(a) ein *gesundes Gehör* (taube Kinder bleiben stumm oder gelangen über optische oder taktile Formen der Sprachanbahnung nur zu Kümmerformen der gesprochenen Sprache, wobei heute aber durch Prothesen und Implantate wesentlich bessere Fördermöglichkeiten im Vergleich zu früher bestehen),

(b) ein *funktionsfähiges Gehirn* (hierbei sind vor allem die Bewegungs- und die Sprachzentren von Bedeutung; bei cerebralen Bewegungsstörungen kommt es in Folge von Muskel- und Koordinationsstörungen zu Artikulationsstörungen, zudem beeinträchtigt eine geschädigte taktile Wahrnehmungsfähigkeit eine der Voraussetzungen für den Spracherwerb; bei einer Schädigung des Brocaschen Sprachzentrums kann trotz vorhandenem Sprachverständnis nicht oder nur unvollkommen artikuliert werden [motorische Aphasie], bei Störung des Wernickschen Zentrums erfolgt die Sprachproduktion weitgehend ohne Sinnverständnis [sensorische Aphasie]);

(c) *intakte Sprechwerkzeuge* (damit sind die Organsysteme, die für Respiration, Phonation und Artikulation verantwortlich sind, gemeint; Probleme ergeben sich z.B. bei Lippen-, Kiefer- und Gaumenspalten, aber auch Gebiß- und Kieferanomalien können zu Aussprachefehlern führen);

(d) *ausreichende Intelligenz* (aufgrund der Leistungssymbiose von Denken und Sprechen zieht fast jeder Intelligenzschaden eine Sprachschädigung nach sich, nicht aber jede Sprachbehinderung eine Intelligenzbeeinträchtigung).

(2) *Soziale Voraussetzungen* i.S. eines Sprachvorbildes sind für den Spracherwerb ebenfalls wesentlich. Hier kommt der sprachlichen Umwelt als Vorbild- und Korrekturlieferant eine hohe Bedeutung zu.

(3) *Individuell psychische Voraussetzungen* sind zu sehen in

(a) einer hinlänglichen *Sprach- und Sprechmotivation* (unmotiviert, z.B. aufgrund einer sprachverarmten Umgebung, werden sprachliche Äußerungen selten und die Suche nach kreativen sprachlichen Gestaltungsmöglichkeiten wird abgebrochen) und

(b) in entsprechendem *personadäquatem Lernen* (gemeint ist, daß der Spracherwerb in lexikalischer und grammatisch-syntaktischer Hinsicht und nach artikulatorischer Verwirklichung Lernbedingungen unterworfen ist; diese Lernprozesse können in eine Richtung gehen, die unzulänglich oder falsch ist, subjektiv aber als richtig empfunden wird).

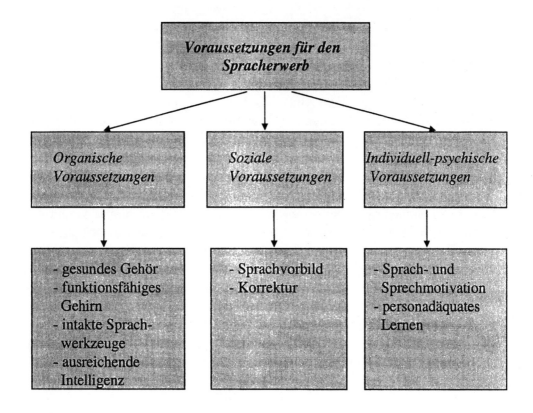

Abbildung 8.7: Voraussetzungen für den Spracherwerb (Westrich, 1978, S. 2374 ff)

In bezug auf diese basalen Sprachvoraussetzungen sollen im folgenden die Bereiche, die durch psychologische Verfahren diagnostiziert werden können, angesprochen werden. Es handelt sich dabei um die Aspekte des Hörverständnisses (Kap. 8.7.1), des Sprachverständnisses (Kap. 8.7.2), der allgemeinen Sprachkompetenz bzw. des sprachlichen Entwicklungsstandes (Kap. 8.7.3), des Wortschatzes (Kap. 8.7.4) sowie von Sprechkompetenzen (Kap. 8.7.5). Die Zuordnung der Verfahren zu den einzelnen Bereichen ist dabei nicht immer trennscharf. Schulnahe sprachliche Kompetenzen (z.B. Rechtschreibfähigkeit, Leseverständnis bzw. sinnentnehmendes Lesen, Grammatikwissen) werden in Zusammenhang mit den Schulleistungstests für das Fach Deutsch behandelt (vgl. Kap. 14.3).

8.7.1 Hörverständnis

Hier soll nicht auf die audiometrischen Verfahren zur Feststellung des Hörfeldes eingegangen werden, sondern nur auf Verfahren, die den Umgang mit auditiv erhaltener Information prüfen, d.h. die Fähigkeit anzielen, gesprochene Sprache auf Laut-, Wort- und Satzebene wahrzunehmen, zu verarbeiten und zu verstehen (vgl. Tab. 8.11). Dieser Bereich scheint im Vergleich zu den vielen Arbeiten zur visuellen Informationsentnahme aus Texten relativ wenig berücksichtigt zu werden.

Mit dem *FST* von Lehnhardt (1978) kann die Diskriminationsfähigkeit des peripheren Gehörs erfaßt werden. Untersucht wird die Sprachverständlichkeitsschwelle (mit mehrsilbigen Zahlwörtern) und das überschwellige Sprachverstehen (mit einsilbigen Sachwörtern).

Das *DIAS* ist von Eggers und Peter (1992) dazu entworfen worden, aufgrund einer Konfrontation von Kindern mit auditiven Handlungen unterschiedlicher Komplexität Rückschlüsse auf deren auditive Wahrnehmungsfähigkeiten zu ziehen. Aufgabe der Pbn ist es, Geräusche zu differenzieren, zu lokalisieren und zu strukturieren. Dazu werden verschiedenste Geräusche über Tonband vorgegeben (Körpergeräusche, Knackfrosch, Dosengeräusche etc.); die Kinder sollen diese Geräusche erkennen und schließlich auch selbst produzieren. Die Ergebnisse aus diesem Verfahren differenzieren zwischen Grund- und Sonderschülern; nicht unerwartet, schneiden Schüler aus Sprachbehindertenschulen bei diesem Verfahren am schlechtesten ab. Das Verfahren ist auch entwicklungsabhängig; hingegen korrelieren die Werte nicht (!) mit Daten aus audiometrischen Untersuchungen.

Mit dem *KAUD-S* (Schenk, 1990) wird das auditive Differenzierungsvermögen von Vorschulkindern erfaßt. Diese Fähigkeit ist eine Voraussetzung für einen erfolgreichen Leselernprozeß. Das Verfahren umfaßt den Bereich Grobdifferenzierung „Wörter", wobei die Kinder bestimmte Wörter aus einem Kontext heraushören und Silbenstrukturen, Wortlängen und Klangähnlichkeiten von Wörtern erkennen sollen; für den Bereich Feindifferenzierung „Laute" sollen mit zunehmender Schwierigkeit Laute aus Wörtern herausgehört werden. Das Verfahren ist Bestandteil eines Vorbereitungsprogramms für das Lesenlernen, das auch einen spezifischen Förderteil (*FAUD-S*) enthält. Der Einsatzbereich des Verfahrens kann im Kindergarten- bzw. im Vorschulbereich angesiedelt werden.

Der *HVT 4-7* von Urban (1982) erfaßt die Fähigkeit, gesprochene Sprache wahrzunehmen, zu verarbeiten und zu verstehen. Diese Kompetenzen werden auf Laut-, Wort- und Satzebene überprüft. Die Untertests des *HVT* beziehen sich auf folgende Bereiche: (1) Laute unterscheiden, (2) sofortiges Erinnern, (3) Anweisungen befolgen, (4) Bedeutungen erkennen, (5) Betonungen erkennen und (6) Textverstehen. An das Verfahren schließt ebenfalls ein Förder- und Übungsprogramm an, mit dem Defizite ausgeglichen werden können.

Mit dem *TAUS* von Urban (1988) können ebenfalls Teilleistungsdefizite im Bereich der auditiven Sprachwahrnehmung erfaßt werden, die als Voraussetzung für das Erlernen des Lesens und Schreibens wichtig sind. Es werden damit drei Aspekte erfaßt: (1) Fähigkeit zur Wort- und genauen Lautdiskrimination (Subtest „Wörter vergleichen"), (2) Fähigkeit der Laut- und Lautkettensynthese zu Wörtern (Subtest „Wörter zusammensetzen") und (3) Fähigkeit zur analytischen Laut- bzw. Lautkettensynthese zu Wörtern (Subtest „unvollständige Wörter").

Der *TAW* (Fritze, 1979) zielt auf die Erfassung von vier Bereichen ab: (1) Differenzierung der Wahrnehmung, (2) akustische Gliederungsfähigkeit, (3) Verbalisieren von Hörbarem sowie (4) Erfassung von physiognomischen (Ausdrucks) Qualitäten von Sprache und Musik. Die korrelative Beziehung zum *BLDT* wird als Validitätsbeleg verwendet und erreicht einen Wert von .53.

Mit dem *CPHI* (Wisotzki & Mühlich, 1992) werden die mit einer Hörschädigung verbundenen Belastungen und Umgangsweisen bei Erwachsenen erfaßt. Die sechs Hauptskalen des Verfahrens beziehen sich auf folgende Aspekte: (1) Kommunikationsbelastung (z.B. „während einer Autofahrt unterhalten sich Familienmitglieder mit Ihnen") (2) Kommunikationsbedeutung („Sie geben in einem Restaurant eine Bestellung auf"), (3) Kommunikationsumfeld („Leute regen sich auf, wenn ich sie um Wiederholung bitte"), (4) Kommunikationsstrategien („wenn ich wo sitze, wo ich schlecht hören kann, wechsle ich den Platz"), (5) persönliche Anpassung („ich versuche den Eindruck zu erwecken, daß ich normal höre") und (6) Abwehrverhalten („manchmal habe ich Schwierigkeiten zu verstehen, wenn jemand aus einem anderen Raum mit mir spricht"). Auch dieser Verfahrenskonzeption liegt die Überzeugung zugrunde, daß eine bloße audiometrische Untersuchung nicht ausreicht, um die bei schwerhörigen Menschen vorhandene gestörte Person-Umfeld-Beziehung adäquat zu erfassen. Obwohl das Verfahren für Erwachsene konzipiert ist, scheint eine Adaptation für Kinder und Jugendliche leicht möglich.

Tabelle 8.11: Testverfahren zur Prüfung von Hörkompetenzen

Abkürzung/ Autor(en) Erscheinungsjahr	Testname	Alter/ Jahrgangsstufe	Durchführungszeit in min./ ET oder GT[a]	Parallelformen / PP, MP, ST[b]
CPHI (Wisotzki & Mühlich, 1992)	Communication Profile for the Hearing Impaired	Erw.	20 - 65 ET /GT	nein PP
DHT-K (Neukomm, 1997a)	Dichotischer Hörtest	Ki.		nein ST
DHT-E (Neukomm, 1997b)	Dichotischer Hörtest	Erw.		nein ST
DIAS (Eggert & Peter, 1992)	Diagnostisches Inventar auditiver Alltagshandlungen	7 - 14	k.A. ET /GT (bis 6 Ki.)	nein MP
FST (Lehnhardt, 1978)	Freiburger Sprachverständnistest	ab 6	10 - 30 ET	nein ST
HVT 4 - 7 (Urban, 1982)	Hörverstehenstest (HVT 4-7)	9 - 12;6	120 GT	ja ST
KAUD-S (Schenk, 1990)	Kontrollprogramm zum auditiven Differenzierungsvermögen	4 - 6	35 - 40 GT	nein ST
TAW (Fritze, 1979)	Test auditiver Wahrnehmung	7 - 10	50 ET	nein ST

| TAUS (Urban, 1988) | Test zur auditiven Sprachwahrnehmung | Vorsch. / 1. Kl. | k.A. ET /GT (bis 8 Pbn) | nein ST |

ᵃ ET = Einzeltest / GT = Gruppentest
ᵇ PP = Paper und Pencil Test / MP = Manipulationstest / ST = Sprachtest

8.7.2 Sprachverständnis - Lautdiskrimination

Basale Sprach- (eig. Lautdiskriminations-) fähigkeiten können mit dem *SVT* von Sendlmeier und Wedel (1986) erfaßt werden. Über Tonband werden dem Pb Wörter vorgelesen, die er dann unter jeweils fünf schriftlichen Vorgaben zu identifizieren hat. Die Items sind so aufgebaut, daß die kritischen Laute entweder im Anlautteil („initiale Konsonanten"), im Auslautteil („finale Konsonanten") oder im Vokalteil („mediale Vokale") enthalten sind.

Der *BLDT* (Niemeyer, 1976d) soll die Lautunterscheidungsfähigkeit von Kindern erfassen. Vorgelesen werden Wortpaare, von denen einige gleich (z.B. Mutter - Mutter) und andere lautähnlich, aber ungleich sind (z.B. haben - heben). Festgehalten werden die gemachten Fehler. Die Ergebnisse sind als Grundlage eines gezielten Lautdiskriminationstrainings gedacht.

Eine Art Omnibus-Rating-Verfahren stellt der *BzBS* (Bruckner et al., 1976) dar. Je nach Beurteilungszeitpunkt (Schulbeginn, Halbjahr 1. Jahrgangsstufe, Ende 1. Jahrgangsstufe) werden zwischen 11 und 19 Merkmale zur Beurteilung vorgelegt. Inhaltlich werden neben Aspekten der visuellen und auditiven Analyse auch Merkmale des Arbeits- und Sozialverhaltens abgefragt.

Der Aspekt des Sprachverständnisses wird im *SE-S* (Reynell, 1985) mit Skalen zur Erfassung der Sprachproduktion (z.B. andere Lautäußerungen als Weinen, Bilder benennen) und des Sprachverständnisses (Erkennen eines Wortes, z.B. „Worin schlafen wir?") geprüft. Die Fragen werden mit Hilfe eines Puppenspiels angeregt. Dieses Verfahren weist eine hohe Korrelation zu Intelligenzaspekten auf (z.B. bei Vierjährigen: r mit Wechsler Gesamt-IQ = .70).

Mit dem *DFT* (Preuser, 1976) kann ebenfalls das Sprach- und Instruktionsverständnis geprüft werden. Vorgegeben werden akustisch oder optisch dargebotene Sätze unterschiedlichen Schwierigkeitsgrades auf die durch Zeigen auf eines von vier Bildern einer Bildtafel geantwortet werden muß (Multiple-choice-Prinzip).

Mit dem Verfahren sollen unterschiedliche Grade einer aphatischen Störung diagnostiziert werden können.

Tabelle 8.12: Sprachverständnistests

Abkürzung/ Autor(en) Erscheinungsjahr	Testname	Alter/ Jahrgangsstufe	Durchführungszeit in min./ ET oder GT[a]	Parallelformen / PP, ST[b]
ASVT (Kleber & Fischer, 1982)	Anweisungs- und Sprachverständnistest	6 - 7	25 - 35 GT	nein PP
BLDT (Niemeyer, 1976d)	Bremer Lautdiskriminationstest	1. - 4. Kl.	20 ET	nein ST
BzBS (Bruckner et al., 1976)	Bogen zur Beurteilung von Schulanfängern	1. Kl.	10 ET	nein PP
DFT (Preuser, 1976)	Drei-Figuren-Test	Jug. / Erw.	10 - 20 ET	nein ST
SE-S (Reynell, 1985)	Sprachentwicklungsskalen	1 - 7	k.A. ET	ja ST
SEV (Heinemann & Höpfner, o.J.)	Screeningverfahren zur Erfassung von Sprachentwicklungsstörungen	3;6 - 4	15 - 20 ET	nein ST
SVT (Sendlmeier & Wedel, 1986)	Sprachverständnistest	Jug. / Erw.	11 ET / GT	ja ST

[a] ET = Einzeltest / GT = Gruppentest. [b] PP = Paper und Pencil Test / ST = Sprachtest.

In dem *SEV* (Heinemann & Höpfner, o.J.) sind fünf Aspekte der Sprachentwicklung angesprochen, u.zw. (1) Sprachverständnis für Oberbegriffe (auf einem Suchbild mit mehreren Gegenständen sollen z.B. alle Tiere gezeigt werden), (2) Wortschatz (erfragt werden Verben, Adjektive und Substantiva), (3) Nachsprechen von Sätzen, (4) Artikulation, (5) Sprachverständnis für Aufforderungen (z.B. „Leg ein Klötzchen auf den Laster").

Ein ebenfalls auf Sprachverständnis hinzielendes Verfahren ist der *ASVT* von Kleber und Fischer (1982). Mit ihm soll das Wort- und Instruktionsverständnis von Grundschülern erfaßt werden; dieses ist für Unterricht, der ja weitgehend im Medium der Sprache erfolgt, eine unabdingbare Voraussetzung. Das Verfahren besteht aus drei Aufgabengruppen: (1) Nachschlagen („Suche einmal die Seite mit der Lokomotive! Dann macht einen Kreis um die Lokomotive!"), (2) Anweisungen ausführen („Malt drei Bälle in den Laster!"), (3) Sprachverständnis („Kreuzt das Bild an, auf dem der Hund den Dieb verfolgt, nachdem dieser den Schmuck gestohlen hat!"). Die Ergebnisse aus diesem Verfahren korrelieren mittelhoch mit Intelligenztestdaten ($\approx$ .50), aber noch etwas höher mit Schulnoten in Deutsch und Rechnen (bis max. .57). Das Verfahren ist zudem förderorientiert angelegt.

8.7.3 Allgemeine Sprachkompetentenzen - mehrdimensionale Verfahren

Mit dem *SPKK* (Zimmermann et al., 1978) können Sprachverständnis und Sprachbildung bei Kindern zwischen 1;6 und 7 Jahren geprüft werden. Der Test ist ein Staffelverfahren mit altersstufenspezifischen Aufgaben. Es können ein Sprachverständnisquotient (SVQ) und ein Sprachbildungsquotient (SBQ) gebildet werden.

Eine Sprachentwicklungsdiagnose bei 2- bis 6jährigen Kindern soll mit dem *PBW* (Cerwenka & Demmer, 1975) möglich sein. Die Autoren unterscheiden drei Sprachniveaus: (1) Stadium des Ein- und Zweiwortsatzes, Ausbildung der Primärlaute, Hauptwort und Zeitwort (bis 2. Lj.); (2) Stadium des ungegliederten Mehrwortsatzes, Übergang zum einfachen, grammatikalisch richtigen Satz, Ausbildung des Sekundärlaute, Artikel, Eigenschaftswörter, persönliche Fürwörter (2 - 3;6); (3) Haupt- und Nebensätze in richtiger Abfolge, tertiäre Laute, komplexere Formen der Umgangssprache (3;6 - 5). Mit dem *PBW* sollen das dritte Sprachniveau sowie auch das zweite getestet werden können. Vorgegeben werden farbige Bilder und Bildserien, die das Kind benennen bzw. beschreiben soll. Erfaßt werden dabei auch entwicklungsbedingte Stammelfehler.

Mit dem *A-T* von Grimm und Schöler (1975) kann die Fähigkeit von Kindern zur Regelerkennung und -anwendung im sprachlichen Bereich festgestellt werden. Zur kindgerechten Durchführung wird mit Puppen (Krokodil, alte Frau) gearbeitet.

Für den Vorschulbereich liegt der *KISTE* (Häuser et al., 1994) vor. Die in ihm enthaltenen Subtests dienen der Erfassung von Sprechfreudigkeit, kommunikativer, sprachstruktureller und sprachlicher Kompetenz, des aktiven Wortschatzes, von Semantik, Grammatik und der Satzbildungsfähigkeit. Für den gleichen Altersbereich ist der *TT* (Friedrich, 1996) entwickelt. Mit ihm wird die Verfügbarkeit semantischer Relationen geprüft (z.B. Aktor-Aktion, Aktion-Objekt ...).

Ein sehr aufwendig konstruiertes Verfahren stellt der *H-S-E-T* von Grimm und Schöler (1991) dar. Die zu erfassenden Bereiche beziehen sich mit jeweils mehreren Subtests auf (1) Satzstruktur, (2) morphologische Struktur, (3) Satzbedeutung, (4) Wortbedeutung, (5) interaktive Bedeutung und (6) Integrationsstufe (Textgedächtnis). Mit ihm kann gut zwischen sprachlichem Wissen (kognitive Sprachbeherrschung) und sprachlicher Produktion (Realisierung sprachlicher Kompetenz in sozialen Situationen) unterschieden werden. Das Verfahren erwies sich geeignet, um zwischen schulisch erfolgreichen vs. nicht erfolgreichen hörgeschädigten Kindern zu unterscheiden; ebenfalls waren mit ihm Differentialdiagnosen und Hinweise für Plazierungsmaßnahmen möglich. Der Test ist auch als hilfreiche Ergänzung für nicht-verbale Intelligenztests sinnvoll einzusetzen.

Aufgrund einer Stichprobe kindlicher Spontansprache werden bei dem *SV-PA* von Schrey-Dern (1990) folgende Bereiche analysiert: (1) Wortarten, (2) Verbflexion, (3) Kasusentwicklung, (4) Verbstellung und (5) Äußerungslänge. Damit soll eine Einordnung in eine der fünf von Clahsen (1986) unterschiedenen Phasen der Sprachentwicklung möglich sein: (1) Einwortäußerungen, Verneinung und intonatorische Fragen, (2) Zweiwortäußerungen, Pronomina, Adjektive und Adverbien, Kasusansätze, (3) Mehrwortäußerungen, Hilfsverben, Modalverben und Kopula, (4) Verbzweitstellung beim finiten Verb, Subjekt-Verb-Kongruenz und (5) komplexer Satzbau, korrekter Gebrauch des finiten Verbs in Haupt- und Nebensätzen.

Ebenfalls von kindlicher Spontansprache wird bei der *PAS-SSD* von Kiese und Schön (1990) ausgegangen. Das Sprachprotokoll wird nach zwei Bereichen mit verschiedenen Unterkategorien ausgewertet: (1) Lexikalisch-morphologische Analyse und (2) syntaktische Analyse.

Aus dem neuropsychologischen Bereich stammt die *NUSS* von De Langen (1988). Dieses Verfahren ist zur umfassenden Differenzierung bei aphasischen Lese- und Rechtschreibstörungen gedacht. Die Aufgaben betreffen die Leseleistung, die Schreibleistung oder beide zusammen. Es sind alle linguistischen

Komplexitätsgrade auf der Buchstaben-, Wort-, Satz- und Textebene vertreten. Die Itemvorgabe erfolgt auditiv, visuell oder taktil-kinästhetisch. Als Reaktionen werden Produktionen (z.B. laut lesen oder schreiben), die Identifikation des korrekten Stimulus aus mehreren angebotenen oder die Korrektur einer fehlerhaften Vorgabe verlangt.

Ein Ratingverfahren, das aber hohe Kompetenzen bei den Beurteilern voraussetzt, liegt in Form der *PRS* von Kleber (1987) vor. Das Verfahren beruht auf Osgoods (1957) Modell der Kommunikationsprozesse. Bei diesem Modell werden akustische und optische Inputprozesse unterschieden, stimmlicher und motorischer Output, rezeptive und expresssive Vermittlungsprozesse sowie eine Repräsentations- und eine Intergrationsstufe. Bewertet werden mit Hilfe vorgegebener Fragen zehn sprachliche Kategorien durch den Lehrer bzw. die Lehrerin: (1) akustische Entschlüsselung, (2) visuelle Entschlüsselung, (3) akustisch-sprachliche Assoziation, (4) visuomotorische Assoziation, (5) akustisch-sprachliches Gedächtnis, (6) visuell-sprachliches Gedächtnis, (7) akustisch-sprachliche Sequenzen, (8) visuomotorische Sequenzen, (9) sprachliche Verschlüsselung und (10) motorische Verschlüsselung. Die meisten der Ratings können zwischen Schülern mit und ohne Lernproblemen trennen sowie zwischen einheimischen und ausländischen Schülern. Ein Entwicklungstrend ist ebenfalls nachweisbar.

Auf der gleichen theoretischen Basis wurde der *PET* (Angermaier, 1977) entwickelt. Mit der aus zwölf Subtests bestehenden Testbatterie sollen Schwerpunkte von Kommunikationsschwierigkeiten bestimmt sowie eine Grundlage für individuell zugeschnittene Trainings- und Unterrichtsprogramme gebildet werden. Mit dem Verfahren kann man zwischen Legasthenikern und Nicht-Legasthenikern trennen und es ergeben sich die erwartbaren empirischen Validitätshinweise (z.B. Korrelation mit *HAWIK*-Verbal-IQ: $r = .51$)

Ebenfalls als Ratingverfahren ist die *SSF* von Blager (1986) konzipiert. Das Verfahren ist eig. zur Anwendung durch Ärzte gedacht, kann bei entsprechender Einarbeitung aber auch von anderen Fachleuten verwendet werden. Grundlage ist eine Anamnese der Eltern zu Sprach- und Sprechauffälligkeiten des Kindes, für die mehrere Fragen konzipiert wurden.

Mit dem *SLT 4* von Beck und Hofen (1981) sollen schriftliche Leistungen im Fach Deutsch erfaßt werden. Das Verfahren enthält vier Untertests: (1) Sprachreflexion (Grammatik, Sprachlehre / Sprachkunde), (2) Sprachrezeption (Lesen, erste literarische Grundbegriffe), (3) Rechtschreibung, (4) Sprachproduktion (Sprachkreativität und Textproduktion). Neben der diagnostischen Funktion kommt dem Verfahren auch eine Förderfunktion (innere Differenzierung, individuelle Förderung) und eine prognostische Funktion zu (Schullaufbahnberatung).

Interessant ist, daß dieses Verfahren mit dem Verbalteil des *BBT* mit .60 und der Deutschnote mit .67 korreliert (Gleichzeitigkeitsvalidität).

Die *TGK* (Tewes & Thurner, 1976) ist zur Erfassung wesentlicher Aspekte des Verstehens und Gestaltens der deutschen Sprache entwickelt worden. Es sind in dem Verfahren sieben Subtests enthalten: (1) verständiges Lesen von Bildbeschreibungen, (2) Produzieren und Umstrukturieren von Wortfolgen, (3) Wörter trennen, (4) Wörter mit vier Buchstaben finden, (5) gegenstandsbezogene Wortflüssigkeit, (6) subjektbezogene Wortflüssigkeit und (7) Schnellschreiben. Legastheniker weisen in dem Verfahren spezifische Minderleistungen auf, die Korrelationen zu den Schulnoten in Deutsch sind höchst unterschiedlich ($.06 \leq r \leq .30$). Das Verfahren könnte aber zur genaueren diagnostischen Abklärung von Lern- und Leistungsstörungen im sprachlichen Bereich verwendet werden.

Der *SASKA* (Synonym-, Antonym-, Selektionstest, Klassifikations- und Analogientest) von Riegel (1967) ist eigentlich zur Erfassung der sprachlichen Komponente der Intelligenz gedacht. Vorgegeben sind fünf Subskalen: (1) Synonyme finden, (2) Analogien bilden, (3) Antonyme auswählen, (4) Oberbegriffe finden, (5) Selektionstest und (6) gemischte Aufgaben. Die Korrelationen zu *HAWIE*-Ergebnissen waren durchwegs hoch ($.43 \leq r. \leq 73$), ebenso die zum Bildungsstand ($.26 \leq r. \leq 62$).

Mit dem *ADST* von Steinert (1978) wird das Ziel verfolgt, in umfassender Weise die Sprachbeherrschung von Schülern (Normen liegen für alle Schularten vor) zu erfassen. Nach der theoretischen Konzeption werden sechs Bezugsebenen (Textematik, Lexematik, Morophematik, Syntagmatik, Phonematik, Prosodie) und vier sprachliche Fertigkeiten (Hören, Lesen, Sprechen, Schreiben) unterschieden. Die Ergebnisse korrelieren sehr hoch mit Intelligenzdaten, besonders bei Angehörigen der sozialen Unterschicht (*LPS*: $r = .82$)

Tabelle 8.13: Testverfahren zur Prüfung von Sprachkompetenzen

Abkürzung/ Autor(en) Erscheinungsjahr	Testname	Alter/ Jahrgangsstufe	Durchführungszeit in min./ ET oder GT[a]	Parallelformen / PP, MP, ST[b]
ADST (Steinert, 1978)	Allgemeiner deutscher Sprachtest	3. - 10. Kl.	360 - 450 ET / GT	nein PP
A-T (Grimm & Schöler, 1975)	Alligator-Test	3 - 7	k.A. ET	nein ST
H-S-E-T (Grimm & Schöler, 1991)	Heidelberger Sprachentwicklungstest	3 - 9	60 ET	nein ST
KISTE (Häuser et al., 1994)	Kindersprachtest für das Vorschulalter	3;3 - 6;11	35 - 70 ET	nein ST
NUSS (De Langen, 1988)	Neurolinguistische Untersuchung der Schriftsprache	15 - 73	80 - 120 ET	nein PP, ST
PA (Clahsen, 1986)	Profilanalyse	Vorsch.		
PAS-SSD (Kiese & Schön, 1987)	Protokoll- und Auswertungsschema für die Spontansprachdiagnostik	ab Vorsch.	10 ET	nein ST

PBW (Cerwenka & Demmer, 1975)	Phonetisches Bilder- und Wörterbuch	2 - 6	60 ET	nein ST
PET (Angermaier, 1977)	Psycholinguistischer Entwicklungstest	3;0 - 9;11	60 ET	nein ST
PRS (Kleber, 1987)	Psycholinguistische Rating Skala	5 - 8	20 ET	nein ST
SASKA (Riegel, 1967)	Sprachlicher Leistungstest	16 - 99	keine ET / GT	ja PP
SLT 4 (Beck & Hofen, 1981)	Sprach-Leistungstest für 4. Klassen	4. - 5. Kl.	90 ET / GT	ja PP, ST
SPKK (Zimmermann et al., 1978)	Sprachprüfung für Kleinkinder	1;6 - 7	30 - 40 ET	nein ST
SSF (Blager, 1986)	Diagnostische Bewertung der Sprach- und Sprechfähigkeit	1 - 6	k.A. ET	nein ST
SV-PA (Schrey-Dern, 1990)	Screening-Verfahren zur Diagnostik des Grammatikerwerbs	ab 1	k.A. ET	nein ST
TGK (Tewes & Thurner, 1976)	Testbatterie grammatische Kompetenz	10 - 12 4. - 8. Kl.	45 ET / GT	nein PP
TT (Friedrich, 1996)	Teddy-Test	3 - 6	20 - 30 ET	nein ST

[a] ET = Einzeltest / GT = Gruppentest
[b] PP = Paper und Pencil Test / MP = Manipulationstest / ST = Sprachtest

8.7.4 Wortschatztests

Der Umfang des aktiven Wortschatzes bei Kindern wird meist in der Form erfaßt, daß man den Kindern Bilder zur Benennung vorlegt. Nach diesem Prinzip ist z.B. der *AWST 3-6* (Kiese & Kozielski, 1979) konstruiert (mit einer Quasi-Nullkorrelation zur Intelligenz: *CMM* r = -.12), ebenso der *FTF - W* (Raatz & Möhling, 1971b).

Der *WBT 10+* (Anger et al., 1971) ist zwar nach dem gleichen Prinzip aufgebaut, sein Meßanliegen bezieht sich aber auf eine Einschätzung der allgemeinen Intelligenz von Jugendlichen. Diese Intention scheint sich aufgrund der hohen Korrelation zwischen *WBT 10+* und *LPS* zu bestätigen (r = .69).

Bei dem *PPVT* (Bondy et al., 1971) wird zwar auch mit Bildern gearbeitet, hier sind jedoch vier Bilder als Distraktoren vorgegeben und der Pb soll das vom Testleiter benannte herausfinden. Die Resultate aus dem *PPVT* korrelieren mittelhoch mit *HAWIK*-Ergebnissen (.26 ≤ r ≤ .32; Sonderschüler). Nach dem gleichen Testprinzip wird beim *WST 1-3* (Kamratkowski & Kamratkowski, 1971) bzw. beim *WSS 1* (Kamratkowski & Kamratkowski, o.J.) vorgegangen.

Bei älteren Pbn wird der Wortschatz mit verbalen Items untersucht. So wird in der *WSU* (Raatz & Schwartz, 1974) in Multiple-choice-Form gefordert, Synonyme oder Oberbegriffe zu finden (z.B. Bereich Redensarten: auf der Bärenhaut liegen: jagen - faulenzen - sich wärmen - sich erholen); nach dem gleichen Prinzip ist der *WST 7-9* (Anger et al., 1969) aufgebaut. Bei dem *WS 5/6* (Wendeler, 1973) muß aus vier Angeboten das Wort herausgefunden werden, das einem vorgegebenen am bedeutungsähnlichsten ist. Der *TWT 7-9* (Riemenschneider et al., 1971) enthält jeweils fünf Distraktoren; hier wird außerdem zwischen „allgemeinem Wortschatz" und „technischem Wortschatz" unterschieden. Die Ergebnisse aus dem Verfahren werden auch im Sinne spezifischer naturwissenschaftlicher Interessen gedeutet. Für Sehbehinderte ist der *WST (Sb 4-9)* entwickelt worden (Heller & Schirner, 1973).

Bei dem *WST* von Schmidt und Metzler (1992) werden jeweils sechs Wortbildungen vorgegeben; der Pb hat die Aufgabe, das real existierende Wort durchzustreichen (z.B. „Ronolie - Unidase - Orisal - Ironie - Ikomie"). Auch hier war urspünglich intendiert, die verbale Intelligenzkomponente zu erfassen.

Im *THK* (Reimann & Eichhorn, 1984) werden schwerpunktmäßig zwar Intelligenzkomponenten erfaßt, es finden sich aber auch zwei Subskalen zur Messung des aktiven und des passiven Wortschatzes.

Tabelle 8.14: Wortschatztests

Abkürzung/ Autor(en) Erscheinungsjahr	Testname	Alter/ Jahrgangsstufe	Durchführungszeit in min./ ET oder GT[a]	Parallelformen / PP, MP, ST[b]
AWST 3-6 (Kiese & Kozielski, 1979)	Aktiver Wortschatztest für 3- bis 6jährige	3 - 6 Vorsch./ Kinderg.	10 - 30 ET	nein ST
FTF-W (Raatz & Möhling, 1971b)	Frankfurter Test für 5jährige - Wortschatz	5	15 ET	nein ST
PPVT (Bondy et al., 1971)	Peabody Picture Vocabulary Test	7 - 13	15 ET	nein ST
THK (Reimann & Eichhorn, 1984)	Testsystem für hörgeschädigte Kinder	5 - 9	45 ET	nein ST, MP
TWT (Riemenschneider et al., 1971)	Technischer Wortschatztest 7-9	7. - 9. Kl.	60 GT	nein PP
WBT 10+ (Anger et al., 1971)	Wort-Bild-Test	16 - 79 10. - 13. Kl.	20 GT	ja PP
WS 5/6 (Wendeler, 1973)	Wortschatz 5/6	5. - 6. Kl.	20 GT	ja PP
WSS 1 (Kamratkowski & Kamratkowski, o.J.)	Wortschatztest für Schulanfänger	5 1. - 3. Kl. GS, SoS	20 GT	nein PP
WST (Schmidt & Metzler, 1992)	Wortschatztest	ab 16	15 - 20 GT	nein PP

Sprachkompetenzen

WST 1-3 (Kamratkowski & Kamratkowski, 1971)	Wortschatztest für die 1. - 3. Schulstufe	6;0 - 9;5 1. - 3. Kl.	20 GT	nein PP
WST 4-5 (Anger et al., 1967)	Wortschatztest	9;6 - 11;5 4. - 5. Kl.	30 GT	ja PP
WST 5-6 (Anger et al., 1965a)	Wortschatztest	11 - 12 5. - 6. Kl.	25 GT	ja PP
WST 7-8 (Anger et al., 1965b)	Wortschatztest	13;0 - 14;9 7. - 8. Kl.	30 GT	ja PP
WST 7-9 (Anger et al., 1969)	Wortschatztest	12 - 16 7. - 9. Kl.	30 GT	ja PP
WST (Sb 4-9) (Heller & Schirmer, 1973)	Wortschatztest für Sehbehinderte	9;0 - 16 4. - 9. Kl.	55 - 70 GT	ja PP
WSU 4-6 (Raatz & Schwartz, 1974)	Wortschatzuntersuchung	4. - 6. Kl.	90 GT	ja PP

[a] ET = Einzeltest / GT = Gruppentest
[b] PP = Paper und Pencil Test / MP = Manipulationstest / ST = Sprachtest

Der Wortschatz spielt bei Rechtschreibtests, aber auch bei den verbal orientierten Intelligenztests eine wichtige Rolle. Die diesbezüglichen Verfahren werden in den Kapiteln 8.1.3 sowie 14.2.2 abgehandelt.

8.7.5 Sprechkompetenzen - Sprechstörungen

Unter *Sprechstörung* wird eine Problematik im artikulatorischen Bereich verstanden. Einzelne Laute oder Lautverbindungen fehlen entweder völlig, werden falsch gebildet oder durch andere ersetzt. *Sprachstörungen* sind im Vergleich hierzu zentrale Störungen des sprachlichen Lauterwerbs oder Lautgebrauchs (Wirth, 1983). Als Beispiele von Sprechstörungen lassen sich z.B. das Lispeln (eine spezielle Form des Sigmatismus), das Näseln, das Stammeln (Dyslalie, Fehlen bestimmter Phoneme oder deren fehlerhafte Ersetzung) oder das Poltern nennen; als Sprachstörung einzuordnen ist z.B. das Stottern (in tonischer oder klonischer Form).

Ein komplexes Verfahren zur Erfassung von sprachlichen Fähigkeiten ist der *LSV* von Götte (1976). Mit sieben Untertests, die in Spielform durchgeführt werden, können Wortschatz, Artikulation, Formen- und Satzbildung sowie Kommunikationsfähigkeit getestet und ein Gesamtwert über den Stand der Sprachentwicklung gebildet werden.

Die Sprechflüssigkeit bei Stotterern und Nicht-Stotterern kann mit dem *FzUEFS* (Jehle, 1992) getestet werden.

Der Aspekt der Artikulationsfähigkeit kann mit der *BAT* (Niemeyer, 1976c) erfaßt werden. Bei dem Verfahren werden Wörter, die angeblich alle Phoneme und Buchstabenverbindungen der deutschen Sprache repräsentieren, vorgesprochen und das Kind soll das jeweilige Wort nachsprechen. Als Fehlerkategorien werden unterschieden (1) falsch gebildete Laute (z.B. Sigmatismus), (2) hinzugefügte oder ausgelassene Buchstaben, Phoneme oder Silben und (3) undeutlich wiedergegebene Wörter. Artikulationsausfälle kommen besonders bei legasthenen Kindern vor; deren Schwächen sollen aufgrund der Ergebnisse des *BAT* gezielt bekämpft werden können.

Mit der *LPS* (Aschenbrenner, 1976) sollen Lautbestand, Lautbildung und Phonemgehör bei Vorschulkindern überprüft werden.

Der *LBT 4-7* (Fried, 1980a) ist mit einer förderpädagogischen Absicht verbunden: Durch frühzeitiges Erkennen von Lautbildungsmängeln sollen bereits im Kindergarten entsprechende Förderprogramme gezielt eingesetzt werden können. Es wurden dazu Bildkarten entworfen, die von den Kindern benannt werden sollen. Das Objekt ist mit einem Wort zu benennen und dieses enthält einen bestimmten Prüflaut (z.B. Bildkarte mit einem Stuhl, Prüflaut = u). In der Kurzform besteht das Verfahren aus 43, in der Langform aus 101 Items. In Ergänzung dazu kann mit dem *LUT 4-7* (Fried, 1980b) die sprachliche Teilleistung „Lautunterscheidung" geprüft werden. Die getesteten Kinder müssen dabei Bilder anstreichen, die den über Tonband gesprochenen Wörtern entsprechen. Die Ergebnisse zu dem Verfahren sind intelligenzunabhängig (Korrelation mit der *CMM* $r = .03$), hängen aber mit den *LBT*-Daten geringfügig zusammen ($r = .12$).

Der *S-PB* von Metzker (1981) ist ein Verfahren zur Erfassung des Stammelns bzw. allgemein von Fehlern in bezug auf artikulatorische Fähigkeiten. Er enthält 40 Strichzeichnungen von Objekten aus dem Erfahrungsbereich von Vorschulkindern. Mit den Namen der Bilder sind die wesentlichen Laute und Lautverbindungen der deutschen Sprache repräsentiert.

Tabelle 8.15: Verfahren zur Erfassung von Sprechkompetenzen und Sprechstörungen

Abkürzung/ Autor(en) Erscheinungsjahr	Testname	Alter/ Jahrgangsstufe	Durchführungszeit in min./ ET oder GT[a]	Parallelformen / PP, MP, ST[b]
BAT (Niemeyer, 1976c)	Bremer Artikulationstest	1. - 4. Kl.	5 ET	nein ST
FzUEFS (Jehle, 1992)	FB zur Überwachung des flüssigen Sprechens	18 - 60		
LBT 4-7 (Fried, 1980)	Lautbildungstest für Vorschulkinder	4 - 7	15 - 25 ET	nein ST
LPS (Aschenbrenner, 1976)	Lautprüfscheibe	Vorsch.	k.A. ET	nein ST
LSAS (Beushausen, 1992)	Lamb-Speech-Anxiety Scales	Erw.	k.A. GT	nein PP
LSV (Götte, 1976)	Landauer Sprachentwicklungstest für Vorschulkinder	4 - 6;6	15 - 20 ET	nein ST, MP, PP
LUT 4-7 (Fried, 1980)	Lautunterscheidungstest	4 - 7	20 ET / GT	nein PP
MT (Welte, 1981)	Mottier-Test	3 - 11	10 - 15 ET	nein ST
S-PB (Metzker, 1981)	Stammler-Prüfbogen	3 - 6	k.A. ET	nein ST

[a] ET = Einzeltest / GT = Gruppentest. [b] PP = Paper und Pencil Test / MP = Manipulationstest / ST = Sprachtest.

Eine ähnliche Zielsetzung wird mit dem *M-T* (Welte, 1981) verfolgt. Aufgrund der Erkenntnis, daß auditive Merkfähigkeit und Lautdifferenzierungsfähigkeit für Lese- und Schreibstörungen bedeutend sind, wurde ein Verfahren konzipiert, bei dem 30 sinnfreie Wörter mit verdecktem Mund und abgewandtem Kopf - um Lippenlesen zu vermeiden - vorgesprochen werden. Dabei kann entweder jedes korrekte Wort als ein Punkt gewertet werden oder es können qualitative Fehlerkomponenten (Vokalfehler, spezifische Stammelfehler) berücksichtigt werden. Die Ergebnisse zeigen eine Altersdifferenzierung und sind geeignet, zwischen Klassenwiederholern und Nicht-Wiederholern zu unterscheiden. Dieses Verfahren ist auch ein Teil des Zürcher Lesetests von Grissemann (1981).

8.7.6 Rückblick

Interessant ist für den Bereich der Verfahren zur Erfassung von Sprach- und Sprechkompetenzen die oft anzutreffende Verzahnung von Diagnose- und Fördermöglichkeit. Damit wird eine häufig an die Diagnostik gestellte Forderung erfüllt, daß nämlich aufgrund erhaltener Resultate individuelle Fördermaßnahmen getroffen werden sollen, deren Effekte wiederum in prozeßbegleitender Weise kontrolliert werden können.

Eine Vielfalt der Verfahren kann im Übergangsbereich Kindergarten - Schule eingesetzt werden, um frühzeitig Probleme zu diagnostizieren und zu beheben, damit der Prozeß der Ausbildung von Lesen- und Schreibenkompetenzen ohne Schwierigkeiten vonstatten geht.

Die zur Zeit diskutierte Rechtschreibreform wird auch die Verfahren zur Erfassung von Sprachkompetenzen nicht unbeeinflußt lassen. Bei der üblichen Gleichgültigkeit der Testentwickler und Testverlage gegenüber aktuellen Veränderungen werden diese neuen Anforderungen aber vermutlich nur sehr zögerlich umgesetzt werden.

9. Diagnose affektiv-motivationaler Lernvoraussetzungen

Nach dem Modell der Schulleistung von Bloom (1976) erklären *affektivmotivationale Gegebenheiten* ca. 25% der Unterschiede in den Schulleistungen von Schülern und Schülerinnen. Auch in dem Lernzeitmodell von Harnischfeger und Wiley (1976) sind diese Gegebenheiten wegen ihres Einflusses auf die *aufgewendete* Lernzeit von eminenter Bedeutung. Die in Kap. 8 bereits besprochenen *kognitiven Lernvoraussetzungen* bestimmen hingegen die von einem Schüler / einer Schülerin *benötigte* Lernzeit. Diskrepanzen zwischen benötigter und aufgewendeter Lernzeit führen notwendigerweise zu Lernproblemen (Zielinski, 1980).

9.1 Schul- und Leistungsangst

9.1.1 Zum Konstrukt der Angst[1]

Als kleinsten gemeinsamen Nenner psychoanalytischer, lerntheoretischer und kognitionstheoretischer Auffassungen wurde vorgeschlagen, Angst als „einen hochgradig unangenehm erlebten Erregungsanstieg angesichts der Wahrnehmung bestimmter Gefahrenmomente" zu definieren (Krohne, 1976, S. 8).

Im Rahmen der Persönlichkeitspsychologie hat es sich dabei als nützlich erwiesen, zwischen Ängstlichkeit als Persönlichkeitsmerkmal und Angst als situationsbezogener Reaktion zu unterscheiden. Ängstlichkeit oder Furchtsamkeit (trait anxiety) bezeichnet eine Eigenschaft oder Disposition eines Individuums, zeit- und situationsübergreifend Angstreaktionen zu zeigen (Levitt, 1973, S. 21 und 117). Ängstlichkeit oder Angst als Eigenschaft kann umschrieben werden mit der „erworbenen Verhaltenstendenz eines Individuums, die es dazu disponiert, Umweltereignisse relativ häufig als Gefahrenreize zu kognifizieren. Ängstliche Personen werden daher mehr subjektive, verhaltensmäßige oder physiologische Angstreaktionen zeigen als nicht ängstliche" (Flemming, 1977, S. 6).

Im Gegensatz dazu wird Angst im Sinne eines kurzfristig bestehenden Zustandes (state anxiety, acute anxiety) „als eine subjektive emotionale, physiologische

---

[1] Auf die Theorien zur Entstehung von Ängsten soll in diesem Kontext nicht eingegangen werden, auch nicht auf die Konsequenzen aktueller oder chronifizierter Angstzustände. Diese Themen, wie auch Fragen der Prävention und Intervention werden bei Lukesch (1997) ausführlich dargestellt.

und motorische Reaktion auf einen 'bestrafenden' Reiz betrachtet. Ein aversiver Reiz wird operational als eine Bedingung definiert, der ein Lebewesen zu entkommen versucht, als eine Bedingung, die es zu beenden oder zu vermeiden versucht" (Birbaumer, 1973, S. 4).

Bisweilen wird auch versucht, zwischen *Angst* und *Furcht* zu differenzieren. Beide werden als gefahrenbezogene Emotionen verstanden. Furcht bezieht sich auf Situationen, in denen die Gefahrenquelle eindeutig und klar auszumachen ist (Epstein, 1973, S. 215); Angst bezieht sich hingegen auf Situationen, in denen Reize komplex, mehrdeutig und unbestimmt sind, so daß die Person nicht in sinnvoller Weise auf die in den Gefahrenreizen angezeigten Bedrohungen reagieren kann (Krohne, 1975, S. 11). In ähnlicher Weise hat Seligman (1979) die Begriffe Angst und Furcht nach der Vorhersagbarkeit und Bewältigungsmöglichkeit der aversiven Situation zu differenzieren versucht. Von *Furcht* spricht man, wenn die aversive Situation vorhersehbar und eher zu bewältigen ist, von *Angst* bei unvorhersehbaren und nicht zu bewältigenden Situationen (Fliegel, 1978, S. 5). Diese terminolologische Differenzierung wird von anderen Autoren wiederum abgelehnt (Gärtner-Harnach, 1972a, b), da die Unterscheidungskriterien einen kontinuierlichen Übergang als sinnvoller erscheinen lassen als zwei qualitative emotionale Zuständlichkeiten.

Steigt die situationsbezogene Angst über ein bestimmtes Maß hinaus, so spricht man von einer *Phobie*. Eine Phobie ist demnach eine übermäßige Furcht vor einem bestimmten Objekt oder Ereignis (z.B. Agoraphobie, Hundephobie, Prüfungsphobie, Phobophobie), wobei die Wahrscheinlichkeit, daß dem Betreffenden durch die Konfrontation mit dem Objekt oder dem Ereignis Schaden zugefügt wird, in Relation zu seiner emotionalen Reaktion gering ist (Levitt, 1973, S. 16). Wird von *Schulphobie* gesprochen, so sind damit alle Auslösebedingungen, die in der schulischen Umwelt liegen, gemeint, z.B. die verschiedenen Personen in der Schule, Leistungssituationen bis hin zu dem Gebäude der Schule (Helmke, 1983). Neben dem etwas schwer abzuschätzenden Kriterium der Abnormalität der Reaktion kommt das Vermeiden der Auslösesituation als typisch für eine Phobie hinzu (Sarason et al., 1971, S. 32). Marks (1969) beschreibt Phobien als eine spezifische Art von Angst, die

- nicht den Forderungen der Situation angepaßt ist,
- nicht in einer vernünftigen Form erklärt werden kann,
- nicht der Kontrolle des Willens unterliegt,
- die Vermeidung der gefürchteten Situation verursacht,
- über einen langen Zeitraum anhält,
- unangepaßt ist und
- nicht spezifisch für Alter oder Status ist.

9.1.2 Schulangst

Was ist aufgrund dieser Vorüberlegungen nun unter *Schulangst* zu verstehen? In der Regel ist damit gemeint,
- die überdauernde Bereitschaft,
- in leistungsthematischen Situationen im Umfeld der Schule,
- mit interindividuell unterschiedlichen Mustern subjektiver, motorischer sowie physiologischer Komponenten zu reagieren.

Von einem solchen gesonderten Komplex zu sprechen ist insofern gerechtfertigt, als zwischen den verschiedenen angstauslösenden Situationen nur mittelhohe Korrelationen bestehen. Dieser Bereich weist außerdem einige Besonderheiten auf, u.zw.
- eine relativ hohe Relevanz für die Lebensbewältigung, wobei Relevanz ein zentrales Kriterium für die Beurteilung einer Situation als bedrohlich ist;
- außerdem sind in dieser Situation die Bewältigungsmöglichkeiten (Coping) eingeschränkt: Flucht, Vermeidung oder Gegenangriff stehen nicht zur Verfügung oder sind stark negativ sanktioniert.

Bei Schul-, Prüfungs- oder generell bei Leistungsängsten sind zwei verschiedene Angstkomponenten zu unterscheiden (Deffenbacher, 1980; Liebert & Morris, 1967; Lukesch, 1986):

(1) die *Aufgeregtheitskomponente* umfaßt alle physiologisch faßbaren Veränderungen angesichts einer Prüfungs- oder Leistungssituation (im Sinne eines unangenehmen und starken Erregungsanstiegs),
(2) die *Besorgtheitskomponente* bezieht sich auf Selbstzweifel, antizipierte Versagensvorstellungen, selbstwertschädigende Leistungsvergleiche und ähnlich unangenehme Selbstkognitionen.

Es ist klar, daß man durch Beobachtung nur Teilaspekte der ersten Angstkomponente in den Griff bekommen kann. Dabei ist auch davon auszugehen, daß Fremd- und Selbstbeobachtung nicht zu gleichen Resultaten führen müssen, da von außen Veränderungen bemerkbar sind, die der Selbstwahrnehmung entzogen sind (vgl. hierzu das sog. *Johari-Fenster*). Der Selbstwahrnehmung sind hingegen auch die unternommenen Kontrollversuche von Angst zugänglich (eventuell deshalb andere Gewichtung eines Symptoms durch den Probanden). Besorgtheitskognitionen können hingegen durch Beobachtung nicht erfaßt werden, sie sind nur im Gespräch (Selbstverbalisation) oder wieder durch einen Fragebogen explorierbar.

9.1.3 Diagnostik von Angst

9.1.3.1 Reaktionsebenen der Angst

Die aktuelle Angstreaktion stellt ein typisches Reaktionsmuster auf drei verschiedenen Verhaltensebenen dar (Rachmann & Bergold, 1976; Krohne, 1975; Birbaumer, 1973):

(a) auf einer verbal-subjektiven (synonym oft: kognitiven) Ebene,
(b) auf einer physiologischen Ebene und
(c) auf einer verhaltensmäßig-motorischen Ebene.

Die erste *verbal-subjektive Reaktionsebene* kommt im Erleben von Spannung und Panik zum Ausdruck, in Gedanken der Bedrohung, der Hilflosigkeit und des Versagens (vgl. Zwei-Komponenten-Theorie der Leistungsangst), in Befürchtungen vor Schädigungen, des Verlustes von sozialem Ansehen etc.

Auf der *physiologischen Seite* läßt sich eine Erregungssteigerung im sympathischen Teil des autonomen Nervensystems bei gleichzeitigen Hemmungsprozessen im parasympathischen Teil nachweisen. Dies wirkt sich in schnellerer Atmung, Zittern, Herzjagen, Schweißausbrüchen, Magendruck etc. aus (vgl. Tab. 9.1).

Auf der *motorischen Ebene* lassen sich Flucht- und Vermeidungsreaktionen beobachten, die durch Veränderungen der Mimik oder Gestik bei der Suche nach Hilfe und in verbalmotorischen Äußerungen zum Vorschein kommen (Fliegel, 1978, S. 8). Nach Butollo (1979, S. 102) tritt auf der motorischen Ebene als Kennzeichen von Angst eine Inhibition auf, die sich in einer unspezifischen peripheren Muskelanspannung äußert, in „Verkrampfung", in unregelmäßiger, insbesondere flacher Atmung, begleitet von einem subjektiven Gefühl des Erstarrens.

Die Unterscheidung in diese drei Reaktionsebenen bringt einige Probleme mit sich:

(1) Zwischen diesen drei Reaktionsebenen besteht nur eine geringe Kovarianz. Die Annahme, daß sich die Angst auf allen drei Ebenen gleich deutlich bzw. gleichzeitig äußert, konnte nur selten bestätigt werden. Zumeist wurde festgestellt, daß auf den drei Reaktionsebenen zeitlich verschoben auf angstauslösende Stimuli reagiert wird. Bei der Berücksichtigung unterschiedlicher Latenzzeiten bei den einzelnen Reaktionskomponenten ergeben sich höhere Korrelationen (Fliegel, 1978, S. 12 ff).

(2) Es bestehen interindividuell große Unterschiede in der Äußerung von Angstsymptomen (z.B. deutliche Hemmungsphänomene in dem einen Fall und Überaktivierungsphänomene in anderen Fällen).

(3) Die Verhaltensindikatoren sind auch mehrdeutig; Indikatoren des beobachtbaren Verhaltens sind nur dann von Aufschluß, wenn bereits sichere Informationen über die Person vorliegen (z.B. leises Sprechen muß keineswegs Angstausdruck sein; entwicklungspsychologisches Stottern ...).
(4) Die einzelnen Ebenen sind der Fremd- oder Selbstbeurteilung unterschiedlich zugänglich (z.B. übermäßige Kontrolle kann die Angstemotion von außen nicht mehr beobachtbar machen).

9.1.3.2 Physiologische Angstindikatoren

Physiologische Indikatoren von Angst (vgl. Tab. 9.1) sind exakt nur mit einem relativ hohen apparativen Aufwand festzustellen. Allerdings sind sie auch einer Exploration zugänglich bzw. können bei entsprechender Sensitivität auch von außen beobachtet werden (z.B. kann das Hyposalvationsphänomen, das sich subjektiv mit einem trockenen Mund bemerkbar macht, von außen aufgrund der auftretenden häufigen Schluckbewegungen bzw. des Leckens über die Lippen beobachtet werden). Die beim Erleben einer Angstemotion ausgelösten subjektiven Veränderungen gehen häufig in Angstmeßinstrumente ein.

Durch Einbeziehung bekannter physiologischer Angstindikatoren (Helmke, 1982) sowie langjähriger Beobachtung können die in Tabelle 9.2 und 9.3 enthaltenen Indikatoren zur Beobachtung von Prüfungsangst i.S. der Aufgeregtheitskomponente herangezogen werden.

9.1.3.3 Interviewmethoden zur Diagnose von Angstsymptomen

Im Rahmen von Desensibilisierungsmethoden zur Behandlung von Ängsten werden die Annahmen des klassischen und operanten Konditionierens insofern konsequent umgesetzt, als auf individueller (bei Gruppendesensibilisierungsprogrammen auf gruppenspezifischer) Ebene erfragt wird,
(1) welche Situationen Angst auslösen (Situationskontrolle),
(2) wie sich diese Angst im Individuum manifestiert (Reaktionsrepertoire) und
(3) welche aufrechterhaltenden Konsequenzen für die Angstreaktion vorhanden sind (Verstärkerbedingungen).

Tabelle 9.1: Physiologische Indikatoren und subjektive Korrelate von Prüfungsangst (Helmke, 1982, S. 17 f)

Physiologische Indikatoren von Angst	Meßmöglichkeiten	Subjektive Korrelate und Items im Konstanzer Fragebogen für Schulangst (KFS)
Kardiovaskuläre Variablen Erhöhung des arteriellen Blutdrucks	indirekte auskulatorische Methode: mechanische Staumanschette mit Quecksilbermanometer	
Beschleunigung der Herzschlagrate Veränderungen des Herzschlagrhythmus Vasokonstriktion der Blutgefäße der Kopfgegend und der Finger	Pulswellengeschwindigkeit (PWG) manuell (Zählen der Herzschläge) Elektrokardiogramm (EKG) Druck im Kopf, Plethysmographie (Messung von Volumenänderungen)	Herzklopfen, -jagen Kopfschmerzen,
Veränderungen der Körpertemperatur	Thermometer	blasses Gesicht, kalter Angstschweiß
Dermatologische Variablen allg.: Verengung der peripheren Blutgefäße	Messung des Hautwiderstandes (exosomatische Methode) - etwa mit Fingerelektroden: galvanic skin response (GSR), electroderma response (EDR)	*Schwitzen* (insbes. der Hände) abwechselnd Frösteln und Hitzegefühle, Schwindelgefühle, „schwerer Kopf"
Erhöhung der Hautleitfähigkeit bzw. (umgekehrt proportional) Abnahme des Hautwiderstandes	skin resistance responce (SRR), skin conductance response (CSR), electrodermal activity (EDA)	
erhöhte Sekretion der Schweißdrüsen, insbes. im palmaren Bereich (Handflächen, Fußsohlen)	Messung des Hautpotentials (endosomatische Tarchanoff'sche Methode)	
Veränderungen der Hauttemperatur und des Temperaturverlaufs (Tagesrhythmus)	Transpirationsmethoden (z.B. Evaporimeter: Messung der durch Schweißdiffusion entstandenen Hautfeuchtigkeit durch Überführung in Luftfeuchtigkeit - durch Luftstrom - Thermoelemente, Thermowiderstände	
Gastrointestinale und urogenitale Variablen allg.: Gefäßverengung, Funktionsherabsetzung Hemmung der Magenmotilität und -peristaltik	Beobachtung auf Röntgenbildschirm: Messungen mittels Ballon-, Magnet- oder Telemeter-Schlucksonden Messung der summierten Aktionspotentiale der glatten Magenmuskulatur:	*Appetitlosigkeit,* „Druck auf den Magen", „Kloß im Hals" *Magen-, Darm- und Bauchschmerzen Übelkeit* („flaues Gefühl"), *Erbrechen,*

Schul- und Leistungsangst

Hemmung der sekretorischen Magenaktivität	Elektrogastrogramm (EGG)	Durchfall, *Harn- und Stuhldrang*
Hemmung der Speichelsekretion	Salivationsmethoden zur Speichelmessung: Ableitung mittels (in den Mund eingeführter) Sonde	Durst, „trockener Mund", „Schlappheit"
Erschlaffung der Blasenwandmuskulatur und Kontraktion der Blasenschließmuskulatur		
Respiratorische Variablen Erhöhung der Atemfrequenz, Veränderung des Atemverlaufs (Atemkurve)	Pneumogramm (Volumenänderung des Oberkörpers), Pneumotachogramm (Messung des Atemluftstromes), Theopneumogramm (Impedanz der Brusthöhle)	heftiges Atmen, Bedürfnis, „tief durchatmen" zu müssen
Erhöhung des Atemvolumens	Spirometer (eingeatmete Luftmenge)	
Muskuläre Variablen (soweit nicht bereits angegeben) allg.: Tonuserhöhung der quergestreiften Muskulatur	Elektromyogramm (EMG):Messung des bioelektrischen Muskelpotentials	Gefühl der Spannung und Verkrampftheit, *Zittern*, motorische Unruhe, „Zähneklappern", „aufgerissene Augen", „Haare stehen zu Berge"
Erhöhung des Tremor (unwillkürliches Zittern der Gliedmaßen)	Tremoranalyse (finger tapping)	
Augen: Erweiterung der Pupillen und Kontraktion der Oberlidmuskulatur (Vergrößerung der Pupillenfläche, Ferneinstellung), Veränderung der Augapfel- und Lidbewegungen	Pupillogramm, z.B. Infrarottechniken der Filmaufnahme der Pupille Mikrovibration der Muskulatur („physiologischer Tremor") Eletrookulographische Methoden	
Erweiterung der Bronchialmuskulatur	Plethysmographische Methoden	
Kontraktion der (längsgestreiften) Muskeln der inneren Geschlechtsorgane und Gefäßverengung		
Kontraktion der (längsgestreiften) Haarmuskeln		
Kortikale Variablen allgemein: Gleichspannungsverschiebungen, Aktivierung v. Wachzentren	Messung der bioelektrischen Hirnpotentiale: Elektroenzephalogram (EEG)	allgemeine Erregung, Wachheit, Vigilanz, Anspannung, *Schlafstörungen*
„Alpha-Blockade": Ersetzung von Alpha- durch Beta-Wellen	Messung der Hirnimpedanz: Rheonzephalogramm	

Die Ergebnisse sind wegen der zugrunde liegenden therapeutischen Intention der Diagnosemethoden kaum auf andere Personen übertragbar. Eine Überprüfung von Gütekriterien ist wegen des individuellen Zuschnitts ebenfalls nur in eingeschränkter Weise möglich, obwohl auch hier Objektivitäts-, Reliabilitäts- und Validitätsansprüche geltend gemacht werden können. Die Bereiche (1) bis (3) definieren aber ein grobes Suchschema, das die für die Therapie (im Sinne einer Verhaltensmodifikation) wesentlichen Informationen bereitstellt. Für die Abklärung der Inhalte, die bedrohlich und ängstigend erscheinen, liegen Fragelisten vor (Marks & Mathews, 1979; Hank et al., 1991).

Abgesehen von diesen klinisch orientierten Vorgehensweisen liegt auch ein Interviewverfahren zur Abklärung von Kinderängsten vor (vgl. Tab. 9.2), das als Instrument zur Eingangsdiagnostik empfohlen wird und mit dem neben der allgemeinen Ängstlichkeit auch Dunkelangst und andere situative Ängste erfaßt werden können.

Tabelle 9.2: Interviewverfahren zur Erfassung von Angst

Abkürzung/ Autor(en) Erscheinungsjahr	Testname	Alter/ Jahrgangsstufe	Durchführungszeit
SI-EIKA 5-7 (Lugt-Tapeser & Kriependorf, 1992)	Standardisiertes Interview zur Erfassung der Ängstlichkeit im Kindesalter (5 - 7 Jahre)	5 - 7	k.A.

9.1.3.4 Fremdbeobachtung von Angstsymtomen

Als Beispiel für diese Herangehensweise soll eine Untersuchung dargestellt werden (Lukesch, 1986), in der von uns die Beziehung zwischen Angst und Leistung erforscht wurde. Dabei wurden verschiedenste Indikatoren von Angst in einer Prüfungssituation gesammelt und zu einer Beurteilungsliste zusammengefaßt (vgl. Tab. 9.3).

Tabelle 9.3: Angstbezogene Verhaltensweisen in Prüfungssituationen (Lukesch, 1986)

Angstsymptomliste

Rotwerden im Gesicht — Leichenblässe — Flecken am Hals
rote, fleckige Hände — kalte Hände
Schweiß (Hand, Stirn, Achsel) — Zittern (Hände, Knie, im Gesicht)
Schlucken (trockener Mund) — Räuspern — Lippen ablecken
flache Atmung (bekommt keine Luft) — schweres Atmen

Spracheigentümlichkeiten
- polternde Sprache — - Überartikulation beim Sprechen
- Stottern, Verhaspeln — - gehemmte Sprechweise, Sprechblockaden
- stockende Stimme — - sehr leise Stimme — - Zittern der Stimme

Mundstellung (-bewegung)

Selbstmanipulationen
- Haare drehen — - Finger in Gesicht, an Nase reiben
- Knöchel weiß — - Finger knacken — - Kratzen
- auffällig viele Bewegungen mit Beinen, Füßen — - Finger „herumknödeln"
- mit Fingernägeln spielen (z.T. bis blutig aufgekratzt)
- Hände reiben (Schweiß abwischen) — - Saugen an Fingerkuppe
- Hände auf Schenkel reiben — - Beißen in Finger, an Fingernägeln

Spielen mit Gegenständen (Bleistift drehen, Büroklammer zerlegen)
Herumrutschen, unruhiges Sitzen, zappelig — Schaukeln mit Oberkörper
Bewegungsstereotypien (Kopfdrehen, Manegebewegungen)
Verlegenheitsgesten, läppisches Verhalten — betont saloppes Verhalten
Verlegenheitslachen, unmotiviertes Lachen
betonte Zuwendung zum Prüfer (Fixieren des Prüfers)
betonte Abwendung vom Prüfer (vermeidet Augenkontakt)
gestörte Konzentration oder Aufmerksamkeit (einfache Fragen werden nicht verstanden, abwesender Eindruck, man wird gebeten, Fragen zu wiederholen)
motorische Ungeschicklichkeit — - Gegenstände linkisch anpacken
- Anstoßen an Gegenstände — - unsicherer, linkischer Gang
Überempfindlichkeit (starke Reaktion auf geringste Reize oder auf Kritik)
Schreckreaktion (überstarke motorische Reaktionen auf zufällige oder plötzlich auftretende Reize)

Hemmungsphänomene — - erstarrte Haltung — - Festklammern an Stuhl
- Einschränkung der Bewegungen — - Gesichtsmuskulatur erstarrt
- Arme fest vor Brust verschränkt — - ausdrucksloses Gesicht
Rücken krümmen — verkrampfte Körperhaltung
Hände verkrampft verschränken (Finger weiß)

Mit dieser Methodik wurden in einer kleinen Studie bei einer Prüfung mit 24 Diplompädagogen von zwei Beurteilern die vorhandenen Angstsymptome bewertet (Lukesch, 1986). Die Übereinstimmung zwischen beiden Ratern betrug .56. Dieser Objektivitätskoeffizient ist zwar verbesserbar, aber angesichts der Tatsache, daß kein Beurteilertraining durchgeführt wurde, vorerst hinzunehmen. Zu der Selbstsicht der Prüflinge ergaben sich ebenfalls Übereinstimmungen, u.zw. betrugen die Korrelationen mit einem Angstthermometer (vgl. Abb. 9.1) .11 bzw. .23, mit Besorgtheit (vgl. Kap. 9.1.3.5) zweimal .22 und mit Aufgeregtheit .17 bzw. .13. Die empirische Validität der Beobachtungsmethode war zudem sogar größer als die der Angstselbstbeurteilungsverfahren mit Fragebögen: Die Korrelationen mit der in der Prüfung erhaltenen Note und den Fremdratings betrug .52 bzw. .41, die Korrelationen zwischen Note und Angstthermometer .28, Note und Besorgtheitskognitionen korrelierten mit .19, hingegen fielen die Korrelationen zwischen Note und Aufgeregtheitsurteilen (Selbstrating vor und nach der Prüfung) sogar negativ und nicht signifikant aus (-.08 bzw. -.11).

Bitte kreuzen Sie auf der unten abgebildeten Skala an, wieviel Angst Sie zum gegenwärtigen Zeitpunkt in bezug auf die Prüfung in .... empfinden!

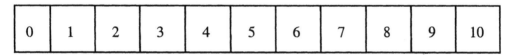

0 = *überhaupt keine Angst*   10 = *panische Angst*

Abbildung 9.1: Beispiel eines Angstthermometers zur Selbsteinschätzung von Prüfungsangst

Um diese Vielzahl von Kriterien überschaubar zu machen, wurde eine vereinfachte Beobachtungsliste entwickelt und in einer weiteren Studie eingesetzt (Hainzlmayr, 1986; vgl. Tab. 9.4). Die Summe der beobachteten Einzelindikatoren konnte wieder zu einem Maß für die Aufgeregtheitskomponente von Prüfungsangst zusammengefaßt werden. Es stellte sich bei der Anwendung dieser Beobachtungsliste allerdings heraus, daß Prüfer die Items unterschiedlich konsistent beurteilten (personbezogen ergab sich bei einem Prüfer eine akzeptable Homogenität von .78, bei einem zweiten fiel der Konsistenzkoeffizient hingegen

Schul- und Leistungsangst

Tabelle 9.4: Beobachtungsbogen für Angst in Prüfungssituationen (Lukesch, 1986)

Anweisung **Bitte beurteilen Sie die folgenden Merkmale!** **(0 = nicht beobachtet, 1 = vorhanden, 2 = stark vorhanden)**
☐ *Unnatürliche Gesichtsfarbe* (Blässe, Rotwerden, Flecken, Schweiß)
☐ *Hautauffälligkeiten im Bereich der Hände* (rot und fleckig, weiße Knöchel, kalte Hände)
☐ *Ungewöhnliche Atmung* (flache Atmung, seufzend, schwer, bekommt keine Luft)
☐ *Nervöse Gesichtsmotorik* (Zuckungen, zittern, schlucken, Lippen ablecken)
☐ *Nervöse Hand- oder Beinmotorik* (Knöchel reiben, Fäuste ballen, Finger knacken, Hände kratzen, mit Fingernägeln spielen, Finger herumknödeln, Hände reiben, Hände auf Schenkel legen, Zittern der Hände; auffällig viele oder stereotype Bewegungen der Beine, zappeln)
☐ *Unruhige Gesamtmotorik* (fahrige oder stereotype Bewegungen, Spielen mit Gegenständen, auffällig viele Bewegungen)
☐ *Erstarrte Gesamtmotorik* (wenige Bewegungen, erstarrte Haltung, verkrampft)
☐ *Selbstmanipulationen* (mit Haaren spielen, Nase reiben, Finger im Gesicht, Hände vor Augen, Stirnreiben, Saugen am Finger, Kopfkratzen)
☐ *Abwehrverhalten* (Arme vor Brust, Festklammern am Stuhl, Vermeiden von Augenkontakt, betonte Abwendung vom Prüfer)
☐ *Unsicherheitsgesten* (verlegenes oder unmotiviertes Lachen, unsicherer Gang, Schreckreaktionen)
☐ *Sprachauffälligkeiten* (räuspern, seufzen, verhaspeln, zittern, Sprechblockaden, Füllwörter, tonlose Stimme)

negativ aus[2]). Die Übereinstimmung zwischen beiden Prüfern ergab einen geringen Wert von .32. Interessant war aber, daß die Mittelwerte beider Prüfer nicht wesentlich voneinander verschieden waren: Bei den 71 beurteilten Studierenden (Lehramt, Diplompädagogik) wurden im Schnitt 5,56 (s = 1,92) bzw. 6,06 (s = 4,12) Symptome festgestellt (a.a.O., S. 83). Zwischen der Fremdbeobachtung von Angstsymptomen und der Selbstauskunft über Aufgeregtheitssymptome ergaben sich z.T. substantielle Korrelationen (maximal .28).

Diese Symptome können im Kontext der Schule (z.B. bei mündlichen Prüfungssituationen) erhoben werden. Der Pädagoge sollte sie wegen der leistungsbeeinträchtigenden Effekte entsprechend in Rechnung stellen und seine Prüfungsstrategie auf das individuelle Angsterleben seiner Schüler abstellen.

9.1.3.5 Informelle Itemlisten zur Selbstbeurteilung von Schul- und Leistungsangst

Es liegen vielfältige Verfahrensvorschläge zur Messung von Angst vor, die nicht den Status eines als Test publizierten Verfahrens erreicht haben (vgl. Tab. 9.5). Für spezielle Zwecke lassen sich diese Vorschläge aber durchaus als Explorationshilfe bzw. als Forschungsinstrumente einsetzen.

Als ausführliches Beispiel für eine informelle Selbstbeurteilungsmethodik sollen die Itemlisten, die anläßlich einer Verlaufsstudie von Prüfungsangst von uns zusammengestellt worden sind, dargestellt werden (Lukesch & Kandlbinder, 1986; vgl. Tab. 9.6). Dabei wurde im Anschluß an Deffenbacher (1980) zwischen der Aufgeregtheitskomponente (emotionality), wie sie in Selbstwahrnehmungen zur autonomen Erregtheit besteht, und der Besorgtheitskomponente (worry, Selbstzweifel) unterschieden. Hinzu kommen noch als Bedingungsfaktoren von Leistungsangst Kompetenzeinschätzungen (Glaube an die Kontrollierbarkeit der Prüfungssituation und positive Affekte gegenüber der Prüfung) sowie Vorbereitungsintensität.

---

[2] Dieses Ergebnis muß allerdings relativiert werden, denn in dieser Studie war der Erstprüfer für alle Prüflinge derselbe, während mehrere Zweitbeurteiler eingesetzt waren, die hier zu einer fiktiven zweiten Person zusammengefaßt wurden.

Tabelle 9.5: Überblick über informelle Fragebogenverfahren zur Erfassung von Angst

Abkürzung/ Autor(en) Erscheinungsjahr	Testname	Alter/ Jahrgangsstufe	Durchführungszeit / ET oder GT[a]	Paralellformen / PP, MP, PV oder CT[b]
ABI (Krohne, 1986)	Angstbewältigungs-Inventar	Erw.	k.A. ET /GT	nein PP
ABS-I (Wieland-Eckelmann & Bösel, 1987)	Angstbewältigungsinventar	Erw.	k.A. ET /GT	nein PP
ASS (Vormbrock & Neuser, 1983)	Angst in sozialen Situationen	Stud., Erw.	k.A. ET / GT	nein PP
DAI-MAN (Rost & Schermer, 1989)	Differentielles Angstinventar - Manifestationen	ab 9. Kl.	15 ET /GT	nein PP
DEF-ANG (Bossong, 1995)	FB zur Erfassung der Bereitschaft, Angst defensiv einzusetzen	Erw.	k.A. ET /GT	nein PP
FSS II (Geer, 1980)	Fear-Survey Schedule II	Erw.	15 ET /GT	nein PP
FSSR (Seidenstücker & Weinberger, 1978)	Fear Survey Schedule - Regensburg	ab 14	15 - 25 ET /GT	nein PP
KAAL2 (Krope, 1981)	Kieler Affektiv-Adjektiv-Liste zur Messung situativer Prüfungsangst	18 - 30	k.A. ET / GT	nein PP

KPFB (Krope & Kohrs, 1978)	Kieler Prüfungsangstfragebogen	18 - 30	20 ET / GT	nein PP
LARs (Faber, 1993)	Kurzskala zur Erfassung von Leistungsangst in schulischen Rechtschreibsituationen	4. Kl.	10 - 15 ET /GT	nein PP
MSAAK (Watson & Friend, 1980)	Messung von sozialer Angst und Angst vor Panik	ab 18	5 - 10 ET /GT	nein PP
OSTA (Oswald, 1980)	Operationalisierungsverfahren von State- und Trait-Angst	16 - 65	15 ET / GT	nein PP
RSS-D (Schwarzer et al., 1986)	Fragebogen zur sozialen Ängstlichkeit	k.A.	k.A. ET /GT	nein PP
RST-K (Krohne et al., 1985)	Repression-Sensitization-Traitskala für Kinder	10 - 14	k.A. ET /GT	nein PP
SAF (Jacobs & Strittmatter, 1979)	Schulangstfragebogen	10 - 16	7 - 15 ET /GT	nein PP
SWS (Stöber, 1995)	Student Worry Scale (dt. Fassung)	Stud.	k.A.	nein PP
TAI / D (Hodapp et al., 1982)	Test-Anxiety-Inventory	7. - 9. Kl.	k.A. ET /GT	nein PP

[a] ET = Einzeltest / GT = Gruppentest
[b] PP = Paper und Pencil Test / PV = Projektives Verfahren / MP = Manipulationstest / CT = Computergestützter Test

Bei mehreren hintereinander durchgeführten Erhebungen (69 Studierende im Kontext einer Abschlußprüfung) variierten die Homogenitätskoeffizienten der Skala *Aufgeregtheit* zwischen .72 und .87, die Homogenitätskoeffizienten der Skala *Besorgtheit* lagen zwischen .65 und .72, diejenigen der Skala *Vorbereitungsunsicherheit* zwischen .73 und .84, diejenigen der Skala *Kontrollierbarkeit und positive Affekte* zwischen .49 und .69 (Lukesch & Kandlbinder, 1986, S. 58).

Tabelle 9.6: Selbstbeurteilung von Angst (sowie ihrer Bedingungsfaktoren) bei Prüflingen (Lukesch & Kandlbinder, 1986)

Aufgeregtheitskomponente

Der nun folgende Fragebogen bezieht sich auf Ihr momentanes Befinden. Bitte machen Sie einen Kreis um das „ja" bei allen zutreffenden Erscheinungen, auch wenn sich diese nur in Andeutungen zeigen sollten.

Momentan		
- bin ich schlechter Laune	ja	nein
- bin ich leicht reizbar	ja	nein
- habe ich Schluckbeschwerden	ja	nein
- ist mir übel	ja	nein
- bin ich sehr nervös und fahrig	ja	nein
- habe ich einen trockenen Mund	ja	nein
- habe ich Kopfschmerzen	ja	nein
- habe ich nasse Hände	ja	nein
- kann ich mich schlecht konzentrieren	ja	nein
- habe ich einen schweren Kopf	ja	nein
- ist mir schwindlig	ja	nein
- schwitze ich	ja	nein
- bin ich unruhig	ja	nein
- zittere ich leicht	ja	nein
- klopft mir das Herz bis zum Hals	ja	nein
- habe ich ein flaues Gefühl in der Magengegend	ja	nein
- fühle ich mich unausgeglichen	ja	nein
- habe ich Schmerzen in der Herzgegend	ja	nein
- habe ich Stuhldrang	ja	nein
- habe ich Harndrang	ja	nein
- fröstelt es mich	ja	nein
- fühle ich mich alleine	ja	nein
- habe ich Magenschmerzen	ja	nein

Der Mittelwert der Skala *Aufgeregtheit* lag unmittelbar vor einer Prüfung bei 33,3 (s = 4,45) und war einem Tag nach der Prüfung auf 26,3 (s = 3,92) gesunken (die Items wurden dabei so verkodet, daß eine Ja-Antwort mit 2 Punkten, eine Nein-Antwort mit einem Punkt gewertet wurde). Die Mittelwerte der Skala *Besorgtheit* veränderten sich von 14,8 (s = 2,12) unmittelbar vor der Prüfung auf 12,8 (s = 2,10) einen Tag später.

Die *Vorbereitungsunsicherheit* nahm mit dem Herankommen des Prüfungszeitpunktes ab, unmittelbar vor der Prüfung betrug der Skalenmittelwert 14,9 (s = 3,04), d.h. ca. fünf Items, die Unsicherheit indizieren, werden noch bejaht. Die Mittelwerte der Skala *Kontrollierbarkeit und positive Affekte* veränderten sich mit dem Herannahen der Prüfung kaum, unmittelbar vor der Prüfung betrug der Mittelwert 12,9 (s = 1,67), d.h. nicht ganz drei von acht Items wird im Schnitt zugestimmt.

Tabelle 9.6: Fortsetzung

Besorgheitskognitionen		
Versuchen Sie bitte, sich in besagte Prüfungssituation zu versetzen und machen Sie wieder einen Kreis um das „ja" bzw. um das „nein"!		
Wenn ich in der Prüfung merke, daß ich etwas Falsches gesagt habe, beginne ich, mir selbst Vorwürfe zu machen.	ja	nein
Wenn ich in der Prüfung merke, daß ich etwas Falsches gesagt habe, fange ich an, an meinen Fähigkeiten zu zweifeln.	ja	nein
Ich weiß nicht, was ich tun soll, wenn mir die Antwort auf eine Frage nicht gleich einfällt.	ja	nein
Wenn ich in der Prüfung auf Schwierigkeiten stoße, verliere ich den Mut.	ja	nein
Wenn ich in der Prüfung auf Schwierigkeiten stoße, bekomme ich Angst vor einer schlechten Note.	ja	nein
Ich habe den Eindruck, während der Prüfung könnte ich viele Dinge vergessen, die ich gelernt habe.	ja	nein
Was immer in der Prüfung auf mich zukommen wird, ich werde mit den meisten Fragen zurechtkommen.	ja	nein

Vorbereitungsunsicherheit
Die nun folgenden Items beziehen sich auf Ihre Vorbereitung auf besagte Prüfung.

Mit den Prüfungsvorbereitungen bin ich ziemlich unzufrieden.	ja	nein
Ich mache mir Vorwürfe, daß ich für diese Prüfung nicht genug gearbeitet habe.	ja	nein
Über meinen momentanen Wissensstand bin ich mir ziemlich im unklaren.	ja	nein
In den letzten Tagen habe ich kaum regelmäßig auf die Prüfung hin gearbeitet.	ja	nein
Ich bin wenig ausdauernd in der Vorbereitung auf die Prüfung.	ja	nein
Äußere Störfaktoren lenken mich stark von den Prüfungsvorbereitungen ab.	ja	nein
Ich stürze mich häufig in nutzlose Arbeiten, die mich in den Vorbereitungen auf die Prüfung nicht weiterbringen.	ja	nein
Ich versuche, mit dem geringsten Arbeitsaufwand ein möglichst gutes Ergebnis zu erzielen.	ja	nein
Ich bereite mich nur auf das Allerwichtigste vor.	ja	nein
Ich arbeite für die Prüfung mehr als eigentlich notwendig wäre.	ja	nein

Kontrollierbarkeit und positive Affekte gegenüber der Prüfung

Ich werde mich auf den Prüfer so einstellen, daß ich die Situation in der Hand habe.	ja	nein
Ich werde durch meine Antworten den Prüfer gezielt auf das lenken, was ich weiß.	ja	nein
Ich werde nur das antworten, was dem Prüfer meines Erachtens gefällt, auch wenn es meiner eigenen Meinung widersprechen sollte.	ja	nein
Wenn es nötig ist, werde ich dem Prüfer auch widersprechen.	ja	nein
Ich freue mich auf die Prüfung, weil ich dem Prüfer dann endlich zeigen kann, was ich alles weiß.	ja	nein
Ich fühle mich dem Prüfer durchaus gewachsen.	ja	nein
Ich werde versuchen, dem Prüfer auf den Zahn zu fühlen.	ja	nein
Es macht mir Spaß, mit dem Prüfer zu diskutieren.	ja	nein

Zwischen den Skalen zur Erfassung von Aufgeregtheit und Besorgnis sowie den Ergebnissen eines Angstthermometers zur Selbsteinschätzung von Angst bestanden deutliche Beziehungen in der Größenordnung von r ≈ .50 (Hainzlmayr, 1986, Anhang).

9.1.3.6 Erfassung von Angst mit formellen Angsterfassungsmethoden

Im deutschen Sprachraum sind eine Vielzahl an Verfahren zur Angstdiagnostik entwickelt worden (vgl. Tab. 9.7). Diese Vielfalt bedeutet aber nicht, daß der Stand der Diagnostik in diesem Bereich befriedigend ist. Sieht man einmal von veralteten und wenig differenzierten Normen sowie der mangelhaften Erfüllung anderer Gütekriterien ab, so sind vor allem Kritikpunkte in bezug auf die problematische Konstruktvalidität der Verfahren zu erwähnen.

Mit einigen dieser Verfahren wird Angst als ein globales Konstrukt (ohne Situationsspezifität) erfaßt. Für diese Verfahren wird zumeist auf einen Testkonstruktionshintergrund verwiesen. Man sieht dabei in dem Nachweis hoher Reliabilität eines ad-hoc zusammengestellten Itempools, von dem inhaltliche Validität vorausgesetzt wird, die hinreichende Bedingung für die Berechtigung eines solchen Meßinstruments.

Eine entsprechende Normierung wird zumindest bei den formellen (d.h. den publizierten) Verfahren mitgeliefert. Beispiele hierfür sind:
- *Fragebogen für Schüler der 5. bis 10. Schulstufe (FS 5 - 10,* Gärtner-Harnach, 1973) bzw. *Fragebogen für Schüler der 11. bis 13. Schulstufe (FS 11 - 13,* Gärtner-Harnach, 1972) zur Messung der Schulangst,
- *Test Anxiety Scale for Children (TASC,* Nickel et al., 1973),
- *Kinder-Angst-Test (KAT,* Thurner & Thewes, 1975),
- *Mannheimer Prüfungsangstfragebogen (MPF,* Groffmann et al., 1978),
- *Schulangst-Test (SAT,* Husslein, 1978),
- *Kieler Prüfungsangstfragebogen (KPFB,* Krope & Kohrs, 1978),
- *Schulangst-Fragebogen (SAF,* Jacobs & Strittmatter, 1979),
- *Konstanzer Fragebogen zur Schulangst (KFS,* Helmke, 1983).

Bisweilen wird ein situationaler Bezug mitbedacht und die Verfahren sind auf spezielle Situationen (z.B. Redeangst, soziale Situationen) hin spezifiziert; als Beispiele sind hier zu erwähnen:
- *Fragebogen zur Messung von Angst in sozialen Situationen (SAP,* Lück, 1971; Lück & Ortlieb, 1973),
- *Angst in sozialen Situationen (SANB und SVSS,* Vormbrock & Neuser, 1983),
- *Sprechangst* (Piehl, 1973),

- *Sprach-Angst-Fragebogen für 10- bis 13jährige Kinder (SAF,* Plewa, 1975).

Die Entwicklung sog. Coping-Theorien hat ebenfalls dazu geführt, daß Verfahren, die speziell auf die Bewältigung von Ängsten abgestellt sind, entwickelt wurden:
- *Angstbewältigungs-Inventar (ABI,* Krohne, 1986),
- *Verfahren zur Erfassung von dispositionellen Angstbewältigungsstilen im Leistungsbereich (ABS-Inventar,* Wieland-Eckelmann & Bösel, 1987).

Mehrdimensionalität wird im Leistungsangstbereich sowohl durch die bereits angesprochene Differenzierung der Angstemotion in eine Besorgtheits- und eine Aufgeregtheitskomponente erreicht. Zum anderen werden in dem meistgebräuchlichen Verfahren zur Diagnose von Ängsten im Schulbereich, dem AFS, mehrere Subdimensionen unterschieden:
- *Angstfragebogen für Schüler (AFS,* Wieczerkowski et al., 1975). Bei diesem Verfahren sollen die Aspekte *Manifeste Angst, Prüfungsangst, Schulunlust* und *Soziale Erwünschtheit* meßbar gemacht werden.

Die Unterscheidung von State- und Trait-Anxiety liegt folgendem Verfahren zugrunde:
- *Fragebogen zur Erfassung von Angst und Ängstlichkeit. State-Trait-Anxiety-Inventory* (Laux et al., 1981).

Auf die Erfassung von Abwehrmechanismen ist der *Fragebogen zu Konfliktbewältigungsstrategien - FKS* (Hentschel et al., 1986) bezogen. Mit ihm werden die Abwehrmechanismen „Wendung gegen das Objekt", „Projektion", „Prinzipalisierung", „Wendung gegen die eigene Person" und „Reaktionsbildung" meßbar gemacht.

Die Kritik an diesen Verfahren ist sehr massiv. Weder ein durchgängiger Situationsbezug, noch der prozessuale Charakter von Leistungsangst ist in den Verfahren entsprechend berücksichtigt. Die Ergebnisse der Coping-Forschung haben ebenfalls kaum Eingang gefunden. Rost und Schermer (1985) schlagen zudem vor, Erfahrungen aus dem Bereich der Lernpsychologie und Verhaltensmodifikation einzubauen. Nach ihrer Konzeption müßte eine differentielle Leistungsangstdiagnostik folgende vier Ebenen berücksichtigen:

(1) Angstauslösung (durch Repertoire-Unsicherheit, wissensbezogene und sozialbezogene Angstauslösung),
(2) Angsterscheinungsweisen (physiologische, emotionale und kognitive Manifestationen),
(3) Angstverarbeitung (durch Gefahrenkontrolle, Situationskontrolle, Angstkontrolle und Angstunterdrückung, Abwehrmechanismen) und
(4) Angststabilisierung (operante Selbst- und Fremdverstärkung).

Das hierzu entwickelte diagnostische Instrument ist das *Differentielle Leistungsangst Inventar - DAI* (Rost & Schermer, 1997).

Tabelle 9.7: Überblick über publizierte Fragebogenverfahren zur Erfassung von Angst

Abkürzung/ Autor(en) Erscheinungsjahr	Testname	Alter/ Jahrgangsstufe	Durchführungszeit / ET oder GT[a]	Paralellformen / PP oder PV[b]
AFS (Wieczerkowski et al., 1975)	Angstfragebogen für Schüler	9 - 17 3. -10. Kl.	10 - 20 ET /GT	nein PP
BAT (Bös & Mechling, 1985)	Bilder-Angst-Test	9 - 12 3. - 5. Kl.	15 ET /GT	nein PP
DAI (Rost & Schermer, 1997)	Differentielles Leistungsangst-inventar	8. - 13. Kl.	40 ET / GT	nein PP
FKS (Hentschel et al., 1986)	Fragebogen zur Konfliktbewältigung	18 - 60	20 ET / GT	nein PP
FSS-FC/D (Schulte, 1974)	Fear Survey Schedule für Kinder (dt.)	9 - 12	30 ET / GT	nein PP
FS 5-10 (Gärtner-Harnach, 1973)	Fragebogen für Schüler	10 - 16 5. - 10. Kl.	20 ET / GT	nein PP
FS 11-13 (Gärtner-Harnach, 1972)	Fragebogen für Schüler	16 - 21 11. - 13. Kl.	20 - 25 ET / GT	nein PP

IAF (Becker, 1982)	Interaktions-Angst-Fragebogen	18 - 65	10 ET /GT	nein PP
KAT (Thurner & Tewes, 1975)	Kinder-Angst-Test	9 - 15	k.A. ET / GT	nein PP
SAD (Hackfort & Nitsch, 1988)	Sportangst-Deutungsverfahren	7 - 10 3. - 4. Kl.	10 ET /GT	nein PP, PV
SAT (Husslein, 1978)	Schulangst-Test	7 - 13	30 - 50 ET	nein PV
STAI (Laux et al., 1977)	State-Trait-Angstinventar	ab 15	12 ET /GT	nein PP

[a] ET = Einzeltest / GT = Gruppentest
[b] PP = Paper und Pencil Test / PV = Projektives Verfahren

9.1.3.7 Methoden der Sprachinhaltsanalyse

Wie bereits in Kap. 6.5.3 erörtert wurde, ist es möglich, aufgrund gesprochener Sprache zu einer Aussage über den affektiven Gehalt dieser Äußerungen und somit des Gefühlszustandes einer Person zu kommen. Die Vorgehensweise ist dabei die, daß zuerst ein Diktionär zusammengestellt wird, das die Begriffe und Redewendungen, die für Gefühlsbereiche indikativ sind, enthält. Sodann werden Sprachproben erhoben, die in eine computerverarbeitbare Form gebracht werden müssen und nach der Häufigkeit einschlägiger Begriffe und Redewendungen durchsucht werden können.

Diese methodische Herangehensweise wurde schwerpunktmäßig an der Universität Ulm entwickelt (vgl. Tab. 9.8); Ziel dabei war es, eine Abbildungsmöglichkeit der Prozesse in psychoanalytisch orientierten Therapien zu erhalten. Auf diesem Hintergrund sind auch die Kategorien verständlich, die in dem Gefühlswörterbuch (GWB) enthalten sind, diese betreffen folgende Bereiche:

(1) Schamgefühl,
(2) Schuldgefühl,
(3) Angst,

(4) Depression,
(5) Aggression,
(6) Lust,
(7) Gefühl allgemein,
(8) Erregung,
(9) Ruhe,
(10) Aktivität,
(11) Passivität,
(12) Leiden, Unlust.

Das Angstthemenwörterbuch (ATW) ist nach grundlegenden Gefahrenmöglichkeiten im Sinne der Psychoanalyse aufgebaut, diese werden in den Situationen (1) der Trennung, (2) der Beschädigung / Kastration, (3) der Schuld und (4) der Beschämung gesehen. Beide Instrumente wurden von uns im Rahmen der Prüfungsangstforschung eingesetzt. Dabei ergaben sich interessante Übereinstimmungen zwischen einer nicht-maschinellen und einer computergestützten Inhaltsanalyse (Schneider, 1986); der Überlappungsbereich zwischen der Selbstbeschreibung mit einem Prüfungsangstfragebogen und der computergestützten Inhaltsanalyse war hingegen relativ gering (Schreyer, 1988).

Tabelle 9.8: Überblick über Verfahren zur Angsterfassung aufgrund von Sprachinhaltsanalysen

Abkürzung/ Autor(en) Erscheinungsjahr	Testname	Alter/ Jahrgangsstufe	Durchführungszeit / ET oder GT[a]	Parallelformen / CT[b]
ATW (Grünzig & Speidel, 1980)	Angstthemenwörterbuch	Erw./Stud.	k.A. ET	nein CT
GWB (Grünzig, 1985)	Gefühlswörterbuch	Erw./Stud.	k.A. ET	nein CT

[a] ET = Einzeltest / GT = Gruppentest
[b] CT = Computergestützter Test

9.2 Leistungs-, Lern- und Neugiermotivation, Interessensdiagnostik

Heckhausen (1974, S. 142) versteht unter Motiv „überdauernde Voreingenommenheiten kognitiver Prozesse ..., mit der die einzelnen Individuen die gleiche Situation verschieden auffassen und den Ausgang ihres Handelns und dessen Folgen verschieden bewerten ... Der Motivbegriff macht Aussagen etwa darüber, daß Personen sich in den allgemeinen Erwartungen über Erfolg und Mißerfolg ihrer Handlungen unterscheiden; desgleichen in den für sie verbindlichen Normwerten, die sie zu erreichen oder aufrechtzuerhalten suchen; desgleichen in den bevorzugten Ursachenfaktoren, mit denen sie ihre Handlungsergebnisse zu erklären geneigt sind. *Motiv* ist ein dispositioneller Begriff; er bezeichnet alle Dispositionen, nach einem bestimmten Zielzustand zu streben. Er ist ein Oberbegriff für alle Bedingungen, um derentwillen eine Person handelt.

Es ist nicht sinnvoll, für jede konkrete Situation ein eigenes Motiv anzunehmen. Dann gäbe es unzählige Motive; Motive sind vielmehr hochgeneralisierte Wertungsdispositionen für einzelne 'Grundsituationen', die letztlich in der menschlichen Existenzweise, in den Notwendigkeiten der Daseinsfristung und Daseinsvorsorge unter den gegebenen Lebensbedingungen, begründet sind. In diesen Grundsituationen findet sich jeder Mensch im Laufe seines Lebens immer wieder vor. Man kann deshalb Motive auch als wiederkehrende Anliegen bezeichnen" (Heckhausen, 1974, S. 142).

Motivation bzw. *Motivierung* ist die Bezeichnung für einen aktuellen Zustand, der durch die Erregung einer solcher Disposition ausgelöst worden ist (Atkinson, 1958). Motivation tritt unter gegebenen situativen Anregungsbedingungen auf, Motiv und Situation bewirken eine Handlung.

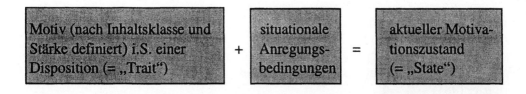

Abbildung 9.2: Zusammenwirken von Disposition und Situation zur Entstehung einer aktuellen Motivationslage

9.2.1 Leistungsmotivation

Als leistungsmotiviert bezeichnet man ein Verhalten, das auf eine Auseinandersetzung mit Gütemaßstäben gerichtet ist. Die Person versucht dabei, einen subjektiv als verbindlich erlebten Mengen- oder Gütemaßstab zu erreichen oder zu übertreffen (Rheinberg, 1980). Bereits Mc Clelland et al. (1953) sprechen von einer „Auseinandersetzung mit Güte- oder Tüchtigkeitsmaßstäben" (standards of excellence), die für leistungsmotiviertes Verhalten typisch sei.

Ein *Gütemaßstab* ist ein Bezugssystem, innerhalb dessen ein Sachverhalt erst einen Stellenwert, eine Bedeutung erhält. Ähnlich meint man mit *Anspruchsniveau*[1] die Anforderungen, die jemand an seine Leistungen stellt, um diese als befriedigend zu erleben. Wahrgenommene Abweichungen einer erbrachten Leistung vom Anspruchsniveau nach „oben" werden als Erfolg, nach „unten" als Mißerfolg gewertet. Diese Ergebnisse sind mit spezifischen Gefühlszuständen gekoppelt (Freude, Zufriedenheit, Stolz oder Ärger, Beschämung).

Gütemaßstäbe für Leistung sind bereichsspezifisch (wer in bezug auf musikalische Leistungen hohe Standards entwickelt hat, muß nicht notwendigerweise gleich hohe Standards in bezug auf Leistungen in Biologie entwickelt haben) und interindividuell unterschiedlich verankert. Unterschiedlich ist auch die Breite der leistungsthematisch strukturierten Bereiche (unterschiedliche Extensionalität des LM); ebenso die individuell bevorzugten Muster der Ursachenerklärung für gute und schlechte Leistungen (*Kausalattribuierungen*[2]).

Leistungsmotivation (LM) ist definiert als „das Bestreben, die eigene Tüchtigkeit in all jenen Tätigkeiten zu steigern oder möglichst hoch zu halten, in denen

---

[1] Der Begriff des Anspruchsniveaus ist von Tamara Dembo (1931), einer Schülerin Kurt Lewins, geprägt worden. Das Anspruchsniveau definiert auf der einen Seite, was als Erfolg oder als Mißerfolg gelten kann, zum anderen ist es abhängig von vorhergehenden Leistungen, d.h. es steigt mit Erfolgen und sinkt mit Mißerfolgen ab. Der Begriff wurde durch Frank (1935) als „level of aspiration" in die US-amerikanische Psychologie exportiert, um über Atkinson (1958) und McClelland et al. (1953) wieder in die deutsche Psychologie Eingang zu finden.

[2] Der Begriff der Attribuierung stammt ursprünglich von dem österreichischen Psychologen Fritz Heider (1958, 1977), der neben seinen bahnbrechenden Überlegungen zur Balancetheorie als Begründer der sog. „naiven Psychologie" bzw. der „Alltagspsychologie" gilt. Ein wesentlicher Aspekt der Alltagspsychologie sind Ursachenzuschreibungen für Erfolg und Mißerfolg einer Handlung (aber auch für andere Aspekte, wie z.B. für eine Wohltat und einen Schaden oder für Wünsche und Gefühle). Von Weiner (1976) wurden diese Überlegungen auf das Leistungsverhalten übertragen (s.u. das sog. Weinerschema).

man Gütemaßstäbe für verbindlich hält und deren Ausführung deshalb gelingen oder mißlingen kann" (a.a.O.).

Das entwickelte LM ist ein Selbstbekräftigungssystem und damit weitgehend unabhängig von Fremdbekräftigung. Ein erzieltes Handlungsresultat wird vom Handelnden daraufhin bewertet, inwieweit er damit einen bestimmten Gütemaßstab erreicht hat. Dies zieht automatisch bestimmte Erfolgs- und Mißerfolgserlebnisse nach sich.

Innerhalb der Leistungsmotivationsforschung werden zwei Komponenten unterschieden, die zusammengenommen die Höhe des Leistungsmotivs bestimmen. Es sind dies
- die Hoffnung auf Erfolg (HE) und
- die Furcht vor Mißerfolg (FM).

Für die Gesamtmotivation, die also hoch oder niedrig sein kann, wird eine additive Beziehung angenommen:

$$GM = HE + FM$$

Um die Art der Leistungsmotivationsrichtung zu bestimmen, wird die Nettohoffnung (NE) nach der Vorstellung

$$NH = HE - FM$$

bestimmt. Wenn also HE > FM, dann ist eine Person erfolgsmotiviert, bzw. wenn FM > HE, dann gilt sie als mißerfolgsmotiviert.

Die Selbstbekräftigungsfolgen des Vergleichsprozesses mit dem Gütemaßstab hängen stark von Voreingenommenheiten in bezug auf die Erklärung von Erfolg und Mißerfolg ab *(Kausalattribuierung)*. Nach Weiner (1976) werden Leistungen bekanntlich entweder internal oder external erklärt, wobei entweder zeitstabile oder zeitvariable Ursachen herangezogen werden. Es hat sich in der LM-Forschung gezeigt, daß eine Asymmetrie hinsichtlich der bevorzugten Erklärungsschemata vorhanden ist: Personen, bei denen HE > FM ist, erklären Erfolge durch stabile und internale Faktoren (gute Begabung), Mißerfolge aber external (schwere Aufgabe oder Pech). Personen, bei denen FM > HE ist, erklären Erfolge external (leichte Aufgabe oder Glück), Mißerfolge aber stabil und internal (eigene Dummheit). Damit bekräftigen sich Erfolgsmotivierte für ihre Erfolge stärker und bestrafen sich bei Mißerfolgen nicht so stark wie Mißerfolgsorientierte.

9.2.2 Lernmotivation

Nach Heckhausen (1968, S. 194) ist unter *Motivierung* „die momentane Bereitschaft eines Individuums zu verstehen, seine sensorischen, kognitiven und motorischen Funktionen auf die Erreichung eines künftigen Zielzustandes zu richten und zu koordinieren". Demgemäß versteht man unter Lernmotivierung die momentane Bereitschaft eines Individuums, seine sensorischen, kognitiven und motorischen Funktionen auf die Erreichung eines Lernzieles zu richten und zu koordinieren. Die Bedingungen für diese Bereitschaft hat Heckhausen (1968, S. 196) in seine bekannte Formel zusammengefaßt:

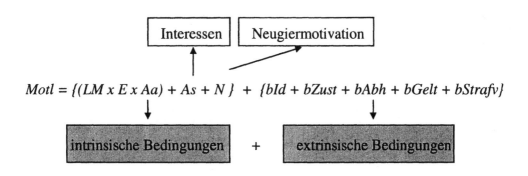

(1) Zu den *intrinsischen Bestandteilen* der Lernmotivation (= MotL) zählt vor allem das dispositionelle und bereichsspezifische *Leistungsmotiv (LM)*. Dieses wird von zwei situativen Bedingungen angeregt, u. zw.
- dem *Erreichbarkeitsgrad (E)* eines in der Lernsituation gestellten Leistungszieles, definiert über die Erfolgswahrscheinlichkeit, eine Aufgabe zu lösen (0 - 100%). Dabei sind sowohl der Schwierigkeitsgrad der Aufgabe wie auch die bereichsspezifische Fähigkeit des Schülers (sachstruktureller Entwicklungsstand) zu beachten.
- Komplementär hierzu wird der *Anreiz einer Aufgabe (Aa)* gesehen (Aa = 1 - E), d.h. bei leichten Aufgaben ist dieser in der Regel gering, bei schwierigen steigt er an.

Beide Aspekte werden als multiplikativ verknüpft angesehen (E x Aa), damit wird dieser Wert bei mittleren Schwierigkeitsgraden maximal (0,5 x 0,5 = 0,25; 0,4 x 0,6 = 0,24). Anders ausgedrückt, wenn Erfolgs- und Mißerfolgsaussichten ungefähr gleich groß sind, so wird die überdauernde Leistungsmotivation am stärksten angeregt. Andererseits, wenn eine Aufgabe fast unlösbar ist oder als völlig trivial erscheint, so wird sie das Leistungsmotiv kaum anregen. Die individuelle Dosierung der Aufgabenschwierigkeit (Prinzip der optimalen Passung) ist demnach das stärkste Mittel, die Lernmotivation eines Schülers in einer gegebenen Lernsituation anzuregen.

Als weitere intrinsische Bedingung ist noch der *Neuigkeitsgehalt (N)* einer Aufgabe miteinzubeziehen. Ein Lernstoff soll nach Berlyne (1969) so gestaltet sein, daß er die beim Schüler vorhandenen Erwartungsschemata in mittlerem Ausmaß durchbricht; der Stoff wird so interessant, überraschend oder in mittlerem Grad als komplex wahrgenommen (vgl. Kap. 9.2.4.6).

Aus der (Lern-)Biographie eines Schülers sind *sachbereichsspezifische Anreize (As)* zu berücksichtigen; diese Bedingungen sollen im vorliegenden Kontext im Sinne vorhandener *Interessen* interpretiert werden, wie sie sich durch frühere Erfahrungen des Lernenden herausgebildet haben (vgl. Kap. 9.3.2.5). Diese können sich mehr oder minder zufällig oder auch angeregt durch Erzieher ergeben haben (z.B. was ist den Eltern wichtig, mit welchem Geschick konnten sie Verstärker für diese Interessen finden? Vgl. hierzu auch die Ausführungen zu einer teilweise erst zu begründenden Interessentheorie [Schiefele & Winteler, 1988; Krapp, 1988; Schiefele, 1989]). Auch die Funktionalität für spätere Tätigkeiten, z.B. beruflicher Art, ist zu berücksichtigen (z.B. Computerei als Berufsvorbereitung). Als wesentlich für die Herausbildung solcher Interessen gelten drei Bedingungen, u.zw. Autonomie, Kompetenz und soziale Unterstützung (Deci & Ryan, 1985). Aus der Sicht Heckhausens (1968) sind für die Entstehung von sachspezifischen Anreizen die Erreichbarkeit von Zielen, Erfolgserlebnisse beim Umgang mit diesen Thematiken und die Generalisierung einzelner Tätigkeiten zu *„sachbereichsbezogenen Schicksalen"* wichtig. Aus empirischen Untersuchungen geht allerdings hervor, daß *schulbezogene Interessen* im Laufe der Schulzeit kontinuierlich abnehmen (Todt, 1985).

Von den intrinsischen Bestandteilen der Lernmotivation gelten Höhe und Qualität des Leistungsmotivs sowie die sachspezifischen Anreize (= Interessen) als überdauernde Persönlichkeitszüge. Erreichbarkeitsgrad, Anreizwert und Neuigkeitsgehalt können hingegen situativ vom Lehrer beeinflußt werden.

(2) Als extrinsische Anregungsbedingungen der Lernmotivation werden diverse soziale Bedürfnisse angesehen (vgl. z.B. das sog. Anschluß-Gitter zur Erfassung des Anschlußmotivs von Sokolowski [1992]). Auch auf diese dispositionellen Gegebenheiten kann ein Lehrer bzw. eine Lehrerin teilweise zurückgreifen. Hierbei wird der Lernprozeß aber von sachfremden (eben extrinsischen) Motiven angeregt. Fallen auch diese Bedingungen fort, so ist keine Weiterarbeit an den

Lernthemen gegeben. Man kann folgende extrinsische Anteile der Lernmotivierung unterscheiden:
- *Bedürfnis nach Identifikation mit dem Erwachsenenvorbild (bId)*: Bei einem charismatischen Führer (Lehrer) will man so sein wie er, um die Beziehung selbst nicht auf's Spiel zu setzen (vgl. auch die Machtquellen des Lehrers nach French & Raven, 1959). Nach Heckhausen kann sich dieses entweder auf Kompetenz- oder Machtaspekte des erwachsenen Vorbildes richten (Kompetenz wird allerdings von French und Raven (a.a.O.) als eine Quelle sozialer Macht gesehen).
- *Bedürfnis, Zustimmung zu erhalten (bZust)*: Der Mensch sucht nach Verstärkungen, d.h. die Hoffnung, mit einem bestimmten Verhalten positive Rückmeldungen zu erhalten, kann motivieren (vgl. hierzu auch die sozial-kognitive Lerntheorie von Bandura, 1976).
- *Bedürfnis nach Abhängigkeit vom Erwachsenenvorbild (bAbh)*.
- *Bedürfnis nach Geltung und Anerkennung (bGelt)*: Dies bezieht sich sowohl auf Lehrer, andere Erwachsene wie auch auf Mitschüler und Peers.
- *Bedürfnis nach Strafvermeidung (bStrafv)*: Auch hier ist wieder eine Parallele zur Bestrafungsmacht des Lehrers als Machtquelle zu ziehen (French & Raven, 1959).

9.2.3 Neugiermotivation

„Neugier" scheint in der deutschen Psychologie nicht viel mehr als ein Pleonasmus zu sein, etwa wenn sich bei Dorsch, Häcker und Stapf (1994, S. 511) die Umschreibung findet, „Neugier ..., die aus dem Neugierverhalten (Orientierungsverhalten) abgeleitete Tendenz, subjektiv Neues zu erleben, zu untersuchen, zu erkunden". Neugier kann ebenfalls als Motiv im Sinne einer Persönlichkeitsdisposition angesehen werden („Trait"-Neugier). Damit dieses Motiv wirksam wird, müssen situationale Merkmale hinzukommen, welche dieses Motiv aktivieren („State"-Neugier). Während diese situationalen Bedingungen in der Heckhausenschen Lernmotivationsformel (vgl. Kap. 9.2.2) nur unter dem Terminus N (= Neuigkeitsgehalt einer Situation) Erwähnung finden, sind in der Forschungstradition weitere situative Bedingungen herausgearbeitet worden.

So findet Berlyne (1974) in einer Vielzahl (tier-)experimenteller Studien eine Reihe äußerer und objektivierbarer Gegebenheiten, welche die Aufmerksamkeit und das Suchverhalten auf ganz bestimmte Punkte einer Situation richten; es sind dies sog. *kollative Variablen (bzw. Variablen des Vergleichs)*, also solche, die durch ein In-Beziehung-Setzen zustande kommen.

Die entsprechenden *situativen Bedingungen* sind:
1. *Neuartigkeit* (Vergleich eines Reizes mit früher erfahrenen),
2. *Komplexität* (Vergleich eines Elementes eines Musters mit anderen, begleitenden Elementen),

Die *Bedingungen im Individuum*, die zu Aktivation und Erregung führen, sind:
3. *Ungewißheit* (Vergleich zwischen Reizen und Erwartungen bzw. zwischen gleichzeitg aktivierten Erwartungen) sowie
4. *Konflikt* (Vergleich von gleichzeitig aktivierten Reaktionstendenzen).

Lernen kann eine Folge von Neugier und dadurch ausgelöstes Suchverhalten sein. Denken und problemlösendes Lernen sind Tätigkeiten, die einerseits Konflikte aufsuchen oder schaffen, um sie in der Folge aufzulösen. Nach Wentworth und Witryol (1990) soll eine hierarchische Beziehung zwischen den ersten dieser drei kollativen Variablen bestehen, wobei Unsicherheit den höchsten Platz einnimmt, gefolgt von Neuigkeit, an letzter Stelle rangiert Komplexität. Grundlage für diese Reihung sind verschiedene experimentelle Studien, durch die belegt wurde, daß das Ausmaß an Anstrengung in bezug auf Informationsverarbeitung bei der Stimulusqualität Neuheit am höchsten ist.

Die Systematisierung des Phänomens Neugier durch Berlyne (1974; vgl. Abb. 9.3) geht von der Unterscheidung in

(a) *perzeptuelle* und (b) *epistemische* Neugier aus.

(ad a) Die perzeptive Neugier werde durch neuartige Stimuli ausgelöst und durch die wiederholte Aussetzung gegenüber diesen Stimuli wieder reduziert (Habituation); perzeptive Exploration finde aufgrund angeborener Reflexe, klassischer und instrumenteller Konditionierung statt.

(ad b) Die epistemische Neugier sei hingegen ein spezifisch menschliches Phänomen, das darin besteht, einen Drang nach Wissen zu verspüren; es sei ausschließlich auf instrumentelle Konditionierung zurückzuführen (Keller, 1977, S. 602).

Beide Neugierarten können in zwei Formen auftreten, (a) als *spezifische* Neugier und (b) als *diversive* Neugier.

(ad a) Mit spezifischer Neugier ist die Suche nach einer bestimmten Information gemeint (ein Beispiel für epistemisch-spezifische Neugier ist der Wissenschaftler, der ein Problem lösen will; ein Beispiel für perzeptiv-spezifische Neugier könnte die Anstrengung eines Affen sein, ein Puzzle zu lösen).

(ad b) Diversive Neugier meint die allgemeine Suche nach Neuem, die in Situationen der Langeweile auftritt (ein Beispiel epistemisch-diversiver Neugier wäre der Teenager, der aus der Suche nach Neuem durch die Fernsehkanäle zappt; ein Beispiel für perzeptiv-diversive Neugier ist eine Ratte, die ein neues Labyrinth erschnüffelt).

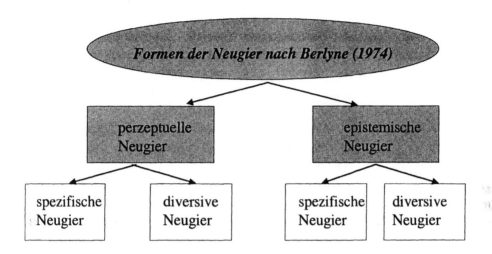

Abbildung 9.3: Klassifikation von Neugier nach Berlyne (1974)

Es muß allerdings offen bleiben, ob die Neugier, die sich in der Präferenz verschiedener Beleuchtungsintensitäten äußert, mit der Neugier gegenüber wissenschaftlichen Problemen vergleichbar ist.

Spezifische bzw. diversive Neugier lassen sich nach Hutt (1970) auch aufgrund deutlich unterschiedlicher begleitender *Verhaltensmanifestationen* unterscheiden: Spezifische Exploration ist charakterisiert durch eine Orientierung an den stimulierenden Eigenschaften der jeweiligen Umwelt, durch eine stereotypisierte Folge von die Umwelt erforschenden Handlungen und durch Zeichen von Aufmerksamkeit (z.B. Koordination visueller und taktiler Rezeptoren, gespannter Gesichtsausdruck).

Diversive Exploration ist durch Spiel- und Suchverhalten bestimmt, d.h. durch erregungsproduzierende Aktivitäten in einer sonst wenig anregenden Umwelt. Auch scheint es eine bestimmte *Sequenz* von spezifischer und diversiver Exploration zu geben (Nunnally & Lemond, 1973): Wenn Kinder einem neuen Gegenstand ausgesetzt werden, so kommt es zuerst zu einer Orientierungsreaktion, dann zu visueller Erforschung und schließlich zu physischer Manipulation des Gegenstandes. Wenn der Gegenstand aber bekannter wird, so tritt diversive Exploration im Sinne von Spiel und der Suche nach weiteren stimulierenden Objekten auf.

9.2.4 Diagnostische Verfahren zur Erfassung lernrelevanter Motivationsaspekte

Für die Diagnostik der Leistungs- und Lernmotivation können verschiedene Inhaltsbereiche in der Person des Lernenden als wesentlich angesehen werden. Als den Lernprozeß intrinsisch anregende Dispositionen können genannt werden:
- Zum einen das Leistungsmotiv selbst; dieses wäre jedoch in bereichsspezifischer Weise zu erfassen, wobei seine Höhe und seine Qualität (HE oder FM-Orientierung) festgestellt werden müßten (vgl. Kap. 9.2.4.1).
- Hinzu kämen Attribuierungsgewohnheiten der Pbn (vgl. Kap. 9.2.3.2), i.S. der Zuschreibung von Erfolgen und Mißerfolgen auf verschiedene Bedingungen nach dem Weiner-Schema (1976).
- Als Indikatoren der sachbereichsspezifischen Anreize können die beim Lernenden vorhandenen Interessen verwendet werden (vgl. Kap. 9.2.4.4).

Die situativen Gegebenheiten (Schwierigkeitsgrad, Neuigkeitsgehalt) können hingegen nicht generell erfaßt werden.

Die einen Lernprozeß extrinsisch anregenden Motivdispositionen (Sozialmotive i.S. von *bId, bZust, bAbh, bGelt, bStrafv*) müßten ebenfalls gesondert diagnostiziert werden.

Obwohl die diagnostische Aufgabenstellung also leicht zu formulieren ist, hinkt die Entwicklung entsprechender brauchbarer, konstruktvalider Erfassungsverfahren dem Stand der Theorienbildung weit hinterher. So sind eine Unzahl von Skalen entwickelt worden, mit denen ohne Bezug auf die Theorie der Leistungs- und Lernmotivation zu nehmen, unterschiedliche Aspekte der Lernbereitschaft erfaßt werden können (vgl. Kap. 9.2.4.3); diese Skalen können sich auf Lernfreude, auf das Leistungsselbstkonzept, auf Reaktionstendenzen gegenüber Erfolg oder Mißerfolg u.a.m. beziehen. Für ihre Entwicklung ist eine pragmatische Orientierung typisch, d.h. man geht von einem Alltagskonzept aus, formuliert hierzu einen Itempool und versucht, mit dem Instrumentarium der Testanalyse (zumeist auf Basis der klassischen Testtheorie und unter Einsatz der Faktorenanalyse, um ökonomische Verfahren zu erhalten) reliable Skalen zu konstruieren. Die Verfahren begründen zumeist keine längere Untersuchungstradition und werden außerhalb des Entwicklungskontextes kaum ein weiteres Mal untersucht.

9.2.4.1 Leistungsmotivation

Für die ersten Untersuchungen über die Dynamik der Leistungsmotivation wurde von Heckhausen (1963) ein sog. Leistungsmotivations-TAT entwickelt, d.h. es wurde ein Bildersatz mit Leistungssituationen zusammengestellt (drei Erfolgs- und drei Mißerfolgssituationen), zu denen ein Proband nach der allgemeinen Methodik der thematischen Apperzeptionstests eine möglichst spannende Geschichte zu entwickeln hatte. Diese Geschichten wurden dann inhaltsanalytisch nach einem Kategoriensystem zur Erfassung von *Hoffnung auf Erfolg* bzw. *Furcht vor Mißerfolg* ausgewertet (vgl. Tab. 9.9). Dieses Verfahren ist wegen seiner aufwendigen Durchführung und wegen vorhandener Probleme hinsichtlich der Erfüllung der Gütekriterien nur im Forschungsbereich eingesetzt worden (Schwächen bestehen besonders hinsichtlich der Reliabilität: interne Konsistenz über die Bilder hinweg war nicht gegeben, die Wiederholungsreliabilität betrug nur .41 [HE] bzw. .59 [FM]).

Weitere Verfahren zur Erfassung des Leistungsmotivs sind in Tabelle 9.10 enthalten.

Dem situationalen Bezug des Leistungsmotivs (Für welche Bereiche sind Gütemaßstäbe entwickelt worden?) wird von Schmalt (1976) bei dem von ihm entwickelten *LM-Gitter* Aufmerksamkeit gewidmet. Bei diesem semiprojektiven Verfahren werden zu 18 Bildern jeweils 18 Aussagen angeboten, die der Proband nach Zutreffen/Nicht-Zutreffen bewerten soll. Die Antworten werden bei der Auswertung den Bereichen Hoffnung auf Erfolg, Furcht vor Mißerfolg 1 sowie Furcht vor Mißerfolg 2 zugeordnet. Bereits diese Konzeption zeigt, daß Konstruktvalidität nicht gewährleistet ist. FM 1 ist eher als negatives Begabungsselbstbild und HE als positives zu interpretieren. Die Auswertung ist zudem wenig konsequent, denn es werden gerade nicht die situationsspezifischen Anregungsgehalte ausgewertet, sondern globale Tendenzen über alle 18 Situationen hinweg gemittelt.

Hingegen ist die von Fisch (1974) konzipierte *Leistungsmotivationsmatrix* eng an das Leistungsmotivkonstrukt angelehnt. Hinsichtlich verschiedener Situationen werden Erfolgszuversicht und Mißerfolgsbefürchtungen erfaßt. Leider ist die Entwicklung des Verfahrens noch nicht so weit gediehen, daß es in der Praxis eingesetzt werden könnte.

Tabelle 9.9: Auswertungskategorien für HE und FM (Heckhausen, 1963)[3]

Inhaltsanalytische Leistungsmotivationskategorien für den TAT

(1) Hoffnung auf Erfolg
1. Bedürfnis nach Leistung und Erfolg (B). Beispiel: Jemand setzt sich selbst ein positiv formuliertes Leistungsziel oder fühlt sich dazu angetrieben, z.B. „Er will einen neuen Apparat konstruieren."
2. Instrumentelle Tätigkeit zur Zielerreichung (I). Z.B. „Er denkt konzentriert über die Aufgabe nach."
3. Erfolgserwartung (E). Z.B. „Er ist sicher, daß seine Arbeit ein Erfolg wird."
4. Lob infolge guter Leistung (L). Z.B. „Der Meister anerkennt die mustergültige Herstellung des Werkstückes."
5. Positiver Gefühlszustand, der sich auf Arbeit, Leistung und erfolgreiche Zielerreichung bezieht (G+). Z.B. „Die Hausaufgabe macht ihm viel Spaß."
6. Erfolgsthema (Th) als Gewichtungskategorie, wenn die Geschichte einen überwiegend erfolgsorientierten Gehalt besitzt.

(2) Furcht vor Mißerfolg
1. Bedürfnis nach Mißerfolgsmeidung (Bm), z.B. durch Setzung von negativ formulierten Leistungszielen, durch den Wunsch, daß etwas geschähe, was einen Mißerfolg abwenden könnte, durch Bereuen eines Verhaltens, das zu Mißerfolg geführt hat, oder durch Furcht vor den Konsequenzen eines Mißerfolgs (z.B. „Er hofft, daß der Meister von dem Fehler nichts merkt.")
2. Instrumentelle Tätigkeit, um den Mißerfolg zu vermeiden bzw. seinen Konsequenzen aus dem Weg zu gehen (Im). Z.B. „Der Schüler versteckt sich, um nicht aufgerufen zu werden."
3. Mißerfolgsgewißheit oder Erfolgsungewißheit (Em). Z.B. „Wenn es diesmal nicht gelingt, bin ich blamiert."
4. Kritik und Tadel infolge Leistungsungenügens (T). Z.B. „Wenn Du die Lehrabschlußprüfung bestehen willst, mußt Du Dich stärker anstrengen."
5. Negative Gefühle, die sich auf Arbeit und Leistung beziehen (G-). Z.B. „Daß mir auch dieser Fehler passieren mußte."
6. Mißerfolgsthema (Thm) als Gewichtungskategorie, sofern die Geschichte einen überwiegend mißerfolgsorientierten Inhalt besitzt.

---

[3] Die Fragen, die nach der Vorgabe jedes Bildes gestellt wurden, waren folgende:
    Was spielt sich hier ab - wer sind die Personen?
    Wie ist es zu dieser Situation gekommen - was hat sich vorher zugetragen?
    Was denken die einzelnen Personen auf dem Bild - was wollen sie?
    Wie wird es weitergehen - wie geht alles aus?

Tabelle 9.10: Überblick über Verfahren zur Erfassung von Leistungsmotivation

Abkürzung/ Autor(en) Erscheinungsjahr	Testname	Alter/ Jahrgangsstufe	Skalenbezeichnungen
AMS (Göttert & Kuhl, 1980)	Achievement Motives Scales	Jug.	(1) Erfolgsmotiv (2) Mißerfolgsmotiv
AVT (Rollett & Bartram, 1981)	Anstrengungs-vermeidungs test	10 - 15	(1) Anstrengungsvermeidung (2) Pflichteifer
Bild-AVT (Rollett, 1994)	Anstrengungs-vermeidungstest	6 - 10	(1) Anstrengungsvermeidung (2) Pflichteifer
KEMB (Plaum, 1986)	Konstanzer Erfolgs-Miß-erfolgs-Batterie	ab 16	(1) Sortiertest (2) Aktivitätsschätzungen (3) Gewichtsschätzungen (4) Tremomat
LM-Gitter (Schmalt, 1976)	Leistungs-motivations-Gitter	3. - 5. Kl.	(1) HE - Konzept guter eigener Fähigkeit (2) FM 1: Konzept mangelnder eigener Fähigkeit (3) FM 2: Furcht vor Mißerfolg
LMM (Prestel, 1988)	Leistungs-motivations-Matrix	ab 16 Lehrl./ Stud.	(1) Hoffnung auf Erfolg (2) Furcht vor Mißerfolg (3) Positive Valenz (4) Negative Valenz
LM-TAT (Heckhausen, 1963)	Leistungs-motivations-TAT	ab 8. Kl.	(1) Hoffnung auf Erfolg (2) Furcht vor Mißerfolg
LMM (Fisch, 1974)	Leistungs-motivations-gitter	ab 17	(1) Extensität des Leistungs-motivs (2) Erfolgszuversicht / Mißerfolgsfurcht (Intensität)

SSMF (Allmer, 1973)	Sportspezifischer Motivationsfragebogen	Stud.	(1) beharrliche Anstrengung (2) Anspruchsniveau (3) extrinsische Mißerfolgsorientierung (4) intrinsische Erfolgsorientierung
VA (Scheller, 1986)	Verfahren zur Erfassung des Anspruchsniveaus	ab 10	Manipulationsverfahren: Zeichnen von Kreisen
VLB (Gesche, 1990)	Verfahren zur Diagnose des Leistungsbedürfnisses 11- bis 14jähriger Fußballsportler	11 - 14	(1) Hoffnung auf Erfolg (2) Furcht vor Mißerfolg (3) Nettohoffnung
WMT (Lerch & Rübensal, 1983)	Wetteifermotiv-Test	4. Kl.	Wetteifer

Ein eigenständiges und dem Leistungsmotiv entgegengesetztes Motiv versuchen Rollett und Bartram (1981) mit ihrem *Anstrengungsvermeidungstest* zu erfassen. Varianten des Verfahrens für spezifische Stichproben befinden sich in Entwicklung (Rollett, 1994). Dieser Fragebogen könnte aber aus Sicht des Leistungsmotivationskonzepts auch als Operationalisierung des Motivs der Furcht vor Mißerfolg interpretiert werden. In dem Verfahren sind eine Anstrengungsvermeidungs- sowie eine Pflichteifer-Skala enthalten sowie Hinweise auf ein Programm zur Verhaltensmodifikation.

Der *Wetteifermotiv-Test* von Lerch und Rübensal (1983) ist ein semiprojektives Verfahren (15 unstrukturierte Bildsituationen mit jeweils zwei vorgegebenen Antwortmöglichkeiten), wobei eine hohe Motivausprägung mit schlechten Schulleistungen korreliert war; auch dies könnte ein Hinweis sein, daß der *WMT* eher Mißerfolgsorientierung erfaßt.

9.2.4.2 Kausalattributionen

Die mit der Qualität des Leistungsmotivs verbundenen Attributionsmuster werden zumeist nach dem sog. *Weiner-Schema* diagnostiziert (Weiner, 1976). Bekanntlich bezieht sich dabei die erste Dimension auf die Unterscheidung zwischen internalen und externalen Erklärungsmustern, die zweite auf zeitstabile bzw. zeitvariable Bedingungen. Inhaltlich können die so entstandenen Zellen mit den Erklärungsfaktoren Begabung (internal/stabil), Anstrengung (internal/variabel), Aufgabenschwierigkeit (external/stabil) und Pech/Glück (external/variabel) umschrieben werden.

Tabelle 9.11: Überblick über Verfahren zur Erfassung von Attributionstendenzen in Leistungs- und anderen Situationen

Abkürzung/ Autor(en) Erscheinungsjahr	Testname	Alter/ Jahrgangsstufe	Skalenbezeichnungen
AEM 5-7 (Widdel, 1977a)	Attribuierungs-Fragebogen für Erfolg und Mißerfolg in der Schule	5. - 7. Kl.	(1) Begabung (Erf. / Mißerf.) (2) Aufgabenschwierigkeit (3) Anstrengung (4) Zufall
FKL 7 - 9 (Keßler, 1988)	Kausalattribuierung in Leistungssituationen	7. - 9. Kl.	(1) Begabung (Erf. / Mißerf.) (2) Aufgabenschwierigkeit (3) Anstrengung (4) Zufall
IAR/D (Meyer, 1969)	Intellectual Achievement Responsibility Questionnaire	9 - 11	(1) Selbstverantwortlichkeit für Erfolg (2) Selbstverantwortlichkeit für Mißerfolg (3) Gesamtwert erlebter Selbstverantwortlichkeit (4) Nettoselbstverantwortlichkeit
IE-SV-F (Dorrmann & Hinsch, 1981)	Internale vs. externale und stabile vs. variable Attributionen nach Erf./Mißerfolg	Jug./ Erw.	8 Subskalen durch Kombination von Erfolg vs. Mißerfolg, extern vs. intern und stabil vs. variabel

MBAF-K (Schneewind & Pausch, 1990)	Multidimensionaler Bereichsspezifischer Attributionsfragebogen	10 - 15	8 Ursachenbereiche für 3 Lebensbereiche (Schule, Freunde, Körper) + Kontrollüberzeugung + Attributionssicherheit
VKA (Ehrsam, 1984)	Verfahren zur Erfassung der Kausalattribuierung	7. Kl.	(1) Erfolg / intern (2) Erfolg / extern (3) Mißerfolg / intern (4) Mißerfolg / extern

Zum Beispiel werden in dem *Attribuierungsfragebogen für Erfolg und Mißerfolg in der Schule (AEM 5 - 7)* von Widdel (1977) je 14 Erfolgs- und Mißerfolgssituationen vorgegeben, die mittels eines fünfstufigen Ratingschemas nach den vier Ursachenfaktoren zu bewerten sind. In dem *Fragebogen zur Kausalattribuierung in Leistungssituationen (FKL 7 - 9)* von Keßler (1988) sind je 12 Erfolgs- bzw. Mißerfolgssituationen mit einem ebenfalls fünfstufigen Antwortschema zu bewerten. Beide Verfahren genügen den üblichen testtheoretischen Anforderungen mit gewissen Abstrichen hinsichtlich der Reliabilität.

9.2.4.3 Kontrollüberzeugungen

Wie bereits erwähnt, spielt für die affektiven Folgen von Erfolg und Mißerfolg die subjektive Interpretation der Ursachen hierfür eine wesentliche Rolle (vgl. Kap. 9.2.1). Aber nicht nur im Leistungsbereich sind Attribuierungsgewohnheiten von Bedeutung, auch für andere Lebensbereiche (z.B. Sozialbeziehungen, körperliche Fähigkeiten, Gesundheit) können solche subjektiven Ursache-Wirkungs-Zusammenhänge wichtig werden.

Rotter (1966) hat als eigenständiges und generalisiertes Persönlichkeitskonstrukt die Ausprägung von Kontrollüberzeugungen in internale vs. externale Überzeugungen vorgeschlagen, wobei die Operationalisierungen des Konstrukts unterschiedlich sind (eindimensional und bipolar vs. zweidimensional, generalisiert oder bereichsspezifisch). Kontrollüberzeugungen werden von Attribuierungsgewohnheiten in der Weise unterschieden, als Attribuierungen bereits eingetretenen Ereignissen nachfolgen, Kontrollüberzeugungen sich hingegen auf zukünftige Ereignisse beziehen (Schneewind & Pausch, 1990, S. 97). Die Grundmuster der Erklärung sind für beide Aspekte aber zumeist die gleichen (d.h. es wird eine Kombination von externalen vs. internalen Bedingungen, von zeitlich variablen vs. zeitlich stabilen Aspekten bei Vorliegen von Erfolg vs. Mißerfolg vorgenommen). Bisweilen wird auch noch auf die Generalität vs. Spezifität (Seligman, 1979) bzw. auf die Bereichsspezifität eines solchen Erklärungsmusters Bezug (Schneewind & Pausch, 1990) genommen.

Tabelle 9.12: Überblick über Verfahren zur Erfassung von Kontrollüberzeugungen

Abkürzung/ Autor(en) Erscheinungsjahr	Testname	Alter/ Jahrgangsstufe	Skalenbezeichnungen
DESK (Nentwig & Heinen, 1982)	Duisburger Externalitätsskalen für Kinder	8 - 16	Internalität vs. Externalität
FIEB-K (Schneewind, o.J.)	Internale vs. externale Bekräftigungsüberzeugungen	9 - 12	(1) internale KÜ (2) externale KÜ
FIEK-VK (Karmann & Seidenstücker, 1979)	Internale und externale Kontrollüberzeugungen bei Vorschulkindern	4 - 7	(1) internale vs. externale KÜ bei positiven Ereignissen (2) internale vs. externale KÜ bei negativen Ereignissen
FKK (Krampen, 1991)	Kompetenz- und Kontrollüberzeugungen	ab 14	(1) Selbstkonzept eigener Fähigkeiten (2) Internalität (3) soziale Externalität (4) fatalistische Externalität (5) Selbstwirksamkeit (6) Externalität

			(7) Internalität vs. Externalität
FKUE (Preiser, 1982)	Finale Kontrollüberzeugungen	ab 16	finale KÜ (Ergänzung zu IPC)
IPC (Krampen, 1981)	Fragebogen zu Kontrollüberzeugungen	ab 18	(1) Internalität (2) sozial bedingte Externalität (3) fatalistische Externalität
KLC (Mrazek, 1989)	Körperbezogener Locus of Control	Jug. / Erw.	(1) Gesundheit internal (2) Gesundheit external (3) Leistungsfähigkeit internal (4) Leistungsfähigkeit external (5) Aussehen internal (6) Aussehen external
KM-SJ (Flammer et. al., 1986)	Kontrollmeinungen bei schweizerischen Jugendlichen	14 - 20	Zu 9 Situationen werden 11 gleichlautende Fragen zu Kontrollmeinungen gestellt
ROT-IE (Piontkowski et al., 1981)	Interne-externe Kontrollskala nach Rotter	16 - 60	(1) interne KÜ (2) externe KÜ
SGKM (Pfrang & Schenk, 1983)	Skalen zur Messung Generalisierter Kontrollüberzeugungen	Erw.	(1) internale Kontrollmeinung (2) externale Kontrollmeinung

9.2.4.4 Lern- und Leistungsbereitschaft

Nur indirekt mit der Theorie der Leistungsmotivation steht der von Widdel (1977) vorgelegte *Fragebogen zum schulischen Leistungsmotiv für 5. - 7. Klassen (FSL 5 - 7)* in Zusammenhang. Dieses Verfahren knüpft nicht an die Leistungsmotivationstheorie i.e.S. an, sondern erfaßt mittels einer Skala Inhalte, die alltagspsychologisch dem Bereich der schulischen Lern- und Leistungsfreude zugeordnet werden können. In formaler Hinsicht erfüllt das Verfahren allerdings die an Objektivität, Reliabilität und empirische Validität zu stellenden Anforderungen, zu bemängeln bleibt seine Theorielosigkeit.

Der von Hermans (1976) entwickelte *Leistungsmotivationstest für Jugendliche (LMT-J)* steht trotz seiner Bezeichnung mit der Theorie der Leistungsmotivation nur in loser Beziehung. Mit diesem Verfahren sollen vier leistungsbezogene Tendenzen meßbar gemacht werden, u.zw. (1) Leistungs- und Erfolgsstreben, (2) positive Erfolgsbesorgtheit, (3) negative Erfolgsbesorgtheit sowie (4) soziale - Erwünschtheit. Eine entsprechende Revision des Verfahrens ist in Tab. 9.12 charakterisiert. Auch dieses Verfahren ist als Ad-hoc-Entwurf ohne entsprechende theoretische Fundierung zu kennzeichnen.

Eine Art Ominbus-Verfahren ist von Thiel et al. (1979) in Form des *Arbeitsverhaltensinventars (AVI)* vorgelegt worden. Hierbei werden 20 Lern- und Arbeitstechniken erfaßt (u.a. auch Fragen zu Anspruchsniveau, Erfolgsmotivation, Mißerfolgsmotivation, Selbstwertbild, Leistungsgefühle; vgl. Kap. 8.6). Die Ergebnisse sollen Grundlage von Interventionsmaßnahmen zur Verbesserung des Arbeitsverhaltens und zur interventionsbegleitenden Diagnostik sein.

Tabelle 9.13: Überblick über Verfahren zur Erfassung von Aspekten der Lern- und Leistungsbereitschaft

Abkürzung/ Autor(en) Erscheinungsjahr	Testname	Alter/ Jahrgangsstufe	Skalenbezeichnungen
BVE (Lehwald, 1981)	Bildverfahren Erkenntnisstreben	6. - 8. Kl.	Interesse am selbständigen Kenntniserwerb
DSFB-LM (Modick, 1977)	Dreiskaliger Fragebogen zum Leistungsmotiv	18 - 51	(1) zukunftsbezogene Leistungsmotivation (2) leistungshemmende Angst (3) leistungsförd. Spannung
E-N-LM (Wendeler, 1969)	Extraversion, neurot. Tendenz, Leistungsmot.	Jug., Erw.	(1) Extraversion (2) neurotische Tendenz (3) Leistungsmotivation
FES 4 - 6 (Wagner, 1977)	Einstellung zur Schule	4. - 6. Kl.	(1) Wahrnehmung nichterwünschter Verhaltensweisen

			des Lehrers (2) Wahrnehmung erwünschter Verhaltensweisen des L. (3) Anstrengungsbereitschaft zum schulischen Lernen (4) Einstellung zu Schule und zum Lernen (5) Verhältnis zu Klassenkameraden
FESU (Jünger, 1988)	Fragebogen zur Erfassung der Schulunlust	10 - 18 5. - 11. Kl.	(1) Schulunlust (2) Mißerfolgserklärung (3) Manifeste Angst (4) Depressionsskala (5) Aggressionsskala
FLM (Boucsein, 1973)	Fragebogen zur Leistungsmotivation	Stud.	(1) Langfristigkeit der Zielvornahme (2) ehrgeizige Leistungsträume (3) Betriebsamkeit (4) Selbstsicherheit in Leistungssituationen
FLS (Fertsch-Roever-Berger, 1983)	FB zum Leistungs- und Sozialverhalten	10 - 13 5. - 7. Kl.	(1) Ausweichen vor Leistung (2) dominant / kritikempfindl. (3) passiv-psychosom. Rückzug (4) Verweigerer
FSL 5 - 7 (Widdel, 1977b)	Fragebogen zum schulischen Leistungsmotiv	5. - 7. Kl.	(1) Leistungsstreben (2) Anspruchsniveau (3) Freude am Erfolg (4) Freude am Lernen
HAKEMP-Studium (Fröhlich et al., 1986)	Handlungskontrolle im Studium nach Kuhl	Stud.	(1) Handlungsorientierung im Denken (= HO-D) nach Erfolg (2) HO-D nach Mißerfolg (3) HO im Handeln (= HO-H) nach Erfolg (4) HO-H nach Mißerfolg (5) HO-D prospektiv (6) HO-H prospektiv

HOLO-FB (Kuhl, 1983)	Handlungs (HO)- bzw. Lageorientierung (LO)	Kind./ Erw.	(1) Planungsbezogene HO/LO (2) Tätigkeit vs. Zielzentrierung (3) HO/LO nach Mißerfolg (4) HO/LO nach Erfolg
ISK (Belschner, 1979)	Skalen zum Inventar der Selbstkommunikation bei Kindern in leistungsthematischen Situationen	10 - 12	(1) Selbstermutigung (2) Selbstberuhigung (3) Kompetenzbewußtsein (4) Aus-dem-Felde-Gehen (5) Antizipation negativer Handlungsresultate (6) Kompetenzmangel (7) positive emot. Befindlichk. (8) Somatisierung (9) positive Selbstbewertung (10) destruktive Selbstbewertung
KFS (Littig, 1979)	Kompetitive und kooperative motivationale Orientierungen	6. - 8. Kl.	*(A) Wettbewerbsorientierung* (1) individualistische mot. Or. (2) rivalisierende mot. Or. (3) feindliche mot. Or. (4) defensive mot. Or. *(B) Kooperationsbereitschaft* (5) kollektivistische mot. Or. (6) altruistische mot. Or.
LM-F (Braune, 1975)	Fragebogen zur Messung von Leistungsmotivation	Stud.	(1) Mißerfolgsvermeidung / Verzagtheit (2) Erfolgssuche / beharrliche Anstrengung (3) Erfolgszuversicht
LB (Fend & Prester, 1986)	Leistungsbereitschaft	13 - 16	Leistungsbereitschaft
LMT (Hermans et al., 1978)	Leistungsmotivationstest	15 - 20	(1) Leistungstreben (2) Ausdauer und Fleiß (3) Leistungsfördernde Prüfungsangst (4) Leistungshemmende Prüfungsangst

LMT-J (Hermans, 1976)	Leistungs-motivations-test für Jugendliche	12 - 16	(1) Leistungsstreben (2) positive Erfolgsbesorgtheit (3) negative Erfolgsbesorgth. (4) soziale Erwünschtheit
MOS-D (Balke & Stiensmeier-Pelster, 1992)	Motivational Orientation Scale (dt.)	Erw.	(1) Überlegenheit (2) Unterlegenheit (3) Verstehen (4) Harte Arbeit (5) Arbeitsvermeidung (6) leicht errungene Überleght. (7) Ichorientierung (8) Aufgabenorientierung
nAch / nAff (Bierhoff-Alfermann & Bierhoff, 1976)	Skalen zur Erfassung des Leistungs- und Gesellungsmotivs	ab 16	(1) Leistungsmotiv (2) Gesellungsmotiv
SB (Lottz, 1984)	Fragebogen zum Schulbereich	ab 10 Schüler	Itemsammlung mit 23 Statements ohne Skalenbildung
SME (Langfeldt & Lenske, 1980)	Schulbezogene Motivation und Einstellung	5. - 10. Kl. HS / RS / Gym	(1) Schulbezogenes Leistungsstreben (2) Erwartung von Leistungsversagen (3) Negatives schulisches Selbstkonzept (4) Negative Einstellung gegenüber der Schule
SMT (Sack & Golz, 1984)	Ski-Motivations-Test	11 - 19	(1) Angst vor dem Skilaufen (2) ästhetisches Skilaufen (3) rennsportliches Skilaufen (4) Naturerleben im Skilaufen (5) ästhetische Sportarten (Int.) (6) risikoreiche Sportarten (Int.)

Auch in sog. Persönlichkeitstests für Kinder und Jugendliche (d.h. Fragebogen zur Selbstbeschreibung) finden sich bisweilen leistungsthematisch relevante Dimensionen.
- So ist im *HAPEF-K* (Wagner & Baumgärtel, 1978) eine Skala „Reaktion auf Mißerfolg" enthalten und eine zweite zu dem Aspekt „emotional bedingte Leistungsstörungen". Das Verfahren ist für 9- bis 13jährige Schüler entwickelt.
- In dem *MPT-J* (Schmidt, 1981), einem Verfahren für 14- bis 18jährige Jugendliche, ist eine Skala für Leistungsmotiviertheit enthalten.
- In dem *PRF-D* (Stumpf et al., 1985) ist eine Skala über Leistungsmotiviertheit sowie über Ausdauer enthalten. Auch Sozialmotive werden hier zu erfassen versucht (Geselligkeit, Dominanz, Beachtung ...).

9.2.4.5 Interessendiagnostik

Da zumindest bei der Lernmotivation die sachbereichsspezifischen Anreize eine Bedeutung besitzen, kann man hier auch die sog. *Interessentests* einsetzen, um zu prüfen, in welchen inhaltlichen Bereichen besondere Herausforderungen erlebt werden.

Beispielhaft ist dabei der *Differentielle Interessen-Test (DIT)* von Todt (1972) zu nennen, bei dem 11 inhaltliche Interessensbereiche unterschieden werden (Sozialpflege und Erziehung, Politik und Wirtschaft, Verwaltung und Wirtschaft, Unterhaltung, Technik und Naturwissenschaften, Biologie, Mathematik, Musik, Kunst, Literatur und Sprache sowie Sport). Für alle diese Bereiche werden Items unter Verwendung der „Materialarten" Tätigkeiten, Berufe, Bücher und Zeitschriften verwendet.

Die Kritik an den älteren und heute nicht mehr zutreffenden Interessensbereichen hat Brickenkamp (1990) zur Entwicklung der sog. *Generellen Interessen-Skala (GIS)* bewogen. Dieses sehr ökonomisch angelegte Verfahren will 16 Interessensaspekte (Musik, Kunst, Architektur, Literatur, Politik, Handel, Erziehung, Medizin, Kommunikationstechnologie, Naturwissenschaft, Biologie, Natur/Landwirtschaft, Ernährung, Mode, Sport, Unterhaltung) erfassen, wobei für jeden Bereich rezeptive (z.B. Videofilme anschauen), reproduktive (sich über Filme unterhalten) und kreative Tätigkeiten (Videofilme gestalten) mit einer 6stufigen Ratingskala zu bewerten sind.

Tabelle 9.14: Überblick über Verfahren zur Erfassung von Interessen

Abkürzung/ Autor(en) Erscheinungsjahr	Testname	Alter/ Jahrgangsstufe	Skalenbezeichnungen
BIT (Irle, 1955)	Berufsinteressentest	ab 13	9 Interessensbereiche (s.u.)
BIT II (Irle & Allehoff, 1984)	Berufsinteressentest II	14 - 19 9. - 13. Kl.	(1) Technisches Handwerk (2) Gestaltendes Handwerk (3) Techn. u. nat.wiss. Berufe (4) Ernährungshandwerk (5) Land- u. forstwirtsch. B. (6) Kaufmännische B. (7) Verwaltende Berufe (8) Literarische u. geist.wiss.B. (9) Sozialpflege und Erziehung
DIT (Todt, 1972)	Differentieller Interessentest	15 - 20	11 Interessensbereiche
FES (Lehwald, 1981)	Fragebogen zum Erfassen des Erkenntnisstrebens	7. Kl.	(1) Bevorzugung selbständiger geistiger Arbeit (2) Streben nach Selbstvervollkommnung durch Fleiß (3) affektiv-emotionale Zuwendung zu Problemen (4) Neigung, Schwierigkeiten zu überwinden (5) Wunsch, Natur und Gesellschaft besser zu kennen (6) Interesse an Information (7) Interesse an flex. Denken
FIT (Stangl, 1991)	Freizeit-Interessen-Test	Erw.	(1) realistische Typen (2) intellektuelle Typen (3) künstlerische Typen (4) soziale Typen (5) unternehmerische Typen (6) konventionelle Typen

FSI (Winteler & Sierwald, 1987)	Fragebogen zum Studieninteresse	Stud.	(1) Studieninteresse (2) Selbsteinschätzung kognitiver Kompetenz
GBII (Stauffer & Trottmann-Gschwend, 1980)	Geist-Bilder-Interessen-Inventar	15 - 20	11 (männliche Form) bzw. 12 (weibliche Form) Interessensbereiche
GIS (Brickenkamp, 1990)	Generelle Interessen-Skala	13 - 18	16 Interessenbereiche
INT (Seidl & Tursky, 1982)	Interessentest	13 - 15	20 Interessenbereiche werden mit je 6 Items abgefragt
PUST (Eder & Bergmann, 1988)	Person-Umwelt-Struktur-Test	ab 8. Kl.	(1) realistische, handwerkliche Orientierung (2) intellektuelle Orientierung (3) künstlerische Orientierung (4) soziale Orientierung (5) unternehmerische Orient. (6) konventionelle Orient.
SIV/D (Müller-Fohrbrodt et al., 1975)	Survey of interpersonal values	ab 16	(1) Benevolence (2) Conformity (3) Independence (4) Leadership (5) Recognition (6) Support
SBIT (Seidl & Tursky, 1975)	Schul- und Berufsinteressentest	13 - 15	20 Interessenbereiche
TIBS 1 (Weible & Bethäuser, 1986)	Testverfahren für Interesse - Beruf - Schule	8. - 9. Kl. HS	(1) Beruf (2) Schule (3) Metalltechnik (4) Elektrotechnik (5) Wirtschaft (6) Hauswirtschaft (7) Landwirtschaft

TWV 4-9 (Andre, 1980)	Themenwahlverfahren	4. - 9. Kl.	12 Interessensrichtungen
WE-T (Roth, 1972)	Werteinstellungs-Test	ab 18	6 Werteinstellungen nach Eduard Spranger
WIS (Hiesl & Lück, 1974)	Kurzskala zur Messung wissenschaftlichen Interesses	ab 16	wissenschaftliches Interesse
WIR (Schneider, 1977)	Werte-Inventar von Rokeach	ab 15	18 terminale und 18 instrumentelle Werte

9.2.4.6 Neugierdiagnostik

Wie bereits erwähnt, kann man in bezug auf Neugier zwischen einem (a) *Eigenschafts*- und (b) einem *Zustandsbegriff* („Trait-" und eine „Stait"-Neugier) unterschieden (Voss & Meyer, 1981, S. 99). Damit ist gemeint, ob sich eine Person gerade in einem Zustand der Neugier befindet bzw. ob sie allgemein an Neuem interessiert ist, wie stark also ihr Neugier*motiv* ausgebildet ist („Ich bin durch die Dinge, die ich mache, völlig absorbiert" vs. „Ich bin durch die Dinge, die ich mache, im Moment absorbiert").

In ähnlicher Weise hat Zuckerman (1971) als Persönlichkeitsdimension das „Sensation-seeking"-Konzept entwickelt, das ebenfalls in die Beschreibung des Neugierverhaltens eingeordnet werden kann. Demnach gibt es individuelle Präferenzen hinsichtlich sensorischer, sozialer oder sensationssuchender Aktivitäten.[4] „Sensation-seeking" (eventuell auch die „Variations-Motivation" [Fischer & Wiedl, 1981] bzw. „Abwechslungspräferenz" [Wacker & Nohl, 1974]) kann im Sinne des Trait-Konzepts von diversiver Neugier aufgefaßt werden. Je nach Höhe des Bedürfnisses nach „sensation-seeking" werden unterschiedliche Erregungsniveaus als angenehm erlebt und bevorzugt. Zwischen der Ausprägung von „sensation-seeking" und Angst soll eine antagonistische Beziehung bestehen, ähnlich

---

[4] Die „sensation-seeking-scale" erfaßt fünf Unteraspekte: (a) Suche nach Aufregung, (b) Suche nach Abenteuer, (c) Erfahrungssuche, (d) Enthemmung, (e) Empfänglichkeit gegenüber Langeweile. Die ersten drei Aspekte werden mit diversiver Neugier i.S. von Berlyne (1974) gleichgesetzt, während die letzten beiden die negativen Aspekte diversiver Neugier erfassen sollen (Spielberger & Starr, 1994, S. 235).

wie zwischen der von Neugier und Angst. In der Praxis können Aussagen über Neugier über Selbstbeschreibungen, Peer-Ratings oder Lehrerratings erhoben werden.

> Fischer und Wiedl (1981, S. 112) haben die situationale Variationsmöglichkeit dieses Motivs in Betracht gezogen, indem sie in Anlehnung an die Situationstaxonomie von Sells (1963) fünf verschiedene Situationen oder Umweltbereiche unterschieden haben, die zur Itemgeneration verwendet wurden:
> (1) natürliche Aspekte der Umwelt,
> (2) durch den Menschen verursachte Aspekte der Umwelt,
> (3) Beschreibung von Aufgaben-Problemen, Situationen und Umständen,
> (4) externe Referenzcharakteristika des Individuums und
> (5) Verhalten des Individuums im Verhältnis zu anderen.
> Zudem wurde zwischen intern und extern orientierter Stimulation unterschieden. Die konvergente Validität dieses und ähnlicher Verfahren ist allerdings unbefriedigend, so werden insignifikante oder sehr geringe Korrelationen zwischen den Skalen des Variationsmotivationsfragebogen und der Abwechslungspräferenzskala (s.o.) bzw. der „sensation-seeking"-Skala berichtet (a.a.O., S. 122).

Die Versuche, Neugier durch *Selbstbeschreibungsstatements* zu erfassen (vgl. Tab. 9.15), sind nicht unproblematisch. Z.T. werden dabei eher (schulische, berufliche) Interessen abgefragt oder der Grad des Engagements für eine bestimmte Tätigkeit (z.B. „Ich fühle mich durch meine Tätigkeit völlig absorbiert" vs. „Ich bin an dem, was ich zu tun habe, nicht interessiert", vgl. Flow-Erlebnis). Es kommt auch zu einer Vermischung mit Aspekten der Leistungsmotivation („Wenn ich einen Satz lese, den ich nicht verstehe, so bemühe ich mich so lange, bis ich den Sinn herausbekommen habe", HE-Orientierung). Bisweilen wird auch explizit nach dem Ausmaß der intrinsischen Motivation als Indikator für spezifische bzw. diversive Neugier gefragt (Day, 1971).

Auch die Ergebnisse faktoranalytischer Strukturierungsversuche sind in gewisser Weise beliebig (z.B. die Unterscheidung in zwei Neugierfaktoren von Langevin [1971] in „breadth of interest" und „depth of interest", die dann bisweilen wieder als Operationalisierungen von diversiver vs. spezifischer Neugier interpretiert werden).

Tabelle 9.15: Überblick über Verfahren zur Erfassung von Neugierde - *Selbstbeschreibungsverfahren*

Abkürzung/ Autor(en) Erscheinungsjahr	Testname	Alter/ Jahrgangsstufe	Skalenbezeichnungen
ASTS/D (Niketta, 1987)	„Arousal Seeking Tendency"	Studenten	Reiz- und Erregungssuche
APS (Wacker & Nohl, 1974)	Abwechslungs-präferenzskala	Erw.	APS gesamt APS (i) internale Anregung APS (e) externale Anregung
FN (Füchsle, 1981)	Fragebogen zur Neugierorientierung	7jähr. Kinder	Geschichten mit Pro- und Anti-Neugierorientierung
MCI (Saup, 1992)	Melbourne Curiosity Inventory	junge Erw.	Neugier und Interesse Langeweile
VMF (Fischer & Wiedl, 1973)	Variationsmotivation	Studenten	VMS gesamt VMS (i) interne Stimulation VMS (e) externe Stimulation
STPI-D (Schwarzer & Spielberger, 1986)	State-Trait Persönlichkeitsinventar	Schüler Studenten Erw.	Angst, Neugier, Ärger i.S. eines Zustandes und einer Eigenschaft

Eine andere Methode besteht darin, *Peer-Ratings* oder *Lehrer-Ratings* zu erheben. Dabei können entweder Rangreihen unter den Peers/Schülern aufgestellt werden oder die zu Beurteilenden verschiedenen Szenarios, die unterschiedliche Ausprägungen von Neugier darstellen, zugeordnet werden. Ein gemeinsames Verständnis von „Neugier" wird dabei durch mitgelieferte Beschreibungen gesichert (vgl. Tab. 9.16).

Allerdings sind die Übereinstimmungen zwischen diesen verschiedenen Operationalisierungen von „Neugier" nur sehr mäßig. Der Schlußfolgerung, daß es sich bei Neugier um ein „mehrfacettiges Konstrukt" handele (Spielberger & Starr, 1994, S. 236), ist so einfach nicht zuzustimmen. Es scheint vielmehr Konfusität über die zu messenden Bereiche die Ursache für die geringen Korrelationen der Neugiermaße zu sein.

Tabelle 9.16: Lehrerratingskala für Grundschulkindern nach Maw und Maw (1968, S. 462; zit. n. Loewenstein, 1994, S. 78)

Konzeptorientierte Kriterien für die Beurteilung von Neugierde

Ein Kind zeigt Neugierde,

(a) wenn es positiv auf neue, ungewöhnliche, inkongruente oder geheimnisvolle Elemente in seiner Umgebung reagiert, indem es sich diesen Elementen zuwendet, um sie zu erforschen oder mit ihnen zu manipulieren,

(b) wenn es ein Bedürfnis oder den Wunsch äußert, mehr über sich oder seine Umwelt zu erfahren,

(c) wenn es seine Umgebung auf Möglichkeiten, neue Erfahrungen zu machen, durchmustert und

(d) wenn es beharrlich Gegenstände prüft und erforscht, um mehr von ihnen zu erfahren.

9.3 Selbstkonzept

9.3.1 Selbstbildkonzepte

Mit Selbstbild (synonym Selbstkonzept) wird die kognitiv-affektive Repräsentation einer Person von sich selbst bezeichnet. Man könnte auch sagen, daß es sich hierbei um die naive (i.S. von laienhaft) Theorie handelt, die eine Person über sich selbst entwickelt hat. Das Selbstbild kann als hierarchisch und mehrdimensional gegliedert angesehen werden (Shavelson et al., 1976). Neben dem Bild, wie man ist (Realselbst), kann das Bild, wie man sein möchte (Idealselbst), unterschieden werden. Die Diskrepanz zwischen beiden wird auch als Operationalisierung von Neurotizismus angesehen (Seitz, 1980; Lukesch, 1975) bzw. als Entwicklungs- und Veränderungsdruck wahrgenommen (vgl. hierzu das Selbstverwirklichungsstreben i.S. von Maslow, 1978).

Zum Realselbst werden auch sog. Selbstausdehnungen im Sinne des Propriums (Allport, 1958) hinzugerechnet; damit ist all das bezeichnet, was man sein Eigen nennt (Vater, Mutter, seine Sprache und Kultur ...).

Gerade wenn sich negative Aspekte des Selbstkonzepts verfestigen, kann dies zu einer nur schwer veränderbaren Situation führen, da eben diese Sichtweise der eigenen Person eine Veränderung verhindert (z.B. „ich bin ein leistungsschwacher Schüler"). Solche Sichtweisen können aber auch zum Schutz vor Anforderungen aufgebaut werden (z.B. „ich bin gesundheitlich nicht sehr belastbar"). Änderungsmöglichkeiten werden aber über die beiden Wege des „Skill-Development-Modells" und des „Self-Enhancement-Modells" gesehen (Lukesch, 1995).

9.3.2 Diagnostik des Selbstwertgefühls

Innerhalb des Selbstbildes sind sowohl bewertend-affektive wie auch eher kognitiv-beschreibende Aspekte zu unterscheiden (Neubauer, 1976). Es ist dabei von einem übergreifenden Selbstwertgefühl (self-esteem) auszugehen, das in seiner Negativvariante als Minderwertigkeitsgefühl erlebt werden kann.

Innerhalb des Selbstkonzeptes können wieder unterschiedliche Bereiche herausgearbeitet werden, die individuell unterschiedlich zentral oder unterschiedlich deutlich repräsentiert und bewertet sind, z.B. das *Körperselbst* (subjektive Vorstellungen über Körpermerkmale, Leistungsfähigkeiten und körperliche Attraktivität), das *Begabungsselbstbild* (kognitive Leistungsfähigkeit, individuelle Begabungen; unterteilbar nach verschiedensten inhaltlichen Bereichen, etwa nach schulischen Fächern), das *soziale Selbst* (soziale Stellung, Positionen und Rollen, soziale Fähigkeiten), das *materielle Selbst* (Kleidung, Besitz ...).

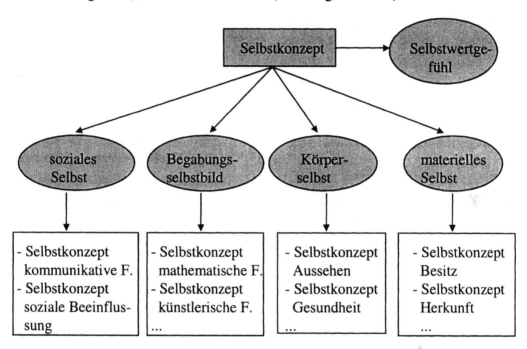

Abbildung 9.3: Strukturierungsmöglichkeiten des Selbstkonzepts

Die einzelnen Bereiche können mehr oder minder gut miteinander integriert sein. Zur Vermeidung kognitiver bzw. kognitiv-affektiver Inkonsistenzen ist davon auszugehen, daß in jeder Person allgemein eine Tendenz zur Selbstkonsistenz sowie zur Selbstwerterhöhung vorhanden ist. Dabei muß auch in Rechnung gestellt werden, daß das Selbst auch unerwünschte Aspekte mit umfassen kann, z.B. nicht akzeptierte Verhaltensweisen, unangenehm erlebte Situationen, negativ bewertete Persönlichkeitseigenschaften (Ogilvie, 1987). Auch mit diesen muß man sich auseinandersetzen oder diese - in welcher Form auch immer - bewältigen.

Im folgenden (vgl. Tab. 9.15) werden Verfahren genannt, die entweder nur den Aspekt des Selbstwertgefühls enthalten oder diesen im Rahmen weiterer nicht selbstkonzeptspezifischer Skalen thematisieren. In weiteren Verfahren zur Erfassung des Selbstkonzepts (vgl. Tab. 9.16) kann ebenfalls der Aspekt des Selbstwertgefühls enthalten sein.

Tabelle 9.15: Überblick über Verfahren zur Erfassung des Selbstwertgefühls

Abkürzung/ Autor(en) Erscheinungsjahr	Testname	Alter/ Jahrgangsstufe	Skalenbezeichnungen
ALS (Schauder, 1991)	Aussagenliste zum Selbstwertgefühl für Kinder und Jugendliche	8 - 15;11	(1) Selbstwert in bezug auf Schule (2) Selbstwert in bezug auf Familie (3) Selbstwert in bezug auf Freizeit
BFW (Grob et al., 1991)	Berner Fragebogen zum Wohlbefinden Jugendlicher	14 - 20	(1) positive Lebenseinstellung (2) Problembewußtheit (3) Körp. Beschw. u. Reaktionen *(4) Selbstwert* (5) depressive Stimmung (6) Lebensfreude
SESA (Sorembe & Westhoff, 1985)	Skala zur Erfassung der Selbstakzeptierung	ab 15	Selbstakzeptierung

9.3.3 Diagnostik des Selbstkonzepts

Die bislang entwickelten Verfahren decken eine sehr unterschiedliche Bandbreite von Selbstkonzeptaspekten ab, dies kann (a) einen ganz spezifischen Aspekt betreffen (z.B. wird im *rsSK* nur das auf Rechtschreibleistungen bezogene Selbstkonzept erfaßt oder im *SKM* auf das Konzept eigener Fähigkeiten in Mathematik eingegangen) oder (b) eine Vielfalt von Selbstaspekten (vgl. z.B. das *ISS*). Auch in diesem Bereich ist es so, daß ausgearbeitete und publizierte Verfahren eher selten sind (z.B. *FSKN* oder *FSK 4 - 6*); hingegen sind für den Forschungsbereich eine Vielzahl von Instrumenten entwickelt worden, die durchaus im schulischen Bereich einsatzfähig wären (z.B. *ISS* oder *FSK-K*).

Zusätzlich kann man davon ausgehen, daß auch sog. Persönlichkeitstests nichts anderes als Selbstkonzeptaspekte erfassen, denn auch hier wird nur eine standardisierte Selbstsicht erfaßt. In manchen Verfahren, z.B. im *PFK 9-14* von Seitz und Rausche (1992) oder im *Narzissmusinventar* von Deneke und Hilgenstock (1989), wird denn auch explizit auf den Bereich des Selbstkonzepts hingewiesen.

Tabelle 9.16: Überblick über Verfahren zur Erfassung von Aspekten des Selbstkonzepts

Abkürzung/ Autor(en) Erscheinungsjahr	Testname	Alter/ Jahrgangsstufe	Skalenbezeichnungen
FDI (Moser et al., 1989)	Dimensionen der Integration von Schülern	4. - 6. Kl.	(1) Beziehung zu Mitschülern (2) Subjektives Befinden (3) Begabungskonzept
FSK-K (Wünsche & Schneewind, 1989)	Selbst- und Kompetenzeinschätzungen bei Kindern	10 - 15	(1) schulische Kompetenz (2) soziale Akzeptanz (3) sportliche Kompetenz (4) Attraktivität (5) Selbstsicherheit im Verhalten (6) Selbstwert
FSK 4-6 (Wagner, 1977)	Selbstkonzept für 4. - 6. Klassen	4. - 6. Kl.	(1) Selbstwertgefühl (2) Kontaktbedürfnis (3) Betragen gegenüber anderen (4) Einsch. eig. Fähigkeiten (5) Einschätzung des Äußeren (6) Beliebtheit und Einfluß

FSK-LS (Dönhoff-Kracht, 1980)	Selbstkonzept jugendlicher Sonderschüler	7. Kl.	(1) projektives Fremdbild (2) soziales Selbst (3) Idealselbst (4) allg. Selbsteinschätzung (5) Leistungsselbst (6) Zukunftsperspektive
FSKN (Deusinger, 1986)	Frankfurter Selbstkonzeptskalen	13 - 95	10 Selbstkonzeptaspekte (aus dem Leistungs-, Selbstwert-, Stimmungs- und dem psychosozialen Bereich)
FSW-VK (Graudenz, 1976)	Selbstwahrnehmung 5- 6jähriger	Vorsch.	(1) Selbstwertgefühl (2) Selbstvertrauen (3) Selbständigkeit (4) emotionale Verunsicherung
FWS (Mielke, 1990)	Wirksamkeit der Selbstdarstellung	Stud.	(1) emotionale Zuwendung (2) intellektuelle Anerkennung (3) materielle Ziele
ISS (Fend et al., 1984)	Inventar zu Selbstkonzept und Selbstvertrauen	11 - 16	(1) SK eigener Begabung (2) SK des eigenen Aussehens (3) Selbstkenntnis (4) Selbstaufmerksamkeit (5) Kompetenzbew. d. Zukunftsbewältigung. (6) KB d. sozialen Durchsetzungsfähigkeit (7) KB hinsichtlich Schulerfolg (8) SK der sozialen Integration (9) Emotionskontrolle (10) Selbstakzeptierung
OSBF (Steinhausen, 1989)	Offer-Selbstbild-Fragebogen	13 - 19	(1) psychologisches Selbst (2) soziales Selbst (3) sexuelles Selbst (4) familiäres Selbst (5) adaptiertes Selbst

rsSK (Faber, 1993)	Rechtschreib-bezogenes Selbstkonzept	9;11 4. Kl.	(1) erlebte Hilflosigkeit und Inkompetenz (2) negative affektive Bewertungsreaktion (3) erlebte Prüfungszuversicht u. Kompetenz
SKB-LA-K (Stiensmeier, 1986)	Selbstkonzept der Begabung in leistungs- und anschlußthematischen Situationen	BS, Stud.	(1) anschlußthematisches Begabungskonzept (2) leistungsthematisches Begabungskonzept
SKF (Durchholz, 1976)	Selbstkonzept Fragebogen	12 - 14	(1) Inkongruenz von Ideal- und Realselbst (2) Übereinstimmung von Ideal- und Realselbst
SKF (Erdmann, 1987)	Selbstkonzept-fragebogen	Jug. / Erw.	(1) allgemeines Selbst (2) soziales Selbst (3) familiäres Selbst
SKFD-HS (Krampen, o.J.)	Fragebogen zur Erfassung des Selbstkonzepts eigener Fähigkeiten	10 - 15	(1) SK eigener Fähigkeiten im Fach Deutsch (2) SK eigener kommunikativer Fähigkeiten
SK-G (Orlik, 1979)	Selbstkonzept-Gitter		Vergleich von Selbst- und Fremdeinschätzungen und Bildung von Differenzmaßen
SKM (Jopt, 1978)	Selbstkonzept eigener Fähigkeiten in Mathematik	7. - 8. Kl.	SK mathematischer Fähigkeiten
SKSLF (Rost & Lamsfuss, 1992)	Selbstkonzept schulischer Leistungen und Fähigkeiten	ab 10	(1) SK eigener Fähigkeit (2) Unsicherheit in bezug auf persönl. Arb. (3) Leistungs- und Sozialmotivation (4) Verhältnis zu Mitschülern

SPPC-D (Asendorpf et al., 1993)	Self-Perception-Profile for Children	ab 9 ab 3. Kl.	(1) kognitive Kompetenz (2) Sportkompetenz (3) Peerakzeptanz (4) Aussehen (5) Selbstwertgefühl
SSCI (Ewert, 1979)	Sears Self-Concept Inventory Scale		(1) körperliche Tüchtigkeit, Sport (2) Aussehen (3) konvergentes Denken, Schulleistung (4) sozialer Bezug zu Jungen (5) soziale Tugenden und Effizienz (6) divergentes Denken (7) Arbeitsgewohnheiten (8) vorteilhafte Eigenschaften (9) Schulfächer (10) sozialer Bezug zu Mädchen

10. Schule, LehrerInnenpersönlichkeit und Schulklasse als Bedingungen für Lernprozesse

Es existiert (mit den aufgezeigten Einschränkungen) eine Unzahl an diagnostischen Verfahren, die sich an einzelne SchülerInnen richten. Diese Gegebenheit sollte nicht zu der Annahme führen zu glauben, daß für schulisches Lernen und das Sozialverhalten in der Schule allein die Persönlichkeitsstruktur der SchülerInnen verantwortlich sei. Bereits in dem Modell schulischen Lernens von Bloom (1976) wird auf die Bedeutung der Qualität der Instruktion für Lernergebnisse der SchülerInnen verwiesen; besonders bedeutsam sind solche methodisch-didaktischen Aspekte für lernschwächere oder weniger intelligente SchülerInnen, während leistungsstärkere SchülerInnen auch von einem qualitativ schlechten Unterrichtsangebot profitieren und diese Qualitätsmängel von Lehrern und Lehrerinnen kompensieren können.

Es ist aber nicht nur das methodisch-didaktische Vorgehen von LehrerInnen, das für Lernergebnisse der Schüler wesentlich ist. Es müssen vielmehr alle Bedingungen, welche die Organisation Schule ausmachen, als potentielle Determinanten des Lernprozesses angesehen werden.

Die im folgenden zu diskutierenden Erfassungsversuche leiden unter dem Mangel, daß eine Systematik wesentlicher Organisationsbedingungen nicht vorliegt. Es haben sich aber einzelne Forschungstraditionen herausgebildet (mit z.T. deutlichen Überlappungsbereichen und wenig trennscharfen Konstrukten), die auch zur Entwicklung konkreter Meßinstrumente geführt haben.

10.1 Schul- und Klassenklima

In der richtungsweisenden Studie von Rutter et al. (1980) wurde nachgewiesen, daß der jeweiligen Schule und den LehrerInnenkollegien eine zentrale Rolle für die Leistungsentwicklung und das Sozialverhalten von SchülerInnen zugeschrieben werden muß. Auch sei auf einige in die gleiche Richtung weisenden Ergebnisse der nordrhein-westfälischen Gesamtschulstudie aufmerksam gemacht (Haenisch, Lukesch, Klaghofer & Krüger-Haenisch, 1979): Hier wurde die hohe Bedeutung für die Schulleistung, die eine Zugehörigkeit zu einer spezifischen Schule nach sich zieht, herausgestellt. Bei Berücksichtigung von Schulmittelwerten konnte festgestellt werden, daß an den Schulen, an denen die affektive Befindlichkeit der SchülerInnen positiv war, auch die Leistungen der SchülerInnen eher besser waren; ein gutes affektives Klima war hingegen nie mit schlechten durchschnittlichen Schulleistungen verbunden. D.h. ein positives Schulklima ist eine notwendige Bedingung für eine leistungsmäßig gute Schule.

Mit der Bezeichnung Schulklima ist die beschreibende Wahrnehmung und gefühlsmäßige Bewertung schulischer Gegebenheiten (beginnend von materiellen Aspekten - wie Gebäuden, Ausstattungsfaktoren - bis hin zu personalen - z.B. Beziehung zwischen und zu Gruppen, wie LehrerInnen, Schulleitung, MitschülerInnen) gemeint. Die inhaltlichen Aspekte (vgl. Tab. 10.1) können hierbei sehr unterschiedlich erfaßt werden (z.B. Bewertung der Mitspracherechte der SchülerInnen, Anomiegefühl, Vorhandensein und Beachtung von schulspezifischen Normen, Identifikation mit LehrerInnen, Klasse, Schule - bis hin zur Entwicklung einer „corporate identity" einer Schule).

Wie bei jeder sozialpsychologischen Größe ist das Schulklima in den Urteilen und Bewertungen der Mitglieder einer Organisation (Schule) verankert. Die Atmosphäre einer Institution ergibt sich dabei aus dem Zusammenwirken all ihrer Mitglieder und existiert nicht ohne Bezug auf konkrete Menschen. Damit sind auch die diagnostischen Möglichkeiten bereits angedeutet: (1) Man kann zum einen individuelle Klimaurteile erheben, die als personbezogene Merkmale das einzelne Mitglied einer Organisation kennzeichnen und (2) man kann diese Urteile zusammenfassen (über alle Personen oder über bestimmte Gruppen) und kommt so zu aufsummierten und gleichsam objektivierten Attributen einer Organisation. Wie bei jeder statistischen Prozedur wären neben solchen Mittelungsversuchen auch Indikatoren für die Streuung der Meinungen zu berücksichtigen (ein Vorgehen, das seiner Komplexität halber auch in der Forschung nicht vertreten ist). Zudem sind viele weitere Möglichkeiten der Datenaggregierung denkbar, die in der Schulklimaforschung noch keine Anwendung gefunden haben (z.B. Korrelationen zwischen Bewertungen als Maß für Einheitlichkeit oder Differenziertheit des Urteilens über eine Institution, u.v.a.m.).

Von Oswald et al. (1989) wurde das Schulklima nach drei Inhaltsbereichen (Interaktionsstruktur, Rollenselbstverständnis und Befindlichkeiten) und nach den jeweiligen Interaktionspartnern (Lehrer, Eltern, Schulleitung, Schüler) strukturiert. Für jeden dieser Bereiche werden unterschiedlich viele inhaltliche Skalen gebildet. Fend (1977) hat seiner Studie über das Schulklima ein auf Schüler bezogenes Fragebogenverfahren zugrunde gelegt, mit dem drei Dimensionen schulischer Umwelten erfaßt werden sollten: (1) *Inhaltsaspekte* (Konformität vs. Selbstbestimmung), (2) *Interaktionsaspekte* (Autorität vs. Mitbestimmung) und (3) *soziale Beziehungen* (Anonymität vs. Engagement der LehrerInnen). Schul- und Klassenklima auf der einen Seite sowie Lehrerbeurteilung auf der anderen

Seite sind nicht immer strikt getrennt. Wie aus den vorliegenden Verfahren zu ersehen ist (vgl. Tab. 10.1), sind die Erfassungsmethoden z.T. so konzipiert, daß sie Aspekte aller drei Bereiche anzielen. Unterschiede zwischen Schul- und Klassenklima können aber sichtbar gemacht werden, indem einmal Klassendaten aggregiert werden, zum andern Schuldaten. Solche naheliegenden Vorgehensweisen sind aber zumeist auf den Forschungsbereich beschränkt.

Die meisten der angeführten Verfahren sind über eine Erstpublikation in einem Forschungskontext nicht hinausgediehen. Nur wenige sind als Test verlegt worden (z.B. *FES 4 - 6, LASSO 4 - 13, SFS 4 - 6*). Wer die informellen Verfahren einsetzen will, kann aber aufgrund der Literaturangaben die Itemlisten selbst erstellen und zumindest mittels der zumeist vorhandenen Mittelwert- und Streuungsangaben erhaltene Werte in ein soziales Bezugssystem einordnen.

Tabelle 10.1: Überblick über Verfahren zur Erfassung von Merkmalen des Schul- und Klassenklimas sowie von Lehrerinnen und Lehrern aus Sicht der Schüler

Abkürzung/ Autor(en) Erscheinungsjahr	Testname	Alter/ Jahrgangsstufe	Skalenbezeichnungen
EFS (Liepmann & Hoppe, 1975)	Einstellungsfb für Schüler	15 - 23	(1) schulische Testangst (2) schulische Lernmotivation (3) Lehrer-Schüler-Interaktion (4) allg. Einst. z. Schulbesuch
ESV (Overmeyer et al., 1994)	Schulverweigerung	Kind. / Jug. / Elt. / Lehr.	Schulverweigerung
FBPU/FBGU (Lehwald, 1985)	Perzipierter/gewünschter Unt.	7. Kl.	(1) perzipierter Unterricht (2) gewünschter Unterricht
FEUDP (Kramis, 1989)	FB zur Evaluation von Schule und Unterricht	≈ 23 Stud.	(1) Bedeutsamkeit (2) Effizienz (3) Lernklima

FDI 4 - 6 (Haeberlin et al., 1989)	Dimensionen der Integration von Schülern	4. - 6. Kl.	(1) soziale Integration (2) emotionale Integration (3) leistungsmotivationale Int.
FES 4 - 6 (Wagner, 1977)	Einstellung zur Schule für 4. bis 6. Klassen	4. - 6. Kl.	(1) Nicht erwünschte Verhaltensweisen des Lehrers (2) erwünschte Verhaltensweisen des Lehrers (3) Anstrengungsbereitschaft (4) Einstellung zur Schule und zum Lernen
FKRES (Seitz & Bräth, 1970)	Kritische Einstellungen gegenüber der Schule	12 - 18	(1) Kritik am pädagogischen Verhalten des Lehrers (2) Kritik an der Kooperation unter den Klassenkameraden (3) sensible Intoleranz für unpersönliche Behandlung
FK-S (Kühn, 1973)	FB zur Konformität	4. Kl.	Konformität in der Schule
FKW 4 - 8 (Littig & von Saldern, 1989)	FB: Kooperation und Wettbewerb	4. - 8. Kl.	*(A) kompetitive Orientierung* (1) individualistische O. (2) rivalisierende O. (3) feindliche O. (4) defensive O. *(B) kooperative Orientierung* (5) kollektivistische O. (6) altruistische O.
FUK (Dreesmann, 1979)	Fragebogen zum Unterrichtsklima		(1) Schwierigkeit (2) Verständlichkeit (3) Erfahrungsnähe (4) Individualisierungsmängel (5) Erfolgsaussicht v. Anstr. (6) Disziplin
GS-SMV (Rost & Wild, 1990)	Globalskala „Schulisches Mogeln und Vermeiden"	15 - 19	(1) Benutzen unerlaubter Hilfen (2) unrealistisches Hoffen und defensives Taktieren (3) Vermeiden von Prüfungssituationen

			(4) Einnahme von Genußmitteln und Medikamenten
LASSO 4 - 13 (von Saldern & Littig, 1987)	Landauer Skalen zum Sozialklima für 4. - 13. Klassen	10 - 17 4. - 13. Kl.	*(A) Lehrer-Schüler-Beziehungen* (1) Fürsorglichkeit des Lehrers (2) Aggression gegen den Lehrer (3) Zufriedenheit mit d. Lehrer (4) Autoritärer Führungsstil (5) Bevorzugung u. Benachteil. *(B) Schüler-Schüler-Beziehung* (6) Ausmaß der Cliquenbildung (7) Hilfsbereitschaft d. Mitsch. (8) Aggression gegen Mitsch. (9) Diskriminierung von Mitsch. (10) Zufriedenheit von Mitsch. (11) Konkurrenzverhalten *(C) Allg. Merkmale d. Unterr.* (12) Leistungsdruck (13) Zufriedenheit m. d. U. (14) Disziplin und Ordnung (15) didaktische Fähigk. d. L. (16) Resignation (17) reduzierte Unterrichtsteiln.
LFKK (Eder, 1996)	Linzer FB zum Klassenklima	9. - 11. Kl.	*(A) Schüler-Lehrer-Beziehung* (1) Päd. Engagement (2) Mitsprachemöglichkeit (3) Restriktivität (4) Gerechtigkeit (5) Bezugsnormorientierung *(B) Schüler-Schüler-Beziehung* (6) Kohäsion (7) Rivalität (8) Cliquenbildung (9) Lernbereitschaft (10) Störneigung *(C) Merkmale des Unterrichts* (11) Leistungsdruck (12) Unterrichtsdruck (13) Vermittlungsqualität (14) Schülerbeteiligung (15) Kontrolle der Schülerarbeit

LST (Kahl et al., 1977)	Lernsitua-tionstest	5. - 10. Kl.	(1) Kohäsion in der Klasse (2) Identifikation mit der Unterrichtsarbeit (3) Leistungsanforderungen im Unterricht (4) Betonung von Wettbewerb und Ordnung
NEHAS (Ehlers, 1981)	Einstellungen der Eltern gegenüber d. Schule	Elt.	(1) negative Erwartungen in bezug auf den Schulbesuch (2) skeptische Einstellung gegenüber der Schule
SESP (Knaak & Rauer, 1979)	Schuleinstellungsskala für Primarschüler	1. - 4. Kl.	(1) Schulzufriedenheit (2) Schulanpassung
SFS 4-6 (Petillon, 1984)	Sozialfragebogen für Schüler	4. - 6. Kl.	(1) Soziale Angst bei Schülern (2) Sozialinteresse bei Schülern (3) Kontaktbereitschaft bei Sch. (4) Sozialerf. m. Mitsch. (5) Sozialerf. Lehrer (Strenge) (6) Sozialerf. Lehrer (Wertsch.)
SKF (Oswald et al., 1989)	Schulklimafragebogen für Schüler, Lehrer u. Eltern		siehe Text
UKI (Bessoth, 1989)	Unterrichtsklima-Instrument		Fragebogen und computergestütztes Testen
UKS (Stuckle & Humpert, o.J.)	Unterrichtsklima aus der Sicht der Schüler	8. - 9. Kl.	*(A) Persönliche Beziehungen* (1) Mitarbeit (2) Kohäsion (3) Lehrerunterstützung *(B) Zielorientierung* (4) Aufgabenorientierung (5) Konkurrenz *(C) Systemerhaltung u. -veränd.* (6) Ordnung und Organisation (7) Regeln und Normen

10.2 Lehrerbezogene diagnostische Verfahren

10.2.1 Lehrerbeurteilung durch Experten

Von Tausch und Tausch (1991) wurden Prinzipien des Psychotherapeuten Rogers (1976) auf schulische Gegebenheiten übertragen und nutzbar gemacht. Lehrerinnen und Lehrer sollen dabei auf vier Dimensionen bewertet werden: (1) Achtung, Wärme, Rücksichtnahme, (2) einfühlendes Verstehen, (3) fördernde, nicht-dirigierende Tätigkeiten und (4) Echtheit. Die auf diesem Konzept basierenden Untersuchungen liefen meist so ab, daß Sprachproben aufgenommen wurden, diese wurden dann nach diesen vier (bisweilen auch zusätzlichen) Merkmalen von externen Ratern beurteilt (vgl. Abb. 10.1).

Mißachtung-Kälte-Härte	*Achtung-Wärme-Rücksichtnahme*
- den anderen geringachten, ihn teilnahmslos behandeln - ihn abwerten, ihn abweisen, ihn ablehnen, ihn mißbrauchen - mit ihm unfreundlich, herzlos umgehen, mit ihm unnachsichtig sein, ihn demütigen - ihn grob, verächtlich, lieblos behandeln - ihn entmutigen, ihn mißgünstig behandeln - ihm mißtrauen - ihn fallenlassen, ihn kaltstellen, ihm Angst einjagen, ihm drohen, ihn strafen, ihn verletzen - ihm gegenüber distanziert, verschlossen bleiben	- den anderen wertschätzen, an ihm anteilnehmen - ihm Geltung schenken, ihn anerkennen, ihn willkommen heißen, ihm zugeneigt sein - mit ihm freundlich, herzlich umgehen, mit ihm nachsichtig sein - ihn rücksichtsvoll, zärtlich, liebevoll behandeln - ihn ermutigen, ihn wohlwollend behandeln - ihm vertrauen - zu ihm halten, ihm beistehen, ihn beschützen, ihn umsorgen, ihm helfen, ihn trösten - sich ihm gegenüber öffnen, ihm nahe sein
Mißachtung-Kälte-Härte 1 2 3 4 5 Achtung-Wärme-Rücksichtnahme [*)]	

[*)] Stufe 1 und 5 = deutliche Ausprägung
Stufe 2 und 4 = schwächere Ausprägung
Stufe 3 = etwa gleich viel Mißachtung-Kälte-Härte wie Achtung-Wärme-Rücksichtnahme

Abbildung 10.1: Umschreibung von Extremausprägungen auf der Dimension Achtung-Wärme-Rücksichtnahme von Person zu Person (Tausch & Tausch, 1978)

Tabelle 10.2: Überblick über Verfahren zur Beobachtung oder Beurteilung von Merkmalen von Lehrerinnen und Lehrern aus Sicht von Experten oder Mentoren

Abkürzung/ Autor (en) Erscheinungsjahr	Testname	Skalenbezeichnungen
BAV (Masendorf, 1978)	Beurteilungsbogen zur Einstufung des Ausbilderverhaltens	(1) Personorientierung (2) pädagogische Aufgabenorientierung (3) lerntherapeutische Aufgabenorientierung
BML (Apperl & Brenn, 1979)	Beurteilungsmodell für Lehrübungen	(1) didaktisches Vorgehen (2) psychologische Gestaltung (3) pädagogische Führung (4) Lehr- und Ausdrucksverhalten
F-PL-LS (Wieczerkowski & Charlton, 1974)	FB zur Beurteilung der Praktikumsleistung von Lehrerstudenten durch Mentoren	(1) Unterrichtsorganisation (2) Abweichungen v. Frontalunterricht (3) Zuwendung (4) Rigidität
KABU (Urban, 1984)	Kriterienkatalog für die Analyse und Bewertung von Unterricht	*Bogen A* (1) Schüleraktivierung (2) Erfolgssicherung (3) Differenzierung (4) Sprachverhalten des Lehrers (5) emotionelle Zuwendung *Bogen B* (1) Lebens- und Wirklichkeitsnähe (2) Aktivierung / Selbsttätigkeit d. Sch. (3) Passung / Angemessenheit d. Unt. (4) Erfolgssicherung / besondere Lernhilfen (5) Förderung sozial erw. Verhaltensw. (6) Lehrerverhalten (didakt., emotion.) (7) Stoffbeherrschung

Weitere Verfahren sind an methodisch-didaktischen Gesichtspunkten orientiert (vgl. Tab. 10.2). So z.B. das Beurteilungsverfahren über Lehramtsstudierende von Urban (1984). Hierbei werden zwei Verfahrensvarianten vorgestellt. Variante 1 dient der Beurteilung einer Unterrichtsstunde und Variante 2 soll nach dem Ende eines Ausbildungsabschnittes eingesetzt werden. Eine Vielzahl weiterer Beobachtungsverfahren i.e.S., mit denen man Aufschluß über das Lehrerverhalten bzw. die Lehrer-Schüler-Interaktion erhalten kann, wurde bereits in Kap. 4 besprochen.

10.2.2 Lehrerwahrnehmung aus der Schülerperspektive

Das LehrerInnenverhalten kann auch aus der Perspektive der SchülerInnen erfaßt werden (vgl. Tab. 10.3). Hierzu wurden ebenfalls relativ viele Verfahren ad-hoc zusammengestellt. Kaum eines ist jedoch offiziell in einem Verlag publiziert (z.B. *DSL, LVS*).

Tabelle 10.3: Überblick über Verfahren zur Erfassung von Merkmalen von LehrerInnen sowie des Unterrichts aus Sicht der SchülerInnen bzw. Studierenden

Abkürzung/ Autor(en) Erscheinungsjahr	Testname	Alter/ Jahrgangsstufe	Skalenbezeichnungen
BLBB (Steltmann, 1986)	Bonner Lehrerbewertungsbogen	5. - 13. Kl.	(1) emotionale Dimension (2) sachlich system. Vorg. (3) stimulierendes Lehrer-Verh.
DSL (Masendorf et al., 1976)	Dortmunder Skala zum Lehrerverhalten	5. - 9. Kl.	Strenge vs. Unterstützung
FL (Richter, 1981)	FB zum Lehrerverhalten	8 - 16	(1) fachliche Kompetenz (2) psycholog.-päd. Kompetenz (3) Sozialkompetenz
FLV (Winteler &	Beurteilung von Lehrver-	Stud.	(1) Stoffauswahl und Gliederung (2) Wiederholungen

Schmolck, 1983)	anstaltungen		(3) Motivierende Qualitäten (4) Tempo (5) Voraussetzungsadäquatheit (6) Relevanz (7) Klima (8) Fachdiskussion (9) schriftliches Unterrichtsmat. (10) Tafeldarstellung
LVI (Lukesch et al., 1982)	Lehrerverhaltensinventar	6. - 9. Kl.	(1) Strukturiertheit (2) Schülerorientierung (3) Monitoring (4) Zeitnutzung
LVS (Müller-Wolf, 1977)	Lehrverhalten in Seminaren Lehrverhalten in Vorlesungen	Stud.	*(A) Hochschullehrerverhalten* (1) demokratisches Lehrverh. (2) verständliche Darstellung (3) ideologiekritische Haltung (4) studentenorient. Lehrverh. *(B) Gruppendyn. Klima* (1) Leistungsfähigkeit (2) Mitwirkung in der Grp. (3) lernintensives Seminarklima (4) sachbezogene Grp.arbeit *(C) Student. Erlebensweisen* (1) sozioemot. Unterstützung (2) kreativ-frei vs. verkrampft (3) Eigeninitiative
SUS (Heinrich, 1974)	Strenge- und Unterstützungsskala		(1) Strengeskala (2) Unterstützungsskala
URSL (Dutka, o.J.)	Unterrichtsrückkoppelungsskala	4. - 10. Kl.	(1) Wert- vs. Geringschätzung (2) Humor vs. schlechte Laune (3) Lob vs. Strafe (4) Ruhe vs. Hektik (5) schülerzentriert vs. restriktiv (6) Engagement vs. Desinteresse
VBVOR (Diehl, 1992)	Veranstaltungen vom Typ „Vorlesung"	Stud.	(1) Relevanz u. Nützlichkeit (2) Verhalten d. Dozenten (3) Angemessenheit (4) Methodik u. Aufbau

Bei den Verfahren zur Beschreibung von LehrerInnen wurde anfänglich von schulfernen Konzepten Gebrauch gemacht. So orientieren sich beispielsweise *DSL* und *SUS* an dem Marburger Konzept des elterlichen Erziehungsstils (Stapf et al., 1972). Bei anderen Verfahren wird hingegen versucht, methodisch-didaktische Aspekte zu berücksichtigen und somit Ergebnisse der Lehreffizienzforschung für die Unterrichtsgestaltung nutzbar zu machen (z.B. *FVL, LVI, VBVOR*).

Fragen der Evaluation der Lehrqualität betreffen jetzt auch den universitären Bereich. Der Nachweis der Lehreffizienz mit Hilfe studentischer Rückmeldungen ist heute eine Forderung in der Hochschulgesetzgebung. Damit hat man sich in parteienübergreifender Weise auf Positionen geeinigt, wie sie im Rahmen der studentischen 68er-Bewegung artikuliert wurden.

Manche der publizierten Lehrerverhaltensskalen (Heinrich, 1974: Strenge- und Unterstützungs-Skala; Masendorf, Tücke, Kretschmann & Bartram, 1976: Dortmunder Skala zum Lehrerverhalten) haben die vielfältigen, in den letzten Jahren erarbeiteten Forschungsergebnisse noch nicht berücksichtigen können. Sie standen aber auch von vornherein nicht unter dem Anspruch, Lehrerverhalten möglichst umfassend in Skalen abzubilden. Ausgangspunkt bei beiden Skalenkonstruktionen war die Intention, das Konzept der negativen Bekräftigung (im Gegensatz zur lernpsychologischen Terminologie wird dies hier als Strenge verstanden) und der positiven Bekräftigung (im Sinne von Unterstützung) der Marburger Skalen zur Erfassung elterlicher Erziehungsstile auf den Schulbereich zu übertragen. Dazu wurden Items aus diesen Skalen umformuliert, aber auch - aufgrund von Befragungen von Lehrern - neue Items aufgenommen. Zwischen beiden Skalen besteht inhaltlich eine sehr große Ähnlichkeit, teilweise handelt es sich - abgesehen von der Anrede - sogar um dieselben Items.

Bei Heinrich (1974) sind die Strenge- und Unterstützungsitems in zwei getrennten Skalen (je 15 Items) untergebracht. Die Items sind mit einem fünfstufigen Beantwortungsmodus versehen, der auf die Einschätzung der Häufigkeit eines bestimmten Lehrerverhaltens ausgerichtet ist (sehr selten bis sehr oft). Bei der Unterstützungsskala wird ein Lehrerverhalten thematisiert, das sich als Hilfe und Förderung, verbunden mit freundlicher Zuwendung, umschreiben läßt und bei dem Aspekte angesprochen werden, wie z.B.

- Ermutigung („wenn ich etwas nicht kann, macht er mir Mut, es zu versuchen"),
- Einfühlung („wenn ich traurig bin, fragt mich mein Lehrer nach dem Grund"),
- Lob („wenn ich eine gute Klassenarbeit geschrieben habe, lobt mich mein Lehrer"),
- Erklärung („wenn ich bei einer Aufgabe nicht weiter weiß, hilft mir mein Lehrer"),
- Vertrauen („bei Sorgen kann ich meinen Lehrer um Rat fragen").

Bei der Strengeskala handelt es sich um Items, in denen ein egozentrisch-dirigistisches Lehrerverhalten zum Ausdruck kommt, bei dem also Gesichtspunkte im Vordergrund stehen, wie z.B.

- Drohung („wenn ich mich mit meinen Nachbarn unterhalte, droht er, mich woanders hinzusetzen"),
- Bestrafung („mein Lehrer läßt mich nachsitzen"),
- Ungeduld („wenn ich nicht sofort tue, was mein Lehrer sagt, wird er böse"),
- Intoleranz („wenn ich meinem Lehrer widerspreche, wird er ärgerlich"),
- Blamage („er macht sich vor der Klasse über mich lustig").

Die Split-half-Reliabilitäten der Skalen (aufgewertet nach Spearman-Brown) sind mit r_{tt} = .83 bzw. .87 befriedigend. Angaben über Validität und zu Normen liegen bislang noch nicht vor.

Die *DSL*-Skala von Masendorf et al. (1976) besteht aus 25 Items mit jeweils vier Antwortmöglichkeiten (nie bis immer bzw. oft). Im Fragebogen sind die Strenge- und Unterstützungsitems gemischt und beide sowohl in negativer als auch in positiver Formulierung dargeboten; bei der Auswertung wird jedoch lediglich ein Gesamtwert gebildet, der umso höher liegt, je mehr Unterstützung bzw. je weniger Strenge vom Schüler wahrgenommen wurde. Wie schon oben angedeutet, sind die bei den Items angesprochenen Aspekte des Lehrerverhaltens denen bei Heinrich (1974) vergleichbar; ein Unterschied besteht lediglich in der Anrede der Schüler, die bei dieser Skala die Wir-Form vorsieht (z.B. „der Lehrer gibt uns Aufgaben, ohne zu sagen, wie wir sie ausführen sollen" oder „bei unserem Lehrer dürfen wir offen unsere Meinung sagen").

Die Reliabilität der Skala (Homogenität nach Kuder-Richardson 21) ist mit r_{tt} = .92 recht gut; erstaunlich sind die hohen Retestkoeffizienten (zwischen .76 und .96), die darauf hindeuten, daß aus der Wahrnehmung der Schüler über die Zeit hinweg relativ stabile Merkmale erfaßt wurden. Für die Skala liegen auch Angaben zur Übereinstimmungsgültigkeit mit Beobachtungsdaten vor. Dabei zeigten sich insbesondere Zusammenhänge mit Wertschätzung (r = .29) und Engagement (r = .43). Auch konnten Zusammenhänge mit Effektkriterien auf Schülerseite ermittelt werden. Dabei waren Angst und Anstrengungsvermeidung umso höher, je ungünstiger Lehrer auf dieser Skala eingeschätzt wurden. Anzumerken bleibt noch, daß Normen für das mittlere Gesamturteil vorliegen, die eine Unterscheidung im Hinblick auf eine unterdurchschnittliche (strenges Erziehungsverhalten), eine durchschnittliche und eine überdurchschnittliche Ausprägung (unterstützendes Erzieherverhalten) zulassen (Eichstichprobe: N = 95 Lehrer).

Im Unterschied zu den beiden besprochenen Verfahren orientierte sich die Entwicklung des *LVI* (Lukesch et al., 1982) an empirisch als effektiv ausgewiesenen Aspekten des Lehrerverhaltens. Es stellt den Versuch dar, eine Bündelung der wichtigsten Forschungsergebnisse auf wenige überschaubare Skalen zu erreichen. Vier Bereiche von Verhaltensweisen müssen nach den vorliegenden Befunden als zentral für die Effektivität von Lehrerverhalten angesehen werden, aus diesen wurden deshalb die vier Skalen des *LVI* abgeleitet:

Skala 1: „Strukturiertheit" versus „Unstrukturiertheit"
Diese Skala beinhaltet folgende Aspekte:
- Transparenz des Unterrichts und der Anforderungen;
- Erklärungen, Erläuterungen, Hinweise zum Lehrstoff;
- Verständlichkeit, Klarheit und Gegliedertheit der Darbietung;
- Zusammenfassung und Wiederholung wichtiger Lehrstoffelemente.

Sie repräsentiert damit einen tragenden Bestandteil der Merkmale von Unterrichtsqualität, so wie er etwa auch im Modell von Bloom unter der Bezeichnung „cues" (= Hinweise und Informationen) verankert ist. Ähnlichkeit besteht auch mit dem Faktor „kognitiver Aspekt der Verständnisförderung" (Tent, 1970). Die empirische Basis dieser Skala stellen die Studien zur Direkten Instruktion dar.

Skala 2: „Strenge" versus „Schülerorientierung"
Der positive Pol läßt sich am besten mit Begriffen umschreiben wie Geduld, Optimismus, Toleranz, Verständnis, Wertschätzung, Ermutigung.
Damit repräsentiert diese Skala die affektive Komponente des Lehrerverhaltens. Die empirische Basis dieser Skala reicht von den Studien zur Direkten Instruktion über die Untersuchungen von Rutter et al. (1980) und Brookover et al. (1979) - die insbesondere die optimistische Einstellung der Lehrer und deren Vertrauen in die Fähigkeit der Schüler als bedeutsam herausstellten - bis hin zu den Arbeiten zum schülerzentrierten Unterricht (Tausch & Tausch, 1991) und zu denen über Lehrererwartungen.

Skala 3: „Monitoring" (hoher versus geringer Überblick über das Klassengeschehen)
Die Skala „Monitoring" thematisiert die Klassenführung des Lehrers. Im Mittelpunkt stehen die Gesichtspunkte
- Überwachung der Lernwege (Allgegenwärtigkeit),
- Antizipation von Schwierigkeiten,
- Konsequenz der Maßnahmen,
- Vermeidung von Disziplinproblemen, Überblicken der Klassensituation.

Inhaltlich besteht eine enge Beziehung zu den von Kounin (1976) ermittelten effektiven Verhaltensweisen einer Klassenführung; Anhaltspunkte für die Konstruktion lieferten darüber hinaus die Studien zur Direkten Instruktion, insbesondere die Aspekte „lehrerzentrierte, kontrollintensive, störungspräventive und unterbrechungsarme Klassenführung" sowie „Überwachung der Lernwege".

Skala 4: „Zeitverschwendung" versus „Zeitnutzung"
Bedingt durch die besondere Art der Erfassung des Lehrerverhaltens - nämlich durch Informationen von Schülern - kann hier notwendigerweise nur ein bestimmter Aspekt der Zeitnutzung Berücksichtigung finden. Schüler können nicht dazu herangezogen werden, das Maß an Zeitnutzung durch die Angabe von Stunden und Minuten einzuschätzen - diese Angaben wären viel zu ungenau; Schüler können aber sehr wohl angeben, ob
- bei ihnen im Unterricht viel Zeit vertrödelt wird,
- unpünktlich mit dem Unterricht begonnen wird,
- sehr lange auf demselben Stoff herumgeritten wird,
- im Unterricht viel Unsinn getrieben wird.

Dies alles sind - im negativen Sinne - sicherliche Indikatoren für die „nutzbare Instruktionszeit" (Harnischfeger & Wiley, 1976), also für die Zeit, die für die Vermittlung von Inhalten zur Verfügung steht. Die in der Skala zum Ausdruck kommenden Gesichtspunkte sind damit auf den durch den Lehrer zu verantwortenden „Teil" der Zeitnutzung ausgerichtet. Es ist der Lehrer, der darauf achten sollte, daß Zeitverluste durch Unterrichtsstörungen, sachfremde Aspekte oder unpünktlichen Beginn (Rutter et al., 1980) vermieden werden, um damit die Beteiligung und Aufmerksamkeit des Schülers (Bloom, 1976) - also dessen aktive Lernzeit - möglichst optimal zu gestalten.

Tabelle 10.4: Skalen des Lehrerverhaltensinventars - *LVI* (Lukesch et al., 1982)

Skalennummer	Abkürzung	Itemanzahl	Bezeichnung eines niedrigen Wertes	Bezeichnung eines hohen Wertes
1	St	10	Strukturiertheit	Unstrukturiertheit
2	Se	10	Strenge	Schülerorientierung
3	Mo	10	Monitoring: Hoher Überblick über das Klassengeschehen	Niedriger Überblick über das Klassengeschehen
4	Ze	10	Zeitverschwendung	Zeitnutzung

Die aufgrund der Analyse der in der Literatur vorfindbaren theoretischen Konzepte und empirischen Befunde als wichtig anzusehenden Aspekte des Lehrerverhaltens wurden mittels eines aus 97 Feststellungen bestehenden Itempools zu umschreiben versucht. Die Itembeantwortung durch die Schüler war immer auf einen konkreten Lehrer bezogen.

Der auf diese Weise zusammengestellte Itempool wurde im Rahmen einer schulsystemvergleichenden Untersuchung (Haenisch et al., 1979; Haenisch, 1979; Lukesch, 1979; Fend et al., 1982) mehreren Schülerstichproben zur Charakterisierung ihres Englisch- und Mathematiklehrers vorgegeben. Diese beiden Fächer waren als beispielhaft für die sprachliche und mathematisch-naturwissenschaftliche Fächergruppe ausgewählt worden. Nach verschiedenen Stadien der Itemselektion resultierte ein Verfahren mit insgesamt 40 Items (vgl. Tab. 10.4).

10.2.3 Anwendungsmöglichkeiten von Lehrerbeschreibungsskalen

Mit den erwähnten Verfahren wird Lehrern und Lehrerinnen ein mehr oder minder systematisch erprobtes und standardisiertes Verfahren zur Verfügung gestellt, mit dem sie *Rückmeldungen* über ihr unterrichtliches Verhalten von den Schülern einholen können. Einem Lehrer oder einer Lehrerin, der (die) in kritischer Einstellung zu sich bzw. seinem (ihrem) „blinden Fleck" eine objektivierte Sicht seiner (ihrer) Selbst von außen zu erhalten versucht, wird hier eine methodisch kontrollierte Hilfe angeboten.

Die Skalen des *LVI* sind z.B. ein Kompromiß zwischen dem Ziel einer möglichst detailreichen und zugleich ökonomischen Beschreibung des Lehrerverhaltens. Neben den affektiven Bezügen bzw. den diesen zugrunde liegenden Bekräftigungsformen werden noch unterrichtsmethodische Qualitäten des Lehrerverhaltens erfaßt. Hat ein(e) Anwender(in) des *LVI*s aufgrund der erhaltenen Einschätzungen Anregungen für gezielte Veränderungen seines (ihres) unterrichtlichen Verhaltens bekommen, so steht es ihm (ihr) frei, sein (ihr) Verhalten im Sinne erwünschten Zielverhaltens zu ändern. Ein erneuter Einsatz des *LVI* ist nach einer angemessenen Zeit (ca. vier bis acht Wochen) angezeigt. Auf diese Weise erhält die Lehrerin oder der Lehrer wiederum Hinweise, inwieweit ihre (seine) Änderungsbemühungen von Erfolg gekrönt waren oder nicht.

Eine ähnliche Vorgehensweise empfielt sich bei der Durchführung von *Trainingsprogrammen* zur Schulung von Lehrern. Auch hier erscheint ein Einsatz des *LVI*s zur Verhaltenserfassung und zur Überprüfung von Änderungsbemühungen sinnvoll.

Ein weiterer Anwendungsbereich von Lehrerverhaltensskalen ist bei *Beratungsanlässen* in der Schule zu sehen. Die mit der Aufklärung eines Schüler-Lehrer-Konfliktes betraute Fachkraft (Schulpsychologe, Beratungslehrer) hat somit Instrumente zur Verfügung, mit denen in standardisierter Form das Lehrerbild eines individuellen Schülers erfaßt werden kann und mit dem darüber hinaus ein Vergleich z.B. des Lehrerbildes eines Problemschülers mit dem der übrigen Klassenkameraden möglich ist. In den Übereinstimmungen bzw. Diskrepanzen kann die Grundlage für Interventionsbemühungen entweder beim Lehrer oder beim Schüler gesehen werden.

Schließlich können Lehrerverhaltensskalen auch im Zuge von *Forschungsunternehmen* eingesetzt werden. In diesen Fällen sind in den entsprechenden Skalen ökonomisch verwendbare Instrumente zur Abschätzung der Unterrichtsqualität von Lehrern zu sehen. Denkbar sind Verwendungsweisen in der Unterrichtsforschung. Wenn es z.B. nicht möglich ist, entweder durch entsprechend repräsentative Stichprobenbildung oder durch genaue Schulung, den Lehrerfaktor in einem Unterrichtsexperiment zu kontrollieren, so können die Daten aus den Lehrerbeschreibungsskalen als Kovariaten verwendet werden, um auf statistischem Weg Unterschiede in der von den Schülern erlebten Unterrichtsqualität auszugleichen. Genauso können aus diesen Daten auch die Vorbedingungen für die Durchführung von Unterrichtsexperimenten abgeklärt werden (Parallelisierung von Klassen hinsichtlich wesentlicher Lehrervariablen).

10.2.4 Aspekte der Selbstsicht von Lehrerinnen und Lehrern

Aus vielfältigen Gründen scheint es auch sinnvoll, die Problemsicht von Lehrerinnen und Lehrern zu erfassen. Die Einstellung eines Lehrers zu seinem Beruf, seine Berufsmotivation, seine Emotionen gegenüber Schülern und Schülerinnen, das Ausmaß an erlebter Belastung sind dabei wichtige Kriterien, die im Rahmen der Kollegialberatung erfaßt werden können oder die als Ausgangspunkt für Veränderungsprozesse (gruppendynamische Übungen, Rollenspiele zur Problembewältigung) verwendet werden können.

Auch in diesem Bereich ist es so, daß fast alle vorliegenden Verfahren nur innerhalb eines umgrenzten Forschungsbereiches entwickelt worden sind (vgl. Tab. 10.5). Kaum einmal hat ein solches Instrument den Weg zu einem Verlag gefunden (Ausnahmen sind der *FDI* oder der *KSE*, letzteres Verfahren ist allerdings seit Jahren vergriffen). Wer zur Selbstdiagnose oder im Rahmen der Beratung von Schule und Lehrer (schulische Kollegial- oder Systemberatung) ein solches Instrument einsetzen will, ist darauf angewiesen, die Items mit den entsprechenden Antwortformaten aus den Literaturangaben selbst abzuschreiben. Den Interpretationen der Skalenwerte sind dann die Angaben zu den Gütekriterien zugrunde zu legen.

Tabelle 10.5: Überblick über Verfahren zur Erfassung von Merkmalen von Lehrerinnen und Lehrern sowie des Unterrichts aus LehrerInnensicht (z.B. Arbeits- und Berufszufriedenheit, Berufsinteressen, Belastungen, Burn-Out-Symptomatik)

Abkürzung/ Autor(en)Testname Erscheinungjahr		Skalenbezeichnungen
ABB-K (Kischkel et al., 1980)	Arbeits-zufriedenheit	neun Items zur Arbeits- und Lebenszufriedenheit
BET-L (Rauin et al., 1994)	Berufseignungstest für das Lehramtsstudium	(1) Kommunikationsfähigkeit und -bereitschaft (2) Ichstärke (3) emotionale Ausgeglichenheit (4) intellektuelle Neugier (5) Selbstdisziplin (6) Geduld (7) Modellverhalten (8) Stimme (9) Organisationstalent (10) politische Unabhängigkeit (11) physische und psychische Belastbarkeit
BI-L (Hausser & Mayring, 1982)	Berufsinteressen von Lehrern	(1) Zufriedenheit mit der Berufswahl (2) Berufsfindungsprozeß (3) Kontinuität des Berufszieles (4) Komplexität der Berufswahlfindung (5) Art der Berufswahlbegründung (6) Engagement im Lehrerberuf (7) Erste Praxiserfahrungen (8) Vergleich mit anderen Berufen (9) Subjektive Gegenstandsauffassung (= SG)- Qualifikation (10) SG - Selektion (11) SG - Integration (12) SG - Beziehung (13) Gewichtung der vier Funktionsbereiche

BOT (Becker & Gonschorek, 1989)	Heidelberger Burn-Out-Test	20 Teilaspekte beruflichen Engagements und beruflicher Belastung
BZBLS (Urban, 1975)	Berufszufriedenheit und Berufsbelastungen	(1) allgemeine Berufszufriedenheit (2) Zufriedenheit mit dem Schulleiter (3) Zufriedenheit mit den Eltern (4) Zufriedenheit mit der Bezahlung (5) Zufriedenheit mit der Schulausstattung (6) Zufriedenheit mit den Kollegen (7) Zufriedenheit mit dem Lehrerimage (8) allgemeiner Berufsstreß (9) reaktive Ich-Schwäche (10) Belastung durch verhaltensauffällige Sch. (11) Belastung durch lernauffällige Schüler (12) passives Coping (13) aktives Coping
D-L-V (Kischkel et al., 1980)	Schulleiter-Lehrer-Verhältnis	(1) Sozialbeziehungen (2) Leistungsstrategien (3) Veränderungsbereitschaft (4) Mitbestimmungsmöglichkeiten
ES-LE (Niemann, 1972)	Einstellungsskalen zum Lehrerengagement	(1) soziales Engagement (2) emotionales Engagement (3) Ablehnung zusätzlicher Belastung
FDE (Bastine, 1977)	FB zur direktiven Einstellung	(1) direktive Einstellung (2) Extra-/Introversion
FBL (Bartmann et al., 1978)	FB zur Berufsmotivation von Lehrern	(1) pragmatische Einstellung (2) Statusbewußtsein (3) Fürsorglichkeit (4) Nichtdirektivität (5) kritisches Engagement (6) Kindfixiertheit (7) Ordnungsliebe (8) Abhängigkeit (9) Selbstdarstellung (10) Dominanzstreben
F-BZ-L (Krampen, 1981)	Berufszufriedenheit von Lehrern	Zufriedenheitseinschätzungen zu neun Bereichen der beruflichen Tätigkeit (z.B. Unterricht, Arbeitsbedingungen, Schüler ...)

FEBO (Rheinberg, 1980)	FB zur Bezugsnormorientierung	(1) Leistungsvergleich (2) Kausalattribuierung (3) Individualisierungstendenz (4) Erwartung (5) Sanktionierungsstrategie
INTER (Schwibbe & Geiger, 1982)	Lehrereinstellungen im Fremdsprachenunterricht	(1) Lenkungsorientiertheit im FSU (2) Sachorientiertheit im FSU (3) Personenorientiertheit/Toleranz im FSU
KSE (Koch et al., 1972)	Konstanzer FB für Schul- und Erziehungseinstellungen	(1) Allgemeinbildung (2) Anlage- vs. Umweltorientierung (3) Berufung vs. Job-Orientierung (4) Druck vs. Zug (5) negative Haltung zur Schulreform (6) Selbstverständnis als Pädagoge
LBNO (Dutka et al., 1986)	Lehrer-Bezugsnorm-Orientierung	Bezugsnorm-Orientierung
LEF-3 (Langfeldt & Fingerhut, 1975)	Lehrer-Einstellungsfb	(1) konservativ-autoritäre Einstellungen (2) emotional labiles und wenig geplantes Verh. (3) allgemeines kulturelles Interesse
LEKU (Davis & Viernstein, 1972)	Einstellung von Lehrern zu Kind und Unterricht	autoritäre und restriktive Einstellung
LLV (Kischkel et al., 1980)	Lehrer-Lehrerverhältnis	(1) Integration (2) Kooperation (3) Wahrnehmung von Statusunterschieden (4) Formen der Konfliktbewältigung (5) Kriterien der sozialen Wertschätzung
L-S-V (Kischkel et al., 1980)	Lehrer-Schüler-Verhältnis	(1) Lehrerengagement / Selbstverantwortlichkeit (2) Selbständigkeit vs. Konformitätserwartung (3) Lehrerengagement / Förderungszentrierung (4) Leistungsdruck (5) Disziplindruck (6) Schülerzentriertheit

MBI-D (Büssing & Perrar, 1992)	Maslach Burnout Inventory	Burnout-Syndrom
MBI-G (Barth, 1992)	Maslach Burnout Inventory	(1) emotionale Erschöpfung (2) reduzierte Leistungsfähigkeit (3) Dehumanisierung
PSU (Lasogga, 1989)	Problemfragebogen für Schule u. Unterricht	(1) Unzufriedenheit, Unsicherheit (2) Ungeduld, Ärger (3) Anforderung, Überforderung
RA-L (Kischkel, 1979)	Rollenambiguität	Rollenambiguität
SAL (Tennstädt, o.J.)	Subjektive Aspekte des Lehrberufs	(1) Berufszufriedenheit (2) wahrgenommene Eignung (3) erlebte Belastung
S-A-P (Kischkel et al., 1980)	Schulalltagsprobleme	(1) Lehrerkooperation (2) Ausstattung (3) Pädagogik / Schülerzentriertheit (4) Disziplin / Motivation (5) Belastung / Honorierung (6) Curriculum (7) Schulorganisation / Sozialbeziehungen (8) ohne Bereichszuordnung
S-SF-SA (Baier, 1978)	Störfaktoren in der schulischen Arbeit	(1) soziale Stellung des Lehrers (2) Schule für LB als Institution (3) Didaktik und Organisation der Schule für LB (4) lernbehinderte Schüler
UKL (Humpert, o.J.)	Unterrichtsklima aus der Sicht des Lehrers	(1) Sozialbez. der Schüler (2) Aggressionen gegen Lehrer (3) Kooperation m. Lehrer (4) Disziplinverstöße (5) Emotionalität
VSPA (Urban, 1984)	Verhaltensinventar für	(1) Zufriedenheit m. d. Studium (2) Mißerfolgsängstlichkeit

	Studierende an Päd. Akad.	(3) soziale Integration
WES (Weyer & Hodapp, 1978)	Work Environment Scale - dt. Fassung	(1) Engagement (2) Gruppenzusammengehörigkeit (3) Unterstützung (4) Selbständigkeit (5) Aufgabenorientierung (6) Arbeitsdruck (7) Transparenz (8) Kontrolle (9) Innovation (10) angenehme Arbeitsplatzgestaltung

10.3 Schüler-Schüler-Beziehung

10.3.1 Diagnosemöglichkeiten mit Fragebogen

Über die Diagnosemöglichkeiten der Schüler-Schüler-Beziehung aufgrund von Beobachtung kann man sich mit den Ausführungen in Kap. 4 ein Bild machen. Es ist allerdings nicht einfach, ein objektives und reliables Beobachtungsinstrument, das auch noch ökonomisch ist, zu entwerfen.

Bereits in Kap. 10.1 wurden im Bereich des Schul- und Klassenklimas auch Instrumente zur Erfassung der Schüler-Schüler-Beziehungen angesprochen. Verfahren, in denen mittels Fragebogenmethodik hierzu Angaben gemacht werden, sind beispielsweise die *LASSO 4-13*, der *LFKK*, der *LST*, der *SES 4-6* oder der *SKF* (vgl. Tab. 10.1).

Zusätzlich wurden in dem Projekt „Entwicklung im Jugendalter" an der Universität Konstanz von Fend und Prester (1986) weitere einschlägige informelle Skalen entwickelt (vgl. Tab. 10.6). Für sportpädagogische Zwecke findet sich in der Literatur noch ein weiteres Beispiel.

Tabelle 10.6: Überblick über weitere Fragebogenverfahren zur Erfassung der Schüler-Schüler-Beziehung

Abkürzung/ Autor(en)Testname Erscheinungsjahr		Alter/ Jahrgangsstufe	Skalenbezeichnungen
EiJ (Fend & Prester, 1986)	Entwicklung im Jugendalter	12 - 16	(1) Integration - Peers (2) Kompetenzbewußtsein Kontaktfähigkeit (3) wahrgenommene Anerkennung durch Mitschüler (4) Kontaktinteresse
KFB (Meding, 1988)	Kohäsions-FB Basketball	ab 14	Kohäsionsfragebogen im Basketball

10.3.2 Soziometrie

Es ist eine bekannte Tatsache, daß sich in einem beliebigen sozialen Aggregat nach relativ kurzer Zeit Unterschiede nach Beliebtheit, Macht und Ansehen ausbilden und daß diese Affinitäten in engeren Beziehungen einzelner Gruppenmitglieder zueinander zum Ausdruck kommen (Hofstätter, 1966). Die via regia zur Erfassung solcher Gruppenstrukturen stellt das soziometrische Wahlverfahren dar.

Dieses wurde von dem Wiener Arzt Jakob Levi Moreno (1889 - 1973) aufgrund seiner Kindheitserfahrungen (Wahlspiele) entwickelt (Moreno, 1954). Sein Anliegen war dabei weniger diagnostisch orientiert als vielmehr therapeutisch (Psychodrama, Soziodrama), bisweilen auch sozial-revolutionär: Mit dem soziometrischen Wahlverfahren sollten die gruppendynamischen Beziehungen aufgezeigt werden, die dann mit den Methoden des Psycho- und des Soziodramas in eine erwünschte Richtung verändert werden sollten. Diese diagnostische Methode ist auf beliebige soziale Gruppen anwendbar, gleich ob es sich um Schulklassen, Lehrerkollegien, betriebliche Arbeitsgruppen, Familien, Freizeitgruppen oder Klienten in einer psychiatrischen Anstalt handelt.

Das Vorgehen bei einer soziometrischen Erhebung ist dabei, daß nicht plump nach Sympathien und Antipathien in bezug auf andere Gruppenmitglieder gefragt wird, sondern daß für konkrete Situationen Wahlen und Ablehnungen getroffen werden. Diese Angaben können unter unterschiedlichsten Randbedingungen erhoben werden (z.B. nur Wahlen oder auch Ablehnungen, beliebig viele Wahlmöglichkeiten oder numerisch begrenzte Anzahl, Wahl zu einem Bereich oder zu mehreren Bereichen, reale oder fiktive Wahlsituation). Die Angaben der Gruppenmitglieder werden dann graphisch und quantitativ ausgewertet, wobei zumeist Indikatoren errechnet werden, die (1) für die einzelnen Gruppenmitglieder kennzeichnend sind (z.B. Wahl- oder Ablehnungsstatus bei einer Arbeitssituation, soziale Expansivität eines Gruppenmitgliedes) bzw. die (2) für die ganze Gruppe kennzeichnend sind (z.B. Gruppenkohäsion).

Bei einer soziometrischen Erhebung wird für eine konkrete soziale Situation in einer Gruppe nach den gewünschten Partnern gefragt. Neben positiven Wahlen können auch negative zugelassen werden. In der Regel wird auf eine konkrete Situation Bezug genommen, seltener auf eine fiktive. Gerade Moreno betonte die Bedeutung des Ernstcharakters der Wahlfragen (Höhn & Seidel, 1976). Typische Fragen, die in einem schulischen Kontext gestellt werden, sind dabei:

- Neben wem möchtest Du sitzen? Neben wem möchtest Du auf keinen Fall sitzen?
- Mit wem willst Du beim Landschulaufenthalt gemeinsam ein Zimmer beziehen? Mit wem möchtest Du nicht in einem Zimmer beisammen sein?
- Du sollst Dir für eine Gruppenarbeit (ein Referat) zwei Schulkollegen / -kolleginnen auswählen? Mit wem willst Du in der Arbeitsgruppe sein? Mit wem willst Du nicht in einer Arbeitsgruppe sein?
- Wen willst Du zu Deinem Geburtstagsfest einladen? Wen willst Du dort nicht sehen?
- Mit wem würdest Du gerne in's Kino gehen? Mit wem würdest Du nicht gerne in's Kino gehen?

Neben diesen auf Fragen beruhenden Wahlen können auch direkte Verhaltenswahlen festgehalten werden. In Kinder- bis zu Erwachsenengruppen kann man beispielsweise als Spiel einen Wollknäul in beliebiger Weise zwischen den Personen, die in Kreisform sitzen, sich zuwerfen lassen. Jede Person, die den Knäul bekommen hat, muß den Faden in der Hand halten und den Knäul dann weiterwerfen. Nach einigen Spielrunden wird ein Geflecht sichtbar mit Personen, die häufiger und Personen die seltener als andere gewählt wurden. Die Kommunikationsstruktur einer Gruppe kann man über Beobachtung (wer spricht in einer informellen Gruppe) oder über ein Spiel erfassen: Ein Kind beginnt mit einem Satz einer zu erfindenden Geschichte und es bestimmt, wer den nächsten Satz anfügen soll. Der Gruppenleiter muß dabei nur die Folge der Sprecher festhalten (Petillon, 1980, S. 78).

Nach jeder Erhebung stellt sich die Frage der Datenauswertung. Dies kann auf dreierlei Weise geschehen: Man kann die Daten (1) in eine *Soziomatrix* übertragen, (2) ein *Soziogramm i.S. einer graphischen Darstellung* anfertigen oder (3) *quantitative Indices* zur Charakterisierung einzelner Gruppenmitglieder bzw. der ganzen Gruppe berechnen.

Die Angaben zu den oben erwähnten Fragen können zuerst in einer Soziomatrix dargestellt werden (vgl. Abb. 10.2).

Gewählte/ Abgelehnte		Wähler						
	A	B	C	D	E	F	Σ+	Σ-
A		-	-	-	-	+	1	4
B	+		+	+	-	+	4	1
C	-	+		+	-	-	2	3
D	-	+	+		-	-	2	3
E	-	-				+	1	3
F	+	+		-	+		3	1
Σ+	2	3	2	2	1	3	13	
Σ-	2	2	2	2	4	2		14

Abbildung 10.2: Soziomatrix über Wahlen und Ablehnungen in einer Kleingruppe

In dieser Gruppe ist kein ausgeprägter Star vorhanden (also ein Gruppenmitglied, auf das sich die meisten Wahlen richten); B besitzt aber eine etwas herausgehobene Position.

Person A ist der in der Gruppe Abgelehnte, ihn verbindet aber eine gegenseitige Freundschaft zu F. Die Ablehnungen, in die er einbezogen ist, sind z.T. symmetrisch (zu Person D und C). Zu dem relativ beliebten B will er eine Beziehung, diese wird aber nicht erwiedert.

In einer ähnlichen Situation befindet sich E, wobei dessen Ablehnungstendenz deutlicher ausgeprägt ist, d.h. neben symmetrischen Ablehnungen lehnt er Gruppenmitglieder ab, ohne von diesen negativ bewertet zu werden (A und D). Eine sozial völlig unbeachtete Person ist in dieser Gruppe nicht vorhanden.

Eine weitere Möglichkeit der Auswertung ist eine graphische Darstellungsform. Aus dieser können vor allem die gegenseitigen Wahlen und Ablehnungen abgelesen werden (vgl. Abb. 10.3). Bei vielen Gruppenmitgliedern (ab 20 Personen) wird dieses Verfahren aber schnell unübersichtlich. Bisweilen kann man sich so helfen, daß man Untergruppen getrennt darstellt (z.B. ist in Schulklassen bisweilen eine deutliche Trennung zwischen Buben und Mädchen feststellbar mit kaum vorhandenen geschlechtsübergreifenden Wahlen).

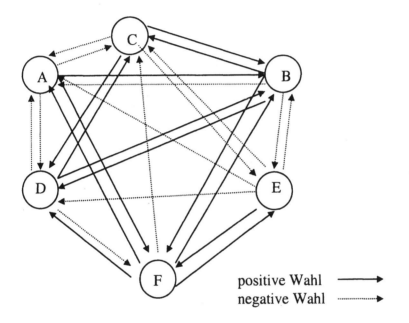

Abbildung 10.3: Graphische Darstellung eines Soziogramms

Die graphische Veranschaulichung macht augenfällig, daß in dieser Gruppe eine Clique vorhanden ist (bestehend aus B, C und D).

Daneben sind noch zwei Paarbeziehungen gegeben (A und F, E und F), wobei das Pikante daran die Ablehnung von A durch E ist, die allerdings nicht von A erwiedert wird.

Einige der Ablehnungen sind symmetrisch (A und D, A und C, C und E).

Zwischen F und D besteht noch eine - überspitzt ausgedrückt - „unglückliche Liebesbeziehung", denn F wird von D abgelehnt, D hingegen von F gewählt; die gleiche Beziehungsqualität liegt zwischen A und B vor.

In dieser Gruppe sind zumindest in bezug auf die gestellte Frage deutliche Spannungen vorhanden, die auch in der etwa gleichen Häufigkeit positiver wie negativer Wahlen zum Ausdruck kommt.

Ein weiterer Auswertungsschritt kann in der Berechnung soziometrischer Indices bestehen (Höhn & Seidel, 1976, S. 45 ff; Denz, 1989). Bereits in der Soziomatrix wurden die jeweiligen Randsummenwerte ausgerechnet. Diese deuten für jedes Mitglied seine soziale Beliebtheit (bzw. Unbeliebtheit) und seine soziale Expansivität an. Das Verhältnis von positiven zu negativen Wahlen kann als ein Indikator des Gruppenklimas interpretiert werden.

(1) Darüber hinaus sind auf der Ebene der *Gruppenmitglieder* folgende Indices gebräuchlich:

soziometrischer Status + (SS+) = (erhaltene Wahlen) / (N - 1)
soziometrischer Status - (SS-) = (erhaltene Ablehnungen) / (N - 1)
soziometrischer Status gesamt (SSg) = (SS+) - (SS-)[1]

N = Anzahl der Gruppenmitglieder

Unter der Bedingung, daß bei der Erhebung keine Beschränkung in bezug auf die Anzahl der Wahlen vorgenommen wurde, können auch Indikatoren der sozialen Expansivität (oder Kapazität) berechnet werden. In Analogie zu obiger Überlegung sind z.B. folgende Maßzahlen zu berechnen:

positive soziale Expansivität + (E +) = abgegebene Wahlen / (N - 1)
negative soziale Expansivität - (E -) = abgegebene Ablehnungen / (N - 1)
emotionale Befriedigung von i = Anzahl erwiderte Wahlen / Anzahl abgegebener Wahlen

Petillon (1980, S. 100 f) hat folgende individuelle Indices vorgeschlagen. Diese haben den Vorteil, über Gruppen hinweg vergleichbar zu sein, da sie Gruppengröße und die Wahl- bzw. Ablehnungsbereitschaft der Gruppe berücksichtigen:

Wahlstatus (WS) = 1 + (ΣWa_i - aM Wa) / max Wa
Ablehnungsstatus (AS) = 1 + (ΣAb_i - aM Ab) / max Ab

ΣWa_i = Anzahl der Wahlen, die ein Schüler i erhalten hat

---

[1] Bei diesem Vorschlag werden alle Wahlen und Ablehnungen gleich gewichtet. Möglich wäre es auch, die erste Wahl (die erste Ablehnung) durch einen Gewichtungsfaktor höher zu bewerten.

aM Wa = arithmetisches Mittel der Wahlen innerhalb einer Gruppe
max Wa = maximale Anzahl der Wahlen, die ein Schüler auf sich vereinen kann (= N - 1)
ΣAb_i = Anzahl der Ablehnungen, die ein Schüler i erhalten hat
aM Ab = arithmetisches Mittel der Ablehnungen innerhalb einer Gruppe
max Ab = maximale Anzahl der Ablehnungen, die ein Schüler auf sich vereinen kann (= N - 1)

Mit diesen Daten lassen sich die Schüler zu sieben Typen zusammenfassen (vgl. Abb. 10.4).

		niedrig	mittel	hoch
Wahl-status	hoch (>1,20)	Star Typ 7	Beachteter Typ 6	
	mittel (0,8 - 1,2)	Anerkannter Typ 5	Unauffälliger Typ 4	Abgelehnter Typ 2
	gering (0 - 0,8)		Unbeachteter Typ 3	Ausgestoßener Typ 1
		niedrig	mittel	hoch
		\multicolumn{3}{c}{*Ablehnungsstatus*}		

Abbildung 10.4: Schülertypen aufgrund der Soziogrammauswertung nach Petillon (1980)

Zur Illustration der Ergebnisse dieses Klassifikationsvorschlages sei auf eine Erhebung von Kandler (1996) an Realschulen verwiesen. Demnach wären ca. 14% der Schüler bei der Sympathiefrage (Geburtstagsparty) in einer sozial schwierigen Position, bei der Frage nach dem Sitznachbarn sind es immerhin 8%, die keine gute Einbindung in die Klasse aufweisen. Solche Ergebnisse sind ein deutlicher Hinweis auf die Notwendigkeit sozialintegrativer Maßnahmen durch die betreffenden LehrerInnen.

(2) Für die *Gesamtgruppe* lassen sich ebenfalls etliche Maßzahlen konstruieren. Diese sind aber nicht unproblematisch, da hier verschiedene Randbedingungen (z.B. Anzahl aller in einer Gruppe abgegebenen oder zugelassenen Wahlen) ihre Interpretationsmöglichkeiten einschränken; dies gilt besonders für den Vergleich der Indices aus verschiedenen Gruppen.

Kohäsionsindex (a) = gegenseitige Wahlen / (n x m/2)
Kohäsionsindex (b) = gegenseitige Wahlen / abgegebene Wahlen
Kohäsionsindex (c) = (gegenseitige Wahlen x q) / (einseitige Wahlen x p)

p = Wahrscheinlichkeit, gewählt zu werden = m / (N - 1)
m = Anzahl der zugelassenen positiven Wahlen

Tabelle 10.7: Soziometrische Klassifikation von Schülern aus je zwei Klassen der 8. und 9. Jahrgangsstufe einer Realschule (Kandler, 1996)

	Soziometrische Fragen			
	„Wen würdest Du zu einer Geburtstagsparty einladen / wen nicht?"		„Neben wem würdest Du gerne sitzen / weniger gerne sitzen?"	
	N	%	N	%
Stars	12	9,8%	4	3,3%
Anerkannte	1	0,8%	0	0,0%
Beachtete	6	4,9%	2	1,6%
Unauffällige	85	69,7%	106	86,9%
Unbeachtete	6	4,9%	1	0,8%
Abgelehnte	5	4,2%	9	7,4%
Ausgestoßene	6	4,9%	0	0,0%

Soziogrammdaten werden bisweilen abgewertet, indem man ihnen gegenüber behauptet, sie gäben nur eine Zeitaufnahme wieder, das Sozialgefüge einer Schulklasse könne sich aber schnell ändern. Demgegenüber kann festgestellt werden, daß die Prägnanz einer Statusstruktur den Gruppenmitgliedern sehr deutlich ist und daß diese Struktur über das Schuljahr hinweg relativ stabil ist, d.h. das Kriterium der Reliabilität ist erfüllt. Nach Lippitt und Gold (1959) sind die in Tabelle 10.8 enthaltenen und relativ hohen zeitlichen Stabilitätskoeffizienten nachzuweisen.

Tabelle 10.8: Reliabilität (= zeitliche Stabilität) von Soziogrammdaten (Lippitt & Gold, 1959)

Zeitraum	1. - 3. Jahrgang	4. - 6. Jahrgang
Oktober - Januar	.73	.77
Januar - Mai	.72	.78
Oktober - Mai	.63	.78

Klippstein (1976) erhob die zeitliche Stabilität positiver und negativer Wahlen in vier Kindergruppen in Vorschulen (die Wahlen erfolgten mit Hilfe von Bildern und in bezug auf Spielsituationen). Die Zeitabstände variierten zwischen 12 und 54 Tagen. Die Rangkorrelationen bezüglich der Wahlen und Ablehnungen variierten zwischen .42 und .89, sind also den zeitlichen Stabilitätskoeffizienten in Gruppen älterer Kinder vergleichbar. Von einer Kurzlebigkeit der sozialen Beziehungen kann also bereits bei 5- und 6jährigen nicht die Rede sein.

Von Petillon (1981, S. 202) werden hohe zeitliche Übereinstimmungen (nach drei Wochen) bei Wahlen oder Ablehnungen, die das eigene Geschlecht betreffen, berichtet (Drittkläßler: $r = .81 - .85$, Fünftkläßler: $r = .90 - .92$, Siebtklkäßler: $r = .92 - .93$). Bei Fragen zu dem anderen Geschlecht sind die Koeffizienten wesentlich niedriger (Drittkläßler: $r = .40 - .71$, Fünftkläßler: $r = .44 - .74$, Siebtklkäßler: $r = .59 - .79$). Eventuell kann man dies damit erklären, daß in diesen Altersabschnitten das Interesse für das andere Geschlecht geringer ausgeprägt ist. Auffällig ist auch, daß Ablehnungen prägnanter ausgeprägt sind und beständig bleiben, während positive Wahlen eher wechseln.

Bei Erwachsenen in Bergsteigergruppen hat Mikula (1972) sehr ermutigende Resultate zur Reliabilität soziometrischer Indices gefunden: Die Konsistenz der Urteile bei sechs verschiedenen Fragen war sehr hoch (mittlere Korrelation .79) und die zeitliche Stabilität über fünf Untersuchungstermine variierte zwischen .71 und .93 (im Mittel .85).

Obwohl die Unterlagen für eine soziometrische Erhebung ohne Aufwand selbst herstellbar sind (es genügt pro Gruppenmitglied ein Blatt Papier mit den entsprechenden Wahlfragen), sind immer wieder Vorschläge publiziert worden, wie man diese Erhebungen perfektionieren könne. Einen Überblick dazu enthält Tabelle 10.9, wobei die älteren Verfahrensvorschläge eher problematisch sind.

Tabelle 10.9: Spezielle soziometrische Verfahren

Abkürzung/ Autor(en) Erscheinungsjahr	Testname	Alter/ Jahrgangsstufe	Skalenbezeichnungen
DSO (Müller, 1980)	Diagnostisches Soziogramm	6 - 15 1. - 9. Kl.	(1) Infos über einzelne Grpmitgl. (2) Infos über Gruppe
GKT (Pfabigan, 1968)	Gruppenkontakttest	Ki. / Jug.	(1) Sympathieskala (2) Rangsoziogramm
MSG-SK (Engel-Mayer, 1968)	Milieusoziogramm der Klasse / soziographische Karte		(1) Belastungsquotient aufgrund familärer Probleme (2) mittlere Häufigkeit von Auffälligkeiten in der Klasse
SSM (Preiser, 1978)	Spielsoziometrie	4 - 12	
ST 3-7 (Petillon, 1980)	Soziometrischer Test	3. - 7. Kl.	(1) Individualindices (2) Gruppenindices

Übungsaufgaben

(1) Berechnen Sie die entsprechenden Individual- und Gruppenindices für das Beispiel in Abb. 10.2!

(2) Welche interpersonalen Beziehungen in dem obigen Beispiel sind für Sie problematisch und änderungsbedürftig?

(3) Welche Maßnahmen erscheinen Ihnen angemessen, um das Gruppenklima in dem obigen Beispiel zu ändern?

(4) Entwerfen Sie Hypothesen zur Erklärung der vorhandenen Gruppenstruktur! Wie könnte man diese prüfen?

(5) Überlegen Sie, wie man aufgrund von Beobachtung Aufschluß über Schüler-Schüler-Beziehungen erhalten kann. Wie könnte ein solches Beobachtungssystem gestaltet sein?

11. Diagnose familiärer Bedingungen

Die Familie wird allgemein als eine wichtige Determinante und zugleich als ein wichtiger Stützfaktor für schulische Leistungen angesehen (Lukesch, 1995, S. 43 ff). Dabei wirken Faktoren der familiären Lage (in Kap. 11.1 unter dem Stichwort Sozialschicht angesprochen) ebenso auf Kinder ein, wie familienstrukturelle Gegebenheiten (vgl. Kap. 11.2) oder Prozeßmerkmale (≈ „Erziehungsstil") der Familie (vgl. Kap. 11.3).

In diesem Bereich wurden primär Einflüsse der Eltern auf Kinder angenommen und untersucht. Dieses Modell der einseitigen Wirkung der Eltern auf ihre Kinder hat sich aber als unzureichend erwiesen, da Kinder für das Verhalten ihrer Eltern eine wichtige Bedingung sind; d.h. Kinder wirken ebenso auf ihre Eltern ein, indem sie sich deren Einflüssen öffnen oder sich diesen verschließen und Kinder sind darüber hinaus auch aktive Gestalter ihrer Umgebung (vgl. Abb. 11.1).

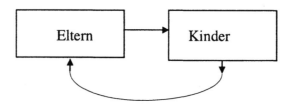

Abbildung 11.1: Wirkungen und Rückwirkungen im familiären System

Der von jedem Erzieher erlebte Einfluß der Educanden (man könnte auch von „sozialer Macht" der Kinder sprechen) wurde zwar in der Forschung nur selten thematisiert, konnte aber unter experimentellen Bedingungen nachgewiesen werden.

> Yarrow et al. (1965) unterwiesen Kindergärtnerinnen, sich gegenüber Kindern in allen Fällen gleich fürsorglich zu verhalten. Durch Verhaltensbeobachtungen konnte jedoch objektiviert werden, daß dies nur eingeschränkt gelang; die positiven und negativen Reaktionen der Erzieherinnen wurden systematisch durch Eigenschaften und Verhaltensweisen der Kinder modifiziert, u.zw. durch das von diesen gezeigte Abhängigkeitsverhalten, durch deren freundliche oder aggressive Interaktionen untereinander und schließlich auch durch das Geschlecht der Kinder.

Umgekehrt ließ Osofsky (1971; Osofsky & O'Connell, 1972) Kinder eine bestimmte Rolle bei Lernaufgaben einüben (abhängiges, unabhängiges und begriffsstutziges Verhalten). Die Lernaufgaben mußten dann gemeinsam mit uninstruierten Erwachsenen geübt werden. Auch hier erwies sich das Interaktionsverhalten der Erwachsenen mit den Kindern in den drei experimentellen Situationen deutlich unterschiedlich.

Ganz allgemein ist zu überlegen, ob bzw. welche Kausalrichtungen zwischen Kind- und Elterndaten vorliegen. Yarrow und Goodwin (1965) fanden z.B. positive Korrelationen zwischen der Intelligenz der Kinder und Müttermerkmalen, wie z.B. dem Ausmaß der Leistungsstimulation (.72), der sozialen Stimulation (.65) und der Reizanpassung (.69). Die Autoren geben aber zu bedenken, daß diese Zusammenhänge nicht einfach als „Auswirkungen" eines bestimmten Mutterverhaltens zu interpretieren sind, sondern daß wachere und intelligentere Kinder eben mehr Stimulation hervorrufen, die Korrelationen also als ein Beleg für die Effekte der Kinder auf ihre Mütter zu interpretieren sind.

Effekte sind ebenso festzustellen, wenn es um die Mißhandlung von Kindern geht; auch hier finden sich sog. Risikomerkmale, die eine Mißhandlung von Kindern wahrscheinlicher machen (z.B. kränkelnde Säuglinge, mißgebildete Kinder, Kinder mit frühkindlichen Hirnschäden, „Schreikinder", Kinder mit Gedeihstörungen, Kinder mit häufigem Einnässen und Einkoten).

Kennen Erzieher und Kinder einander hingegen gut (z.B. Umgang von Müttern mit eigenen Kinder), so sind Erzieher nicht in gleicher Weise durch rollenmäßig instruiertes Verhalten ihrer Kinder beeinflußbar (Niggli et al., 1982).

11.1 Sozialschicht

11.1.1 Terminologie

Mit dem Terminus „Sozialschicht" wird von soziologischer Seite das Phänomen der sozialen Ungleichheit zwischen Menschen zu erfassen versucht (Lepsius, 1961, S. 54). Seit langem ist damit die Hoffnung verbunden, verschiedene Gruppen in der Gesellschaft unterscheiden zu können, die sich durch unterschiedliche Lebensarten und Lebensstile auszeichnen und unterschiedliche Lebenschancen aufweisen. Bereits Geiger (1967, S. 27) hat 1932 soziale Lagen als „typische Orte von Lebensstilen und von sozialen und politischen Mentalitäten" beschrieben; er war sich allerdings bewußt, daß seine Gliederung (kapitalistische Lage, mittlere Lage, proletarische Lage) nur Homogenität in bezug auf „wirtschaftlich-soziale Mentalitäten" indizieren könnte. Ähnlich meint auch Weber (1956), daß Eigentumsunterschiede verschiedene Lebenschancen bedingen, Prestigedifferenzen aber zu unterschiedlichen Lebensstilen führen. Soziale Schichten wären somit

Bezeichnungen für gesellschaftliche Gruppen, die durch ähnliche Lebensumstände gekennzeichnet sind und bei denen innerhalb der einzelnen Schichten größere Ähnlichkeiten bestehen als zwischen den Schichten (Kleining & Moore, 1968, S. 513). In psychologischer Hinsicht sind Schichtbezeichnungen „Symbole für jeweils unterschiedliche Kombinationen von Lebensbedingungen" (Thomae, 1972, S. 753).

Wesentlich dabei ist zu klären, nach welchen Kriterien Differenzierungen zwischen Menschen erfaßt werden sollen, denn die Charakterisierung, wonach es bei sozialen Schichten um „die soziale Hierarchie mit ihren charakteristischen Termini 'unten und oben' bzw. 'niedrig und hoch'" gehe (Roeder, 1973, S. 287) ist inhaltsleer. Welches Kriterium man auch immer verwendet, die Einteilung in Schichten bleibt willkürlich bzw. die Grenzen zwischen Schichtungsgruppen sind fließend. Auch die Annahme einer bestimmten Anzahl von Sozialschichten (z.B. die beliebte Dreiteilung in Ober-, Mittel- und Unterschicht oder die Einteilung in ein Sechsersystem: Oberschicht, obere und untere Mittelschicht, obere und untere Unterschicht und sozial Verachtete) ist in heutigen Industriegesellschaften (anders als in Klassen- oder Kastengesellschaften) willkürlich.

Baumert (1961, S. 317) schlägt als Ordnungsgesichtspunkte für die Methoden zur Schichteinteilung die Differenzierung in (1) subjektive und objektive sowie in (2) ein- und mehrdimensionale Verfahren vor. *Subjektive Kriterien* beziehen sich auf die von den Mitgliedern einer Gesellschaft bewußt gehegten Differenzierungen, d.h. auf das mit einer gesellschaftlichen Position verbundene Prestige. *Objektive Kriterien* für die Einteilung in Sozialschichten beziehen sich auf anamnestisch erhebbare Daten über Berufe, Einkommen, Besitz an materiellen Gütern, Höhe des Schulabschlusses oder Dauer des Schulbesuchs. Bei einem *eindimensionalen Maß* wird angenommen, daß die Zuweisung zu einer Schichtungsgruppe entweder aufgrund eines einzigen Kriteriums vorgenommen wird oder daß zwar mehrere Kriterien bepunktet werden, daraus aber eine einheitliche Skala gebildet wird. Bei *mehrdimensionalen Maßen* wird angenommen, daß Sozialschichtzugehörigkeit nur durch die Angabe auf mehreren Skalen beschreibbar ist; bei einem solchen Vorgehen können auch Fragen der Statuskonsistenz oder -inkonsistenz bearbeitet werden.

11.1.2 Schichtindices

Wie bereits angedeutet, haftet Schichteinteilungen ein beträchtliches Maß an Willkür an. Es ist bisweilen auch nicht einzusehen, warum man immer in diskreten Schichtungs*gruppen* denken sollte, wenn das verwendete Kriterium ein kontinuierliches Maß darstellt (z.B. Einkommen).

Als eine prototypische Methode zur Schichteinteilung kann der Index der sozialen Position von Hollingshead und Redlich (1958) angesehen werden. Dieser bildet ein zusammengesetztes Maß unter Verwendung der Merkmale Wohngegend, Beruf des Familienerhalters und Schulabschluß. Das Ansehen der Wohngegend muß hierbei beurteilt werden (6 = angesehenster Bezirk, 1 = Slumgegend). Die Berufe sind zu sieben Gruppen zusammengefaßt (1 = executives and proprietors of large concerns, and major professionals, 2 = managers and proprietors of mediumsized business or lesser professionals, 3 = administrative personnel of large concerns, owners of small independant businesses, and semiprofessionals, 4 = owners of little businesses, clerical and sales workers, and technicians, 5 = skilled worker, 6 = semiskilled worker, 7 = unskilled worker). Die Art des Schulabschlusses ist ebenfalls in sieben Klassen aufgeteilt (1 = graduate professional training, 2 = standard college or university graduation, 3 = partial college training, 4 = high school graduation, 5 = partial high school, 6 = junior high school, 7 = less than seven years of school). Das Merkmal Wohngegend wird mit dem Wert von 6 gewichtet, der Beruf mit 5 und der Schulabschluß mit 9. Die summierten Werte werden dann zur Zuweisung zu fünf Schichtungsgruppen verwendet (class I = 20 - 31, class II = 32-55, class III = 56-86, class IV = 87-115, class V = 116-134). Wie man sieht, ist dieses Maß sehr stark durch das Land, in welchem es entwickelt wurde, geprägt: Slumgegenden wie in den USA finden sich in Europa nicht; bei ländlichen Wohngegenden wird der Index sinnlos; bei der Berufseinteilung wird im oberen Bereich sehr genau differenziert, im unteren eher weniger; zudem kann auch die innerkulturelle Vergleichbarkeit US-amerikanischer Bildungsabschlüsse bezweifelt werden.

Im deutschen Sprachraum wurde von Scheuch (1961) ein Index des Sozialprestiges entwickelt. Ausgangspunkt sind jedoch nicht einfache Ratings dieses Merkmales, sondern die Summierung verschiedener Einzelindikatoren. In die Langfassung gehen folgende Kriterien ein: Wohnraum pro Kopf, Beruf, Einkommen, Pro-Kopf-Einkommen, Besitz an Sachgütern, Theaterbesuch, Konzertbesuch, Lebensniveau und Schulbildung. Bei der Kurzfassung werden verwendet: Beruf des Hauptérnährers der Familie, Einkommen des Hauptérnährers und Schulbildung des Befragten. Durch Gewichtung der einzelnen Merkmale und nachträgliche Klassifikation werden sechs Sozialschichtgruppen unterschieden.

Tabelle 11.1: Klassifikation von Berufen nach ihrem Sozialprestige (verändert nach Kleining & Moore [1968] und Fend et al. [1976])

Männerberufe		Frauenberufe
Oberlandesgerichtspräsident, Generalkonsul, Bankpräsident, Generaldirektor	A	Bundesverfassungsrichterin, Universitätsprofessorin, Senatspräsidentin, Diplomatin
Gymnasialdirektor, Oberarzt, Zahnarzt, Apotheker, Architekt, Rechtsanwalt, Technischer Direktor	B	Studienrätin, Ärztin, Apothekerin, Innenarchitektin, Prokuristin einer größeren Firma
Elektroingenieur, Optiker, Lehrer, Amtsvorsteher, Zahntechniker, Polizeiinspektor, Offizier, Versicherungsinspektor	C	Volksschullehrerin, Redakteurin, selbständige Buchhändlerin, Hauptbuchhalterin, Beamtin im mittleren Dienst
Montageführer, Gastwirt, Spediteur, Buchhalter, Baustellenleiter, Malermeister, Bauer (mittlerer Hof)	D	Technische Zeichnerin, Meisterin in der Bekleidungsindustrie, Steuerberaterin, Laborantin, Kontoristin, Besitzerin einer Wäscherei
Maschinenschlosser, Dreher, Maler, Möbelschreiner, Elektriker, Metzger, Heizungsmonteur, Bauer (kleiner Hof), Kfz-Mechaniker	E	Vorarbeiterin in der Industrie, Hebamme, Maschinenerste, Krankenschwester, Arzthelferin, Friseuse, Verkäuferin, Erzieherin
Bauarbeiter, Werkarbeiter, Hausmeister, Asphaltierer, Kraftfahrer, Postbote, Lagerarbeiter, Gärtnergehilfe	F	Textilarbeiterin, Näherin, Ladenhilfe, Kassiererin, Fließbandarbeiterin, Büglerin, Verpackerin, Bedienung
Parkwächter, Hilfsarbeiter, Müllabfuhrarbeiter, Gepäckträger, Kanalisationshilfsarbeiter	G	Zeitungsbotin, Putzfrau, Wäscherin, Garderobefrau, Heimarbeiterin, Gelegenheitsarbeiterin

ohne Zusatzangaben über erlernte oder früher ausgeübte Berufe nicht klassifizierbar:
Rentner, Hausmann   Pensionistin, Hausfrau

Auch die zahlreichen anderen Versuche, über die gewichtete Kombination verschiedener Einzelkriterien zu einer Schichteinteilung zu kommen, bedienen sich ähnlicher Indikatoren. Zumeist sind es Angaben über den Schulabschluß (oder die Dauer des Schulbesuchs) von Vater und Mutter, Einkommensaspekte (z.B. Nettohaushaltseinkommen, Pro-Kopf-Einkommen), Berufs- oder Berufsausbildungsratings oder der (heute kaum noch differenzierende) Besitz an Konsumgütern (Filipp & Schneewind, 1974; Roeder, 1973; Bauer, 1972). Ein sehr ausgefeiltes Verfahren zur Beschreibung der materiellen und soziokulturellen Umgebung eines Kindes ist die Statusskala von Ehlers (1981). Die darin enthaltenen Items zielen auf die Erfassung von vier Aspekten, werden aber dann zu einer Gesamtskala verrechnet: (1) Bildung, (2) soziokulturelles Milieu, (3) allgemeine materielle Bedingungen und (4) kindspezifische materielle Bedingungen.

Im Vergleich zu den Verfahren, die mehrere Kriterien verwenden, sind Berufsprestigeratings relativ einfach zu handhaben. Das wohl am aufwendigsten entwickelte Verfahren ist die Methode der „Sozialen Selbsteinstufung" von Kleining und Moore (1968). Grundgedanke war dabei, Prestigeratings ausgewählter Berufsgruppen zu erheben und Berufe mit ähnlichen Bewertungen zu (neun) Schichten zusammenzufassen. Will man sich selbst beurteilen, so kann man einfach nachschlagen, in welche Berufsgruppe man fällt, und dann die zugehörige Schichtzuweisung ablesen. Listen liegen für Männer- und Frauenberufe vor, ebenfalls für Stadt- und Landbewohner. Als Validierungsbelege werden Korrelationen zwischen Selbst- und Fremdratings angegeben, die zwischen .78 und .89 variieren.

Auch dieses Verfahren läßt sich noch weiter vereinfachen, denn statt der Selbstratings kann man aufgrund der Kenntnis des Prestigewertes von Berufen auch Fremdeinstufungen vornehmen (vgl. Tab. 11.1), so daß der eventuell nicht objektive Akt der Selbsteinstufung von dem Datenauswerter vorgenommen wird (z.B. Fend et al., 1976; Lukesch et al., 1989a).

11.2 Strukturmerkmale der Familie

Die hier anzusprechenden Familienmerkmale werden in der Regel im Zuge einer Anamnese erhoben; bisweilen werden auch entsprechend vorgefertigte Fragebogen verwendet (vgl. Kap. 3.1.1; Tab. 3.1).

Inhaltlich werden in diesem Bereich Angaben zur Art der Familie erhoben (vollständige Familien mit Verehelichung von Vater und Mutter / Alleinerziehertum aufgrund von Ledigkeit, Scheidung, Verwitwung / Lebensgemeinschaften / Fortsetzungs- oder Patch-Work-Familien), weitere Personen im Haushalt (sowie

Angaben zu deren Funktion in der Familie), leibliche und Stiefgeschwister (Anzahl, Geschlecht, Alter, Geschwisterfolge, Schulartbesuch; Sonderfälle, z.B. ein- oder zweieiige Zwillinge, Adoptiv- und Pflegekinder).

Zu den erwachsenen Personen im Haushalt können des weiteren Angaben über (Schul-) Ausbildung und Berufstätigkeit (welcher Beruf, Ganz- oder Teilzeit, Gelegenheitsarbeit, Arbeitslosigkeit) erfragt werden.

Bisweilen werden Angaben über die Wohn- und Einkommensverhältnisse erhoben (Wohnungsart, eigenes Zimmer für Kinder, Wohnort, Zufriedenheit über Wohnverhältnisse).

Auch aktuelle Krisen (z.B. Trennung / Scheidung, Tod eines Familienmitgliedes) können hier erfaßt werden.

Da Familien letztendlich relativ offene Systeme darstellen, sind auch Fragen über bestehende soziale Netzwerke (i.S. von Stütz- und Hilfesystemen, Nachbarschaftsbeziehungen) denkbar (Laireiter, 1993).

11.3 Prozeßmerkmale der Familie

In der Tradition der Erziehungsstilforschung hat man lange Zeit gebraucht, um zu einer Systematik möglicher Variablen, die für familiäre Erziehungs- und Sozialisationsprozesse bedeutsam sind, zu kommen (Lukesch, 1975). Bisweilen wurden die verschiedensten Vorgehensweisen zur Charakterisierung des Umganges von Eltern mit ihren Kindern verwendet, die sich auf unterschiedlichste pragmatische oder theoretische Aspekte bezogen, ohne daß eine sinnvolle Systematik erkennbar gewesen wäre (z.B. Stilldauer als Indikator für Kindorientierung oder Single-Item-Skalen über familiäre Dominanzverhältnisse als ausreichende Beschreibung von familiären Interaktionen oder typologische Konzepte). Dieses hat sich zwischenzeitlich wesentlich geändert. Bei der von Lukesch (1975, S. 90 ff) erarbeiteten Systematik wird z.B. zwischen folgenden Bereichen unterschieden:

(1) elterliche (d.h. väterliche oder mütterliche) Erziehungseinstellungen,
(2) normative Orientierungen (Erziehungsziele, Idealbild als Mutter oder Vater, Idealvorstellungen bezüglich des Umganges),
(3) instrumentelle Überzeugungen (subjektive Anschauungen, mit welchen Handlungen bestimmte Erziehungsziele erreicht werden können) und
(4) Erzieherverhalten, Erziehungspraktiken bzw. allgemein familiäres Interaktionsverhalten.

Die Situation ist aber noch komplizierter, da man in der Regel nicht nur zwischen Vater und Mutter (oder weiteren Erziehern in der Familie) unterscheiden muß, sondern auch an wen sich die verschiedenen elterlichen Einflüsse richten (Tochter, Sohn, Kinder im allgemeinen); man kann nämlich nicht davon ausgehen, daß sich Eltern gegenüber allen ihren Kindern immer gleich verhalten.

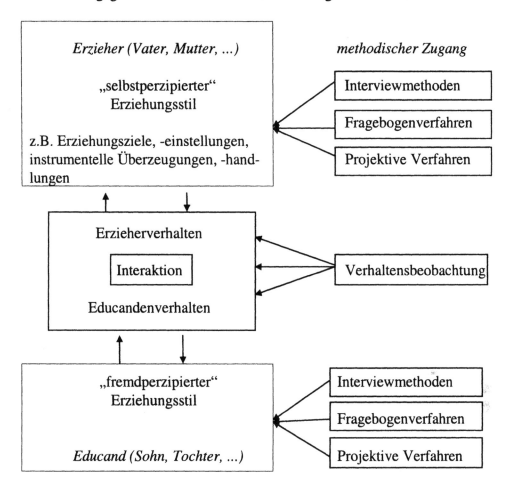

Abbildung 11.2: Inhalte und methodische Zugangsweisen zu familiären Erziehungs- und Sozialisationsprozessen (ergänzt nach Lukesch, 1975, S. 113)

Ziele zu verfolgen und diese mit instrumentellen Verhaltensweisen zu realisieren versuchen, ist nicht allein Erwachsenen vorbehalten; auch Kinder verfolgen Ziele und verfügen über Techniken zur adäquaten Steuerung ihrer Eltern. Auch diese elternbezogenen instrumentellen Überzeugungen müßten gesondert erfaßt werden.

Familiäre Bedingungen

Zudem sind verschiedene methodische Zugangsweisen zu diesen vier Bereichen denkbar (vgl. Abb. 11.2), z.B. über elterliche Selbstauskünfte (zumeist mit „selbstperzipiertem Erziehungsstil" bezeichnet), über Auskünfte der Kinder über ihre Eltern (meist „fremdperzipierter Erziehungsstil" genannt) oder über Dritte diagnostiziert. Dabei können sich die unterschiedlichsten Sichtweisen ergeben, die nicht unbedingt übereinzustimmen brauchen. Schließlich geht in das familiäre Bedingungsgefüge noch ganz wesentlich die Beziehung der (Ehe-)Partner mit ein, d.h. man müßte eigentlich auch noch dieses familiäre (Teil-) System diagnostizieren, um zu Aussagen über Gegebenheiten in den Familien zu gelangen.

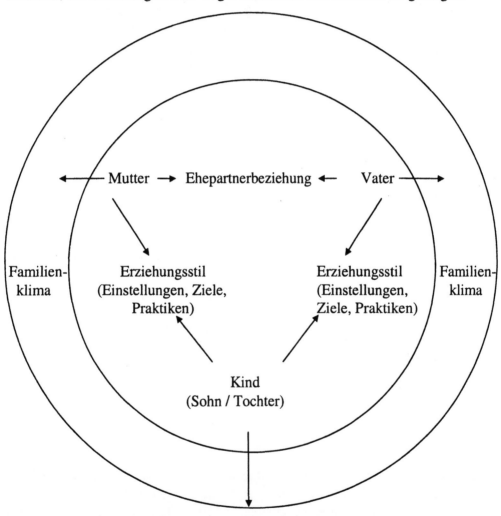

Abbildung 11.3: Aufbau des FDTS von Schneewind et al. (1985)

Der im deutschen Sprachraum umfassendste Versuch, mit einer Fragebogenmethode die in einer Familie vorliegenden Bedingungen zu diagnostizieren, wurde von Schneewind et al. (1985) erarbeitet (vgl. Abb. 11.3). Hierbei werden Instrumente für verschiedene familiäre Teilsysteme (z.B. Mutter-Sohn-, Vater-Tochter-Konstellation) aus Sicht des jeweiligen Interaktionspartners für drei Komponenten des *familiären Erziehungsstils* entwickelt, u.zw. für (1) Erziehungseinstellungen, (2) Erziehungsziele und (3) Erziehungspraktiken. Für die (Ehe-) Partnerbeziehung liegt ein gesonderter Fragebogen zur Erfassung der *Ehepartnerbeziehung* vor und zur Diagnostik des familiären Gesamtsystems wurden Skalen zur Erfassung des *Familienklimas* aus Eltern- oder Kindsicht konzipiert (vgl. Abb. 11.3). Jeder Fragebogen ist mehrdimensional konzipiert. Das Verfahren ist modular aufgebaut, d.h. je nach Pb und Fragestellung können ausgewählte Skalenbereiche zum Einsatz kommen.

11.3.1 Elternperspektive - Selbstauskunftverfahren

11.3.1.1 Fragebogenverfahren

Mit dem *ESF-78* (Preisig et al., 1978) können Eltern, aber auch Lehrer über ihr Sanktionsverhalten in konkreten Situationen Auskunft geben. Zusammenhänge zwischen elterlicher Bestrafungstendenz und Ängstlichkeit des Kindes sind mit dem Verfahren nachgewiesen worden.

Von Ehlers (1981) wurde mit dem *EHA-J/M* eine Idee von Heckhausen und Kemmler (1957, s.u. *MSE*) aufgegriffen. Diese erfragten von Müttern, ab welchem Alter (in Jahren) sie erwarten, daß ein Kind bestimmte Tätigkeiten selbst ausführen kann (z.B. alleine mit der Bahn fahren). Die gemittelten Erwartungen waren mit dem Ausmaß des Leistungsmotivs korreliert. In der Studie von Ehlers waren vor allem soziale Statusmerkmale mit frühen Erwartungen verbunden.

Auf die Schule bezogen sind die Auskünfte, die mit der *NEHAS* von Ehlers (1981) erhoben werden können. Sie charakterisieren die elterlichen Erwartungen, die Eltern im Hinblick auf die Schulkarriere ihrer Kinder und in bezug auf Lehrer hegen.

Der *EFHL-K* (Brandt et al., 1981) wurde zur Prüfung der Bedeutung familiärer Anregungsbedingungen für die Entwicklung von Kindern konzipiert. Diese Hypothese konnte für Sprachkompetenzen des Kindes bestätigt werden, weniger hingegen für die Intelligenzentwicklung.

Mit den *FEE* (Graudenz et al., 1981) wurden Mütter nach den Kategorien „repressionsfreier" vs. „autoritärer" Erziehungsstil klassifiziert. Inhaltsanalytisch sind allerdings weitere Aspekte in den Items zu unterscheiden.

Der *FSSE* (Weiss, 1982) wurde zur Prüfung verschiedener soziologischer Hypothesen entwickelt. Die Skalen können von Vätern und Müttern beantwortet werden.

Die Methode des semantischen Differentials wird von Mattejat und Scholz (1994) in dem *SFB* angewandt, um Beziehungen zwischen den möglichen Dyaden einer Familie aus Sicht jeweils eines Interaktionspartners zu erfassen. Gesonderte Testbögen liegen vor für Vater, Mutter, Kind, weitere Geschwister und zur Fremdeinschätzung zweier Familienmitglieder. Die Familienkonstellationen (entwicklungsfördernde Bindung, entwicklungsfördernde Autonomie, entwicklungshemmende Bindung, entwicklungshemmende Autonomie) sollten allerdings nur von familientherapeutisch geschulten Personen interpretiert werden.

Tabelle 11.2: Überblick über Fragebogenverfahren zur Erfassung von Erziehungsstil- und Familienmerkmalen von Müttern und Vätern aus Sicht der Eltern

Abkürzung/ Autor(en)Testname Erscheinungsjahr		Skalenbezeichnungen / Inhalte
ATK (Buechel, 1979)	Elterliche Attributionen von Kindverhalten	(1) nicht erziehungsabh.. (2) erziehungsstilabh. Kindverh.
EFE-Skala (Peterander, 1993)	Skala zur Messung entwicklungsförderlichen Elternverhaltens	(1) Kindorientierung, (2) Fröhlichkeit / Gemeinsamk., (3) Klarheit, (4) Übernahme der Kindpersp., (5) entwicklungsangemessen, (6) Gefühle erkennen
EFHL-K (Brandt et al., 1981)	Elternfb zur Erfassung der häusl. Lernumwelt v. Kind.	(1) Zuwendung der Mutter (2) Kindl. Empf. elterl. Strafe (3) Zuwendung u. Aktiv. d. Vat. (4) außerhäusliche Aktivitäten (5) finanz. Aufw. f. Förd. d. Ki.

		(6) Möglichkeiten und Anregung z. Rollensp.
		(7) Spielplatz m. Abenteuerchar.
		(8) traditionelle
		(9) Sozialkontakte des Kindes
		(10) Versorg. d. K. durch Vater
		(11) Zeit für Gespräche
		(12) Intensität der Gespr. m. Va.
		(13) Selbständigkeitserziehung
		(14) Vermittl. von Kulturtech.
		(15) Informationsbed. der Eltern
EHA-J/M (Ehlers, 1981)	Frühe Selbständigkeitserwartungen	16 Items zur Selbständigkeitsentwicklung
ESF-78 (Preisig et al., 1978)	Erziehungssituationsfragebogen	24 Situationsbeschreibungen für erwünschtes und unerwünschtes Kindverhalten
EZF (Nickel et al., 1980)	Fb zur Erfassung elterlicher Erziehungsziele	(1) unrefl. gesellsch. Anpassung (2) traditionsgeb. soz. „Tug." (3) Streben nach pers. Erfolg
EZZF (Rost & Witt, 1993)	Erziehungszielfragebogen	(1) Konformität und Leistung (2) Autonomie u. Aufgeweckth. (3) Sozialverh. und Empathie
FEE (Graudenz et al., 1981)	Frankfurter Skalen zur Erfassung der Erziehungseinstellung von Müttern	(1) Lenken (2) Strafen (3) Nicht Bestätigen (4) restriktive Sexualerziehung
FEV/EF (Hoff et al., 1973)	Fb zum Elternverhalten - Elternform	(1) Aufgeschlossenh. u. Verst. (2) Kontrolle und Leistungserw. (3) Offenheit gegen sich selbst
FSSE (Weiss, 1982)	Fb zur Familienstruktur und Selbständigkeitserziehung	(1) Tätigkeiten in der Freizeit (2) Arbeitsteilung in der Familie (3) Dominanz (4) Probleme mit den Kindern (5) Erziehungsziele (6) Streit mit dem Ehepartner (7) Einstellung zum selbst. Verh.

HAMEL (Baumgärtel, 1979)	Hamburger Erziehungsverhaltensliste für Mütter	(1) Unterstützung (2) Strenge (3) Zuwendung
KEF (Nickel et al., 1980)	Elterliche Einstellungen zur Konflikterziehung	(1) oberfl. Schlichtung / abwehrendes Eingreifen, (2) offene partnersch. Auseinandersetzung, (3) nicht einreifen
MSE (Heckhausen & Kemmler, 1957)	Mütterliche Selbständigkeitserziehung	20 Items zu den Bereichen (1) Selbständigkeit außerhalb d. Hauses, (2) Entscheidungsfreiheit, (3) Selbstbehauptung und (4) Fertigkeiten zur Entlastung der Eltern
NEHAS (Ehlers, 1981)	Skala zur Erfassung der Einstellung der Eltern zur Schule	(1) negative Erwartungen in bezug auf den Schulbesuch des Kindes, (2) skeptische Einst. gegenüber d. Schule
SEF (Nickel et al., 1980)	Elterliche Einstellungen zur Selbständigkeitserziehung	(1) allg. Vorstellungen vom Kind, (2) konkrete Haltungen gegenüber dem Kind, (3) spezielle Erw. u. Forderungen
SFB (Mattejat & Scholz, 1994)	Subjektives Familienbild	semantisches Differential mit sechs Adjektivpaaren zur Einschätzung der Beziehungen zwischen Vater-Mutter, Mutter-Kind usw.
SCHUKO (Ehlers, 1981)	Kontrolle des Kindes durch Schuldgefühle und Angst	eindimensionales Verfahren
SIL (Ehlers, 1981)	Situations- und Zielorientiertheit des mütterlichen Erziehungsverhaltens	für fünf Erziehungssituationen müssen drei situationsorientierte und drei zielorientierte Reaktionen angegeben werden
SVESI (Ehlers, 1981)	Soziale Interaktionsmöglichkeiten des Kindes	20 Items zu sozialen Interaktionsmöglichkeiten

Die *HAMEL* (Baumgärtel, 1979) ist für Mütter 9- bis 14jähriger Kinder gedacht. Das Verfahren ist eines der wenigen, die in einem Verlag publiziert sind. Es werden dabei die Häufigkeiten konkreter kindbezogener Verhaltensweisen abgefragt (z.B. „Wie oft haben Sie dem Kind gesagt, daß sie es gern haben?").

Bei der *KEF* (Nickel et al., 1980) werden 30 Situationen vorgegeben, die verschiedene Konflikte thematisieren (unmittelbare Konflikte zwischen Eltern und Kind, Konflikte zwischen eigenen und fremden Kindern, mittelbare Konflikte zwischen Eltern und Kind). Vorgegeben sind Handlungsalternativen, die nach drei Gesichtspunkten (s.u.) bepunktet werden. Das Verfahren wurde zur Prüfung der Hypothese entwickelt, daß Eltern in sog. Initiativgruppen Konflikte eher konstruktiv, andere Eltern hingegen repressiv austragen.

11.3.1.2 Semiprojektive und projektive Verfahren

Ein auf eine komplexe Diagnose des Familiensystems ausgerichtetes Verfahren ist das *FAST* (Gehring, 1993), das bei Eltern und auch Kindern (ab 6 Jahren) zur Anwendung kommen kann. In dem Verfahren sind verschiedene methodische Zugangsweisen kombiniert (Anamnese, Zeichnung der Familienmitglieder, Verhaltensbeobachtung, Erarbeitung einer Familienrepräsentation, Nachbefragung). Die Anwendung setzt eine intensive Einarbeitung voraus und sollte einem therapeutischen Kontext vorbehalten bleiben.

Bei dem *FB* (Ludewig et al., 1983) sind die Pbn aufgefordert, ihre Familie mittels Holzfiguren darzustellen. Die Familienmitglieder haben die Möglichkeit, sich über die Aufstellung (d.h. über die Struktur ihrer Familie) auszutauschen. Der Anspruch geht über ein Diagnoseinstrument hinaus, da hiermit auch therapeutische Prozesse eingeleitet werden sollen (Nachstellen früherer Konstellationen, Projektionen in die Zukunft). Interpretiert werden formale Gestaltungselemente (z.B. die Entfernung zwischen den Figuren, Blickrichtung, gewählte Größe für die Familienmitglieder).

Der *FEV* (Stangl, 1986) besteht aus 16 Photos mit kritischen Erziehungssituationen, die Erziehern vorgelegt werden. Zu jedem Bild sind acht Verhaltensmöglichkeiten angeführt, die der Pb auf ihre Eignung in der jeweiligen Situation beurteilen muß. Aus den Antworten wird auf die Stärke von 16 Verhaltenspräferenzen geschlossen.

Bei dem *FIT* (Brem-Gläser, 1986) sind die Pbn aufgefordert, sich die eigene Familie als Tierfamilie vorzustellen und jedes Familienmitglied zu zeichnen. Die Auswertung erfolgt deutend auf die Situation jedes Pb hin. Interpretiert werden Aspekte wie Gruppierung der Tierfamilie, Größenverhältnisse der Tiere im Vergleich zur Wirklichkeit, Ausdrucksgebaren der Tiere, Charakter der Tiere und Deutung in bezug auf bestehende Problematiken. Auf ähnlicher Grundlage wird im *ZT-B* (Biermann & Kos-Robes, 1986) gearbeitet.

Der *HABIT* (Baumgärtel, 1975) besteht aus 48 Skizzen, in denen Erziehungssituationen dargestellt sind. Diese beziehen sich auf Leistung oder Aggressionen. Die Mutter soll auf die in einer Sprechblase enthaltene Äußerung des Kindes antworten und ihre Antwort zu dem Bild notieren. Die Antworten werden i.S. von (1) negative vs. positive Verstärkung, (2) kindorientierte Kontrolle oder (3) normenorientierte Kontrolle bewertet.

Tabelle 11.3: Überblick über semiprojektive und projektive Verfahren zur Erfassung von Erziehungsstil- und Familienmerkmalen von Müttern und Vätern aus Sicht der Eltern

Abkürzung/ Autor(en) Erscheinungsjahr	Testname	Skalenbezeichnungen / Inhalte
FAST (Gehring, 1993)	Familiensystem-Test	(1) Kohäsion, (2) Hierarchie, (3) Beziehungsstrukturtypen, (4) Flexibilität, (5) Wahrnehmungsunterschiede, (6) Generationsgrenzen
FB (Ludewig et al., 1983)	Familienbrett	Darstellung von Familien mittels verschieden großer Holzfiguren
FEV (Stangl, 1986)	FB zum elterlichen Erziehungsverhalten	16 Präferenzfaktoren in kritischen Erziehungssituationen
FIT (Brem-Gräser, 1986)	Familie in Tieren	Zeichentest, Tierfiguren werden als Projektionsträger gedeutet
HABIT (Baumgärtel, 1975)	Hamburger Bildertest für Mütter	in 48 skizzenhaft dargestellten Erziehungssituationen sollen Mütter ihre Verbaläußerungen angeben
ZT-B (Biermann & Kos-Robes, 1986)	Zeichentest-Batterie	Zeichentest

11.3.1.3 Verhaltensbeobachtungsverfahren

Bisweilen werden auch Vorschläge zur Verhaltensbeobachtung und -beurteilung in standardisierten Situationen zur Erfassung des elterlichen Umgangs mit ihren Kindern gemacht. Ein Beispiel dafür ist die *MBRS/D* (Sarimski, 1990). Hier wird eine Spielsituation mit Mutter und Kind auf Video aufgenommen und im nachhinein nach verschiedenen Kriterien geratet.

Tabelle 11.4: Überblick über Verhaltensbeobachtungssysteme zur Erfassung von Erziehungsstil- und Familienmerkmalen

Abkürzung/ Autor(en) Erscheinungsjahr	Testname	Skalenbezeichnungen / Inhalte
MBRS/D (Sarimski, 1990)	Maternal Behavior Rating Scale - Dt. Fassung	(1) Freude am Spiel, (2) Sensitivität für die Signale des Kindes, (3) Responsivität, (4) Angemessenheit der Angebote, (5) Ausmaß des körperlichen Kontakts, (6) Direktivität, (7) Sensitivität für die Interessen des Kindes
RFD (Schöpfer & Brunner, 1989)	Reutlinger Familien-Interaktions-Diagnosebogen	(1) Kontakt aufnehmen, (2) Initiative ergreifen, (3) Unterbrechen, (4) Themenwechsel, (5) Anerkennen, Loben, (6) Ablehnen, Angreifen, (7) Anweisungen geben, (8) unvollständige Kommunikation, (9) diskrep. Kommunikation
SFI (Schneider-Düker & Schneider, 1980)	Strukturiertes Familieninterview nach Watzlawik	klinisch-experimentelles Vorgehen zur Anregung von Familieninteraktionen

Mit dem *RFD* (Schöpfer & Brunner, 1989) kann ein auf Video aufgenommenes Familiengespräch nach verschiedenen Kategorien ausgewertet und so auf Eigenschaften des Familiensystems geschlossen werden.

Bei dem *SFI* (Schneider-Düker & Schneider, 1980) werden verschiedene Situationen zur Diskussion unter den Familienmitgliedern vorgegeben (Hauptproblem der Familie, Planung einer gemeinsamen Aktivität, Kennenlernen des anderen Partners, Sprichwort erläutern, Beschuldigen eines Familienmitgliedes). Die initiierten Interaktionen können nach einem Verhaltensbeobachtungssystem (z.B. IPA) ausgewertet werden; es sind aber auch Beobachtungs- und Auswertungsgesichtspunkte vorgegeben (z.B. Wer macht Vorschläge? Wie reagiert die Familie auf die Aufgaben? Wer eröffnet die Diskussion? Versuchen einzelne Mitglieder die anderen zu dominieren? Beziehungsgefüge, z.B. Koalitionen, Außenseiter, Rivalität, Komplementarität und Symmetrie).

11.3.2 Kindperspektive

11.3.2.1 Fragebogenverfahren

Ein an der Verhaltenstheorie orientiertes Verfahren ist der *ESF-78* (Preisig et al., 1978). Mit ihm sollen in idiographischer Weise die Bedeutung von Bestrafungs- und Belohnungsmaßnahmen von Erziehern in leistungs- und sozialbezogenen Situationen erfaßt werden.

Eine retrospektive Beurteilung des Elternverhaltens auch durch erwachsene Pbn kann mit dem *EBF* von Boettcher (1973) erfolgen. Die 60 Items trennen z.T. zwischen Psychotherapiepatienten und nicht belasteten Pbn.

Das *ESI* von Krohne und Pulsack (1990) hat seinen Ausgang vom sog. Zweikomponentenmodell des elterlichen Erziehungsstils (Stapf et al., 1972) genommen, dieses aber um weitere erziehungsrelevante Aspekte erweitert. Das Verfahren ist alters- und geschlechtsnormiert und liegt in einer auf Väter und Mütter bezogenen Form vor.

Auf das Circumplex-Modell von Schäfer und Bell (1958) nimmt der *FEEH* Bezug (Ranschburg & Bolla, 1985). Die vier durch die Dimension Wärme - Kälte sowie Autonomie - Kontrolle gebildeten Quadranten werden durch entsprechende Items operationalisiert, wobei der Fragebogen drei Mal beantwortet werden muß (Was würde Dein Vater tun? Was würde Deine Mutter tun? Was würdest Du in 25 Jahren tun?).

Tabelle 11.5: Überblick über Fragebogenverfahren zur Erfassung von Erziehungsstil- und Familienmerkmalen von Müttern und Vätern aus Sicht der Kinder

Abkürzung/ Autor(en) Erscheinungsjahr	Testname	Alter	Skalenbezeichnungen
A-F-S / REA (Lederer, 1983)	Familienstruktur-Skalen	ab 15	(1) Autoritäre Familienstruktur-Skala (2) Respekt für elterliche Autorität
EBF (Boettcher, 1973)	Elternbildfragebogen	Erw.	(1) angsterregendes Affektverhalten (2) Antikommunikationsverhalten (3) neuroseverwandte Wesenszüge (4) Lieblosigkeit, (5) schlechte Ehe (6) ungünstige Sexualerziehung
ESF-78 (Preisig et al., 1978)	Erziehungssituationsfragebogen	8 - 11	(1) leistungsbez. Bestrafungstendenz (2) sozialverhaltensbez. Bestrafungst. (3) leistungsbezo. pos. Bekräftigungst. (4) sozialverhaltensbez. pos. Bekräft.
ESI (Krohne & Pulsack, 1990)	Erziehungsstil-Inventar	8 - 16	*Teil 1* (1) Unterstützung, (2) Einschränkung (3) Lob, (4) Tadel, (5) Inkonsistenz *Teil 2* Strafintensität von Mutter und Vater bei fünf problematischen Verhaltensweisen
FEEH (Ranschburg & Bolla, 1985)	Fb zur Erfassung der Erziehungshaltung	10 - 18	(1) kalt - nachgiebig (2) kalt - einschränkend (3) warm - nachgiebig (4) warm - einschränkend
FEJA (Schneewind & Braun, 1988)	Fb zur Erfassung jugendlicher Ablösetendenzen		(1) Freundschaft / Partnerschaft (2) Bewegungsfreiheit (3) Lebensführung (4) Vergnügungen
FEK/KF (Minsel & Fittkau, 1971)	Fb Elternverhalten - Kindfo.	5. - 8. Schj.	(1) Aufgeschloss. u. Verst. (V bzw. M) (2) Kontrolle und Leistungserwartung

Familiäre Bedingungen

MESS (Herrmann et al., 1971)	Marburger Erziehungs-stilskalen	9 - 14	(1) Vater-Strenge (2) Vater-Unterstützung (3) Mutter-Strenge (4) Mutter-Unterstützung
S-EB-M (Heinrich, 1974)	Elterliche Bekräftigung bei Mädchen	10 - 15	(1) Unterstützung Mutter (2) Strenge Mutter (3) Unterstützung Vater (4) Strenge Vater
SEES (Seitz & Götz, 1979)	Elterliche Erziehungsstile	13 - 18	(1) Kontrolle durch die Eltern (2) aggr. Strenge v. seiten der Eltern (3) Förderung von Zukunftspessimismus (4) Unterstützung des Kindes (5) Forderung nach Leistung (6) Forderung nach Verhaltensdisziplin

Auf dem Hintergrund des Konzepts der autoritären Persönlichkeit wurden von Lederer (1983) mehrere Skalen entwickelt (*A-F-S* und *REA*), mit denen autoritäre Trends in der Familie erfaßt werden können. Diese Skalen korrelieren auch mit anderen Maßen zur Erfassung autoritätsgeprägter Einstellungen.

Die entwicklungspsychologisch notwendigen Ablösetendenzen und die elterlichen Reaktionen darauf können mit dem *FEJA* (Schneewind & Braun, 1988) erfaßt werden.

Die *SEES* von Seitz und Götz (1979) wurden urspünglich zur Prüfung von Hypothesen über delinquenzbegünstigendes Elternverhalten entwickelt. Das Verfahren ist nicht im strengen Sinn normiert, man kann es aber als Gesprächsgrundlage verwenden.

Die *MESS* (Herrmann et al., 1971) entstanden urspünglich aus einer Übersetzung des „Parent Behavior Questionnaires". Die auf Vater und Mutter bezogenen Strenge- und Unterstützungsskalen wurden vielfach eingesetzt und überarbeitet, ohne daß daraus aber je ein vollständig normiertes Verfahren geworden wäre. Die *S-EB-M* (Heinrich, 1974) wurden auf der Grundlage des Marburger Zweikomponenten-Konzepts des elterlichen Erziehungsstils (Stapf et al., 1972) ausschließlich für Mädchen konzipiert.

11.3.2.2 Semiprojektive und projektive Verfahren

Der *F.B.T.* (Howells & Lickorish, 1982) besteht aus vier Bildsätzen. Die Pbn (Kinder und Eltern werden getrennt befragt) werden aufgefordert, die Bilder zu beschreiben. In den Beschreibungen glaubt man, daß jeder Pb seine Projektionen, Selbstwahrnehmungen und früheren Erfahrungen sichtbar macht. Die Auswertungen machen von den geäußerten syntaktischen Einheiten Gebrauch, die in eine Beziehungsmatrix eingetragen werden (z.B. Gefühle der Mutter, gerichtete Aktivitäten).

Beim *F-R-T* (Bene & Anthony, 1965) werden Zeichnungen erwachsener und anderer Personen vorgegeben. Diesen Bildern sollen Verbaläußerungen zugeordnet werden (z.B. „Das ist die Person, der ich gerne einen Kuß gebe."). Eine Standardisierung einer in's Deutsche übertragenen Form wurde von Flämig und Wörner (1977) bei 6- bis 11jährigen Kindern vorgenommen.

Mit den Materialien des Szeno-Tests wird im *FS-T* (Wille, 1982) der Pb aufgefordert, seine Familie so darzustellen, wie sie von ihm erlebt wird. Im Anschluß daran wird er gebeten, die Darstellung zu kommentieren. Auch dieses projektive Verfahren ist im Rahmen der Familientherapie entwickelt worden, zu ihm liegen keine Testkennwerte vor.

Das *SE-V* (Derichs, 1977) ist ein Satzergänzungsverfahren mit Items, die auf die eigene Familie und die eigene Person bezogen sind („Er war tief betrübt, als ..."). Inhaltsanalytisch lassen sich die Antworten vier Themenbereichen zuordnen: (1) Eltern, Familie, Zuhause, (2) Geschwister, (3) außerfamiliäre Kontakte und (4) Schule, Leistung. Das Verfahren kann als Ergänzung zu anamnestischen Vorgehensweisen eingesetzt werden.

Bei den *VF* (Kos & Biermann, 1984) werden Kinder aufgefordert, sich vorzustellen, daß eine Familie von einem Zauberer verwandelt worden sei. Es wird nicht unbedingt von der eigenen Familie gesprochen, um Zensurtendenzen zu vermeiden. Diese Familie soll gezeichnet werden. Sodann wird nach der Geschichte der Verzauberung gefragt und schließlich muß das Kind noch angeben, in welches Tier es selbst am liebsten verwandelt wäre und in welches es auf keinen Fall verwandelt sein möchte („Pigem-Test"). Zur Auswertung werden formale (Raumanordnung, Zeichenart, Größenverhältnisse) und inhaltliche Kriterien (Symbolik der gezeichneten Figuren) verwendet.

Bei dem *ZDF* von Flury (1954) wird das Kind aufgefordert, seine Familie zu zeichnen. Ausgewertet (oder zumindest festgehalten) werden (1) Stellungnahmen zur Aufgabe und während des Zeichnens, (2) Thema, Ausgestaltung, Ausdruck, Farbwahl, (3) Größenverhältnisse, Haltung, Stellung, Anordnung einzelner Personen, (4) Beifügungen oder Auslassungen von Personen und Objekten. Im Anschluß daran wird das Kind zu seinen Zeichnungen befragt.

Tabelle 11.6: Überblick über semiprojektive und projektive Verfahren zur Erfassung von Erziehungsstil- und Familienmerkmalen aus Sicht der Kinder

Abkürzung/ Autor(en), Erscheinungsjahr	Testname	Alter	Skalenbezeichnungen
F.B.T. (Howells & Lickorish, 1982)	Familien-Beziehungs-Test	7 - 12 Erw.	Bilddeutungsverfahren
F-R-T (Bene & Anthony, 1965)	Family Relations Test	4 - 14	Bildvorgaben über Erwachsene sind verbal einzuordnen
FS-T (Wille, 1982)	Familienskulptur-Test	ab 5	Gestaltungsverfahren mit Szeno-Material
SE-V (Derichs, 1977)	Satzergänzungsverfahren	7 - 13	Vorgabe von 59 Satzanfängen, die vom Pb zu ergänzen sind
VF (Kos & Biermann, 1984)	Verzauberte Familie		Zeichentest; Familienmitglieder sind von einem Zauberer verzaubert
ZDF (Flury, 1954)	Zeichne Deine Familie	ab 4	Zeichentest

11.3.2.3 Verhaltensbeobachtungssysteme

In diesem Bereich ist auch auf alle in Kap. 11.3.1.3 genannten Verfahren zu verweisen. Ein weiteres Verfahren ist speziell für die Diagnose von Interaktionen zwischen Kindern gedacht, nämlich das *WKR* (Fiala, 1982). Dieses ist ein Beobachtungsraster zur Erfassung von Konflikten in Geschwisterdyaden. Das Verfahren soll von den Eltern angewandt werden. Es konnte mit dem Verfahren gesichert werden, daß elterliche Aggressionen beim Eingreifen in einen Konflikt von den Kindern zur Konfliktsteigerung beitragen, während konstruktive Formen elterlicher Konfliktlösung eine Reduktion der Streithäufigkeit bewirken.

Tabelle 11.7: Überblick über Verhaltensbeobachtungssysteme zur Erfassung von Erziehungsstil- und Familienmerkmalen aus Sicht der Kinder

Abkürzung/ Autor(en), Erscheinungsjahr	Testname	Alter	Skalenbezeichnungen
WKR (Fiala, 1982)	Wiener Konfliktraster	ab 3	Beobachtungsleitfaden zur Erfassung von Geschwisterrivalitäten

11.3.3 Rückblick

Wie die Publikationsjahre der einzelnen im deutschen Sprachraum entwickelten Verfahren zeigen, war ein Höhepunkt der Erziehungsstilforschung in den 70er bis zu Anfang der 80er Jahre vorhanden. Die vielfältigen Forschungsunternehmungen der damaligen Zeit haben aber nur bedingt zu diagnostischen Instrumenten geführt, die nach den Regeln der Kunst geprüft worden sind. Die meisten der erwähnten Verfahren sind in einem Forschungskontext entstanden und sind nicht für den praktischen Einsatz weiterentwickelt worden. Dies soll keineswegs heißen, daß die Verfahren unbrauchbar wären; im Gegenteil - mit ihnen sind vielfältige Einblicke in familiäre Gegebenheiten eruierbar. Der Diagnostiker muß sich die Itemlisten aber selbst zusammenstellen und sollte seine Daten i.S. testtheoretischer Anforderungen laufend überprüfen.

Ausnahmen in diesem Bereich sind die spärlichen in Testverlagen publizierten Verfahren: Für Mütter liegt hier nur die *HAMEL* von Baumgärtel (1979) vor und für Kinder das *ESI* von Krohne und Pulsack (1995). Eine Sonderstellung kommt dem *FDTS* von Schneewind et al. (1985) zu. Dieses für den deutschen Sprachraum umfangreichste Instrument ist entsprechend normiert und kann als Institutspublikation bezogen werden.

Der Praxis in den Beratungsstellen scheinen hingegen die relativ zahlreich vorhandenen sog. projektiven Verfahren (vgl. Tab. 11.3 und 11.7) sehr entgegenzukommen. Die Vermischung von Diagnose und therapeutischem Einstieg macht diese Vorgehensweisen für den Praktiker sehr attraktiv. Und trotz der massiven Kritik an diesen Instrumenten wegen Nicht-Einhaltung der Testgütekriterien scheint die Augenscheinlichkeitsvalidität dieser Verfahren die Praktiker mehr zu beeindrucken als die rationale Testkritik. Noch dazu sind diese Verfahren zumeist über Verlage zu beziehen. Solange die Ergebnisse aus diesen Verfahren nur als Anregung für weitere Explorationen bzw. zur Hypothesenbildung über familiäre Dynamiken dienen, ist gegen ihre Verwendung wenig einzuwenden. Eine nachfolgende kritische Hypothesenüberprüfung ist aber unabdingbar, wenn aus solchen subjektiven Eindrücken in verantwortungsvoller Weise Schlußfolgerungen für den Einzelfall gezogen werden sollen.

12. Zensuren und Zeugnisse als Methoden der schulischen Wissensdiagnose

> Der lieben Mutti!
> Verzeih, daß ich einen 5 bekommen habe. Ich wollte Dich nicht endtäuschen, aber wenn ich die Note schon bekommen habe, muß ich Dir auch sagen, daß ich nicht nur einen 5 bekommen habe, auch einen 4. Bitte, hole mich nicht jetzt, weil ich sonst weinen muß! Bitte nicht!
>
> Ein Schülerbrief (Riedl, 1980, S. 318)

12.1 Lehrziele und Lehrzieltaxonomien

12.1.1 Zur Begrifflichkeit von Lehrziel

Wie bereits ausgeführt (vgl. Kap. 1.1.3), ist der schulische Unterricht an Lehrplänen und den darin formulierten Lehrzielen orientiert.[1] In Lehrzielen (instructional objectives) werden Standards (allgemein: Normen, die aber nicht in einem moralischen Sinn zu verstehen sind) über zu erreichende Leistungen des Schülers[2] formuliert. Die Lehrerreichung wird im Schulsystem üblicherweise durch Noten abgebildet.

---

[1] Diese Zielorientierung gilt im übrigen generell für alle Einflußnahmen, die man als „Erziehung" bezeichnet; vgl. hierzu die mit dem Wort „Erziehung" die in Fußnote 2 (Kap.1.1.1) erläuterte Bedeutung (Brezinka, 1974, S. 51; vgl.).

[2] Bei Brezinka (1974, S. 155) findet sich auch noch folgende Definition von „Erziehungsziel": „Unter einem Erziehungsziel wird eine Norm verstanden, die eine für Educanden als Ideal gesetzte psychische Disposition (oder ein Dispositionsgefüge) beschreibt und vom Erzieher fordert, er solle so handeln, daß der Educand befähigt wird, dieses Ideal so weit wie möglich zu verwirklichen." D.h. in dieser Bestimmung sind zwei Normen enthalten: eine Erziehernorm (er möge in einer Weise handeln, daß der Educand ein gewünschtes Ideal erreicht) und das Ideal für den Educanden selbst. Analog zu Erziehungszielen sind auch Lehrziele, die für den Unterricht Geltung haben, zu verstehen.

Die Bezeichnung *Lehr*ziele weist darauf hin, daß es sich um Zielsetzungen der Lehrenden (als Repräsentanten des Schulsystems bzw. des Lehrplanes) handelt. Die Bezeichnung *Lern*ziel ist etwas irreführend, denn ob die Erreichung dieser Ziele auch von den Lernern beabsichtigt wird, ist vorerst offen. Selbstverständlich bleibt aber zu hoffen, daß Lehrziele durch die Darbietung im Unterricht (z.B. Instruktion und andere Lehrformen) auch zu Lernzielen für den Schüler werden.

Tabelle 12.1: Lehrzielklasssen nach Möller (1971, S. 3)

Zielebene	Beispiele
Leitziele umfassen die obersten, alle Fächer übergreifenden Bereiche der pädagogischen Aufgaben und Absichten	der mündige Mensch, Emanzipation
Richtziele Zielbereiche, in denen diese Aufgaben und Absichten verwirklicht werden	befähigt werden, am Wirtschafts- und Kultur leben des Staates Anteil zu nehmen
Grobziele Beschreibung von Verhaltensweisen und Lernergebnissen innerhalb eines Faches	die verschiedenen Anredeformen in Geschäftsbriefen kennen
Feinziele exakte und eindeutige Beschreibung des Endverhaltens	bei 10 Geschäftsbriefen ohne Anrede von vorgegebenen Anredeformen mindestens 8 richtig zuordnen können

Die Schule als eine Institution, die zweckrational organisiert ist (oder zumindest so organisiert sein sollte), setzt zur Erfüllung ihrer Qualifikationsfunktion klar definierte Zielvorstellungen voraus. Würden solche Ziele fehlen, so wäre es unmöglich, die Wirksamkeit von Schule (oder auf einem niedrigeren Niveau: die Wirksamkeit eines Kurses oder eines Programmes) zu bestimmen. Wenn Lehrer (und Schüler) die Zielsetzungen von Schule (bzw. die Lehrplananforderungen von einzelnen Unterrichtsfächern) nicht klar vor Augen hätten, so wären auch Prüfungen, Tests etc. zur Leistungsfeststellung eigentlich nicht möglich. Im Extremfall wären sie irrelevant, ungerecht oder sogar nutzlos. Die Alternative hierzu wäre, die Schule als Bewahranstalt zu konzipieren, dies entspricht aber nicht dem gesellschaftlichen Auftrag der Schule.

"Lehrziele" sind, inhaltlich gesehen (deskriptiver Aspekt), Umschreibungen von bestimmten Persönlichkeitseigenschaften (Fähigkeiten, Fertigkeiten, Neigungen, Gesinnungen, Haltungen), die es bei einem Schüler zu verwirklichen gilt (normativer Aspekt). Nach Möller (1971, S. 3) werden die in Tabelle 12.1 enthaltenen Lehrzielklassen unterschieden.

Es war das Verdienst von Mager (1965), darauf hingewiesen zu haben, daß Lehrziele möglichst genau beschrieben werden sollen, damit sie handlungsleitenden Wert bekommen. Durch solche sog. operationale Definitionen sollten Interpretationsschwierigkeiten und Unklarheiten möglichst ausgeschlossen werden. Lehrer und Schüler könnten durch klar definierte Ziele an jeder Stelle des Unterrichts den Lehr- und Lernfortschritt beurteilen und ihre Fähigkeiten auf das zu erreichende Ziel ausrichten. Nach Mager (a.a.O.) ist bei der Lehrzielbestimmung folgendes zu berücksichtigen:

(1) Lehrziele bezeichnen einen gewünschten Zustand des Lernenden.
(2) Die beste (im Sinne von genaueste) Beschreibung eines Lehrzieles ist diejenige, welche die meisten vorstellbaren Alternativen ausschließt.
(3) Lehrziele sollten eine Beschreibung des Endverhaltens, das ein Schüler zeigen können sollte, enthalten. Dabei ist eingeschlossen:
(a) die Angabe von beobachtbaren Verhaltensweisen, die anzeigen, ob das Lehrziel erreicht ist (was soll er konkret tun können),
(b) die Kennzeichnung der wichtigsten Bedingungen, unter denen das Endverhalten gezeigt werden soll (z.B. Angabe von erlaubten und verbotenen Hilfsmitteln zur Zielerreichung),
(c) ein Maßstab für den Erfolg der Zielerreichung (ab wann ist eine Leistung akzeptabel).

Ein Lehrziel wie, „der Schüler soll fähig sein, gesellschaftliche Zusammenhänge zu erkennen", erfüllt die genannten Bedingungen nicht, denn
- es ist nicht klar, welche beobachtbaren Verhaltensweisen ein Schüler zeigen soll, damit man von ihm sagen kann, daß er diese Fähigkeiten erworben hat,
- die Hinweise auf erlaubte Hilfsmittel, die beim Zeigen des Endverhaltens benutzt werden dürfen, sind nicht vorhanden, und
- ein Gütemaßstab, eine Mindestnorm für die Lehrzielerreichung, fehlt.

Diese Überlegungen sind äußerst verdienstvoll, da hiermit viele Vagheiten ausgeschlossen werden. Aber diese Auffassung läßt sich auch kritisieren; aus testtheoretischer Sicht kritisiert Fricke (1974, S. 24):

> „Die Lehrzielerreichung ist nach Mager (1965) definiert durch die Operationen, die der Lernende durchzuführen hat, wenn er gestellte Aufgaben bearbeitet. Der Vorteil dieses Verfahrens liegt darin, daß man gezwungen ist, Lehrziele so zu beschreiben, daß man aus den Handlungen anderer Personen ablesen kann, ob sie das Lehrziel erreicht haben oder nicht.
> Als Nachteil jedoch erweist sich die Tatsache, daß nicht angegeben wird, nach welchen Kriterien die Aufgaben ausgewählt werden müssen. Es fehlt der Bezug auf ein übergeordnetes Ziel, Mager setzt vielmehr Ziel und Aufgabenmenge gleich. Dies hätte zur Folge, daß man bei einem strikt nach Mager konstruierten Test keine Generalisierung über die Itemmenge hinaus machen kann. Es ist dafür notwendig, andere Beschreibungen für die Grundmenge der Aufgaben, welche für die Zielerreichung repräsentativ sind, zu finden."

(1) Lehrziele können nach der Methode von Tyler (1950, vgl. Kap. 13.2.1) in Matrixform nach Inhalts- und Verhaltensbereichen konkretisiert werden. Die Zellen einer solchen Matrix beinhalten eine Umschreibung eines Aspektes eines Lehrzieles. Für jede Zelle lassen sich sodann beliebig viele Aufgaben (Items) generieren. Aus diesen kann man dann wieder eine repräsentative Stichprobe von Aufgaben ziehen, welche das Lehrziel abbilden sollen.

(2) Nach der Methode der hierarchischen Gliederung geht man von dem zu erreichenden Endverhalten aus und entwickelt hierzu Hypothesen über die notwendigen und hinreichenden Lernvoraussetzungen im Lernenden, damit er dieses Endverhalten zeigen kann (Fricke, 1974, S. 29). Solche Lehrzielhierarchien können auch empirisch validiert werden (Klauer, 1974, S. 157 ff).

12.1.2 Lehrzieltaxonomien

Taxonomien (*griech.*, Einordnung in ein System) sind Ordnungsvorschläge, die bei hierarchisch angelegtem Aufbau auch den Ablauf eines Lernprozesses angeben können. Sie können so dazu beitragen, den sequentiellen Ablauf schulischen Lernens besser zu verstehen (z.B. wenn der Unterricht einem hierarchischem Aufbau folgt). Lehrzieltaxonomien können auch die Kommunikation über Lehrziele erleichtern und sie können eine Hilfe bei der Entwicklung von Lehrplänen und Curricula sein. Schließlich können sie auch für die Leistungsmessung fruchtbar gemacht werden.

Am elaboriertesten sind dabei die Taxonomien, die von Bloom und seinen Mitarbeitern für drei Bereiche entwickelt worden sind, u.zw. für
(a) den *kognitiven Bereich* (Wissen, intellektuelle Fähigkeiten und Fertigkeiten, Bloom et al., 1956),
(b) den *affektiven Bereich* (vor allem Interessen, Einstellungen, Werthaltungen; Krathwohl, Bloom & Masia, 1975) sowie
(c) den *psychomotorischen Bereich* (motorische Fertigkeiten, Dave, 1973);
(d) bedeutsam ist auch die Taxonomie über sozial-kommunikative Funktionen für den *sozialen Bereich* von Royl (1978).

Beispiele für die fächerbezogene Anwendung dieser und anderer Lehrzieltaxonomien finden sich bei Schott (1983, S. 109 ff).

12.1.2.1 Taxonomie der Lehrziele im kognitiven Bereich

Kriterium für die Anordnung der Lehrziele im kognitiven Bereich ist deren zunehmende Komplexität, die auch in einer steigenden Aufgabenschwierigkeit zum Ausdruck kommt (Bloom, 1956). Es werden dabei die in Abbildung 12.1 gezeigten Bereiche unterschieden.

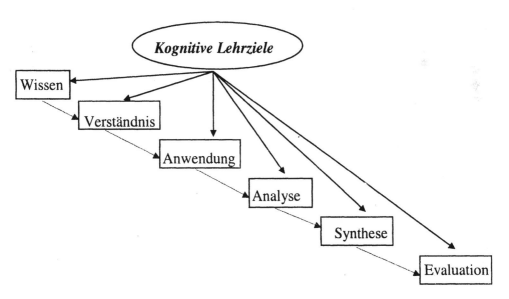

Abbildung 12.1: Taxonomie der Lehrziele im kognitiven Bereich (Bloom et al., 1956)

Diese sechs Grobkategorien lassen sich noch weiter aufgliedern und umschreiben.

1. Wissen: Erinnern von Besonderheiten und Allgemeinheiten, Erinnern von Methoden und Prozessen, Erinnern von Strukturen, Mustern, Festlegungen

1.1. Kenntnis spezieller Begriffe und Tatsachen, Wissen von konkreten Einzelheiten: terminologisches Wissen: Bedeutung verbaler und nichtverbaler Symbole, Wissen einzelner Fakten: Daten, Ereignisse, Personen, Orte

1.2. Wissen der Mittel und Wege, mit konkreten Einzelheiten zu arbeiten: Wissen von Konventionen, z.B. Wissen über Formen und Konventionen der Hauptarbeiten schriftstellerischer Arbeit (Gedicht, Drama, wiss. Bericht ....), Wissen von Trends und zeitlichen Abfolgen, z.B. Wissen von der Entwicklung des Sozialstaates und sozialstaatlicher Leistungen, Wissen von Klassifikationen und Kategorien ... die z.B. für ein vorgegebenes Fachgebiet, einen Zweck, ein Argument oder ein Problem als grundlegend oder nützlich gelten, Wissen von Kriterien, z.B. Urteilskriterien, die der Art eines Werkes und dem Zweck, zu dem es gelesen wird, angemessen sind, Wissen von Methoden, Techniken, Verfahren, Forschungsmethoden (z.B. indirekter Beweis) eines besonderen Fachgebietes. Betonung liegt mehr auf Wissen als auf Anwendung

1.3. Wissen von Verallgemeinerungen und Abstraktionen eines Fachgebietes (größere Strukturen, Theorien und Verallgemeinerungen, die ein Fachgebiet beherrschen): Wissen von Prinzipien und Verallgemeinerungen, Wissen besonderer Abstraktionen, die Beobachtungen von Erscheinungen zusammenfassen (z.B. Vorurteil - Einstellungen), Wissen von Theorien und Strukturen

2. Verstehen: Der Schüler soll das Material oder die Idee (niedrigste Stufe des Begreifens), von der die Rede ist, benutzen können, ohne es unbedingt mit anderem Material in Beziehung zu setzen oder seine umfassendste Bedeutung zu erkennen.

2.1. Übersetzen: Eine Information, die in bestimmter Sprache oder Form gegeben wird, in eine andere zu transformieren, z.B. nicht wörtliche Aussagen verstehen (Metaphern, Symbole, Ironie, Übertreibung), mathematische Textaufgaben in symbolische Aufgaben übersetzen.

2.2. Interpretieren: Erklären und Zusammenfassung einer Nachricht, Wiederholung oder neue Ansicht des Materials, z.B. Leitfaden eines Dramas.

2.3. Extrapolieren: Erweitern von Trends oder Tendenzen über die gegebenen Daten hinaus, Implikationen, Folgeerscheinungen, Effekte einer Maßnahme bestimmen, z.B. aus einem Werk Schlüsse zu ziehen.

3. Anwendung: Gebrauch von Abstraktionen in besonderen und konkreten Situationen. Anwenden auf neue Situationen.

4. Analyse: Zerlegen einer Information in ihre grundlegenden Elemente oder Teile, so daß eine Hierarchie von Ideen klar oder die Beziehung zwischen den Ideen deutlich wird (zugrunde liegendes Denken, Beziehungen zwischen Elementen, Strukturprinzipien erkennen).

4.1. Analyse von Elementen: Identifikation der Elemente, z.B. stillschweigende Annahmen erkennen, Unterscheidung von Tatsachen und Hypothesen.

4.2. Analyse von Beziehungen zwischen Elementen oder Teilen einer Nachricht: Folgerichtigkeit einer Hypothese unter gegebenen Informationen oder Annahmen überprüfen.

4.3. Analyse von ordnenden Prinzipien: Struktur einer Nachricht, Mechanismen, die eine Nachricht zu einer Einheit machen, z.B. Technik von Propaganda, wie bei Werbung („Ideen gebrauchen - nicht dagegen arbeiten").

5. Synthese: Zusammenfassen von Elementen und Teilen zu einem neuartigen Ganzen.

5.1. Herstellen einer einzigartigen Nachricht: z.B. eine persönliche Nachricht eindringlich mitteilen. Vertikaler Transfer.

5.2. Entwurf eines Planes für bestimmte Handlungen: z.B. Wege der Überprüfung einer Hypothese vorschlagen.

5.3. Ableiten einer Folge abstrakter Beziehungen: z.B. mathematische Entdeckungen und Verallgemeinerungen machen.

6. Evaluation: Urteile über den Wert der für einen bestimmten Zweck gegebenen Materialien oder Methoden. Benutzung einer Bewertungsnorm.

6.1. Urteile aufgrund innerer Evidenz, z.B. logische Richtigkeit, Übereinstimmung.

6.2. Urteile aufgrund äußerer Kriterien.

12.1.2.2 Taxonomie der Lehrziele im affektiven Bereich

Krathwohl et al. (1975) gehen davon aus, daß - obwohl die Schule eine umfassende Ausbildung von „Kopf, Herz und Hand" verspricht - systematische Bemühungen um das Registrieren von Fortschritten im Bereich des Erwerbs von Haltungen oder Einstellungen selten zu finden sind (vgl. Abb. 12.2). Im Zusammenhang mit der Überprüfung von Curricula stellt sich immer wieder heraus, daß ursprünglich geplante Ziele im affektiven Bereich schnell außer Sicht kommen und Fortschritte nur im kognitven Bereich bewertet werden.

> „Es zeigte sich uns ganz deutlich, daß eine charakteristische Art von *Erosion* am Werk war, die die ursprüngliche Absicht eines Kurses oder eines Lernprogrammes auf das reduzierte, was in eindeutiger Form für die Zensurengebung evaluiert und leicht durch verbale Methoden gelehrt werden konnte" (a.a.O., S. 15).

Gründe dafür könnten sein:
- Es ist leichter, Inhalte für kognitive Lehrziele zu lehren und zu evaluieren.
- Bewertungen für Interessen, Einstellungen oder Haltungen scheinen den Lehrern unangemessen zu sein.
- Für affektive Lehrziele liegen keine verbindlichen Kriterien vor, anhand derer die Lehrzielerreichung bewertet werden könnte (was könnte Kriterium für „Freude an der Musik" sein?).
- Während Leistungen als öffentliche Angelegenheiten gelten, werden Einstellungen und Werthaltungen als Privatsache angesehen (Schutz der Privatsphäre).
- Affektive Lehrziele sind eventuell im Unterschied zu kognitiven nur sehr langfristig zu erreichen.

Auch bei affektiven Lehrzielen ist die Forderung nach ihrer klaren Definition aufzustellen. Dies kann im Zuge der Interpretation und Konkretisierung vor sich gehen.

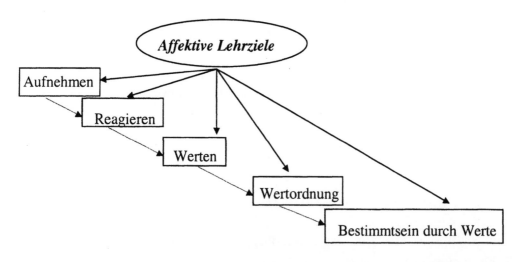

Abbildung 12.2: Taxonomie der Lehrziele im affektiven Bereich (Krathwohl et al., 1975)

Die Idee einer hierarchischen Ordnung setzt Strukturierungsgesichtspunkte voraus, nach denen diese vorgenommen werden kann (z.B. einfach -> komplex, konkret -> abstrakt bei der Hierarchie im kognitiven Bereich). Für den affektiven Bereich schlagen Krathwohl et al. (1975, S. 27) das Kriterium der zunehmenden Internalisierung vor (a.a.O., S. 32):

„Den Prozeß der Internalisierung kann man beschreiben, indem man das Kontinuum auf nacheinanderfolgenden Stufen zusammenfaßt, so wie diese in der *affektiven Taxonomie* erscheinen. Der Prozeß beginnt dann damit, daß die Aufmerksamkeit eines Schülers durch irgendein Phänomen, ein Merkmal oder einen Wert in Anspruch genommen wird. Indem er dem Phänomen, dem Merkmal oder dem Wert seine Aufmerksamkeit widmet, differenziert er es von anderen Dingen, die in seinem Wahrnehmungsfeld auch vorhanden sind. Nach der Differenzierung setzt umso mehr ein Bemühen um das Phänomen ein, je mehr der Schüler ihm nach und nach eine emotionale Bedeutung und einen Wert zumißt. In dem voranschreitenden Prozeß verbindet er dieses Phänomen dann mit anderen Phänomenen, die einen Wert für ihn haben und auf die er reagiert. Dies vollzieht sich so häufig, daß der Schüler schließlich regelmäßig und fast automatisch auf das Phänomen und auf andere Dinge, die ihm ähnlich sind, reagiert. Schließlich sind die Werte in einer Struktur oder in einer Weltanschauung miteinander verbunden, mit der er an neue Probleme herangeht."

Auch diese fünf Grobkategorien lassen sich noch weiter aufgliedern und umschreiben.

1. Aufnehmen: Sensibilisierung für die Existenz bestimmter Phänomene oder Reize, diese aufnehmen und beachten (z.B. Musik von Bach).

1.1. Bewußtheit, beinahe kognitiv, etwas zur Kenntnis nehmen mit gezielter Aufmerksamkeit, z.B. ästhetische Momente in Kleidung, Möbel, Architektur.

1.2. Aufnahmebereitschaft, einen Reiz tolerieren und ihn nicht vermeiden (z.B. Popp-Musik), neutrale oder noch nicht festgelegte Haltung, zuhören, wenn andere sprechen, Sensibilität für soziale Probleme, wesentliche Bedürfnisse.

1.3. Gerichtete oder selektive Aufmerksamkeit, Differenzierung eines Reizes in Figur und Grund, Differenzierung von Aspekten eines Reizes, z.B. achten auf menschliche Wertungen, wie sie in der Literatur vorkommen.

2. Reagieren: Niedriges Niveau der Zuwendung, das Individuum antwortet regelmäßig auf einen Reiz.

2.1. Einwilligung ins Reagieren, Ausführen einer Reaktion, aber noch ohne Einwilligung in die Notwendigkeit, so zu reagieren, z.B. bereit sein, Gesundheitsvorschriften zu beachten, bei Gesellschaftsspiel Spielregeln beachten.

2.2. Bereitschaft zum Reagieren, freiwillige Aktivität, ohne Furcht vor Strafe, z.B. sich mit Themen internationaler, sozialer, politischer, wirtschaftlicher Angelegenheiten durch Lesen oder Diskussion vertraut machen, sich für die eigene Gesundheit selbst verantwortlich fühlen.

2.3. Befriedigung beim Reagieren, emotionale Komponente, z.B. Freude daran haben, sich in Musik, Kunst, Handwerk auszudrücken, zur Entspannung lesen, Spaß haben, sich mit anderen Leuten zu unterhalten.

3. Werten: Internalisierung einer Reihe von einzelnen spezifischen idealen Werten. Rüstzeug, mit dem das Gewissen eines Individuums zu einer aktiven Verhaltenskontrolle weiterentwickelt wird.

3.1. Annahme eines Wertes, einem Phänomen, Verhalten oder Objekt einen Wert beimessen, z.B. sich ständig um eine ausdrucksvolle Sprech- oder Schreibweise bemühen, Gefühl der Verbundenheit mit Menschen aller Nationen entwickeln.

3.2. Bevorzugung eines Wertes, sich engagiert für einen Wert einsetzen, z.B. mitmachen bei der Vorbereitung einer Kunstausstellung, dafür sorgen, daß zurückhaltende Mitglieder einer Gruppe in die Konversation mit einbezogen werden, zu kontroversen Standpunkten sich eine Meinung bilden.

3.3. Bindung an einen Wert, hoher Grad an Überzeugung, Gewißheit, z.B. sich für die Idee und Ideale, welche die Grundlage der Demokratie bilden, einsetzen, auf die Kraft von Vernunft bei Diskussionen vertrauen.

4. Wertordnung: Werte in ein System integrieren, Beziehungen zwischen ihnen regeln, Werthierarchie erstellen.

4.1. Konzeptbildung für einen Wert, z.B. versuchen, die Charakteristika eines Kunstwerkes zu identifizieren, das man bewundert, sich eine Meinung bilden über die Verantwortung der Gesellschaft für den Schutz menschlicher und materieller Güter.

4.2. Organisation eines Wertsystems, einen Komplex von Werten zusammenstellen, die vielleicht völlig voneinander verschieden sind, miteinander in Beziehung setzen, dynamisches Gleichgewicht zwischen Werten (Scheler: Dringlichkeit), z.B. alternative sozialpolitische Maßnahmen entwickeln und ihre Konsequenzen bedenken.

5. Bestimmtsein durch Werte: Werte sind fest in der Werthierarchie eines Individuums verankert. Innerlich konsistentes System, zur Verhaltenssteuerung des Individuums.

5.1. Verallgemeinertes Wertsystem, Konsistenz von Einstellungen und Werten, z.B. bereit sein, Urteile zu revidieren und Verhaltensweisen zu ändern, wenn dafür entsprechende Hinweise vorliegen. Probleme eher nach Situation, Thema, Zweck und Konsequenz und nicht nach festgelegten dogmatischen Prinzipien und emotionalem Wunschdenken beurteilen.

5.2. Bildung einer Weltanschauung, umfassende Werte, z.B. eine in sich konsistente Lebensphilosophie entwickeln, für die Regelung des persönlichen und sozialen Lebens einen Verhaltenscode entwickeln, der auf ethischen Grundsätzen basiert und mit demokratischen Prinzipien übereinstimmt.

Kognitive und affektive Lehrziele sind miteinander vielfach verbunden.
- Ein affektives kann z.B. Hilfsmittel für ein kognitives sein (z.B. Interesse an einem Gebiet fördern, damit der Schüler sich in dieses Gebiet vertieft).
- Kognitive Aspekte können ihrerseits Vorbedingungen für affektive sein: Wenn man einem Schüler beibringt, mit welchen Techniken man Schattierungen auf einem Gemälde anbringen kann, wie damit Tiefenwirkung erzeugt wird, wie Farbe zur Stimmungsuntermalung verwendet werden kann, wird damit eventuell auch die Wertschätzung der Malerei steigen. Dies muß aber nicht immer gelingen (vgl. z.B. das Phänomen des Leseabbruches mit Ende der Pflichtschulzeit trotz bzw. sogar wegen eines Literaturunterrichts).

12.1.2.3 Taxonomie der Lehrziele im psychomotorischen Bereich

Die Taxonomie im psychomotorischen Bereich gründet auf dem Begriff der neuromuskulären Koordination (Dave, 1973; vgl. Abb. 12.3). Die pädagogischen Ziele richten sich hierbei auf die Entwicklung der Fertigkeit, solche Handlungen auszuführen. Mit zunehmender Koordination beim Lernenden werden seine Handlungen differenzierter, schneller und emotionaler. Die Koordination erstreckt sich schließlich auf alle Teile einer Handlung oder auf die verschiedenen Handlungen, die in der erforderlichen Aufeinanderfolge auszuführen sind (Beispiel: Autofahren).

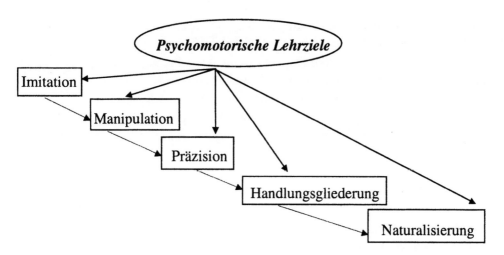

Abbildung 12.3: Taxonomie der Lehrziele im psychomotorischen Bereich (Dave, 1973)

Diese verschiedenen Stufen sind wieder untergliedert:
1. Imitation
1.1. Imitationsimpulse
1.2. Beobachtbare Wiederholung
2. Manipulation
2.1. Befolgen einer Anweisung
2.2. Selektion
2.3. Festigung eines Handlungsablaufes
3. Präzision
3.1. Reproduzieren
3.2. Steuerung
4. Handlungsgliederung
4.1. Sequenz
4.2. Harmonie
5. Naturalisierung
5.1. Automatisierung
5.2. Interiorisierung

12.1.2.4 Taxonomie der Lehrziele im sozial-kommunikativen Bereich

In diesem Bereich wurde von Royl (1978) ein Vorschlag erarbeitet (vgl. Abb. 12.4). Dieser Bereich läßt sich wie folgt strukturieren:

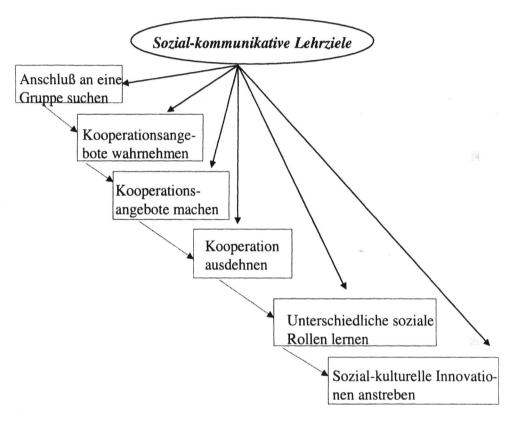

Abbildung 12.4: Taxonomie der Lehrziele im sozial-kommunikativen Bereich (Royl, 1978)

1. Anschluß an eine Gruppe suchen
1.1. Zu einer Gruppe hingehen
1.2. Interesse am Mittun entwickeln
1.3. Handlungsmöglichkeiten wahrnehmen
1.4. Reaktionen von Gruppenmitgliedern verarbeiten
2. Kooperationsangebote wahrnehmen
2.1. Sich dem Gruppenmitglied zuwenden, das positiven Kontakt aufnimmt

2.2. Über Kooperationsangebote erfreut sein
2.3. Die Vereinbarkeit der Angebote mit den Gruppennormen prüfen
2.4. Eine gruppenkonforme Aktivität zu zweit durchführen

3. Kooperationsangebote machen
3.1. Mehrere Gruppenmitglieder aufsuchen
3.2. Positive Wertgefühle in bezug auf Kooperation zeigen
3.3. Vorschläge für gemeinsames Handeln machen
3.4. Einen Handlungsplan gemeinsam verwirklichen

4. Kooperation ausdehnen
4.1. Sich zu mehreren versammeln
4.2. Die eigene Interessenlage offenbaren
4.3. Kooperationsbarrieren analysieren
4.4. Sich mit anderen solidarisieren

5. Unterschiedliche soziale Rollen lernen
5.1. Rollenspezifische Verhaltensweisen im Ausdruck nachahmen
5.2. Das Gefühl für den positiven Wert anderer sozialer Rollen entwickeln
5.3. Ein Rollenverhalten gegen das andere abgrenzen können
5.4. Das difffferentielle Verhaltensakzept anwenden

6. Sozial-kulturelle Innovationen anstreben
6.1. Informationen über Leitideen zusammentragen
6.2. Sozialen Wandel für wertvoll halten
6.3. Neue Leitideen mit den Prinzipien des sozialen Fortschritts vereinbaren
6.4. Bei der Verwirklichung innovativer Projekte mithelfen

12.2 Zensuren und Zeugnisse

Im heutigen Bildungssystem werden aufgrund von Leistungsnachweisen Noten vergeben, an die sich wieder weitere Konsequenzen in bezug auf die Schullaufbahn knüpfen können (Vorrücken oder Wiederholen, Schulartwechsel). In Gesetzen und Verwaltungsvorschriften wird geregelt, auf welcher Basis die Leistungsbewertungen vorgenommen werden (vgl. hierzu Kap. 1.1.4; BayEUG, 1994, S. 292).

In den Schulordnungen wird oft noch genauer festgelegt, welche Leistungsnachweise zu erbringen sind, z.B. Schulaufgaben (in anderen Ländern als Klassenarbeit bezeichnet), Hausaufgaben, Stegreifaufgaben (= Extemporalien), mündliche und praktische Leistungen (vgl. § 36 der Schulordnung für die Gymnasien in Bayern, 19.7.83) und mit welcher Häufigkeit dies zu erfolgen hat.

12.2.1 Historischer Exkurs

Für die Bewertung des Wissens und Könnens von Schülern lassen sich aus der Geschichte pädagogischer Institutionen verschiedene Beispiele nennen. So geht das „Rangieren" und das „Certieren" auf die römischen Rhetorenschulen zurück. Quintilian, ein römischer Rhetor (42 - 128 n. Chr.), schreibt in seiner Institutio Oratorio (1. Buch, 2. Kap.):

> „23. Recht nützlich ist meiner Erfahrung nach auch ein Brauch, den meine Lehrer gepflegt haben. Sie hatten die Jungen in Klassen eingeteilt und gaben nun einem jeden seinem Können entsprechend einen Platz in der Reihenfolge beim Vortrag. Der Junge, der die meisten Fortschritte zeigte, durfte jeweils als erster seine Redeübung vortragen.
> 24. Darüber wurden Zeugnisse ausgegeben. Diese waren eine gewaltige Ehre für uns, aber das Allerschönste war, Klassenbester zu sein. Doch war die Entscheidung darüber nicht ein für allemal gefallen. Jeweils am Ende des Monats kam für den Besiegten die Gelegenheit zur Revanche. So ließ der Sieger nach seinem Erfolg nicht in seinen Anstrengungen nach, und andererseits spornte der Groll über die Niederlage dazu an, die Scharte wieder auszuwetzen.
> 25. Soweit ich aus meiner persönlichen Erinnerung schließen kann, hat uns das mehr zum Lernen angefeuert als das gute Zureden unserer Lehrer, die Aufpasserei der Betreuer und die frommen Wünsche der Eltern."

Damit wird also das „Rangieren" (Aufstellen einer Rangreihe unter allen Schülern) und das „Certieren" (Stechen, d.h. die Rangordnung wird geändert, wenn der Schüler eine Antwort nicht weiß) angedeutet. Die Redewettstreite fanden alle 30 Tage mit anschließender Änderung der Rangordnung statt. Wer Fortschritte erzielte, wurde auf einen höheren Platz gesetzt, die anderen wurden „abgestuft".

An den Jesuitenschulen entwickelte sich die Ziffernbewertung aus dem Rangieren durch Zusammenfassung und einfache Numerierung der Ränge. Auch die Einführung der sechsstufigen Notenskala ist auf die Schulordnung der Jesuiten zurückzuführen (Ratio Studiorum et Institutiones Scholasticae Societas Jesu, 1599, vgl. Pachtler, 1887, S. 395 f).

> „38. Regel: Gegen Beginn des Schuljahres überreichte er (der Lehrer) dem Präfekten ein alphabetisches Schülerverzeichnis und durchgehe es bisweilen im Jahr, um die nötigen Änderungen zu machen; dies tue er am genauesten, wenn die allgemeine Schülerprüfung naht. Darin unterscheide er möglichst viele Stufen von Schülern: nämlich beste, gute, mittelmäßige, zweifelhafte, ungenügende (sitzenbleibende), ganz zu entfernende. Diese Noten kann man in Zahlen von 1 bis 6 ausdrücken."

Damit ist das Beurteilungssystem, wie es auch heute noch in Deutschland praktiziert wird, formal schon vorhanden. In der Ratio studiorum wird allerdings nichts darüber ausgesagt, ob die Schüler auch diese Bewertungen erfahren (nur dem Präfekten wird dies mitgeteilt). Weitere Bewertungen, die man für anspornend hielt, waren: Ehrenplätze für Sieger im Wettbewerb, Prämien oder das Ausstellen ausgezeichneter Reden und Gedichte im Schulgebäude.

Dieses System wurde von den Philantropen (die allerdings gar nicht so menschenfreundlich waren, wie der Name andeutet) noch weiter ausgebaut. Üblich waren dort Meistertafeln oder die Auszeichnung mit Orden (ein in Politik und beim Militär auch heute noch übliches extrinsisches Motivationsmittel). Bis in die neuere Zeit haben sich z.T. ähnliche Methoden erhalten (Eselshaut, Narrenmütze, Arme-Sünderbank, Ehrenplatz für den Primus).

Im deutschen Schulsystem blieb das Rangieren neben dem Zensurieren lange Zeit erhalten. Es war also ein direkter Vergleich mit allen anderen Schülern immer möglich. In den USA ist dies auch heute noch der Fall (Verwendung von Prozentrangklassifikationen, z.T. auch Rangvergabe). 1927 wurde in Deutschland das Rangieren abgeschafft, nur die Notenskala wurde noch weiterverwendet.

Das Schulzeugnis selbst ist seinem Ursprung nach kein pädagogisches Hilfsmittel der Schule (Ausnahme s.o. bei Quintilian). Da zu Beginn der Einführung der allgemeinen Schulpflicht (im 18. Jhd.) der weitere Lebensweg eines Kindes wesentlich noch durch seine familiale Herkunft bestimmt war, erschien eine spezifische Benotung nicht notwendig (Ingenkamp, 1972). Erst als die Besetzung wichtiger und attraktiver gesellschaftlicher Positionen nicht mehr vorwiegend durch Stand und Herkunft bestimmt war, wurden Zeugnisse und Beurteilungen wichtig. Die Leistungsbeurteilung und das Schulzeugnis werden als Ausfluß einer zunehmend bürokratisierter werdenden Gesellschaft im Dienste des Ausleseprinzips und des Leistungsprinzips interpretiert (Dohse, 1971: „Das Schulzeugnis ist der Schule von der Gesellschaft auferlegt worden und wendet sich an einen Dritten außerhalb des pädagogischen Bereiches.").

Mit dem Schulzeugnis in Zusammenhang steht die Einführung des Jahrgangsklassensystems, das ja auch primär nicht aus pädagogischen Gesichtspunkten konzipiert war, sondern aus organisatorisch-verwaltungsmäßigen. Es war und ist nämlich wesentlich leichter, Kinder nach dem Alter zu gruppieren als nach ihrem Kenntnisstand, der dann auch noch fachspezifisch unterschiedlich ausfallen könnte.

Nachträglich wurden der Zensurengebung eine ganze Reihe anderer Funktionen zugesprochen (Ingenkamp, 1972):

(1) Auslesefunktion,
(2) Kontrollfunktion (z.B. für den Staat über Ableistung der Schulpflicht),
(3) Anreizfunktion (extrinsische Motivierung der Schüler),
(4) Berechtigungsfunktion (z.B. Aufsteigen in die nächsthöhere Klasse, Schulwechsel: Grundschule - Gymnasium, Hochschulzugang: numerus clausus),
(5) Berichtsfunktion (z.B. für außerschulische Abnehmerinstanzen),
(6) Disziplinierungsfunktion (!),
(7) Orientierungsfunktion (z.B. für Eltern, wenn es um Fragen der Schullaufbahnwahl geht),
(8) Selbstkontrollfunktion für den Schüler.

> Ingenkamp (1972, S. 40) vermerkt hierzu: „Nicht nur die Tatsache, daß manche Funktionen kaum vereinbar sind, allein schon die Tatsache, daß eine Ziffer oder die Zusammenfassung mehrerer Ziffern im Zeugnis so viele unterschiedliche Funktionen gleichzeitig erfüllen soll, müßte uns zeigen, daß im schulischen Beurteilungssystem mit erstaunlicher Naivität versucht wurde, das Unmögliche tagtäglich zu praktizieren.
>
> Wenn die Gesellschaft neue Forderungen stellte, wurden nicht die dafür geeigneten Hilfsmittel entwickelt und erprobt, sondern einfach der Zensur eine neue Funktion zugeordnet. ... Mängel in einem Bereich konnten mit dem Hinweis auf die Unentbehrlichkeit in anderen Funktionsbereichen entschuldigt werden."

Der Zweck von Leistungsbeurteilungen in der Schule ist generell in den Aspekten (1) Vergleich, (2) Analyse und (3) Prognose zu sehen, und dies wieder für verschiedene an dem Bewertungsprozeß interessierte Beteiligte:

(1) Lernender: Vergleiche, um Rückmeldungen über den eigenen Lernerfolg zu erhalten; Analyse: Auswahl und Steuerung kompensatorischer Lernbemühungen; Prognose: Entscheidungshilfen für Kurs- und Fachwahlen und Bildungsweg. Ohne differenzierte Rückmeldung kann der Schüler sein Lernen nicht angemessen steuern.

(2) Lehrender: Vergleich, um den Unterricht individuell zu gestalten und nach Gruppen oder Kursen zu differenzieren; außerdem sind Vergleiche notwendig, um den Erfolg des Unterrichts abschätzen zu können (Vergleich angestrebter Lehrziele und erreichter Lernresultate); Analyse: weiterer Aufbau des Unterrichts (Wiederholung oder Fortsetzung bzw. neuer Lehrstoff); Prognose: Beratung des Schülers.

(3) Erziehungsberechtigte: Vergleich, um über die Mitteilung über den Lehrerfolg Hilfen für die eigenen Entscheidungen ableiten zu können (Nachhilfe, Hausaufgabenunterstützung, Schulartwahl, Berufswahl).

(4) Außerschulische Interessengruppen: Diese wollen besonders bei den Abschlüssen schulischer Ausbildungsstufen Vergleichsinformationen, um neue Arbeitskräfte gezielt einsetzen zu können (Erfolgsaussichten im Betrieb, innerbetriebliche Weiterbildung).

(5) Staat: Vergleichsinformationen, um zu beurteilen, ob für die Funktionen in der Gesellschaft genügend qualifizierte Schüler vorhanden sind (vgl. hierzu die aktuelle Diskussion in Europa über den Anteil eines Altersjahrganges im tertiären Bildungssystem). Die Analyse der Beurteilungen ist weitgehend Sozialwissenschaftlern übertragen (oder sollte es zumindest sein). Prognosen interessieren im Zusammenhang mit Bedarfsplanungen. Überblick über den Aufwand für eine angemessene Förderung des Nachwuchses.

Die pädagogische Intention (Förderung) nimmt bei dieser Reihung der Adressaten von Leistungsbeurteilungen ab, die gesellschaftliche Funktion (Auslese) hingegen zu.

Je nach den Zielvorstellungen, die im Unterricht vorherrschen, spielt die Leistungsfeststellung eine unterschiedliche Rolle. Klauer (1978c, S. 858) unterscheidet dabei zwei prinzipiell unterschiedliche Organisationsformen des Unterrichts:
(1) interaktionsorientierter Unterricht und
(2) zielorientierter (eigentlich: lehrzielorientierter) Unterricht.

Bei dem *interaktionsorientierten Unterricht* steht die bildende "Begegnung" von Schüler und Lehrer, von Schüler und Gegenstand im Mittelpunkt, ohne daß eine weitere Zwecksetzung verfolgt wird; etwa in der Art, daß der Stoff bzw. die Lehrzielbeherrschung für das spätere Leben nützlich sei (Durchgangsphase bei vielen Fächern). Die Qualität des Interaktionsprozesses ist wichtig, beispielsweise Art und Ausmaß der Partizipation am Unterricht, der Mitbestimmung der Schüler etc. Bei dieser Art des Unterrichts muß der Lehrer nur darauf achten, daß bestimmte Extremwerte nicht überschritten werden, z.B. daß die Aktivität unter ein bestimmtes Niveau abfällt oder über einen oberen Schwellenwert hinausgeht. In einem solchen Unterricht bzw. einer solchen Unterrichtsphase wird auf Leistungsdiagnostik weitgehend verzichtet.

Im *zielorientierten Unterricht* hingegen wird der Unterricht so zu steuern versucht, daß die Ziele optimal von den Schülern erreicht werden. Kennzeichnend für diese Art von Unterricht sind Curricula (als geordnete Folge von Teilzielen), die vor dem aktuellen Unterricht aufgestellt worden sind und deren Lehrziele im Laufe des Unterrichts von den Schülern zu erreichen sind.

Bei dem zielorientierten Unterricht bekommt die Leistungsdiagnostik eine wesentlich stärkere Bedeutung, u. zw. in vielerlei Hinsicht:
(1) Feststellung der Ausgangslage,
(2) eine den Lehr-Lern-Prozeß begleitende Funktion (formative Evaluation) und
(3) Beschreibung des Leistungsniveaus am Ende des Lehr- und Lernprozesses (summative Evaluation).

Zur Feststellung der Ausgangslage gehört nicht nur das Wissen um die kognitiven Lernvoraussetzungen, sondern auch um die affektiven (z.B. Was interessiert die Schüler besonders? Für welche Arbeitsformen haben sie besondere Vorlieben?). Auch die Diagnosen über diese Eingangsbedingungen können intuitiv angestellt werden oder man kann sich überprüfter diagnostischer Methoden bedienen, um seine eigenen Meinungen zu objektivieren (z.B. Befragung über beliebte Arbeitsformen, Wissensgebiete, die besonders interessieren etc.).

Die Aufgabe der *formativen Evaluation* während des Lehr-Lern-Prozesses besteht darin, Hinweise über die Angemessenheit der Lehrstrategie zu gewinnen (z.B. individuelle Schwierigkeiten bei der Bearbeitung des Lehrstoffes herausfinden, Rückmeldungen über bereits erreichte Lehrziele geben). Es sollte bei dieser Art des Einsatzes von Leistungsfeststellungen den Schülern klar sein, daß alle diese Bemühungen dazu unternommen werden, um ihnen zu helfen, Anregungen zu geben etc. Als Verfahren eignen sich: Fragespiele, Berichte über Experimente, Aufsätze, diagnostische Leistungstests. Vorkommende Fehler und Irrtümer sollten dabei nicht zur Abkanzelung des Schülers, als Beleg für sein Nichtwissen und seine Unfähigkeit gewertet werden, sondern als Hinweis für gezielte Hilfestellungen.

Am Ende einer Lehrsequenz steht die *summative Evaluation*, bei welcher Lehrer und auch Schüler (Rückmeldefunktion) Aufschluß über den Stand der Lehrzielbewältigung erhalten sollen. Wie dies geschehen kann und welche Probleme und Schwierigkeiten dabei für Lehrer und Schüler auftreten, soll im weiteren besprochen werden.

12.2.2 Die Notenskala als subjektives Verfahren zur Leistungsmessung

Wie bereits einleitend bemerkt, kann der Lehrer unterschiedliche Leistungsnachweiseals Grundlage für die Leistungsbewertung eines Schülers verwenden, z.B.:
(1) Antworten auf mündliche Fragen (auch Mitarbeit im Unterricht),
(2) Hausarbeiten von Schülern (schriftliche Ausarbeitungen, Referate, Beobachtungsergebnisse),
(3) praktische Arbeiten,
(4) Schulaufgaben (= Klassenarbeiten)
(5) Stegreifaufgaben (= Extemporalien, informelle Tests),
(4) Schulleistungstests (norm- oder kriteriumsorientiert).

Jedes dieser Verfahren hat spezifische Vor- und Nachteile, die im folgenden zu diskutieren sind.

Die Notenskala, wie sie tagtäglich bei der Leistungsbewertung verwendet wird, ist eine Schätz-(Rating-)Skala. Der Lehrer ist dabei gehalten, ein Schätzurteil über einen komplexen Sachverhalt (Leistungsbewertung des Schülers im Vergleich zu Lehrzielen des Lehrplanes bzw. im Vergleich zu seiner eigenen Unterrichtsaktivität) abzugeben. Pointiert ausgedrückt, könnte man sagen, Lehrer fungieren in der Schule als Meßinstrument, wobei - wenn man den Vergleich weiterführen will und die Vielfalt der Beurteilungsaufgaben im Auge behält - von einem Breitbandinstrument gesprochen werden kann. Bevor ein Ding (oder in diesem Fall ein Mensch) als Meßinstrument eingesetzt wird, sollte man sich über das Funktionieren dieses Instrumentes im klaren sein (vgl. hierzu Kap. 5.2 über Verzerrungsfaktoren bei Schätzurteilen). Weiß man nicht, nach welchen Prinzipien ein solches Instrument arbeitet, so ist mit seinen Resultaten nichts anzufangen, außer man stipuliert irgendwelche Bedingungen, die ihrerseits aber wieder harte soziale Realitäten darstellen können.

In der Bundesrepublik wird nach den Übereinkünften der KMK eine einheitlich definierte sechsteilige Notenskala verwendet, die auch für die einzelnen Bundesländer verbindlich ist:

BayEUG
Art. 52 Abs. 2

Die einzelnen schriftlichen, mündlichen und praktischen Leistungsnachweise sowie die gesamte während eines Schuljahres oder sonstigen Ausbildungsabschnitts in den einzelnen Fächern erbrachte Leistung werden nach folgenden Notenstufen bewertet:

sehr gut	= 1
gut	= 2
befriedigend	= 3
ausreichend	= 4
mangelhaft	= 5
ungenügend	= 6

Nach den Vereinbarungen der KMK sind den Noten folgende Wortbedeutungen zugrunde zu legen

1. *sehr gut (1):* Die Note „sehr gut" soll erteilt werden, wenn die Leistung den Anforderungen in besonderem Maße entspricht.
2. *gut (2):* Die Note „gut" soll erteilt werden, wenn die Leistung den Anforderungen voll entspricht.
3. *befriedigend (3):* Die Note „befriedigend" soll erteilt werden, wenn die Leistung im allgemeinen den Anforderungen entspricht.
4. *ausreichend (4):* Die Note „ausreichend" soll erteilt werden, wenn die Leistung zwar Mängel aufweist, aber im ganzen den Anforderungen noch entspricht.
5. *mangelhaft (5):* Die Note „mangelhaft" soll erteilt werden, wenn die Leistung den Anforderungen nicht entspricht, jedoch erkennen läßt, daß die notwendigen Grundkenntnisse vorhanden sind und die Mängel in absehbarer Zeit behoben werden können.
6. *ungenügend (6):* Die Note „ungenügend" soll erteilt werden, wenn die Leistung den Anforderungen nicht entspricht und selbst die Grundkenntnisse so lückenhaft sind, daß die Mängel in absehbarer Zeit nicht behoben werden können.

Der Begriff „Anforderungen" bezieht sich auf den Umfang sowie auf die selbständige und richtige Anwendung der Kenntnisse und auf die Art der Darstellung. Neben oder anstelle von Notenstufen kann auch ein Punktesystem verwendet werden. Das Nähere regeln die ergänzenden Bestimmungen.

Die Notenskala ist aufgrund der Erfüllung von *Anforderungen* definiert. Diese Anforderungen sind wieder durch die Bestimmungen der Lehrpläne inhaltlich spezifiziert. Wesentlich ist dabei, daß die Leistungsbewertung nicht durch einen (sozialen) Vergleich der Leistungen der Mitschüler (sozial-normorientierte Beurteilung) erfolgen soll, sondern in einer kriteriumsorientierten Weise (Erfüllung von Lehrzielen). Bei der früheren verbalen Umschreibung der Notenstufen war ersteres der Fall.

12.2.3 Punktwerte und Notensysteme

Diese lehrzielorientierte Festlegung von Noten durch die Schulgesetzgebung wird übersehen, wenn z.B. Schulleiter verlangen oder Lehrer dazu tendieren, eine

Normalverteilung der Leistungsbewertung in ihrer Klasse herzustellen. Es ist im eigentlichen Sinn auch nicht zulässig, durch die Anwendung quasi-mathematischer Verfahren (Aufteilung von Punktwerten in Schulaufgaben nach Prozenten entsprechend den Streuungseinheiten unter der Normalverteilungskurve und danach vorgenommene Notenvergabe) im nachhinein eine solche, oft mißverständlich als „objektiv" oder „wissenschaftlich" bezeichnete Benotung herstellen zu wollen. Die Normalverteilungskurve ergibt sich nur dann für eine Zufallsvariable (z.B. Körpergröße, Gewicht), wenn diese von sehr vielen, voneinander unabhängigen Bedingungen abhängt. Für schulische Leistungen können diese Bedingungen aber nicht als zufällig angesehen werden, da sie ja in intendierten Lehr- und Lernprozessen bestehen, auf die allenfalls noch Drittvariablen Einfluß nehmen können.

Die Problematik von einer Leistungsfeststellung (ein Schüler hat x Punkte in einer Probe erreicht) zu einer Leistungsbewertung (die Probe ist mit der Note „gut" zu bewerten, da „die Leistung den Anforderungen voll entspricht") zu gelangen, ist letztendlich ungelöst. Dies sei an einem Beispiel näher ausgeführt.

Schulz (1988) hat zur Objektivierung der Mathematikleistungen von Hauptschülern ein Testverfahren entwickelt, das weitgehend Inhaltsvalidität (u.a. durch Expertenurteile abgesichert) für sich in Anspruch nehmen kann. Die Aufgaben können durch einen Auswertungsschlüssel, bei dem auch Teilleistungen berücksichtigt werden, objektiv ausgewertet werden; maximal können 100 Punkte bei dem Test erreicht werden. Wie aber soll man von den Punktwerten, die das Verfahren für jeden Schüler ergibt, zu Noten gelangen (= Frage der Interpretationsobjektivität).

Vorgeschlagen werden in Anlehnung an andere Vorschläge zwei Bewertungssysteme (vgl. Tab. 12.2):

(1) Äquidistante Punktverteilung: Hier werden die 100 Punkte in sechs ungefähr gleiche Wertbereiche eingeteilt (die Null wird hierbei mitgezählt).

(2) Verschärfte Bewertungsrichtlinie (DGB, 1983): Nach dieser müssen für eine ausreichende Leistung mindestens die Hälfte der Punkte erreicht werden.

In dem Beispiel von Schulz entspricht die äquidistante Beurteilung ungefähr den Abschlußnoten in Mathematik; aber sowohl die Beurteilung nach Modell (1) wie auch die Beurteilung nach Modell (2) korreliert hoch mit den Noten (jeweils CC = .58).

Tabelle 12.2: Transformation von Punktwerten in Noten und Einordnung von Hauptschülern nach Testergebnissen und Abschlußnoten (Schulz, 1988, S. 225ff)

Noten	Punktwerte nach (1)	Punktwerte nach (2)	Verteilung der Bewertungen in % nach (1)	nach (2)	Noten
1	84 - 100	92 - 100	8,2	2,2	8,6
2	67 - 83	81 - 91	25,2	9,3	26,9
3	50 - 66	67 - 80	33,3	22,0	31,8
4	33 - 49	50 - 66	23,0	34,8	21,6
5	16 - 32	30 - 49	9,4	25,0	9,9
6	0 - 15	0 - 29	0,9	6,8	1,4

12.2.4 Zusammenfassung

(1) Notenskalen sind Schätzurteile. Die Frage, wie viele Stufen zu unterscheiden seien, muß dabei immer willkürlich festgelegt werden. Diese Unterscheidung ist also eine Setzung; denkbar sind viele Bewertungsschemata (z.B. alternativ nach „bestanden/nicht bestanden", fünfstufig wie in Österreich bis hin zu 100 Punkte-Systemen, wie z.T. in Schweden).

(2) Der Lehrer fungiert bei der Zensurenvergabe als Meßinstrument, wobei alle Fehler, die ein solches Instrument aufweist, zu berücksichtigen sind (vgl. hierzu Kap. 5.2).

(3) Die Notenskala ist aufgrund der Erfüllung von Anforderungen definiert. Bei dieser Art der kriteriumsorientierten „Messung" ist es keineswegs notwendig, eine Normalverteilung von Noten zu erhalten.

(4) Da Noten Schätzurteile sind, erreicht die metrische Qualität der Notenskala nur Ordinalskalenniveau. Auf einer Ordinalskala kann nicht von der Gleichheit der Abstände zwischen den einzelnen Skalenstufen ausgegangen werden (vgl. Kap. 7.4). Arithmetische Mittelwertsbildungen und andere quasimathematische Verrechnungen dürften im strengen Sinn nicht mit Noten vorgenommen werden; auch die Durchschnittsbildung bei der Abiturnote ist von den metrischen Voraussetzungen her nicht gerechtfertigt, sondern ist als eine soziale Übereinkunft anzusehen.

12.3 Mündliche Prüfungen

12.3.1 Herkunft

Mündliche Prüfungen sind in Ausbildungsinstitutionen universell verbreitet. Angewandt werden sie in den meisten Unterrichtsstunden bis hin zu den stark ritualisierten akademischen Abschlußprüfungen. Trotz der weiten Verbreitung dieses diagnostischen Verfahrens weiß man wenig über die Berechtigung des Einsatzes der mündlichen Prüfung.

Frägt man Lehrer, warum sie mündlich prüfen und wie sie dies rechtfertigen, so werden sie zumeist antworten, daß dies vorgeschrieben sei bzw. daß sie das machen, was sie am eigenen Leib früher erfahren haben. Eventuell sind noch Ökonomie-Argumente anführbar.

Die Einführung mündlicher Prüfungen ist im Zusammenhang mit den Studienfächern aus früheren Jahrhunderten zu sehen (Trivium: Rhetorik, Grammatik, Dialektik; Quadrivium: Arithmetik, Geometrie, Astronomie, Musik). In ihnen sollte nachgewiesen werden, in welchem Ausmaß die rhetorischen Studien erfolgreich waren (kann der Prüfling frei sprechen, zusammenhängend argumentieren; Dispute über Themen wie: Kann ein Engel zugleich an einem Ort und an allen anderen sein? Ist die Allmacht Gottes so groß, daß er einen so schweren Stein schaffen kann, den er selbst nicht mehr heben kann? Wie viele Engel haben auf einer Nadelspitze Platz?). Diesem Verfahren kam also eine hohe Inhaltsvalidität zu, denn Prüfverfahren und Prüfinhalt stimmen überein.

In dem Maße, in dem aber andere Fächer als Rhetorik wichtig wurden und Gegenstand des Studiums waren, wurde dieses diagnostische Verfahren auch zur Feststellung von Wissen eines Prüflings verwendet. Die Tradition einer Prüfmethode wurde also auf andere Aufgaben (Wissensfeststellung anstatt der Feststellung von Redegewandtheit) ausgedehnt. „Von diesem Zeitpunkt an mußte man es in Kauf nehmen, daß die Passung zwischen Lernprozessen, Lehrzielen und Prüfungen immer mehr verlorenging" (Birkel, 1978b, S. 634).

Bei der Diskussion um Prüfungsformen muß unterschieden werden zwischen
(1) mündlichen Prüfungen, in denen tatsächlich sprachliche Leistungen Gegenstand der Beurteilung sind (z.B. im Fremdsprachenunterricht, wo Artikulations- und Verbalisationsfähigkeit überprüft werden) und
(2) mündliche Prüfungen, in denen nicht-sprachliche Fähigkeiten und Fertigkeiten erfaßt werden sollen.

Die Lehrzielanforderungen sollten also über die Art der Prüfung entscheiden und nicht die Tradition bzw. Ökonomie eines Verfahrens. Vor jeder Prüfung sollte man demnach Überlegungen anstellen, auf welche Weise die Lehrzielbeherrschung am validesten erfaßt werden kann (z.B. Experiment durchführen im naturwissenschaftlichen Unterricht, Beobachtungsdaten für ein Gesetz aus der Biologie finden, ein mathematisches Problem lösen usw.).

12.3.2 Kritik an der mündlichen Prüfung

Der Hinweis auf die Schwächen einer mündlichen Prüfung sollte vor einem allzu naiven Selbstverständnis von manchen Prüfern warnen, die unkritisch davon überzeugt sind, daß man in einer mündlichen Prüfung die wahre Leistungsfähigkeit eines Kandidaten erfahren könne. Der Prüfer ist hier das Meßinstrument, das nach ganz bestimmten Prinzipien funktioniert (vgl. Kap. 5.3). Kritik an der mündlichen Prüfung wurde von vielen Seiten vorgetragen.

12.3.2.1 Sozialpsychologische Kritik

Eine Prüfungssituation ist eine „asymmetrische Sozialsituation" (Lautmann, 1971). Der Prüfer bestimmt weitgehend den Verlauf (Ausnahmen betreffen Taktiken des Prüflings, für die aber nicht alle Prüfer anfällig sind).
Die Urteilsbildung im sozialen Kontext wird durch sog. Urteilsfehler beeinträchtigt, z.B.
Prüfungssituation
- Primacy Effekt: der erste Eindruck bestimmt nachhaltig den Gesamteindruck,
- Kontexteffekt: wer wurde vorher geprüft (guter oder schlechter Prüfling),
- Haloeffekt,
- implizite Persönlichkeitstheorien,
  Beeinflussungsfaktoren auf seiten des Prüflings
- Brillenträger werden besser bewertet als Nicht-Brillenträger (Thornton, 1944); dies gilt aber nicht bei längeren Interaktionssequenzen (Argyle, 1969),
- Mädchen, die Lippenstift tragen, werden besser bewertet (Mc Keachie, 1954; vielleicht galten damals andere Kleidungs- und Aufmachungsnormen als heute - Attraktivität),
- Verbalisationsgeschick und Sprechgeschwindigkeit korrelieren positiv mit der Leistungsbeurteilung,
- Geschlecht des Schülers,

- sozioökonomischer Status,
- Aussehen usw.

   Prüferseite
- Alter des Prüfers,
- Geschlecht (und Interaktionseffekt),
- Ausbildung und Berufserfahrung,
- Motivation,
- subjektive Bewertungsmaßstäbe,
- Auffassung von der Prüferrolle und seinem Status,
- Eindruck vom Prüfling, bevor dieser etwas gesagt hat, Erwartung an die Leistungsfähigkeit eines Prüflings (Birkel, 1981).

Sprechflüssigkeit und Vorinformation bei mündlichen Prüfungen
(Birkel & Pritz, 1980)

Von den Autoren wurde aus einer Abiturprüfung eine mündliche Prüfung, die mit der Note „befriedigend" beurteilt worden war, ausgewählt; der Text wurde transkribiert und eine Studentin lernte den Text auswendig. Zu Untersuchungszwecken wurde der idente Text und die Fragen in zwei Formen mit Video aufgenommen: (1) eine schnelle, flüssige Version (16 Minuten) und (2) eine langsame, zögernde Version (21 Minuten). Diese beiden Versionen wurden 101 Gymnasiallehrern zur Beurteilung der Prüfungsleistung vorgegeben. Zudem wurden den Beurteilern Vorinformationen entweder über die bisherigen Geographieleistungen (gute / weniger gute Schülerin) oder die anderen Schulnoten gegeben.

   Ergebnisse dieser experimentellen Studie waren:
(1) Die Noten streuten unter allen Bedingungen zwischen „sehr gut" und „mangelhaft".
(2) Bei der flüssigen Sprechweise betrug das Notenmittel 2,57; bei der stockenden Sprechweise war die Note um fast eine ganze Notenstufe schlechter und betrug 3,44.
(3) Die flüssig sprechende Studentin wurde in einem semantischen Differential als intelligenter, interessierter, fleißiger, sympathischer, freundlicher, geschickter, besser vorbereitet, angstfreier und selbstbewußter eingeschätzt als in der stockend sprechenden Version.
(4) Der Objektivitätskoeffizient über die Prüfungen betrug $r = .35$.
(5) Bei einer positiven Vorinformation über die Geographieleistung wurde unabhängig von der Sprechgeschwindigkeit eine wesentlich bessere Note vergeben (aM = 2,6) als bei einer schlechten Geographienote (aM = 3,2).
(6) Die allgemeine Vorinformation wirkte sich nur tendenziell, aber auch in der erwarteten Richtung aus.

12.3.2.2 Psychoanalytische Prüfungskritik

Psychoanalytiker haben schon früh den angstauslösenden Charakter von Prüfungen als Initiationsritus erkannt (besonders universitäre Abschlußprüfungen). Moeller (1972) nennt vier Gefahrenmomente, die ein Prüfling in der Prüfung durchleben kann und die angstauslösend wirken:
(1) Situation der Trennung,
(2) Situation der Kränkung,
(3) Situation der Bestrafung,
(4) Situation der Versuchung.
 Alle diese Situationen bedrohen die Identität des Prüflings.
 Prüfungsangst wird als Reaktion auf unbewußte, im wesentlichen aus der Kindheit stammender Gefahren interpretiert.
 Trennung: Prüfung als Abschluß eines Lebensabschnittes, Abnabelung von der Mutter (alma mater).
 Kränkung: unbewußte Vorstellung eigener Omnipotenz - jede Bewertungssituation ist daher eine Gefahr; Gefahr, diese narzißtische Allmacht in der intellektuellen Leistung nicht bestätigt zu finden.
 Bestrafung: Prüfung als Jüngstes Gericht, bei der für unbewußte vergangene Sünden die gerechte Strafe erfolgt (z.B. aggressive und libidinöse Wünsche). Prüfer - als Repräsentant der Elternfigur - übernimmt als Strafender die projizierte Gewissensfunktion (vor Prüfungen Kastrations- und Impotenzträume).
 Versuchung: Aggressive Versuchung - Vater (Prüfer) erschlagen; libidinöse Versuchung - mit Prüfer(in) sexuell zu verkehren; auch Ängste vor passiven Wünschen (Männer - homosexuelle Wünsche), Geschwisterrivalitäten.
 Auch beim Prüfer wird Angst hervorgerufen, er hat aber die Möglichkeit, diese auf den Prüfling abzuwälzen (Machtposition, asymmetrische Kommunikationsform). Angstabwehr auf seiten des Prüfers beeinträchtigt aber dessen intellektuelle Leistung und wirkt sich somit wieder auf seine Urteilsbildung aus. „Mit Macht ausgestattet wird die Angst zu autoritärem Verhalten."
 Als paradox bezeichnet es Moeller (1972), daß Prüfungen Angst auslösen, Angst die intellektuelle Leistungsfähigkeit herabmindert und damit die Prüfung gerade das behindert, was sie messen will.
 In empirischer Sichtweise ist festzustellen, daß dies aber in sehr unterschiedlichem Ausmaß erfolgt (nur 30 - 50% der Prüflinge sehen in einer Prüfung eine Bedrohung).

12.3.2.3 Mündliche Prüfung und psychodiagnostische Gütekriterien

(1) Objektivität

Auch wenn die gleichen (räumlich-personellen) äußeren Bedingungen vorhanden sind, ist nicht sichergestellt, daß alle Prüflinge die gleichen Bedingungen vorfinden.
- Es sind Faktoren auf seiten des Prüflings zu bedenken (was hat er vorher gemacht, Prüfung, Hunger, Ermüdung).
- Reihenfolge - und Kontrasteffekte (vorher guter oder schlechter Kandidat).
- Aufgaben können von sehr unterschiedlicher Schwierigkeit sein. Der Prüfer schätzt nur intuitiv die Aufgabenschwierigkeit und die individuelle Passung. Er unterschätzt aber generell den Schwierigkeitsgrad der Prüfungsfragen (die Schwierigkeitsindices sind zumeist nicht dokumentiert)
- Die Kriterien für richtig/falsch sind oft nur vage definiert!
- Da unterschiedliche Stichproben von Aufgaben gestellt werden, ist nicht gesichert, daß die Fragen an die einzelnen Prüflinge tatsächlich das gleiche messen.

Bei der empirischen Überprüfung der Objektivität von Prüfungen wird das Ausmaß der Übereinstimmung bei verschiedenen Beurteilern benutzt. Verwendet man die absoluten Distanzen auf der Rating-Skala, so kann man ein großes Ausmaß an Nicht-Übereinstimmung feststellen (Hartog & Rhodes, 1936).
Korreliert man die Ergebnisse der Prüfungen von zwei Beurteilern, so findet man Objektivitätskoeffizienten von .40 bis .80 bei einer Häufung bei .60 (Birkel, 1978c); es sind aber auch geringere Übereinstimmungskoeffizienten (siehe oben) dokumentiert.

Diese Koeffizienten sind dann höher,
(1) wenn die sprachliche Leistung selbst Gegenstand der Beurteilung ist,
(2) wenn die Beurteiler geschult sind und
(3) genaue Kriterien zur Beurteilung bei der Hand sind.

(2) Reliabilität

Möglichkeiten der Reliabilitätsbestimmung sind (Birkel, 1984a, S. 232):
- Der Prüfling wird kurz hintereinander von zwei Kommissionen im selben Fach geprüft (Äquivalenz der Beurteilungen - Paralleltestmethode), Äquivalenzkoeffizienten liegen i.a. zwischen .00 und .60 (Häufung bei .45).
- Derselbe Prüfer prüft nach einem bestimmten Zeitabschnitt nochmals (Stabilitätskoeffizient). Stabilitätsuntersuchungen sind nur wenige vorhanden, die Koeffizienten liegen dabei etwas höher. Dieser Bereich könnte durch den Einsatz von Tonband- und Videotechniken genauer untersucht werden.

- Sonderfall der Reliabilitätsprüfung: Prüfer und Prüfling schätzen sich beide ein. Im Hochschulbereich sind dabei relativ hohe Übereinstimmungen zu finden (.51 - .79), wobei die Abweichungen sind in den Extrembereichen besonders hoch sind. In unserer eigenen Untersuchung wurde ein r = 0,53 gefunden (Kandlbinder, 1985), im Sommer 1984 von r = 0,46.

(3) Validität

Inhaltsvalidität: Die Fragen müssen eine repräsentative Stichprobe aus dem abzuprüfenden Gebiet darstellen. Sie stammen zwar aus dem gleichen Gebiet, die Repräsentativität muß aber bezweifelt werden. Ebenso ist es fraglich, ob eine Staffelung der Fragen nach dem Schwierigkeitsgrad gegeben ist, ob alle Ebenen der Lehrzieltaxonomien in gleicher Weise berücksichtigt sind, ob die Fragen präzis gestellt sind, ob die Fragen zu Spezialgebieten gehören und ob Sonderinteressen (-leistungen) eine Chance haben, berücksichtigt zu werden.

Empirische Validität: Die Übereinstimmung zwischen den Ergebnissen mündlicher und schriftlicher Prüfungen erbringt Korrelationen von .30 (Birkel, 1984a, S. 233). Zusammenhänge mit Außenkriterien (Dozentengutachten) waren insgesamt nur mäßig. Die Interpretation ist dabei schwierig: Manchmal wurde daraus geschlossen, daß beide Verfahren etwas anderes messen und daher für eine breitgestreute Urteilsbildung notwendig sind. Von anderen wurden die Ergebnisse als Hinweis darauf genommen, daß die mündliche Prüfung Irrelevantes erfaßt.

Angaben zur prognostischen und zur Konstruktvalidität liegen nicht vor (Birkel, a.a.O.).

12.3.2.4 Gesellschaftskritische Aspekte der Prüfungskritik

Lautmann (1971) spricht von latenten Prüfungsnormen, die für die Gesellschaft eine stabilisierende und disziplinierende Funktion haben. Das Herannahen von Prüfungen zieht bestimmte Sozialisationseffekte nach sich, u.zw. eine Anpassung an bestehende Normen, eine Orientierung an den vom Staat eingesetzten Bezugspersonen, bewirkt Unterdrückung von Gesellschaftskritik und keine kritische Reflexion der eigenen Situation. Mündliche Prüfungen sollen besonders anfällig für schichtspezifische Selektionsmechanismen sein.

Konstruktive Alternativvorschläge fehlen von dieser Seite, sieht man von der Forderung einer radikalen Abschaffung aller Prüfungen ab.

12.3.3 Empfehlungen für die Gestaltung mündlicher Prüfungen

Es ist realistischer Weise nicht damit zu rechnen, daß im Schulsystem auf mündliche Prüfungen als diagnostisches Instrument verzichtet wird. Mündlichen Prüfungen kommt auch ein hoher Rechtsstatus zu. Ein Beispiel dafür kann der Realschulordnung in Bayern (1983) entnommen werden, hier heißt es:

§ 59 RSO

(1) Die Schüler können sich freiwillig der mündlichen Prüfung unterziehen

1. in einem Prüfungsfach, wenn sich Jahresfortgangsnote und Prüfungsnote um eine Stufe unterscheiden und nach Auffassung des Prüfungsausschusses die schlechtere Not als Gesamtnote festzusetzen wäre,

2. in einem sonstigen Vorrückungsfach, wenn die Leistungen während des Schuljahres nicht zu einer klaren Zeugnisnote führen und sich die Klassenkonferenz für die Erteilung der schlechteren Note ausspricht oder wenn die Leistungen mit der Jahresfortgangsnote 5 oder 6 bewertet worden sind.
...
(2) Schüler haben sich der mündlichen Prüfung zu unterziehen, wenn nach den besonderen Umständen des Falles der Leistungsstand nach dem Urteil des Prüfungsausschusses durch die Jahresfortgangsnoten und die Noten der schriftlichen bzw. schriftlichen und praktischen Prüfung nicht geklärt erscheint, es sei denn, daß der Prüfungsausschuß bereits von sich aus zwischen den Gesamtnoten einen Ausgleich herbeiführt. ...

Abschlußprüfung für andere Bewerber
§ 72 RSO

Die mündliche Prüfung erstreckt sich über den Stoff der Jahrgangsstufe 10 und dauert je Fach mindestens 15 Minuten. Bei der mündlichen Prüfung soll, unbeschadet der notwendigen Behandlung anderer Stoffgebiete, auch auf Lehrplanthemen der Jahrgangsstufe 10 eingegangen werden, mit denen sich der Bewerber besonders gründlich beschäftigt hat. Mindestens die Hälfte der Prüfungszeit muß den anderen Stoffgebieten des Lehrplans vorbehalten bleiben.

Zudem kommt dem Gespräch im Rahmen der formativen Evaluation eine wesentliche Aufgabe zu. Sinnvoll erscheinen daher nicht radikale Forderungen einer generellen Abschaffung, sondern die Berücksichtigung bestimmter Verfahrensweisen, die sich aufgrund empirischer Ergebnisse und theoretischer Überlegungen als sinnvoll erwiesen haben.

Z.B. kann bei der Bewertung sprachlicher und sprecherischer Leistungen auf eine mündliche Prüfung nicht verzichtet werden. Bei der Überprüfung nichtsprachlicher Kompetenzen sollte überlegt werden, ob nicht ein anderes Evaluationsinstrument zu valideren Urteilen führt.

Der Prüfer als Schreckgespenst

Eine abschreckende Prüfertypologie (allerdings ohne empirische Untermauerung) wird von Schubert (1978) vorgestellt. Demnach wären zu unterscheiden:
(1) Der *faschistische Prüfer*: Er verlangt vom Prüfling absolute Anpassung und Unterwerfung an seinen Prüfungsstil mit akkuratem und untertänigem Verhalten.
(2) Der *neurotische Prüfer*: Dieser ist im Grunde selbstunsicher und kompensiert dies, indem er seine Stellung als Prüfer mißbraucht. Er ist kleinlich, humorlos und neigt dazu, den Prüfling zu erniedrigen. Die Prüfung ist für ihn eine Möglichkeit, sich für eigene, früher erlebte Erniedrigungen zu rächen.
(3) Der *persönlich überlastende, aufdringliche Prüfer*: Er ist überbetont freundlich, witzig, erkundigt sich übertrieben nach privaten Dingen des Prüflings: Im Grunde will er geliebt und gelobt werden.
(4) Der *lasche Prüfer*: Er erscheint relativ desinteressiert und gelangweilt und gibt dem Prüfling zu verstehen, daß er den Prüfungskram nicht ernst nimmt.
(5) Der *korrekte, aber "kalte" Prüfer*: Er legt eine übertriebene Neutralität an den Tag, bevorzugt ein nüchternes Durchziehen der Prüfung und betrachtet den Kandidat als Automaten, bei dem er Wissen abrufen kann.
Allerdings zeigt gerade die empirische Prüfungsforschung, daß diese Typen eher erdachte Schreckgespenster denn - von sicher vorhandenen Ausnahmen abgesehen - die Prüferrealität sind. Auckenthaler (1975, S. 397) fand bei einer Befragung österreichischer Studenten und Prüfer sogar die Tendenz, die Prüfer fast nur mit positiven Attributen zu beschreiben. Nur bei 7 von 24 Aspekten werden die Prüfer zu mehr als 25% als negativ oder indifferent beschrieben.

Zuerst sollte der *formale Rahmen* einer mündlichen Prüfung korrekt sein. Schubert (1978, S. 54) meint, „viele Beeinträchtigungen lassen sich vermeiden, wenn sich Prüfer und Prüfling als Arbeitspartner betrachten und behandeln. Unpünktlicher Prüfungsbeginn und damit lange Wartezeiten für den Prüfling, die eventuell an irritierenden Orten verbracht werden müssen, etwa im Gang stehend, ohne die Möglichkeit, sich zurückzuziehen, zu sammeln, verstärken das Gefühl der Ohnmacht und der Erniedrigung. Entsprechendes gilt für die oft unbedachte Betonung der Prüfermacht (z.B. unbequeme Sitzgelegenheit für den Prüfling; Prüfer hinter 'Imponierschreibtisch' u.a.)."

In einer mündlichen Prüfungssituation sind auch eine Reihe *positiver Momente* gegeben: hohe Flexibilität des Prüfers, Eingehen auf Stärken des Prüflings, Wechsel von Übersichts- und Detailfragen, Einsatz von Ermutigungsstrategien. Positiv sind auch Ökonomiegesichtspunkte zu werten. Dies gilt aber nur bei einer wohlwollenden Einstellung gegenüber dem Prüfling, denn eine Prüfung ist besonders anfällig gegenüber subjektiv-evaluativen Momenten.

Auckenthaler (1975) untersuchte, ob der Eindruck, den der Prüfling vom Prüfer hat, für das Ergebnis wesentlich ist. Überlegung dabei war, daß eventuell ein Prüfling erst dann zu einem Leistungsoptimum kommt, wenn sich der Prüfer ihm gegenüber wohlwollend, freundlich etc. verhält bzw. in seinen Leistungen beeinträchtigt wird, wenn der Prüfer ungeduldig oder tadelnd mit ihm umgeht. Entsprechende Zusammenhänge sind zwischen Testleiterverhalten und Intelligenzleistungen belegt (Sacks, 1952). Auch in dem vorliegenden Kontext konnte bestätigt werden, daß Prüflinge, die einen Prüfer als freundlich, interessiert, tolerant oder ermutigend wahrnehmen, bessere Noten erhalten. Die Bekanntheit mit dem Prüfer wirkt sich hingegen nicht auf die Art der Wahrnehmung des Prüfers aus. Auch wenn diese Untersuchung keinen Kausalbeleg erbringt, spricht sie für eine mögliche Leistungsverbesserung der Prüflinge aufgrund des Einsatzes von Ermutigungstechniken und den Verzicht auf Entmutigungs- und Drohungsmerkmalen durch den Prüfer.

Prüfer sollten auch die Effekte von Beurteilungstendenzen auf die Beurteilung kennen (siehe Kapitel 5.3).

Allgemein wichtig ist es auch, eine hohe *Transparenz der Anforderungen* herzustellen.

(1) Vor der Prüfung sollten die Lehrziele, die überprüft werden sollen, festgelegt sein.

(2) In einem Kriterienkatalog sollte festgehalten sein, welche Leistungen wie bewertet werden (Fragen- und Antwortkataloge).

(3) Vor einer Prüfung ist zu überlegen (Kriterienkatalog), wie man welche Leistung am besten mißt (mündlich / schriftlich / testmäßig / praktisch), wenn dazu eine Chance besteht und nicht rechtliche Regelungen entgegenstehen.

(4) Die Prüfungsfragen müssen klar und verständlich gestellt sein. Der Prüfling getraut sich oft nicht zurückzufragen und weiß deshalb nicht, worauf er antworten soll. Bisweilen werden aber zur Erhöhung der Schwierigkeit die Fragen an Nebensächlichkeiten aufgehängt, der Prüfling muß erraten, worauf der Prüfer eigentlich hinaus will.

(5) Wo nur irgend möglich, sollte die Leistungsfeststellung von der Leistungsbewertung getrennt werden (Aufzeichnung und anschließende Beurteilung). Auswertungs- und Interpretationsobjektivität könnten so erhöht werden.
(6) Jede Prüfung sollte von mehreren kompetenten Fachkollegen beurteilt werden. Dabei muß jeder Prüfer seine Bewertung unabhängig von den anderen niederschreiben und begründen. Die Zensur könnte dann aus den Urteilen gemittelt werden (eine allerdings aufgrund des Skalenniveaus von Noten fragwürdige Empfehlung).
(7) Fraktionierung von Prüfungen: keine Ballung, sondern Prüfungen sollten sukzessiv abgehalten werden (Gegenargument: Dauerstreß).
(8) Eventuell auch: Fragen stellen und Vorbereitungszeit zugestehen, Reihenfolge der Beantwortung durch Prüfling selbst festlegen lassen. Zufallsprinzip bei Fragen: Auswahl aus je einem Stoffgebiet ziehen lassen.
(9) Anonyme, freiwillige Leistungskontrollen während des Studiums.
(10) Abbau irrationaler Momente einer Prüfungsordnung (z.B. Beschränkung der Zahl der Wiederholungen, Pflicht zur Prüfungskoppelung).
(11) Kontrolle der Prüfung durch Prüfling (z.B. durch eine institutionalisierte Prüfungs- und Dozentenkritik wie in den USA oder in Österreich, Wahl zum „Dozent des Jahres"; Prämierung besonders guter universitärer Lehrleistungen in Baden-Württemberg).
(12) Pluralismus der Prüfungswahl und -methoden (mündlich/schriftlich; Auswahl nach Belieben der Prüflinge).

12.4 Zensurengebung und diagnostische Gütekriterien

Die folgenden Ausführungen beziehen sich auf die üblichen im Schulsystem verwendeten Methoden der Leistungsbewertung, d.h. auf Schulaufgaben (= Klassenarbeiten), Extemporalien, praktische Leistungen wie auch auf mündliche Prüfungen (eingeschlossen sind auch Referate). Fälschlicherweise werden diese Prüfungsverfahren oft als „Test" bezeichnet; damit wird das Wort nicht im Sinne des psychologischen Testbegriffs (vgl. Kap. 7) gebraucht, sondern in der Alltagsbedeutung von „Probe" oder „Überprüfung" (zu sog. informellen Tests vgl. Kap. 13.4). Nicht gesondert werden Probleme einzelner Fächer behandelt, z.B. Fragen der Aufsatzbeurteilung (Lehmann, 1990).

12.4.1 Objektivität der Zensurengebung

Die Tatsache, daß verschiedene Lehrer dieselbe schriftliche Leistung eines Schülers unterschiedlich bewerten, ist aufgrund empirischer Untersuchungen seit Beginn dieses Jahrhunderts bekannt. Starch und Elliot legten bereits 1912/13 Examensarbeiten in Englisch, Mathematik und Geschichte mehreren Lehrern zur Beurteilung vor und stellten fest:

„Die Urteile verschiedener Lehrer über dieselbe Arbeit variieren beträchtlich ... Streubreite und Verteilung der Punktwerte für die Prüfungsarbeiten in diesen drei Fächern sind nahezu identisch. Die Extremwerte erstrecken sich in allen Fächern fast über die gesamte Bewertungsskala."

Tabelle 12.3: Punktwerte von Urteilen verschiedener Lehrer über dieselben Arbeiten (Starch & Elliot, 1913, zit. n. Ingenkamp, 1971, S. 73)

Punkte	Grenzwert für Bestehen		
	70	75	80
25 - 29	1	-	-
30 - 34	-	-	-
35 - 39	-	1	-
40 - 44	-	2	-
45 - 49	2	-	-
50 - 54	6	1	2
55 - 59	3	6	1
60 - 64	5	13	-
65 - 69	6	13	-
70 - 74	10	7	3
75 - 79	5	21	1
80 - 84	3	8	3
84 u.m.	2	5	-

Die Beurteilungsdifferenzen traten nicht nur bei der Bewertung sprachlicher Leistungen (Aufsatz) auf, sondern auch bei Mathematikleistungen. Vorgegeben war bei der Beurteilung der Mathematikleistung die Abschlußarbeit eines Schülers einer höheren Schule in Wisconsin. Diese bestand aus zehn Geometrieaufgaben, von denen acht bearbeitet werden mußten (z.B. Finde die Fläche eines rechtwinkeligen Dreiecks, dessen Hypothenuse 50,8 cm lang ist und dessen Kathete 30,48 cm lang ist).

Die Arbeit wurde 180 mal kopiert und an Schulen verschickt mit der Bitte, der Fachlehrer möge die Arbeit bewerten. 128 Schulen folgten der Aufforderung und schickten die Arbeit zurück. Die Arbeiten waren mit außerordentlicher Präzision bewertet worden (Punkteschema: 0 bis 100 Punkte, vgl. Tab. 12.3).

- Die kritische Grenze für das Bestehen der Arbeit wurde von den Lehrern unterschiedlich festgelegt: 43 Schulen: 70 Punkte, 75 Schulen: 75 Punkte, 10 Schulen: 80 Punkte. D.h., je nachdem, in welcher Schule ein Schüler plaziert gewesen wäre, hätte er einmal die Prüfung bestanden, das andere Mal aber nicht.
- Die Bewertung derselben Arbeit nach Punkten differierte beträchtlich, u.zw. zwischen 25 und 89 Punkten.
- Auch die einzelnen Aufgaben wurden unterschiedlich bepunktet. Eine Aufgabe wurde z.B. mit 0 bis 12,5 Punkten bewertet, im Durchschnitt wurden für jede Aufgabe 5,1 Punkte vergeben.
- Die Bewertung der Arbeit hing auch mit der festgesetzten Grenze für das Bestehen der Arbeit zusammen, je höher die Grenze gesetzt worden war, desto mehr Punkte waren vergeben worden.

Tabelle 12.4: Verteilung der Bewertungen von sieben Prüfern (Hartog & Rhodes, 1936, zit. n. Ingenkamp, 1973)

Prüfer	Nicht bestanden	Bestanden	Mit Erfolg bestanden	Mit besonderem Erfolg bestanden
A	1	16	27	4
B	0	2	34	12
C	7	30	11	0
D	0	9	36	3
E	5	16	27	0
F	2	7	37	2
G	19	12	17	0

In ähnlicher Weise wurde auch von Williams (1933, zit.n. Ingenkamp, 1973) über extrem große Differenzen bei der Bewertung von Mathematikarbeiten berichtet.

Zensuren und Zeugnisse

In seiner Untersuchung differierten die Bewertungen ein und derselben Arbeit bei 100 möglichen Punkten zwischen 16 und 96 Punkten.

Hartog und Rhodes (1936, zit. n. Ingenkamp, 1973) führten im Auftrag der Universität Durban eine Untersuchung über die Objektivität von Bewertungen im Fach Englisch durch. Alle ausgewählten Gutachter galten als besonders erfahren und vertrauenswürdig. Alle akzeptierten außerdem das Bewertungsschema des Hauptprüfers. Bewertet wurde eine zweistündige Arbeit (Aufsatz mit einer Zusammenfassung) von 48 Schülern. Es traten dabei die in Tabelle 12.4 dargestellten interindividuellen Differenzen zwischen den Beurteilern auf.

Wie man sieht, traten auch hierbei beträchtliche Bewertungsschwankungen auf:
- Nur in einem Fall waren sich alle 7 Prüfer über die Bewertungsstufe einig.
- In acht Fällen waren sich zumindest 6 Prüfer über die Bewertung einig.
- In einigen Fällen variierte die Einstufung von „nicht bestanden" bis hin zu „mit besonderem Erfolg" bestanden.

Bei Verwendung eines 100-Punkte-Schemas zur Beurteilung traten die in Tabelle 12.5 dargestellten Differenzen in den Bewertungspunkten auf.

Tabelle 12.5: Bewertungsdifferenzen bei Verwendung eines 100-Punkte Schemas in der Untersuchung von Hartog und Rhodes (1936, zit. n. Ingenkamp, 1973)

Differenz	N
30 und mehr	5
20 - 29	19
10 - 19	18
weniger 10	6

Von Rudolf Weiss (1965) wurde ebenfalls je eine Rechenarbeit von einem Schüler der 4. und 5. Schulstufe Lehrern zur Bewertung vorgelegt (5-stufiges Notensystem). 153 (4. Klasse) bzw. 119 (5. Klasse) Lehrer benoteten die Rechenarbeiten (vgl. Tab. 12.6).

Tabelle 12.6: Verteilung der Bewertungen einer identischen Klassenarbeit durch 153 bzw. 119 Lehrer (Weiss, 1965)

Note	4. Schulstufe	5. Schulstufe
1	7 %	0 %
2	41 %	9 %
3	42 %	36 %
4	9 %	45 %
5	1 %	10 %
aM	2,56	3,55
s	0,77	0,80

- Die Benotungen streuten über die ganze Notenskala, und dies obwohl es sich um eine homogene Lehrergruppe handelte und ein einheitlicher Lehrplan vorliegt, in dem die Anforderungen relativ genau vorgegeben sind.
- Auf der 5. Schulstufe wird strenger beurteilt als auf der 4. Schulstufe.

Die Lehrer trugen dabei verschiedene Begründungen für ihre Bewertungen vor:

(1) Wenn die Endlösung Mängel - gleich welcher Art - enthält, dann ist sie falsch. Schüler sind zu Genauigkeiten zu erziehen. Auch im Berufsleben fragt später niemand, warum ein Fehler entstanden ist, es sind vielmehr die Konsequenzen zu tragen.
(2) Wenn der Rechengang richtig ist, jedoch kleine Fehler unterlaufen sind, ist die Rechnung als „halbrichtig" oder „teilweise richtig" zu bewerten.
(3) Schüler sind keine Buchhalter oder Bankbeamte. Wesentlich ist, daß sie die Aufgaben denkerisch bewältigen. Ist eine Aufgabe in diesem Sinne richtig gelöst, können Flüchtigkeitsfehler übergangen werden. Die Aufgabe ist als „richtig" zu bewerten.

Auch hinsichtlich der Aufsatzbeurteilung erhielt Weiss (1965) ähnliche Ergebnisse. Derselbe Aufsatz wurde von 92 Lehrern bewertet. Dabei ergab sich die in Tabelle 12.7 dargestellte Notenverteilung.

Zensuren und Zeugnisse

Tabelle 12.7: Bewertung desselben Aufsatzes durch 92 Lehrer (Weiss, 1965)

Note	Rechtschreiben	Stil	Inhalt	Gesamtnote
1	8,0 %	23,5 %	33,5 %	9 %
2	23,5 %	46,5 %	46,0 %	45 %
3	40,0 %	17,0 %	15,0 %	38 %
4	23,0 %	12,0 %	5,5 %	8 %
5	5,5 %	1,0 %	0,0 %	0 %

Eine deutlich bessere Beurteilerübereinstimmung hat sich bei einer Überprüfung der Bewertungen der Abschlußklausuren im Fach Psychologie im Jahre 1979 ergeben (vgl. Tabelle 12.8). Damals wurden die Klausuren noch unabhängig durch Erst- und Zweitkorrektor bewertet, d.h. durch Randbemerkungen war die Beurteilertendenz dem zweiten Bewerter nicht bekannt.

Tabelle 12.8: Objektivitätsbestimmung der Bewertungen der Abschlußklausuren im Fach Psychologie nach der LPO I SS 1979 an der Universität Regensburg

Erstkorrektor Noten	Zweitkorrektor 1	2	3	4	5	6	Summe
1	3	4	1				8
2	4	31	25	2			62
3	13	57	27				97
4		10	49	10			69
5			7	27	1		35
6					3	-	3
Σ 7	48	93	85	37	4	0	274

- Wie aus Tabelle 12.6 zu entnehmen ist, kommt es in 62% der Urteile zu völligen Übereinstimmungen, in 37% liegen die Urteile 1 Notenstufe auseinander und in 1% um 2 Notenstufen auseinander.
- Nach den Mittelwerten unterscheiden sich die Korrektoren etwas voneinander ($aM_1 = 3,07$, $aM_2 = 3,22$), d.h. es ist ein kleiner Hinweis auf unterschiedliche Strengeniveaus vorhanden.

Zusammenfassend ist bezüglich der Objektivität von Zensuren, geprüft anhand der Übereinstimmung der Noten über dieselben Leistungen durch unabgängige Beurteiler, folgendes festzustellen:

(1) Lehrer urteilen auf verschiedenen Strengeniveaus (Peppler, 1977, in bezug auf Sonderschullehrer). Das bedeutet, je nachdem, ob ein Schüler einen „strengen" oder „milden" Lehrer hat, wird er im gleichen Fach anders zensuriert.

(2) Lehrer unterscheiden sich danach, wie sie die Notenskala ausschöpfen (die einen verwenden nur einen Teil der Notenskala, die anderen die ganze Skalenbreite; vgl. hierzu auch Kap. 5.3: Milde- und Strengeeffekt).

(3) Lehrer unterscheiden sich in der Differenziertheit der Notengebung, d.h. die einen beurteilen eher einen Schüler in allen Fächern ähnlich, die anderen zeigen sehr große fachspezifische Schwankungen in der Notengebung (Peppler, 1977).

(4) Lehrer verwenden unterschiedliche Kriterien bei der Bewertung der Arbeiten (bezüglich der Mathematikarbeiten vgl. oben). Solange diese nicht feststehen, bleibt ein großer Spielraum für subjektive Willkür, u.zw. sowohl in bezug auf die einzelnen Schüler (Wechsel der Kriterien) wie auch in klassenübergreifender Sicht.

Mögliche Verbesserungsvorschläge könnten sein:

Der radikalste Standpunkt bestünde darin, die Notengebung ganz abzuschaffen. Ergänzend und statt dessen könnten die Leistungsergebnisse direkt an die Empfänger weitergegeben werden (begründet kann dies durch die fragwürdige Berichtsfunktion der Noten werden, deshalb die Alternative „direkte Leistungsvorlage"!, d.h. Weitergabe aller Schularbeiten, Referate etc. an den späteren Arbeitgeber, vgl. hierzu Vierlinger, 1978). Dies ist aber so lange nicht zu realisieren, als Zensuren bindend vorgeschrieben sind.

Innerhalb des bestehenden Bewertungssystems sind folgende Möglichkeiten denkbar:
- Vor jeder Bewertung sollte ein möglichst genauer Kriterienkatalog erarbeitet werden. Dies ist besonders im Aufsatzbereich nötig. Dabei müssen aber gut definierte und darüber hinaus lehrbare Kriterien verwendet werden.

- Die Zensuren sollten auf möglichst vielen Leistungsüberprüfungen aufbauen (z.B. ist es besser, mehrere kurze Aufsätze als Grundlage zu verwenden als einen langen).
- Je mehr Lehrer die schriftlichen Arbeiten beurteilen, desto sicherer wird das Urteil (gegenseitige Kontrolle, aber auch Gefahr kollektiver Stereotypenbildung).
- Ergänzung der Zensurengebung durch Schulleistungstests, sofern solche vorhanden sind.

12.4.2 Reliabilität der Zensurengebung

Es ist ebenfalls schon seit langem bekannt, daß dieselben Lehrer, wenn sie zweimal dieselben Arbeiten beurteilen sollen (Meßwiederholungsreliabilität), zu unterschiedlichen Ergebnissen gelangen, d.h. die Wiederholungsreliabilität ist nur in unzureichendem Maße gewährleistet.

Eells (1930, zit. n. Ingenkamp, 1974) ließ 61 Lehrer drei Kurzaufsätze aus Geographie und zwei aus Geschichte zweimal mit einem Abstand von 11 Wochen korrigieren und bewerten. Die Lehrer konnten sich dabei keine Aufzeichnungen über ihr erstes Urteil aufbewahren. Es ergab sich dabei die in Tabelle 12.9 gezeigte Verteilung.
- Bemerkenswert war, daß die mittleren Werte bei der Erst- und Zweiteinstufung nicht wesentlich auseinanderlagen (aM bei der 1. Einstufung = 10,4 Punkte, bei der 2. Einstufung = 9,6 Punkte). Das heißt aber nicht, daß auch dieselbe Arbeit gleich beurteilt wird, sondern daß nur in etwa die gleiche Verteilung der Beurteilungen von den Lehrern hergestellt wurde.
- Im Einzelfall weichen die Bewertungen beim zweiten Mal wesentlich von der ersten Bewertung ab, nur in der Hauptdiagonalen finden sich die punktgleich bewerteten Arbeiten.

Finlayson (1951, zit. n. Ingenkamp, 1974) ließ zwei Aufsätze von sechs Beurteilern benoten, die Benotung wurde nach zwei Monaten wiederholt. Folgende Ergebnisse wurden gefunden:
- Lehrer urteilen auf individuell unterschiedlichen Strengeniveaus, d.h. es gibt „strenge" und „milde" Beurteiler.
- Die Korrelation der ersten und zweiten Beurteilung schwankt pro Beurteiler zwischen 0,68 und 0,96. D.h. die einzelnen Beurteiler sind in unterschiedlichem Maß konsistent, anders gesagt, die Wiederholungsreliabilität ist eine individuelle Größe.

- Die Paralleltestreliabilität (Korrelation zwischen der Bewertung der beiden Aufsätze) schwankt je Beurteiler zwischen 0,60 und 0,80. Allerdings könnte man daraus auch den Schluß ziehen, daß die Leistung eines Kindes in *einem* Aufsatz nicht repräsentativ für seine Fähigkeit, Aufsätze zu schreiben, ist.

Tabelle 12.9: Erst- und Wiederholungsbewertung identischer Arbeiten durch 61 Lehrer, Beispiel Geographie (Eells, 1930, zit. n. Ingenkamp, 1973, S. 120)

Punktwerte bei der 2. Einstufung	Punktwerte bei der 1. Einstufung																
	2	3	4	5	6	7	8	9	10	11	12	13	14	15	16	17	18
18																	
17											1						
16																	
15					1			1	1	1				2			
14					1				1							1	
13				1		1	1		1								
12						1		1	2		1	1	1	2		2	
11										1	2	1					
10						1	2			2	3		3		2		
9								1	1	1	1						
8			1			1	1		1	1							
7								2	1								
6						1	1										
5							3										
4																	
3		1				1											
2																	

Hartog und Rhodes (1936, zit. n. Ingenkamp, 1973) wählten im Fach Geschichte 15 Prüfungsarbeiten aus, die von der Schulbehörde mit einer mittleren Note beurteilt worden waren. Diese Arbeiten wurden 15 erfahrenen Prüfern vorgelegt. Nach einem Zeitraum von 12 bis 19 Monaten wurden die Arbeiten nochmals zur Korrektur und Bewertung vorgegeben. Um keinen Unterschied zu einer Ernstsituation aufkommen zu lassen, wurden alle Prüfer wie bei normalen Prüfungen honoriert. Gefunden wurde dabei:

- Bei der Globalbewertung „bestanden" vs. „nicht bestanden" wurden in 92 von 210 Fällen das Urteil geändert. D.h. 44 % der Arbeiten, die das eine Mal positiv bewertet worden waren, wurden das zweite Mal als unzureichend abqualifiziert und umgekehrt.
- Bei der Punktebewertung (0 - 100) entsprachen sich zwar die Mittelwerte und Variationsbreiten von erster (21 - 70 Pkt.) und zweiter (16 - 71 Pkt.) Beurteilung. Im Einzelfall traten jedoch beträchtliche Unterschiede auf, im Extrem bis zu 30 Punkten.
- Von den 15 Prüfern erwies sich nur einer als außergewöhnlich konsistent in seinen Urteilen, ein anderer änderte in 8 der 15 Fälle sein Urteil über „bestanden/nicht bestanden". Dieser eine hätte somit mehr als der Hälfte der Schüler ein anderes Schicksal zugedacht als beim ersten Mal.

Die Konstanz der Benotung von vier aufeinanderfolgenden Diktaten und Schulaufgaben in Mathematik wurde von Aschersleben (1971) anhand der Daten von 24 Lehrern und 623 Schülern untersucht. Unter Bezugnahme auf die verschiedenen Möglichkeiten, die Reliabilität einer Messung zu erheben (vgl. Kap. 2.2), wird mit diesem Vorgehen simultan die Zeitstabilität und die Paralleltestreliabilität der Schulnoten überprüft. Die Korrelationen lagen jeweils unter .60, bei den Mathematikarbeiten fielen sie geringer aus als bei den Deutschnoten. Die Reliabilität ist damit wesentlich geringer als die von Zeugnisnoten (Tent, 1969, vgl. Kap. 12.4.4). Bei einem Lehrerwechsel fielen die Reliabilitäten nochmals deutlich ab.

12.4.3 Sachfremde Einflüsse auf die Zensurengebung - Probleme der Validität

12.4.3.1 Benotung und Sympathiebeziehung zwischen Lehrer und Schüler

„Es ist schlimm, daß die Zensuren bestimmter Individuen mehr von der Gesichtsform als vom Inhalt des Kopfes bestimmt sind" (Ross, 1947, zit. n. Ingenkamp, 1973). Der wahre Kern dieses Zitates wird aus verschiedenen Untersuchungen deutlich (vgl. hierzu auch Brophy & Good, 1976).
Hadley (1954) hatte bei 620 Schülern folgende Daten erhoben:
(1) Schulleistungstests (Lesen, Sprache, Rechtschreibung, Arithmetik),
(2) Beurteilung der Schüler durch die Lehrer nach dem Kriterium Sympathie,
(3) Schulnoten.

Dabei konnte er folgende Befunde aufzeigen:
- Der Zusammenhang zwischen Sympathiebeurteilung und Schulnoten war relativ hoch. Allerdings gab es je nach Lehrer beträchtliche Schwankungen ($.08 \geq r \leq .92$).
- Der Zusammenhang zwischen Testleistung und Note schwankte außerordentlich ($.02 \geq r \leq .94$). Dies könnte eventuell aber auch ein Hinweis auf die unterschiedliche curriculare Validität der eingesetzten Tests sein (vgl. zu diesem Begriff Kap. 13.3.2).
- In der Gruppe der beliebtesten Schüler wurden in 50% der Fälle bessere Noten vergeben als es der Testleistung entsprach, nur 16% erhielten eine schlechtere Beurteilung als aufgrund der Testleistung zu erwarten gewesen wäre.
- In der Gruppe der unbeliebtesten Schüler wurden 50% schlechter benotet als aufgrund der Testleistung zu erwarten war (nur 19% wurden besser beurteilt).
- Der Zusammenhang zwischen Benotung und objektiver Testleistung ist bei Lehrern höher (.78 bei Schülern, .57 bei Schülerinnen) als bei Lehrerinnen (.59 bei Schülern, .45 bei Schülerinnen).

In die gleiche Kategorie sind Überlegungen von Kleber et al. (1976) über interaktionsbedingte Urteilsreaktionen einzuordnen. Grundannahme ist dabei, daß Lehrer mit ihren Schülern in einem Interaktionsgeflecht stehen, Interaktion bedeutet aber auch gegenseitige Abhängigkeit. In diesem Sinne können Schüler im Sinne der Theorie des operanten Lernens Verstärker, aber auch Strafreize für einen Lehrer sein. Positiv verstärkend für einen Lehrer sind aufgrund der Rollenbeziehung solche Schüler, die

(1) bereitwillig Aufgabenstellungen übernehmen und keine von den Denkwegen des Lehrers zu stark abweichenden Gedankengänge entwickeln,

(2) keine die Auseinandersetzung mit dem Lerngegenstand störenden Aktivitäten entwickeln,

(3) sich in bezug auf schulische Normen (im Leistungs- und Sozialbereich) konform verhalten.

Verhindert ein Schüler aber den Erfolg des Lehrers, d.h. zeigt er keine Lernfortschritte, bedeuten ihm die Werte, die der Lehrer vermitteln soll, wenig oder nichts oder ist er aufgrund besonderer Begabung und Kreativität nicht bereit, den Lösungswegen des Lehrers nachzufolgen, so stellt ein solcher Schüler für den Lehrer einen personifizierten Strafreiz dar. Während die ersteren Schüler im Sinne des *generosity errors* zu gut wegkommen, müssen Schüler der zweiten Art mit durchgehend schlechteren Bewertungen rechnen. Diese einmal gefällten Urteile stabilisieren sich wieder (Pygmalion-Effekt, Stereotypenbildung), so daß sie durch die Eigenerfahrung des Lehrers kaum mehr zu ändern sind.

12.4.3.2 Vorinformationen über den Schüler - soziale Stereotype

Weiss (1965) führte mehrere Untersuchungen über den Einfluß, den das Wissen über einen Schüler auf die Benotung hat, durch (vgl. Tab. 12.10).

Tabelle 12.10: Bewertung identischer Mathematikarbeiten in Abhängigkeit von der Vorinformation über den Schüler (Weiss, 1965)

Noten	4. Klasse pos.	4. Klasse neg.	5. Klasse pos.	5. Klasse neg.
1	11 %	0 %	0 %	0 %
2	44 %	37 %	16 %	5 %
3	40 %	46 %	37 %	36 %
4	5 %	15 %	37 %	49 %
5	0 %	2 %	10 %	10 %
aM	2,37	2,82	3,43	3,63

In diesem Fall wurde eine Mathematikarbeit Lehrern zur Bewertung vorgelegt, u.zw. mit positiver bzw. mit negativer Vorinformation. *Positiv* bedeutete, die Arbeit stammt von einem mathematisch begabten Buben mit der Neigung zu originellen Lösungen, *negativ hieß,* die Arbeit stammt von einem durchschnittlich begabten Jungen und die Originalarbeit fiel durch unsaubere Form und schlampige Schrift auf. Neben dem bereits bekannten Schulstufeneffekt wird aus dieser Untersuchung die signifikant schlechtere Einstufung der Schüler, über die eine ungünstige Vorinformation gegeben wurde, deutlich.

Nach derselben Methode ließ Weiss (1965) auch identische Schulaufsätze bewerten. Um eine günstige Sichtweise des Schülers zu induzieren, wurde gesagt, der Schüler sei Sohn eines Redakteurs, selbst eine Leseratte usw., im negativen Fall wurde behauptet, der Schüler sei durch Desinteresse an der Schule und das Lesen von Schundheften aufgefallen sowie der Vater sei Eisenbahner.

Dieses Verfahren wurde von uns mehrmals im Rahmen von Vorlesungsdemonstrationen eingesetzt (vgl. Tab. 12.11).

Tabelle 12.11: Aufsatzbewertung nach Induktion einer positiven bzw. negativen Schülersichtweise in mehreren Lehrveranstaltungen

Kriterium	WS 1978/79 neg. N=15	WS 1978/79 pos. N=14	WS 1980/81 neg. N=38	WS 1980/81 pos. N=67	WS 1982/83 neg. N=30	WS 1982/83 pos. N=50
Notendurchschnitt Rechtschreibung	3,5	3,8	4,1	4,0	3,9	3,7
Notendurchschnitt Stil	3,5	2,6	3,4	3,0	3,4	2,7
Notendurchschnitt Inhalt	3,2	2,7	3,1	3,0	3,4	2,5
Notendurchschnitt Gesamtnote	3,6	2,9	3,8	3,3	3,6	3,0
Anzahl Rechtschreibfehler	--	--	11,9	11,0	9,5	8,2

Auch bei diesen Ergebnissen wird klar, daß in den meisten Fällen die Erwartungsinduktion gelingt und je nach Schilderung des Schülers im Schnitt um mehr als eine halbe Note der positiv geschilderte Schüler besser bewertet wird. In abgeschwächter Weise zeigt sich auch, daß die „objektiv" durch Auszählung ermittelte Anzahl der Rechtschreibfehler zugunsten des positiv geschilderten Schülers ausfallen.

12.4.3.3 Geschlecht des Lehrers und des Schülers

Bereits aus der Untersuchung von Hadley (1954) wurde deutlich, daß
(1) Mädchen höhere Sympathieränge zuerkannt werden als Jungen,
(2) Mädchen in 45% der Fälle besser beurteilt werden als dies aufgrund der Ergebnisse in dem Leistungstest zu erwarten war und nur in 32% der Fälle schlechtere Einstufungen erhalten,

(3) hingegen ist bei Jungen das Verhältnis umgekehrt, 40% werden schlechter beurteilt als aufgrund des Leistungstests zu erwarten war und nur 23% besser.

In einer anderen Untersuchung von Carter (1952) wurde zusätzlich neben dem Geschlecht der Schüler auch das Geschlecht des Lehrers in die Analyse einbezogen. Als Kriterium wurde die Mathematiknote verwendet. Nach Kombination Geschlecht Schüler/Geschlecht Lehrer konnten vier Gruppen gebildet werden:
(1) Jungen, die von Lehrern unterrichtet wurden,
(2) Mädchen, die von Lehrern unterrichtet wurden,
(3) Jungen, die von Lehrerinnen unterrichtet wurden und
(4) Mädchen, die von Lehrerinnen unterrichtet wurden.

Diese Gruppen wurden noch so zusammengesetzt, daß sie in bezug auf Grundintelligenz und Kenntnis in Mathematik (aufgrund eines objektiven Algebra-Tests) gleichwertig waren. Die mittleren Leistungswerte (Punktebewertungen von 0 - 100) dieser vier Gruppen sind Tabelle 12.12 zu entnehmen.

Tabelle 12.12: Mittlere Leistungswerte aufgrund von Lehrerurteilen (Carter, 1952)

Geschlecht der Lehrer	Geschlecht der Schüler weiblich	männlich
weiblich	86,7	82,3
männlich	79,5	76,6

Als Hauptergebnisse können folgende Unterschiede festgehalten werden:
- Lehrer urteilen strenger als Lehrerinnen; eventuell ist bei ihnen eine deutlichere Identifikation mit der Rolle als Leistungskontrolleur gegeben als bei Lehrerinnen.
- Jungen werden strenger zensuriert als Mädchen, dies bei gleicher Begabung und gleichem objektivierten Kenntnisstand.
- Zusätzlich ist ein Interaktionseffekt nachweisbar, u.zw. neigen Lehrerinnen besonders pointiert dazu, Schülerinnen besser zu beurteilen als Schüler.

In einer weiteren Untersuchung von Bleck und Teichmann (1978) wurde anhand von Zensuren aus Schulen der DDR die Altersabhängigkeit geschlechtsspezifischer Noten für alle Schulfächer dargestellt. Es traten folgende Tendenzen auf:

(1) Die durchschnittlichen Zensuren der Mädchen sind bis auf wenige Ausnahmen (Sport, Chemie, Physik - allerdings nicht durchgängig, sondern auch nur auf einzelnen Schulstufen) auf allen Altersstufen besser als die der Jungen.
(2) Besonders deutlich sind die Unterschiede in der 5. bis 8. Klasse der polytechnischen Oberschule, gegen Ende der Schulzeit konvergieren die Noten eher wieder.
(3) Die Differenzen sind - bezogen auf Einzelfächer - besonders in den sprachlichen Leistungsbereichen deutlich, weniger in Physik, Mathematik und Sport.
(4) Auffallend sind ebenfalls die Unterschiede in den Verhaltenszensuren („Kopfnoten").
(5) Gering bis nicht mehr vorhanden können hingegen die Geschlechtsunterschiede bei den weiterführenden Examina (z.B. Examen Medizin, Ingenieurökonomie) bewertet werden.

Als verursachend für diese Ergebnisse werden eher reifungsbedingte Entwicklungsvorsprünge der Mädchen angesehen. Erst in zweiter Linie wird auf die „größere Schulwilligkeit" bzw. das deutlichere „normangepaßte schulische Verhalten" der Mädchen verwiesen.

Trotz der Benotungsunterschiede wird vorgeschlagen, Mädchen und Jungen im Verhältnis von 1 : 1 auf Universitäten und weiterführende Bildungsinstitutionen aufzunehmen, da nicht als gesichert gelten kann, daß im Hinblick auf die spätere berufliche Bewährung ebenfalls die gleichen Leistungsdifferenzen bestehen.

12.4.3.4 Klassengröße und Benotung

„Als eine von zahlreichen Bedingungen, die schulisches Lernen beeinflußt ..., läßt sich die Klassenfrequenz, d.h. die Anzahl der Schüler pro Klasse, in Betracht ziehen" (Kühn, 1986). Während aus einer früheren Untersuchung von Tausch (1958) eine eher geringe Bedeutung der Schüleranzahl für den Umgang von Lehrern mit ihren Kindern nahegelegt wird, haben sog. Meta-Analysen (= Zusammenfassung von verschiedenen Untersuchungen mittels spezieller statistischer Verfahren) den Einfluß der Kinderanzahl auf die Zensuren deutlich gemacht (Ingenkamp et al., 1985). Von Glass und Smith (1979) sowie von Glass et al. (1982) werden Ergebnisse aus 77 Untersuchungen (gewonnen an insgesamt 900 000 Schüler) zusammengefaßt. Dabei waren in 60% der Untersuchungen die Schülerleistungen in kleinen Klassen besser als in großen. In einer älteren Zusammenfassung von Whitney und Willey (1952) schnitten sogar in 80% Schüler in kleinen Klassen mit besseren Noten ab als in größeren.

In Deutschland wurden beispielsweise von Kühn (1986) anhand von 30 Schulklassen (510 Viertkläßler) auf Klassenniveau Beziehungen zwischen Klassengröße und Leistungen berechnet (N pro Klasse: 20 - 36, aM = 29,6, s = 3,9). Folgende Korrelationen ließen sich dabei feststellen (vgl. Tab. 12.13).

Tabelle 12.13: Zusammenhänge zwischen Schüleranzahl und mittleren Leistungsbewertungen (N = 30 Schulklassen, Noten wurden umgepolt)

Schulnoten	*Klassengröße*
Deutsch mündlich	-.38*
Deutsch schriftlich	-.24
Deutsch gesamt	-.36
Mathematik	-.40*
Sachkunde/Heimatkunde	-.49**
Kunsterziehung	-.30
Musik	-.43*
Leibeserziehung	-.10
Handschrift	-.70**
Durchschnittszensur aus Haupt- u. Nebenfächern	-.48**

- Es zeigt sich ein starker Trend, daß in kleineren Klassen bessere Durchschnittszensuren anzutreffen sind.
- Die Bedeutung der Klassengröße bleibt auch dann gewahrt, wenn im Rahmen einer multiplen Vorhersage der Schulleistung (unter Einbezug von Persönlichkeitsvariablen Emotionalität, Engagement, Intelligenz, Merkmalen der häuslichen Lernumwelt etc.) die Klassengröße als zusätzlicher Prädiktor verwendet wird (Durchschnitt aus den Haupt- und Nebenfächern als Kriterium, Betakoeff.: Klassengröße -.13, allg. Int. .58, aktives Engagement .13, Emotionalität -.21, derb-draufgängerische Ich-Durchsetzung -.12, restriktives Erziehungsverhalten -.11).

Diese Ergebnisse machen deutlich, daß die zufällige Plazierung eines Kindes in einer kleinen oder großen Klasse für sein späteres Leben von großer Bedeutung sein kann.

12.4.3.5 Fachfremde Beurteilungskriterien

Im Grunde genommen sollten Lehrer nur die Leistungen bewerten, die für die Lehrziele in ihrem Fach relevant sind. Bereits bei den Untersuchungen von Starch und Elliot (1913) sowie von Weiss (1965) wurde aber vermutet, daß die Leistungsbewertung in der vorgegebenen Mathematikarbeit dadurch beeinflußt wird, daß einige Lehrer zusätzliche Kriterien einbeziehen, z.B.
- Rechtschreibfehler bei der verbalen Formulierung der Rechenergebnisse oder
- Sauberkeit und Ordentlichkeit der Zeichnungen.

Diese Vermutung konnte auch experimentell bestätigt werden. Marshall (1967, zit. n. Ingenkamp, 1973) ließ Lehrer eine Geschichtsarbeit bewerten. Die Lehrer wurden ausdrücklich darauf hingewiesen, nur den Inhalt zu werten. Bei einem Teil der Vorlagen wurden absichtlich Grammatik- und Rechtschreibfehler eingestreut. Als Ergebnis zeigte sich, daß die Arbeiten, obwohl der Inhalt ganz der gleiche war, im Schnitt schlechter beurteilt wurden als die ohne solche Fehler.

Die Überwertigkeit von Rechtschreibleistungen bei der Deutschnote wurde auch von Ingenkamp (1972) und Kemmler (1967) demonstriert. Obwohl der Deutschunterricht auch andere Ziele als die orthographisch richtige Schreibweise verfolgt, scheint sich die Benotung deutlich an diesem Kriterium zu orientieren. Im Grunde spricht dies aber nur dafür, die Deutschnote zu differenzieren, eventuell im Rahmen einer Zeugnisreform mehr Leistungsbereiche im Fach Deutsch zu unterscheiden.

12.4.3.6 Schulartspezifische Benotung

In den Beschreibungen der Notenstufen wird darauf hingewiesen, daß der Eigenart der Schule, des Faches und des Alters Rechnung getragen werden soll. Wie aber dies umzusetzen ist, bleibt unklar, denn in den Lehrplänen wird ja nicht ausgesagt, bis zu welcher Höhe des Stoffkanons noch die jeweiligen Noten zu vergeben sind. Die "Anforderungen", von denen bei der verbalen Umschreibung der Noten gesprochen wird, sind nicht in Form spezifischer Lehrziele angegeben.

Diese Tatsache, die auf der anderen Seite dem Lehrer wiederum mehr Freiheit in bezug auf die Stoffauswahl läßt, hat zur Folge, daß der Bewertungsmaßstab "Notenskala" in den einzelnen Schularten unterschiedlich streng gehandhabt wird. Nach Weiss (1965) ergaben sich auf der 8. Schulstufe im Fach Mathematik folgende Durchschnittsnoten:

Gymnasium 3,63; Hauptschule 3,25; Volksschuloberstufe 2,35.

Je „höher" also die weiterführende Schule ist, desto strenger wird benotet.

Eine unterschiedliche Benotung je nach Schulart wurde auch von Ingenkamp (1963) gefunden. Verglichen wurden dabei jeweils die durchschnittlichen Noten von Gruppen von Grundschülern, die auf ein Gymnasium, eine Realschule oder eine Hauptschule übergewechselt waren (vgl. Tab. 12.14).

Tabelle 12.14: Veränderung der durchschnittlichen Zensuren zwischen 4. Grundschulklasse und weiterführenden Schulen (Ingenkamp, 1963)

	Durchschnittsnoten in	
	Deutsch	Rechnen
Grundschule	2,5	2,4
Gymnasium	3,2	3,5
Grundschule	2,9	2,9
Realschule	3,3	3,7
Grundschule	3,7	3,7
Hauptschule	3,7	3,7

Die Durchschnittsnoten in Deutsch und Rechnen sind in Rheinland-Pfalz, dem Bundesland aus dem die Untersuchung stammt, ausschlaggebend für die Übertrittsempfehlung der Grundschule. Es zeigt sich deutlich, daß Schüler, die nach der Grundschule auf ein Gymnasium oder eine Realschule überwechseln, sich einer strengeren Leistungsbeurteilung ausgesetzt sehen als die, die in der Grundschule praktiziert wurde. Die vormals Leistungsbesten müssen nun mit einer positiven Auswahl neuer Mitschüler konkurrieren, so daß sich im Mittel eine Neukalibrierung der Notenskala ergibt. Nur an Hauptschulen wird der gleiche Zensurierungsmaßstab beibehalten.

12.4.3.7 Fächerspezifische Benotung

Aufgrund unterschiedlicher gesellschaftlicher Wertschätzung gelten die einzelnen Fächer nicht gleich viel. Unter diesem Problem haben z.B. Lehrer zu leiden, die ein musisches Fach an einem naturwissenschaftlichen Gymnasium vertreten. Früher galt auch der Mathematiklehrer an einem humanistischen Gymnasium nicht so viel wie der Latein- oder Griechisch-Lehrer.

Schon in der Grundschule treten fachspezifische Benotungen auf. Ferdinand und Kiwitz (1964) fanden im 4. Schuljahr besonders milde Bewertungen bei den Kopfnoten, relativ strenge hingegen in Aufsatz, Rechnen und Rechtschreibung. Eine Notenverteilung entsprechend der Normalverteilung wurde in Rechnen und Rechtschreiben gefunden.

Auf den weiterführenden Schulen differenziert sich die fachspezifische Benotung weiter aus (Weiss, 1966; Hopp & Lienert, 1965):
- Am strengsten wird in den sog. „Hauptfächern" zensuriert (Deutsch, Mathematik und Englisch; z.T. noch strengere Beurteilungen in Französisch, Latein und Griechisch);
- Relativ strenge Beurteilungen werden auch in den sog. „Lernfächern" abgegeben (Geographie, Geschichte, Geometrie, Physik, Chemie, Kurzschrift);
- Bereits milde wird in Bildnerischer Erziehung, Schreiben und Äußerer Form zensuriert.
- Am mildesten benotet wird in den sog. musischen Fächern (Leibesübungen, Religion, Handarbeit, Hauswirtschaft, Musik). Manche Lehrer lassen die Notenskala in diesen Fächern auf vier, oft auch auf drei Noten zusammenschrumpfen (Schröter, 1977).

Es ist prinzipiell zu überlegen, ob die Ziffernbewertung in der letztgenannten Fächergruppe überhaupt sinnvoll angewandt werden kann. Da es in diesen Fächern häufig gar nicht um leistungsbezogene Zielsetzungen geht (auch die Versetzungsrelevanz dieser Fächer ist nicht immer vorhanden), sondern um andere Ziele, wäre ein solcher Verzicht zu rechtfertigen. Dagegen spricht die vorgetragene Befürchtung, daß ohne Note z.B. der Religionsunterricht noch weiter entwertet würde, die Note also wichtig für das Prestige des Faches sei.

Nach Ingenkamp (1971) ist aufgrund des Fächervergleichs die Tendenz erkennbar, daß umso strenger zensiert wird,
- je häufiger die Leistungen in schriftlicher Form überprüft werden,
- je mehr die Leistungen in quantifizierbarer Form vorliegen („Nimbus der Exaktheit") und
- je stärker die verbalen Anforderungen hervortreten.

12.4.3.8 Schulstufenbezogene Zensurierungstendenzen

Nach Hopp und Lienert (1965) findet während der ersten vier Schuljahre eine wesentliche Verschärfung der Zensurengebung statt. Dies steht auch in Zusammenhang mit dem Übertritt in weiterführende Schulen am Ende der Grundschulzeit.

Beim Übergang in weiterführende Schulen ist die Notenveränderung schulartspezifisch (vgl. Tab. 12.14):
- die Zensuren von Gymnasiasten verschlechtern sich deutlich,
- die von Realschülern ebenfalls etwas,
- die von Hauptschülern bleiben gleich oder werden sogar etwas besser.

Der „Notenknick" ist besonders deutlich in den Hauptfächern, bei den musischen Fächern tritt diese Tendenz nicht in gleicher Weise auf (Weingardt, 1964; Ziegenspeck, 1978).

Die Veränderung der Zensuren im Vergleich von Beginn zu Ende der Grundschulzeit wird in der Untersuchung von Peez (1983a) deutlich. Wie die Auswertungen der Ergebnisse eines Schulversuchs in Kümmersbruck bei Amberg zeigten, sind Verbesserungen der Zensuren nur in wenigen Einzelfällen nachweisbar. Selbst von den Schülern, die zu Beginn der Grundschulzeit „gut" waren, muß fast die Hälfte eine schlechtere Einstufung am Ende der Grundschulzeit hinnehmen (vgl. Tab. 12.15). Auch die Durchschnittszensuren verändern sich zumeist in eine negative Richtung (vgl. Tab. 12.16). Der Autor kommentiert den Befund folgendermaßen: „Selbst wenn man pädagogische Ideale an der gesellschaftlichen Wirklichkeit, deren Teil das System Schule ist, relativiert, wenn man in Kauf nimmt, daß die durchschnittlichen Noten sinken und daß schon daraus negative Leistungsmobilität zwangsläufig folgt, selbst dann bleibt das geringe Maß an positiver Leistungsmobilität unerwartet, unverständlich und ärgerlich."

Tabelle 12.15: Verschiebung der Anteile an „guten" und „schlechten" Schülern im Laufe der Grundschulzeit, Angaben in % (Peez, 1983a)

| Notendurch- | Notendurchschnitt 4. Klasse (D, M, HSK) | | |
schnitt 1 od. 2. Kasse	schlechter 2,5	besser 2,5	Gesamt
schlechter 2,5	95,7	4,3	35,9
besser 2,5	44,6	55,4	64,1
Gesamt	63,0	37,0	100,0

Tabelle 12.16: Veränderung der Durchschnittszensuren in verschiedenen Schülergruppen im Laufe der Grundschulzeit (Peez, 1983a)

	N	1. Klasse	4. Klasse
Leistungskonstant gute Schüler	111	1,64	2,06
Positive Leistungsentwicklung	4	3,00	2,23
Negative Leistungsentwicklung	138	2,07	3,17
Leistungskonstant schlechte Schüler	121	3,45	3,85
Gesamt	374	2,39	3,03

Aus der Untersuchung von Bleck und Teichmann (1979) wird zusätzlich deutlich, daß in dem Jahr vor einem Schulabschluß die Bewertung besonders streng gehandhabt wird, während dann die Abschlußnoten wieder besser ausfallen.

12.4.3.9 Länderspezifische Differenzen

Bei den Abiturnoten wurde besonders deutlich, daß in den einzelnen Bundesländern unterschiedlich zensuriert wird. Da Abiturnoten für die Zulassung zu Numerus-clausus-Fächern ausschlaggebend sind, wurde dies bei der zentralen Vergabe von Studienplätzen durch ein Bonus-Malus-System aufzufangen versucht.

1973 betrugen die Abiturnotendurchschnitte in Berlin 3,1, in Bayern 2,6. Die bayerischen Abiturienten mußten damals einen Malus hinnehmen, was nicht gerne gesehen wurde. Das (nicht belegbare) Gegenargument war, daß die Unterschiede nicht durch positivere Zensurierungsgewohnheiten der bayerischen Philologen zustande kämen, sondern daß die bayerischen Abiturienten tatsächlich die „besten" seien. Zwar läßt sich dies nicht mit Sicherheit nachweisen (es fehlt in Deutschland im Unterschied zu anderen Ländern eine bundesweite Leistungsfeststellung, vgl. hierzu Ingenkamp & Schreiber, 1989), aber es gibt einige Indikatoren, die für letztere Interpretation sprechen (z.B. überproportional gutes Abschneiden bayerischer Schüler bei dem Wettbewerb „Jugend forscht" bzw. die Schulleistungsvergleichsdaten der TIMSS-Studie, Baumert & Lehmann, 1997).

12.4.3.10 Klasseninterne Bezugssysteme

Die Zensuren sind zwar verbal als die Erfüllung von „Anforderungen" definiert, welche Leistungen aber erfüllt sein müssen, um eine bestimmte Note zu erhalten, ist nicht genau festgelegt. Vielmehr bestimmt der Lehrer im Rahmen der vorhandenen Lehrpläne, welche inhaltlichen Anforderungen erfüllt sein müssen.

Es verwundert daher auch nicht, daß Noten nur etwas innerhalb des Bezugssystems der einzelnen Klasse bzw. (bei klassenübergreifender Lehrerkooperation) über die Stellung in einer Schulstufe einer bestimmten Schule aussagen.

Ingenkamp (1969) verglich die Leistungsresultate aus einem objektiven Schulleistungstest mit den Zensuren (Mittelwerte der Rohpunkte+ im HKI 8 bei verschiedenen Rechenzensuren in verschiedenen Klassen). Dabei zeigte sich folgendes:
- Die mittleren Klassenleistungen liegen auf höchst unterschiedlichen Niveaus.
- Die Rangreihe der Zensuren hängt innerhalb einer Klasse mit denen aus dem Leistungstest zusammen.
- Die Zensuren besitzen aber über den Rahmen der Klasse hinaus keinerlei Vergleichswert.
- Die Chance, eine gute Note zu bekommen, hängt von der Leistung der Mitschüler ab. Z.B. hätte ein Schüler mit 35 Rohpunkten in einer Klasse eine Drei erhalten, in einer anderen hingegen eine Eins und in wieder einer anderen eine Vier.

Kritisch muß zu dieser und ähnlichen Untersuchungen angemerkt werden, daß die curriculare Validität des eingesetzten Tests nicht kontrolliert wurde. Wenn man aber annimmt, daß Lehrer jeweils immer etwas andere Lehrangebote an ihre Schüler herantragen, verwundert es nicht, wenn in die Ziffernnoten noch andere Aspekte eingehen als die, die mit den Testitems abgedeckt sind. Eventuell kommt unter den gegebenen Voraussetzungen den Schulnoten sogar eine höhere inhaltliche Validität zu als den Testwerten.

Schiefele (1960) ließ neun 8. Klassen dasselbe Diktat schreiben. Die Lehrer wurden gebeten, ihre Benotung nach einer Normalverteilung (!) zu richten. Dabei zeigte sich:
- Die Benotung ist vom klasseninternen Niveau abhängig.
- Zwischen verschiedenen Klassen sind die Zensuren nicht vergleichbar, denn der objektiv erfaßten gleichen Leistung werden extrem unterschiedliche Zensuren zugeordnet.

Als Konsequenz wird gefolgert: Alle Versetzungsentscheide, Abschlußzeugnisse usw. beziehen sich auf nicht vergleichbare Merkmale des Individuums, sondern geben zumeist die Rangposition des Schülers in einer Klasse wieder, in welche der Schüler zufällig hineingeraten ist. Noch pointierter drückt dies Ingenkamp (1973) aus:

„Die Ergebnisse sagen nicht mehr und nicht weniger, als daß für unser gesamtes schulisches Berechtigungswesen keine sachliche Rechtfertigung besteht. Die Annahme, der Schüler, der seiner guten Zensuren wegen von der Aufnahmeprüfung dispensiert wird, weise bessere Schulleistungen auf als der Sitzenbleiber in einer anderen Klasse, ist bloße Spekulation. Wann sagen wir ehrlich, daß kein Lehrherr aus den Zeugnissen eine vergleichbare Aussage über die Schulleistung von Schülern verschiedener Klassen entnehmen kann? Wann geben unsere Universitäten offen zu, daß es unsinnig ist, unter zwei Bewerbern aus verschiedenen Schulen, Städten oder gar Bundesländern einen nach den Abiturnoten auszuwählen?"

Lehrer können offensichtlich recht gut die Schüler einer Klasse in eine Rangreihe nach ihrer Fachleistung ordnen. Hingegen verfügen Lehrer nicht über allgemeine Gütemaßstäbe, auf die der Wissensstand bestimmter Schülergruppen bezogen werden könnte. Eine Verbesserung der Vergleichsmöglichkeiten könnte durch die Verwendung desselben Beurteilungsrasters in Parallelklassen erfolgen; dadurch wird der klasseninterne Beurteilungsmaßstab zwar nur auf einen schulinternen erweitert, aber darin wird bereits ein Fortschritt gesehen (Birkel, 1984b, S. 238). Der Idee der Notenskala würde aber die Konstruktion von Kriterienkatalogen und die Ausrichtungen der Noten an diesen besser entsprechen.

12.4.3.11 Sozialschicht und Benotung

Über die soziale Selektivität des Schulsystems in der Bundesrepublik wurde viel geschrieben. Oftmals wurde nachgewiesen, daß repräsentative Chancengleichheit nicht verwirklicht wurde. Deskriptiv läßt sich das auch an der Verteilung der Regensburger Studenten nach ihrer sozialen Herkunft belegen (vgl. Tab. 12.17).

Tabelle 12.17: Soziale Herkunft der Studierenden an der Universität Regensburg (in %)

Berufliche Stellung des Vaters	WS 78/79	WS 80/81	SS 84
Arbeiter	14,2	14,41	13,62
Angestellter	25,8	27,06	28,76
Beamter	27,8	26,68	26,95
Selbständiger	25,8	24,74	22,94
mithelfender Familienangehöriger	0,3	0,23	0,20
nie erwerbstätig	5,7	6,71	7,51
unbekannt	0,3	0,17	0,02

Wenn man den Arbeiteranteil in der Bevölkerung mit 40% annimmt, so sind die Kinder aus diesen Familien an der Universität Regensburg deutlich unterrepräsentiert. Andererseits wird wohl niemand meinen, daß jeder vierte Arbeitnehmer in der Bundesrepublik Beamter sei, und von daher der Anteil an Beamtenkindern mit ca. 26% den Populationsverhältnissen entspricht.

Die Unterschiede, die hier auf Universitätsniveau exemplarisch dargestellt wurden, bahnen sich zu einem wesentlich früheren Zeitpunkt an. Steinkamp (1971) untersuchte 334 Hamburger Volksschullehrer. Dabei fand er,
(1) daß 78% der Lehrer die Höhe des schulischen Leistungsniveaus allein nicht als Grundlage einer Schullaufbahnempfehlung ansehen.
(2) Zusätzliche Schülermerkmale müssen nach Lehreransicht hinzukommen. Genannt werden Arbeitshaltung, charakterliche Eigenschaften, Unterstützung durch das Elternhaus, besondere intellektuelle Fähigkeiten.
(3) Die Bewertung von Schülern nach diesen Kriterien, die nach Steinkamp weitgehend nicht-funktional oder extra-funktional sind, erfolgt wieder schichtspezifisch. Damit ist im Lehrerurteil Raum für selektive Bevorzugungen gegeben, die sich auf Noten und Versetzungsvorschläge auswirken können.

Hanke, Lohmöller und Mandl (1975) stellten folgende Übertrittsquoten in das Gymnasium fest: Nichtarbeiter 43%, Facharbeiter 16%, Arbeiter 13%

D.h. Kinder aus höheren Schichten werden bevorzugt für das Gymnasium selegiert und in den Schülerbeurteilungsbögen werden Schüler aus höheren Schichten besser beurteilt als Schüler aus unteren Schichten.

Diese Ergebnisse müssen aber keineswegs als naturnotwendig angesehen werden. Nach unseren Resultaten ist die ungleiche schulische Bewertung von Schülern aus unterschiedlichen sozialen Schichten in der Grundschule wesentlich zurückgegangen (Dreher et al., 1979, S. 28; vgl. Tab. 12.18).

Tabelle 12.18: Vergleich zwischen Grundschulempfehlung, Abschlußprognose und Schulformzugehörigkeit im 9. Schuljahr hinsichtlich der Verteilung der Sozialschichten (Erhebung 1978), Angaben in Prozent (Dreher, Haenisch, Klaghofer & Lukesch, 1979, S. 28)

Sozial-schicht	N	Grundschul-empfehlung der Gesamtschüler		N	Abschlußprognose für die Gesamtschüler		N	Schulformzuge-hörigkeit im gegliederten Schulsystem	
		HS	RS/GYM		HS	RS/GYM		HS	RS/GYM
Oberschicht	29	44,8	55,2	43	48,8	51,2	134	18,7	81,3
Mittelschicht	119	47,1	52,9	186	41,4	58,6	365	34,5	65,5
Unterschicht	117	56,4	43,6	169	50,3	49,7	315	67,9	32,1
	$Chi^2 = 2,56$ $C = .13$			$Chi^2 = 2,98$ $C. = .10$			$Chi^2 = 121,40**$ $C = .47$		

- Für diesen Zeitpunkt (1978) konnte also in Nordrhein-Westfalen in den Grundschulgutachten keine sozialschichtbedingte Verzerrung gefunden werden.
- Bei Schülern an Gesamtschulen lagen in bezug auf die Abschlußprognosen ebenfalls keine sozialschichtbezogenen Benachteiligungen vor.
- Bei Schülern im gegliederten Schulsystem stellt sich allerdings am Ende der Sekundarstufe I eine beträchtliche sozialschichtbezogene Selektivität heraus. Es bleibt zu klären, wodurch dies bedingt ist (z.B. unterschiedliche Ausnutzung der Empfehlung, „bedingt geeignet", größere Resistenz gegenüber Klassenwie-

derholungen, größere Widerstandskraft gegenüber Attribuierungen von seiten der Schule/Lehrer).
- Je mehr Kinder sich am Übertrittsverfahren beteiligen, desto mehr wird nach sozialer Schichtzugehörigkeit selegiert (Ober- und Mittelschicht setzten sich immer durch, Unterschicht je nach den antizipierten Schwierigkeiten).

Während unter dem Gesichtspunkt der repräsentativen Chancengleichheit die Ungleichverteilung der begehrten Plätze im Ausbildungssystem offenkundig ist, kann andererseits gefragt werden, wodurch diese ungleiche Bildungsbeteiligung verursacht wird. Dabei werden verschiedene Faktoren verantwortlich gemacht:
- Merkmale der Schülerpersönlichkeit (z.B. Begabungs- und Interessenstrukturen, Fähigkeit zum Bedürfnisaufschub);
- Merkmale der Herkunftsfamilie (z.B. Anregungsniveau, Bildungsaspirationen, Informiertheit über Ausbildungsgänge, Hausaufgabenunterstützung; sozialschichtbedingte elterliche Fehlhaltungen: US: zu frühe Internalisierung von Versagen, OS: Externalisierung von Problemen);
- Merkmale des Schulsystems (z.B. schulinternes Beratungssystem, das auch für weniger gut informierte Schüler bzw. deren Eltern Entscheidungshilfen anbietet; lokales Angebot an Schulen, geringe horizontale Mobilität zwischen den Schularten, Beurteilungsverhalten der Lehrer).

12.4.4 Prognostische Validität von Zensuren

Man kann sich auch die Frage stellen, ob die erhaltenen Zensuren eine Voraussage für den späteren Schulerfolg erlauben („Non scholae sed vitae discimus!").

Im allgemeinen wird dem Grundschulgutachten eine geringe prognostische Validität zugeschrieben (Undeutsch, 1960: r = .16). Grundschullehrer sind jedoch zu einem hohen Maße davon überzeugt, gültige Prognosen machen zu können. Nach Steinkamp (1971) meinen etwa 81%, die Begabungen der von ihnen unterrichteten Schüler richtig einschätzen zu können (heute nicht mehr, nur 20% sind davon überzeugt). Im Gegensatz dazu stehen die Ergebnisse aus empirischen Untersuchungen:

Bei den unbedingt oder bestens für das Gymnasium empfohlenen Schülern liegt der Versagerprozentsatz zwischen 7 und 32%; bei den nicht geeigneten beträgt die Zahl der im Gymnasium erfolgreichen Schüler zwischen 17 und 54%. Insgesamt sind die Zusammenhänge zwischen dem Urteil des Grundschullehrers und der späteren Bewährung an weiterführenden Schulen eher mäßig (vgl. Tab. 12.19).

Tabelle 12.19: Zusammenhänge zwischen den Grundschulnoten und dem Erfolg auf dem Gymnasium nach Schultze et al. (1964)

Vorhersagezeitraum	1 Jahr	2 Jahre	3 Jahre
Gesamtnote	.19	.25	.26
	.13	.25	.23
Deutsch	.20	.30	.30
	.15	.28	.25
Rechnen	.17	.28	.30
	.15	.28	.27

Auch in anderen Untersuchungen stellt sich der prädiktive Wert der Grundschulnoten als nicht sehr hoch heraus:
- Schenk-Danzinger (1963) fand innerhalb eines zweijährigen Prognosezeitraumes (Ende Grundschulzeit, 2. Oberschuljahr) zwischen der Note in Deutsch (Grundschule) und der Notensumme aus Deutsch und Englisch (Oberschule) einen Zusammenhang von .46 bzw. im Fach Mathematik von .42.
- Nach Ingenkamp (1963) schwanken bei einem 1 ½jährigen Vorhersagezeitraum (Herbstnoten in der Grundschule, Endnote 1. Oberschuljahr) Korrelationen zwischen den Fachnoten von .19 bis .54, wobei die Zusammenhänge mit den Gymnasialnoten wesentlich höher waren als bei den Noten der Hauptschüler.

Ein spezifisches Problem wird noch aus einer Untersuchung von Schorb (1977) über Effekte bayerischer Gesamtschulen deutlich (vgl. Tab. 12.20). Hier wurden 5. und 6. Klassen zur sog. Orientierungsstufe zusammengefaßt. War nun eine Orientierungsstufe an einer Hauptschule plaziert, so haben nur 2,4% der Schüler, die im Grundschulgutachten nicht für das Gymnasium empfohlen worden waren, den Übertritt an ein Gymnasium geschafft, war hingegen eine solche Orientierungsstufe am Gymnasium plaziert, so verblieben von den nicht gymnasialgeeigneten Schülern 74,5% dennoch am Gymnasium. Damit wird deutlich, daß Schulen eine beträchtliche „Haltekraft" besitzen, und wieder ist es zufällig und eben nicht leistungsabhängig, wie sich der Bildungsweg eines Kindes gestaltet.

Tabelle 12.20: Schullaufbahnveränderung in Abhängigkeit von der Entscheidung für unterschiedliche schulformbezogene Orientierungsstufen (Schorb, 1977, S. 126 f.)

Grundschul-gutachten	Besuch der Orientierungsstufe an einer Hauptschule Besuch der Schulform in der 7. Schulstufe				Besuch der Orientierungsstufe an einem Gymnasium Besuch der Schulform in der 7. Schulstufe			
	HS	RS	GY	N	HS	RS	GY	N
geeignet	32,8%	60,4%	6,7%	134	1,0%	12,4%	86,6%	727
bedingt geeignet	67,7%	29,9%	2,4%	288	3,9%	21,6%	74,5%	51

Zu einer positiveren Einschätzung der Empfehlungen der Grundschullehrer gelangt Sommer (1983). Nach seinen Angaben bestätigen sich 61% der Prognosen (gemessen an den vorhergesagten Schulabschlüssen) und nur 39% stellen Fehlprognosen dar. Diese Ergebnisse sind aber auch unter dem Aspekt der hohen Haltekraft von Schularten und der vergleichsweise geringen horizontalen Mobilität zu sehen.

Von Tent (1969, S. 588) wird eine hohe Konstanz der Leistungsbewertung in der Grundschule nachgewiesen (vgl. Tab. 12.21). Diese Übereinstimmung kommt vermutlich wesentlich durch die Konstanz der Lehrperson zustande. In weiterführenden Schulen mit einem Fachlehrersystem geht sie wesentlich zurück (r zwischen .30 und .40 in einem Vergleichszeitraum von 2 Jahren).

Tabelle 12.21: Zusammenhänge zwischen Zensuren in verschiedenen Schulstufen der Grundschule (N ca. 350), verwendet werden durchschnittliche Zeugnisnoten (Tent, 1969, S. 588)

Vorhersagezeitraum			Korrelation
2. Schj. Herbst	-	2. Schj. Ostern	.88
2. Schj. Ostern	-	3. Schj. Herbst	.80
3. Schj. Herbst	-	3. Schj. Ostern	.90
3. Achj. Ostern	-	4. Schj. Herbst	.83
4. Schj. Herbst	-	4. Schj. Ostern	.90
2. Schj.	-	3. Schj.	.86
3. Schj.	-	4. Schj.	.84
2. Schj.	-	4. Schj.	.76

Betrachtet man die Benotung in den einzelnen Fächern in aufeinanderfolgenden Jahrgangsstufen, so zeigt sich ebenfalls eine relativ hohe Konstanz in den Lehrerurteilen (vgl. Tab. 12.22).

Mit diesen Noten wurde auch die Leistungsmobilität - wie in der Studie von Peez (1984) - berechnet (Sauer & Gamsjäger, 1996, S. 256). Nach dieser Längsschnittauswertung sind 59,6% aller Schüler leistungkonstant gut (Notenmittelwert in der 1. und 4. Jahrgangsstufe ist < 2,50), 16,3% weisen eine negative Leistungsmobilität auf (1. Jg. < 2,50, 4. Jg. • 2,50), nur 3,0% aller Schüler (bzw. 12,6% der anfangs schlechten Schüler) zeigen eine positive Leistungsmobilität (1. Jg. • 2,50, 4. Jg. < 2,50) und 21,1% erweisen sich als leistungskonstant auf niedrigem Niveau (1. Jg. und 4. Jg. • 2,50). Im Vergleich zu der bundesdeutschen Studie von Peez (1984) werden zwar auch mehr Schüler am Ende der 4. Jahrgangsstufe (37,4%) schlechter bewertet als am Anfang (24,1%), die Benotungspraxis ist aber bei weitem nicht so streng wie in der bayerischen Untersuchung. Bei mehr als 80% der Grundschüler ändert sich die Benotungspraxis über die Grundschulzeit hinweg aber nicht.

Tabelle 12.22: Korrelationen zwischen fachspezifischen Noten auf verschiedenen Jahrgangsstufen der Grundschule (Sauer & Gamsjäger, 1996, S. 254)[1)]

Fachnoten in der Jahrgangsstufe	Sachunterricht	Noten 1. Jahrgangsstufe in		
		Deutsch	Lesen	Rechnen
2. Jahrgangsstufe	.73	.74	.75	.68
3. Jahrgangsstufe	.56	.72	.70	.65
4. Jahrgangsstufe	.45	.64	.58	.65
mittlere Längsschnitt-Korrelationen	.55	.73	.70	.67

[1)] Diese Studie wurde in Österreich durchgeführt; hier werden auch in den ersten beiden Jahren der Grundschule Noten vergeben.

Verwendet man die Grundschulnoten der 4. Jahrgangsstufe als Prädiktoren und die Noten in späteren Jahrgangsstufen der Gymnasien als Kriterien, so treten ebenfalls relativ hohe Zusammenhänge auf (vgl. Tab. 12.23). Dies ist insofern verwunderlich, da wegen des Fachlehrersystems und des häufigeren Lehrerwechsels im Gymnasium vermutbare Halo-Effekte geringer sein müßten (zudem müßte sich die Varianzeinschränkung durch Weggang der Hauptschüler bemerkbar machen); allerdings könnte auch über die in den Schülerbogen dokumentierten Noten die Sicht der früheren Fachlehrer einfach fortgesetzt werden. In weiterführenden Pfadanalysen konnten Sauer und Gamsjäger (1996, S. 287 und 288) den überragenden Stellenwert der Grundschulnoten für die späteren Leistungen (5. bzw. 8. Jahrgangsstufe) im Gymnasium (sowie in eingeschränkter Weise auch für die Hauptschüler) zeigen.

Tabelle 12.23: Korrelationen zwischen Noten in der 4. Jahrgangsstufe der Grundschule und Noten im Gymnasium (Sauer & Gamsjäger, 1996, S. 254)

Noten in der Jahrgangsstufe	Noten 4. Jahrgangsstufe in Deutsch	Rechnen
Deutsch		
5. Jahrgangsstufe	.43	
8. Jahrgangsstufe	.41	
Englisch		
5. Jahrgangsstufe	.37	
8. Jahrgangsstufe	.35	
Mathematik		
5. Jahrgangsstufe		.47
8. Jahrgangsstufe		.37

Zu ganz ähnlichen Resultaten über die prognostische Validität von Grundschulnoten gelangt Roeder (1997, S, 414; vgl. Tab. 12.24) anhand deutscher Schülerstichproben. Es zeigen sich ausgehend von der 4. Jahrgangsstufe der Grundschule relativ hohe Korrelationen zu späteren Bewertungen im Gymnasium, und dies trotz vorhandener Varianzeinschränkung durch die Nichtberücksichtigung der Hauptschüler. Betrachtet man nur die Zusammenhänge zwischen den Jahresnoten in aufeinanderfolgenden Schuljahren, so sind (innerhalb des Gymnasiums) Wiederholungsreliabilitäten zwischen .51 bis .75 gegeben. Zusammenfassend stellt Roeder (a.a.O., S. 416) fest:

> Insgesamt verweisen die mittleren bis hohen Korrelationen von einem Schuljahr zum nächsten nicht nur auf die Stabilität der Verläufe, sondern auch auf Spielräume für individuelle Variationen, die sich wiederum zu stabilen Verläufen für Teilgruppen zusammenfassen lassen.

Tabelle 12.24: Korrelationen zwischen Noten in der 4. Jahrgangsstufe der Grundschule und Noten im Gymnasium (Roeder, 1997, S. 415)

Noten in der Jahrgangsstufe	Noten 4. Jahrgangsstufe in Deutsch	Mathematik	5. Jahrgangsstufe Englisch
Deutsch			
5. Jahrgangsstufe	.45		
8. Jahrgangsstufe	.41		
10. Jahrgangsstufe	.30		
Englisch			
6. Jahrgangsstufe			.69
8. Jahrgangsstufe			.45
10. Jahrgangsstufe			.52
Mathematik			
5. Jahrgangsstufe		.49	
8. Jahrgangsstufe		.38	
10. Jahrgangsstufe		.02	

Eine interessante methodische Variante stellt Schwenderwein (1981) zur Prüfung des Prognoseerfolgs schulischer Noten (8. Schulstufe) für das Bestehen des Abiturs (13. Schulstufe) an einer österreichischen Ingenieurschule vor. Die Schüler kommen nach einem bestimmten Auswahlverfahren aus Hauptschulen, Realgymnasien oder Gymnasien an die weiterführende Schule. Man kann nun in Abhängigkeit von der Notensumme in den Hauptfächern der abgebenden Schule die Erfolgswahrscheinlichkeit bzw. die allgemeine Retentionsrate berechen (vgl. Tab. 12.25). Wie zu sehen ist, haben Gymnasiasten eine wesentlich höhere Erfolgschance als Hauptschüler. Es zeigt sich auch ein fast lineares Absinken der Bestehenswahrscheinlichkeit mit höher werdender Notensumme.

Tabelle 12.25: Erfolgswahrscheinlichkeiten für das Bestehen des Abiturs aufgrund der Notensumme in den Fächern Deutsch, Englisch, Mathematik und Physik (berechnet nach Schwendenwein, 1981, S. 16)

	Notensummen					**Retentionsrate**
Hauptschüler	4-5	6-7	8-9	10-12	14-18	
	83	76	49	34	10	44%
Gymnasiasten	7-8	9-10	11-12	13-15	16-18	
	100	86	60	66	7	61%
Realgymnasiasten	5-9	10-11	12-13	14-15	16-18	
	95	92	69	71	27	72%

Von Althoff (1986) werden mehrere Ergebnisse zur prognostischen Validität von Schulnoten für die *berufliche Bewährung* dargestellt.
- In einer Studie mit 56 Krankenpfleger(innen) wurden Schulnoten mit den Noten der Krankenpflegeprüfung korreliert. Von 33 möglichen Einzelkorrelationen war nicht eine einzige signifikant. Hingegen korrelierten die Daten aus einem Einstellungstest für die Ausbildung hochsignifikant mit den Prüfungsergebnissen (multiple Vorhersage: $r = .74$).
- Bei einer Studie mit 338 Regierungsinspektoren wurden zwischen Schulnoten und den Ergebnissen der Inspektorenzwischenprüfung und Inspektorenprüfung kaum Zusammenhänge gefunden. Eine Ausnahme bildete einzig die Mathematiknote.

In eine neuere Meta-Analyse über die prognostische Validität von Noten für den Ausbildungserfolg durch Baron-Boldt et al. (1988) gingen die Ergebnisse von 44 Einzelstudien mit 75 unabhängigen Stichproben ein (Gesamt-N: 26 867), für die Vorhersage des Studienerfolges wurden 13 Studien mit 24 unabhängigen Stichproben (Gesamt-N: 2 064) verwendet.
- Wird als Kriterium der Studienerfolg herangezogen, so ergibt sich für die Abiturnotenschnitte ein korrigierter Validitätskoeffizient von .46. Von den Einzelnoten weist die Mathematikzensur die höchste Korrelation (.34), die Sportzensur die niedrigste (.08) auf.

- Versucht man den Ausbildungserfolg aufgrund der Haupt- bzw. Realschulabschlußnoten zu berechnen, so tritt ein Koeffizient von .37 zutage. Bei diesen Analysen zeigt sich zudem, daß neuere Veröffentlichungen höhere Validitäten berichten als ältere (Korrelation zwischen Alter der Studie und Höhe des Validitätskoeffizienten: -.52). Auch hierbei besitzt die Mathematiknote den höchsten Vorhersagewert (.30) und Sport den niedrigsten (.03).

Da für den Zugang zum Medizinstudium die Teilnahme an dem TMS bis 1996 verpflichtend war, kann man vergleichend die Validität von Testergebnis und Abiturnote untersuchen (Trost, 1988). Für die Prüfungskohorten August 1980 bis Februar 1982 (N = 7.324 Prüflinge) wurden die in Tab. 12.26 enthaltenen korrelativen Ergebnisse gefunden.

Tabelle 12.26: Vorhersage von Leistungen im Medizinstudium aus Abiturnote und dem Test für medizinische Studiengänge (TMS; Trost, 1988)

Prädiktor / Kriterium	Korrelation	Prädiktor(en) / Kriterium	Korrelation
TMS - Abiturdurchschnitt	.48	Abi - Ärztliche Vorprüfung	.46
TMS - Ärztliche Vorprüfung	.48	Abi - 1.Abschn. Ärztl. Pr.	.33
TMS - 1. Abschn. Ärztl.Pr.	.33	Abi + TMS - Ärztl. Vorpr.	.55
		Abi + TMS 1.- Ab. Ärztl. Pr.	.41

In einer weiteren Studie wurde die Prognosegültigkeit des TMS und der Abiturnote für den Studiengang Zahnmedizin untersucht (Trost, 1996, S. 196ff); als Kriterien dienten (1) die Naturwissenschaftliche Vorprüfung sowie (2) die Zahnärztliche Vorprüfung. Der gemittelte Zusammenhang zwischen TMS und Kriterium 1 betrug r = .35, für Kriterium 2 r = .29; Abiturnotendurchschnitte korrelierten mit Kriterium 1 r = .40, mit Kriterium 2 r = .31. Ein aus beiden Prädiktoren gebildeter Prognoseindikator korrelierte mit den beiden Kriterien ca. drei Hundertstelstellen höher. Die multiple Vorhersage ergibt ein R von .57; hierbei geht die Abiturnote mit größerem Gewicht ein als der TMS. Alle diese Prognosekoeffizienten sind nicht überwältigend hoch, sondern liegen an der unteren Grenze der von Baron-Boldt (1989) aus anderen Studien mitgeteilten Daten.

Eine bedeutsame Rehabilitierung des Prognosewertes der mittleren Abiturnoten wird für die erste juristische Staatsprüfung von Löwer (1997, S. 461) mitgeteilt, auch wenn der Autor daraus andere Schlüsse zieht (vgl. Tab. 12.27). Studierende mit sehr guten Abiturnotenschnitten weisen bedeutsam bessere Studienergebnisse auf, dies betrifft sowohl die erhaltenen Noten in der Ersten juristischen Staatsprüfung, die Durchfallquote wie auch die durchschnittliche Studiendauer. Wollte man die Effektivität der Universität also steigern, so müßte man nur mehr die Studenten mit exzellenten Abiturnotendurchschnitten aufnehmen - eine Folgerung, die dem Bildungsanspruch vieler Abiturienten aber nicht entsprechen würde.

Tabelle 12.27: Prüfungsleistungen im Jurastudium in Abhängigkeit vom Abiturnotenmittelwert (Löwer, 1997, S. 461)

Kriterien	Abiturnotendurchschnitte (AN)						Gesamt
	bis 1,4	1,5-1,9	2,0-2,4	2,5-2,9	3,0-3,4	3,5-4,0	
Prüfungskandidaten (%, N)	4,8%	11,0%	21,3%	27,3%	25,1%	10,5%	817
bestandene Prüfungen in % der AN	100,0%	95,6%	89,1%	87,1%	76,7%	69,8%	84,6%
Prüfungsnote							
- gut	16	4	3	2	-	-	25
- voll befriedigend	9	20	25	18	9	6	87
- befriedigend	13	38	66	66	46	10	239
- ausreichend	1	24	61	108	102	44	340
Nicht bestandene Prüfungen in % der AN	0%	4,4%	10,9%	12,9%	23,3%	30,2%	15,4%
Studiendauer in Semestern	9,8	9,9	10,7	11,5	12,2	14,6	11,6

Zusammenfassung
- Noten haben nach Tent (1969) eine geringere prognostische Validität als Leistungstests (ca. r = 0,50, bei multiplen Vorhersagen ca. .70). Dies trifft aber nicht in allen Fällen zu (vgl. hierzu insbesondere die Erfahrungen aus der Validierung der TMS für medizinische Studiengänge, bei denen Abiturnotenschnitte eine relativ höhere prognostische Validität aufwiesen als das Testverfahren).
- Daß der Studienerfolg besser vorhergesagt werden kann als der Ausbildungserfolg (Baron-Boldt, 1989) hängt vermutlich damit zusammen, daß im ersteren Fall vermehrt kognitive Leistungen im Vordergrund stehen, im zweiten Fall auch praktische Leistungen, die in der Schule nicht in gleichem Ausmaß zum Tragen kommen, wichtig sind. Betrachtet man aber die Ergebnisse dieser Studien, so muß man feststellen, daß in allen Fällen der von Lienert (1967) für Einzelentscheidungen geforderte Validitätskoeffizient von .70 nicht erreicht wurde.
- Das Meßinstrument „Lehrer" arbeitet relativ ungenau, um individuelle Leistungsentwicklungen vorhersagen zu können. Es werden aber auch in Kombination mit Testverfahren kaum die Validitätskoeffizienten erreicht, die begründete Einzelfallentscheidungen voraussetzen.
- Diese Ergebnistrends sind aber auch wiederum erklärbar: Aus pädagogischen Gründen wird z.B. angestrebt, negative Vorhersagen „ungültig" zu machen (insbesondere durch intensivere Förderung, mehr Zeit etc.). Wegen dieser pädagogischen Zielsetzung darf es nicht wundern, daß die Zusammenhänge nicht allzu deutlich ausfallen.

Übungsaufgaben

(1) Wie sind bei Weiss (1965) die unterschiedlichen Strengeniveaus bei den Bewertungen von Lehrern, die in der vierten bzw. in der fünften Volksschulklasse unterrichteten, zu erklären?

(2) Berechnen Sie die Differenzwerte der Beurteilungen der Geographiearbeiten aus der Arbeit von Eells (vgl. Tab. 12.6) und stellen Sie die Verteilung der Differenzen dar!

(3) Berechnen Sie den Korrelationskoeffizienten für die von Eells gefundene Reliabilität der Bewertungen aufgrund der Daten in Tabelle 12.9, und vergleichen Sie diesen mit dem Objektivitätskoeffizienten aus Tabelle 12.8!

(4) Besorgen Sie sich die amtlichen Bestimmungen über den z.Zt. gültigen Korrekturmodus für die Klausuren nach der LPO I. Ist im Vergleich zu früher Objektivität besser oder schlechter gewährleistet? Welche Verbesserungsmöglichkeiten sehen Sie?

(5) Aufgrund einer Entscheidung des Bundesverfassungsgerichtes sind Bewertungen von Prüfern überprüfbar. Welche Folgen kann dies im Vergleich zu der Rechtsprechung des Bundesverwaltungsgerichtshofes haben, nach der einem Prüfer prinzipiell ein weiter Bewertungsrahmen zustand und eine Aufhebung einer Bewertung faktisch nur aufgrund formaler Mängel im Prüfungsverfahren möglich war?

(6) „Mündliche Prüfungen über den Stoff einer Vorlesung sind sinnlos!" Finden Sie aufgrund Ihres Wissens über Anforderungen an diagnostische Verfahren eine sachliche Begründung für diese Behauptung!

(7) Welche Bedingungen müßten erfüllt sein, damit akademische Prüfungen „valide" sind?

13. Schulleistungstests - Grundlagen

13.1 Möglichkeiten der Schulleistungstestkonstruktion

Verfahren zur Messung kognitiver Schulleistungen kann man nach zwei Kriterien klassifizieren, u.zw. (1) nach dem Normbezug und (2) nach dem Grad der Standardisierung; insgesamt ergeben sich dabei vier verschiedene Arten von Schulleistungstests (vgl. Abb. 13.1).

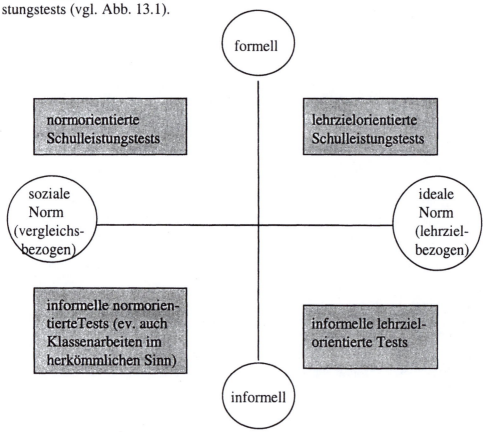

Abbildung 13.1: Klassifizierung von Schulleistungstests

Diese vier Möglichkeiten der Schulleistungstestkonstruktion weisen bestimmte Gemeinsamkeiten auf:
(1) Die inhaltliche Validität muß immer aufgrund einer Lehrzielanalyse bestimmt werden.

(2) Lehrzielorientierte Tests könnten bei anderer Standardisierung auch als normorientierte Tests verwendet werden.
(3) Normorientierte Tests enthalten zumeist Aufgaben auf mittlerem Lehrzielniveau.
(4) Informelle Tests unterscheiden sich von den anderen nur durch den Grad der Normierung (d.h. durch den Bezug auf eine oder wenige Schulklassen).

13.2 (Sozial-)Normorientierte Schulleistungstests

In Analogie zu der Definition von „Test" nach Lienert (1967, S. 7) können Schulleistungstests wie folgt umschrieben werden:

Ein (sozial-)normorientierter Schulleistungstest ist ein wissenschaftliches Routineverfahren zur Feststellung des Kenntnisstandes in einem (oder mehreren) inhaltlich spezifizierten kognitiven Lehrzielbereich(en); dabei werden Aussagen über die Leistungshöhe aufgrund des Vergleiches mit den Leistungen einer für die jeweilige Altersstufe, Schulstufe oder Schulart repräsentativen Stichprobe getroffen.

13.2.1 Analyseschritte bei der Konstruktion normorientierter Schulleistungstests

Ein normorientierter Schulleistungstest wird in den folgenden Schritten entwickelt und überprüft (vgl. Abb. 13.2).

(1) Analyse der Lehrpläne
Als erstes gilt es die gültigen Lehrpläne, Curricula, Lehrbücher, Unterrichtsmaterialien etc., die für den zu erfassenden Lehrzielbereich wesentlich sind, zu erfassen und nach den wesentlichen Lehrzielen zu analysieren (Sicherung der inhaltlichen bzw. curricularen Validität). Dieser Schritt erfolgt üblicherweise unter Mitarbeit von Fachlehrern oder Fachdidaktikern (ein Beispiel zur Überprüfung der curricularen Validität findet sich in Kap. 13.2.2).

Ergebnis dieser Analyse ist eine sog. *Lehrzielmatrix* (vgl. Tab. 13.1), in der angegeben wird, auf welcher Höhe der Anforderungen welche Inhalte eines Lehrzieles erfaßt werden sollen. Die Zellen der Lehrzielmatrix können auch noch zusätzlich verbal umschrieben werden (*Lehrzielbeschreibung*). Eine solche Matrix wird aus einer Kombination von den Dimensionen „Inhaltsaspekt" und „Verhaltensaspekt" gebildet.

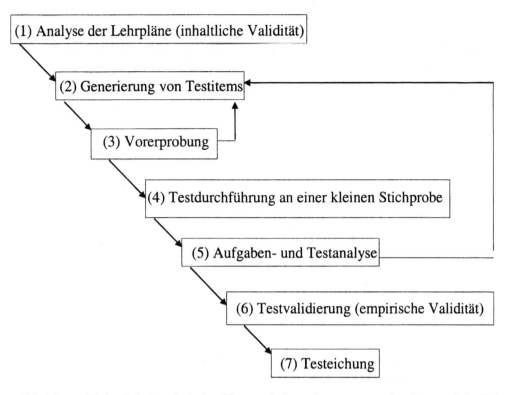

Abbildung 13.2: Schritte bei der Konstruktion eines normorientierten Schulleistungstests

Tyler (1950) hat vorgeschlagen, die in einem Lehrziel enthaltenen Inhalte von den ebenfalls in einem Lehrziel angesprochenen Verhaltensweisen (Anforderungsniveaus) zu trennen. Er unterschied dabei sieben Verhaltensklassen:

1. Verständnis wichtiger Fähigkeiten und Prinzipien,
2. Vertrautheit mit verläßlichen Informationsquellen,
3. Fähigkeit, Daten zu interpretieren,
4. Fähigkeit, Prinzipien anzuwenden,
5. Fähigkeit zu untersuchen und über Ergebnisse der Untersuchung zu berichten,
6. umfassende und reife Interessen,
7. soziale Einstellungen.

Allerdings ist an dieser Klassifikation zu kritisieren (Klauer, 1974, S. 17), daß manche Bereiche nicht voneinander unabhängig sind (z.B. Bereich 4 ist von 1 abhängig, 3 setzt 2 voraus) oder daß das Einteilungskriterium nicht eingehalten wird (vgl. die 1. mit der 7. Verhaltensklasse). Heute wird zumeist auf die Taxonomie von Bloom et al. (1976; 1956) zurückgegriffen, die den formalen Verhaltensaspekt in sechs Bereiche untergliedert (vgl. hierzu Kap. 12.1.2.1).

Für die Inhalte müssen je nach Lehrzielbereich eigene Kategorien entwickelt werden (vgl. Tab. 13.1). Hierbei kommt es darauf an, eine Konkretisierungsebene zu finden, die Eindeutigkeit in der Bestimmung des Gemeinten erlaubt und eine unmißverständliche Kommunikation über jedes Lehrziel ermöglicht. Jede der Zellen der Lehrzielmatrix steht für eine Aufgabenklasse, der sich bestimmte Testaufgaben zuordnen lassen (ausführliche Beispiele sind bei Herbig, 1976, enthalten).

Tabelle 13.1: Beispiel einer Lehrzielmatrix für die Beherrschung der einfachen Varianzanalyse

Inhalt	\multicolumn{6}{c}{*Verhalten*}
	Wissen	Verstehen	Anwenden	Analyse	Synthese	Beurteilung
Zweck des Verfahrens	1/2					
Voraussetzungen			2/4			
Berechnung				3/4		3/6
Signifikanzentscheidung						

Itembeispiele:
1/2: Die Lehrgangsteilnehmer sollen erklären können, daß und warum man mit Hilfe der einfachen Varianzanalyse eine parametrische zufallskritische Prüfung von Mittelwertsunterschieden zwischen unabhängigen Gruppen insgesamt vornimmt, bevor Einzelvergleiche stattfinden.
2/4: Die Lehrgangsteilnehmer sollen darlegen, von welchen Größen die Entscheidung über die Signifikanz am meisten abhängt.
3/4: Die Lehrgangsteilnehmer sollen anhand von fehlerhaften Beispielen die Fehlerursache identifizieren können.
3/6: Die Lehrgangsteilnehmer sollen die Berechnung eines Problems mit Hilfe der Varianz- und der Regressionsanalyse vergleichend beurteilen können.

Die Lehrzielmatrix besitzt eine heuristische Funktion. Sie stellt ein Suchschema dar und erleichtert dem Testautor oder dem Lehrer das Auffinden geeigneter Aufgabenklassen. Herbig (1976, S. 17) bezeichnet diese Matrix treffend als „Aufgabengenerator". Es wird dabei auch auf qualitativ höhere Lehrziele verwiesen, die bei den früheren Versuchen der Operationalisierung von Lehrzielen oft verlorengegangen waren. Durch frühere Operationalisierungstrainings konnten Lehrer zwar Lehrziele präziser als vorher beschreiben, dies ging jedoch oft auf Kosten anspruchsvollerer Lehrziele. Mit Hilfe der Lehrzielmatrix wird dies sofort sichtbar, wenn etwa die Verhaltensklassen oberhalb „Wissen" nicht mehr besetzt sind. Zur Kennzeichnung, ob in einer Tylermatrix eher diverse Inhalte bzw. eher formale Verhaltenskompetenzen enthalten sind, wurden eine Reihe beschreibender Koeffizienten entwickelt, die hier nicht im einzelnen besprochen werden können (z.B. Schott, 1972; Klauer, 1974).

Der Lehrer kann in jede Zelle der Matrix die Zahl der geplanten Items eintragen. Die Spaltensumme sagt aus, welches Gewicht der Lehrer den einzelnen Verhaltensbereichen gibt. Die Zeilensumme des Items macht das Gewicht der Inhaltsbereiche deutlich.

(2) Entwurf von Testitems (Aufgaben)
Es müssen Aufgaben erdacht werden, welche für die einzelnen Zellen der Lehrzielmatrix repräsentativ sind. Dieser erste Aufgabenpool soll das mit der Lehrzielbeschreibung Gemeinte abdecken

Zur formalen Gestaltung von Testitems kann man je nach zu erfassenden Inhalt folgende Möglichkeiten anwenden (Schelten, 1980, S. 144):

(a) Gebundene Aufgabenbeantwortung	*(b) Freie Aufgabenbeantwortung*
(aa) Auswahlantworten	(ba) Ergänzungsaufgaben (Lücken)
Richtig/Falsch-Aufgaben	(bb) Kurzantwortaufgaben
Mehrfachwahlaufgaben	(bc) Kurzaufsatzaufgaben
(ab) Ordnungsantwortaufgaben	
Zuordnungsaufgaben	
Umordnungsaufgaben	

Darüber hinaus sind aus praktischer Erfahrung und zur Vermeidung von Mißverständnissen für die Formulierung von Items noch eine ganze Reihe an beachtenswerten Ideen (Ebel, 1951, S. 213 ff, zit. nach Herbig, 1972b, S. 97 f) entwickelt worden (s.u.).

Regeln für die Formulierung von Testitems
Ebel (1951, S. 213 ff, zit. nach Herbig, 1972b, S. 97 f)

Allgemeine Regeln
„1. Sagen Sie so klar und unmißverständlich wie möglich, was der Adressat tun soll.
2. Benutzen Sie nur eindeutige Wörter und Begriffe.
3. Vermeiden Sie komplizierte Satzkonstruktionen.
4. Vermeiden Sie funktionslose Füllwörter in der Aufgabenstellung.
5. Vermeiden Sie doppelte Negationen.
6. Geben Sie dem Adressaten alle notwendigen Informationen, die er zur rationalen Auswahl der richtigen Antwort benötigt.
7. Vermeiden Sie ungenaue bzw. falsche Darstellungen von Sachverhalten, selbst wenn diese für die Lösung nicht von Bedeutung sind.
...
8. Vermeiden Sie unnötige und übertriebene Genauigkeit in der Aufgabenstellung und in den Antworten.
9. Vermeiden Sie unnötige Erschwernisse, die sich nicht auf das zu messende Kriterium beziehen.
...
10. Vermeiden Sie verdeckte Hinweise, die die Auswahl der richtigen Antwort ohne eigentliche Sachkenntnis ermöglichen (z.B. durch Wortanalogien, auffallende Länge oder Kürze der richtigen Antwort etc.).
11. Vermeiden Sie stereotype und ständig wiederkehrende Formulierungen.
12. Gleichen Sie die Schwierigkeit der Aufgabe der Adressatengruppe und dem Zweck des Tests an.
...

Kurzantwort-Form
1. Benutzen Sie die Kurzantwort-Formen nur für Aufgaben, die durch ein einziges Wort bzw. einen einzigen Satz bzw. durch eine einzige Zahl gelöst werden können.
2. Übernehmen Sie den Satz nicht wörtlich aus einem zusammenhängenden Text, um ihn ergänzen zu lassen bzw. in eine Frage umzuformulieren.
3. Formulieren Sie die Frage bzw. den zu ergänzenden Satz im Hinblick auf eine exakt definierte Antwort. ...
4. Lassen Sie ausreichend viel Platz für die Antwort und die Bewertung frei.
5. Geben Sie bei Rechenaufgaben den gewünschten Genauigkeitsgrad an. Am besten sollte man die Aufgaben so einrichten, daß nur ganze Zahlen herauskommen, sofern nicht der Umgang mit Brüchen oder Dezimalzahlen geprüft werden soll.

6. Bei Ergänzungsaufgaben dürfen die Lücken nicht so dicht aufeinander folgen, daß der Sinn des Textes verloren geht.

Zweifachwahlaufgaben
1. Geben Sie das Kriterium, nach dem man die Auswahl zu treffen hat (Richtigkeit, bessere Geeignetheit), exakt an. Vermeiden Sie Aufgaben, die gleichzeitig mehrere Kriterien zulassen.
2. Vermeiden Sie lange Sätze und schwierige Satzkonstruktionen, die zudem mehrere Beurteilungskriterien zu erläutern versuchen.
3. Wählen Sie keine aus dem Zusammenhang genommenen Zitate als Aufgabe.

Mehrfachwahlantworten
1. Benutzen Sie entweder eine direkte Frage oder einen unvollständigen Satz als 'Aufgabenstamm'.
2. Formulieren Sie den Aufgabenstamm so, daß Sie nicht in jeder Antwort ein bestimmtes Wort wiederholen müssen.
3. Falls eine negative Auswahl vom Adressaten verlangt wird, so heben Sie dies ganz besonders hervor (etwa durch unterstreichen). Fassen Sie möglichst die Aufgaben mit negativer Auswahl zu einem Block zusammen.
4. Bemühen Sie sich, die 'beste Antwort' und ihre Alternativen so zu formulieren, daß sie auch von Fachleuten als 'beste Antwort' akzeptiert wird.
5. Alle Alternativen müssen grammatisch auf den Aufgabenstamm abgestimmt sein.
6. Gestalten Sie die falschen Antwortalternativen (Distraktoren) einsichtig und attraktiv für jene Adressaten, die nicht über die abgefragten Fähigkeiten bzw. das abgefragte Wissen verfügen.
7. Vermeiden Sie Distraktoren, die wesentlich über oder unter dem angenommenen Niveau der Adressaten liegen. Sie werden in der Regel ohnehin nicht gewählt.
8. Vermeiden Sie Antworten, die sich gegenseitig voraussetzen oder einschließen.
...
9. Benutzen Sie die Alternative 'keine von diesen' nur bei Aufgaben, für die ein eindeutig richtiges Ergebnis angegeben werden kann.
10. Bringen Sie die Antworten in eine logische Reihenfolge. Vermeiden Sie aber, daß die richtige Antwort immer am selben Platz steht.
11. Wird die Definition eines Begriffes abgefragt, so ist es günstiger, den Begriff in den Aufgabenstamm zu nehmen und alternative Definitionen anzubieten."

(3) Vorerprobung an wenigen Fällen.
Mit dieser Vorerhebung wird die Verständlichkeit der Aufgabenformulierung überprüft. Eventuell erfolgt eine Revision der Items, wenn Verständnisprobleme auftreten.

(4) Testdurchführung an einer kleinen Stichprobe (200 - 400 Schüler).
Hierbei werden zuerst Aufgaben- und Testlänge überprüft (Einholen von Schüler- und Lehrerkommentaren).

(5) Aufgaben- und Testanalyse mit den Daten dieser ersten Stichprobe.
Berechnet werden hierbei:

(5a) Aufgabenschwierigkeit
Der Schwierigkeitsindex (p_i bzw. P_i) einer Aufgabe ist gleich dem prozentualen Anteil der auf diese Aufgabe entfallenden richtigen Antworten.

Beispiel

$P_i = (N_R / N) \cdot 100$

$p_i = (N_r / N)$

Beispiel: $P = (150/200) \cdot 100 = 75$ leichte Aufgabe

P_i = Schwierigkeitsindex des Items $_i$, N_R = Zahl der richtigen Antworten
Grenzen P_i: 0 bis 100
$\qquad p_i$: 0,0 bis 1,0

Zufallskorrektur, wenn Ratemöglichkeit gegeben ist:
$P_i = ((N_R - N_F / m-1) \cdot 100) / N$

Beispiel: $((150 - 50/6-1) \cdot 100) / 200) = 70$
N = Zahl der falschen Antworten, m = Zahl der Distraktoren

Durch die Zufallskorrektur wird zwar der numerische Wert geändert, bei gleicher Distraktorenanzahl bei allen Aufgaben ändert sich aber nicht die Stellung der Items in der Schwierigkeitshierarchie. Da es bei der Anordnung der Items nur auf die relative Schwierigkeit ankommt, ist diese Korrektur im Grunde unnötig.

Aufgrund der Bestimmung der Aufgabenschwierigkeit können folgende Gegebenheiten überprüft oder Maßnahmen getroffen werden:
- Die Schwierigkeitsindices der Items sollen zwischen .20 und .80 streuen, damit der Test maximal diskriminiert.
- Zum Einstieg sollen leichtere Items (Eisbrecherfunktion) gewählt werden (p • .05).
- Die Items sollen nach ansteigendem Schwierigkeitsgrad angeordnet werden (Erhaltung der Testmotivation, Vermeidung von Frustration); dies gilt auch für jeden Subbereich bei mehrdimensionalen Tests.
- Je nachdem, ob der Test im unteren oder im oberen Leistungsbereich differenzieren soll, werden mehr leichtere oder schwierigere Aufgaben beibehalten. Die Aufgaben sollten sich dort häufen, wo eine maximale Differenzierung angestrebt wird.

(5b) Distraktorenanalyse
Hierbei wird eine Analyse der Wahlhäufigkeit der Distraktoren vorgenommen. Z.B.:

A	10%	→	geeigneter Distraktor
B	0%	→	ungeeigneter Distraktor, da dieser nie gewählt wird
C	50%	→	richtige Lösung (mit optimaler mittlerer Schwierigkeit)
D	25%	→	Hinweis auf typische Denkfehler, wird ebenfalls zu oft gewählt
E	15%	→	guter Distraktor

- Wenn eine falsche Antwort zu häufig gewählt wird (Fall D), kann dies ein Hinweis auf fehlleitende Instruktion sein.
- Bei einer Voranalyse eines Tests mit freier Antwort kann man die Distraktoren nach der empirischen Häufigkeitswahl konstruieren.

(5c) Trennschärfeberechnung
Der Trennschärfeindex einer Aufgabe ist die punktbiseriale Korrelation zwischen Aufgabenwert und Gesamttestwert (Rohwert). Heute wird in der Regel in den verfügbaren Statistikprogrammen vom Gesamtwert der Itemwert abgezogen, um keine „unechten" Korrelationen aufgrund eines Autokorrelationseffektes zustande kommen zu lassen (sog. „bereinigte" Trennschärfekoeffizienten).
- Ein hoher Trennschärfekoeffizient besagt, daß die Pbn, welche das Item richtig gelöst haben, auch einen hohen Gesamttestwert erhalten.
- Ein Trennschärfekoeffizient von 0 bedeutet, daß gute wie schlechte Pbn das Item etwa gleich häufig gelöst haben. Solche Aufgaben sind unbrauchbar.

> **Beispiel**
>
> $r_{it} = ((aM_R - aM) / s_X) \cdot (p_i / q_i)^{1/2}$
>
> aM = arithmetisches Mittel aller Rohwerte
> aM_r = arithmetisches Mittel der Pbn, welche die Aufgabe richtig gelöst haben
> s_X = Standardabweichung aller Rohwerte
> p_i = Schwierigkeit der Items
> $q_i = 1 - p_i$
> Grenzen von r_{it}: $-1,0 \rightarrow +1,0$

- Ein negativer Trennschärfekoeffizient besagt, daß das Item eher von den Pbn mit niedriger Punktzahl gelöst wurde. Bei Schulleistungstests kann es dabei sein, daß durch die Anweisung gute Schüler verwirrt werden, welche die Aufgabe als verzwickter ansehen als sie tatsächlich ist, und sich so auf eine falsche Fährte locken lassen, während schlechte Schüler dies gar nicht merken. Solche Aufgaben müssen eliminiert oder umformuliert werden.
- Vergleiche der Trennschärfekoeffizienten bei Tests mit mehreren Subtests können eventuell Hinweise auf andere optimale Itemzuweisungen enthalten *(differentielle Itemanalyse)*.
- Schwierigkeit und Trennschärfe sind voneinander in parabolischer Weise abhängig.
- Höchste Trennschärfen sind bei Aufgaben mittlerer Schwierigkeit zu erwarten. Mittlere Schwierigkeit bedeutet aber noch nicht, daß tatsächlich ein hoher r_{it} gegeben ist, sondern nur dann, wenn die Richtigkeit im Sinne der Erwartung ausfällt.
- Aufgrund von Schwierigkeiten und Trennschärfen können auch Paralleltests aufgebaut werden. Das Material für beide Tests (wenn es sich um homogene Aufgaben handelt) wird gleichzeitig gesammelt und analysiert, ohne daß eine definitive Aufteilung erfolgt. Zwei Items ähnlicher Schwierigkeit und Trennschärfe werden ausgewählt, danach erfolgt eine Verteilung auf beide Formen nach dem Zufall.
- Bei Leistungstests sind Paralleltests auch durch eine Umstellen der Distraktoren bzw. Umstellen der Items erreichbar (Pseudo-Parallelformen).

(5d) Reliabilitäts-(Homogenitäts-)Schätzung
(vgl. Kap. 2.2).

(5e) Berechnung der Verteilungskennwerte des Tests
Bei jedem Test werden Mittelwerts- und Streuungsangaben über die Rohwerte berechnet sowie (zur Überprüfung der Normalverteilungsannahme) auch Schiefe und Exzeß der Rohwertverteilung bestimmt. U.U. werden bei schiefen Verteilungen durch Flächen- bzw. Variablentransformation optimale Verteilungen aus den Rohwerten generiert (Lienert & Raatz, 1994, S. 293).

(6) Testeichung an einer für den Anwendungsbereich repräsentativen Stichprobe. Berechnung von Normwerten (eventuell auch von Schulartnormen). Für die Eichung stehen mehrere Normierungsarten zur Verfügung:

(6a) Standardnormen
Diese können immer dann verwendet werden, wenn die Rohwerte eines Tests normal verteilt sind (Prüfung s.o.). Man transformiert die Rohwerte dabei in z-Werte, damit sich ein Mittelwert von 0 und eine Streuung von 1 ergibt. Dabei wird von jedem Rohwert der arithmetische Mittelwert abgezogen und diese Differenz durch die Streuung der Rohwertverteilung dividiert: $z = (X - aM) / s_x$

In der Testpraxis haben sich solche einfache z-Skalen allerdings nicht eingebürgert, da die Verwendung von negativen Vorzeichen und Dezimalstellen lästig für den Benutzer ist (z-Werte schwanken zwischen -3.00 und +3.00). Durch einfache lineare Transformationen können z-Werte aber leicht in ganzzahlige, positive Werte verwandelt werden (siehe nächster Punkt).

(6b) Standardnorm-Äquivalente
Diese entstehen durch z-Werte-Transformation, z.B. indem man zu jedem z-Wert eine bestimmte Zahl (meist 100) addiert, um den Mittelwert auf 100 zu verschieben, und indem man die so erhaltene Zahl mit 10 multipliziert, um die Verteilung zu strecken (oder die Streuung zu vergrößern). Bekannt ist die IQ-Skala, die z.B. bei dem IST (Intelligenz-Struktur-Test) von Amthauer verwendet wird, die auf einen Mittelwert von 100 und eine Streuung von 10 geeicht ist.

In der Literatur sind ebenfalls oft T-Skalen zu finden (z.B. beim MMPI); diese Normen sind auf einen Mittelwert von 50 und eine Streuung von 10 geeicht.

Sind die Rohwerte nicht normal verteilt, dann kann eine Normalisierung nicht durch einfache Umwandlung in z-Werte erfolgen. Man geht dabei vielmehr so vor, daß die Rohwerte so zusammengefaßt werden, daß die durch die Rohwertklassen repräsentierten Flächenstücke wieder der Normalverteilung entsprechen (sog. Mc-Call-Transformation; Lienert, 1967). Die Normalisierung folgt dann zumeist in der Form von Sten- oder Stanine-Skalen.

(6c) Prozentrangnormen
Wenn man die Rohwerte so zusammenfaßt, daß die einzelnen Rohwertklassen jeweils gleiche Prozentanteile der Gesamtverteilung ausmachen, so erhält man eine Gleichverteilung (= Rechtecksverteilung), diese entspricht einer Prozentrangnormierung.

Als Nachteil solcher Normen ergibt sich, daß in dem Mittelbereich der größten Dichte sehr stark differenziert wird, nicht aber im Außenbereich. Sind etwa die ursprünglichen Rohwerte annähernd normal verteilt, so machen sich bereits kleine Unterschiede im mittleren Bereich in den entsprechenden Prozentrangnormen überdeutlich bemerkbar. An den Verteilungsenden hingegen treten selbst größere Rohwertunterschiede in den Prozenträngen kaum in Erscheinung.

Prozentränge genügen - wenn man ihre Bedeutung kennt - für die schnelle Bestimmung der Position eines Individuums innerhalb einer bestimmten Population. Für Forschungszwecke sind sie aber eher nachteilig (Ordinalskalenniveau, wegen fehlender Normalverteilung keine Produkt-Moment-Korrelationen zulässig).

(7) Testvalidierung
Die empirische Validität eines Verfahrens wird zumeist an verschiedenen kleinen Stichproben (≈ 150 Pbn) überprüft. Bei der empirischen Analyse der Bedeutung der Testwerte (vgl. Kap. 2.3) sind vor allem Fragen der konvergenten und divergenten Validität zu prüfen (= Gleichzeitigkeitsvalidität), ebenso interessiert die Vorhersagegültigkeit eines Verfahrens.

13.2.2 Inhaltliche und curriculare Validität eines sozialnormorientierten Schulleistungstests - ein Beispiel

Anders als bei allgemeinen Fähigkeitstests (Intelligenztests) wird bei Schulleistungstests angestrebt, solche Leistungen zu erfassen, welche aufgrund der Unterrichtsziele, gleich welcher Lehrzielebene (Möller, 1971), d.h. aufgrund der Vorgaben der jeweils gültigen Lehrpläne, formuliert sind. Vorbedingung bei der Konstruktion von Schulleistungstests ist daher eine Analyse von Lehrplänen, speziellen Curricula und von Lehrbüchern (Arbeitshilfen) für das jeweilige Fach.

Beispiel Testinhalte des BDT 6 (Haenisch & Lukesch, 1982)	
Testinhalte	*Aufgabenzahl*
(1) Addition und Subtraktion von Brüchen	3
(2) Multiplikation von Brüchen	3
(3) Division von Brüchen	3
(4) Klammer- und Kettenaufgaben mit Brüchen	4
(5) Gemischte Brüche	5
(6) Hauptnenner bilden	3
(7) Größenvergleich von Brüchen	5
(8) Addition von Dezimalzahlen	3
(9) Multiplikation von Dezimalzahlen	3
(10) Division von Dezimalzahlen	3
(11) Klammer- und Kettenaufgaben mit Dezimalzahlen	2

Da Schulleistungstests in verschiedenen Schulklassen mit unterschiedlichen Arbeitsmaterialien und unterschiedlichem Lehrangebot sowie in Bundesländern mit teilweise anders formulierten Lehrplänen angewandt werden sollen, geht es bei dieser Analyse darum, den gemeinsamen Überschneidungsbereich der Lehrziele zu bestimmen (vgl. Tab. 13.2). Es ist dabei leichter, Überschneidungen im Bereich der Richt- und Grobziele zu finden als auf der Ebene von Feinzielen. Diese Vorarbeit dient der Sicherung der Inhaltsvalidität des jeweiligen Schulleistungstests.

Tabelle 13.2: Vergleich des BDT 6 mit Lehrplänen/Richtlinien/Unterrichtsempfehlungen (Klaghofer & Krüger-Haenisch, 1979, S. 377)

Lehrzielbereiche im BDT 6	Aufgabenanzahl im BDT 6	Nordrhein-Westfalen HS[1]	RS	GY	GS	Hessen Fundamentum
Addition von Brüchen	2	x[2]	x	x	x	x
Multiplikationen						
- Bruch mal ganze Zahl	1	x	x	x	x	x
- Bruch mal Bruch	1	x	x	x	x	x
- unechter Bruch mal Bruch	1	x	x	x	x	x
- gemischte Zahl mal ganze Zahl	1	x	x	x	x	x
- gemischte Zahl mal gemischte Zahl	1	x	x	x	x	x
Division						
- Bruch durch Bruch	2	x	x	x	x	x
- Bruch durch ganze Zahl	1	x	x	x	x	x
- gemischte Zahl durch gemischte Zahl	1	x	x	x	x	x
Subtraktion						
- Subtraktion gemischter Zahlen	1	x	x	x	x	x
- unechter Bruch und gemischte Zahl	1	x	x	x	x	x
Gleichnamigmachen von Brüchen	3	x	x	x	x	x
Größenvergleich von Brüchen	5	x	x	x	E	x
Kettenaufgabe zur Addition und Subtraktion	1	-	-	-	-	x
Klammerrechnung mit Brüchen	4	-	-	-	-	x
Multiplikation (Dezimalbruch)						
- Dezimalbruch mal ganze Zahl	1	x	x	x	x	x
- Dezimalbruch mal Dezimalbruch	2	x	x	x	x	x
Division (Dezimalbruch)						
- Dezimalbruch durch ganze Zahl	1	z	x	x	x	x
- Dezimalbruch durch Dezimalbruch	2	z	x	x	x	x
Gemischte Ketten- und Klammeraufgaben zur Bruchrechnung	5	-	-	-	-	-

[1] HS = Hauptschule / RS = Realschule / GY = Gymnasium / GS = Gesamtschule
[2] „x" entspricht den/dem Lehrplan/Richtlinien/Unterrichtsempfehlungen, „z" = als Zusatzstoff angeboten, „-" = nicht in den Lehrplänen/Richtlinien/Unterrichtsempfehlungen vorgesehen, „E" = Zusatzanforderung (NRW)

Bei der Lehrzielanalyse wird zumeist schnell deutlich, daß nicht die Leistungen in einem ganzen Fach abgeprüft werden können, sondern nur ausgewählte Lehrzielbereiche. In manchen Fällen besteht ein Schulleistungstest aus mehreren Subtests, die mehrere Lehrzielbereiche abdecken (siehe das Beispiel des BDT 6).

Bei dem Entwurf von Schulleistungstests tritt aber noch ein spezielles Problem der Inhaltsvalidität auf, dem bislang nicht genügend Beachtung geschenkt worden ist, und zwar das der *curricularen Validität* bzw. das der *Lerngelegenheit* (vgl. Abb. 13.3).

Unter *curricularer Validität* eines Schulleistungstests kann das Ausmaß verstanden werden, in dem die Testitems ein vorgegebenes Curriculum repräsentieren. Mit dem Begriff *Lerngelegenheit* ist der Grad gemeint, in dem die Schüler aufgrund eines schulischen Lernangebotes tatsächlich Gelegenheit hatten, die in einem Schulleistungstest repräsentierten Inhalte zu lernen.

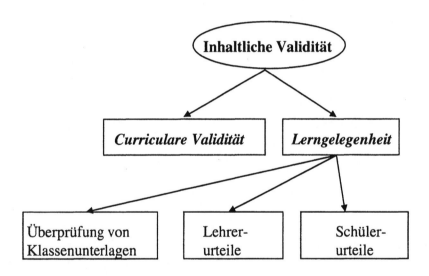

Abbildung 13.3: Inhaltliche Validität von Schulleistungstests

Durch Schulleistungstests sollen bekanntlich Leistungen erfaßt werden, die aufgrund eines schulischen Lehrangebotes initiiert worden sind. Dieses Angebot wird zwar zum Teil durch die Vorgaben der gültigen Lehrpläne bestimmt, findet seine Konkretisierung aber erst in der klassenspezifischen Umsetzung durch den jeweiligen Lehrer. Demnach kann es auch beim Einsatz curricular valider Schulleistungstests zu ungerechten Beurteilungen kommen. Und zwar immer dann, wenn die in Normwerte umgewandelten Lösungshäufigkeiten als absolut gesetzt werden (z.B. indem die Normwerte zugleich als Zensurierungsschlüssel verstanden werden) und nicht berücksichtigt wird, ob die Schüler auch Gelegenheit hatten, die in einem Test repräsentierten Inhalte auch tatsächlich aufgrund eines schulischen Angebotes zu lernen.

Zu Recht wurde deshalb an dem unreflektierten Einsatz von Schulleistungstests kritisiert, daß diese eine fragwürdige curriculare Validität besitzen, da die Schüler unabhängig von der *Lerngelegenheit* hinsichtlich der Testinhalte beurteilt werden (Carver, 1974; Rademacker, 1976, S. 107; Birkel, 1978a, S. 258 f).

Für die Verwendung von Schulleistungstests als objektivierte Zensurierungshilfe muß deshalb der jeweilige Fachlehrer selbst die Grenzen (cutting-points) der erreichten Punktwerte bestimmen, die für die einzelnen Zensuren gelten sollen. Nur er kann beurteilen, inwieweit die in den Testaufgaben repräsentierten Inhalte auch Gegenstand seines Unterrichts waren.

Tabelle 13.3: Lerngelegenheit für den BDT 6 aufgrund einer Klassenarbeitanalyse (Klaghofer & Krüger-Haenisch, 1979, S. 409 und 410)

Schulart	Klassenanzahl	Direkte Lerngelegenheit	Indirekte Lerngelegenheit	Gesamte Lerngelegenheit
HS-NRW	14	34,6 %	16,5 %	51,1 %
RS-NRW	8	47,2 %	13,0 %	60,2%
GY-NRW	8	47,5 %	9,8 %	57,3 %
GS-NRW	14	35,6 %	19,7 %	55,3 %
GS-Hessen				
A-Kurs	11	74,2 %	6,5 %	80,7 %
B-Kurs	9	72,5 %	4,8 %	73,3 %
C-Kurs	11	55,7 %	10,6 %	66,3 %
Gesamt	31	67,2 %	7,5 %	74,7 %

Für die Validierung eines Schulleistungstests bedeutet dies aber, daß - unabhängig von der durch die Lehrplananalyse gesicherten curricularen Validität die Lerngelegenheiten in einer eigenen Erhebung erfaßt werden muß. Dies kann auf Mikroebene durch den Vergleich des aufgrund der Lehrplaninterpretation durch den Lehrer zustande gekommenen Unterrichtsangebots mit den Testinhalten geschehen. Drei Vorgehensweisen sind dabei denkbar:

(a) Überprüfung von Unterrichtsunterlagen (Lehrbücher, Klassenbucheintragungen, Übungsmaterialien, Klassenarbeiten; vgl. Tab. 13.3).

(b) Erhebung von Lehrerurteilen über die curriculare Validität eines Tests (z.B. wieviel Zeit wurde auf die Unterrichtung der in den Testitems repräsentierten Inhalte gelegt, vgl. Tab. 13.4 und 13.5).

(c) Erhebung von Schülerurteilen über die curriculare Validität eines Tests.

Tabelle 13.4: Lehrerbeurteilungen der curricularen Validität des BDT 6

Beurtei-lungs-aspekt		Aufgabengruppen							
		1-9	10-13	14-18	19-21	22-26	27-29	30-37	0
Voll-ständig-keit[1]	aM	1,41	2,25	1,61	1,48	1,76	3,11	4,01	2,28
	s	0,85	1,59	1,04	0,89	1,12	1,63	1,46	
	N	115	110	111	115	112	112	111	
Bedeu-tung[2]	aM	4,14	3,08	3,68	3,82	3,17	2,98	3,03	3,47
	s	0,64	1,13	0,82	0,81	0,83	1,18	1,62	
	N	112	107	113	114	109	92	72	
Häufig-keit[3]	aM	1,69	2,85	2,19	2,03	2,69	3,26	3,65	2,60
	s	0,71	1,26	0,92	0,78	0,87	1,34	1,59	
	N	114	113	114	114	105	102	99	

[1] 1 = vollständig (= 100%), 2 = fast vollständig (= 75%), 3 = etwa zur Hälfte (= 50%), 4 = zu einem geringen Teil (= 25%), 5 = nicht durchgenommen (= 0%)
[2] 1 = gar keine, 2 = geringe, 3 = mittlere, 4 = starke, 5 = sehr starke Bedeutung
[3] 1 = sehr häufig, 2 = häufig, 3 = manchmal, 4 = selten, 5 = nie

Tabelle 13.5: Lehrerbeurteilungen der curricularen Validität des BDT-6

Beurteilungs-aspekt		HS-NW	RS-NW	GY-NW	GS-NW	GS-HG	Gesamt
Anteil an Unterrichtszeit	%	60,0	41,7	62,9	40,8	61,1	56,7
	N	13	6	7	13	61	100
Lehrstoffanteil	%	53,6	48,6	60,0	48,5	58,6	55,5
	N	14	7	7	13	66	107

Jedes dieser Verfahren hat spezifische Vor- und Nachteile. Aus der Kongruenz der einzelnen Indikatoren läßt sich aber ein gesicherter Schluß auf die curriculare Validität des Tests ziehen.

13.2.3 Einsatzmöglichkeiten sozialnormorientierter Schulleistungstests

13.2.3.1 Anwendung in der Schulklasse

(1) Vergleich des Leistungsstandes der ganzen Klasse mit der Eichstichprobe
- Überprüfung der Effektivität des eigenen Unterrichts,
- durchschnittliche Leistungsfähigkeit der Klasse,
- Lehrplangemäßheit des Unterrichts.

(2) Überprüfung des eigenen Benotungssystems durch den Vergleich mit den Testwertklassen
- systematische Bevorzugung oder Benachteiligung einzelner Schüler,
- Bestimmung der Position spezifischer Gruppen (z.B. Gastarbeiterkinder).

(3) Objektivierungsmöglichkeit bei Schulartwechsel oder Kurswechsel
- z.B. Grundschule → HS, RS; HS → RS; RS → GY;

- Sonderschulzuweisung (nur bei fächerübergreifendem Leistungsversagen, das so schwerwiegend ist, daß es nicht mit den Mitteln der Normalschule aufgefangen werden kann).

(4) Einsatz zur Lehr- und Lernsteuerung
- Diagnose der Eingangsvoraussetzungen bei neuen Lehrsequenzen,
- systematische Erkundung von Schwachstellen im durchschnittlichen Wissen der Klasse,
- Übernahme einer neuen Klasse: Wissensstandsüberprüfung.

(5) Einsatz zur Unterrichtsdifferenzierung
- Wo hat ein individueller Schüler besondere Schwächen?
- Binnendifferenzierung: Übung der Lehrplangebiete, in denen Lernlücken bestehen. Besonders wichtig bei Versuchen, nach dem Prinzip des Mastery Learning vorzugehen.

(6) Äußere Differenzierung
- Einteilung nach Leistungsgruppen (A-, B-, C-Kurs), vorwiegend im Rahmen von Gesamtschulen praktiziert.

(7) Summative Evaluation
- Benotung von Schülern, wenn inhaltliche und curriculare Validität gegeben sind (Schulleistungstest als Ersatz von Klassenarbeiten).

13.2.3.2 Forschungsfragen

Schulleistungstests sind bei der Objektivierung pädagogischer Fragestellungen unabdingbar, z.B.:

(1) Überprüfung der Effektivität verschiedener Unterrichtsmethoden
- z.B. Effekte von Gruppen- vs. Frontalunterricht, von flexibler vs. ständiger Differenzierung (notwendig ist dabei eine Randomisierung der Lehrervariable).

(2) Überprüfung der Wirksamkeit von verschiedenen Schulsystemen
- in Deutschland war dies besonders bei der Diskussion Gesamtschule vs. dreigliedriges Schulsystem wichtig,
- Untersuchung der Bedeutung der Schulvariable durch hierarchische Auswertungen (vgl. Rutter et al., 1979).

(3) Überprüfung der Wirksamkeit verschiedener Methoden der Schülergruppierung
- z.B. homogene vs. heterogene Gruppierung; Zweier- vs. Dreierdifferenzierung im Gesamtschulsystem.

(4) Formative Evaluation und Entwicklung von Lehrplänen oder Curricula
- Ist genügend Zeit für einzelne Abschnitte des Curriculums vorhanden?
- Gibt es eventuell Unklarheiten im Lehrbuch?

(5) Erarbeitung und Überprüfung von Bedingungsmodellen der Schulleistung

13.2.3.3 Verwendung von Schulleistungstests im Unterricht - Gefahren einer Testanwendung in der Schule?

Trotz vieler Kritik an der herkömmlichen Schulleistungsbewertung haben sich in Deutschland Tests im Schulwesen kaum durchgesetzt. Dies zeigen u.a. die Ergebnisse einer Befragung von 932 Lehrern aus Hauptschulen, Realschulen, Gymnasien und Gesamtschulen in Nordrhein-Westfalen sowie aus Gesamtschulen in Hessen (vgl. Übungsaufgabe am Ende des Kapitels 13). Allerdings werden auch die herkömmlichen Möglichkeiten einer Rückmeldung von Leistungsergebnissen und die Schülern zustehende Beratung nur partiell genutzt.

Wenn man von einem möglichen Schlendrian bei Lehrern und Lehrerinnen hinsichtlich der Leistungsrückmeldung durch Schulleistungstests absieht, sind weitere Gründe zu diskutieren, die zu der äußerst seltenen Anwendung von Schulleistungstests führen könnten.

1. Negative motivationale Folgen. Wenn die sozialnormorientierte Schulleistungsmessung perfektioniert wird, die Ergebnisse und Labels sozusagen „wissenschaftlich" abgesichert sind, kann dies hinderlich für die „leistungsthematische Persönlichkeitsbildung" des Schülers sein. Für leistungsschwache Schüler können ungünstige Bedingungen für die Motivationsentwicklung entstehen, wenn Leistungen allein im sozialen Vergleich gesehen werden und nicht zumindestens die Chance gegeben wird, individuelle Fortschritte zu erzielen.

2. Sozialnormorientierte Schulleistungstests machen die Leistungsunterschiede zwischen Schülern für den Lehrer überdeutlich. Dies kann zu einer Änderung der Bewertungsstrategien von Lehrern im Sinne eines Aufgebens von individual- und lehrzielorientierten Bewertungsnormen führen, wobei aber letztere mit besseren Effekten hinsichtlich des Niveaus von Schulangst und Schulunlust bei den Schülern verbunden sind (Rheinberg, 1977).

3. Schulleistungstests können zur Erstarrung vom Unterricht beitragen. Besonders wenn abnehmende Instanzen Aufnahmeverfahren in dieser Weise durchführen (USA, Japan), ist die Gefahr groß, daß Lehrer ihren Unterricht nur auf die (vermuteten) Inhalte dieser externen Institutionen ausrichten (vgl. hierzu aber auch Ingenkamp & Schreiber, 1989). Ähnliches könnte vermutet werden, wenn solche Tests in rigider Weise zur schulinternen Gruppierung (Kurssystem in Gesamtschulen) von Schülern verwendet werden. In diesem Fall müssen sich die Lehrer möglichst genau an die vorgegebenen Lehrziele halten, um ihren Schülern gute Chancen für die Bewältigung der für die spätere Gruppierung verwendeten Schulleistungstests zu geben.

4. Schulleistungstests könnten auch zur Verarmung der Lehrpläne beitragen. Vor allem, wenn die geforderten Leistungen auf der untersten Ebene der kognitiven Lehrzielhierarchie angesiedelt sind, könnte dies für die Lehrplanentwicklung zu negativen Konsequenzen führen (solche Testitems sind verführerisch, da sie leichter zu konstruieren sind).

5. Schulleistungstests werden naturgemäß nur den Schülern vorgegeben. Damit könnte die Gefahr einhergehen, daß für die Ergebnisse einseitig nur schülerinterne Faktoren für wesentlich gehalten werden (Attributionsasymmetrie) und andere Bedingungen (Lehrgeschick, Lehrverfahren, Curriculum, Ausstattungsfaktoren der Schule) nicht mehr entsprechend gewichtet werden, da sie in der Leistungsbewertung ja nicht erfaßt werden (Stigmatisierungstendenzen besonders gegenüber lernschwachen Schülern).

Übungsaufgaben

1. Besorgen Sie sich einen Schulleistungstest und überprüfen Sie, ob die dort gestellten Fragen den oben genannten Kriterien genügen.

2. Denken Sie sich für jede Regel ein Item und eine Alternativformulierung aus, welche die Regel erfüllen bzw. verletzen.

13.3 Kriteriumsorientierte Leistungsmessung

13.3.1 Kritik der klassischen Testtheorie als Ausgangspunkt der Entwicklung einer Theorie für lehrzielorientierte Tests[1]

Die klassische Testtheorie wurde für die Anwendung in der Persönlichkeitstheorie entwickelt. Ziel war es, Unterschiede zwischen Personen hinreichend genau (objektiv, reliabel und valide) zu erfassen.

Es ist fraglich, ob diese Zielvorstellung in jedem Fall für die pädagogische Diagnostik adäquat ist. Es kann sein, daß hier nicht primär Unterschiede zwischen Personen im Mittelpunkt des Interesses stehen, sondern die Frage, ob im Lernprozeß bestimmte Ziele erreicht worden sind oder nicht. Eine weiterreichende Frage ist diejenige nach dem Abstand zu dem „Ziel". Im klassischen testtheoretischen Denken zählen nur Vergleiche zwischen Personen bzw. in bezug auf eine Norm, die aus der Leistung vieler Personen hervorgegangen ist. Erzieherisches Handeln ist aber auf Ziele gerichtet, hinsichtlich derer es die zu Erziehenden zu verändern gilt (vgl. die Idee des mastery learnings, d.h. des lehrzielerreichenden Lernens bei Bloom (1976) bzw. auch die Feststellung eines Therapieerfolges).

Bei normbezogenen Tests ist eine Messung nur sinnvoll im Vergleich zu den Ergebnissen anderer Personen zu interpretieren. Bei lehrzielbezogenen Tests wäre unter Umständen bereits das einzelne Ergebnis sinnvoll interpretierbar. Es wird nichts verbessert, wenn man die Ergebnisse anderer Personen kennt. Vielmehr genügt es, wenn man den Zielbereich genau beschrieben hat. Diese Zieldefinition muß so präzise sein, daß daraus ein lehrzielbezogener Test resultieren kann. Dieser soll dann eine Aussage darüber erlauben, ob das Ziel erreicht oder nicht erreicht ist.

Bei den klassischen Tests ist die Varianz in den Testergebnissen wesentlich. Alle Gütekriterien beziehen sich auf Varianz- bzw. Covarianzverhältnisse bzw. auf korrelative Beziehungen zwischen „wahren" Testwerten und beobachteten

---

[1] Dieses für die Leistungsmessung zentrale Modell ist in der deutschsprachigen Literatur bereits früh auf großes Interesse gestoßen (Klauer et al., 1972; Fricke, 1972, 1974) und umfassend in dem Werk von Klauer (1987) dokumentiert worden. Es scheint allerdings, daß auch hier nach einer Phase der Euphorie die Trägheit bisheriger Gewohnheiten die Anwendung dieser Gedankengänge verhindert.
In diesem Kontext soll nur die Grundthematik der kriteriumsorientierten Leistungsmessung, soweit sie im Rahmen einer ersten Einführung relevant sein können, dargestellt werden.

Testwerten. Bei lehrzielorientierten Tests kann hingegen die wahre Varianz Null sein, da - wenn alle Schüler den Lehrzielbereich beherrschen - keine Unterschiede in den „wahren" Testwerten der Schüler bestehen müssen. Damit werden die klassischen Methoden der Trennschärfe-, der Zuverlässigkeits- und Validitätsbestimmung nicht mehr anwendbar, da sich in einem solchen Fall durchwegs Null-Korrelationen ergeben (Herbig, 1972a).

Ein weiteres Problem besteht in der Verteilung der Testwerte. Bei komplexen Fähigkeiten nimmt man an, daß diese einer Normalverteilung entsprechen. Manche psychologische Schulen (z.B. F. Galton, vgl. Kap. 8.1.1) sahen in der Normalverteilung sogar eine Art Naturgesetz. Um solche Verteilungen zu erhalten, werden bei der Itemselektion im Rahmen der sozialbezogenen Diagnostik Aufgaben mit einem mittleren Schwierigkeitsgrad bevorzugt (diese besitzen eine optimale Trennschärfe). Für den Großteil der Adressaten dieser Tests ist damit die Chance einer richtigen Lösung 1 : 1. Bei lehrzielorientierten Tests muß diese Chance erheblich günstiger angesetzt werden, wenn das Urteil „Ziel erreicht" gefällt werden soll, d.h. die Schwierigkeitsindices sollten zwischen 0,80 u. 0,95 liegen.

Aus dem Gesagten ergibt sich *nicht*, daß damit die Gütekriterien von Tests hinfällig werden. Nur die Methoden, nach denen diese abgeschätzt werden sollen, müssen entsprechend modifiziert werden.

13.3.2 Definition „lehrzielorientierter Test"

Synonyme mit leicht variierendem Bedeutungsgehalt sind: Kriterium-Test, lehrzielorientierter Test, lernzielorientierter Test, kriteriumsorientierter Test, criterion reference test, mastery test. Glaser und Nitko (1971, S. 653) meinen:

> „Als kriteriumsorientiert kann man einen Test bezeichnen, wenn er so konstruiert ist, daß er Meßwerte liefert, die direkt in bezug auf einen spezifizierten Leistungsstandard interpretierbar sind. Leistungsstandards werden im allgemeinen dadurch spezifiziert, daß eine Klasse oder ein Gebiet von Aufgaben definiert wird, die bestimmte Individuen lösen können sollen, Testwerte beziehen sich auf repräsentative Stichproben aus diesem Aufgabengebiet und werden für jedes getestete Individuum direkt für dieses Aufgabengebiet bezogen."

Dies impliziert:
- Das Kriterium ist ein wohldefinierter Verhaltensbereich, wobei die Testitems unmittelbar Indikatoren für den Lernerfolg sein sollten (Schott, 1983).
- Kriteriumsorientierte Tests werden absolut und nicht relativ ausgewertet.

- Ein kriteriumsorientierter Test muß für einen genau beschriebenen Verhaltensbereich einen Mindesttestwert (eine Idealnorm) enthalten, mit dessen Hilfe man entscheiden kann, ob der betreffende Verhaltensbereich beherrscht wird oder nicht beherrscht wird.

Fricke (1973, S. 23) legt in Analogie zur Lienertschen Testdefinition fest:

"Ein lehrzielorientierter Test ist ein wissenschaftliches Routineverfahren zur Untersuchung der Frage, ob und eventuell wie gut ein bestimmtes Lehrziel erreicht ist. Die hierbei verwendeten Testaufgaben sind nicht identisch mit dem Lehrziel, sondern repräsentieren es nur und dienen dazu, den individuellen Fähigkeitsgrad eines Schülers mit einem gewünschten Fähigkeitsgrad zu vergleichen. Für diesen Vergleich sind erforderlich
1. eine Quantifizierung des Lehrziels,
2. eine quantitative Erfassung der Schülerleistung und
3. ein Meßmodell für die zufallskritische Entscheidung darüber, ob das Lehrziel erreicht ist."

Klauer (1983) unterscheidet drei verschiedene Arten der Festlegung einer Entscheidung, ob ein Lehrziel erreicht oder nicht erreicht ist (Klassifikation von Lernern in „Könner" und „Nicht-Könner").
(a) Festlegung durch Experteneinschätzung. Solche liegen aber für schulische Lehrstoffe in der Regel nicht vor.
(b) Festlegung durch ein Außenkriterium. Dabei verschiebt sich die Frage auf die Aussagekraft des Außenkriteriums.
(c) Festlegung auf die Lösungswahrscheinlichkeit p = 1 und Einräumen einer zufallskritischen Fehlertoleranz (z.B. 1%, 5%, 10%). Überlegung war hier, daß es nicht sinnvoll und notwendig ist, alle Items zu beherrschen (z.B. Führerscheinprüfung).

Während bei normorientierten Verfahren aus der Verteilung von Meßwerten die Position eines Probanden bestimmt wird, muß hier ein vorgegebenes Kriterium vorhanden sein. Dies läßt sich gut mit einem von Schott (1992, S. 227) gegebenen Beispiel illustrieren: Ein normbezogenes Ergebnis könnte sein, daß ein Grundschüler, der 60% von Einmaleins-Aufgaben richtig gelöst hat, in bezug auf seine Mitschüler relativ gut abgeschnitten hat. Sollte es aber Lehrziel sein, daß diese Aufgaben mit 90%iger Sicherheit beherrscht werden, dann hat der Schüler das Lehrziel dennoch nicht erreicht.

Das bedeutet auch, daß von den Testaufgaben her nicht unbedingt ein Unterschied zwischen norm- und kriteriumsbezogenen Verfahren besteht (kritisch hierzu Klauer, 1987, der eine allgemeine Vorgehensweise zur Konstruktion lehrzielvalider Items beschreibt). Die Unterschiede beziehen sich vielmehr auf die zugrundeliegenden Testmodelle (z.B. klassische Testtheorie vs. Binomialmodell zur zufallskritischen Bewertung, ob ein Testwert noch einem vorgegebenen Standard entspricht).

13.3.3 Lehrzielerreichung und Zensurierungsverfahren

Für die Entscheidung, ob ein Lehrziel erreicht oder nicht erreicht worden ist, wurde von Klauer (1972) die Anwendung des Binomialmodells vorgeschlagen.

Angenommen, für einen Schulleistungstest liegen Items mit jeweils vier Alternativen vor, so beträgt die Ratewahrscheinlichkeit für eine richtige Lösung p = .25 und die Ratewahrscheinlichkeit für eine falsche Auswahl q = .75. Die Wahrscheinlichkeit, zwei oder mehrere Aufgaben zufällig zu lösen, ist jeweils das Produkt der Einzelwahrscheinlichkeiten, z.B.:

Prob (2 von 10) = p . p = $.25^2$ = .0625

Unter Zuhilfenahme des Binomialkoeffizienten läßt sich die Wahrscheinlichkeit von x richtigen Lösungen aus N Aufgaben wie folgt berechnen:

$$\text{Prob}(x; N) = \binom{N}{x} p^x q^{N-x}$$

Gegeben 10 Testaufgaben mit einer Ratewahrscheinlichkeit von .25 für jede einzelne Aufgabe, so ergeben sich folgende Wahrscheinlichkeiten für 6 bis zehn richtige Lösungen:

Prob (6;10)   = .0162
Prob (7;10)   = .0031
Prob (8;10)   = .0004
Prob (9;10)   = .0000
Prob (10;10)   = .0000

Die Wahrscheinlichkeit, 6 oder mehr Aufgaben zufällig zu erraten, beträgt somit .0197. Anders ausgedrückt, wer mehr als 5 von 10 Aufgaben gelöst hat, hat dies nur mit einer Zufallswahrscheinlichkeit von 2% gemacht.

Im konkreten Fall hat man eine theoretische Lösungswahrscheinlichkeit sowie pro Schüler einen empirisch ermittelbaren Prozentsatz an richtigen Lösungen vorliegen. Man kann dabei davon ausgehen, daß

$P_i = x_i / N$

d.h. die beste Schätzung der Lösungswahrscheinlichkeit eines Schülers der Prozentsatz der richtig von ihm gelösten Items darstellt. Diese Punktschätzung ist durch ein Vertrauensintervall, innerhalb dessen mit einer gegebenen Irrtumswahrscheinlichkeit der „wahre" Wert eines Schülers vermutet werden kann, zu ergänzen:

Prob $(p_l < p < p_r) = 1 - 2\alpha$

    p_l: linke Grenze des Vertrauensintervalls von p
    p_r: rechte Grenze des Vertrauensintervalls von p
    α: gewählte Irrtumswahrscheinlichkeit (konventionell 1% oder 5%)

In obiger Formel wurde 2α eingesetzt, da der „wahre" Wert sowohl oberhalb wie auch unterhalb von p liegen kann. p_l und p_r sind so zu bestimmen, daß der Wert p z.B. mit 95% bzw. 99% Wahrscheinlichkeit innerhalb der Grenzen liegt ($\alpha = .025$ bzw. .005).

Die Lehrzielerreichung kann als eine bestimmte Lösungswahrscheinlichkeit für eine bestimmte Menge von (inhaltsvaliden) Items angesehen werden. Da völlig fehlerfreies Arbeiten ($p_z = 1$) nicht realistisch angenommen werden kann, wählt man konventioneller Weise eine Lösungswahrscheinlichkeit, die eine gewisse Fehlertoleranz (τ) einschließt:

$p_z = 1 - \tau$
$\tau = .10$ oder $.05$

Ein Schüler hat ein Lehrziel genau dann erreicht, wenn die Nullhypothese gilt

H_o: $p_i \geq p_z$

p_i kann sinnvollerweise nur nach unten von p_z abweichen. Deshalb ist die zu prüfende bzw. zu widerlegende Alternativhypothese

H_1: $p_i < p_z$

Klauer (1972, S. 173) gibt zwei mögliche Prüfstrategien an, mit denen man über das Zutreffen von H_o oder H_1 entscheiden kann:

Strategie 1:
- Ermittle für jeden Schüler i den Wert x_i (Zahl der richtigen Lösungen) bei n Aufgaben;
- ermittle das Konfidenzintervall von p_i bei gegebenem x und N;
- vergleiche p_r mit p_z.
- Entscheide

  a) $p_r > p_z$ → der Schüler hat das Ziel erreicht,

  b) $p_r \leq p_z$ → der Schüler hat das Ziel nicht erreicht.

Strategie 2:
- Ermittle für p_z die linke Grenze x_1;
- vergleiche x_i mit $x_1 + 1$.
- Entscheide:

  a) $x_i \geq x_1 + 1$ → der Schüler hat das Ziel erreicht,

  b) $x_i < x_1 + 1$ → der Schüler hat das Ziel nicht erreicht.

Die Vertrauensgrenzen für gegebene x_i-Werte bei Tests in der Länge von 2 bis 50 Items sind in Tabellenform bei Klauer (1972) oder Fricke (1974) angegeben.

Neben der Frage der Lehrzielerreichung kann unter Zuhilfenahme der Vertrauensintervalle auch entschieden werden, ob sich zwei numerisch differierende Schülerleistungen auch statistisch signifikant voneinander unterscheiden. Klauer (a.a.O., S. 201) hat mit diesen Tabellen ebenso bestimmt, welche Mindestanzahl richtiger Lösungen ein Schüler benötigt, um bei einem Test mit gegebener Länge N und bei einer festgesetzten Lösungswahrscheinlichkeit p_z von .90 (bzw. .95) mit 5- oder 1%iger Irrtumswahrscheinlichkeit als Könner identifiziert zu werden.

Klauer (1972, S. 186 ff) weist auch darauf hin, daß für die Anwendung des Binomialmodells drei Voraussetzungen zu prüfen sind:
1. die Annahme, daß alle Items zur gleichen Lehrstoffklasse gehören,
2. daß die Aufgaben voneinander unabhängig zu lösen sind und
3. daß die Aufgaben gleiche Schwierigkeiten aufweisen.

Die erste Voraussetzung sollte aufgrund der systematischen Itemzusammenstellung gewährleistet sein.

Die zweite kann (a) geprüft werden, indem grobe Abhängigkeiten ausgeschlossen werden (z.B. die Bearbeitung von Aufgabe x setzt die richtige Lösung bei Aufgabe x-1 voraus) und (b) man kann nach einem Vorschlag von Fricke (1974, S. 86f) für Personen gleicher Leistung zwischen den Itemlösungen Phi-Koeffizienten berechnen, die bei Modellgeltung alle gegen Null gehen müßten (dies entspricht der Forderung der lokalen stochastischen Unabhängigkeit im Rasch-Modell).

Für die Überprüfung der dritten Voraussetzung schlägt Klauer (a.a.O., S. 189) vor, die mittleren Lösungswahrscheinlichkeiten aller Items sowie eine untere Grenze p_1 für Items mit geringerer Lösungswahrscheinlichkeit nach dem Binomialmodell zu bestimmen. Ein methodisch besser abgesichertes Verfahren wurde von Fricke (1974, S. 86) vorgeschlagen: Hierbei wird für Probanden mit gleichen Leistungen mit dem Q-Test von Cochran die Gleichheit der Aufgabenschwierigkeiten überprüft.

Für die Schulpraxis ist aber die Aussage, ob ein Lehrziel erreicht wurde oder nicht, keineswegs hinreichend. Der Lehrer muß vielmehr auch Noten vergeben und hierbei ist zu fragen, ob dazu im Rahmen der kriteriumsorientierten Leistungsmessung auch praktikable Vorschläge entwickelt worden sind. Umfassend informiert zu diesem Thema Klauer (1987, S. 187 ff), hier soll nur ein Vorschlag von Herbig (1974) dargestellt werden. Herbigs Vorschlag (a.a.O.) basiert auf dem Binomialmodell von Klauer (1972):

- Dabei kann der Wert für eine ausreichende Schülerleistung (= Note 4) unterschiedlich festgelegt werden, z.B. mit $p_4 = .60$ (vgl. Tab. 13.6).
- Die verbleibende Strecke (1 - p_4) wird in vier äquidistante Bereiche aufgeteilt, für die jeweils bei gegebener Aufgabenanzahl die entsprechenden Cutting-Punkte für die festgelegten Werte von p_4 bis p_1 (p_1 des Vertrauensintervalls für $\alpha = 5\%$) in den Tabellen von Klauer (1972) abgelesen werden können.
- Für die Differenzierung der Noten 5 und 6 macht Herbig (a.a.O.) folgenden Vorschlag: Eine Sechs erhält, wer nicht einmal so viele Aufgaben gelöst hat, wie man bei einer Eins höchstens falsch machen darf.

Tabelle 13.6: Zensurierungsvorschläge nach Herbig (1974; zit. nach Fricke, 1974, S. 96 f)

Mindestleistung	Zwischenstufen		
p_4	p_3	p_2	p_1
.90	.925	.950	.975
.80	.850	.900	.950
.70	.775	.850	.925
.60	.700	.800	.900

Für die zweite Zensurierungsvariante nach Tab. 13.6 ergibt sich bei einer Testlänge von 41 Aufgaben folgender Vorschlag:

Note 6 bei 0 bis 6 Lösungen,
Note 5 bei 7 bis 27 Lösungen,
Note 4 bei 28 bis 29 Lösungen,
Note 3 bei 30 bis 32 Lösungen,
Note 2 bei 33 bis 35 Lösungen,
Note 1 bei 36 bis 41 Lösungen.

Positiv hebt Fricke (1974, S. 97) an dem Vorschlag hervor, daß zumindest die Noten 1 bis 4 Intervallskalenqualität besitzen (sofern die Modelltests bezüglich der Voraussetzungen für das Binomialmodell positiv ausgefallen sind). Demnach wären auch Mittelungsprozeduren aus meßtheoretischer Sicht zulässig. Dies gilt aber nur für Noten aus gleich langen Tests, da nur diese gleiche Meßfehler aufweisen.

Bei diesem Verfahren muß man aber (ebenso wie bei der Alternativentscheidung Lehrziel erreicht/Lehrziel nicht erreicht) hinnehmen, daß u.U. zwischen Schülern mit unterschiedlichen Noten keine signifikanten Unterschiede hinsichtlich ihrer „wahren" Testwerte nachweisbar sind.

13.3.4 Berechnung der Gütekriterien für lehrzielorientierte Tests

(1) Für die Objektivität eines kriteriumsorientierten Tests entwickelte Fricke (1974, S. 40 f) einen sog. Ü-Koeffizienten, mit dem z.B. die Übereinstimmung verschiedener Beurteiler über mehrere Personen in bezug auf die Frage der Kriteriumserreichung quantifiziert und statistisch abgesichert werden kann.
(2) Dieser Ü-Koeffizient kann auch zur Erfassung verschiedener Aspekte der Reliabilität eingesetzt werden, da er von einer geringen bis nicht vorhandenen Variabilität der Meßergebnisse (z.B. bei einer Testwiederholung oder der Methode der Paralleltests) nicht beeinflußt wird. Als weitere praktikable Verfahren zur Reliabilitätsbestimmung werden von Fricke (1974, S. 50 f) die Methode von Carver erwähnt, die von den mittleren absoluten Testwertdifferenzen (und nicht von Covarianzen) Gebrauch macht, sowie der Livingstone-Koeffizient, bei dem anstatt der mittleren Werte für die Erst- und Zweitmessung in der Korrelationsformel jeweils Kriteriumswerte eingesetzt werden.

(3) Für die Bestimmung der inhaltlichen Validität gelten die bereits gemachten Ausführungen für die Testkonstruktion. Eine Überprüfung der Itemzuordnungen durch Expertenurteile ist ebenfalls möglich. Der Grad der Übereinstimmung kann wieder durch den Ü-Koeffizient oder ein von Herbig (1976, S. 134 bzw. 168) vorgeschlagenes Verfahren bewertet werden. Für den Fall, daß die hierarchische Abhängigkeit zwischen verschiedenen Teillehrzielen überprüft werden soll, sind von Fricke (1974, S. 63 ff) verschiedenste Möglichkeiten dargestellt worden.

(4) Die Überprüfung von Testitems im Sinne der üblichen Aufgabenanalyse ist (unter Berücksichtigung der Möglichkeit, daß Itemvarianzen gegen Null gehen) ebenfalls möglich:

(a) Personen, die im Zustand des Nicht-Wissens sind (oder einen Lehrgang, der eine bestimmte Qualifikation vermitteln soll, noch nicht hinter sich gebracht haben), sollten eine geringere Lösungswahrscheinlichkeit aufweisen als Personen, die sich im Zustand der Lehrzielerreichung befinden. Items, welche dieser Bedingung nicht genügen, könnten daher selegiert werden (Herbig, 1976, S. 140). In ähnlicher Weise schlagen Cox und Vargas (1966, zit. n. Fricke, 1974, S. 79) vor, aufgrund von Vortest-Nachtest-Unterschieden nur die Items auszuwählen, die eine hohe Änderungssensitivität vor und nach einem Lehrgang aufweisen, also Lerneffekte gut abbilden können (experimentelle Validität von Testitems).

(b) Die Trennschärfe kann entsprechend dem üblichen Verständnis als Übereinstimmung zwischen Itemlösung und Zugehörigkeit zu der Gruppe der Könner bzw. Nicht-Könner mittels des Ü-Koeffizienten bestimmt werden.

13.4 Informelle Tests

13.4.1 Definition und Anwendungsmöglichkeiten

Informelle Tests sind das selbstentwickelte Verfahren von Pädagogen in der Schulpraxis. Im Gegensatz zu den anderen Verfahren sind sie nicht an repräsentativen Stichproben geeicht, sondern nur an den Ergebnissen einer Klasse oder der gleichen Klassenstufen einer Schule. Ein informeller Test kann aber sowohl normbezogen wie auch kriteriumsbezogen entwickelt sein und ausgewertet werden (Klauer, 1972; vgl. Abb. 13.1).

Informelle Tests besitzen eine geringere psychometrische Qualität, sie bieten aber einen schulpädagogischen Gewinn, da sie unterrichtsnah entworfen werden und direkt auf die Lehrziele einer Schulklasse bezogen sind. Das Problem der curricularen Validität und der Lerngelegenheit ist für diese Verfahren damit eher gelöst. Diese Verfahren sollen eine diagnostische Funktion in einem womöglich einmaligen pädagogischen Kontext erfüllen. Sie sollen eine unterrichtsbegleitende Diagnose erlauben (formative Evaluation), die Grundlage für didaktische Interventionen liefert (z.B. für das Erkennen von Defiziten im Lernprozeß, für ein lückenschließendes Vorgehen, um der Verfestigung von Lernschwierigkeiten bzw. Verfestigung von kummulativen Leistungsdefiziten entgegenzuwirken). Der Einsatz solcher Verfahren sollte nicht primär der Selektion von Schülern dienen, sondern dem Zweck einer Veränderung der Situation, also der Anpassung unterrichtlicher Prozeduren an die augenblicklichen Lernvoraussetzungen der Schüler.

Die Entwicklung informeller Tests sollte konstitutives Element jeder Unterrichtsvorbereitung sein. Die dabei notwendige Bestimmung und Konkretisierung von Lehrzielen erfordert eine didaktische Reflexion, die für Unterrichtsplanung und Lerndiagnose gleichermaßen bedeutsam ist. Informelle Tests verfügen damit gleichzeitig über curriculare Aktualität und lassen nicht die Gefahr einer Curriculumzementierung aufkommen, die bei formellen Tests wegen ihrer Konstruktionsdauer, Mehrfachverwendung und „Verjährung" gegeben ist.

13.4.2 Entwicklung informeller Tests

Obwohl informelle Tests relativ anspruchslos sind, ist ihre Entwicklung komplizierter als die von gewöhnlichen Klassenarbeiten. Für viele Lehrer ist es daher nicht einsichtig, warum sie sich der Mühe unterziehen sollen, wenn die Ergebnisse wiederum nicht weitreichende Konsequenzen erkennen lassen. Diese Zurückhaltung hängt sowohl mit dem vermutlich geringen diagnostischen Problembewußtsein (z.B. Noten) bei Lehrern zusammen als auch dem Handlungsdruck, dem Lehrer ausgesetzt sind.

(1) Aufgabenkonstruktion
Besonders sollte hier auf das Merkmal „Objektivität" geachtet werden. Der Beantwortungsspielraum muß so eingegrenzt werden, daß die Lösung bzw. Nichtlösung für den Auswerter klar auf der Hand liegt. Als Aufgabentypen sind dieselben zu verwenden wie bei standardisierten Tests.

Eine Aufgabe stellt eine Teilmenge aus der Grundmenge aller möglichen Aufgaben einer Aufgabenklasse dar, die durch die Zelle einer Lehrzielmatrix und die entsprechende Lehrzielbeschreibung (Leitdefinition) angegeben ist.

Bei der Aufgabenkonstruktion empfiehlt es sich, mehr Items zu formulieren als in der Lehrzielmatrix vorgesehen, da sich einige davon vermutlich nicht als brauchbar erweisen werden.

(2) Aufgabenanalyse
(a) Für den *Schwierigkeitsindex* wurden Berechnungsmöglichkeiten bereits genannt (vgl. Kap. 13.2).
(b) Für die Berechnung der *Trennschärfekoeffizienten* kann man - wenn kein geeignetes Statistikprogramm vorliegt - folgende Schätzformel verwenden:

$$r_{bit} = ((N_O - N_U) / N_{O+U}) \cdot 100$$

N_O = Anzahl der richtigen Lösung in der Schülergruppe mit den besseren Leistungen (oberstes Quartil der Rohwertverteilung)
N_U = Anzahl der richtigen Lösung in der Schülergruppe mit den schlechtesten Leistungen (unterstes Quartil der Rohwertverteilung)

Je größer die Differenz ist, desto besser ist die Trennwirkung zwischen den Gruppen.

Negative Werte sollten immer eliminiert werden. Andere können eher beibehalten werden.

(c) *Distraktorenanalyse*
Angenommen man hat für Multiple-choice-Aufgaben ein Item mit vier Lösungsvorschlägen formuliert, dann kann man prüfen, wie häufig die einzelnen Distraktoren gewählt werden. In dem untenstehenden Beispiel wird zusätzlich zwischen guten und schlechten Schülern differenziert:

Item X	A*	B	C	D
Obergruppe (N = 12)	5	5	0	2
Untergruppe (N = 12)	3	4	0	5

* Lösung

- Distraktor B wird eher von den guten als von den schlechten Schülern gewählt, dies widerspricht dem Ziel des Distraktors; dies vor allem auch, da dieser Distraktor gleich häufig wie der Attraktor (= richtige Lösung) gewählt wurde.
- Distraktor C ist völlig unzureichend, da er nie gewählt wurde.
- D kann beibehalten werden.

Das Beispielitem muß also bei neuerer Anwendung im Rahmen eines informellen Tests umformuliert werden.

(3) Reliabilitätsschätzung
Vgl. hierzu Kap. 2.2.

(4) Rohwerte und deren Interpretation
Bei normbezogener Auswertung ist der Rohwert die Summe aller von einem bestimmten Schüler gelösten Items der Testendform. Der Lehrer muß sich dabei immer des Meßfehlers bewußt sein, der mit Hilfe des Reliabilitätskoeffizienten quantifizierbar ist. Die Festlegung von Testrohwertklassen, die bestimmten Noten entsprechen sollen, ist - auch wenn letztendlich eine angenäherte Normalverteilung entsteht - eine Entscheidung des beurteilenden Lehrers. Als Hilfe können die Vorschläge in Tabelle 12.2 herangezogen werden.

Bei kriteriumsbezogener Messung kann z.B. das Binomialmodell von Klauer (1987) angewendet werden.

Eine Normierung ist bei informellen Tests nicht vorgesehen; wird sie jedoch vorgenommen (z.B. Kumulierung von Ergebnissen aus einer Schule über mehrere Jahre hinweg), ergibt sich ein fließender Übergang zu formellen sozialnormbezogenen Tests.

> ### *Übungsaufgabe*
>
> Bewerten Sie die Ergebnisse der untenstehenden Untersuchungsergebnisse, z.B. auf dem Hintergrund der Ergebnisse über Effekte der Detailliertheit und Häufigkeit von Rückmeldung auf schulische Leistungen!
>
> Welche Rückmeldungsmöglichkeiten werden genutzt, welche nicht?
>
> Welche Mängel werden in den Angaben der hier befragten Lehrer sichtbar?
> Wie konnten diese Mängel abgestellt werden?

Befragungsergebnisse über den Einsatz von verschiedenen Beurteilungshilfen im Unterricht

(1) Wie häufig benützen Sie die folgenden Hilfsmittel zur Schülerbeurteilung?

Mittel	N	häufig	gelegentlich	nie	aM	s
standardisierte Schulleistungstests	779	5,4	41,5	53,1	2,48	0,60
informelle Tests (Zettelarbeiten usw.)	793	34,0	58,3	7,7	1,74	0,59
Benotung der Hausaufgaben	786	11,3	60,4	28,2	2,17	0,61
mündliches Abfragen	801	38,7	54,3	7,0	1,68	0,60
Mitarbeit im Unterricht	803	86,2	13,4	0,4	1,14	0,36

Schulleistungstests - Grundlagen

(2) Wie wichtig sind für Sie die Informationen aus den einzelnen Möglichkeiten zur Schülerbeurteilung für die Notengebung in den Zeugnissen (1 = sehr wichtig, 5 = unwichtig)?

Mittel	N	„sehr wichtig" %	„unwichtig" %	aM	s
Klassenarbeiten	780	38,2	2,7	1,92	0,93
standardisierte Schulleistungstests	727	5,5	34,3	3,63	1,24
informelle Tests (Zettelarbeiten usw.)	781	9,1	4,7	2,74	0,97
Benotung der Hausaufgaben	780	3,2	20,1	3,48	1,06
mündliches Abfragen	798	18,7	4,9	2,49	1,06
Mitarbeit im Unterricht	799	61,2	0,1	1,49	0,68

(3) Wie häufig werden von Ihnen Hausaufgaben korrigiert?

Kategorie	N	%	
immer	77	9,7	
häufig	263	33,1	
manchmal	298	37,5	aM = 2,75; s = 1,05
selten	93	11,7	
nie	64	8,1	

(4) Wie häufig setzen Sie zur Überprüfung des Lernerfolges außer den Klassenarbeiten informelle Prüfungsarbeiten (kurze Tests, Extemporale, Zettelarbeiten) ein?

Kategorie	N	%	
etwa jede Woche	47	5,9	
immer nach einer Unterrichtseinheit	303	38,2	
immer nach mehreren Unterrichtseinheiten	53	6,7	aM = 3,08;
unregelmäßig	319	40,2	s = 1,17
nur vorgeschriebene Klassenarbeiten	72	9,1	

(5) Wann erfahren die Schüler die Ergebnisse von informellen Prüfungsarbeiten und wann von Klassenarbeiten?

	informelle Prüfungsarbeiten		Klassenarbeiten	
	N	%	N	%
meist direkt im Anschluß an die Arbeit	61	8,40	20	2,70
meist in der nächsten Unterrichtsstunde dieses Faches	514	70,40	360	48,80
meist nach einer Woche	141	19,30	300	40,70
meist nach zwei bis drei Wochen	14	1,30	58	7,90
aM		2,15		2,54
s		0,58		0,68

(6) In welcher Weise teilen Sie den Schülern die Ergebnisse von informellen Prüfungsarbeiten und von Klassenarbeiten mit?

Rückmeldungsart	N	\multicolumn{3}{c}{informelle Prüfungsarbeiten}	aM	s
		häufig	manchmal	nie		
in Form einer Note	718	77,4	17,4	5,2	1,28	0,55
in Form einer Angabe über den Prozentsatz der erreichten Lernziele	623	21,2	28,3	50,6	2,29	0,79
mit schriftlicher Information über Stärken und Schwächen	642	16,4	47,8	35,8	2,19	0,70
mit Angaben des Notenspiegels der Klasse	701	66,0	15,8	18,1	1,52	0,78

Rückmeldungsart	N	Klassenarbeiten			aM	s
		häufig	manchmal	nie		
in Form einer Note	746	98,7	0,8	0,5	1,02	0,17
in Form einer Angabe über den Prozentsatz der erreichten Lernziele	634	21,9	26,0	52,1	2,30	0,81
mit schriftlicher Information über Stärken und Schwächen	649	21,3	48,5	30,2	2,09	0,71
mit Angaben des Notenspiegels der Klasse	732	87,2	7,1	5,7	1,19	0,52

14. Wissensdiagnose durch Schulleistungstests

Die Entwicklung von Schultests ist im deutschen Sprachraum wesentlich mit dem Namen Karlheinz Ingenkamp verknüft. Ausgehend von der „Fragwürdigkeit der Zensurengebung" (Ingenkamp, 1971) sind von ihm und seinen Mitarbeitern, ebenso wie vom Deutschen Institut für Internationale Pädagogische Forschung in Frankfurt zahlreiche Tests zur Prüfung schulischer Leistungen entwickelt worden. Die Testproduktion hat bis 1990 sogar kontinuierlich zugenommen (Kühn, 1992). Allerdings ist der Verkauf der Verfahren (und somit deren Anwendung) seit Mitte der 70er Jahre stark zurückgegangen: 1990 machte der Testumsatz gerade noch 10% des Umsatzes von 1974 aus. Welche Gründe auch immer für diesen Rückgang verantwortlich zu machen sind - irrationale Testaversionen (Ingenkamp, 1989) oder mangelnde Qualität der Verfahren -, den Schulleistungstests kommt ein wichtiger Stellenwert bei Fragen der Objektivierung von Wissen zu, wobei jeder, der sich mit Fragen des Lehrens und Lernens in Schule, Hochschule und Betrieb beschäftigt, aufgefordert ist, auch entsprechende Verfahren zu entwickeln, um die Aufgabe der Schülerbewertung sachgerecht wahrnehmen zu können.

Obwohl die Kriterien genau angebbar sind, wann eine Aufgabenreihe als Schulleistungstests angesehen werden kann bzw. wann nicht (vgl. Kap. 13), werden diese Kriterien selbst bei publizierten Verfahren oft nicht eingehalten. Neben den Problemen einer aktuellen Normierung sind auch Fragen der Validierung oft nur oberflächlich abgehandelt. Bisweilen findet sich auch das Mißverständnis, daß eine an Lehrzielen orientierte Aufgabensammlung bereits ein kriteriumsorientiertes Testverfahren sei; dem ist nicht so, wie die Ausführungen in Kap. 13.3 zeigten.

14.1 Mehrfächertest

Die sog. Mehrfächertests haben ihre Hauptanwendungsbereiche bei Fragen der Objektivierung von Schulnoten (Voraussetzung ist dabei die curriculare Validität der Verfahren), der Überprüfung der Förderschulbedürftigkeit sowie bei Spezialfragen (z.B. Legastheniediagnose). Die Ergebnisse können zu Plazierungs- oder Fördermaßnahmen verwendet werden. Die meisten dieser Verfahren stammen aus den 70er Jahren; ob sie heute noch inhaltlich gültig sind, müßte für viele neu überprüft werden. Auch Aktualisierungen in bezug auf Normen oder eine erneute empirische Validierung (Änderung des Notensystems in der Grundschule) stellen offene Forderungen dar.

14.4.1 Mehrfächertests für den Grundschulbereich

Die Diagnostische Aufgabenreihe für die *VS1/SO 2* (Schütz, 1983) bezieht sich auf Leistungen der Fächer Deutsch, Lesen und Rechnen. Das Verfahren besteht aus sieben Untertests: (1) Abschreiben, (2) Freischreiben / Wörter, (3) Lückendiktat, (4) Rechnen I (Addition und Subtraktion), (5) Rechnen II (Sachaufgaben), (6) Lesen I (Lesen und die enthaltenen Anweisungen erfüllen) sowie (7) Lesen II (Text lesen und passendes Bild finden). Die Zusammenhänge mit den Schulnoten (umgepolt) sind relativ hoch (max. .57). Mit dem Verfahren sollen lernschwache Schüler erkannt werden, u.zw. noch bevor eine Überweisung an eine Förderschule notwendig ist. Dieses Verfahren kann fortgesetzt werden mit der *SO3/VS 2* (Schütz, 1983). Dieser Test besteht aus fünf Subtests für die Fächer Deutsch (Lückentext und ganze Sätze schreiben), Lesen (Satz lesen und die darin enthaltene Aufgabe zum Malen, Schreiben oder Zeichnen erfüllen) und Mathematik (Grundrechnungsaufgaben, Textaufgaben). Die mit diesem Test verfolgte Zielsetzung besteht in der Objektivierung von Lernlücken sowie der anschließenden Anbahnung einer Selektionsentscheidung (Überweisung in eine Förderschule).

In dem *AST 2* (Rieder, 1971) bzw. dem *AST 2 / A* (Elmecker et al., 1976) sind sechs Subtests zur Erfassung der wesentlichen Lernbereiche der 2. Schulstufe vorgegeben: (1) Leseverständnis, (2) Rechtschreiben, (3) Grundrechnen, (4) Textrechnen, (5) Neue Mathematik und (6) Sachunterricht. Das Verfahren weist eine hohe konvergente Validität zu Schulnoten und validitätsgleichen Tests auf. Mit dem *BT 2-3*, einem Intelligenztest (vgl. Kap. 8.1), ist eine Korrelation von .59 nachgewiesen. Der *AST 2* ist anhand von Schulnoten validiert.

Mit dem *AST 3* (Fippinger, 1971) werden Kenntnisse in Multiple-choice-Form in bezug auf (1) Leseverständnis, (2) Wortschatz, (3) Zahlenrechnen, (4) Textaufgaben und (5) Rechtschreiben erfaßt. Der *AST 3 / A* (Koschat et al., 1978) ist zur Überprüfung von Kenntnissen in den Fächern Deutsch, Mathematik sowie Heimat- und Sachkunde gedacht. Seine Untertests beziehen sich auf folgende Bereiche: (1) Grundrechnungsarten, (2) Textrechnen, (3) Sprachlehre, (4) Sachunterricht und (5) Rechtschreiben. Die zu Noten berechneten Validitätskoeffizienten variieren zwischen $.58 \leq r \leq .83$. Mit dem Verfahren kann der Leistungsstand einer Klasse auf überregionale Maßstäbe bezogen werden; die Ergebnisse können auch zu spezifischen pädagogischen Maßnahmen zur Beseitigung festgestellter Mängel verwendet werden.

Tabelle 14.1: Formelle Schulleistungstests - Mehrfächertest *Grundschule*

Abkürzung/ Autor(en) Erscheinungsjahr	Testname	Alter/ Jahrgangsstufe	Durchführungszeit in Min./ ET oder GT[a]	Parallelformen /PP, ST[b]
AST 2 (Rieder, 1971)	Allgemeiner Schulleistungstest	2. Kl.	2 x 45 GT	ja PP
AST 2/A (Elmecker et al., 1976)	Allgemeiner Schulleistungstest	2. Kl. GS (4. Kl. SO)	150 GT	ja PP
AST 3 (Fippinger, 1971)	Allgemeiner Schulleistungstest	3. Kl.	90 GT	ja PP
AST 3/A (Koschat et al., 1978)	Allgemeiner Schulleistungstest	3. - 4. Kl.	90 GT	ja PP
AST 4 (Fippinger, 1978)	Allgemeiner Schulleistungstest	4. Kl.	90 GT	ja PP
AST 4/A (Fippinger, 1972)	Allgemeiner Schulleistungstest	4. Kl.	90 GT	ja PP
KS 3, 4, 5 (Mietzel, 1974)	Kombinierter Schultest	3. - 5. Kl.	4 x 90 GT	ja PP
SKS II (Seyfried et al., 1974)	Leistungs- und Bildungsberatungstest II	4. - 5. Kl.	180 GT	ja PP

[a] EG = Einzeltest, GT = Gruppentest, [b] PP = Paper and Pencil-Test, ST = Sprachtest

Mit dem *AST 4* (Fippinger, 1978; vgl. auch *AST 4/A*, Fippinger, 1972) werden fünf Leistungsbereiche angesprochen: (1) Leseverständnis, (2) Sprachverständnis, (3) Sachkunde, (4) Mathematik und (5) Rechtschreibung; darüber hinaus wird auch ein Gesamtleistungswert berechnet. Inhaltiche Validität ist für den Zeitpunkt der Konstruktion des Verfahrens (ca. 1967) gewährleistet. Die empirische Validität des Gesamttestwertes ist, gemessen am Kriterium der Schulnoten in den Fächern Deutsch, Mathematik und Sachkunde, sehr hoch (r = .63 bis .71), die der Subtests allerdings geringer (r = .39 bis .62).

Sowohl schulfachbezogene Kompetenzen wie auch allgemeine Arbeitsstrategien können mit dem *KS 3, 4, 5* (Mietzel, 1974) geprüft werden. So enthält das Verfahren Subtests zu (1) Wortverständnis, (2) Leseverständnis, (3) Sprache (Rechtschreibung, Groß- und Kleinschreibung, Zeichensetzung, Sprachbeherrschung), (4) Umgang mit Arbeitsmitteln (Benutzung von Nachschlagewerken), (5) Rechnen bzw. Mathematik.

Der für Österreich entwickelte *SKS I* (Seyfried et al., 1976) enthält sowohl schulfächerbezogene Aufgaben wie auch Intelligenzitems. Die vier Untertests beziehen sich auf (1) Rechnen, (2) Diktat, (3) Sprachlehre und (4) allgemeine Intelligenz. Mit dem Verfahren ist eine Grundlage für die Beratung der weiteren Schullaufbahn am Ende der Grundschulzeit geschaffen. Der *SKS II* (Seyfried et al., 1974) ist eine durch die Lehrplanentwicklung angeregte Weiterentwicklung des *SKS I* mit dem gleichen Anwendungsbereich.

14.4.2 Mehrfächertests für Förder- (Sonder)schulen

Für die Prüfung der Förderschulbedürftigkeit wurde die *SBL I* (Kautter & Storz, 1972a) sowie die *SBL II* (Kautter & Storz, 1972b) entwickelt. Die Ergebnisse aus letzterem Verfahren differenzieren deutlich zwischen versetzten und nicht versetzten Schülern, außerdem sind mittelhohe Schulnotenkorrelationen vorhanden (r = .40 - .74).

Tabelle 14.2: Formelle Schulleistungstests - Mehrfächertest *Sonderschulbereich*

Abkürzung/ Autor(en) Erscheinungs- jahr	Testname	Alter/ Jahrgangs- stufe	Durch- führungs- zeit in Min./ ET oder GT[a]	Parallel- formen /PP[b]
SBL I (Kautter & Storz, 1972a)	Schulleistungs- testbatterie für Lernbehinderte	Ende 1. Kl. GS, SO	60 - 80 GT, ET	ja PP
SBL II (Kautter & Storz, 1972b)	Schulleistungs- testbatterie für Lernbehinderte	2. - 3. Kl. SO	60 - 80 GT, ET	ja PP
SKS I (Seyfried et al., 1976)	Leistungs- und Bildungsbera- tungstest I	4. Kl.	3 x 45 GT	ja PP
SO 3/VS 2 (Schütz, 1983)	Diagnostische Aufgabenreihe	SO 3, GS 2	90 GT	ja PP
VS1/SO 2 (Schütz, 1978)	Diagnostische Aufgabenreihe	GS 1, SO 2	90 GT	ja PP

[a] EG = Einzeltest, GT = Gruppentest, [b] PP = Paper and Pencil-Test

14.4.3 Mehrfächertests für Hauptschulen, Azubis und VHS

Mit dem *HAT 9* (Ingenkamp, 1983) sollen im 2. Halbjahr der 9. Klasse die wichtigsten Lehrziele in den Fächern Deutsch, Englisch, Mathematik, Physik, Chemie, Wirtschaftslehre und Sozialkunde erfaßt werden können. Die curriculare Validität des Verfahrens ist durch Analyse der Lehrpläne aller Bundesländer gesichert. Die Korrelationen der entsprechenden Testteile zu Schulnoten betragen $.14 \leq r \leq .49$. Da die (umgepolten) Schulnoten aus verschiedenen Bundesländern stammen, muß man diese Validitätsbelege als hinreichend ansehen. Mit dem Verfahren wird beansprucht, eine von Abschlußnoten unabhängige Vergleichsbasis für Hauptschulabgänger zur Verfügung zu haben. Damit verbunden sind die weiteren Verwendungsmöglichkeiten des Verfahrens (z.B. Bildungsberatung über weiterführende Schullaufbahn oder Berufsausbildung, nachträgliche Zuerkennung des Hauptschulabschlusses oder der Berufsreife, Bildung von Niveaugruppen in Berufsschulen).

Das Grundwissen vor Zeugnisterminen soll mit der Aufgabensammlung *LP-FH* von Els (1968) geprüft werden können. Wissen wird in bezug auf folgende Bereiche abgefragt: (1) Erdkunde, (2) Geschichte, (3) Politische Gemeinschaftskunde, (4) Naturkunde, (5) Naturlehre, (6) Sprachlehre und (7) Allgemeinwissen. Die Lehrplanbeziehung der Items ist allerdings zu bezweifeln.

Die mit dem *GWT/A+B* (Feldhaus, 1982) verfolgte Zielsetzung besteht in der Erfassung der für Auszubildende wesentlichen Grundkenntnisse in den Bereichen Rechtschreibung, Rechnen und Allgemeinwissen. Das Verfahren wurde von der IHK Hessen wegen angeblicher Wissensmängel der Schulabsolventen entwickelt. Die einzelnen Subtests werden z.T. mit spezifischen Fehlerkategorien ausgewertet.

Für eignungsdiagnostische Fragen (Allgemeinwissen und Kenntnisprofil) ist der *DWT* (Jäger & Fürntratt, 1968) entwickelt worden. Mit ihm sollen elf Kenntnisbereiche mit jeweils 20 Fragen geprüft werden (Sport, Geldwesen, Politik, Technik, Physik/Chemie, Biologie, Erdkunde, Geschichte, Literatur, Kunst, Musik). Auf ähnlicher Zielsetzung beruht der *DKT* (Todt, o.J.). Hierbei werden 13 Kenntnisbereiche unterschieden, die mit jeweils 20 Items abgedeckt sind (bedeutende Persönlichkeiten, Geschichte, Politik, Wirtschaft, Physik, Chemie, Erdkunde, Technik, Biologie, Literatur, Kunst, Musik, Sport).

Für das VHS-Zertifikat wurde ein bundeseinheitlicher Qualifikationsnachweis geschaffen (*VHS-Z-PT* bzw. *VHS-Z-KT*). Die Aufgaben beziehen sich auf die Bereiche (1) Chemie, (2) Elektronik, (3-5) Mathematik A, B, C, (6, 7) Statistik A, B, (8) Informatik und (9) Physik. Die Aufgabenauswahl soll lehrzielvalide vorgenommen worden sein.

Tabelle 14.3: Formelle Schulleistungstests - Mehrfächertest *Hauptschule, Azubis und Volkshochschulen*

Abkürzung/ Autor(en) Erscheinungsjahr	Testname	Alter/ Jahrgangsstufe	Durchführungszeit in Min./ ET oder GT[a]	Parallelformen /PP, ST[b]
Hauptschule				
DKT (Todt, o.J.)	Differentieller Kenntnistest	15 - 30	90 GT	ja PP
DWT (Jäger & Fürntratt, 1968)	Differentieller Wissenstest	15 - 35	60 - 75 GT	ja PP
HAT 9 (Ingenkamp, 1983)	Hauptschulabschlußtest	9. Kl.	2 x 90 u. 2 x 45 GT	ja PP
IMK-PR (Interkantionale Mittelstufenkonferenz, 1969)	Schweizerische Schulleistungstests	10 - 12 4. - 6. Kl.	variabel nach den 10 Testteilen (6 - 45 Min)	nein PP
LP-FH (Els, 1968)	Leistungsprüfung	HS	GT	PP
Schulleistungsmeßverfahren für Auszubildende				
GWT/A+B (Feldhaus-Verlag, 1982)	Grundwissenstest für Auszubildende	Absolventen von HS, RS oder BS	pro Subtest 20 - 120 GT	teilw. PP
Volkshochschulen				
VHS-Z-KT (Pehl, o.J.)	Kontrolltest zu VHS-Zert.		90 / Test GT	nein PP
VHS-Z-KT (Pehl, o.J.)	Prüfungstest zu VHS-Zert.		500 GT	nein PP

[a] EG = Einzeltest, GT = Gruppentest, [b] PP = Paper and Pencil-Test, ST = Sprachtest

14.2 Formelle Schulleistungstests im Fach Deutsch[1]

14.2.1 Mehrdimensionale Verfahren

In dem *CT-D 4* (Raatz & Klein-Braley, 1992) werden Texte präsentiert, bei denen nach einem vollständigen Anfangssatz jedes zweite Wort zur Hälfte zu vervollständigen ist. Jeder Text endet mit einem ganzen Satz. Mit dem Verfahren wird der Anspruch vertreten, die globale schriftliche Beherrschung der deutschen Sprache prüfen zu können, ohne daß wie bei traditionellen Verfahren zwischen Teilbereichen (Wortschatz, Rechtschreibung, Grammatik) unterschieden wird. Die Ergebnisse aus diesem Verfahren korrelieren mit der Deutschnote auf Klassenebene zwischen $.20 \leq r \leq .92$ bei einem Median von .72. Zusammenhänge mit Intelligenzindikatoren wurden nicht bestimmt, was bedauerlich ist, da seit den klassischen Studien von Ebbinghaus (1897) bekannt ist, daß Ergebnisse aus Lückentexten ein möglicher Indikator für allgemeine kognitive Leistungsfähigkeit sind. Bei den Cloze-Tests werden allerdings im Unterschied zu den Lückentexten mechanisch nach vorher festgelegten Intervallen in einem fortlaufenden Text Wörter gelöscht (z.B. jedes achte, fünfte ... Wort). Da Sprache hochgradig redundant ist, müßte ein kompetenter Sprachverwender in der Lage sein, diese Lücken zu schließen, d.h. dieses Verfahren zielt auf die Erfassung globaler Sprachkompetenz (Bolton, 1997).

Der *DTD 4-6* (Nauck & Otte, 1980) enthält Aufgabengruppen zu sechs Basisleistungen für das Fach Deutsch: (1) passiver Wortschatz, (2) Analogien finden, (3) Textstrukturierung, (4) Instruktionsverständnis, (5) Leseverständnis und (6) aktiver Wortschatz. Die Ergebnisse aus dem Verfahren korrelieren z.T. hoch mit Intelligenzdaten (z.B. mit dem CFT 2 bis zu .52). Bei Mängeln in den Basisleistungen werden verschiedene Übungen als Kompensationsmöglichkeiten vorgeschlagen.

Einen Selbsttest mit insgesamt 3000 Fragen stellt der *TiD* von Ruhland (1988) dar. Mit ihm sollen die Aspekte Sprachlehre, Rechtschreibung und Stilistik nach DIN 5008 erfaßt werden.

Bisweilen werden auch spezielle Verfahren zur Legastheniediagnose angeboten (z.B. *PUEL*, Grissemann, 1972; *BISC*, Jansen et al., 1997). Im *UEWT* (Weigt, 1974) werden vier Leistungen von den Kindern abverlangt: (1) Diktatschreiben, (2) Lesen, (3) Lautieren und (4) Zusammenziehen von Lauten. Die Items liegen

---

[1] Verfahren, mit denen die Erfüllung von Voraussetzungen für sprachliche Leistungen in der Schule geprüft werden kann, finden sich in Kap. 8.7.

in standardisierter Form vor und es sollen die spezifischen Fehler notiert werden. Auch mit dem *POD* (Sauter, 1979) sollen für den Schriftspracherwerb wichtige Voraussetzungen geprüft werden können. Das Verfahren ist förderorientiert konzipiert.

Tabelle 14.4: Mehrdimensionale Testverfahren zur Prüfung von Sprachkompetenzen im Fach Deutsch

Abkürzung/ Autor(en) Erscheinungsjahr	Testname	Alter/ Jahrgangsstufe	Durchführungszeit in Min./ ET oder GT[a]	Parallelformen /PP, ST[b]
Allgemeine Verfahren				
CT-D 4 (Raatz & Klein-Braley, 1992)	Schulleistungstest Deutsch	9 - 12 4. Kl.	45 GT	ja PP
DTD 4-6 (Nauck & Otte, 1980)	Diagnostischer Test Deutsch	4. - 6. Kl.	90 GT	ja PP
SLT 4 (Beck & Hofen, 1981)	Sprach-Leistungstest	4. - 5. Kl.	90 ET / GT	ja PP, ST
TiD (Ruhland, 1988)	Test in Deutsch	Stud. / Erw. Schüler	Selbsttest	
Spezielle Verfahren zur Legastheniediagnose				
POD (Sauter, 1979)	Prüfung optischer Differenzierungsleistungen	5;0 - 7;7	15 ET	nein PP
PUEL (Grissemann, 1972)	Psychologische Untersuchung Legasthenie	6 - 14	GT / ET	PP
UEWT (Weigt, 1974)	Überarbeitete Worttafel	2. Kl.	ET	nein PP

[a] EG = Einzeltest, GT = Gruppentest, [b] PP = Paper and Pencil-Test, ST = Sprachtest

14.2.2 Rechtschreibtests

Rechtschreibtests setzen eine Normierung der geschriebenen Sprache voraus. Da z.Zt. die Rechtschreibreform ansteht, scheint es eine offene Frage zu sein, ob die vor der Rechtschreibreform entwickelten Verfahren überhaupt noch zur Anwendung kommen können. Eine Überprüfung der Items der Tests ist sicherlich eine Notwendigkeit, aber bei der vorhandenen Trägheit des Testmarktes kaum zu erwarten. Der Testanwender muß deshalb selbst die Aktualität vorgegebener Schreibweisen prüfen, kann - bei entsprechenden Änderungen - aber im strengen Sinn nicht mehr auf vorhandene Normen zurückgreifen.

Zumeist wird bei diesen Verfahren auf Lückendiktate zurückgegriffen. Rechtschreibtests, die nach dem Lückenprinzip arbeiten, weisen höhere Übereinstimmungen mit Deutschnoten auf als Verfahren nach dem Multiple-choice-Prinzip. Lückentexte finden Verwendung im *RT 1* (Rathenow, 1973), dem *RST 4+* (Hylla et al., 1970), dem *DRT 4-5* (Meis, 1970), dem *TG 1/2* (Peh & Rathenow, 1984) oder dem *RD 1-2* (Klauser & Hirt, 1983). Zur Auswertung werden oft Fehlertypologien angeboten, z.B. die von Müller (1983), der folgende Fehlerarten unterscheidet: (1) Merkfehler, (2) Regelfehler, (3) Wahrnehmungsfehler und (4) sonstige Fehler.

Auch der *WRT 2/3* (Rathenow, 1988) wird in Form eines Lückendiktates vorgegeben. Die kritischen Wörter beziehen sich auf den in den meisten Bundesländern verbindlichen Grundwortschatz. Validierungsstudien wurden nicht durchgeführt. Bei dem *WRT 2+*, dem *WRT 3+* (Birkel, 1994a, b) oder dem *GRT 4+* (Birkel, 1990) wird die Rechtschreibfähigkeit nach dem gleichen Prinzip getestet. Die Ergebnisse korrelieren hoch mit Leistungen im Fach Deutsch.

Der *RST 7-9* (Damm et al., 1976) wird ebenfalls als Lückendiktat vorgegeben. Zur Auswertung werden nicht nur die Summe aller Fehler bestimmt, sondern es ist auch die Einordnung in eine Fehlertypologie möglich. Die Korrelationen zwischen Fehleranzahl und Deutschnote sind relativ hoch (.51 bis .78), die Ergebnisse sind auch mit der Intelligenzvariable korreliert (CFT 2: $r = .34$).

Auch der *RT* (Althoff et al., 1974) verwendet das Lückenprinzip. Es werden 13 Fehlerarten erfaßt, die sich aufgrund der Analyse der Rechtschreibleistungen von Volksschülern als relativ häufig erwiesen haben. Es werden Angaben zur konvergenten Validität vorgelegt (hohe Korrelationen mit der Deutschnote bei Volksschülern, allerdings geringe bei Abiturienten), ebenso zur divergenten Validität (geringe bis fehlende Zusammenhänge zu Intelligenz- und Konzentrationsmaßen).

Im Rechtschreibbereich sind Verfahren vorhanden (z.B. in der Form von Standarddiktaten), bei denen Diagnose und Förderung eng miteinander gekoppelt sind. Ein solches Verfahren ist z.B. der *LRS* von Balser (1980), das ein auf verhaltenstherapeutischer Grundlage aufgebautes Förderprogramm für Lehrer und Eltern enthält. Es soll speziell für Legastheniker zur Anwendung kommen.

Seltener wird in Rechtschreibtests das Multiple-choice-Prinzip angewandt. Ein Beispiel hierfür ist der *M-R-T* von Jäger und Jundt (1981). Mögliche Rechtschreibfehlertypen werden in den Bereichen (1) Dehnung, (2) Kürzung, (3) Konsonatenverwechslung I, (4) Konsonantenverwechslung II, (5) Vokalverwechslung, (6) Groß- und Kleinschreibung, Getrennt- und Zusammenschreibung sowie (7) Fremdwörter gesehen. Das Verfahren ist sorgfältig konstruiert, die grobe Normierung (z.B. Altersbereich 13 - 18 Jahre) ist aber zu kritisieren.

Als Methode zur Lernerfolgskontrolle wurden die *NA-UER* (Jeckel, o.J.) entwickelt. Aufgabe ist es, in einem Text falsch geschriebene Wörter zu erkennen und zu markieren. Das Verfahren kann allerdings nur als Aufgabensammlung angesehen werden.

Tabelle 14.5: Testverfahren zur Prüfung von Rechtschreibfähigkeit

Abkürzung/ Autor(en) Erscheinungsjahr	Testname	Alter/Jahrgangstufe	Durchführungszeit in Min./ ET oder GT[a]	Parallelformen /PP, ST[b]
DRT 1 (Müller, 1990)	Diagnostischer Rechtschreibtest	1. - 2. Kl. GS 3. - 4. Kl. So	30 - 45 GT	ja PP
DRT 2 (Müller, 1983, 1997)	Diagnostischer Rechtschreibtest	2. - 3. Kl.	25 - 45 GT	ja PP
DRT 3 (Müller, 1983)	Diagnostischer Rechtschreibtest	6;6 - 8;3 3. Kl.	25 - 45 GT	ja PP
DRT 2 - CH (Müller, 1972)	Diagnostischer RST	2. Kl.	25 - 45 GT	ja PP
DRT 3 - CH (Müller, 1971)	Diagnostischer RT	3. Kl.	25 - 45 GT	ja PP

Formelle und informelle Schulleistungstests

DRT 1 - 2 / A (Weyermüller et al., 1983)	Diagnostischer Rechtschreibtest	2. 3. Kl.	20 GT	ja PP
DRT 3+ A (Müller, 1973)	Diagnostischer Rechtschreibtest	3. - 4. Kl. 5. Kl. So	25 - 35 GT	ja PP
DRT 4 (Grund et al., 1994)	Diagnostischer Rechtschreibtest	4. Kl.	25 - 35 GT	ja PP
DRT 5 (Grund et al., 1995)	Diagnostischer Rechtschreibtest	5. Kl.	40 - 45 GT	ja PP
DRT 4/5 A (Seyfried et al., 1972)	Diagnostischer Rechtschreibtest	4. - 5. Kl.	45 GT	nein PP
DRT 4-5 (Meis, 1970)	Diagnostischer Rechtschreibtest	10 - 11 4. - 5. Kl.	45 GT	ja PP
GRT 4+ (Birkel, 1990)	Grundwortschatz Rechtschreibtest	4. - 5. Kl.		
GTD 4-8 (Lotter, 1967)	Geeichte Testdiktate	4. - 8. Kl.	40 GT	ja PP
IiR (Probst, 1994)	Inventar impliziter Rechtschreibregeln			
KT RS/R (Beckert-Winter, 1977)	Kenntnistest für Rechtschreibung und Rechnen	35 (Rehabilitanden)	45 GT	ja PP
LFT 1 (Dickes & Wirtgen, 1972)	Luxemburger Fibeltest	1. Kl.	120 GT	nein PP

LRS (Balser, 1980)	Lese-rechtschreibschwache Schüler	7 - 11	k.A.		nein PP
LTRH (Glogauer, 1975)	Lehrzielorientierte Tests	5. - 9. Kl. HS	GT		nein PP
LTLRG (Glogauer, 1977)	Lehrzielorientierte Tests	3. - 4. Kl.	GT		nein PP
M-R-T (Jäger & Jundt, 1981)	Mannheimer RT	13 - 50	GT	45 PP	ja
NA-UER (Jeckel, o.J.)	Normtest - Übungen zur Rechtschreibung		20 - 25 GT		ja PP
RD 1-2 (Klauser & Hirt, 1983)	Test zur Rechtschreibdiagnose	1. - 2. Kl.	30 - 45 GT		ja PP
REMO (Walter & Unlegger, 1997)	Multimediales Rechtschreibpaket auf Morphembasis		CT		
RS 3 (Portmann & Stark, 1974)	Rechtschreibung 4	3. Kl.	45 GT		ja PP
RS 4 (Portmann & Stark, 1975)	Rechtschreibung 4	4. Kl.	45 GT		nein PP
RST 1 (Rathenow, 1973)	Rechtschreibtest 1	Ende 1. Kl. / Anfang 2. Kl.	45 GT		nein PP
RST 4+ (Hylla et al., 1970)	Rechtschreibtest 4+	4. Kl.	45 GT		ja PP
RST 4-5/A (Hylla et al., 1970)	Rechtschreibtest 4 - 5	4. - 5. Kl.	45 GT		ja PP
RST 7-9/A (Damm et al., 1976)	Rechtschreibtest	7. - 9. Kl.	45 GT		ja PP

Formelle und informelle Schulleistungstests

RST 8 + (Damm et al., o.J.)	Rechtschreibtest	Ende 8. Kl.	45 GT	ja PP
RT (Althoff et al., 1974)	Rechtschreibungstest	14 - 40	25 - 30 GT	ja PP
SLRT (Landerl et al., 1997)	Salzburger Lese- und Rechtschreibtest	1. - 4. Kl.	20 - 30 GT	ja PP
TD 5/6 (Grüner & Sikorski, 1978)	Testdiktate	5. - 6. Kl.	30 GT	ja PP
TGR 1/2 (Peh & Rathenow, 1984)	Grundanforderung Rechtschreibung	1. - 2. Kl.	30 - 70 GT	nein PP
WRT 2+ (Birkel, 1994a)	Weingartener Grundwortschatztest	2. - 3. Kl.	45 ET / GT	ja PP
WRT 2/3 (Rathenow, 1988)	Westermann Rechtschreibtest	2. - 3. Kl.	25 - 45 GT	nein PP
WRT 3+ (Birkel, 1994b)	Weingartener Grundwortschatztest	3. - 4. Kl.	45 ET / GT	ja PP
WRT 4/5 (Rathenow, 1979)	Westermann Rechtschreibtest	4. - 5. Kl.	35 - 40 GT	ja PP
WRT 6+ (Rathenow et al., 1980)	Westermann Rechtschreibtest	6. Kl. (5. - 8. Kl.)	20 - 30 GT	nein PP

| 80 WT (Burgstaller, 1973) | 80-Wort-Test | 4. - 6. Kl. | 45 GT | nein PP |

a) EG = Einzeltest, GT = Gruppentest, b) PP = Paper and Pencil-Test, ST = Sprachtest, CT = Computergestütztes Verfahren

Eine besondere Entwicklung im Rechtschreibbereich sind integrierte Programmpakete, bei denen Diagnose- und Förderaufgaben zugleich angeboten werden. Ein solches Paket wurde auf Computerbasis von Walter und Unlegger (1997) entwickelt (*REMO*).

14.2.3 Grammatiktests

Der *SL 6+* (Wendeler, 1974) ist ein leider vergriffenes Verfahren, mit dem das Erkennen von Satzgliedern geprüft werden konnte. Das Verfahren war für Hauptschüler relativ schwierig ($p_i \approx .29$), für Realschüler ($p_i \approx .53$) und Gymnasiasten ($p_i \approx .58$) aber angemessen.

Tabelle 14.6: Testverfahren zur Prüfung von grammatikalischen Kompetenzen

Abkürzung/ Autor(en) Erscheinungsjahr	Testname	Alter/Jahrgangsstufe	Durchführungszeit in min./ ET oder GT	Parallelformen / PP
GT-S5 (Dobberthien, 1974)	Grammatik-Tests	5. Kl.	45 GT	nein PP
NA-DS (Druy & Dyckmans, o.J.)	Normtest - Deutsch Sprachlehre		20 - 25 GT	nein PP
SL 6+ (Wendeler, 1974)	Satzlehre 6+	12 6. Kl.	45 GT	ja PP

Zu den informellen Verfahren können die *GT-S5* (Dobberthien, 1974) gezählt werden. Hier werden im Anschluß an ein Sprachlehrbuch Aufgaben zu fünf Bereichen zusammengestellt: (1) Unterscheidung grammatikalischer Phänomene, (2) Zuordnung von Begriffen zu grammatikalischen Phänomen, (3) Zuordnung von Symbolen zu grammatikalischen Phänomen, (4) Kenntnis grammatikalischer Regeln und (5) Anwendung grammatikalischer Regeln.

Ein zwar publiziertes, aber nicht entsprechend normiertes Verfahren sind die *NA-DS* (Druy & Dyckmans, o.J.). Hiermit sollen Kenntnisse in bezug auf Wortarten, Satzteile, Verbformen, Pronomina und Nebensätze erfaßt werden.

14.2.4 Leseverständnis, Lesefähigkeit und Schreibfähigkeit

Leselernvoraussetzungen können mit der *AP-LLV* von Probst (1983) geprüft werden; allerdings liegt die Aufgabensammlung nicht in standardisierter Form vor, sondern muß selbst zusammengestellt werden. Zehn Aufgaben beziehen sich auf die eigentlichen Leselernvoraussetzungen (während der Vorschulzeit oder der ersten drei Wochen der Schulzeit zu erheben), weitere fünf Informationen auf Erfolge beim Lesenlernen (nach sechs Schulmonaten zu prüfen). Folgende Aufgaben werden vorgegeben: (1) Einsicht in die Funktion der Schrift, (2) optische Differenzierung, (3) phonematische Differenzierung, (4) melodische Differenzierung, (5) rhythmische Differenzierung, (6) Unterscheidung von Gegenstand und Wort nach der Wortlänge, (7) akustische Durchgliederung, (8) kinästhetische Differenzierung der Sprechorgane, (9) Artikulation, (10) Merkspanne, (11) sinnverstehendes Lesen, (12) Sinnverständnis, (13) Leseniveauzuordnung, (14) Lehrerrating zum Leseerfolg des Kindes, (15) Lesen in Satzteilen. Mit dem Verfahren ist auch der Anspruch verbunden, wichtige Grundlagen zur Planung und Kontrolle von Lehr- und Lernprozessen im Bereich des Schriftspracherwerbs zur Verfügung zu haben. Zwischen den Leselernvoraussetzungen und den Leseerfolgskriterien bestehen relativ hohe Korrelationen.

Ein zu Beginn des Leselernprozesses bereits einsetzbares Verfahren sind die *DBL* von Dummer-Smoch (1993). Bilder werden dabei als Anregung für das Schreiben verwendet. Dabei wird von einem sechsstufigen Prozeß des Erwerbs des Schreibenlernens ausgegangen: (1) Kritzelbriefe als Vorläuferform des Schreibens im Kindergartenalter, (2) Buchstabenreihung ohne Bezug zum Lautbestand oder Schriftbild des Wortes, (3) Wiedererkennen und Benennen visuell gespeicherter Wörter ohne Laut-Buchstabenverbindungen, (4) Skelettschreibungen mit Bezug zu den Lauten des gesprochenen Wortes, (5) vollständige alphabetische und lautgetreue Schreibungen, aber noch ohne orthographische Korrektheit und (6) orthographisch korrekte Schreibung. Aus dem Verfahren können quantitative Indices gewonnen werden (Fehleranzahl), aber auch qualitative Fehlerkategorien bestimmt werden (lautbezogene und orthographisch nicht korrekte Lösung, z.B. Zige statt Ziege; Fehler in der Wahrnehmungsgliederung, z.B. Tomte statt Tomate; Fehler in der Wahrnehmungsrichtung, z.B. Kamle statt Kamel).

Die Buchstabenkenntnis soll mit der *BBLDP* (Niemeyer, 1976a) erfaßt werden. Dazu dienen drei Subtests: (1) in Schreibschrift oder (2) in Druckschrift vorgegebene Buchstabenverbindungen sollen vom Kind vorgelesen werden (Leseproben A und B) und jeweils ein in einem Wort eingebetteter Laut soll vom Kind notiert werden (Diktatprobe). Mit der *BLDP 3* (Niemeyer, 1976b) werden Lese- und Schreibfähigkeiten von Drittkläßlern überprüft. In Form der Leseprobe werden die Lesezeit, die Summe der Lesefehler und die Fehlerarten festgehalten, bei der Diktatprobe werden Anzahl sowie Art (mit Hilfe eines Kategoriensystems aus dem *BLT 1-2*) der gemachten Fehler ausgewertet.

Eine Kombination aus diagnostischem Verfahren und Trainingsmaterial stellt das *LuV/T* (Kalb et al., 1979) dar. Damit sollen vor allem leseschwache Kinder gefördert werden. Die acht Aufgabengruppen sprechen vor allem die Fähigkeit zum sinnentnehmenden Lesen an: (1) lesetechnische Grundleistungen (z.B. Buchstaben, Silben und Wörter erkennen und zuordnen), (2) Satzverständnis unter Beachtung einzelner Wörter, (3) wortgenaues und satzgliederndes Lesen, (4) sinnkritisches Verständnis für zusammengesetzte Wörter, (5) sinnprüfendes und kritisches Satzlesen, (6) wortgenaues Textverständnis, (7) Erfassung bedeutungsähnlicher bzw. gegensätzlicher Wörter und Aussagen und (8) sinnverstehendes und strukturerfassendes Lesen von Texten und Textabschnitten.

Mit der *LTS* von Biglmaier (1969) wird die Fähigkeit zum Vorlesen von Texten und von Einzelwörtern geprüft sowie die optische Unterscheidungsfähigkeit von ähnlichen Wörtern (der letzte Subtest ist nach bestimmten Fehlerkategorien aufgebaut). Das Verfahren ist z.T. normiert (Lesefehler, Lesegeschwindigkeit), z.T. nur nach informellen Kriterien auswertbar (Leseverständnis, Artikulation).

Das Leseverständnis wird häufig in der Weise geprüft, daß kurze Texte vorgegeben werden und im Anschluß daran textbezogene Fragen mit Hilfe von Multiple-choice-Vorgaben beantwortet müssen werden. Auf diese Weise sind der *SVL 4-5 / A* (Weyermüller, 1976), der *VL 4-6 / A* (Anger et al., 1978), der Test *Lesen 3* (Wendeler, 1973a) oder *Lesen 4* (Wendeler, 1973b) konstruiert.

Der *ZLT* von Linder und Grissemann (1980) besteht aus drei Subtests: (1) Wortleselisten zur Erfassung von Leseflüssigkeit (Zeit) und Lesegenauigkeit (Fehler), (2) Textlesetest (Lesefertigkeit) und (3) Graphem-Phonemzuordnung mit einer Liste von ein-, zwei- und dreigliedrigen Graphemen. Neben quantitativen Indikatoren können aufgrund einer psycholinguistisch fundierten Verleseanalyse Aussagen über die Qualität der Lesefertigkeit gemacht werden, die wieder für eine prozeßorientierte Förderung genutzt werden können.

Der *ZLVT 4 - 6* von Grissemann und Baumberger (1986) soll verschiedene Teilbedingungen und Teiloperationen des Lesens erfassen; im einzelnen geht es um folgende Bereiche: (1) Lesegeschwindigkeit und -genauigkeit, (2) Leseflüssigkeit und Lesebetonung, (3) Leseoperationen, (4) Leseverständnis. Diese Fertigkeiten werden mit Aufgaben zum stillen und lauten Lesen, mit Fragen zu verbalem und bildhaftem Material sowie mit Handlungsaufgaben geprüft.

Tabelle 14.7: Lesefähigkeits- und Leseverständnistests

Abkürzung/ Autor(en) Erscheinungs- jahr	Testname	Alter/ Jahrgangs- stufe	Durch- führungs- zeit in Min./ ET oder GT[a]	Parallel- formen /PP, ST[b]
AP-LLV (Probst, 1983)	Aufgaben zur Prüfung der Lese-Lernvor- aussetzung	Vorsch. / 1. Kl.	30 - 45 ET	nein ST
BBLDP (Niemeyer, 1976a)	Bremer Buch- staben- und Diktatprobe	1. Kl.	k.A. ET	nein PP
BHEG (Glatz, o.J.)	Beurteilungs- hilfen Ende der Grundschule	4. Kl.	150 GT	nein PP
BLDP 2 (Niemeyer, 1976b)	Bremer Lese- und Diktatpro- be	2. Kl.	5 ET	nein ST /PP
BLDP 3 (Niemeyer, 1976c)	Bremer Lese- und Diktatpro- be	3. Kl.	35 ET	nein ST /PP

BSL 2+ (Wiest, o.J.)	Bremer Satzlesetest	2. - 3. Kl.	10 - 15 GT	ja PP
DBL (Dummer-Smoch, 1993)	Diagnostische Bilderlisten	1. - 3. Kl.	20 - 25 ET / GT	ja ST
DLF 1-2 (Müller, 1984)	Diagnostischer Lesetest zur Frühförderung	1. - 2. Kl.	ET	ja ST
DLT 1-2 (Weyermüller & Zlabinger, 1978)	Diagnostischer Lesetest	1. - 2. Kl.	8 ET	nein PP
DLT 2-3 (Geuß & Schlevoigt, 1978)	Diagnostischer Lesetest	2. (- 3.) Kl.	45 GT	nein PP
EK-WF (Mietzel, 1971)	Erfolgskontrollen zur Westermann-Fibel	1. Kl.	5 - 45 GT	ja PP
ET-WF (Mietzel, 1971)	Erfolgskontrollen zur Westermann-Fibel	1. Kl.	4 - 45 GT	ja PP
HAMLET 3 - 4 (Lehmann et al., 1997)	Hamburger Lesetest	3. - 4. Kl.	2 x 45 GT	ja PP
KNUSPEL-L (Marx, 1997)	Knuspels Leseaufgaben	1. - 4. Kl.	35 - 60 ET	nein LT
Lesen 3 (Wendeler, 1973a)	Lesen 3	3. Kl.	45 GT	ja PP
Lesen 4 (Wendeler, 1973b)	Lesen 4	4. Kl.	45 GT	ja PP
LL (Dickes et al., 1977)	Luxemburger Lesetests	1. Kl.	120 ET	nein PP
LTS (Biglmaier, 1969)	Lesetest-Serie	1. - 5. Kl.	20 - 45 ET (GT)	nein ST, PP

LT 2 (Samtleben et al., 1973)	Lesetest	2. (- 3.) Kl.	25 + 30 GT	ja PP
LT 2 - A (Samtleben et al., 1970)	Lesetest	2. (- 3.) Kl.	25 + 30 GT	ja PP
LuV/T (Kalb et al., 1979)	Lesen und Verstehen/Training	1. - 2. Kl.	k.A. ET / GT	nein ST
SVL 3 (Müller, 1969)	Sinnverstehendes Lesen	8 - 9 2.- 3. Kl.	50 GT	ja PP
SVL 3 / A (Müller, 1971)	Sinnverstehendes Lesen	8 - 9 2.- 3. Kl.	40 GT	ja PP
SVL 4-5 / A (Weyermüller, 1976)	Sinnverstehendes Lesen	4.- 5. Kl.	40 GT	ja PP
TSRT (Vanecek, 1977; Mayer, 1987)	Tinker Speed of Reading Test			
VL 4-6/A (Anger et al., 1978)	Verständiges Lesen (österr.)	4. - 6. Kl.	35 GT	ja PP
VL 5 - 6 (Anger et al., 1965)	Verständiges Lesen	9 - 13 5. - 6. Kl. HS	35 GT	ja PP
VL 7 - 9 (Anger et al., 1965)	Verständiges Lesen	12;0 - 15;11 7. - 9. Kl.	35 GT	ja PP
VL 7-9/A (Anger et al., 1969)	Verständiges Lesen (österr.)	7. - 9. Kl.	35 GT	ja PP
ZLT (Linder & Grissemann, 1980)	Zürcher Lesetest	1. - 5./6. Kl.	15 - 25 ET	nein ST
ZLVT 4-6 (Grissemann & Baumberger, 1986)	Zürcher Leseverständnistest	4. - 6. Kl.	25 - 50 ET	nein ST

[a] EG = Einzeltest, GT = Gruppentest, [b] PP = Paper and Pencil-Test, ST = Sprachtest

14.3 Tests zur Erfassung fremdsprachlicher Leistungen

Die Beherrschung von Fremdsprachen sollte bei einem zusammenwachsenden Europa einen zunehmend höheren Stellenwert erlangen. Merkwürdigerweise spiegelt sich dieser Trend nicht in den Verfahren zur Erfassung fremdsprachlicher Kompetenzen wider (Raatz et al., 1991). Lehrer und Lehrerinnen stützen sich im Fremdsprachenunterricht vorwiegend auf die vorgeschriebenen Schulaufgaben, Extemporalien und andere subjektive Verfahren zur Leistungsbewertung. Allerdings scheint in der neuesten Zeit ein geschärftes Problembewußtsein aufzukeimen (Gradenghi & O'Connell, 1997), da die Vergabe von Certifikaten über die Sprachbeherrschung eine Normierung der Anforderungen voraussetzt (von der Handt, 1997; Voss, 1997).

14.3.1 Fremdspracheneignungstest

Mit dem *DP-SRL* (Guthke & Harnisch, 1986) liegt in der Form eines Lernfähigkeitstests ein Verfahren vor, das mit Hilfe einer Miniaturkunstsprache typische Prinzipien des Fremdsprachenerwerbs nachbildet und prognostische Hinweise auf die Fremdsprachenlernfähigkeit erlauben soll. Für die Ergebnisse, die aber sehr an typische Intelligenztestaufgaben erinnern, ist prognostische Validität (Erfolg nach einem Jahr Unterricht) nachgewiesen. Vorteil des Verfahrens ist seine Unabhängigkeit von Vorkenntnissen. Die Resultate sollen zur Lerngruppendifferenzierung verwendet werden können.

Der *FTU 4-6* (Carroll & Sapon, 1971) wird über Tonband vorgegeben. Mit ihm sollen vier für das Erlernen von Fremdsprachen wichtige Faktoren erfaßt werden: (1) phonetische Entschlüsselung, (2) grammatische Sensibilität, (3) Merkfähigkeit für unbekannte Wörter und (4) induktive Begabung für das Fremdsprachenlernen. Die Übereinstimmung der Testergebnisse mit Englischzensuren ist relativ hoch ($r \cong .48$), die prognostische Validität (Vorhersagezeitraum 2 Jahre, Kriterium war der *ELT 6-7*) betrug .64.

Tabelle 14.8: Fremdspracheneignungstest

Abkürzung/ Autor(en) Erscheinungs- jahr	Testname	Alter/ Jahrgangs- stufe	Durch- führungs- zeit in Min./ ET oder GT[a]	Parallel- formen /PP, ST[b]
DP-SRL (Guthke & Harnisch, 1986)	Diagnostisches Programm „Syn- taktischer Regel- und Lexikerwerb"	ab 9 - Erw.	10 - 20 ET	nein PP
FTU 4-6 (Carroll & Sapon, 1971)	Fremdsprachen- eignungstest	4. - 6. Kl.	75 GT	nein PP

[a] EG = Einzeltest, GT = Gruppentest, [b] PP = Paper and Pencil-Test, ST = Sprachtest

14.3.2 Schulleistungstests im Fach Englisch

14.3.2.1 Formelle sozialnormbezogene Verfahren

Für den Einsatz an Gesamtschulen ist der *EET 6+* (Schrand, 1973) geplant gewe- sen. Mittels Mehrfachauswahlantworten können mit ihm Kenntnisse zu den Be- reichen (1) Spelling, (2) Vocabulary, (3) Structure, (4) Pronounciation und (5) Listening Comprehension erfaßt werden. Die Korrelationen zu Schulnoten im Fach Englisch sind mittelhoch ($\approx .40$), ebenso die zu der mit dem CFT 2 gemesse- nen Intelligenz ($r = .37 - .40$).

An dem *DLE 5-6* (Doyé & Lüttge, 1977) kann hervorgehoben werden, daß hier ein Teil der Testanweisungen über ein Tonband erfolgt; das Verfahren selbst sollte am besten in einem Sprachlabor durchgeführt werden.

Der *ELT 6-7* (Kamratkowski & Schneider, 1966) ist an ein Englischlehrbuch („Peter Pim and Billy Ball"), das nicht mehr im Handel ist, angelehnt. Auch meh- rere weitere entwickelte Verfahren sind nicht mehr im Handel erhältlich, z.B. der *HET 6+* (Fettweiß et al., 1966) oder der *ELT 12-13* (Steltmann, 1975). Letzteres

Verfahren ist aufgrund didaktischer Analysen erstellt worden und war zur Erfassung von fünf Bereichen gedacht: (1) interpretation, (2) reading comprehension, (3) vocabulary, (4) idioms and usage und (5) grammar.

Tabelle 14.9: Formelle sozialnormbezogene Englischtest

Abkürzung/ Autor(en) Erscheinungsjahr	Testname	Alter/ Jahrgangsstufe	Durchführungszeit in Min./ ET oder GT	Parallelformen /PP
AET 8 (Amann, 1977)	Greneral Pre-Intermediate English Test	8. Kl.	50 GT	ja PP
DELTA (Klein-Braley & Lück, 1979)	Duisburger Englisch-Leistungstest	Stud.	240 GT	teilw. PP
DLE 5-6 (Doyé & Lüttge, 1977)	Diagnostischer Leistungstest Englisch	5. - 6. Kl.	110 GT	nein PP
EET 6+ (Schrand, 1973)	Englisch Einstufungstest	12 6. Kl.	45 GT	ja PP
EET 9+ (LiG, 1976; Lukesch, 1979)	Englisch Einstufungstest	9. Kl.	45 GT	ja PP
ELT 6-7 (Kamratkowski & Schneider, 1966)	Englisch-Leistungstest	6. - 7. Kl.	90 GT	nein PP
ELT 12-13 (Steltmann, 1975)	Englisch-Leistungstest	12. - 13. Kl.	90 GT	ja PP
HET 6+ (Fettweiß et al., 1966)	Hamburger Englischtest	11 - 14 6. Kl. HS	135 GT	nein PP

Der *AET 8* (Amann, 1977) wurde für Haupt- und Gesamtschüler in Österreich entwickelt. Seine Subtests beziehen sich auf die Bereiche (1) Rechtschreibung, (2) Leseverständnis und passiver Wortschatz, (3) Grammatik, (4) Präpositionen und (5) produktiver Zeichenvorrat. Die Korrelationen mit der Englischnote auf Klassenebene schwankten sehr stark ($.19 \leq r \leq .83$), über alle Schüler hinweg betrug der Zusammenhang $r = .62$.

Mit dem *DELTA* (Klein-Braley & Lück, 1979) wurden bislang Abiturienten oder Studienfachwechsler untersucht. Die neun Subtests des Verfahrens zielen folgende Bereiche an: (1) Grammatik passiv, (2) Wortschatz passiv, (3) Verben aktiv, (4) Präpositionen aktiv, (5) Wortschatz aktiv, (6) Text ergänzen, (7) Transformationen, (8) Übersetzen und (9) Gehörtes transkribieren. Die Validität des Verfahrens wurde über die Vorhersagegültigkeit von Durchfallquoten in Sprachkursen bestimmt, des weiteren wurden konkurrente Validitätsbelege aufgewiesen (z.B. zu listening comprehension .52).

14.3.2.2 Informelle Englischstests

Eine von den Schulbuchverlagen aufgegriffene Entwicklung bestand darin, zu Schulbüchern „informelle lehrzielbezogene Tests", die im Grunde aber nur nichtüberprüfte Aufgabensammlungen darstellen, zu veröffentlichen.
Die *L-EiA 1H* (Doyé, 1984) bzw. die *L-EiA 2H* (Moll, 1984) sind Itemsammlungen zu dem Lehrbuch „Englisch in Action". Aufgaben sind zu den Bereichen (1) Leseverständnis, (2) Schreiben, (3) Hörverstehen und (4) Sprechen entworfen worden.

Die *RCT-Reihe* (Neuner et al., 1982; Iwen et al., 1983) enthält unterschiedlich viele Einzeltests, z.B. solche zu (1) grammatikalischen Formen, (2) Wortschatz, (3) korrektem Satzbau und (5) aktiver Sprachbeherrschung. Die Verfahren sind als informelle Aufgabensammlung zu dem entsprechenden Lehrwerk zu gebrauchen.

Auch die *TLE*-Verfahren (Carls, 1972) sind in Zusammenhang mit dem Lehrwerk „Learning English" einsetzbar. Für sie wird Lehrbuchgültigkeit angenommen, ohne daß weiter Validitätsaspekte überprüft werden.

Als eher informelle Aufgabenreihe denn als kriteriumsorientiertes Testverfahren ist die *TU-RT 1* von Boss et al. (1982) anzusprechen. Es werden 12 Einzeltexte oder Abbildungen angeboten, mit deren Hilfe sowohl Aspekte der rezeptiven Sprachbeherrschung (sprachliches Verständnis, inhaltliches Verständnis) wie auch zur reproduktiven und produktiven Sprachbeherrschung (Wortschatz, Grammatik, inhaltliche Auswertung, freie Sprachproduktion) auf verschiedenen Schwierigkeitsstufen geprüft werden sollen.

Ähnliches gilt für die anderen in diesem Kontext entwickelten Verfahren, z.B. die *NA-E* (vgl. Tab. 14.10).

Tabelle 14.10: Informelle Englischtest

Abkürzung/ Autor(en) Erscheinungsjahr	Testname	Alter/ Jahrgangsstufe	Durchführungszeit in Min./ ET oder GT[a]	Parallelformen /PP, ST[b]
L-EiA 1H (Doye, 1984)	Lernzielkontrollen	5. Kl. HS	GT	nein PP
L-EiA 2H (Moll, 1984)	Lernzielkontrollen	6. Kl. HS	GT	nein PP
NA-E (Nesemann, o.J.)	Normtest Arbeitsblätter Englisch		GT	nein PP
RCT (1) (Neuner et al., 1982a)	Reading Comprehension Test (1)	9. - 10. Kl. Sek. St. I	2 x 45 GT	nein PP
RCT (2) (Neuner et al., 1982b)	Reading Comprehension Test (2)	9. - 10. Kl. Sek. St. I	2 x 45 GT	nein PP
RCT (3) (Neuner et al., 1982c)	Reading Comprehension Test (3)	9. - 10. Kl. Sek. St. I	2 x 45 GT	nein PP
RCT (4) (Neuner et al., 1982d)	Reading Comprehension Test (4)	9. - 10. Kl. Sek. St. I	2 x 45 GT	nein PP

RCT (5) (Iwen et al., 1983)	Reading Comprehension Test (5)	9. - 10. Kl. Sek. St. I	4 x 45 GT	nein PP
TLE A1 (Carls, 1972)	Tests zu Learning English 1		45 GT	nein PP
TU-RT 1 (Boss et al., 1982)	Toward understanding - Reading Texts 1	nach 2 Jahren Engl.	2 x 45 GT	nein PP
TU-RT 2 (Boss et al., 1980a)	Toward understanding - Reading Texts 2	nach 2 Jahren Engl.	2 x 45 GT	nein PP
TU-RT 3 (Boss et al., 1980b)	Toward understanding - Reading Texts 3	nach 2 Jahren Engl.	2 x 45 GT	nein PP
TU-LT 1 (Boss et al., 1979)	Toward understanding - Listening Texts 1	nach 2 Jahren Engl.	2 x 45 GT	nein PP
TU-LT 2 (Boss et al., 1981a)	Toward understanding - Listening Texts 2	nach 2 Jahren Engl.	2 x 45 GT	nein PP
TU-LT 3 (Boss et al., 1981b)	Toward understanding - Listening Texts 3	nach 2 Jahren Engl.	2 x 45 GT	nein PP
TU-LT 4 (Boss et al., 1981c)	Toward understanding - Listening Texts 4	nach 2 Jahren Engl.	2 x 45 GT	nein PP

[a)] EG = Einzeltest, GT = Gruppentest, [b)] PP = Paper and Pencil-Test, ST = Sprachtest

14.3.3 Formelle Schulleistungstests im Fach Französisch

Mit dem *FET 7+* (Gerhold, 1974a) können Französischkenntnisse nach einem und mit dem *FET 8+* (Gerhold, 1974b) nach zwei Unterrichtsjahren geprüft werden. Enthalten sind Aufgaben zum kommunikationsrelevanten Wortschatz und zu Strukturelementen der französischen Sprache. Die Testentwicklung orientierte sich an herkömmlichen Lehrbüchern. Die Aufgaben sind in Multiple-choice-Form zu beantworten. Die Überprüfung von freier Aufgabenbeantwortung und Multiple-choice-Modus betrug beim *FET 8+* im übrigen .99. Ebenfalls sehr hoch fielen die Zusammenhänge zu Lehrer- und Studentenratings über sprecherische Fertigkeiten aus ($.82 \leq r \leq .90$).

Tabelle 14.11: Ein- und mehrdimensionale Französischtests

Abkürzung/ Autor(en) Erscheinungsjahr	Testname	Alter/ Jahrgangsstufe	Durchführungszeit in Min./ ET oder GT	Parallelformen /PP
FET 7+ (Gerhold, 1974a)	Französisch Einstufungstest 7+	7. Kl.	45 GT	ja PP
FET 8+ (Gerhold, 1974b)	Französisch Einstufungstest 8+	8. Kl.	70 GT	ja PP
FWS (Flechsig, 1973)	Französischer Wortschatz	9. - 12. Kl.	25 GT	ja PP
NA-F (Pekczynski, o.J.)	Normtest Arbeitsblätter		20 - 25 GT	nein PP

Nur auf die Erfassung des Wortschatzes ist der *FWT 9-12* (Flechsig, 1973) ausgerichtet. Das Verfahren ist nach Klassenstufen und dem Ausmaß der Unterrichtsstunden geeicht. Eine weitergehende Validierung erfolgte nicht.

Ein informelles Verfahren sind die *NA-F* (Pekczynski, o.J.). Es liegen 23 Aufgabenblätter mit jeweils 20 Items zu unterschiedlichen Wissensbereichen vor.

14.4 Mathematiktests

14.4.1 Allgemeine mathematische Begabungsaspekte

Ein Verfahren, das im Grunde einen Intelligenz- bzw. Kreativitätsaspekt im mathematischen Bereich prüft, ist der *BMF* von Scharlach und Wendel (1990). Es werden sowohl mathematische Aufgaben i.e.S. wie auch Aufgaben, die Produktivitätsaspekte erfassen, vorgegeben (z.B. „Bilde möglichst viele Aufgaben, deren Ergebnis immer 32 ist!"). Als Normierungskriterium werden die Leistungen von altersentsprechenden Siegern in der Mathematikolympiade verwendet: Probanden mit über 70% Lösungen (gemessen an dem Wert des Siegers) gelten als besonders befähigt. Das Verfahren, dessen Entwicklung noch in die Zeit der DDR zurückreicht, wurde zu Screening-Zwecken entwickelt. Die Reliabilität der Meßwerte ist adäquat (.71 bis .98; Meßwiederholung nach einem Monat) und die prädiktive Validität in bezug auf die Mathematikolympiade war hoch.

Tabelle 14.11: Mathematiktest - allgemeine Begabungsaspekte

Abkürzung/ Autor(en) Erscheinungsjahr	Testname	Alter/ Jahrgangsstufe	Durchführungszeit in min./ ET oder GT[a]	Parallelformen / PP, ST[b]	
AU (Claros-Salinas, 1988)	Akalkulie-Untersuchungsverfahren	18 - 75	60 - 90 Langform 10 - 15 Kurzform ET	ja PP	
BMF (Scharlach & Wendel, 1990)	Besondere mathematische Fähigkeiten	11 - 13	45 ET, GT	nein PP	

[a] EG = Einzeltest, GT = Gruppentest, [b] PP = Paper and Pencil-Test, ST = Sprachtest

Das Akalkulie-Untersuchungsverfahren von Claros-Salinas (1988) ist als neuropsychologisches Untersuchungsverfahren für eine klinische Anwendung entwickelt worden, da bislang für diese Störung keine standardisierten Untersuchungsverfahren vorliegen. Es basiert auf einem linguistischen Modell der Zahlverarbeitung, dessen Anwendbarkeit im schulischen Kontext noch geprüft werden müßte.

14.4.2 Spezifische mathematische Lehrzielbereiche

14.4.2.1 Spezifische mathematische Lehrzielbereiche - Grundschulbereich

Für die Grundschulzeit liegen mehrere Verfahren vor: Der *RT 1-3CH* (Lobeck, 1987) ist ein für die Schweiz entwickeltes Verfahren und soll zur quantitativen und qualitativen Einschätzung der Rechenleistung dienen.

Mit dem *RT 2* (Glück & Hirzel, 1972) wird der Umgang mit Zahlen und Textaufgaben erfaßt, wie er vor Einführung des sog. modernen Mathematikunterrichts gepflogen wurde. Ein Minimalkatalog an Lehrzielen liegt dem *MT 2* (Feller & Hugow, 1981) zugrunde. Diese sind durch folgende Subtests abgedeckt: (1) Gegenstände ordnen, (2) Zahlen ordnen, Zahlenverständnis, (3) Grundlegung der Zahloperation, (4) Addition, (5) Subtraktion, (6) Multiplikation. Die (umgepolte) Mathematikzensur korreliert mit dem Testergebnis mit $r = .60$.

Die *MT-LRS 2* (Bayer, 1976) sind eine Sammlung mathematischer Aufgaben, die zur Prüfung der Frage zusammengestellt worden sind, ob LRS-Kinder auch in Mathematik schlechtere Leistungen aufweisen. Der Frage der Testfairness wurde aber keine besondere Beachtung geschenkt.

Der *DRE 3* (Samstag et al., 1971) enthält eine Fehlersystematik, die Ergebnisse aus dem Verfahren sollten in den nachfolgenden Unterricht wieder eingehen. Mit dem *ZR 4+* (Krüger et al., 1970) wird der Umgang mit Zahlen erfaßt; auch hier können sog. typische Fehler der Kinder erkannt werden.

Mit den *MSZ 3* (Stark & Thyen, 1973) und *MSZ 4* (Kopka, 1973) wird sowohl Rechenfertigkeit wie auch Leseverständnis für mathematische Aufgabenstellungen erfaßt.

In dem *Scholastik-Projekt* (Weinert & Helmke, 1997) wurden für den Bereich der Mathematik-Leistungen Tests für drei Bereiche entwickelt (Stern, 1997): (1) Mathematische Textaufgaben, (2) Verständnis mathematischer Prinzipien und (3) Arithmetik.

Tabelle 14.12: Mathematiktests - Grundschulbereich

Abkürzung/ Autor(en) Erscheinungsjahr	Testname	Alter/ Jahrgangsstufe	Durchführungszeit in Min./ ET oder GT[a]	Parallelformen / PP[b]
DBZ 1 (Wagner & Born, 1994)	Diagnostikum: Basisfähigkeiten im Zahlenraum 0 - 20	1. - 2. Kl.	10 - 20 ET	nein PT
DRE 3 (Samstag et al., 1971)	Diagnostischer Rechentest	3. Kl.	2 x 45 GT	ja PP
MSZ 3 (Stark & Thyen, 1973)	Mathematische Sachzusammenhänge	3. Kl.	45 GT	ja PP
MSZ 4 (Kopka, 1976)	Mathematische Sachzusammenhänge	4. Kl.	45 GT	ja PP
MT 2 (Feller & Hugow, 1981)	Mathematiktest	2. Kl.	2 x 45 GT	ja PP
MT-LRS 2 (Bayer, 1976)	Mathematiktest für LRS	2. Kl.	GT	nein PP
MTT 1 (Garthen et al., 1987)		GS, SoS		HT
RT 1-3/CH (Lobeck & Frei, 1987)	Rechentest	1. - 3. Kl.	45 GT	nein PP
RT 4-6/CH (Lobeck et al., 1990)	Rechentest	4. - 6. Kl.	70 - 80 GT	nein PP

RT 2 (Glück & Hirzel, 1972)	Rechentest	45	ja
	2. Kl.	GT	PP
SPST-R 4-6 (Brutschin et al., 1980)	Schweizer Primarschultest	30 - 50	nein
	4. - 6. Kl.	GT	PP
SCHOLASTIK-M (Stern, 1997)	Scholastik-Projekt Mathe. 2. - 4. Kl.	GT	nein PP
ZF 3 (Stark & Thyen, 1973)	Zahlenfolgen 3	9	45	ja
	3. Kl.	GT	PP
ZF 4 (Kopka & Stark, 1973)	Zahlenfolgen 4	10	45	ja
	4. Kl.	GT	PP
ZR 4 (Krüger et al., 1970)	Zahlenrechnen	45 - 70	ja
	4. - 5. Kl.	GT	PP

[a] EG = Einzeltest, GT = Gruppentest, [b] PP = Paper and Pencil-Test

14.4.2.2 Spezifische mathematische Lehrzielbereiche - Sekundarbereich I

Die Fähigkeit zur Lösung von Textaufgaben kann mit den *MDA 6+* (Müller, 1973) geprüft werden. Die Aufgaben sind mit Grundrechenkenntnissen zu bewältigen. Das Verfahren ist zur Identifizierung von Schülern mit guten logischen und mathematischen Fähigkeiten gedacht, auch wenn gerade Rechenleistungen nicht besonders gut ausgefallen sind.

Kenntnisse über Längen-, Gewichts-, Geld- und Zeitmaße können mit dem *MT-GMS 5* (Küffner, o.J.) erfaßt werden. Das Verfahren ist für Hauptschüler konzipiert und kann fehlerorientiert ausgewertet werden. D.h. ihm liegt eine Fehlertypologie über den zu erfassenden Inhaltsbereich zugrunde.

Ein lehrplanvalides Verfahren zur Erfassung der Kenntnisse im Bruch- und Dezimalrechnen wurde von Haenisch und Lukesch (1981) mit dem *BDT 6* vorgelegt. Überprüfungsschritte zu dem Verfahren wurde in Kapitel 13.2.2 dargestellt.

In dem *RT 9+* (Bremm & Kühn, 1992) sind Aufgaben zu den Bereichen (1) Bruchrechnen, (2) Prozentrechnen, (3) Zinsrechnen, (4) Gleichungen, (5) Potenzen und Wurzeln und (6) Rechnen mit Größen enthalten. Das Verfahren ist für Haupt- und Realschüler gedacht.

Aufgaben zu acht Subskalen enthält der *BRT* (Balser et al., 1985), u. zw. (1) Dezimalbrüche, (2) Maße, (3) Algebra, (4) Geometrie, (5) Grundrechenarten, (6) gewöhnliche Brüche, (7) Prozentrechnen und (8) Schlußrechnen. Das Verfahren kann in unterschiedlicher Zusammenstellung der Aufgabengruppen durchgeführt werden, eine Kurzform ist ebenfalls vorhanden.

Auf einer äußerst gründlich durchgeführten Befragung über die für das Berufsleben wichtigen Lehrzielbereiche beruht der *HTM* (Schulz, 1988). Die Aufgabenstellungen umfassen die Gebiete (1) Zahlenrechnen, (2) Bruch- und Dezimalrechnen, (3) Größen und Umrechnungen, (4) Prozentrechnen, (5) Dreisatz-/Schlußrechnen, (6) Zinsrechnen und (7) Gleichungen.

Die *MDA 10+* (Bartel et al., 1970) sind eher als ein Test zur Erfassung des schlußfolgernden Denkens als ein Mathematik-Test einzuschätzen. Die Aufgaben stammen aus den Bereichen (1) Zahlen- und Buchstabenrechnen, (2) Geometrie, (3) Raumvorstellung, (4) Zahlenfolgen, (5) Kombinationsaufgaben, (6) Abwicklungsaufgaben und (7) sonstige Denkaufgaben. Das Verfahren ist geeicht für Realschüler, Gymnasiasten und Bewerbern für den zweiten Bildungsweg.

Der *M-T-A-S* (Lienert & Hofer, 1972) enthält drei Subbereiche: (1) Algebra, (2) Geometrie und (3) Funktionen. Es kann auch ein Gesamttestwert gebildet werden. Validitätsangaben sind vorhanden (Abiturnote Mathematik etc.).

Tabelle 14.13: Mathematiktests - Sekundarbereich I / II - Sozialnormorientierte Verfahren

Abkürzung/ Autor(en) Erscheinungsjahr	Testname	Alter/ Jahrgangsstufe	Durchführungszeit in Min./ ET oder GT[a]	Parallelformen / PP[b]
BDT 6 (Haenisch & Lukesch, 1981)	Bruch- und Dezimalrechentest	6. Kl.	60 GT	ja PP
BRT (Balser et al., 1985)	Berufsbezogener Rechentest	8. - 10. Kl., HS SR, BS, GesS	90 GT	nein PP

HTM (Schulz, 1988)	Hauptschultest Mathematik	9. Kl.	90 GT	ja PP
KT RS/R (Beckert-Winter, 1977)	Kenntnistest für Rechtschreibung und Rechnen	35 (Rehabilitanden)	45 GT	ja PP
MDA 6+ (Müller, 1973)	Mathematische Denkaufgaben	12 6. Kl.	70 GT	ja PP
MDA 10+ (Bartel et al., 1970)	Mathematische Denkaufgaben	9. - 10. Kl.	120 GT	ja PP
M-IEA (Husen, 1967; Lukesch, 1979)	Mathematik-Test IEA	9. Kl.	45 GT	ja PP
M-T-A-S (Lienert & Hofer, 1972)	Mathematiktest	Abiturienten Studenten	60 GT	ja PP
MT-GMS 5 (Küffner, o.J.)	Mathematiktest Größen und Maßsysteme	5. Kl. HS	55 - 60 ET / GT	nein PP
RT 8+ (Fisch et al., 1965)	Rechentest	8. - 9. Kl.	70 GT	ja PP
RT 9+ (Bremm & Kühn, 1992)	Rechentest	9. - 10. Kl.	GT	PP
TOR 5 (Viet, 1977)	Test für operatives Rechnen	5. Kl.	GT	PP
ZF 6+ (Stark et al., 1973)	Zahlenfolgen 6+	6. Kl.	25 GT	ja PP

[a] EG = Einzeltest, GT = Gruppentest, [b] PP = Paper and Pencil-Test, ST = Sprachtest

Tabelle 14.14: Mathematiktests - Sekundarbereich I / II - Informelle Verfahren

Abkürzung/ Autor(en) Erscheinungsjahr	Testname	Alter/ Jahrgangsstufe	Durchführungszeit in Min./ ET oder GT[a]	Parallelformen /PP[b]
BP17A - C (Bonnardel, 1975)		14 - 17	5 GT	nein PP
LDT 6 (Holmer, 1977)	Lehrzielorientierter diagn. Test Westermann Mathematik 6	6. Kl.	45 GT	ja PP
LM 5 (Andelfinger & Horn, 1973)	Lernzieltest Mathematik	5. Kl.	3 x 45 GT	nein PP
MAfG 5/6 (Wiegand, 1971)	Mathematik Arbeitsblätter	Gy 5. - 6. Kl.	45 GT	ja PP
MDT 5 (Brunner et al., o.J.)	Mathematikdidaktische Tests	5. Kl.	je 45 GT	teilw. PP
MDT 6 (Brunner et al., o.J.)	Mathematikdidaktische Tests	6. Kl.	je 45 GT	nein PP
MDT 7 (Brunner et al., o.J.)	Mathematikdidaktische Tests	7. Kl.	je 45 GT	nein PP
MDT 8 (Brunner et al., o.J.)	Mathematikdidaktische Tests	8. Kl.	je 45 GT	nein PP

MTfH (Lind, 1975)	Mathematik Testbogen HS	45 GT	PP
NA-M (Ruffing, o.J.)	Normtest Arbeitsblätter Mathematik	20 - 25 GT	nein PP

a) EG = Einzeltest, GT = Gruppentest, b) PP = Paper and Pencil-Test, ST = Sprachtest

Eher als informelle Aufgabensammlung einem bestimmten Lehrwerk denn als Test ist der *LDT 6* (Holmer, 1977) einzuschätzen. Zu dieser Verfahrenskategorie sind auch der *MTfH* (Lind, 1975), die *MAfG 5/6* (Wiegand, 1971), die *MDT 5* (Brunner at al., o.J.), die *NA-M* (Ruffing, o.J.) oder der LM 5 (Andelfinger & Horn, 1973) zu rechnen.

14.5 Tests zur Erfassung naturwissenschaftlicher Kenntnisse

14.5.1 Physik

Ein entwicklungspsychologisch interessanter Test ist das *BWP* (Bullock & Ziegler, 1997), das in der Scholastik-Studie bei Grundschülern Verwendung fand. In der Tradion von Piaget wird überprüft, ob Kinder die multiplikative Verknüpfung von Gewicht und Abstand vom Drehpunkt einer Waage verstehen. In ähnlicher Tradition ist das Verfahren zur Prüfung des wissenschaftlichen Denkens (*WD*) bei Kindern angelegt: Für ein Problem müssen Prüfbedingungen ausgedacht und begründet werden (vgl. hierzu auch das in Kap. 8.4 angesprochene und als Lernfähigkeitstest konzipierte „Diagnostisches Programm - Waagebalken").

Nach der Idee der Lernfähigkeitsstests ist der *PLT-DD* (Lehmann, 1985) konzipiert. Die Items beziehen sich auf die Drehrichtung und -geschwindigkeit von Zahnrädern.

Graphisch vorgegeben sind die Aufgaben im *MTP* (Conrad et al., 1976). Dieses Verfahren korreliert hoch mit Wissens- und Interessenstests im Bereich Physik. Ähnlich ist der *PTV* von Amthauer (1972) aufgebaut. Die Ergebnisse sind allerdings kaum mit Schulnoten korreliert.

Als sozialnormorientierte Schulleistungstest ist der *NLT 9* (Weltner et al., 1971) entwickelt, der für die 9. Jahrgangsstufe der Hauptschule normiert ist. Seine Resultate korrelieren substantiell ($r = .57$) mit dem *TWT 7-9* (Technisch-wissenschaftlicher Wortschatztest).

Eine bloße Aufgabensammlung zu den Bereichen (1) Mechanik, (2) Wärmelehre, (3) Optik, (4) Elektrizität und Magnetismus sowie (5) Atomphysik stellen die *PH-TB I* (Höfling & Schulz zur Wiesch, 1981) dar. Ähnlich sind die 500 Items *der PH-TA II* (Ruth et al., 1979), die für den Sekundarbereich II gedacht sind, zu werten. Die Aufgaben beziehen sich auf die Lehrzielbereiche (1) Mechanik, (2) Felder, (3) Elektrotechnik, (4) Schwingungen, (5) Wellenlehre und (6) Quanten. 15 Aufgabenblätter enthält die *NA-PH* (Zenner & Seng, o.J.), die zur Abdeckung der Wissensbereiche (1) Mechanik fester Körper, (2) Mechanik flüssiger Körper, (3) Mechanik gasförmiger Körper, (4) Wärmelehre, (5) Akustik und (6) Elektrik gedacht sind.

Relativ schwierige Fragen sind in dem *SEP* (Krause & Reiners-Logothetidou, o.J.) enthalten, mit dem die Physikkenntnisse von Fachstudenten geprüft werden können. Bei der Interpretation der Ergebnisse wurde bisweilen verkannt, daß die hier abgefragten Kenntnisse erst in der Universität und nicht im Gymnasium vermittelt werden. Dennoch korrelieren die Physik- und Mathematikwerte des Tests signifikant mit den Abiturnoten in diesen Fächern (r >.40).

Tabelle 14.15: Physiktests

Abkürzung/ Autor(en) Erscheinungsjahr	Testname	Alter/ Jahrgangsstufe	Durchführungszeit in Min./ ET oder GT	Parallelformen /PP
BWP (Bullock & Ziegler, 1997)	Balkenwaageproblem	3. - 4. Kl.	GT	nein PP
MTP (Conrad et al., 1980)	Mannheimer Test zur Erfassung des physikalisch-technischen Problemlösens	BS, Fachschüler, FH, Univ.	30 GT	ja PP
NA-PH (Zenner & Seng, o.J.)	Normtest Arbeitsblätter Physik		20 - 25 GT	nein PP
NLT 9 (Weltner et al., 1971)	Naturlehretest Physik	15 9. Kl. HS	60 GT	ja PP
PH-TA II (Ruth et al., 1979)	Physik Testaufgaben	Sek. St. II	20 - 40 GT	nein PP
PH-TB I (Höfling & Schulz zur Wiesch, 1981)	Physik Testbogen	Sek. St. I	30 GT	nein PP
Physik-IEA (Comber & Keeves, 1973; Lukesch, 1979)	Physiktest IEA	9. Kl.	45 GT	ja PP

Abkürzung/Autor(en) Erscheinungsjahr	Testname	Alter/Jahrgangsstufe	Durchführungszeit in Min.	Parallelformen /PP
PLT-DD (Lehwald, 1985)	Problemlösetest - Drehrichtung/Drehgeschwindigkeit		ET	nein PP
PTV (Amthauer, 1972)	Praktisch-technischer Verständnistest	13 - 50	25 GT	ja PP
SEP (Krause & Reiners-Logothetidou, o.J.)	Studieneingangstest Physik	Stud.	90 GT	nein PP
WD (Bullock & Ziegler, 1997)	Wissenschaftliches Denken	3. - 6. Kl.	GT	nein PP

14.5.2 Chemie

Tabelle 14.16: Chemietests

Abkürzung/Autor(en) Erscheinungsjahr	Testname	Alter/Jahrgangsstufe	Durchführungszeit in Min.	Parallelformen /PP
CHTH (Ledig & Jäger, 1972)	Chemie Testbogen	HS	30 GT	nein PP
NA-CH (Zenner, o.J.)	Normtest Arbeitsblätter Chemie		20 - 25 GT	nein PP

Eine informelle Aufgabensammlung für den Chemieunterricht an Hauptschulen stellt der *CHTH* (Ledig & Jäger, 1970) dar. Insgesamt liegen 50 Testbögen für die Wissenstestung zu den großen Bereichen der Anorganischen und Organischen Chemie vor. Ähnlich sind die *NA-CH* (Zenner, o.J.) zu werten (fünf Aufgabenblätter mit jeweils zehn Aufgaben).

14.5.3 Biologie

Zur Lernerfolgskontrolle in Biologie sind die *BAUT S II* (Hasselberg & Meyer, 1983) entwickelt worden. Es liegen 54 Arbeitsblätter mit 10 bis 15 Items vor; diese sind als informelle Aufgabensammlungen einzustufen. Ähnlich zu werten sind die *NA-B/TM* von Mathis (o.J.) - diese liegen in Form von elf Aufgabenblättern vor; die *NA-B* (Zenner et al., o.J.) umfassen 23 Aufgabenblätter mit jeweils zehn Aufgaben.

Tabelle 14.17: Biologietests

Abkürzung/ Autor(en) Erscheinungsjahr	Testname	Alter/ Jahrgangsstufe	Durchführungszeit in Min./ ET oder GT[a]	Parallelformen /PP[b]
BAUT S II (Hasselberg & Meyer, 1983)	Biologie Arbeits- und Testblätter	Sek. St. II	GT	nein PP
NA-B (Zenner et al., o.J.)	Normtest Arbeitsblätter Biologie		20 - 25 GT	nein PP
NT-B/TM (Mathis, o.J.)	Normtest Arbeitsblätter - Biologie/Tier-, Menschenkunde		20 - 25 GT	nein PP

[a] EG = Einzeltest, GT = Gruppentest, [b] PP = Paper and Pencil-Test, ST = Sprachtest

14.5.4 Geographie

Ein für Hauptschulen lehrplanvalides Verfahren war der *ETD 5-7* (Horn et al., 1971), der in der Zwischenzeit aber vergriffen ist. Die Ergebnisse aus dem Verfahren haben vor allem bei den jüngeren Schülern mittelhoch mit Schulnoten im Fach Erdkunde korreliert.

Die *WuWT 7-9* (Brucker & Eckert, o.J.) sind ein lehrbuchbezogenes Prüfungsverfahren, das aber nur als informelle Aufgabensammlung angesehen werden kann.

Tabelle 14.18: Geographietests

Abkürzung/ Autor(en) Erscheinungsjahr	Testname	Alter/ Jahrgangsstufe	Durchführungszeit in Min./ ET oder GT	Parallelformen / PP
ETD 5-7 (Horn et al., 1971)	Erdkundetest Deutschland	HS 5. - 7. Kl.	70 GT	ja PP
WuWT 7-9 (Brucker & Eckert, o.J.)	Welt- und Umwelt Testentwürfe	7. - 9. Kl.	30 GT	nein PP

14.6 Tests zur Erfassung sozialwissenschaftlicher Kenntnisse

14.6.1 Geschichte

Als sozialnormorientierte Schulleistungstests wurden der *GTN 8-10/I* und *II* (Ingenkamp & Mielke, 1966, 1967) entwickelt. Als Antwortmodus wurden Multiple-choice-Angaben gewählt. Das Verfahren ist in der Zwischenzeit vergriffen und nicht mehr aktualisiert worden.

Als informelle Aufgabensammlung sind die *NA-GP* (Brück, o.J.) zu betrachten. Angeboten werden 15 Aufgabenblätter mit jeweils zehn Aufgaben. Objektivität ist gegeben, Lehrplangültigkeit ist zu erhoffen.

Tabelle 14.19: Geschichtstests

Abkürzung/ Autor(en) Erscheinungsjahr	Testname	Alter/ Jahrgangsstufe	Durchführungszeit in min./ ET oder GT	Parallelformen / PP
GTN 8-10/I (Ingenkamp & Mielke, 1966)	Geschichtstest Neuzeit I	8. - 10. Kl.	50 GT	ja PP
GTN 8-10/II (Ingenkamp & Mielke, 1967)	Geschichtstest Neuzeit II	8. - 10. Kl.	50 GT	ja PP
NG-GP (Brück, o.J.)	Normtest Arbeitsblätter Geschichte/ Politik		20 - 25 GT	nein PP

14.6.2 Sozialkunde / Politik

Der *FWPP* (Prahl, 1973) erfaßt faktisches Wissen über politische Parteien sowie die Bereitschaft, sich politisch zu engagieren. Die Ergebnisse sollen mit Intelligenz und der Deutschnote korreliert sein.

Für die berufsbildenden Schulen wurde der *SPT* (Barth, 1970) entwickelt. Das sozialnormorientierte Verfahren kann zur summativen Evaluation eingesetzt werden. Für Realschüler war der *SKT-A* (Brunner et al., 1964) gedacht. Die Items beider Verfahren sind heute aber veraltet.

Einen für das Fach „Sozialkundlich-politischer Unterricht" spezifischen Teilbereich erfaßt der *MeKT* (Barth, 1969). Hierbei wird medienkundliches Wissen für berufsbildende Schulen abgedeckt. Lehrplanvalidität sollte für den Zeitpunkt der Erstellung des Verfahrens gewährleistet gewesen sein.

Tabelle 14.20: Sozialkunde- und Politiktests - Wissenstests

Abkürzung/ Autor(en) Erscheinungsjahr	Testname	Alter/ Jahrgangsstufe	Durchführungszeit in Min./ ET oder GT	Parallelformen /PP
FEPP (Prahl, 1973)	FB zum Wissen über politische Parteien	8. - 9. Kl. HS, So	45 GT	nein PP
MeKT (Barth, 1989a)	Medienkundetest	14 - 25	45 GT	nein PP
SKT-A (Brunner et al., 1964)	Sozialkundetest Form A	10. Kl.	60 GT	nein PP
SPT (Barth, 1970)	Sozialkunde-Politiktest	14 - 25 BS	45 GT	nein PP

Für den schulischen Unterricht können auch vorhandene Einstellungen (neben Wissen i.e.S.) ein wesentlicher Ansatzpunkt sein (vgl. hierzu die Ausführungen zu affektiven Lehrzielen bzw. zu den allgemeinen Zielen von Schule, Kap. 12.1). Auf alle Fälle könnten entsprechende Maße wichtige Vorbedingungen für den Unterricht abklären.

Ein Beispiel für ein hierzu passendes Erfassungsinstrument ist das *SEU/2* (Schahn, 1991), mit dem umweltrelevante Einstellungen operationalisiert werden können. Dieses Skalensystem bezieht sich auf Unweltbewußtsein im engeren Sinn (z.B. affektives Reagieren auf Umweltprobleme, auf Verhaltensbereitschaften und auf Wissen), auf Inhaltsbereiche (z.B. Littering, Mülltrennung, Sport und Freizeit) sowie auf Moderatoren des Umweltbewußtseins (z.B. abstrakte Werte, wahrgenommene Umweltqualität). Diese Skalen könnten als Zielkriterien für das Thema Umwelt im Unterricht Verwendung finden. Für den Umweltbereich steht auch der *FUP* (Kley & Fietkau, 1979) zur Verfügung.

Ebenfalls könnte mit Verfahren zur Erfassung des politischen Interesses bzw. der Bereitschaft zu politischem Engagement demokratierelevante Einstellungen diskutierbar gemacht werden (vgl. z.B. *P-I* oder *PIV*). Der *TT* von Ring (1980) kann Toleranz im Umgang mit bestimmten sozialen Gruppen (z.B. Geschiedene, überzeugte Kommunisten, Kinder von Verbrechern, Leute mit vielen Kindern) sichtbar machen.

Eine Skalensammlung über unterschiedliche demokratiebezogene Einstellungsbereiche bieten Fischer und Kohr (1980) an. Diese enthält Vorschläge für die Messung von (1) Anomie, (2) politischer Entfremdung, (3) sozialer Isolation, (4) Politik als Störfaktor, (5) unpolitischer Haltung, (6) Verfügungsgewalt und (7) politischem Engagement.

Tabelle 14.21: Sozialkunde- und Politiktests - Einstellungstests

Abkürzung/ Autor(en) Erscheinungs- jahr	Testname	Alter/ Jahrgangs- stufe	Durch- führungs- zeit in Min./ ET oder GT	Parallel- formen / PP
ANOM (Fischer & Kohr, 1980)	Anomie	Erw.		
FUP (Kley & Fietkau, 1979)	FB zur Umwelt- problematik	ab 15		nein PP
P-I (Fend & Prester, 1986)	Politisches Interesse	12 - 16	GT	nein PP
PIV (Fend & Prester, 1986)	Politisches Informations- verhalten	12 - 16	GT	nein PP
SEU/2 (Schahn, 1991)	Skalensystem zur Erfassung des Umweltbe- wußtseins	ab 18 Stud./Erw.		nein PP
TT (Ring, 1980)	Messung von Toleranz	ab 16		nein

14.7 Tests zur Erfassung von Sportleistungen

14.7.1 Konstrukt Sportleistung

Im Bereich der Sportleistungen ist es hilfreich, einen Überblick über die Einzelkomponenten, die letztendlich zu dem Konstrukt der sportlichen Leistungsfähigkeit zusammengefaßt werden können, zur Verfügung zu haben (vgl. Abb. 14.1).

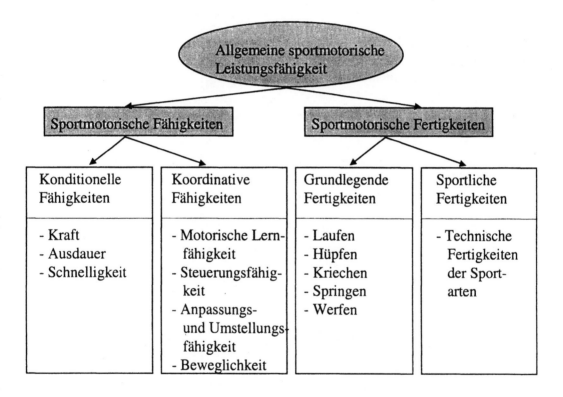

Abbildung 14.1: Einzelaspekte sportmotorischer Leistungen (Gropler & Thiess, 1976, S. 128, zit. nach Waschler, 1986, S. 38)

In der obigen Abbildung wird zwischen *sportmotorischen Fähigkeiten* und *sportmotorischen Fertigkeiten* unterschieden. Die Fähigkeiten beziehen sich sowohl auf den Bereich der Kondition wie auch den der Koordination. Bei den Fertigkeiten wird zwischen grundlegenden und sportspezifischen Fertigkeiten unterschieden.

Dieses Modell läßt sich noch weiter ausdifferenzieren (Letzelter, 1978, S. 121), indem im Konditionsbereich zwischen (1) Kraft (dynamische oder statische Maximalkraft, Schnellkraft, Kraftausdauer in bezug auf einzelne Sportbetätigungen), (2) Schnelligkeit (zyklische und azyklische Reaktionsschnelligkeit) und (3) Ausdauer (Grundlagenausdauer und spezielle Ausdauer) unterschieden wird; im Bereich der Koordination kann zwischen (1) Beweglichkeit (statisch/dynamisch, aktiv/passiv, allgemein/speziell) und (2) Gewandtheit unterschieden werden.

Diese Auffassungen über die Struktur sportbezogener Fähigkeiten und Fertigkeiten können den einzelnen sportmotorischen Verfahren als Konstrukt zugrundegelegt werden. Allerdings ist es auch hier häufig so, daß von einer bestimmten Übung oder einem bestimmten Bewegungsablauf ausgegangen wird, und diese(r) ohne Bezug auf ein übergeordnetes Modell in eine standardisierte Durchführungsform gebracht wird.

Da Sportleistungen relativ gut meßbar sind (z.B. Zeiten, Weiten, Anzahl durchgeführter Übungen pro Zeiteinheit), sind auch häufig mehr oder minder gut entwickelte Normierungen dieser Leistungen vorgelegt worden.[2] Hier sollen aber nur Verfahren angesprochen werden, welche die Testkriterien zumindest ansatzweise erfüllen. Sportartspezifische Verfahren (z.B. für Tischtennis, Tennis, Badminton, Basketball, Fußball, Eishockey, Schwimmen) werden nicht dargestellt; die sportbezogenen Einstellungs- oder Reaktionstests (z.B. Sportangst, Selbstattribution sportlicher Leistung, Wetteifermotiv im Sport, Körperselbstbild) werden ebenfalls ausgelassen (vgl. hierzu die Datenbank *psytkom* bzw. Bös, 1987).

14.7.2 Sporttests

Für den Vorschulbereich sind eine Reihe motorischer Koordinationstests entwickelt worden. Ein Beispiel ist die *MT-K* (Märker, 1991) mit der sowohl grob- wie auch feinmotorische Leistungen getestet werden können. Mit der *ROS* (Kurth, 1985) soll vor allem die motorische Koordinationsfähigkeit geprüft werden, deren Beeinträchtigung als Folge eine frühkindlichen Hirnschädigung angesehen werden kann. Der *V* (Vogt, 1979) soll allgemein die motorische Entwicklung von Vorschulkindern erfassen. Das Verfahren ist allerdings sehr zeit- und materialin-

---

[2] In der Datenbank *psytkom* sind ca. 220 Sporttests dokumentiert. Die Mehrzahl dieser Verfahren ist aber nicht als Tests i.e.S. anzusprechen, sondern sind mehr oder minder standardisierte Einzelübungen.

tensiv. Als Alternativverfahren könnte man den wesentlich ökonomischeren *HM-KTK* (Kiphard & Schilling, 1970) verwenden.

Auch der *SE* (Schilling & Bädke, 1980) ist für den Einschulungsbereich gedacht. Zu erbringen sind drei Testleistungen: (1) Einbeinstand rechts und links, (2) Weitsprung aus dem Stand und (3) seitliches Hin- und Herspringen. Damit sollen motorische Grundleistungen geprüft werden.

Tabelle 14.22: Motoriktests für Vorschul- und Grundschulkinder

Abkürzung/ Autor(en) Erscheinungsjahr	Testname	Alter/ Jahrgangsstufe	Durchführungszeit in Min./ ET oder GT[a]	Parallelformen / SpT[a)]
CMV (Schilling, 1976)	Checkliste motorischer Verhaltensweisen	6 - 11	ET	nein SpT
DMB (Eggert & Ratschinski, 1993)	Diagnostisches Inventar motorischer Basiskompetenzen	6 - 10	ET	nein SpT
FWT (Frostig, 1985)	Frostig Test der motorischen Entwicklung	5;9 - 9;8	25 ET	nein SpT
HMKTK (Kiphard & Schilling, 1970)	Hamm-Marburger Körper-Koordinationstest	5 - 15	20 ET	nein SpT
LOS KF 18 (Eggert, 1974)	Lincoln-Oseretzky-Skala	5 - 13	30 ET	nein SpT
MOT 4-6 (Zimmer & Volkamer, 1987)	Motoriktest	4 - 6	15 - 20 ET	nein SpT

MT-K (Märker 1991)	Motorische Testbatterie	4 - 5	ET	nein SpT
ROS (Kurth, 1985)	Motometrische Rostock-Oseretzki Skala	5 - 11	15 ET	nein SpT
SE (Schilling & Bädke, 1980)	Screening Test Motorik	4 - 6	8 ET	nein SpT
V (Vogt, 1979)	Motoriktest nach Vogt	3 - 6	90 ET	nein SpT

[a)] EG = Einzeltest, GT = Gruppentest, [b)] SpT = Sporttest

Für den Primarbereich steht der *FP* (Haag & Dassel, 1981) zur Verfügung. Verlangt sind vier Aufgaben: (1) Ausdauerlauf, (3) Drei-Linien-Springen, (3) Medizinballstoßen sowie (4) Werfen und Fangen.

Auf den Aspekt der Muskelkraft hin ist der *MK* (Bös, 1981) konzipiert. Für die sechs Einzeltests muß ein Kraftmeßstuhl vorhanden sein. Die Kraftmessungen beziehen sich auf die Rückenstrecker, die Bauchmuskulatur, die Armstrecker, die Armbeuger, die Beinstrecker und die Beinbeuger.

Die Ausdauerleistungsfähigkeit im *FTSBA* (Schmid et al., 1984) kann mittels eines physiologischen Tests (Laktatkonzentrationsveränderung und Herzfrequenz) nach mehreren hintereinander stattfinden Laufleistungen geprüft werden.

In Zusammenarbeit mit der AOK und dem Bayerischen Kultusministerium wurde der *FI* (BStfUK, 1987) entwickelt. Mit seiner Hilfe erfolgt ein landesweiter Schulklassenwettbewerb, mit dem über „die fitteste Schulklasse" entschieden wird.

Mit den sechs Aufgaben des *KLF* (Lutter & Schröder, 1976) wird allgemein die körperliche Leistungsfähigkeit von SchülerInnen erfaßt.

Der *HF* (Haag & Dassel, 1981) gibt Auskunft über die Aspekte Kraft, Schnelligkeit, Ausdauer, Beweglichkeit und Gewandtheit (Aufgaben sind: Achterlauf, Sit-Ups, Bankspringen, Liegestütz, Pendellauf, Basketballstoß aus der Bauchlage). In den *AK* (Grosser & Starischka, 1981) sind zehn Aufgaben integriert (20-m-Sprint, zyklische, azyklische und Reaktionsschnelligkeit, Jump-and-Reach, Sit-Ups, Aufbäumen rückwärts, Rumpfbeuge vorwärts, Pendelsprint, 15-Minuten-Lauf). Mit ihm sollen die wesentlichen konditionellen Grundeigenschaften erfaßt werden.

Aufgabengruppen zur Erfassung der Kondition enthält der *KD* (Macke, 1982). Darüber hinausgehend können mit dem *ASMEP* (Fetz, 1982) konditionelle Leistungen mit mehreren Subtests erhoben werden. In dem *KR I* (Grosser & Starischka, 1981) sind Aufgaben zur Prüfung der anaeroben Mittel- und Langzeitausdauer sowie der aeroben Kurzzeitausdauer (z.B. Sprünge auf der Langbank, Liegestütze auf der Langbank, Taschenmessser, Adlerschwünge). In Ergänzung hierzu ist der *KR II* zu sehen; dieser Test zielt auf eine Prüfung der aeroben Kurzzeit- und Mittelzeitausdauer.

Zur Prüfung der Fähigkeit zur Bewegungskoordination wurden im *BKT* (Bös & Mechling, 1983) 20 Übungen zusammengestellt. Diese beziehen sich beispielsaufweise auf Kreuzgang an der Sprossenwand, Achterkreisen, Kniestand-Stand, Hopserlauf. Ebenfalls zur schwerpunktmäßigen Erfassung koordinativer Leistungen ist der *QT* (Quitsch, 1982) gedacht. Auch der *HGT* (Mechling & Rieder, 1977) ist in diesen Bereich einzuordnen. Der *WP* (Warwitz, 1982) ist zur Erfassung von Gewandtheit bzw. Koordinationsfähigkeit konzipiert.

Ein sehr ausführlich dokumentiertes Verfahren zur Erfassung konditioneller und koordinativer Leistungen ist der *AST 6-11* (Bös & Wohlmann, 1987). Die sechs Untertests können bei optimalem Stationsbetrieb in 90 Minuten absolviert werden (ca. 25 Teilnehmer, 3 Helfer).

Innerhalb einer Schulstunde ist bei guter Vorbereitung der *MKLTS* (Waschler, 1986) durchführbar. Geschlechtsspezifische Normen sind dabei für Gymnasiaten ab 16 Jahren vorhanden.

Für die Identifikation von Nachwuchssportlern wurde die Testbatterie *ALV* (Holdhaus & Lehmann, 1992) entworfen.

Tabelle 14.23: Sporttests - Sekundarbereich I und II

Abkürzung/ Autor(en) Erscheinungsjahr	Testname	Alter/ Jahrgangsstufe	Durchführungszeit in Min./ ET oder GT	Parallelformen / SpT
AK (Grosser & Starischka, 1981)	Allgemeiner Konditionstest	ab 10	30 ET	nein SpT
ALV (Holdhaus & Lehmann, 1992)	Allgemeine Leistungsvoraussetzungen	Jug.	ET	nein SpT
ASMEP (Fetz, 1982)	Allg. sportmotorisches Eigenschaftsprofil	7 - 20	ET	nein SpT
AST 6 - 11 (Bös & Wohlmann, 1987)	Allgemeiner Sportmotorischer Test	6 - 11	90 ET	nein SpT
BKT (Bös & Mechling, 1983)	Bewegungskoordinationstest	9 - 14	45 GT	nein SpT
FI (BStfUK, 1987)	Schulklassen Fitness-Test	5. - 6. Kl.	ET	nein SpT
FP (Haag & Dassel, 1981)	Fitness Test Primarstufe	8 - 12	90 GT	nein SpT
FTSBA (Schmid et al., 1984)	Feldtest Ausdauerleistungsfähigkeit	Sek. I/II	5 x 10 ET	nein SpT
HF (Haag & Dasssel, 1981)	Haro-Fitness Test	10 - 18	15 ET	nein SpT

HGT (Mechling & Rieder, 1977)	Heidelberger Großmotorischer Geschicklichkeitstest	9 - 13	80 GT	nein SpT
KD (Macke, 1982)	Allgemeiner Konditionstest	ab 9	60 GT	nein SpT
KLF (Lutter & Schröder, 1976)	Verfahren körperliche Leistungsfähigkeit	10 - 11	2 x 45 GT	nein SpT
KR I (Grosser & Starischka, 1981)	Kreistest I	ab 10	GT / ET	nein SpT
KR II (Grosser & Starischka, 1981)	Kreistest II	ab 10	GT / ET	nein SpT
MK (Bös, 1981)	Maximale Muskelkraft	ab 10	8 - 12 ET	nein SpT
MKLTS (Waschler, 1986)	Mehrdimensionaler konditioneller Leistungstest für den Schulsport	über 10	45 ET	nein SpT
QT (Quitsch, 1982)	Quitsch-Test	Sek. II	45 ET /GT	nein SpT
ROS (Kurth, 1985)	Motometrische Rostock-Oseretzki Skala	5 - 11	15 ET	nein SpT
WP (Warwitz, 1982)	Wiener Koordinationsparcours	11 - 21	8 ET	nein SpT

14.8 Tests zur Erfassung von Musikalität, Musikerleben und Musikleistung

14.8.1 Musikalität

Ein erster Musikalitätstest stammt von Bentley (1966). Das Verfahren ist zur Musikalitätsbestimmung ab sieben Jahren entwickelt worden und für die Auswahl von Chorknaben und der Prognose für den Erfolg im Instrumentalunterricht gedacht. Der *BTMB* (Bentley, 1966) ist der einzige Musikalitäts-Gruppentest für Kinder. Seine vier Subtests enthalten Aufgaben zu folgenden Bereichen: (1) Tonhöhenunterscheidung, (2) Melodiengedächtnis, (3) Akkordanalysetest und (4) Rhythmusgedächtnis. Zu dem Verfahren liegen mehrere Validierungsstudien vor, mit z.T. sehr hohen Korrelationen zu Außenkriterien.

Ein frühes Verfahren zur Erfassung von Musikalität wurde von Seashore (1919) vorgestellt. In diesem bleiben alle erlebnismäßigen Aspekte der Musik unberücksichtigt und es wird - in Anlehnung an die psychophysische Tradition - gefragt, ob Tonhöhen, Rhythmen, Lautstärken, Klangfarben und die Dauer von Tönen unterschieden werden können. Die Fähigkeit zur Unterscheidung physikalischer Merkmale soll Grundlage oder Voraussetzung für psychische Leistungen sein. Die Einzelaufgaben, die jeweils auf einer Schallplatte dargeboten werden, erfassen mehrere Einzelfunktionen.

Mit dem *ST-MB* (Butsch & Fischer, 1966) werden sechs Aufgabengruppen vorgegeben: (1) Tonhöhen identifizieren, (2) Lautstärke, (3) Rhythmus, (4) Tonlänge, (5) Klangfarbe und (6) Gedächtnis für Tonfolgen. Die Face-Validität dieses Verfahrens war aber für Musiker nicht besonders beeindruckend.

Eine höhere Akzeptanz haben ganzheitlicher orientierte Verfahren, wie das von Révész (1920) gefunden (z.B. Nachklatschen von Rhythmen, Prüfung des absoluten und realtiven Gehörs, Analyse von Zwei- und Dreiklängen, Nachspielen von Melodien, Fortsetzen von Melodien, Komposition eigener Melodien).

Obwohl Martha Vidor (1931) unter „Musikalität" auch eher ein Strukturganzes und nicht nebeneinanderstehende Einzelfähigkeiten versteht, sind die von ihr konzipierten Prüfverfahren den bisherigen nicht unähnlich. Es geht dabei um:

- Rhythmische Versuche (Wiedergabe von Klopfrhythmen, Wiedergabe von melodisch eingekleideten Rhythmen),
- Melodieversuche (Vergleichen von Melodien, Ergänzen von Melodien, melodische Ausgestaltung von Klopfrhythmen),
- Tonhöhenversuche,

- Intervallversuche,
- Gedächtnis (Wiedererkennen von Melodien).

Auch Wing (1941, 1968) geht bei seinem Verfahren davon aus, daß Musikalität ein komplexes Merkmal ist, aber er gesteht zu, daß neben auditiven Fähigkeiten auch die Fähigkeit zu einer ästhetischen Beurteilung wichtig ist. Seine Testserie unterteilt er demnach in zwei Abschnitte:

(1) Test zur Erfassung musikalischer Fähigkeit:
- Ändert sich ein Ton innerhalb eines Akkordes bei der Wiederholung?
- Welcher Ton wurde bei der Wiederholung einer Melodie geändert?
- Wie viele Töne sind in einem Akkord enthalten?

(2) Test zur musikalischen Auffassung (hier sind immer Präferenzurteile zwischen zwei Beispielen abzugeben, wobei die „bessere" Alternative über Expertenurteile definiert ist, ausgegangen wird jeweils von der Orginalfassung eines Musikstückes und einer „unmusikalischen" Abänderung):
- Bevorzugung eines Rhythmus,
- der Harmonisierung,
- der Dynamik,
- Bevorzugung einer Phrasierung.

Auch sein Anliegen war praktischer Art. Er wollte die Abbrecher einer Instrumentalausbildung vorhersagen. Dies ist auch z.T. gelungen (Abbrecherquoten bei guten, mittleren und schlechten Testergebnisse: 2%, 27% und 40%).

Von Gordon (1965) wurde das sog. Musical Aptitude Profile entwickelt, das in seiner Endfassung 20 Musikalitätsaspekte erfaßt. Das Verfahren ist für 9- bis 17jährige entwickelt worden und kann als Gruppentest durchgeführt werden. Die Validität wurde u.a. an 241 Schülern durchgeführt. Die Vorhersagevalidität (Kriterien waren Lehrerbewertungen der musikalischen Leistung nach drei Jahren Instrumentalunterricht) lag zwischen .35 und .71, für das Globalkriterium .75. D.h. von den Unterschieden in der Leistung können 55% durch den Musikaliätstest vorhergesagt werden, weiter 5% werden durch einen Intelligenzfaktor abgedeckt.

Die Ergebnisse aus Musikalitätstests scheinen eine hohe Wiederholungsreliabilität (> .85) zu besitzen (Merz, 1964, S. 432). Nach der Kritik an den Verfahren (Ribke, 1979, S. 51f) scheinen die in diesem Rahmen vorgenommenen Messungen elementarer sensorischer Fähigkeiten (Tonhöhen, Intensität, Dauer) notwendige Vorbedingungen für Musikalität zu erfassen, da sie aber musikalische Fähigkeiten in „völlig musikfremder Weise" messen, wird ihnen die Eignung abgesprochen, Musikalität zu indizieren. Die eher ganzheitlichen Erfassungsversuche sind stark von subjektiven Standards der Testkonstrukteure abhängig und auch nicht so durchgearbeitet, daß man von Tests i.e.S. sprechen könnte. Die in ihnen verlangten Geschmacksurteile können aber nicht als synonym mit musikalischer Begabung angesehen werden, sondern sind nur als Anpassung an Hörgewohnheiten und herkömmliche Präferenzen zu interpretieren.

Tabelle 14.24: Musikalitätstests

Abkürzung/ Autor(en) Erscheinungsjahr	Testname	Alter/ Jahrgangsstufe	Durchführungszeit in Min./ ET oder GT[a]	Parallelformen /MT[b]
BTMB (Bentley, 1966)	Bentley-Test für musikalische Begabung	7 - 14	30 GT	nein MT
MLT (Wagner, 1970)	Musikleistungstest	7 - 11	15 ET	nein MT
ST-MB (Butsch & Fischer, 1966)	Seashore-Test für musikalische Begabung	10;0 - 19;11	60 ET / GT	nein MT

[a] EG = Einzeltest, GT = Gruppentest, [b] PP = Paper and Pencil-Test, MT = Musikalitätstests

Dem *MLT* von Wagner (1970) liegt die Auffassung zugrunde, daß wichtige Aspekte von Musikalität folgende Bereiche betreffen: (1) kognitive Wahrnehmung und Wiedererkennen einer musikalischen Gestalt, (2) rezeptives Tonbewußtsein durch Reproduktion kleiner Melodien und Rhythmen, (3) Unterscheidung von Klangqualitäten und (4) produktives Gestaltungsvermögen. Die für diese Bereiche entwickelten Aufgaben werden über Cassettenrecorder dargeboten bzw. aufgezeichnet.

14.8.2 Musikerleben

Mit dem *IPAT-MPT* (Cattell & Anderson, 1953) soll über die Einschätzung von Musikstücken ein Zugang zur Persönlichkeitsdiagnostik gefunden werden, ebenso sollen damit klinische Diagnosen gestellt werden können. Das Verfahren besteht aus 100 Musikitems, die nach Gefallen beurteilt werden sollen.

Tabelle 14.25: Verfahren zur Erfassung des Musikerlebens

Abkürzung/ Autor(en) Erscheinungs- jahr	Testname	Alter/ Jahrgangs- stufe	Durch- führungs- zeit in Min./ ET oder GT	Parallel- formen / PP, MT
IPAT-MPT (Cattell & Anderson, 1953)	IPAT-Music Preference Test	10 - 26	90 ET / GT	nein MT
MEBI (Schaub, 1984)	Inventar zur Erfassung des Er- lebens und Beur- teilens von Musik	ab 10	10 - 15 GT	nein PP
MMWS (Bruhn & Pekrun, 1987)	Münchener Musikwahr- nehmungsskalen	Erw.	GT	nein PP
SKM (Schaub, 1984)	Skala klassi- sche Musik	ab 10	10 - 15 GT	nein PP
SMG (Schaub, 1984)	Skala musika- lische Grund- einstellung	ab 10	10 - 15 GT	nein PP

Die allgemeine Einstellung zur Musik kann mit der von Schaub (1984) entwickelten *SMG* bzw. der *SKM* geprüft werden (12 bzw. 9 Einstellungsitems, denen zugestimmt werden kann oder die abgelehnt werden können).

Das Erleben und die Beurteilung von Musik wird meist mittels Adjektiv-Skalen operationalisiert. Ein Beispiel hierfür ist das *MEBI* (Schaub, 1984), mit dem mittels jeweils fünf Skalen Musikerleben und -beurteilung vorgenommen werden kann. Die aktivierende und emotionsauslösende Wirkung von Musik kann ebenfalls mittels der *MMWS* (Bruhn & Pekrun, 1987) erfaßt werden. Dabei handelt es sich um die Zusammenstellung von Adjektiven, die zu sieben Bereichen geordnet wurden: (1) Fröhlichkeit, (2) Traurigkeit, (3) Aggressivität, (4) Ausgeglichenheit, (5) Trägheit, (6) Aktiviertheit und (7) Dramatik. Diese werden auf Musikitems angewandt.

14.8.3 Erfassung spezifischer Lehrzielbereiche im Fach Musik

Die standardisierte Erfassung von Leistungen im Fach Musik ist noch nicht sehr weit gediehen. Musikspezifisches Wissen, das im Rahmen der „musikalischen Früherziehung" vermittelt werden soll, wird ansatzweise mit den *LT-MF* (Füller, 1977) erfaßt. Es geht dabei um neun Fähigkeits- oder Kenntnisbereiche: (1) Identifizieren von Schallquellen, (2) Identifizieren von falschen Tönen in einer Abfolge von drei bis fünf Tönen, (3) Notation eines Rhythmus, (4) Erkennen von Instrumenten, (5) falsche Töne bei bekannten Liedern erkennen, (6) elektronische Klangbeispiele zuordnen, (7) Ergänzen von Pausezeichen, (8) Notation von Tonfolgen und (9) Erkennen funktional unterschiedlicher Musik (Oper, Musical, Kirchenmusik ...).

Ein erster Versuch für die Schule waren die *IT-M* von Füller (1974) sowie die *IT-M* von Lohmann (1982), die jeweils an den Lehrzielen des Musikunterrichts im Gymnasium orientiert sind. Füller (a.a.O.) wollte fünf Bereiche erfassen (1) musikkundliche Kenntnisse, (2) Musikhören, (3) Reproduktion, (4) Interpretation und (5) Produktion. Diese Testdaten wurden anhand des Seashore-Tests ($.21 \geq r \leq .55$) sowie an Musikalitätsratings von Lehrern ($.23 \geq r \leq .74$) validiert.

Die *IT-M 5-7* von Hammaleser und Willax (o.J.) sind für Hauptschüler entwickelt worden, allerdings ohne einen entsprechenden Hintergrund oder Lehrzielsystematik.

Tabelle 14.26: Lehrzielbereiche im Fach Musik

Abkürzung/ Autor(en) Erscheinungs- jahr	Testname	Alter/ Jahrgangs- stufe	Durch- führungs- zeit in Min./ ET oder GT	Parallel- formen / PP, MT
IT-M 5-7 (Hamma- leser & Willax, o.J.)	Informelle Tests Musik	5. - 7. Kl. HS	GT	nein PP
IT-M 5, 8, 10, 12 (Füller, 1974)	Informelle Tests Musik	5., 8., 10., 12. Kl. Gy	240 GT / ET	nein
IT-M 6, 7, 12 (Loh- mann, 1982)	Informelle Tests Musik	6., 7., 12. Kl. Gy	45 GT	nein PP
LT-MF (Füller, 1977)	Lehrzielorien- tierte Tests „Musikalische Früherziehung"	5 - 7	10 - 15 Kleingruppe	nein PP

14.9 Bildende Kunst

In diesem Bereich zu einer objektivierbaren Aussage zu kommen ist schwierig, da sehr viele subjektive Momente mitspielen. Relativ unbedarft wird so mit dem Meier Art Judgement Test (Meier, 1942) ein Urteil über je zwei Bilder verlangt, welches das „bessere" sei. Die „Lösung" wurde über Expertenratings festgelegt.

Bei dem Design Judgement Test von Graves (1948) werden gegenstandsfreie Muster vorgelegt, die wieder nach „grundlegenden Prinzipien einer ästhetischen Ordnung" beurteilt werden sollen. Die Norm wurde wieder aufgrund übereinstimmender Urteile von Kunstlehrern und -studenten festgelegt.

Merz (1964, S. 454) urteilt sehr skeptisch über alle Verfahren in diesem Bereich: „Möglicherweise erfassen diese Tests nichts anderes als die Fähigkeit des Pbn, sich auf den Zeitgeschmack einzustellen oder den Geschmack des Testkonstrukteurs zu erraten."

15. Fallarbeit und Gutachtenerstellung

15.1 Fallbearbeitung im Rahmen der Schulberatung

Von dem Gebiet der pädagogisch-psychologischen Diagnostik wurde einleitend gesagt (vgl. Kap. 1.2), daß damit alle wissenschaftlich kontrollierten Verfahren zur Gewinnung von Informationen gemeint sind, die für eine Entscheidung im pädagogischen Feld einen Beitrag leisten können. Diagnostische Informationen werden nicht als Selbstzweck erhoben, sondern stehen allgemein in einer engen Beziehung zu weiteren Entscheidungen bzw. Behandlungen oder zur Beratung (Prävention, Intervention). Unter systematischer Perspektive wird aufgrund einer theoriegeleiteten Datenerhebung zur Überprüfung einer Hypothese über mögliche Entstehungsbedingungen eines pädagogisch-psychologischen Problems (z.B. eines Lern- und Erziehungsproblems) oder einer entsprechenden Fragestellung an den Berater (z.B. optimale Schullaufbahnwahl) eine Entscheidung über weiter zu treffende Maßnahmen gefällt.

15.1.1 Ablaufschema eines Beratungsfalles

In praktischer Hinsicht folgt eine Fallbearbeitung zumeist dem unten dargestellten und variabel zu handhabenden Schema (vgl. Abb. 15.1). Dieses Schema einer Fallbearbeitung umfaßt acht bzw. neun Stationen, die nicht immer streng voneinander zu trennen sind bzw. die bisweilen mehrmals durchlaufen werden:
(1) Beratungsanlaß / Erstgespräch / erste Datensammlung
Ein Auftraggebender tritt an den Berater (BeratungslehrerIn, Psychologe/in) heran und erteilt ihm/ihr einen Auftrag. Damit sind von der Klientenseite Erwartungen verbunden, einen fachlich kompetenten Ansprechpartner gefunden zu haben. Der Berater muß andererseits dabei überlegen, ob er kompetent ist, den Fall anzunehmen oder ob eine Weiterleitung an andere Institutionen angemessen wäre.
  Bei der ersten Kontaktaufnahme werden bereits beratungsrelevante Daten gesammelt. Für diese erste Datensammlung werden zumeist Gesprächsmethoden eingesetzt (eventuell auch schriftliche Erhebung anamnestischer Daten).
(2) Fragestellung
Die umgangssprachlich gestellte Frage des Auftraggebers muß in eine pädagogisch-psychologische Fachsprache übersetzt werden. Z.B. klagt eine Mutter über die Nervosität ihres Kindes, der Berater/die Beraterin muß herausfinden, was sie

darunter versteht: Konzentrationsmängel, Motivationsprobleme, motorische Unruhe, neurotische oder vegetative Symptome, Überforderung der Mutter. D.h. die Ausgangsfrage muß aufgrund des fachlichen Hintergrundwissens in psychologischer und pädagogischer Sicht umformuliert und präzisiert werden.

(3) Hypothesenbildung
Nach der fachlichen Einordnung der Ausgangsinformation werden Hypothesen gebildet, u.zw. in zweifacher Hinsicht:

(a) Feststellungshypothesen: Liegt das geschilderte Problem tatsächlich vor? Ein Lehrer kann z.B. über Schulleistungsprobleme eines Kindes klagen. Hierbei wäre zu prüfen, ob diese tatsächlich objektivierbar sind. Es könnten dabei drei Möglichkeiten geprüft werden; etwa: das Leistungsniveau der Klasse ist so hoch, daß ein Schüler, der in einer leistungsmäßig mittleren Klasse eine vertretbare Leistung zeigen würde, in dieser Klasse nach unten abweicht (Problem des sozialen Vergleichs); das Kind kann aber auch im Vergleich zu seinen Mitschülern befriedigende bis ausreichende Leistungen zeigen, im Vergleich zu seinen früheren sind diese aber als deutlicher Abfall zu interpretieren (individueller Vergleich); oder: der Schüler kann die Anforderungen, die für diese Schulart gelten, nicht erfüllen (Vergleich mit institutionellen Anforderungen).

(b) Erklärungshypothesen: Wie ist das Problem zustande gekommen? Hierbei wird mit Hilfe des theoretischen Hintergrundwissens des Beraters/der Beraterin die Ausgangsfragestellung differenziert, reduziert oder ausgeweitet. Es werden dabei die relativ gesicherten Theorien über Phänomene und Verursachung von Erziehungs- und Leistungsproblemen mitbedacht. Z.B. kann häufiges Unwohlsein eines Kindes durch unzureichenden Schlaf oder durch eine körperliche Krankheit begründet sein, es könnte sich aber auch um eine psychosomatische Symptomformation aufgrund von schulischen Versagensängsten handeln.

Die Forderung, bei einer Fallbearbeitung Hypothesen zu bilden, beruht auf der Einsicht, daß jede Annahme über das Vorliegen einer Störung bzw. über die Ursachen einer Störung falsch sein kann bzw. überprüfungsbedürftig ist.

Aus gedächtnispsychologischen Gründen wird behauptet, daß man selten mehr als sechs Informationseinheiten (in diesem Fall Hypothesen) im Arbeitsgedächtnis aktivert halten kann. U.U. erweist es sich daher als günstig, diese Hypothesen schriftlich zu fixieren und dann erst systematisch zu überprüfen. Auch eine Fraktionierung der Hypothesen (Zusammenfassung von Unterbereichen) kann günstig sein.

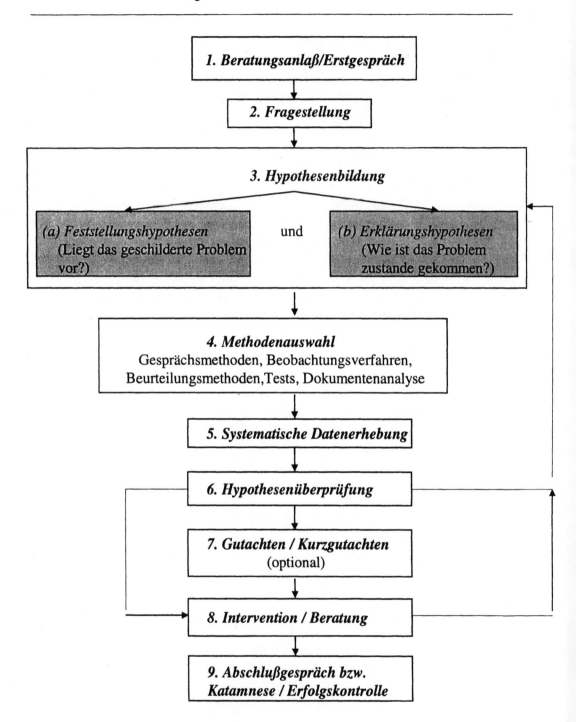

Abbildung 15.1: Schema einer Fallbearbeitung

Wie bei jeder Interaktion ist es sinnvoll, für Unerwartetes offen zu bleiben und sich nicht vorschnell auf eine bestimmte Sichtweise festzulegen oder festlegen zu lassen. Letztere Gefahr kann auch durch die Probanden/Klienten verursacht werden, die eine bestimmte, für sie meist selbstwertdienliche Sichtweise des Problems dem Berater/der Beraterin überstülpen wollen.

(4) Methodenauswahl
Die Untersuchungshypothesen müssen operationalisiert werden, d.h. der Berater muß sich überlegen, mit welchen Methoden er (a) die Existenz und den Ausprägungsgrad eines vermuteten Phänomens nachweisen kann und (b) wie er die Ursachen/Hintergründe (z.B. familiäre, soziale, kognitive, organische, psychodynamische ... Aspekte) des Problems aufdecken kann. Die einem Fall zugrunde gelegten Hypothesen bestimmen jeweils die Auswahl der Diagnosemethoden und nicht umgekehrt! Es wäre unsinnig, einen Schüler ohne Begründung „durch die Testmühle zu drehen" (Stichwörter sind „Anlaßbezug" und „Übermaßverbot").

Dem Diagnostiker sollten dabei die Vor- und Nachteile jeder Methode vertraut sein (z.B. Repräsentativität eines Verfahrens für die zu analysierende Situation, mangelnder oder gegebener Situationsbezug bestimmter Erhebungsmethoden, Differenzierung zwischen Status- und Prozeßdaten, Fairneß der Verfahren für unterschiedliche Gruppen, z.B. sozialschichtbedingte unterschiedliche verbale Eloquenz der Pbn, Vorerfahrung bei Tests).

(5) Systematische Datenerhebung
BeraterIn und Probanden/Klienten treten in Kommunikation miteinander. Mit Hilfe der verschiedenen diagnostischen Zugangsweisen (dialogische Methoden, Beobachtung, Beurteilung, Testverfahren, Dokumentenanalyse) werden Daten erhoben.

Die Datenerhebungen sind bekanntlich von Reaktionstendenzen der Probanden/Klienten beeinflußt (vgl. Kap. 2.3.3.4 und 3.2.3), d.h. Simulation und Dissimulation sowie Aggravation und Diminuation können in die Daten eingehen. Der Diagnostiker steht dabei in einer doppelten Gefahr: Sowohl unberechtigte Vertrauensseligkeit wie auch extremes Mißtrauen gegenüber den Probanden können sich bei ihm bemerkbar machen. Es ist immer sinnvoll, die Probanden über Arbeitsweisen und die Zielsetzung der verwendeten Verfahren aufzuklären.

Die Erstangaben von LehrerInnen oder Familienangehörigen über mögliche Ursachen und Zusammenhänge eines Falles sind ebenfalls nur als hypothetisch zu werten.

Die einzelnen *Befunde* können dann zu einer *Diagnose* (s.u.) führen. Die erhaltenen Befunde sind in der Sprache des jeweiligen Verfahrens formuliert (z.B. IQ im *CFT* von 80; PR an aggressiver Ich-Durchsetzung im *PFK* von 79). Diese Befunde müssen in eine allgemein verstehbare Sprache rückübersetzt werden.

Wichtig für die Bewertung der Befunde sind die Kontrollen, die man bei seinen Datenerhebungen eingebaut hat: Zu jedem Testverfahren gehört beispielsweise eine Verhaltensbeobachtung, die wichtige Zusatzinformation liefern kann (z.B. Symptome von Testangst). Oder wenn in Leistungstests die Ratewahrscheinlichkeit deutlich unterschritten wird, könnte man darauf schließen, daß der Pb die richtige Lösung gewußt haben müßte.

(6) Hypothesenüberprüfung
Aufgrund der mit den verschiedenen diagnostischen Methoden erhobenen Befunde und ihrer fachgerechten Bewertung gelangt der Diagnostiker zu Einsichten und Entscheidungen, d.h. zu einer *Diagnose*. Dieser in der Medizin geläufige Begriff[1] bezieht sich auf die Zuordnung eines Falles unter einen Oberbegriff bzw. eine ätiologischen Hypothese (Birkens, 1968).[2] In der Psychologie wird dieses Vorgehen seit langem unter dem Stichwort „klinische Inferenz" (in Abgrenzung zur statistischen Inferenz) genauer beschrieben und kritisch gewürdigt (Sarbin et al., 1960).

Für eine Diagnose bzw. Hypothesenbestätigung sollten prinzipiell *Doppelbelege* gesucht werden; wenn nämlich aus zwei unabhängigen Datenquellen (z.B. Intelligenzmessung mit *PSB* und *CFT*) konsistente Informationen stammen, so wird dadurch die Wahrscheinlichkeit einer korrekten Zuordnung wesentlich erhöht. Für den Diagnostiker besteht aber bisweilen die Gefahr, sog. „harte" Daten (z.B. Intelligenztestdaten) mit „weichen" Daten (z.B. Beurteilungen durch LehrerInnen) zu überprüfen.

Je nach Ausgang der Hypothesenprüfung können die Schritte 3 bis 6 mehrmals durchlaufen werden.

---

[1] „Der Begriff der Diagnose ist aus dem Griechischen abgeleitet und bedeutet 'durchschauende' Erkenntnis körperlicher und psychischer Störungen (dia-gignoskein = durchschauen, gründlich erkennen). In unserem Zusammenhang bedeutet Diagnose ... die Benennung eines Krankheitsbildes" (Heckl, 1983). Es findet sich in der Literatur auch noch die Bezeichnung „Diagnose ex juvantibus" (Pschyrembel, 1982), damit ist also eine Diagnose aus den „erkennenden Mitteln" gemeint: Bessert sich z.B. die Symptomatik einer psychiatrischen Patientin aufgrund einer Behandlung mit Neuroleptika, so liegt im nachhinein die Diagnose (oder zumindest die Vermutung) nahe, daß es sich um eine Erkrankung des schizophrenen Formenkreises handelte, auch wenn diese Zuordnung anfangs nicht vorlag.

[2] Von Dorsch et al. (1994, S. 156) wird folgende Umschreibung von Diagnose gegeben: „Diagnose (gr. diagnosis, das Unterscheiden), Erkennung, Feststellung, Prüfung des körperlichen wie auch des psychischen Bestandes mittels Anamnese, Exploration und Untersuchung. ... Jede Diagnose ist ätiologisch, auf Ursache und (oder) prognostisch, auf künftige Leistung, späteren Zustand usw. gerichtet."

(7) Gutachten / Kurzgutachten (optional)
Die Ergebnisse der Hypothesenprüfung können formuliert und dem Auftraggeber (mündlich oder schriftlich) mitgeteilt werden. Die Aussagen müssen dabei aus der pädagogisch-psychologischen Fachsprache in die Sprache des Auftraggebers rückübersetzt werden, damit dieser die Antwort auf seine Frage bzw. sein Problem versteht (vgl. hierzu Kap. 15.2).

(8) Intervention / Beratung
Durch das Beratungsgespräch (mit den Ratsuchenden, aber auch mit den an einer Intervention zu beteiligenden Personen, z.B. Fachlehrer) werden mögliche Interventions- oder Präventionsmaßnahmen erläutert: Beratung zur Schullaufbahnwahl, Maßnahmen zur Eignungsherstellung oder -erhaltung, zur Behebung von Lern- und Leistungsstörungen, zur Veränderung von emotionalen und sozialen Problemen oder von Verhaltensstörungen. Ebenso werden konkrete Interventionsmaßnahmen getroffen, die für eine Verbesserung der Situation angemessen erscheinen.

Auch diese Interventionen sind im Grunde als Hypothesen über die Veränderbarkeit einer Situation aufgrund des Einsatzes bestimmter Mittel zu verstehen und zu prüfen. Wenn sich diese Interventionshypothesen nicht bestätigen lassen, sind andere hypothetisch effektive Interventionsmethoden zu planen.

Im schulischen Bereich ist bei den zu treffenden Interventionen eine Kooperation mit den Klassen- bzw. FachlehreInnen meist unumgänglich (Kollegialberatung bzw. Intervention nach dem triadischen Mediatorenmodell).

Wenn die Kompetenzen des Beraters/der Beraterin nicht ausreichen bzw. wenn es sich um Interventionen handelt, die über den gegebenen institutionellen Rahmen hinausgehen, muß eine Empfehlung auf Überweisung gestellt werden, z.B. an eine Familien- und Eheberatungsstelle oder eine psychologische oder fachärztliche Praxis, eventuell auch an eine bestimmte Behandlungsinstitution (z.B. zur Legastheniebehandlung).

(9) Abschlußgespräch bzw. Katamnese / Erfolgskontrolle
Ein Fall ist mit einem Gespräch mit den Beteiligten abzuschließen. Dabei wird nochmals der Stand des Problems bewertet, Zukunftspläne erörtert und eine gemeinsame Entscheidung über das Ende der Intervention getroffen (Evaluation der Zufriedenheit der beteiligten Kinder, Eltern und Lehrer; wurden die Erwartungen erfüllt; welche weiteren Ziele könnten angestrebt werden).

Es empfiehlt sich auch zur Selbstkontrolle des eigenen Erfolges, nach einiger Zeit eine Nachkontrolle (= Katamnese) des Beratungsfalles (z.B. über Gespräche mit den beteiligten LehrerInnen, einem Telephonat mit den Eltern etc.) durchzuführen.

15.1.2 Psychologische Theoriebezüge zur Hypothesenbildung im Rahmen der Fallarbeit

Es wurde bereits darauf hingewiesen, daß die einem Fall zugrundegelegten Feststellungs- und Erklärungshypothesen einen engen Bezug zu dem psychologisch-pädagogischen Fachwissen (= Theorien) aufweisen; ebenso sollten die Maßnahmen der Beratung, Intervention und Prävention in dem Veränderungswissen begründet sein, das in der Pädagogischen Psychologie, der Klinischen Psychologie sowie allgemein in der Lerntheorie zur Verfügung steht (Lukesch, 1997). Es kann in diesem Kontext nur übersichtsartig auf die Bereiche verwiesen werden, die möglicherweise für eine Fallbearbeitung wichtig sein könnten (vgl. Abb. 15.2).

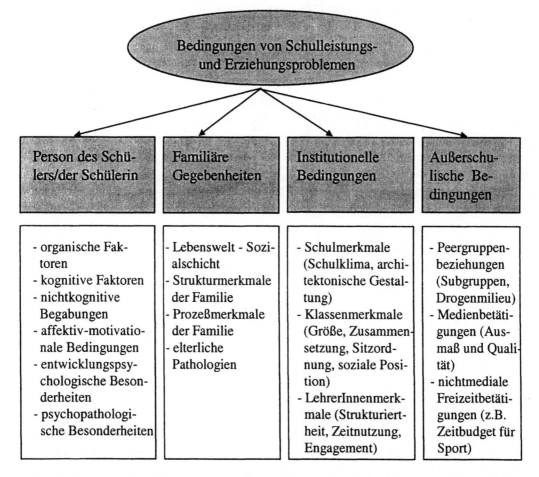

Abbildung 15.2: Bedingungen von Schulleistungs- und Erziehungsproblemen

Hinter jedem der in der obigen Abbildung aufgezählten Stichwörter steht ein breiter Fundus an theoretischem Wissen und an empirischen Befunden. Auch die diesem Werk zugrundeliegende Systematik knüpft an dieses Wissen an.

Die Bereiche dieses Determinantenmodells können ebenfalls den Klienten / Probanden als eine Gesprächsgrundlage mitgeteilt werden. Daraus läßt sich auch ein subjektives Bild eines vorliegenden Problems sowie seiner Verursachung erarbeiten.

15.1.3 Beispiel eines schulischen Beratungsfalles: Konrad F., Jahrgangsstufe 5, Gymnasium

Beratungsanlaß / Erstgespräche / erste Datensammlungen
Die Eltern von Konrad haben Anfang Dezember ein Gespräch mit dem Beratungslehrer des Gymnasiums, das Konrad besucht, vereinbart. Anlaß sind die schlechten Noten von Konrad. Dieser weise in Deutsch und Mathematik die Note 5 auf, in Englisch die Note 6 sowie in Biologie und Erdkunde die Note 4. Die Mutter habe zusätzlich herausgefunden, daß Konrad seine schlechten Leistungen in den Stegaufgaben gar nicht „gebeichtet" habe. Die Mutter könne nicht mehr schlafen, wenn eine Schulaufgabe bevorsteht.

Die Mutter räumt gleich zu Beginn des Gespräches ein, daß es wohl falsch war, Konrad in ein Gymnasium zu schicken, allerdings war dies für sie aber selbstverständlich, da beide älteren Schwestern ebenfalls das Gymnasium besuchen. Der Vater ist während des Gesprächs sehr zurückhaltend; er äußert aber nachdrücklich: „Du (gemeint ist Frau F.) machst zu viel mit ihm. Er muß es alleine tun." Darauf reagiert die Mutter gereizt: „Wenn ich nicht mit ihm arbeite, dann macht er gar nichts. Du kannst mich ja für ein paar Wochen auf eine Reise schicken, dann muß ich mich nicht einmischen!"

Die Eltern sind damit einverstanden, daß zur genaueren Abklärung der Problematik vom Beratungslehrer eine diagnostische Untersuchung (auch unter Einschluß von Testverfahren) mit Konrad stattfinden soll.

Personaldaten
Konrad F.: Alter 10;6 Jahre, drittgeborenes Kind
Vater: Polier im Tiefbau (Hauptschulabschluß), Alter 57 Jahre
Mutter: Hausfrau (Realschulabschluß), Alter 39 Jahre
Geschwister: zwei ältere Schwestern (16 und 18 Jahre), beide im Gymnasium

Gespräch mit den Fachlehrern
Der Fachlehrer für Deutsch meint, Konrad sei freundlich, aber etwas phlegmatisch. Seine Mitarbeit sei sehr zurückhaltend. Er fasse Sachverhalte recht langsam auf und erkenne Wesentliches nicht. Arbeitsaufträge erledige er willig, aber sehr langsam; bisweile vergesse er auch Hausaufgaben (Noten in den Schulaufgaben 5/4, mündlich 4, Stegreifaufgabe Grammatik 6).

Der Mathematiklehrer meint, Konrad sei ein höflicher Junge, wirke aber manchmal unsicher und verträumt. Bisweilen errege er Aufsehen als „Klassenkasper". Die Hausaufgaben erledige er unzuverlässig und schlampig. Konrad sei an allem mehr interessiert als an der Schule (Noten der Schulaufgaben 5/6, mündlich 5/4/2).

Auch der Englischlehrer bezeichnet Konrad als freundlich und offen. Im Unterricht arbeite er aber nur ab und zu mit. Er beschäftige sich gern mit seinem Nachbarn. Arbeitsaufträge werden nur langsam erledigt, die Hausaufgaben seien öfters unvollständig, die Arbeitsmaterialien einige Male nicht komplett. Bei Schulaufgaben sei er schnell fertig und er zeige keine Energie, die Arbeit nochmals durchzusehen, obwohl noch Zeit wäre (Noten der Schulaufgaben 6/6, mündliche Noten 4/5/5).

Schulische Dokumente
Im Übertrittszeugnis erreicht Konrad einen Notenschnitt von 2,33 (Deutsch 3, Mathematik 2, Heimat- und Sachkunde 2). Nach dem pädagogischen Wortgutachten fasse Konrad den Lernstoff rasch und sicher auf und könne ihn ohne nennenswerte Schwierigkeiten auf neue Gegebenheiten übertragen. Konrad arbeite in der Regel selbständig. Auffallend ist im Jahreszeugnis der 4. Jahrgangsstufe der Grundschule noch die Note 4 in Religion; in den anderen Fächern erreicht er befriedigende Leistungen, in Sport hingegen gute.

In der dritten Jahrgangsstufe waren keine wesentlich anderen Noten vorhanden (Deutsch, HSK, Religion, Werken 3, Mathematik und Sport 2).

In den Zeugnisbemerkungen aus der 1. Jahrgangsstufe wird auf das mäßige Interesse Konrads am Unterrichtsgeschehen verwiesen. In dem Zeugnis der 2. Jahrgangsstufe findet sich der Hinweis, Konrads Anstrengungsbreitschaft sei sehr fächerbezogen und von seiner Gemütsverfassung abhängig; bei schriftlichen Arbeiten sei er immer geneigt, der Anstrengung des selbständigen Arbeitens und Denkens auszuweichen.

Gespräch mit Konrad
Konrad macht auf den ersten Blick einen selbstbewußten Eindruck, er gibt bereitwillig Auskunft, ist aber von der Stimmungslage her eher gedämpft.

Nach seinen Angaben habe er ein gutes Verhältnis zu seinen Eltern und Schwestern. Die Mutter überwache seinen schulischen Werdegang und besonders seine Hausaufgaben sehr intensiv, der Vater weniger. Die Mutter will sehr, daß er das Gymnasium durchläuft, sein Vater „sieht das nicht so eng".

Er selbst wolle auch auf das Gymnasium, da er später Arzt werden wolle, außerdem seien seine Schwestern hier. Allerdings habe er einen gleichaltrigen Cousin an der Hauptschule und dem gehe es dort sehr gut, obwohl dieser in der Grundschule immer schlechter war als er. Außerdem müsse dieser fast nichts für seine guten Noten lernen. Er selbst gehe nicht sehr gern in die Schule; das war in der Grundschule schon so, sei jetzt aber noch stärker geworden, man müsse so lange dasitzen und schreiben, ihm gehe auch vieles zu schnell und der Unterricht sei nicht besonders interessant.

Auf seine schulischen Leistungen angesprochen meint er, zu Hause könne er seine Sachen sehr gut, bei Prüfungen sei er aber viel zu aufgeregt, weil er Angst habe, daß etwas schiefgeht. Auf die Frage, warum er nicht alle seine Noten zu Hause erzähle, gibt er an, daß er dann noch mehr lernen müsse.

Sein Tagesablauf schaut so aus, daß er nach dem Mittagessen gleich mit den Hausaufgaben beginnt, obwohl er einräumt, daß er schon durch die Schule fix und fertig sei. Er mache diese immer im Eßzimmer unter Anwesenheit der Mutter. Nach einer Stunde sei er dann fertig und gehe zum Spielen oder zum Eishokkey. Am Abend arbeite er nochmals ein wenig für die Schule mit seiner Mutter.

Sein eigenes Hobby sei der Sport, u.zw. das Eishockey. Er freue sich jeden Tag auf das Training und auf seine Mannschaftskameraden, die aber fast alle aus der Haupschule kommen.

In seiner Klasse habe er zwei Freunde, aber auch einige Klassenkameraden, die er nicht so gut leiden kann.

Verursachungshypothesen für die Schulleistungsprobleme Konrads
H_1: Die kognitiven Fähigkeiten von Konrad reichen für den erfolgreichen Besuch eines Gymnasiums nicht aus.
Begründung: Zu erwähnen sind die Theorien und Befunde zum Zusammenhang von Intelligenz und Schulleistung, wonach Intelligenzaspekte nach den Determinantenmodellen der Schulleistung als erklärungsstärkste Prädiktoren für die Schulleistung gelten. Eventuell liegen auch kumulative Lerndefizite vor.
H_2: Konrads Schulleistungen sind beeinträchtigt durch eine mangelnde Leistungs- und Lernmotivation.
Begründung: Theorien zur Leistungs- und Lernmotivation bzw. zur Interessenstheorie. Speziell sind die Befunde zum Zusammenhang von Selbständigkeits-

erziehung und der Ausprägung des Leistungsmotivs zu thematisieren. Diese gehen wieder in das Lernzeitmodell von Harnischfeger und Wiley (1976) ein.

H_3: Die Schulleistungsdefizite sind bedingt durch deutliche Anstrengungsvermeidungstendenzen von Konrad in bezug auf schulische Lernforderungen.

Begründung: Anzusprechen sind hier Befunde aus Motivationstheorien, nach denen ein anstrengungsvermeidender Schüler für sich die paradoxe Situation geschaffen hat, einen Erfolg darin zu sehen, wenn er sich Leistungsanforderungen erfolgreich entzogen hat.

H_4: Konrads Arbeitsverhalten ist wenig effektiv, seine Konzentration und Sorgfalt beim Arbeiten reichen nicht für den erfolgreichen Besuch eines Gymnasiums aus.

Begründung: Zwischen Konzentrationsfähigkeit und Schulleistung bestehen ebenso wie zwischen Arbeitsverhalten und Schulleistung bedeutsame Zusammenhänge. Begabung und Arbeitsverhalten stehen in einem partiell kompensatorischen Verhältnis, das im vorliegenden Fall aber nicht genutzt wird.

H_5: Die Schulleistungen sind beeinträchtigt durch das soziale Umfeld der Peers.

Begründung: Die entwicklungspsychologische Bedeutung der Peer-Gruppe ist für diese Altersstufe sehr hoch, durch sie können Wertorientierungen und Verhaltensweisen beeinflußt werden. Es läßt sich auch eine gruppenspezifische Wertschätzung von Schule und schulischem Lernen nachweisen.

H_6: Aufgrund der widersprüchlichen Erwartungen der Eltern (hohe schulische Aspirationen der Mutter, geringere des Vaters) und möglicherweise dahinterstehender innerfamiliärer Konflikte (Kind als Projektionsfläche mütterlicher Wünsche) ist die schulische Lernmotivation von Konrad beeinträchtigt.

Begründung: Entwicklung der Geschlechtsrolle - Orientierung am Vater bei gleichzeitiger Distanzierung von den Forderungen der Mutter. Eventuell liegt - ausgehend von der Mutter - eine ödipale Situation vor.

Methodenauswahl und Durchführung einzelner psychologischer Testverfahren
Zur Hypothesenüberprüfung werden neben den bereits durchgeführten Gesprächen und der Analyse der schulischen Dokumente drei psychologische Testverfahren mit Konrad durchgeführt. Die Untersuchung findet Mitte Dezember an einem Vormittag statt. Ausgewählt wurden (a) die Kurzform des *Kognitiven Fähigkeitstests (KFT 4 - 13+)* von Heller, Gaedicke und Weinländer (1983), (b) der *Aufmerksamkeitsbelastungstest d_2* von Brickenkamp (1982) sowie (c) der *Anstrengungsvermeidungstest (AVT)* von Rollett und Bartram (1981).

(a) Im *KFT 4 - 13+* werden folgende Ergebnisse erreicht:

Testdimensionen	Rohpunkte	T-Altersnormen	T-Klassennormen
Sprachverständnis, Sprachgebundenes Denken ($V_1 + V_4$)	15	40	30
Arithmetisches Denken, Rechenfähigkeit (Q_2+Q_3)	26	49	45
Anschauungsgebundenes Denken (N_1+N_2)	36	53	49
Gesamtleistungsniveau (GL - K)	77	42	36

(b) Im *Aufmerksamkeitsbelastungstest d_2* werden folgende Resultaten erzielt:

Testindikatoren	Rohwerte	%-Werte	PR	SW
GZ	358	-	96,4	118
F	58	16,2	10 - 20	-
GZ - F	300	-	90,3	113
SB	17	-	24	-
Fehlerverteilung		5	26	27

(c) In dem *Anstrengungsvermeidungstest (AVT)* von Rollett und Bartram (1981) ergeben sich folgende Befunde:

Bei der Skala Anstrengungsvermeidung entspricht der erreichte Rohwert von 12 Punkten einem Prozentrang von 92, d.h. ca. 91 % der Schüler haben eine geringere Tendenz, Anstrengungen aus dem Weg zu gehen, als Konrad. Bei der Pflichteiferskala erreicht Konrad einen Wert von 6, dies entsprcht einem Prozentrang von 26; dieser Wert ist gerade noch im Normalbereich.

Bei folgenden nicht-Rasch-homogenen Items stimmt Konrad zu:
Item 3 („Ich arbeite nicht gern, wenn ich es tun muß.")
Item 34 („In der Schule machen wir viele Dinge, die wir doch gar nicht brauchen.")
Item 41 („Ich würde den ganzen Vormittag im Bett bleiben, wenn ich könnte.")

(d) Verhaltensbeobachtung während der Tests:
Beim *KFT* geht Konrad sehr eifrig ans Werk. Doch schon bei V_1 stößt er schnell auf seine Grenzen, ebenso bei V_4. Er kommentiert sein frühes Aufhören mit „keine Ahnung". Er stöhnt als er sieht, was er noch machen muß. Im Rechenteil arbeitet er sehr zügig und ist vor der Zeit fertig; er ist aber nicht bereit, die Aufgaben zu überprüfen oder die nicht bearbeiteten Aufgaben in Angriff zu nehmen.

Beim d_2 beginnt Konrad verhalten. Als er erkennt, daß dieser Test sehr schnell geht, steigert sich sein Spaß. Letztendlich ist er aber froh, daß er fertig ist.

Ähnlich ist es beim *AVT*, hier scheint ihn die Fragestellung zum ersten Mal zu interessieren.

Hypothesenüberprüfung
H_1: Für die Annahme der ersten Hypothese spricht das derzeitige Leistungsbild mit besonderen Schwächen in den sprachlichen Fächern. Die Noten in der Grundschulzeit weisen Konrad als Grenzfall für eine Gymnasialeignung aus.

Das Fähigkeitsprofil im *KFT* stimmt eher noch mit dem Realschülerfähigkeitsprofil nach AUKL überein. Kritisch zu bewerten ist allerdings die schmale Basis der Normierungsstichprobe der Kurzform des *KFT*; eventuell hätte man noch ein nonverbales Intelligenztestverfahren heranziehen können (z.B. *CFT*).

H_2: Für eine mangelnde Leistungs- und Lernmotivation sprechen die Zeugnisbemerkungen aus der Grundschulzeit. Diese finden eine Fortsetzung in den Beobachtungen der Fachlehrer, wobei auch die Gefahr eines Pygmalion-Effektes in Rechnung zu stellen ist. Auch die Angaben aus der Exploration des Schülers belegen diese Hypothese.

Diese Hypothese hätte noch mit Hilfe des *AVI*s oder des *LMT*s abgeklärt werden können. Ebenso wäre eine theoriebezogene Exploration zu den wesentlichen Aspekten der Leistungs- und Lernmotivation möglich gewesen (Attribuierungsgewohnheiten, Gütemaßstäbe, HE- und FM-Tendenzen, intrinsische und extrinsische Anregungsbedingungen für schulisches Lernen). Auch eine Abklärung durch einen Attribuierungsfragebogen könnte noch überlegt werden.

H_3: Für das spezielle Motiv der Anstrengungsvermeidung spricht die Arbeitsweise von Konrad zu Hause. Zeugnisbemerkungen in der Grundschulzeit weisen in die gleiche Richtung. Die Ergebnisse aus dem *AVT* sowie Verhaltensbeobachtungen während der Testdurchführung bestätigen diese Hypothese.

Auch hier wäre das *AVI* zur Abklärung von Lern- und Arbeitsgewohnheiten noch einzusetzen gewesen. Ebenso hätte eine tiefergehendere Exploration von Konrad und seiner Mutter zu den konkreten häuslichen Lernbedingungen stattfinden können.

H_4: Für Probleme im Bereich der Konzentration, der Ausdauer und der mangelnden Sorgfalt des Arbeitens sprechen Angaben aus der Exploration mit Konrad, ebenso die Aussagen der Mutter, die Zeugnisbemerkungen aus der Grundschulzeit, die Bewertungen der Fachlehrer weisen in die gleiche Richtung. Dafür spricht auch die Fehlerverteilung im d_2, nicht aber der Gesamtleistungswert im d_2. Das häusliche Lernen selbst ist für Konrad hochgradig aversiv.

H_5: Auf den Einfluß aus der Peer-Gruppe lassen die Angaben der Exploration Konrads über seinen Cousin schließen. Bei ihm ist eine starke Zentrierung während der Freizeit auf Freunde aus dem Umfeld der Hauptschule vorhanden.

H_6: Für eine innerfamiliäre Mitverursachung der schwierigen schulischen Situation Konrads sprechen einige elterliche Äußerungen im Rahmen des Erstgespräches. Zu bedenken ist auch die Geschwisterposition Konrads (letztgeborenes Kind, zugleich männlicher „Stammhalter"), die unrealistische Schulleistungsaspirationen der Eltern (hier speziell der Mutter) zur Folge haben kann. Eine tiefergehende Exploration der Eltern zu schulischen und beruflichen Aspirationen in bezug auf Konrad wäre sinnvoll. Dabei sind auch die Unterschiede zu der Situation der beiden Schwestern abzuklären.

Zusätzlich könnte man die von Konrad aufgeworfene Frage nach der Prüfungsangst überprüfen (man beachte aber, daß das Zugeben von Angst eine selbstwertdienliche Strategie sein kann, um ein positives Selbstkonzept aufrecht zu halten).

Schullaufbahnberatung in Form einer gemeinsamen Entscheidungsfindung
(a) Eine Umschulung auf die Hauptschule wäre nach den Weihnachtsferien sinnvoll. Begründet kann diese Maßnahme mit dem Fähigkeitsniveau und -profil und ebenso mit der Peergruppeneinbindung und Interessenslage von Konrad werden. Unterstützend sollten Informationen des Beratungslehrers an den neuen Klassenlehrers an der Hauptschule gegeben werden. Eine gezielte Plazierung in einer Klasse, in der nicht seine Freunde vom Hockeyclub sind, wäre anzustreben. Im Beratungsgespräch sollten auch Hinweise auf weiterführende Schullaufbahnvarianten gegeben werden (z.B. bei entsprechender Leistungsstabilisierung auf einen Übertritt in eine Realschule in der 7. Jahrgangsstufe).

(b) Ein Verbleib am Gymnasium wäre unter der Bedingung gezielter Nachhilfe, um entstandene Defizite aufzuholen (keinesfalls durch die Mutter), möglich. Ein nachdrücklicher Hinweis auf längerfristig notwendiges zusätzliches Lernen (was aber problematisch bei der motivationalen Ausgangslage von Konrad ist) zur Kompensation seiner kognitiven Voraussetzungen ist unumgänglich.

Beratung über Maßnahmen zu Arbeits- und Lerngewohnheiten
Ein psychohygienisch sinnvoller Tagesarbeitsplan sollte erarbeitet werden. Metakognitive Fähigkeiten sollten besonders gefördert werden, hierzu gehört auch die Vermittlung effektiver Arbeits-, Lern- und Gedächtnistechniken (z.B. Zeitplan, Sequenzierung, Belohnungsmethoden). Selbständigkeit sollte durch eigenverantwortliches Arbeiten angeregt werden, gezielte Methoden zur selbständigen Prüfung der Lernzielerreichung sind einzutrainieren. Eventuell kann auch ein Training nach dem im *AVT* skizzierten Programm stattfinden.

Zusammenarbeit mit außerschulischen Institutionen
Eine Klärung der Ehebeziehung und der Eltern-Kind-Beziehung kann im Rahmen der Erziehungsberatung oder einer systemisch orientierten Familienberatung erfolgen. Auch Einzelarbeit mit der Mutter durch einen Schulpsychologen oder durch eine Erziehungsberatungsstelle ist zur Unterstützung der mit Konrad geplanten Interventionen angebracht.

Abschlußgespräch
Aufgrund der aufgewiesenen Möglichkeiten haben sich die Eltern gemeinsam mit Konrad entschlossen, ihren Sohn in die Hauptschule umzuschulen. In dieser Schulart wird eine Möglichkeit gesehen, daß Konrad in einer entspannteren Situation wieder Freude am Lernen, besonders in den sprachorientierten Fächern, findet. Der Hinweis wird akzeptiert, Konrad nicht in die gleiche Klassen zu plazieren wie seine Sportfreunde.

Die Mutter hat erkannt, daß sie an sich arbeiten muß. Die Gewohnheit, Konrad wie in der Grundschule zu überwachen, will sie ändern. Sie ist dazu bereit, mit dem Schulpsychologen Kontakt aufzunehmen, um hierbei einen zielführenden Weg zu finden.

Mit Konrad wird nochmals ein Gespräch über sinnvolle Arbeits- und Lernstrategien geführt, damit es nicht in der Hauptschule zu erneuten Schwierigkeiten kommt.

15.2 Gutachtenerstellung

15.2.1 Definition

Ein Gutachten ist eine Form der Kommunikation zwischen einem Diagnostiker (bzw. einem Fachmann im weitesten Sinn[3]) und seinem Auftraggeber. Der Auftraggeber (Erziehungsberechtigte, Gericht, Proband ...) hat dabei eine bestimmte Frage gestellt und will in dem Gutachten auf diese Frage (bzw. die durch den Gutachter fachlich interpretierte Frage) eine Auskunft.

> „Kürzelartig läßt sich das Gutachten ... umschreiben als eine explizite psychologische Antwort auf eine explizit gestellte Lebensfrage. ... Strenggenommen heißt Gutachten nur die sprachliche Endgestalt von Anfrage und Antwort, bezeichnet also das Resultat" (Fisseni, 1982). Oder anders formuliert: Ein Gutachten ist „ein auf wissenschaftliche Verfahren gestütztes fachmännisches Urteil sowie die zusammenfassende Darstellung der aus den angewendeten Verfahren resultierenden Diagnose" (Dorsch et al., 1994, S. 304).

Der Gutachter nimmt bei seiner Tätigkeit die Gehilfenrolle eines Sachverständigen ein; er entscheidet nicht selbst, sondern er trägt zu einer Entscheidung bei (Bundesverwaltungsgerichtsentscheid vom 20.12.63). Der Empfänger muß selbst prüfen, ob die vorgelegte Argumentation tragfähig ist. Fragen der (groben) Fahrlässigkeit sind aber getrennt zu diskutieren, und dies nicht nur wegen berufsethischer Verpflichtungen. Was aber letztendlich aufgrund eines Gutachtens geschieht, liegt nicht mehr in der Hand des Gutachters, sondern ist Sache des Empfängers eines Gutachtens. Gerade deswegen ist es aber wichtig, daß der Gutachter seine Einblicke und Schlußfolgerungen auf einem hohen fachlichen Niveau und dennoch in einer von den Empfängern versteh- und akzeptierbaren Weise übermittelt.

---

[3] Eine diagnostische und gutachterliche Tätigkeit ist keineswegs auf den Bereich der Psychologie beschränkt. Jeder Arzt kann in die Verlegenheit kommen, seine Befunde und Diagnosen anderen zur Kenntnis zu geben (Heckl, 1983). Im Rahmen gerichtlicher (z.B. Sorgerechtsgutachten) oder verwaltungsmäßiger Entscheidungen werden Gutachten über die unterschiedlichsten Fragen eingeholt. Auch aus dem Alltag sind jedem Gutachten über den Wert von Autos oder von Häusern geläufig.

15.2.2 Grundschema eines psychologischen Gutachtens

Für praktische Zwecke ist es sinnvoll, sich einen Schematismus für die Erstellung eines Gutachtens zu erarbeiten. Die Hauptbestandteile eines psychologischen Gutachtens sind in dem untenstehenden Kasten angeführt (vgl. nächste Seite).

Für die einzelnen Teile eines Gutachtens werden in der Literatur (Boerner, 1980; Fisseni, 1982; Heiss, 1964, Thomae, 1967; Schubenz, 1967; Tismer-Puschner et al., 1976) einige hilfreiche Regeln genannt:

ad 1) Untersuchungsbericht:
- die Hauptangaben sind in Briefform zu machen,
- wenn der Empfänger eine Institution ist, entfällt die Anrede, sonst persönliche Anrede,
- die Fragestellung wird stichwortartig im Betreff erwähnt und im Briefkörper ausgeführt,
- die Untersuchungsverfahren können listenartig nach zeitlicher oder sachlicher Ordnung angeführt werden,
- der Text soll knapp gehalten, eindeutig und übersichtlich sein.

ad 2) Vorgeschichte:
- jede Informationsquelle ist eindeutig zu benennen,
- Aussagen von Dritten (auch des Probanden) sind im Konjunktiv zu machen,
- nur unstrittige Angaben (z.B. Alter, Geschwister, Beruf ...) können im Indikativ getätigt werden,
- nur für die Fragestellung relevante Angaben sind aufzunehmen, strenge Auswahl,
- wörtliche Zitate sehr sparsam verwenden.

Durch bereits vorliegende Befunde kann ein Gutachter möglicherweise beeinflußt werden; diese Gefahr ist bei etikettenhaften Vorinformationen besonders groß. Der Gutachter hat daher die Aufgabe, sich mit den Quellen und Aussagen kritisch auseinanderzusetzen. Eventuell kann erst nach der eigenen Datenerhebung eine Klärung herbeigeführt werden.

ad 3) Untersuchungsbericht:
- Empfängerorientierung und Verständlichkeit beachten, je nach Empfänger kann fachorientierter oder mit mehr Erklärung gearbeitet werden,
- Formulierungen im Imperfekt,
- unpersönliche Prädikation.

Grundschema eines Gutachtens

1. Übersicht
- Absender (Institution und Name des Gutachters), Datum, Empfänger
- Fragestellung, Fragesteller
- Untersuchungstermine, Untersuchungsverfahren

2. Vorgeschichte
- Überblick über Einzelergebnisse, die dem Gutachter vor der Untersuchung zur Verfügung standen
- Rechenschaft über fremde Quellen (Akten, Schulzeugnisse, medizinische Atteste, frühere Gutachten, Auskünfte von Dritten etc.)

3. Untersuchungsbericht (alle Angaben, die vom Gutachter erarbeitet wurden)
- für jedes Verfahren sind folgende Angaben zu machen:
    Testbeschreibung (Datenquelle)
    Verhaltensbeschreibung des Pb in der Untersuchungssituation
    Ergebnisbericht (Zahlen oder Kürzel)
    Interpretation (Erläuterung des Bedeutungsgehalts der Zahlen)
- Exploration oder Anamnese in nicht-wörtlicher Wiedergabe, sondern in thematisch gegliederter Zusammenfassung
- bei Verfahren, die sehr viele Einzelaussagen ermöglichen, sind drei Wiedergabemöglichkeiten denkbar: (1) quantitative Auswertung, (2) stichwortartige Interpretation und (3) vollständige Wiedergabe des Textes

4. Befund
Aus der Vorgeschichte und dem Untersuchungsbericht werden jene Teile zusammengefaßt, die für die zu beurteilende Fragestellung wichtig sind. Eine endgültige Antwort wird hier noch nicht gegeben.

5. Stellungnahme (Beantwortung der Ausgangsfragestellung)
- (Ätiologische) Diagnose: Welcher Sachverhalt liegt vor und was (in der Vergangenheit) ist für ein (in der Gegenwart) zu beobachtendes Verhalten verantwortlich?
- Prognose: Welche Umstände machen das Auftreten des Verhaltens (in der Zukunft) wahrscheinlich?
- Entscheidungsvorschlag: Durch welche Maßnahmen (Beratung, Therapievorschlag, Überweisung ...) kann eine Änderung der Problemsituation erreicht werden?

6. Unterschrift (lesbar, am besten mit Namensstempel)

Jedes diagnostische Verfahren ist von seiner Aussagekraft her eingeschränkt (vgl. hierzu die für jedes Verfahren geltenden Gütekriterien). Bei wichtigen Entscheidungen sind mehrere Verfahren einzusetzen, wobei die Integration der Befunde eine eigene Aufgabe des Gutachters ist.

ad 4) Befund:
- Ergebnisse nach Themenbereichen ordnen,
- die Aussagen sollen feststellender, nicht erklärender Natur sein,
- neutrale Diktion,
- Sätze im Präsens,
- übergreifende Beschreibungsdimensionen und nicht Einzeldaten verwenden,
- der Befund wird in Zwischenschritten erstellt: (1) Befundliste: Zusammenstellung aller Daten zu einem Bereich, (2) Befundskizze: Integration der Einzeldaten in skizzenartiger Form (Merkmale relativer Konstanz und Übereinstimmung), (3) Befundformulierung: Ausformulierung der stichwortartig festgelegten Ergebnisse.

Der Befund ist ein System integrierter Aussagen über Konstanz und Variabilität der für die Fragestellung wesentlichen Verhaltensbereiche. Die getroffenen Aussagen sollen deskriptiv bleiben.

ad 5) Stellungnahme:
- am Anfang die Ausgangsfrage explizit wiederholen (besonders bei Gerichtsgutachten wesentlich),
- eventuell Fraktionierung der Fragestellung (Gesamtfrage in Teilfragen aufbrechen),
- Argumentationskette sichtbar machen (Hinweise auf Belegstellen, keine neuen Informationen einführen),
- explizite Antwort auf die Eingangsfrage in *adressatenspezifischer Weise* formulieren,
- Sonderproblem: Wenn kein eindeutiges Urteil möglich ist, so muß diese Unklarheit deutlich gemacht werden.

Letztendlich befindet der Gutachter, welche Ergebnisse einander stützen, welche sich widersprechen, welche hoch zu gewichten sind und welche weniger von Belang sind. Er formuliert in seiner Stellungnahme auch ein Urteil darüber, inwieweit die Ergebnisse die Fragestellung beantworten.

ad 6) Unterschrift
Der Verfasser / die Verfasserin des Gutachtens muß eindeutig eruierbar sein. Daher keine unlesbaren und ohne Vornamen gezeichneten Unterschriften, sondern klare Namensangabe mit akademischen Titeln und der Berufsbezeichnung.

15.2.3 Kurzgutachten

Ein *Kurzgutachten* (Umfang eine Seite) enthält Angaben zu:
- Beratungsanlaß und Fragestellung,
- Diagnose (Ergebnis der Hypothesenüberprüfung),
- Beantwortung der Fragestellung und Prognose,
- Empfehlung von Konsequenzen/Maßnahmen.

Beispiel eines Kurzgutachtens nach Rüdiger (1988)

Adressat: Beratungslehrer der weiterführenden Realschule
Beratungsanlaß und Fragestellung: Ersuchen der Eltern um Überprüfung der Eignung ihres Sohnes P. für die Realschule. Ist P - trotz augenfälliger Schwierigkeiten im Rechtschreiben und im sprachlichen Ausdruck - für die Realschule geeignet?
Diagnose: Die kognitiven Fähigkeiten von P. sind unterschiedlich ausgeprägt. Während er Aufgaben im anschauungsgebundenen und sprachfreien logischen Denken überdurchschnittlich gut zu bewältigen vermag, erreichen seine sprachgebundenen Denkleistungen durchschnittliches, seine begrifflichen Vorkenntnisse nur knapp durchschnittliches Niveau. Die Schwächen im Bereich der sprachlichen Denk- und Lernleistungen resultieren vermutlich aus organisch bedingten frühesten Entwicklungsbeeinträchtigungen, andererseits auch aus verminderter sprachlicher Anregung. Als weitere Ursachen für seine partiellen Leistungsschwierigkeiten können soziale und leistungsbezogene Ängst angenommen werden, ausgelöst durch übergroße elterliche Leistungserwartungen bei gleichzeitig entmutigenden Erziehungshandlungen; diese haben bei P. zur Entwicklung eines negativen Selbstbildes und zu Tendenzen ängstlicher Überanpassung geführt.
Beantwortung der Fragestellung und Prognose: Die emotionalen und motivationalen Beeinträchtigungen bei P. sind behebbar, dies deutet sich aus der merklichen Verbesserung seines Lernverhaltens nach bestandenem Probeunterricht an. Angesichts seines guten sprachfreien Begabungspotentials ist zu erwarten, daß er die kognitiven Lernleistungen der Realschule (später eventuell des technischen Zweiges) bewältigen kann.
Empfehlung von Konsequenzen/Maßnahmen: Zur Konsolidierung der Lern- und Sozialpersönlichkeit von P. werden weitere flankierende Maßnahmen empfohlen: (1) Elternberatung zur Anbahnung einer Einstellungsänderung mit einfühlendem Verstehen, verstärkter sozialer Anerkennung, mit Unterlassung von Bestrafungsgewohnheiten und intensivierter Selbständigkeitserziehung; (2) Einsatz von Trainingsprogrammen zur Rechtschreibung und Sprachlehre zum Schließen von Lernlücken; (3) zusätzliche häusliche Übungen, z.B. mit Arbeitszeitmarkierungen Zeitungsartikel durchlesen, unbekannte Wörter im (Schüler-)Lexikon klären, Artikel zusammenfassen; (4) während der ersten Zeit des Realschulbesuchs weitere Mitbetreuung durch den dortigen Beratungslehrer.

15.2.4 Prinzipien und Fehlerquellen bei der Gutachtenerstellung

15.2.4.1 Prinzipien der Gutachtenerstellung

(1) Neutralität des Gutachters: Der Gutachter muß seine Unabhängigkeit gegenüber dem Auftraggeber wie auch dem zu begutachtenden Klienten wahren. In fachlich neutraler Haltung ist der Gutachter weder Anwalt des Klienten, noch darf er sich mit den möglicherweise antizipierten Intentionen eines Auftraggebers identifizieren.

(2) Adressatenbezogenheit und sprachliche Transparenz: Einem Gutachten kommt eine wichtige kommunikative Funktion zu. Der „Gutachter ist ein 'Doppel-Dolmetsch', der die drei Sprachen der Sache, des Prüflings und des Auftraggebers verstehen muß" (Kisker, 1977). Der Gutachtentext muß vor allem für den Empfänger verständlich sein (daher keine unverständlichen Fachbegriffe und keine für den Empfänger nicht nachvollziehbaren Theoriebezüge). Die bei diesem Übersetzungsvorgang vorhandenen Probleme sind umfassend von Hartmann (1970) beschrieben worden (u.a. Probleme des Wortschatzes, der konotativen und denotativen Wortbedeutung sowie des Kontextes, in den ein Gutachten gestellt und interpretiert wird).

Darüber hinaus gibt es zahlreiche Beispiele sprachlich dürftiger Gutachtentexte. Im Unterschied zu den Juristen, bei denen eine kurze und die Sache treffende Wendung geradezu ein Qualitätszeichen darstellt, sind psychologische Gutachten oft überlang und in der Argumentation schwer nachvollziehbar.

(3) Sachliche Beschreibung des Probanden: In das Gutachten dürfen keine sozialen Vorurteile oder moralischen Abwertungen eingehen. Die Wortwahl hat wertfrei zu erfolgen, wobei der Gutachter an die mögliche Interpretation durch den Empfänger zu denken hat (z.B. falsch wäre es, von der „schlechten" Begabung eines Bewerbers zu sprechen, akzeptabel ist jedoch die an Prozentrangnormen anknüpfende Verbalisierung eines Leistungsresultats).

(4) Umfassende Beschreibung des Probanden: Eine vollständige Beschreibung eines Menschen ist nicht möglich und letztlich auch vom Auftraggeber nicht gewünscht (nur in der älteren Psychologie wurden solche Forderungen, der Gutachter möge die gesamte Persönlichkeit eines Probanden schildern, erhoben). Vielmehr muß der Gutachter bemüht sein, eine umfassende Schilderung in bezug auf die Fragestellung abzugeben. Dabei sind die wesentlichen und für das Problem wichtigen Determinanten des Pb herauszuarbeiten (z.B. kann ein dominanter Aspekt eines Beratungsfalles die Schulangst sein oder ein eskalierter Elternkonflikt).

(5) Ein Gutachten soll keinen zusätzlichen Schaden anrichten: Auch durch dieses Prinzip wird der Forderung nach einer umfassenden Darstellung Grenzen gesetzt. Werden z.B. Sachverhalte aufgedeckt, die ein Problem berühren, aber nicht zur Fragestellung gehören, so sind diese nicht in das Gutachten aufzunehmen, wenn sie nicht zur eigentlichen Fragestellung gehören.

(6) Im schulischen Kontext ist zudem auf die Förderorientierung von Gutachten hinzuweisen. D.h. Möglichkeiten und Ziele der pädagogischen Förderung oder von Präventionsmaßnahmen sind besonders herauszustellen.

(7) Formale Leitideen bei einer Begutachtung:

(a) Die Vorlage und die Bewertung von Information sind zu trennen (Was wurde gesagt? Ist die Aussage richtig?).

(b) Prinzip der Mehrfachbelege und Maximierung von Objektivität: Definitive Aussagen sollten durch mindestens zwei Belege gestützt werden, damit Einseitigkeiten eines Verfahrens vermieden und Möglichkeiten der Fehlerkorrektur genützt werden.

(c) Die Aussagen sollen nicht isoliert bleiben, sondern sollten integriert werden. Jeder Befund ist mit den anderen abzugleichen. Dabei können die Gefahren einer inadäquaten Harmonisierung von Aussagen wie auch die von unverbindlichen „Sowohl-als-auch-Behauptungen" auftreten. Wo nicht zu klärende Widersprüche vorhanden sind, muß auf diese verwiesen werden.

15.2.4.2 Fehlerquellen bei der Gutachtenerstellung und Kontrollmöglichkeiten

Alle Fehlerquellen, die bei den Gesprächs- und Beurteilungsmethoden auftreten (vgl. Kap. 3.2 und Kap. 5.2), können sich im Prinzip auch bei einem Begutachtungsfall einstellen. Bei der Gutachtenerstellung sind aber noch spezifische Fehlerquellen aufgrund der Informationsverarbeitung zu berücksichtigen. Dazu zählen folgende:

(1) Positiver Bias (im Sinne eines pathologischen Befundes), d.h. die für einen Pb negative Information wird übergewichtet.

(2) Zu starke Nutzung konsistenter Information bzw. Tendenz, nicht-konsistente Information konsistent zu machen. So können Trivialergebnisse aus der Anamnese als Gegenbeleg als psychologisch bedeutend interpretiert oder verzerrt werden, bis sie in ein bestehendes Bild passen.

(3) Reihenfolgeeffekte (Primacy- und Recency-Effekte sind je nach Abfolge erhaltener diagnostischer Information möglich).

(4) Wachsende Information bedeutet nicht zwangsweise ein valideres Ergebnis. Es kann zu sog. Kaskadeneffekten kommen, wobei im Laufe des Begutach-

tungsprozesses Informationen geringerer Güte akzeptiert und die Urteile immer weniger konservativ werden.

(5) Schutz gegen mögliche Subjektivismen bei der Gutachtenerstellung kann man durch verschiedene Kontrollen erreichen, u.zw. durch

    (a) systematische Kontrolle bei der Informationssammlung und -verarbeitung (z.B. Mehrfachbelege, multipler Verfahrenseinsatz und Kontrolle der Instrumentfaktoren, einschlägige Verfahren aktualisieren; eventuell Einsatz mehrerer Diagnostiker);

    (b) Supervision: Auswertungskontrollen durch Dritte und systematische kritische Besprechungen von Fällen sind ebenso wichtig wie der Vergleich mit aktuellen Fachveröffentlichungen;

    (c) Gutachtenschema verwenden: Die in Kap. 15.2.2 dargestellte Struktur ist eine Hilfe und zugleich Kontrolle für die wesentlichen Schritte bei der Gutachtenerstellung.

15.2.5 Schulbezogene Anlässe für (Kurz-) Gutachten

Im Schulalltag gibt es eine Reihe von Anlässen, bei denen ein Gutachten - unter welcher Bezeichnung und in welcher Form auch immer - erstellt wird (vgl. Tab. 15.1)[4]. Darüber hinaus basieren auch weitere schulische Entscheidungen auf gutachterlichen Stellungnahmen, z.B.

- Rückstellung oder vorzeitige Einschulung,
- freiwilliger Rücktritt (Gy $\Rightarrow$ HS),
- freiwillige Wiederholung einer Jahrgangsstufe,
- freiwillige Verlängerung der Schulzeit (Wiederholung der 9. Klasse Hauptschule),
- Förderschuleinweisung,
- Klassenüberspringen bei Hochbegabten,
- Legastheniediagnose zur Förderung einer Behandlung durch das Jugendamt,
- Hochbegabtenförderung nach Abitur.

---

[4] Diese Zusammenstellung erfolgte auf der Basis mehrerer Brainstormings mit bayerischen Beratungslehrern.

Tabelle 15.1: Gutachten und Kurzgutachten im schulischen Kontext

Anlaß	Diagnostiker	Empfänger	Probleme
Klassenwiederholung	Klaßleiter(in)	Eltern / Schulleiter	keine rechtliche Absicherung
Übertrittsgutachten	Klaßleiter(in)	Eltern / aufnehmende Schule	schematisch erstellt, zu wenig Information
Schülerbogeneinträge	Klaßleiter(in)	weiterführende Schulen, Lehrer, Eltern, Arzt, Gericht	diffuser Empfängerkreis, Gefahr der Stigmatisierung
Disziplinarfälle	Schüler / Schulleitung	Disziplinarausschuß	
Nichtbestehen der Probezeit	Schulleiter	Eltern, Schülerakt	meist beschränkt auf Notenwiedergabe
Nichtbestehen des Probeunterrichts	Schulleiter	Eltern, Schülerakt	kurzer Beobachtungszeitraum

Übungsaufgaben

(1) Erarbeiten Sie für die oben angeführten schulischen Entscheidungsfragen Auftragsteller, Diagnostiker, Adressat und Problembereiche!

(2) Verfassen Sie ein Kurzgutachten über den Beratungsfall Konrad F. (vgl. Kap. 15.1.3), das sich an die Eltern von Konrad richtet!

Literatur

Literatur

Allport, G. W. (1942). *The use of personal documents in psychological science.* New York: Social Science Research Council.

Allport, G. W. (1958). *Werden der Persönlichkeit.* Stuttgart: Huber.

Althoff, K. (1986). Zur Aussagekraft von Schulzeugnissen im Rahmen der Eignungsdiagnostik. *Psychologie und Praxis, 30,* 77-85.

Amelang, M. & Borkenau, P. (1981). Untersuchungen zur Validität von Kontrollskalen für Soziale Erwünschtheit und Akquieszenz. *Diagnostica, 27,* 295-312.

Amelang, M., Herboth, G. & Oefner, I. (1991). A prototype strategy for the construction of a creativity scale. *European Journal of Personality, 5,* 261-285.

Anderson, J. C. (1983). *The architecture of cognition.* Cambridge, Mass.: Havard University Press.

Anderson, L. W. (1984). Attention, tasks and time. In L. W. Anderson (Ed.), *Time and school learning. Theory, research and practice* (pp. 46-48). London: Croom Helm.

Anger, H. (1969). Befragung und Erhebung. In C. F. Graumann, L. Kruse & B. Kroner (Hrsg.), *Sozialpsychologie. 1. Halbband: Theorien und Methoden* (S. 567-617). Göttingen: Hogrefe.

Argyle, M. (1969). *Social interaction.* London: Methuen.

Arnold, W. (1963). *Der Pauli-Test: Anweisung zur sachgemäßen Durchführung, Auswertung und Anwendung des Kraepelinschen Arbeitsversuches.* München: Barth.

Aschersleben, K. (1971). Entwicklung eines Lügen-Scores zur Messung von Simulationstendenzen. *Zeitschrift für Entwicklungspsychologie und Pädagogische Psychologie, 2* (4), 39-47.

Atkinson, J. W. (Ed.). (1958). *Motives in fantasy, action and society.* Princeton, N.J.: Van Nostrand.

Atkinson, R. C. & Shiffrin, R. M. (1968). Human memory: A proposed system and its control process. In K. W. Spence & J. Taylor-Spence (Eds.), *The psychology of learning and motivation* (pp. 89-195). New York: Academic Press.

Atteslander, P. (1975). *Methoden der empirischen Sozialforschung (4. erw. Auflage).* Berlin: de Gruyter.

Auckenthaler, A. (1975). Versuch einer psychologischen Analyse der mündlichen Prüfung (unter besonderer Berücksichtigung des Zusammenhangs zwischen dem Prüfungsergebnis und der

Wahrnehmung des Prüfers durch den Prüfling). *Zeitschrift für experimentelle und angewandte Psychologie, 22,* 391-408.

Augustinus, Aurelius (1994). De mendacio. In M. Bettetini (Hrsg.), *Sulla bugia.* Milano: Rusconi.

Bachmair, G. (1974). *Unterrichtsanalyse.* Weinheim: Beltz.

Bagley, J. J. (1972). *Historical interpretation* (vol. I). New York: St. Martin's Press.

Bales, R. F. (1950). *Interaction Process Analysis.* Cambridge, Mass.: Addison-Wesley.

Bales, R. F. & Hare, A. P. (1965). Diagnostic use of the interaction profile. *Journal of Social Psychology, 67,* 239-258.

Ballstaedt, S.-P. (1987). Zur Dokumentenanalyse in der biographischen Forschung. In G. Jüttemann & H. Thomae (Hrsg.), *Biographie und Psychologie* (S. 203-214). Berlin: Springer.

Ballstaedt, S.-P. (1994²). Dokumentenanalyse. In G. L. Huber & H. Mandl (Hrsg.), *Verbale Daten. Eine Einführung in die Grundlagen und Methoden der Erhebung und Auswertung* (S. 165-176). Weinheim: Psychologie Verlags Union.

Balser, H. (1980a). *Lese-rechtschreibschwache Schüler - Hilfen für Lehrer und Kursleiter.* Weinheim: Beltz.

Balser, H. (1980b). *Lese-rechtschreibschwache Schüler - Hilfen für Eltern.* Weinheim: Beltz.

Bandura, A. (1976). *Lernen am Modell. Ansätze zu einer sozial-kognitiven Lerntheorie.* Stuttgart: Klett.

Bandura, A. & Mischel, W. (1965). Modification of self-imposed delay of reward through exposure to live and symbolic models. *Journal of Personality and Social Psychology, 2,* 698-705.

Baron-Boldt, J. (1989). *Die Validität von Schulabschlußnoten für die Prognose von Ausbildungs- und Schulerfolg.* Frankfurt: Lang.

Baron-Boldt, J., Schuler, H. & Funke, U. (1988). Prädiktive Validität von Schulabschlußnoten: Eine Meta-Analyse. *Zeitschrift für Pädagogische Psychologie, 2,* 79-90.

Bartenwerfer, H. (1964). Allgemeine Leistungstests. In R. Heiss, K.J. Groffmann & L. Michel (Hrsg.), *Psychologische Diagnostik (= Handbuch der Psychologie in 12 Bänden, Band 6)* (S. 385-410). Göttingen: Hogrefe.

Bartussek, E., Raatz, V., Schneider, B. & Stapf, K.-H. (1984). *Die Evaluation des "Tests für medizinische Studiengänge". Erster Zwischenbericht.* Bonn: Eigenverlag.

Bass, B. M. (1955). Authoritarianism or acquiescence? *Journal of Abnormal and Social Psychology, 51,* 616-623.

Bauer, A. (1972). *Ein Verfahren zur Messung des für Bildungsverhalten relevanten sozialen Status*. Frankfurt a.M.: Deutsches Institut für internationale pädagogische Forschung.

Baumann, H. U. (1974). *Methoden zur quantitativen Erfassung des Unterrichtsverhaltens*. Bern: Huber.

Baumert, J. (1961). Kritische Anmerkungen über empirische Ansätze zur sozialen Schichtung. *Kölner Zeitschrift für Soziologie und Sozialpsychologie, Beiheft 5*, 316-328.

Baumert, J. (1980). Aspekte der Schulorganisation und Schulverwaltung. In Projektgruppe Bildungsbericht (Hrsg.), *Bildung in der Bundesrepublik Deutschland. Daten und Analysen* (S. 589-748). Reinbeck: Rowohlt.

Baumert, J. & Lehmann, R. (1997). *TIMSS - Mathematisch-naturwissenschaftlicher Unterricht im internationalen Vergleich. Deskriptive Befunde*. Opladen: Leske + Budrich.

Bayerisches Staatsministerium für Unterricht und Kultus (1975). *Allgemeine Schulordnung und ergänzende Bestimmungen für Volksschulen in Bayern (3. Auflage)*. München: Maiss.

Bayerisches Staatsministerium für Unterrricht und Kunst (1983). Schulordnung für die Realschulen in Bayern (RSO). *Amtsblatt des Bayerischen Staatsministeriums für Unterrricht und Kunst, Nr. 14, 22.7.1993*.

Bayerisches Staatsministerium für Unterrricht und Kunst (1983). Schulordnung für die Volksschulen in Bayern (VSO). *Amtsblatt des Bayerischen Staatsministeriums für Unterrricht und Kunst, Nr. 15, 25.7.1993*.

Bayerisches Staatsministerium für Unterrricht, Kultus, Wissenschaft und Kunst (1990). Lehrplan für das bayerische Gymnasium vom 2.8.1990. *Amtsblatt des Bayerischen Staatsministeriums für Unterrricht, Kultus, Wissenschaft und Kunst, 1990/Sondernummer 3*.

Bayerisches Staatsministerium für Unterrricht, Kultus, Wissenschaft und Kunst (1994). Bekanntmachung der Neufassung des Bayerischen Gesetztes über das Erziehungs- und Unterrichtswesen vom 7. Juli 1994. *Amtsblatt des Bayerischen Staatsministeriums für Unterrricht, Kultus, Wissenschaft und Kunst, 1994/16*.

Beck, K. (1987). *Die empirischen Grundlagen der Unterrichtsforschung. Eine kritische Analyse der deskriptiven Leistungsfähigkeit von Beobachtungsmethoden*. Göttingen: Hogrefe.

Becker, P. (1983). Test anxiety, examination stress, and achievement: Methodological remarks and some results of longitudinal study. In R. Schwarzer, H. M. Ploeg & C. D. Spielberger (Eds.), *Advances in test anxiety research, Vol. 2* (pp. 129-146). Lisse: Swets & Zeitlinger.

Becker, R. (1977). Eine Anleitung zur Auswertung der "Interaction-Process-Analysis" nach Bales. *Gruppendynamik, 2*, 108-118.

Belschner, W. & Hoffmann D. (1972). Über den Zusammenhang von Lehrerverhalten und dem soziometrischen Status von Schülern. *Schule und Psychologie, 19*, 277-285.

Bem, D. J. (1972). Self-perception theory. In L. Berkowitz (Ed.), *Advances in experimental social psychology, Vol. 6.* New York: Academic Press.

Berg, D. (1991). Zur Bedeutung von Reizkomplexität und -modalität bei Konzentrationsschwierigkeiten. *Zeitschrift für Pädagogische Psychologie, 5,* 9-20.

Berelson, B. (1952). *Content analysis in communication research.* Glencoe, Ill.: Free Press.

Berelson, B. (1959). Content analysis. In G. Lindsey (Ed.), *Handbook of Social Psychology,* Vol. 1. Reading, Mass.: Addison-Wesley.

Berlyne, D. E. (1969). *Conflict, arousal, and curiosity.* New York: Mc Graw Hill (dt. Ausgabe 1974: Konflikt, Erregung, Neugier. Stuttgart: Klett).

Binas, D. (1975). *Konzentrations-Trainingsprogramm für Kinder des 3. und 4. Schuljahres.* Weinheim: Beltz.

Binet, A. (1905). A propos de la measure de l'intellingence. *Année Psychol., 11,* 69-82.

Binet, A. & Henri, V. (1898). *La fatigue intellectuelle.* Paris.

Binet, A. & Simon, T. (1911). *A method of measuring the development of the intelligence of young children.* Lincoln, Ill.: Courier company.

Bierkens, P. B. (1968). *Die Urteilsbildung in der Psychodiagnostik.* München: Barth.

Birbaumer, N. (Hrsg.). (1973). *Neuropsychologie der Angst.* München: Urban & Schwarzenberg.

Birkel, P. (1978a). Leistungsmessung durch Tests. *Westermanns Pädagogische Beiträge, 30,* 158-163.

Birkel, P. (1978b). Mündliche Prüfungen. In K. J. Klauer (Hrsg.), *Handbuch der Pädagogischen Diagnostik* (S. 633-646). Düsseldorf: Schwann.

Birkel, P. (1978c). *Mündliche Prüfungen. Zur Objektivität und Validität der Leistungsbeurteilung.* Bochum: Kamp.

Birkel, P. (1981). Perzeption des Prüferverhaltens und Beurteilung der mündlichen Prüfungsleistung durch Prüfungsbeisitzer. *Psychologie in Erziehung und Unterricht, 28,* 82-88.

Birkel, P. (1984a). Beurteilung mündlicher Prüfungsleistungen. In K. A. Heller (Hrsg.), *Leistungsdiagnostik in der Schule* (S. 229-236). Bern: Huber.

Birkel, P. (1984b). Schriftliche Prüfungen durch Klassenarbeiten. In K. A. Heller (Hrsg.), *Leistungsdiagnostik in der Schule* (S. 237-244). Bern: Huber.

Birkel, P. & Pritz, V. (1980). Sprechflüssigkeit und Vorinformationen als validitätsmindernde Faktoren bei mündlichen Prüfungen. *Zeitschrift für Entwicklungspsychologie und Pädagogische Psychologie, 12,* 284-289.

Bischoff, D. (1982). *Grundlagen der Interaktionsanalyse.* München: Minerva-Fachserie Pädagogik.

Bittmann, F. (1980). Zusammenhänge zwischen Angst und schulischer Leistung. *Zeitschrift für Empirische Pädagogik, 4,* 161-190.

Bleck, H. & Teichmann, H. (1978). Die Altersabhängigkeit geschlechtsspezifischer Schulleistungsunterschiede. *Probleme und Ergebnisse der Psychologie, 64,* 31-42.

Bloom, B. S. (1976). *Human characteristics and school learning.* New York: McGraw Hill.

Bloom, B. S., Engelhart, M. B., Furst, E. J., Hill, W. H. & Krathwohl, D. R. (1956). *Taxonomy of educational objectives. The classification of educational goals. Handbook I: Cognitive domain.* New York: Longmans Geen.

Bös, K. (1987). *Handbuch sportmotorischer Tests.* Göttingen: Hogrefe.

Bohrer, R. (1978). *Entwicklung eines Meßinstruments zur Erfassung von Verhaltensstörungen bei Kindern im Grundschulbereich.* Unveröff. Diss., Mainz.

Boerner, K. (1980). *Das psychologische Gutachten. Ein praktischer Leitfaden.* Weinheim: Beltz.

Bolton, S. (1997). Tests im Wandel theoretischer Positionen. In M. Gardenghi & M. O'Connell (Hrsg.), *Prüfen, Testen, Bewerten im modernen Fremdsprachenunterricht* (S. 17-24). Frankfurt: Lang.

Borgatta, E. F. (1962). A systematic study of interaction process scores, peer- and self-assessments, personality and other variables. *Genetic Psychology Monographs, 65,* 315-426.

Bottenberg, E. H. (1970). Soziale Erwünschtheit im MMPI Saarbrücken. *Psychologie und Praxis, 14,* 172-179.

Bottenberg, E. H. & Moosbauer, W. (1975). Ängstlichkeit und Gedächtnisleistungen. Eine empirische Untersuchung an Kindern. *Praxis der Kinderpsychologie und Kinderpsychiatrie, 14,* 1-6.

Bourdon, B. (1902). Recherches sur L'habitude. *L'anne Psychologique, 8,* 327-340.

Brezinka, W. (1974). *Grundbegriffe der Erziehungswissenschaft.* München: Reinhardt.

Brezinka, W. (1978). *Metatheorie der Erziehung. Eine Einführung in die Grundlagen der Erziehungswissenschaft, der Philosophie der Erziehung und der Praktischen Pädagogik.* München: Reinhardt.

Literatur

Brickenkamp, R. (Hrsg.). (1975). *Handbuch psychologischer und pädagogischer Tests*. Göttingen: Hogrefe.

Brickenkamp, R. (Hrsg.). (1983). *Erster Ergänzungsband zum Handbuch psychologischer und pädagogischer Tests*. Göttingen: Hogrefe.

Broadbent, G. H. (1958). *Perception and communication*. London: Pergamon Press.

Brockhaus' Konversations-Lexikon (1892^{14}). *Fünfter Band. Deutsche Legion - Elektrodiagnostik*. Leipzig: Brockhaus.

Brookover, W., Beady, C., Flood, P., Schweitzer, J. & Wisenbaker, J. (1979). *School social systems and student achievement*. New York: Praeger.

Brophy, J. E. & Good, T. L. (1976). *Die Lehrer-Schüler-Interaktion*. München: Urban & Schwarzenberg.

Brunner, R. (1976). *Lehrertraining. Grundlagen - Verfahren - Ergebnisse*. München: Reinhardt.

Brunner, R. (1978). *Lehrerverhalten*. Paderborn: Schoeningh.

Brunswik, T. (1956). *The conceptual framework of psychology*. Chicago: Univ. Press.

Büchel, F. (1979). *Dokumentation der Intervention. „Soziale Reintegration in der Schulklasse"*. Freiburg: Pädagogisches Institut der Universität Fribourg.

Bühler, C. (1922). *Das Seelenleben des Jugendlichen. Versuch einer Analyse und Theorie der psychischen Pubertät*. Stuttgart: Fischer.

Bühler, K. (1927). *Die Krise der Psychologie*. Jena: Fischer.

Bühler, K. (1965^2). *Sprachtheorie*. Stuttgart: Fischer.

Bungard, W. & Lück, H. E. (1974). *Forschungsartefakte und nicht-reaktive Meßverfahren*. Stuttgart: Teubner.

Bunge, M. (1967). *Scientific research (Vol. I, II)*. Berlin: Springer.

Burke, C. J. (1963). Measurement scales and statistical models. In M. H. Marx (Ed.), *Theories in contemporary psychology* (pp. 147-160). New York: Mc Graw Hill.

Butollo, W. (1979). *Chronische Angst*. München: Urban & Schwarzenberg.

Camerer, (1975). *Vergleich der Selbsteinschätzung von Schülern einer 7. Klasse und der Einschätzung durch Lehrer*. Zulassungsarbeit zur 2. Realschullehrerprüfung, PH Freiburg.

Campbell, N. R. (1958). Symposium: Measurement and its importance for philosophy. *Arist. Soc., Suppl. Vol. 17*.

Campbell, N. R. & Fiske, D. W. (1959). Convergent and discriminant validation by multitrait-multimethod matrix. *Psychological Bulletin, 56,* 81-105.

Campbell, D. T. & Stanley, J. C. (1963). Experimental and quasi-experimental designs for research on teaching. In N. L. Gage (Ed.), *Handbook of research on teaching* (pp. 171-246). Chicago: Rand McNally.

Carl, W. (1968). Eine Untersuchung zur Faktorenstruktur von Antworttendenzen („response sets") bei Antwortskalen unterschiedlicher Stufenzahl. *Zeitschrift für experimentelle und angewandte Psychologie, 15,* 419-434.

Carter, R. S. (1952). How invalid are marks assigned by teachers. *Journal of Educational Psychology, 43,* 218-228.

Carver, R. P. (1974). Two dimensions of tests: Psychometric and edumetric. *American Psychologist, 29,* 512-518.

Cattell, James McKeen (1890). Mental tests and measurement. *Mind, 15,* 373-381.

Cattel, R. B. (1963). Theory of fluid and crystallized intelligence: A critical experiment. *Journal of Educational Psychology, 54,* 1-22.

Clahsen, H. (1986). *Die Profilanalyse. Ein linguistisches Verfahren für die Sprachdiagnose im Vorschulalter.* Berlin: Marhold.

Clark, G. K. (1967). *The critical historian.* London: Heinemann.

Clauss, G. (1954). Zur sprachlichen Struktur des Unterrichts. *Gesellschafts- und Sprachwissenschaftliche Reihe der Universität Leipzig, 3/4,* 361-368.

Cosper, R. (1969). Interviewer bias in a study of drinking practices. *Quarterly Journal of Studies on Alcohol, 30,* 152-157.

Cox, R. C. & Vargas, J. S. (1966). A comparison of item selection techniques for norm-referenced and criterion-referenced tests. *ERIC-Mirkofilm, E D 010517.*

Cranach, von M. & Frenz, H.-G. (1969). Systematische Beobachtung. In F. Graumann, L. Kruse & B. Kroner (Hrsg.), *Handbuch der Psychologie, Bd. 7, Sozialpsychologie* (S. 269-331). Göttingen: Hogrefe.

Cronbach, L. J. (1942). Studies of acquiescence as a factor in the true-false test. *Journal of Educational Psychology, 33,* 401-415.

Cronbach, L. J. (1946). Response sets and test validity. *Educational and Psychological Measurement, 6,* 475-494.

Cronbach, L. J. (1970). *Essentials of psychological testing.* New York: Harper & Row.

Cronbach, L. J. & Gleser, G. C. (1965). *Psychological tests and personnel decision.* Urbana: University of Illinois Press.

Cropley, A. J. (1982). *Kreativität und Erziehung.* München: Reinhardt.

Cruickshank, W. M., Bentzen, F. A., Tatzeburg, F. H. & Tannhauser, M. T. (1961). *A teaching method for brain-injured and hyperactive children.* New York: Syracuse University Press.

Dave, R. (1973). Eine Taxonomie pädagogischer Ziele und ihre Beziehung zur Leistungsmessung. In K. Ingenkamp & T. Marsolek (Hrsg.), *Möglichkeiten und Grenzen der Testanwendung in der Schule* (S. 149-162). Weinheim: Beltz.

Davidson, D. & Jenchen, H. J. (1980). *Das Praktikum. Arbeitshilfen und Arbeitsbögen zur Unterrichtsbeobachtung und Unterrichtsanalyse.* München: Oldenbourg.

Day, H. I. (1971). The measure of specific curiosity. In H. I. Day, D. E. Berlyne & D. E. Hunt (Eds.), *Intrinsic motivation: A new direction in education* (pp. 99-112). Toronto: Holt, Rinehart & Winston of Canada.

Deci, E. L. & Ryan, R. M. (1985). *Intrinsic motivation and self-determination in human behavior.* New York: Plenum.

Deegener, G. (1984). *Anamnese und Biographie im Kindes- und Jugendalter.* Weinheim: Beltz.

Deffenbacher, J. L. (1980). Worry and emotionality in test anxiety. In I. G. Sarason (Ed.), *Test anxiety* (pp. 111-128). Hillsdale: Erlbaum.

Dembo, T. (1931). Der Ärger als dynamisches Problem. *Psychologische Forschung, 15,* 1-144.

Denz, H. (1989). *Einführung in die empirische Sozialforschung. Ein Lern- und Arbeitsbuch mit Disketten.* Wien: Springer.

Deutscher Bildungsrat (1970). *Strukturplan für das Bildungswesen.* Bonn: Bundesdruckerei.

DGB (Hrsg.). (1983). *Richtlinien für Prüfungsordnungen für die Abschlußprüfungen des Bundesausschusses für Berufsbildung (§ 50 BBiG) zur Ordnung und Durchführung der Berufsbildung.* Düsseldorf.

Dilling, H., Mombour, W. & Schmidt, M. H. (Hrsg.). (1991). *Internationale Klassifikation psychischer Störungen. ICD-10 Kapitel V (F).* Bern: Huber.

Dohse, W. (1967). *Das Schulzeugnis: Sein Wesen und seine Problematik (1. Auflage).* Weinheim: Beltz (1971, 3. Auflage).

Dorsch, F. (1982). *Psychologisches Wörterbuch (10., neubearbeitete Auflage).* Bern: Huber.

Dorsch, F., Häcker, H. & Stapf, K.-H. (1994[12]). *Dorsch Psychologisches Wörterbuch*. Bern: Huber.

Dreher, E., Haenisch, H., Klaghofer, R. & Lukesch, H. (1979). Chancengleichheit und Schullaufbahnveränderung in unterschiedlichen Schulsystemen. In H. Lukesch, H. Schuppe, E. Dreher, H. Haenisch & R. Klaghofer, *Gesamtschule und dreigliedriges Schulsystem in Nordrhein-Westfalen - Chancengleichheit und Offenheit der Bildungswege* (S. 1-84). Paderborn: Schoeningh.

Drenth, P. (1969). *Der psychologische Test*. München: Barth.

Ebbinghaus, H. (1885). *Über das Gedächtnis. Untersuchungen zur experimentellen Psychologie*. Leipzig: Duncker & Humblot.

Ebbinghaus, H. (1897). Über eine neue Methode zur Prüfung geistiger Fähigkeiten und ihre Anwendung bei Schulkindern. *Zeitschrift für Psychologie, 13*, 401-459.

Ebel, R. L. (1951). Writing the test item. In E. F. Lindquist (Ed.), *Educational measurement*. Washington D.C.: American Council of Education.

Eberwein, M. (1990). *Intelligenztestverfahren: Eine Spezialbibliographie deutschsprachiger psychologischer Testverfahren*. Trier: Zentralstelle für Psychologische Information und Dokumentation (Bibliographien zur Psychologie, T 1).

Eberwein, M. (1997[5]). *Verzeichnis psychologischer und pädagogischer Testverfahren aus der Datenbank PSYTKOM. Kurznamen und Langnamen*. Trier: ZPID.

Edwards, A. E. (1953). The relationship between the judged desireability of a trait and the probability that the trait will be endorsed. *Journal of Applied Psychology, 37*, 90-93.

Eells, W. C. (1930). Reliability of repeated grading of essay type examination. *Journal of Educational Psychology, 21*, 48-52.

Ekman, G. (1955). Konstruktion und Standardisierung von Tests. *Diagnostica, 1*, 15-19.

Engelmayer, O. (1954). *Kleine Psychologie für den Schulalltag*. München: Ehrenwirth.

Epstein, S. (1973). Versuch einer Theorie der Angst. In N. Birbaumer (Hrsg.), *Neuropsychologie der Angst* (S. 208-266). München: Urban & Schwarzenberg.

Erlinghagen, K. (1965). *Katholisches Bildungsdefizit in Deutschland*. Freiburg: Herder.

Esquirol, J. E. D. (1838). *Von den Geisteskrankheiten in Beziehung zur Medizin und Staatsarzneikunde*. Bern: Huber.

Exline, R. V. (1963). Explorations in the process of person perception: Visual interaction in relation to competition, sex and need for affiliation. *Journal of Personality, 31*, 1-20.

Eysenck, H. J. (1962). *Wege und Abwege der Psychologie.* Hamburg: Rowohlt.

Fahrenberg, J. (1964). Objektive Tests zur Messung der Persönlichkeit. In R. Heiss, K. J. Groffmann & L. Michel (Hrsg.), *Handbuch der Psychologie, Bd. 6* (S. 488-532). Göttingen: Hogrefe.

Faßnacht, G. (1995²). *Systematische Verhaltensbeobachtung. Eine Einführung in die Methodologie und Praxis.* München: Reinhardt.

Feger, H. (1983). Planung und Bewertung von wissenschaftlichen Beobachtungen. In H. Feger & J. Bredenkamp (Hrsg.), *Datenerhebung (= Enzyklopädie der Psychologie, Themenbereich B, Serie I, Band 2)* (S. 1-75). Göttingen: Hogrefe.

Feigel, K. & Keitel, E. (1964³). *Bayerische Landesvolksschulordnung.* München: Beck.

Fend, H. (1974). *Gesellschaftliche Bedingungen schulischer Sozialisation.* Weinheim: Beltz.

Fend, H. (1977). *Schulklima.* Weinheim: Beltz.

Fend, H. (1982). *Gesamtschule im Vergleich: Bilanz der Ergebnisse des Gesamtschulversuchs.* Weinheim: Beltz.

Fend, H., Knörzer, W., Nagl, W., Specht, W. & Väth-Szusdziara, R. (1976). *Gesamtschule und dreigliedriges Schulsystem - eine Vergleichsstudie über Chancengleichheit und Durchlässigkeit.* Stuttgart: Klett.

Ferdinand, W. & Kiwitz, H. (1964). Über die Häufigkeitsverteilung der Zeugnisnoten 1 bis 6. Eine Untersuchung im 4. Volksschuljahr. *Neue Deutsche Schule, 8,* 162-165.

Feuerlein, W. (1973). Selbstmord und Selbstmordversuch. *Medizinische Klinik, 68,* 1717-1721.

Fiedler, K. (1989). Lügendetektion aus alltagspsychologischer Sicht. *Psychologische Rundschau, 40,* 127-140.

Filipp, U.-D. & Schneewind, K. A. (1974). *Die Rangfolge globaler elterlicher Erziehungsziele und deren Einflußgrößen.* Universität Erlangen Nürnberg, Forschungsbericht 21 des SFB 22.

Finlayson, D. S. (1951). The reliability of marking essays. *British Journal of Educational Psychology, 21,* 126-134.

Finster, H. (1977). *Persönlichkeitsfaktoren, Erziehungsverhalten und soziographische Merkmale als Bedingungen von Problemen bei Jugendlichen und Heranwachsenden.* Unveröffentlichte Dissertation, Universität Würzburg.

Fischer, G. (1974). *Einführung in die Theorie psychologischer Tests.* Bern: Huber.

Fisseni, H.-J. (1982). *Persönlichkeitsbeurteilung. Zur Theorie und Praxis des psychologischen Gutachtens.* Göttingen: Hogrefe.

Fittkau, B. (1978). Ratingskalen in der pädagogischen Beurteilung. In K. J. Klauer (Hrsg.). *Handbuch der Pädagogischen Diagnostik, Bd. 3* (S. 727-757). Düsseldorf: Schwann.

Flanders, N. A. (1970). *Analyzing teaching behavior.* Reading, Mass.: Addison.

Fleischner, W. (1996). *Das verleugnete Leben. Die Biographie des Heimito von Doderer.* Wien: Kremayr & Scheriau.

Flemming, B. (1977). *Angst und Angstabwehr bei starker psychischer Belastung vor Herzoperationen.* Unveröff. Diss., Universität Hamburg.

Fliegel, S. (1978). *Zur Wirksamkeit von Selbstverbalisationen bei der Verhaltenstherapie phobischer Ängste.* Unveröff. Diss., Universität Bochum.

Frank, J. D. (1935). Some psychological determinants of the level of aspiration. *American Journal of Psychology, 47,* 285-293.

French, J. R. & Raven, B. H. (1959). The basis of social power. In D. Cartwright (Ed.), *Studies in social power* (pp. 118-144). Ann Arbor: University of Michigan.

Fricke, R. (1972). *Über Meßmodelle in der Schulleistungsdiagnostik.* Düsseldorf: Schwann.

Fricke, R. (1974). *Kriteriumsorientierte Leistungsmessung.* Stuttgart: Kohlhammer.

Fricke, R. (1978). Zusammenhänge zwischen Lehrerverhalten und Schülerleistung. *Zeitschrift für Erziehungswissenschaftliche Forschung, 12,* 85-94.

Fricke, W. (1977). *Analysen zur Standardisierung und Validierung eines anamnestischen Fragebogens unter sekundärer Berücksichtigung möglicher Implikationen auf eine Bewertung retrospektiver Erhebungsstrategien.* Unveröff. Dissertation, Universität Braunschweig.

Früh, K. (1959). Beziehungen zwischen Grundschulgutachten, Übertrittsnoten und Vorrücken der Schüler bis zur 4. Klasse der Höheren Schule. *Neues Land, Zeitschrift des Bayerischen Philologenverbandes, 11,* 30-34.

Gärtner-Harnach, V. (1972a). *Angst und Leistung.* Weinheim: Beltz.

Galton, F. (1870). *Hereditary genius.* New York (Nachdruck 1972: Glocester, Mass.: World Publ. Comp.).

Galton, F. (1883/1907). *Inquiries into human faculty and it's development.* London: Dent.

Galton, F. (1888). Correlations and their measurement, chiefly from anthropometric data. *Proceedings of the Royal Society,* London, 135-145.

Gardenghi, M. & O'Connell, M.(Hrsg.). (1997). *Prüfen, Testen, Bewerten im modernen Fremdsprachenunterricht.* Frankfurt: Lang.

Garten, H.-K. (Hrsg.). (1977). *Diagnose von Lernprozessen.* Braunschweig: Westermann.

Geiger, T. (1967). *Die soziale Schichtung des deutschen Volkes. Soziographischer Versuch auf statistischer Grundlage.* Darmstadt: Wissenschaftliche Buchgesellschaft.

Gerber, A. & Meili, R. (1971). Figurale Merkmale, die die Schwierigkeit des Herauslösens eingebetteter Figuren bestimmen. *Schweizerische Zeitschrift für Psychologie, 30,* 40-45.

Geuter, U. (1984). *Die Professionalisierung der deutschen Psychologie im Nationalsozialismus.* Frankfurt: Suhrkamp.

Ghiselli, E. E. (1964). *Theory of psychological measurement.* New York: McGraw Hill.

Girtler, R. (1980). *Vagabunden in der Großstadt. Teilnehmende Beobachtung in der Lebenswelt der „Sandler" Wiens.* Stuttgart: Enke.

Glaser, R. & Nitko, A. J. (1971). Measurement in learning and instruction. In R. L. Thorndike (Ed.), *Educational measurement (2nd edition)* (pp. 625-670). Washington, D.C.: American Council of Education.

Glass, G. V., Cahen, C. S., Smith, M. L. & Filby, N. N. (1982). *School class size. Research and policy.* Beverly Hill: Sage Publications.

Glass, G. V. & Smith, M. L. (1979). *Meta-analysis of research on the relationship of class-size and achievement. Educational Evaluation and Policy Analysis, 1,* 2-16.

Goddard, H. (1934). *Die Familie Kalikak: Eine Studie über die Vererbung des Schwachsinns (2. Auflage).* Langensalza: Beyer.

Gösslbauer, J. P. (1977). Tests als Selektionsinstrumente - fair oder unfair? *Psychologie und Praxis, 21,* 97-111.

Gottschalk, L. A. & Gleser, G. C. (1969*). The measurement of psychological states through the content analysis of verbal behavior.* Berkeley: University of California.

Gottschaldt, K. (1926). Über den Einfluß der Erfahrung auf die Wahrnehmung von Figuren. Teil I. *Psychologische Forschung, 8,* 261-317.

Gould, S. J. (1988). *Der falsch vermessene Mensch.* Frankfurt: Suhrkamp.

Graumann, C. F. (1974^3). *Motivation.* Frankfurt a.M.: Akademische Verlagsgesellschaft.

Grimm, K. H. & Meyer, W. D. (1976). Impulsivität - Reflexivität: Ein korrekturbedürftiges Konzept. *Zeitschrift für Entwicklungspsychologie und Pädagogische Psychologie, 8,* 235-244.

Groffmann, K. J. (1964). Die Entwicklung der Intelligenzmessung. In R. Heiss, J. Groffmann & L. Michel (Hrsg.), *Handbuch der Psychologie, Bd. 6, Psychologische Diagnostik* (S. 148-199). Göttingen: Hogrefe.

Gropler, H. & Thiess, G. (1976). Elemente der körperlichen Leistungsfähigkeit. *Theorie und Praxis der Körperkultur, 25,* 127-132.

Gross, L. (1959). Effects of verbal and nonverbal reinforcement in the Rorschach. *Journal of Consulting Psychology, 23,* 66-68.

Guilford, J. P. (1946). New standards for test evaluation. *Educational and Psychological Measurement, 6,* 427 - 439.

Guilford, J. P. (1950). Creativity. *American Psychologist, 5,* 444-454.

Guilford, J. P. (1954). *Psychometric methods.* New York: McGraw Hill.

Guilford, J. P. (1959). Three faces of the intellect. *American Psychologist, 14,* 469-479.

Guilford, J.P. (1964). The nature of creativity. In R.W. Russell (Ed.), *Frontiers of psychology.* Chicago: Scott, Foresman and Company.

Gulliksen, H. (1950). *Theory of mental tests.* New York: Wiley.

Guthke, J. (1977). *Zur Diagnostik der intellektuellen Lernfähigkeit* (1. Auflage, 1972). Stuttgart: Klett.

Guthke, J. (1978). *Ist Intelligenz meßbar? Einführung in Probleme der psychologischen Intelligenzforschung und Intelligenzdiagnostik.* Berlin: VEB Deutscher Verlag der Wissenschaften.

Guthke, J. (1982). The learning test concept - an alternative to the traditional static intelligence test (Review). *German Journal of Psychology, 6,* 306-324.

Häckl, I. A. (1984). *Verhaltensauffälligkeiten bei Schülern aus der Sicht von Lehrern und der Zusammenhang mit dem sozialen Status von Schülern aus Grund- und Sonderschulen.* Unveröff. Zulassungsarbeit, Universität Regensburg.

Hadley, S. (1954). A school mark - fact or fancy? *Educational Administration and Supervision, 40,* 305-312.

Haenisch, H. (1979). Schulleistungsvergleiche zwischen Gesamtschulen und Schularten des gegliederten Schulsystems in Nordrhein-Westfalen am Ende des 6. Schuljahres. In H. Haenisch, H. Lukesch, R. Klaghofer & E.-M. Krüger-Haenisch (Hrsg.), *Gesamtschule und dreigliedriges Schulsystem in Westfalen - Schulleistungsvergleiche in Deutsch, Mathematik, Englisch und Physik* (S. 1-226). Paderborn: Schoeningh.

Haenisch, H., Lukesch, H., Klaghofer, R., & Krüger-Haenisch, E.-M. (1979). *Gesamtschule und dreigliedriges Schulsystem in Westfalen - Schulleistungsvergleiche in Deutsch, Mathematik, Englisch und Physik.* Paderborn: Schoeningh.

Hainzlmayr, B. (1986). *Zusammenhänge zwischen Selbst- und Fremdperzeption von Prüfungsangst und deren Beziehungen zum Leistungsergebnis in einer mündlichen Prüfung.* Unveröff. Diplomarbeit, Universität Regensburg.

Hammes, M. (1977). *Hexenwahn und Hexenprozesse.* Frankfurt a.M.: Fischer.

Handt, G. von der (1997). Lernzielinventare und Tests im Fremdsprachenbereich: Möglichkeiten und Tendenzen der Weiterentwicklung der ICC-Sprachenzertifikate. In M. Gardenghi & M. O'Connell (Hrsg.), *Prüfen, Testen, Bewerten im modernen Fremdsprachenunterricht* (S. 145-149). Frankfurt: Lang.

Hank, G., Hahlweg, K. & Klann, N. (1991). *Diagnostische Verfahren für Berater. Materialien zur Diagnostik und Therapie in Ehe-, Familien- und Lebensberatung.* Weinheim: Beltz.

Hanke, B., Lohmöller, J.-B. & Mandl, H. (1975). Schülerbeurteilung, Schicht und Schullaufbahn. *Zeitschrift für Entwicklungspsychologie und Pädagogische Psychologie, 7,* 113-133.

Hanke, B., Mandl, H. & Prell, S. (1974). *Soziale Interaktion im Unterricht. Darstellung und Anwendung des Interaktionsanalyse-Systems von N.A. Flanders.* München: Oldenbourg.

von Harnack, G. (1958). *Nervöse Verhaltensstörungen beim Schulkind: Eine medizinisch-psychologische Untersuchung.* Stuttgart: Thieme.

Harnischfeger, A. & Wiley, D. E. (1976). The teaching-learning process in elementary schools. *Curriculum Inquiry, 6,* 5-43.

Hartmann, H. (1970). *Psychologische Diagnostik.* Stuttgart: Kohlhammer.

Hartmann, P. (1991). *Wunsch und Wirklichkeit. Theorie und Empirie sozialer Erwünschtheit.* Wiesbaden: Deutscher Universitäts-Verlag.

Hartog, P. & Rhodes, E. C. (1936^2). *An examination of examinations.* London: Methuen.

Hasemann, K. (1964). *Verhaltensbeobachtung und Verhaltensbeurteilung in der psychologischen Diagnostik.* Göttingen: Hogrefe.

Heckhausen, H. (1968). Förderung der Lernmotivierung und der intellektuellen Tüchtigkeit. In H. Roth (Hrsg.), *Begabung und Lernen* (S. 193-228). Stuttgart: Klett.

Heckhausen, H. (1974). *Leistung und Chancengleichheit.* Göttingen: Hogrefe.

Heckl, R. W. (1983). *Der Arztbrief.* Stuttgart: Thieme.

Heider, F. (1958). The psychology of interpersonal relations. New York: Wiley (dt. Übersetzung [1977]. Psychologie der interpersonalen Beziehungen. Stuttgart: Klett).

Heiss, R. (1964a). Psychologische Diagnostik. Einführung und Überblick. In R. Heiss, J. Groffmann & L. Michel (Hrsg.), *Handbuch der Psychologie, Bd. 6, Psychologische Diagnostik* (S. 3-18). Göttingen: Hogrefe.

Heiss, R. (1964b). Technik, Methodik und Problematik des Gutachtens. In R. Heiss, J. Groffmann & L. Michel (Hrsg.), *Handbuch der Psychologie, Bd. 6, Psychologische Diagnostik* (S. 975-995). Göttingen: Hogrefe.

Hellbrügge, T., Rutenfranz, J. & Graf, O. (1960). *Gesundheit und Leistungsfähigkeit im Kindes- und Jugendalter*. Stuttgart: Thieme.

Heller, K. (Hrsg.). (1974). *Leistungsbeurteilung in der Schule*. Heidelberg: Quelle & Mayer.

Hellwig, H.-J. (1975). *Zur Differenzierung von Intelligenztest- und Konzentrationstest-Leistungen*. Unveröff. Diss., TU Berlin.

Helmke, A. (1978). *Erzieherische Wirkungen der Schule*. Konstanz: Arbeitsbericht 2, Zentrum I Bildungsforschung.

Helmke, A. (1979). Schulsystem und Schülerpersönlichkeit. In A. Helmke & E. Dreher (Hrsg.), *Gesamtschule und dreigliedriges Schulsystem in Nordrhein-Westfalen - Erzieherische Wirkung und soziale Umwelt* (S. 1-146). Paderborn: Schoeningh.

Helmke, A. (1982). *Schulische Leistungsangst: Erscheinungsformen und Entstehungsbedingungen*. Unveröff. Diss., Universität Konstanz.

Helmke, A. (1983). Prüfungsangst. Ein Überblick über neuere theoretische Entwicklungen und empirische Ergebnisse. *Psychologische Rundschau, 34,* 193-211.

Helmke, A. & Fend, H. (1982). Diagnostic sensitivity of teachers and parents with respect to test anxiety of students. In R. Schwarzer, H. M. Van den Ploeg & C. D. Spielberger (Eds.), *Advances in test anxiety research* (pp. 115-128). Lisse: Swets & Zeitlinger.

Helmke, A. & Renkl, A. (1992). Das Münchener Aufmerksamkeitsinventar (MAI): Ein Instrument zur systematischen Verhaltensbeobachtung der Schüleraufmerksamkeit im Unterricht. *Diagnostica, 38,* 130-141.

Herbig, M. (1972a). Die Unzulänglichkeit der klassischen Testtheorie bei lehrzielorientierter Messung. In K.J. Klauer, R. Fricke, M. Herbig, H. Rupprecht & F. Schott, *Lehrzielorientierte Tests. Beiträge zur Theorie, Konstruktion und Anwendung* (S. 117-123). Düsseldorf: Schwann.

Herbig, M. (1972b). Aufgabentypen zur Leistungsüberprüfung. In K. J. Klauer, R. Fricke, M. Herbig, H. Rupprecht & F. Schott, *Lehrzielorientierte Tests. Beiträge zur Theorie, Konstruktion und Anwendung* (S. 74-100). Düsseldorf: Schwann.

Herbig, M. (1974). Ein lehrzielorientiertes Zensierungsmodell. *Zeitschrift für erziehungswissenschaftliche Forschung, 8,* 129-142.

Herbig, M. (1976). *Praxis lehrzielorientierter Tests.* Düsseldorf: Schwann.

Hermann, K. (Hrsg.). (1979). *Wir Kinder vom Bahnhof Zoo. Von Christaine F. nach Tonbandprotokollen.* Hamburg: Stern-Verlag.

Herrmann, T. (1970). *Lehrbuch der empirischen Persönlichkeitsforschung.* Göttingen: Hogrefe.

Hess, F., Latscha, F. & Schneider, W. (1966). *Die Ungleichheit der Bildungschancen. Soziale Schranken im Zugang zur höheren Schule.* Olten: Walter.

Hiltmann, H. (1964). Wortassoziation und verbale Ergänzungsverfahren. In R. Heiss, K. J. Groffmann & L. Michel (Hrsg.), *Psychologische Diagnostik* (S. 533-555). Göttingen: Hogrefe.

Höhn, E. & Seidel, G. (1976[4]). *Das Soziogramm. Die Erfassung von Gruppenstrukturen.* Göttingen: Hogrefe.

Hölder, O. (1901). Die Axiome der Qualität und die Lehre vom Maß. *Berichte der sächsischen Gesellschaft der Wissenschaften.* Leipzig.

Hörmann, H. (1961). Zur Validierung von Persönlichkeitstests, insbesondere von projektiven Verfahren. *Psychologische Rundschau, 1961, 1,* 44-49.

Hörmann, H. (1964). *Aussagemöglichkeiten psychologischer Diagnostik.* Göttingen: Hogrefe.

Hoeth, F., Büttel, R. & Feyerabend, H. (1967). Experimentelle Untersuchungen zur Validität von Persönlichkeitsfragebögen. *Psychologische Rundschau, 18,* 169-184.

Hofer, M. (1969). *Die Schülerpersönlichkeit im Urteil des Lehrers.* Weinheim: Beltz.

Hofmann, H. (1997). *Emotionen in Lern- und Leistungssituationen - eine idiographisch-nomothetische Tagebuchstudie an Lehramtsstudenten im Examen.* Univeröff. Diss., Universität Regensburg.

Hofstätter, P. R. (1957). *Gruppendynamik.* Hamburg: Rowohlt.

Hofstätter, P. R. (1966). *Einführung in die Sozialpsychologie.* Stuttgart: Kröner.

Hofstätter, P. R. (1971). *Differentielle Psychologie.* Stuttgart: Kröner.

Hollingshead, A. B. & Redlich, F. C. (1958). *Social class and mental illness. A community study.* New York: Wiley.

Hopf, H. & Weiß, R. H. (1996). Horror- und Gewaltkonsum bei Jugendlichen. Eine Untersuchung von Sprachproben von Videokonsumenten mit der Gottschalk-Gleser-Sprachinhaltsanalyse. *Praxis der Kinderpsychologie und Kinderpsychiatrie, 45,* 179-185.

Hopp, A.-D. & Lienert, G. A. (1965). Eine Verteilungsanalyse von Gymnasialzensuren. *Schule und Psychologie, 5,* 139-150.

Huber, O. (1987). Beobachtung. In E. Roth (Hrsg.), *Sozialwissenschaftliche Methoden* (S. 124-143). München: Oldenbourg.

Humpert, W. & Dann, H.-D. (1988). *Das Beobachtungssystem BAVIS.* Göttingen: Hogrefe.

Hutt, C. (1970). Specific and diversive exploration. In H. W. Reese & L. P. Lipsitt (Eds.), *Advances in child development and behavior* (vol. 5, pp. 120-172). San Diego: Academic Press.

Ingenkamp, K. (1962). *Die deutschen Schulleistungstests: Kritische Betrachtungen und Untersuchungen zur pädagogisch-psychologischen Grundlegung.* Weinheim: Beltz.

Ingenkamp, K. (1963). *Pädagogisch-psychologische Untersuchungen zum Übergang auf weiterführende Schulen.* Weinheim: Beltz.

Ingenkamp, K. (1969). *Methods for the evaluation of comprehensive schools.* Weinheim: Beltz.

Ingenkamp, K. (Hrsg.). (1971). *Die Fragwürdigkeit der Zensurengebung.* Weinheim: Beltz (1972, 2. Auflage, 1973, 3. Auflage).

Ingenkamp, K. (1973). *Beobachtung und Analyse von Unterricht.* Weinheim: Beltz.

Ingenkamp, K. (Hrsg.). (1975a). *Tests in der Schulpraxis.* Weinheim: Beltz.

Ingenkamp, K. (1975b). *Pädagogische Diagnostik.* Weinheim: Beltz.

Ingenkamp, K. (1985). *Lehrbuch der Pädagogischen Diagnostik.* Weinheim: Beltz.

Ingenkamp, K. (1989). *Diagnostik in der Schule.* Weinheim: Beltz.

Ingenkamp, K. & Marsolek, Th. (Hrsg.). (1976). *Möglichkeiten und Grenzen der Testanwendung in der Schule.* Weinheim: Beltz.

Ingenkamp, K., Petillon, H. & Weiss, M. (1985). *Klassengröße: Je kleiner desto besser? Forschungs- und Diskussionsstand zu Wirkungen der Klassenfrequenz.* Weinheim: Beltz.

Ingenkamp, K. & Schreiber, W. H. (1989). *Was wissen unsere Schüler? Überregionale Lernerfolgsmessung aus internationaler Sicht.* Weinheim: Deutscher Studien Verlag.

Ingrisch, M. (1990). *Prosozialer Gehalt von Familienserien. Eine inhaltsanalytische Untersuchung der TV-Familienserien „Mit Leib und Seele", „Dallas" und „Das Erbe der Guldenburgs".* Unveröff. Diplomarbeit, Universität Regensburg.

Irle, M. (1956). Die Klassifikation von Tests. *Diagnostica, 2,* 61-66.

Jacobs, B. (1981). *Angst in der Prüfung. Beiträge zu einer kognitiven Theorie der Angstentstehung in Prüfungssituationen.* Frankfurt: Fischer.

Jäger, A. O. (1973^3). *Dimensionen der Intelligenz.* Göttingen: Hogrefe.

Jensen, A. R. (1969). How much can we boost IQ and scholastic achievement? In H. Skowronek (Hrsg.), *Umwelt und Begabung* (S. 1-123). Stuttgart: Klett.

Jensen, A. R. (1985). The nature of black-white differences on various psychometric tests: Spearman's hypothesis. *Behavioral and Brain Sciences, 8,* 193-219.

Jones, E. E. & Pittman, T. S. (1982). Toward a general theory of strategic self-presentation. In S. Suls (Ed.), *Psychological perspectives of the self (Vol. 1)* (pp. 231-262). Hillsdale, N.J.: Erlbaum.

Kagan, J. (1965). Impulsive and reflective children: Significance of conceptual tempo. In J. D. Krumboltz (Ed.), *Learning and the educational process* (pp. 133-161). Chicago: Rand McNally.

Kagan, J. & Kogan, N. (1970). Individual variation in cognitive processes. In P.H. Mussen (Ed.), *Carmichael's manual of child psychology* (pp. 1273-1365). New York: Wiley & Sons.

Kamin, L. J. (1974). *The science and politics of I.Q.* New York: Wiley (deutsch 1979: *Der Intelligenz-Quotient in Wissenschaft und Poilitik.* Darmstadt: Steinkopff Verlag).

Kandlbinder, R. (1985). *Verlauf und Bedingungen von Prüfungsangst.* Unveröff. Dipl.-Arbeit, Regensburg.

Kandler, S. (1996). *Die Auswirkungen des audiovisuellen Medienkonsums auf Gewaltbereitschaft, Gewaltlegitimation und Beliebtheitsstatus Jugendlicher.* Unveröff. Zulassungsarbeit, Universität Regensburg.

Keller, G. (1988). Wie wirksam ist schulpsychologische Lernförderung? *Psychologie in Erziehung und Unterricht, 35,* 230-233.

Keller, G. & Thewalt, B. (1980). Effekte eines Konzentrations-Trainings. *Psychologie in Erziehung und Unterricht, 27,* 170-174.

Keller, G. & Thewalt, B. (1990). *Praktische Schulpsychologie. Vorbeugung und Erste Hilfe im Schulalltag.* Heidelberg: Asanger.

Keller, G., Binder, A., Thiel, R. D. (1979). *Arbeitsverhaltensmodifikation. Anleitung zur Verhaltensmodifikation.* Braunschweig: Westermann.

Keller, H. (1977). Der Zusammenhang zwischen perzeptiver und epistemischer Neugier in der Theorie D.E. Berlynes. Experimentelle Überprüfung mittels Übungstransfers. *Zeitschrift für experimentelle und angewandte Psychologie, 24,* 602-612.

Kemmler, L. (1967). *Erfolg und Versagen in der Grundschule*. Göttingen: Hogrefe.

Kemmler, L. (1975). *Autogenes Training für Kinder, Jugendliche und Eltern*. München: Bardenschlager.

Kersting, M. (1995). Der Einsatz „westdeutscher" Tests zur Personalauswahl in den neuen Bundesländern und die Fairnessfrage. *Report Psychologie, 20,* 32-41.

Keßler, B. H. (1982). Biographische Diagnostik. In K.-J. Groffmann & L. Michel (Hrsg.), *Persönlichkeitsdiagnostik (= Enzyklopädie der Psychologie, Themenbereich B, Serie II, Band 3)* (S. 1-56). Göttingen: Hogrefe.

Keßler, B. H. & Schmidt, L. R. (1978). Anamnese und Ratingverfahren. In L.R. Schmidt (Hrsg.), *Lehrbuch der Klinischen Psychologie* (S. 206-219). Stuttgart: Enke.

Kimber, J. A. M. (1947). The insight of college students into the items of a personality test. *Educational and Psychological Measurement, 7,* 411-420.

Kinsey, A. C., Pomeroy, W. B. & Martin, C. E. (1967). *Das sexuelle Verhalten des Mannes*. Berlin: Fischer.

Kintsch, W. (1974). *The representation of meaning in memory*. Hillsdale, N.J.: Erlbaum.

Kinze, W., Barchmann, H. & Ettrich, K-U. (1985). Möglichkeiten der Therapie von Konzentrationsstörungen im Kindesalter. *Psychologie in Erziehung und Unterricht, 32,* 14-20.

Kisker, K.-P. (1976). *Mit dem Auge eines Psychiaters*. Stuttgart: Enke.

Klaghofer, R. & Krüger-Haenisch, E.-M. (1979). Die curriculare Analyse der Leistungstests. In H. Haenisch, H. Lukesch, R. Klaghofer & E.-M. Krüger-Haenisch (Hrsg.), *Gesamtschule und dreigliedriges Schulsystem in Nordrhein-Westfalen. Schulleistungsvergleiche in Deutsch, Mathematik, Englisch und Physik* (S. 365-476). Paderborn: Schoeningh.

Klauer, K. J. (1972). Zur Theorie und Praxis des binomialen Modells lehrzielorientierter Tests. In K. J. Klauer, R. Fricke, M. Herbig, H. Rupprecht, H. & Schott, F.. *Lehrzielorientierte Tests* (S. 161-201). Düsseldorf: Schwann.

Klauer, K. J. (1974). *Methodik der Lehrzieldefinition und Lehrstoffanalyse*. Düsseldorf: Schwann.

Klauer, K. J. (Hrsg.). (1978a). *Handbuch der Pädagogischen Diagnostik (4 Bd.)*. Düsseldorf: Schwann.

Klauer, K. J. (1978b). Perspektiven Pädagogischer Diagnostik. In K. J. Klauer (Hrsg.), *Handbuch der Pädagogischen Diagnostik, Band 1* (S. 3-14). Düsseldorf: Schwann.

Klauer, K. J. (1978c). Diagnostik im Lehr-Lern-Prozeß. In K. J. Klauer (Hrsg.), *Handbuch der Pädagogischen Diagnostik. Bd. 4* (S. 857-872). Düsseldorf: Schwann.

Klauer, K. J. (1983). Kriteriumsorientierte Tests. In H. Feger & J. Bredenkamp (Hrsg.), *Messen und Testen. Enzyklopädie der Psychologie, B, I, 3* (S. 693-726). Göttingen: Hogrefe.

Klauer, K. J. (1987). *Kriteriumsorientierte Tests. Lehrbuch der Theorie und Praxis lehrzielorientierten Messens.* Göttingen: Hogrefe.

Klauer, K. J., Fricke, R., Herbig, M., Rupprecht, H. & Schott, F. (1972). *Lehrzielorientierte Tests.* Düsseldorf: Schwann.

Kleber, E. W. (1976). *Beurteilung und Beurteilungsprobleme.* Weinheim: Beltz.

Kleber, E. W., Meister, H., Schwarzer, C. & Schwarzer, R. (1976). *Beurteilung und Beurteilungsprobleme.* Weinheim: Beltz.

Kleber, E. W. (1979). *Tests in der Schule.* München: Reinhardt.

Kleining, G. & Moore, H. (1968). Soziale Selbsteinstufung. *Kölner Zeitschrift für Soziologie und Sozialpsychologie, 20,* 502-552.

Klicpera, C. (1982). Die medikamentöse Behandlung von Hyperaktivität, Aufmerksamkeits- und Lernstörungen bei Kindern. In H.-C. Steinhausen (Hrsg.), *Das konzentrationsgestörte und hyperaktive Kind* (S. 74-95). Stuttgart: Kohlhammer.

Klippstein, E. (1976). Konstanz soziometrischer Wahlen in Vorschulklassen. *Psychologie in Erziehung und Unterricht, 23,* 197-204.

Knapp, M. L. & Comadena, M. E. (1979). Telling it like it isn't: A review of theory and research on deceptive communications. *Human Communication Research, 5,* 270-285.

Köck, P. (1981). *Praxis der Beobachtung im Kindergarten, Heim, Hort, Schule, Ausbildungsstätten, Fortbildungseinrichtungen.* Donauwörth: Auer.

Köstlin-Gloger, G. (1978). Kognitive Stile im Entwicklungsverlauf. *Zeitschrift für Entwicklungs- und Pädagogische Psychologie, 10,* 52-74.

Kormann, A. (1982). Möglichkeiten von Lerntests für Diagnose und Optimierung von Lernprozessen. In K. Ingenkamp, R. Horn & R. S. Jäger (Hrsg.), *Tests und Trends 1982. Jahrbuch der Pädagogischen Diagnostik* (S. 97-118). Weinheim: Beltz.

Kormann, A., Storath, R. & Schlegel, H. (1993). Aktuelle Bestandsaufnahme der Einschulungsdiagnostik. In H.-P. Langfeldt & H.-P. Trolldenier (Hrsg.), *Pädagogisch-psychologische Diagnostik. Aktuelle Entwicklungen und Ergebnisse* (S. 45-63). Heidelberg: Asanger.

Kornadt, H. J. (1982). Das Aggressions-Genese-Interview nach Bandura und Walters. In H. J. Kornadt (unter Mitarbeit von C. Zumkley-Münkel & H. Zumkley), *Aggressionsmotiv und Aggressionshemmung* (Band 2, S. 100-131). Bern: Huber.

Kounin, J. (1976). *Techniken der Klassenführung.* Stuttgart: Klett.

Kraepelin, E. (1895). Der psychologische Versuch in der Psychiatrie. *Psychologische Arbeiten, 1,* 1-91.

Kramer, J. (1972). *Intelligenztest. Mit einer Einführung in Theorie und Praxis der Intelligenzprüfung.* Solothurn: Antonius-Verlag.

Krampen, G. (1993). Diagnostik der Kreativität. In G. Trost, K. Ingenkamp & R. S. Jäger (Hrsg.), *Tests und Trends 10. Jahrbuch der Pädagogischen Diagnostik* (S. 11- 39). Weinheim: Beltz.

Krapp, A. (1988). Der Stellenwert des Interessenkonzepts in der pädagogisch orientierten Forschung. *Gelbe Reihe: Arbeiten zur Empirischen Pädagogik und Pädagogischen Psychologie, Nr. 15.* München: Institut für Emp. Päd. u. Päd. Psych. der LMU und Institut für Erz.wiss. u. Päd.Psych. der Universität der Bundeswehr München.

Krapp, A. & Mandl, H. (1971). *Schulreifetests und Schulerfolg.* München: Oldenbourg.

Krapp, A. & Mandl, H. (1977). *Einschulungsdiagnostik. Eine Einführung in Probleme und Methoden der pädagogisch-psychologischen Diagnostik.* Beltz: Weinheim.

Krathwohl, D. R., Bloom, B. S. & Masia, B. B. (1975). *Taxonomie von Lernzielen im affektiven Bereich.* Weinheim: Beltz.

Krause, R. (1977). *Produktives Denken bei Kindern.* Weinheim: Beltz

Kreuzig, H. W. (1981). Über den Zugang zu komplexem Problemlösen mittels prozeßorientierter kognitiver Persönlichkeitsmerkmale. *Zeitschrift für experimentelle und angewandte Psychologie, 28,* 294-308.

Krohne, H. W. (1975). *Angst und Angstverarbeitung.* Stuttgart: Kohlhammer.

Krohne, H. W. (1976). *Theorien zur Angst.* Stuttgart: Kohlhammer.

Krohne, H. W. (1986). *Die Messung von Angstbewältigungsdispositionen: I. Theoretische Grundlagen und Konstruktionsprinzipien.* Universität Mainz: Mainzer Berichte zur Persönlichkeitsforschung Nr.9.

Krope, P. & Kohrs, N. (1978). *Prüfungsangst und kooperative Gruppenprüfung.* Rheinstetten: Schindele.

Küffner, H. (1981). *Fehlerorientierte Tests: Konzept und Bewährungskontrolle.* Weinheim: Beltz.

Kühn, R. (1983). *Bedingungen für Schulerfolg. Zusammenhänge zwischen Schülermerkmalen, häuslicher Umwelt und Schulnoten.* Göttingen: Hogrefe.

Kühn, R. (1985). *Welche Vorhersage des Schulerfolgs ermöglichen Intelligenztests? Eine Analyse gebräuchlicher Verfahren.* Frankfurt a. M.: DIPF (Forschungsbericht aus der Abteilung Psychologie).

Kühn, R. (1986). Zusammenhänge zwischen Klassenfrequenz, affektiven Persönlichkeitsmerkmalen und Schulnoten bei Schülern der vierten Klasse. *Psychologie in Erziehung und Unterricht, 33,* 277-284.

Kühn, R. (1992). Art und Umfang von Testverfahren der Pädagogischen Diagnostik: Entwicklung zwischen 1970 und 1990. In K. Ingenkamp, R. S. Jäger, H. Petillon & B. Wolf (Hrsg.), *Empirische Pädagogik 1970 - 1990, Band I* (S. 143-151). Weinheim: Deutscher Studien Verlag.

Kutscher, J. (Hrsg.). (1977). *Beurteilen oder verurteilen?* München: Urban & Schwarzenberg.

Laireiter, A. (Hrsg.). (1993). *Soziales Netzwerk und soziale Unterstützung: Konzepte, Methoden und Befunde.* Bern: Huber.

Langer, E. J. & Abelson, R. P. (1974). A patient by any other name ...: Clinician group difference in labeling bias. *Journal of Consulting and Clinical Psychology, 42,* 4-9.

Langer, I. & Schulz von Thun, F. (1974). *Messung komplexer Merkmale in Psychologie und Pädagogik.* München: Reinhardt.

Langer, I., Rieckhof, A., Steinbach, I. & Tausch, A.-M. (1973a). Mutter-Kind-Interaktionen in außerhäuslichen Situationen. *Psychologie in Erziehung und Unterricht, 20,* 361-376.

Langer, I., Schulz von Thun, F. & Tausch, R. (1973b). Förderung leistungsschwacher Schüler durch kurzzeitige Kleingruppendiskussion im Anschluß an das Lesen eines Lehrtextes. *Psychologie in Erziehung und Unterricht, 20,* 156-162.

Langevin, R. (1971). Is curiosity an unitary construct? *Canadian Journal of Psychology, 25,* 361-374.

Langhorst, E. (1990). Ein Prozeßmodell zur Diagnose und Behandlung von Konzentrationsstörungen. *Psychologie in Erziehung und Unterricht, 37,* 290-300.

Larose, S., Gagnon, S., Ferland, C. & Pepin, M. (1989). Psychology of computers: XIV. Cognitive rehabilitation through computer games. *Perceptual and Motor Skills, 69,* 851-858.

Larson, J. R. (1979). The limited utility of factor analytic techniques for the study of implicit theories in student ratings of teacher behaviors. *American Educational Research Journal, 16,* 201-211.

Latscha, F., Hess, F. & Schneider, W. (1966). *Die Möglichkeit der Bildungschancen. Soziale Schranken im Zugang zur höheren Schule.* Olten: Walter.

Lautmann, R. (1971). Gesellschaftliche Mechanismen im Examen. In B. Eckstein (Hrsg.), *Hochschulprüfungen: Rückmeldung oder Repression?* (S. 35-41). Reihe: Blickpunkt Hochschuldidaktik, Nr. 13.

Lazarsfeld, P. F., Jahoda, M. & Zeisel, H. (1933). *Die Arbeitslosen von Marienthal.* Leipzig: Hirzel.

Lehmann, R. H. (1990) Aufsatzbeurteilung - Forschungsstand und empirische Daten. In K. Ingenkamp und R. S. Jäger (Hrsg.), *Tests und Trends, Band 8. Jahrbuch der Pädagogischen Diagnostik.* Weinheim: Beltz.

Leinfellner, W. (1965). *Einführung in die Erkenntnis- und Wissenschaftstheorie.* Mannheim: BI Hochschultaschenbücher.

Leitl, C. (1992). *Die Darstellung von Suizid und Suizidversuch im Spielfilm. Eine inhaltsanalytische Untersuchung.* Unveröff. Diplomarbeit, Universität Regensburg.

Lempp, R. (1964). *Frühkindliche Hirnschädigung und Neurose.* Bern: Huber.

Lepsius, M. R. (1961). Ungleichheit zwischen Menschen und sozialer Schichtung. *Kölner Zeitschrift für Soziologie und Sozialpsychologie, Beiheft 5,* 54-64.

Letzelter, M. (1978). *Trainingsgrundlagen.* Reinbek: Rowohlt.

Levitt, E. E. (1973). *Psychologie der Angst* (1. Auflage 1971). Stuttgart: Kohlhammer.

Lewis, W. W., Newell, J. M. & Withall, J. (1961). An analysis of classroom patterns of communication. *Psychological Reports, 9,* 211-219.

Liebert, R. M. & Morris, L. W. (1967). Cognitive and emotional components of test anxiety. A distinction and some initial data. *Psychological Reports, 20,* 975-978.

Lienert, G. A. (1967). *Testaufbau und Testanalyse.* Weinheim: Beltz.

Lienert, G. A. & Raatz, U. (1994^5). *Testaufbau und Testanalyse.* Weinheim: Beltz - PVU.

Lind, G. (1985). Experimental questionnaires - A new approach to personality research. In A. Kossakowski & K. Obuchowski (Eds.), *Progress in psychology of personality* (pp. 132-144). Berlin: Deutscher Verlag der Wissenschaften.

Lippitt, R. & Gold, M. (1959). Die soziale Struktur der Klasse als psychohygienisches Problem. (Org. 1959, *Journal of Social Issues, 15,* 40-49).

Lissmann, U. (1976). *Schulleistung und Schulangst.* Weinheim: Beltz.

Loerincz-Markl, M. (1986). *Trainingsprogramm zur schulrelevanten Aufmerksamkeit im Unterrichtsfach Mathematik.* Unveröff. Diss., Universität Wien.

Loewenstein, G. (1994). The psychology of curiosity: A review and interpretation. *Psychological Bulletin, 116,* 75-98.

Löwer, W. (1997). Der Geist der Schule soll in die Universität einziehen ... Skeptische Gedanken zur neuen Hochschulreformdebatte. *Forschung & Lehre, 4,* 460-463.

Lord, E. (1950). Experimentally induced variation in Rorschach performance. *Psychological Monographs, 64 (10, whole No. 316).*

Lord, F. M. & Novick, M. R. (1968). *Statistical theories of mental test scores.* Mass.: Addision-Wesley.

Lossen, H. (1955). *Einführung in die Diagnostische Psychologie.* Stuttgart-Bad Cannstatt: Wolf.

Lucas, W. (1974). *The case survey method: Aggregating case experience.* Santa Monica: Rand Corporation.

Lugt-Tappeser, H. & Kriependorf, P. (1992). Das standardisierte Interview zur Erfassung der Ängstlichkeit im Kindesalter. *Berichte aus dem Fachbereich Psychologie der Philipps-Universität Marburg, Nr. 107.* Marburg: Universität.

Lukesch, H. (1975). *Erziehungsstile. Pädagogische und psychologische Konzepte.* Stuttgart: Kohlhammer.

Lukesch, H. (1976). *Elterliche Erziehungsstile. Psychologische und soziologische Bedingungen.* Stuttgart: Kohlhammer.

Lukesch, H. (1979). Leistungsvergleich zwischen Gesamtschulen und herkömmlichen Schulen am Ende der Pflichtschulzeit in Nordrhein-Westfalen. In H. Haenisch, H. Lukesch, R. Klaghofer & E.-M. Haenisch-Krüger, *Gesamtschule und dreigliedriges Schulsystem in Nordrhein-Westfalen. Schulleistungsvergleiche in Deutsch, Mathematik, Englisch und Physik* (S. 227-364). Paderborn: Schöningh.

Lukesch, H. (1989). The impact of culture-specific elements of TV-series for the process of cross-cultural understanding - general considerations, some proposals and preliminary results. In P. Funke (Ed.), *Understanding the USA. A cross-cultural perspective* (S. 241-267). Tübingen: G. Narr.

Lukesch, H, (1997^3). *Einführung in die Pädagogische Psychologie.* Regensburg: CH-Verlag (2. Auflage, 1995).

Lukesch, H. & Helmke, A. (1984). Eine Pilotstudie zum zeitlichen Verlauf der Angstemotion in einer Prüfungssituation. *Psychologie in Erziehung und Unterricht, 31,* 274-279.

Lukesch, H. & Kandlbinder, R. (1986). Zeitlicher Verlauf und Bedingungsfaktoren der Prüfungsangstkomponenten Besorgtheit und Aufgeregtheit. *Zeitschrift für Entwicklungspsychologie und Pädagogische Psychologie, 18,* 56-69.

Lukesch, H. & Kischkel, K.-H. (1987). Unterrichtsformen an Gymnasien - Ergebnisse einer retrospektiven Erhebung über die schulstufen- und fachspezfische Verbreitung von Lehrverfahren. *Zeitschrift für erziehungswissenschaftliche Forschung, 21,* 237-256.

Lukesch, H. & Kleiter, G. (1974). Die Anwendung der Faktorenanalyse. Darstellung und Kritik der Praxis einer Methode. *Archiv für Psychologie, 126*, 265-308.

Lukesch, H., Kischkel, K.-H., Amann, A., Birner, S., Hirte, M., Kern, R., Moosburger, R., Müller, L., Schubert, B. & Schuller, H. (1989a). *Jugendmedienstudie*. Regensburg: Roderer.

Lukesch, H., Kägi, H., Karger, G. & Taschler-Pollacek, H. (1989b). *Video im Alltag der Jugend.* Regensburg: Roderer.

Mager, R. F. (1965). *Lernziele und programmierter Unterricht.* Weinheim: Beltz

Mahmoodi, B. mit Hoffer, W. (1989^9). *Nicht ohne meine Tochter.* Bergisch-Gladbach: Lübbe.

Maier, H. & Pfistner, H.-J. (1971). *Die Grundlagen der Unterrichtstheorie und der Unterrichtspraxis.* Heidelberg: Quelle & Meyer.

Mandl, H. (1970). *Kompendium deutschsprachiger Schulreifetests.* München: Oldenburg.

Manz, W. (1974). Die Beobachtung verbaler Kommunikation im Laboratorium. In J. van Koolwijk & M. Wieken-Mayer (Hrsg.), *Techniken der empirischen Sozialforschung. Bd. 3* (S. 27-65). München: Oldenbourg.

Margalit, M., Weisel, A. & Shulman, S. (1987). The facilitation of information processing in learning disabled using computer games. *Educational Psychology, 7,* 47-54.

Markowitsch, H. J. (1994). Zur Repräsentation von Gedächtnis im Gehirn. In M. Haupts, H. F. Durwen, W. Gehlen & H. J. Markowitsch (Hrsg.), *Neurologie und Gedächtnis* (S. 8-28). Huber: Bern.

Marks, I. M. (1969). *Fears and phobias.* London: Heinemann.

Marks, I. M. & Mathews, A. M. (1979). Brief standard self-rating for phobic patients. *Behaviour Research and Therapy, 17,* 263-267.

Marshall, J. C. (1967). Composition errors and essay examination grades re-examined. *American Educational Research Journal, 4,* 375-385.

Martinius, J. (1982). Pharmakologisch-experimentelle Studien beim hyperkinetischen Syndrom. In H.-C. Steinhausen (Hrsg.), *Das konzentrationsgestörte und hyperaktive Kind* (S. 43-51). Stuttgart: Kohlhammer.

Maslow, A. H. (1978). *Motivation und Persönlichkeit* (2. Auflage). Olten: Walter-Verlag.

Matarazzo, J. D. & Wiens, A. N. (1977). Speech behavior as an objective correlate of empathy and outcome in interview and psychotherapy research. *Behavior Modification, 1,* 453-480.

Matschinger, H. & Angermeyer, M. C. (1992). Effekte der Itempolung auf das Antwortverhalten. *Zeitschrift für Differentielle und Diagnostische Psychologie, 13,* 97-110.

Maw, W. H. & Maw, E. W. (1968). Differences between high- oder low-curiosity fifth-grade children in their recognition of verbal absurdities. *Journal of Educational Psychology, 63,* 558-562.

Mayer, J. (1982). *Interaktionsverläufe und unterrichtlicher Kontext. Eine Methode zur handlungsorientierten Analyse von Unterrichtsdokumenten.* München: Minerva-Fachserie Pädagogik.

Mayntz, R., Holm, K. & Hübner, O. (1971^2). *Einführung in die Methoden der empirischen Soziologie.* Köln: Opladen.

Mayrhofer, W. (1993). Nonreaktive Methoden. In F. G. Becker & A. Martin (Hrsg.), *Empirische Personalforschung* (S. 11-33). München: Hamm.

Mayring, P. (1990^2). *Qualitative Inhaltsanalyse. Grundlagen und Techniken.* Weinheim: Beltz.

Mc Clelland, D. C., Atkinson, J. W., Clark, R. A. & Lowell, E. L. (1953). *The achievement motive.* New York: Irvington Publishers.

McKeachie, W. J. (1954). Student-centered vs. instructor-centered instruction. *Journal of Educational Psychology, 45,* 143-150.

Medley, D. M. & Mitzel, H. E. (1963). Measuring classroom behavior by systematic observation. In N.L. Gage (Ed.), *Handbook of research on teaching* (pp. 247-328). Chicago: Mc Nally.

Mednick, S. A. & Mednick, M. T. (1962). A theory and test of creative thought. *Industrial and Business Psychology, 5,* 40-48.

Mees, U. (1977). Verhaltensbeobachtung in der natürlichen Umgebung. In U. Mees & H. Selg (Hrsg.), *Verhaltensbeobachtung und Verhaltensmodifikation* (S. 14-32). Stuttgart: Klett.

Meili, R. (1946). L'analyse de l'intelligence. *Arch. Psychol., 31,* 121.

Meili, R. (1961^4). *Lehrbuch der psychologischen Diagnostik.* Bern: Huber.

Mentzos, S. & Pittrich, W. (1971). Über die Zuverlässigkeit psychiatrisch-psychologischer Anamnesen. In H.-J. Heite (Hrsg.), *Anamnese* (S. 141-161). Stuttgart: Schattauer.

Mergenthaler, E. (1995). *Emotions-/Abstraktions-Muster in Verbatimprotokollen. Ein Beitrag zur computergestützten Beschreibung des psychoanalytischen Prozesses.* Habilitationsschrift, Medizinische Fakultät der Universität Ulm.

Mergenthaler, E., Goeser, S., Kemmer, U., Muehl, M. & Kächele, H. (1987). *Computer assisted text analysis: A demonstration of the Ulm textbak.* Presentation at the 18th annual meeting of the Society for Psychotherapy Research, Ulm.

Merkens, H. & Seiler, H. (1978). *Interaktionsanalyse*. Stuttgart: Kohlhammer.

Merten, K. (1983). *Inhaltsanalyse. Einführung in Theorie, Methode und Praxis*. Opladen: Westdeutscher Verlag.

Merz, F. (1964). Tests zur Prüfung spezieller Fähigkeiten. In R. Heiss, K. J. Groffmann & L. Michel (Hrsg.), *Psychologische Diagnostik (= Handbuch der Psychologie in zwölf Bänden, 6. Band)* (S. 411 - 460). Göttingen: Hogrefe.

Metzig, W. & Schuster, M. (1993^2). *Lernen zu lernen. Lernstrategien wirkungsvoll einsetzen*. Berlin: Springer.

Michel, L. (1964). Allgemeine Grundlagen psychometrischer Tests. In R. Heiss, K. J. Groffmann & L. Michel (Hrsg.), *Psychologische Diagnostik (= Handbuch der Psychologie, Band 6, S. 19-70)*. Göttingen: Hogrefe.

Mielke, R. (1990). Ein Fragebogen zur Wirksamkeit der Selbstdarstellung. *Zeitschrift für Sozialpsychologie, 197*, 162-170.

Mierke, K. (1957). *Konzentrationsfähigkeit und Konzentrationsschwäche*. Stuttgart: Klett (2. erw. Auflage, 1962, Bern: Huber).

Mikula, G. (1972). Untersuchungen zur Reliabilität soziometrischer Erhebungen. *Zeitschrift für Sozialpsychologie, 3*, 51-54.

Minsel, B. & Roth, W. (Hrsg.). (1978). *Soziale Interaktion in der Schule*. München: Urban & Schwarzenberg.

Minsel, B. & Schwarzer, C. (1983). Nonlinear relationship of worry and emotionality to school achievement. In R. Schwarzer, H. M. Van der Ploeg & C. D. Spielberger (Eds.), *Advances in test anxiety research, Vol. 2* (pp. 159-166). Lisse: Swets & Zeitlinger.

Möbus, C. (1983). Die praktische Bedeutung der Testfairness als zusätzliches Kriterium zu Reliabilität und Validität. In R. Horn, K. Ingenkamp & R. S. Jäger (Hrsg.), *Tests und Trends 3. Jahrbuch der Pädagogischen Diagnostik* (S. 155-204). Weinheim: Beltz.

Möller, C. (1971). *Technik der Lernplanung*. Weinheim: Beltz.

Moeller, M. L. (1972). Zur Psychodynamik des Prüfungswesens. *Zeitschrift für Psychotherapie und Medizinische Psychologie, 22*, 1-13.

Moreno, J. L. (1934). *Who shall survive?* New York: Bacon House Inc. (dt. 1954: *Die Grundlagen der Soziometrie*. Köln: Westdeutscher Verlag)

Muchow, M. (o.J.). *Anleitung zur psychologischen Beobachtung von Schulkindern*. Hamburg.

Mügel, K. W. (1957). Die weitere Entwicklung der Kinder, welche nach einem Probeunterricht in die Sexta aufgenommen werden. *Die Höhere Schule, 10,* 217-218.

Mummendey, H.-D. (1990). *Psychologie der Selbstdarstellung.* Göttingen: Hogrefe.

Nagl, W. (1976). Das univariate Diskriminanzmaß. In H. Fend, W. Knörzer, W. Nagl, W. Specht & R. Väth-Szusdziara, *Sozialisationseffekte der Schule* (S. 501-502). Weinheim: Beltz.

Neubauer, W. F. (1976). *Selbstkonzept und Identität im Kindes- und Jugendalter.* München: Reinhardt.

Neumann-Oellerking, D. (1992). Medizinische Versorgung und vorzeitiges Sterben. *Zeitschrift für Präventivmedizin und Gesundheitsförderung, 4,* 49-55.

Nickel, H. & Schlüter, P. (1970). Angstwerte bei Hauptschülern und ihr Zusammenhang mit Leistungs- sowie Verhaltensmerkmalen, Lehrerurteil und Unterrichtsstil. *Zeitschrift für Entwicklungspsychologie und Pädagogische Psychologie, 2,* 125-136.

Niggli, A., Perrez, M. & Kramis, J. (1982). Selbständigkeit und Unselbständigkeit als Einflußgrößen mütterlichen Erziehungsverhaltens. *Schweizerische Zeitschrift für Psychologie und ihre Anwendungen, 41,* 276-286.

Noll, V. H. (1951). Simulation by college students of a prescribed pattern on a personality scale. *Educational and Psychological Measurement, 11,* 478-488.

Nunnally, J. C. & Lemond, J. C. (1973). Exploratory behavior and human development. In H. W. Reese (Ed.), *Advances in child development and behavior* (vol. 8, pp. 59-109). San Diego: Academic Press.

Ober, R.L. (1968). *The Reciprocal Category System.* Morgantown: West Virginia University.

Ogilvie, D. M. (1987). The undesired self. A neglected variable in personality research. *Journal of Personality and Social Psychology, 52,* 379-385.

Osgood, C. E. (1957). Motivational dynamics of language behavior. *Nebraska Symposium of Motivation.* Lincoln: University of Nebraska Press.

Osgood, C. E. (1959). The representational model and relevant research methods. In I. Pool (Ed.), *Trends in content analysis* (pp. 33-88). Urbana: University of Illinois Press.

Osgood, C. E., Suci, G. J. & Tannenbaum, B. E. (1957). *The measurement of meaning.* Urbana: Univ. of Illinois Press.

Osofsky, J. D. (1971). Children's influence upon parental behavior: An attempt to define the relationship with the use of laboratory tasks. *Genetic Psychology Monographs, 83,* 147-169.

Osofsky, J. D. & O'Connell, E. J. (1972). Parent-child-interaction: Daughters' effects upon mothers' and fathers behavior. *Developmental Psychology, 7,* 157-168.

Osten, P. (1995). *Die Anamnese in der Psychotherapie.* München: Reinhardt.

Oswald, F., Pfeifer, B., Ritter-Berlach, G. & Tanzer, N. (1989). *Schulklima. Die Wirkungen der persönlichen Beziehungen in der Schule.* Wien: Universitätsverlag.

Owens, W. (1954). The retest consistency of Army Alpha after thirty years. *Journal of Applied Psychology, 38,* 154.

Pachtler, G. M. (1887). Ratio Studiorum et Institutiones Scholasticae Societas Jesu (1599). In *Monumenta Germania Paedagogica. Bd. 5.* Berlin.

Peez, H. (1983a). Leistungsmobilität in der Grundschule. *Arbeitsberichte zur Pädagogischen Psychologie, Nr. 13,* Universität Regensburg: Institut für Psychologie.

Peez, H. (1983b). Angst als Begleiter im Lehrerleben. Berufsbezogene Ängste in der Selbstwahrnehmung und im Urteil der Schüler. *Bayerische Schule, 55,* 15-18.

Peppler, H. (1977). Zum Problem inter- und intraindividueller Beurteilungsunterschiede bei der Benotung von Schulleistungen. *Zeitschrift für erziehungswissenschaftliche Forschung, 11,* 112-125.

Perrez, M., Büchel, F., Ischi, N., Patry, J.-L. & Thommen, B. (1985). *Erziehungspsychologische Beratung und Intervention als Hilfe zur Selbsthilfe in Familie und Schule.* Bern: Huber

Perrez, M., Patry, J.-L. & Ischi, N. (1981). Verhaltensstörungen bei Kindern im Zusammenhang mit Erziehungsstil-, ökologischen und sozialstrukturellen Variablen. In H. Walter (Hrsg.), *Region und Sozialisation. Beiträge zur sozialökologischen Präzisierung menschlicher Entwicklungsvoraussetzungen* (S. 91-115). Stuttgart: Frommann.

Petermann, F. & Noack, H. (1987). Nicht-reaktive Meßverfahren. In E. Roth (Hrsg.), *Sozialwissenschaftliche Methoden. Lehr- und Handbuch für Forschung und Praxis.* (S. 450-470). München: Oldenbourg.

Petermann, U. & Petermann, F. (1983). Sozial unsicheres Verhalten bei Kindern. *notabene medici, 4,* 302-309.

Petersen, P. & Petersen, E. (1965). *Die pädagogische Tatsachenforschung.* Paderborn: Schoeningh.

Petillon, H. (1980). *Soziale Beziehungen in der Schulklasse.* Weinheim: Beltz.

Petillon, H. (1981). Validität und Reliabilität des soziometrischen Tests. In K. Ingenkamp (Hrsg.), *Wert und Wirkung von Beurteilungsverfahren.* Weinheim: Beltz.

Pfanzagl, J. (1968). *Theory of measurement.* Würzburg: Physica Verlag.

Pöldinger, W. (1968). *Die Abschätzung der Suizidalität. Eine medizin-psychologische und medizinisch-soziologische Studie.* Bern: Huber.

Popper, K. (1989[9]). *Logik der Forschung.* Tübingen: Mohr.

Popper, K. (1996[5]). Kritik des Materialismus. In K. Popper & J. C. Eccles, *Das Ich und sein Gehirn* (S. 78-133). München: Piper.

Premack, D. (1976). *Intelligence in ape and man.* Hillsdale, N.J.: Lawrence Erlbaum.

Pschyrembel, W. (1982). *Klinisches Wörterbuch.* Berlin: de Gruyter.

Quintilianus, M. F. (1973). *Institutio Oratoria.* Olms (Reprint der Ausgabe von 1924).

Raatz, U., Voss, B. & Klein-Braley, C. (1991). Diagnose der Fremdsprachenleistung in der Schule. In K. Ingenkamp & R. S. Jäger (Hrsg.), *Test und Trends 9. Jahrbuch der Pädagogischen Diagnostik* (S. 43-79). Weinheim: Beltz.

Rachmann, S. & Bergold, J. B. (1976). *Verhaltenstherapie bei Phobien* (3. Auflage). München: Urban & Schwarzenberg.

Rademacker, H. (1976). Bildungstechnologie und Curriculumentwicklung II. In H. Bauersfeld (Hrsg.), *Curriculumentwicklung* (S. 95-120). Stuttgart: Klett.

Rapp, G. (1982). *Aufmerksamkeit und Konzentration. Erklärungsmodelle - Störungen - Handlungsmöglichkeiten.* Bad Heilbrunn: Klinkhardt.

Redl, F. (1933). Wir Lehrer und die Prüfungsangst. *Zeitschrift für Psychoanalytische Pädagogik, 7,* 378-400.

Redlich, A. & Schley, W. (1978). *Kooperative Verhaltensmodifikation im Unterricht.* München: Urban & Schwarzenberg.

Reinecker, H. (1982). Der "schwierige" Peter. In D. H. Rost (Hrsg.), *Erziehungspsychologie für die Grundschule* (S. 302-311). Bad Heilbrunn: Klinckhardt.

Reisse, W. (1997). Pädagogische Diagnostik in der deutschen Berufsbildung. In R. S. Jäger, G. Trost & R. H. Lehmann (Hrsg.), *Tests und Trends 11. Jahrbuch der Pädagogischen Diagnostik* (S. 99-145). Weinheim: Beltz.

Remschmidt, H. & Walter, R. (1990). *Psychische Auffälligkeiten bei Schulkindern.* Göttingen: Hogrefe.

Rheinberg, F. (1977). *Soziale und individuelle Bezugsnorm: Zwei motivierungsbedeutsame Sichtweisen bei der Beurteilung von Schülerleistungen.* Unveröff. Diss., Bochum.

Rheinberg, F. (1980). *Leistungsbewertung und Lernmotivation.* Göttingen: Hogrefe.

Riedl, J. (1980). „Neuer Wein in alte Schläuche?" - Über die Notwendigkeit der Reform des Schulzeugnisses. In J. Riedl (Hrsg.), *Leistungsbeurteilung konkret* (S. 318-338). Linz: Oberösterreichischer Landesverlag.

Riegel, K. F. (1962). Zur wissenschaftlichen und methodischen Grundlegung des psychologischen Testverfahrens. *Studium Generale, 15*, 89-112.

Rieger, C. (1888). *Beschreibung der Intelligenzstruktur in Folge einer Hirnverletzung nebst dem Entwurf zu einer allgemein anwendbaren Methode der Intelligenzprüfung*. Würzburg.

Ringel, E. (1987[4]). (Hrsg.). *Selbstmordverhütung*. Bern: Huber.

Roeder, B. (1973). Über ein Verfahren zur Messung des Sozialstatus - Eine empirische Untersuchung. *Zeitschrift für experimentelle und angewandte Psychologie, 20*, 287-316.

Roeder, P. M. (1997). Entwicklung vor, während und nach der Grundschulzeit: Literaturüberblick über den Einfluß der Grundschulzeit auf die Entwicklung in der Sekundarschule. In F. E. Weinert & A. Helmke (Hrsg.), *Entwicklung im Grundschulalter* (S. 405-421). Weinheim: Beltz - Psychologie Verlags Union..

Rogers, C.R. (1973). *Entwicklung der Persönlichkeit*. Stuttgart: Klett.

Rogers, C. R. (1976). *Die nicht-direktive Beratung*. München: Pfeifer.

Rohracher, H. (1965[11]). *Kleine Charakterkunde*. München: Urban & Schwarzenberg.

Rollett, B. (1976). Kriterienorientierte Prozeßdiagnostik im Behandlungskontext. In K. Pawlik (Hrsg.), *Diagnose der Diagnostik* (S. 131-148). Stuttgart: Klett.

Rosenshine, B. & Furst, N. (1971). Research in teacher performance criteria. In B. O. Smith (Hrsg.), *Research in teacher education* (pp. 37-72). Englewood Cliffs: Prentice Hall.

Rosenthal, R. & Jacobson, L. (1971). *Pygmalion im Unterricht. Lehrererwartungen und Intelligenzentwicklung der Schüler*. Weinheim: Beltz.

Ross, C. C. (1947[2]). *Measurement in today's schools*. New York: Prentice Hall.

Rost, D. H. & Schermer, F. J. (1985). *Auf dem Weg zu einer differentiellen Diagnostik der Leistungsangst*. Marburg: Berichte aus dem Fachbereich Psychologie der Philipps-Universität Marburg (Nr. 85).

Roth, E., Oswald, W. D. & Daumenlang, K. (1971[1], 1980[4]). *Intelligenz. Aspekte - Probleme - Perspektiven*. Stuttgart: Urban TB.

Roth, H. (1971a[7]). *Begabung und Lernen*. Stuttgart: Klett.

Roth, H. (1971b). *Pädagogische Psychologie des Lehrens und Lernens*. Hannover: Schroedel.

Rotter, J. B. (1966). Generalized expectancies for internal versus external control of reinforcement. *Psychologocal Monographs: General and applied, 80,* 1-26.

Royl, W. (1978). *Unterrichten und Diagnostizieren.* Hannover: Schroedel.

Rüdiger, D. (1988). *Der Fall Peter.* Regensburg: Mimeogr. Seminarunterlagen.

Rüdiger, D., Kormann, A. & Peez, H. (1976). *Schuleintritt und Schulfähigkeit.* München: Reinhardt.

Rutter, M., Maughan, B., Mortimer, P. & Ouston, P. (1980). *Fünfzehntausend Stunden.* Weinheim: Beltz (original 1979: *Fifteen thousand hours. Secondary schools and their effects on children.* London: Open Books).

Sack, F. (1968). Neue Perspektiven in der Kriminologie. In F. Sack & R. König (Hrsg.), *Kriminalsoziologie* (S. 431-475). Frankfurt: Akad. Verlagsgesellschaft.

Sacks, E. L. (1952). Intelligence scores as a function of experimentally established social relationships between child and examiner. *Journal of Abnormal and Social Psychology, 47,* 354-358.

Sader, M. (1961). *Möglichkeiten und Grenzen psychologischer Testverfahren.* Bern: Huber.

Samstag, K. (1961). Ein Sextanerjahrgang auf dem Weg zur Obertertia. *Die höhere Schule, 12,* 235-238.

Sander, E. (1981). *Lernstörungen. Ursachen, Prophylaxe, Einzelfallhilfe.* Stuttgart: Kohlhammer.

Sarason, S. B., Davidson, K. S., Lighthall, F. F., Waite, R. R. & Ruebush, B. H. (1971). *Angst bei Schulkindern.* Stuttgart: Klett.

Sarbin, T. R., Taft, R. & Bailey, D. E. (1960). *Clinical inference and cognitive theory.* New York: Holt, Rinehart & Winston.

Sauer, J. & Gamsjäger, E. (1996). *Ist Schulerfolg vorhersagbar? Die Determinanten der Grundschulleistung und ihr prognostischer Wert für den Sekundarschulerfolg.* Göttingen: Hogrefe.

Sbandi, P. & Vogl, A. (1973). Das dreidimensionale Gruppenmodell von R. F. Bales. *Gruppendynamik, 3,* 181-192.

Scannell, D. P. & Tracy, D. B. (1977). *Testen und Messen im Unterricht.* Weinheim: Beltz.

Schacter, D. (1987). Implicit memory: History and current status. *Journal of Experimental Psychology: Learning, Memory, and Cognition, 13,* 501-518.

Schaefer, E. S. & Bell, R. Q. (1958). Development of a Parental Attitude Research Instrument. *Child Development, 29,* 339-361.

Schelten, A. (1980). *Grundlagen der Testbeurteilung und Testherstellung.* Heidelberg: Quelle & Meyer.

Schenk-Danzinger, L. (1963). *Studien zur Entwicklungspsychologie und zur Praxis der Schul- und Beraungspsychologie.* München: Reinhardt.

Schenk-Danzinger, L. (1980[14]). *Entwicklungspsychologie.* Wien: Österreichischer Bundesverlag.

Scheuch, E. K. (1961). Sozialprestige und soziale Schichtung. *Kölner Zeitschrift für Soziologie und Sozialpsychologie, Beiheft 5,* 65-103.

Scheuch, E. K. (1962). Das Interview in der Sozialforschung. In R. König (Hrsg.), *Handbuch der empirischen Sozialforschung* (S. 66-190). Stuttgart: Enke (1973, 3. Auflage).

Schiefele, H. (1960). Sind unsere Noten gerecht? *Welt der Schule, 6,* 251-257.

Schiefele, U. (1989). Thematisches Interesse, Variablen des Leseprozesses und Textverstehen. *Gelbe Reihe: Arbeiten zur Empirischen Pädagogik und Pädagogischen Psychologie, Nr. 16.* München: Institut für Emp. Päd. u. Päd. Psych. der LMU und Institut für Erz.wiss. u. Päd.Psych. der Universität der Bundeswehr München.

Schiefele, U. & Winteler, A. (1988). Interesse - Lernen - Leistung. Eine Übersicht über theoretische Konzepte, Erfassungsmethoden und Ergebnisse der Forschung. *Gelbe Reihe: Arbeiten zur Empirischen Pädagogik und Pädagogischen Psychologie, Nr. 14.* München: Institut für Emp. Päd. u. Päd. Psych. der LMU und Institut für Erz.wiss. u. Päd.Psych. der Universität der Bundeswehr München.

Schleifer, H. (1971). *Zur Diagnose von Schulversagern. Das Verhältnis von intellektueller und motorischer Begabung als Index für eine Differenzierung leistungsschwacher Grundschüler.* Klett: Stuttgart.

Schlenker, B. R. (1980). *Impression management: The self-concept, social identity, and interpersonal relations.* Belmont, Cal.: Brooks Hole.

Schmidt, L. R. (1982). Diagnostische Begutachtung. In K. Groffmann & L. Michel (Hrsg.), *Grundlagen psychologischer Diagnostik* (S. 467-537). Göttingen: Hogrefe.

Schmidt, L. R. & Keßler, B. H. (1976). *Anamnese. Methodische Probleme, Erhebungsstrategien und Schemata.* Weinheim: Beltz.

Schmidt, M. H. & Eser, G. (1985). *Psychologie für Kinderärzte.* Stuttgart: Enke.

Schmidtchen, S. (1975). *Psychologische Tests für Kinder und Jugendliche.* Göttingen: Hogrefe.

Schmitz, H. (1984). *Schulberatung. Das Beratungsgespräch in der Schule.* München: Staatsinstitut für Schulpädagogik und Bildungsforschung.

Schmitz, R. (1977). *Einstellungen von Müttern zur Vorschulerziehung und vorschulische Entwicklung ihrer Kinder.* Unveröff. Diss., Universität Bonn.

Schneider, K. (1986). *Streßbewältigung in Leistungssituationen. Eine Pilotstudie an Studenten des Lehramtes.* Unveröffentlichte Diplomarbeit, Universität Regensburg.

Schnotz, W. (1979). *Lerndiagnose als Handlungsanalyse.* Weinheim: Beltz.

Schofer, G. (Hrsg.). (1980). *Gottschalk-Gleser Sprachinhaltsanalyse.* Weinheim: Beltz.

Schorb, A. O. (Hrsg.). (1977). *Schulversuche mit Gesamtschulen in Bayern. Ergebnisse der wissenschaftlichen Begleitung 1971 - 1976.* Stuttgart: Klett.

Schott, F. (1972). Zur Präzisierung von Lehrzielen durch zweidimensionale Aufgabenklassen. In K. J. Klauer, R. Fricke, M. Herbig, H. Rupprecht, H. & F. Schott (Hrsg.). *Lehrzielorientierte Tests* (S. 45-73). Düsseldorf: Schwann.

Schott, F. (1983). Probleme kriteriumsorientierter Leistungsmessung: Zum praktischen Nutzen lehrzielorientierter Tests im Unterricht. In R. Horn, K. Ingenkamp & R. S. Jäger (Hrsg.). *Tests und Trends 3. Jahrbuch der Pädagogischen Diagnostik* (S. 12-28). Weinheim: Beltz.

Schott, F. (1992). Kriteriumsorientierte Diagnostik. In R. S. Jäger & F. Petermann (Hrsg.), *Psychologische Diagnostik* (S. 226-232) (2. veränd. Auflage). Weinheim: PVU.

Schräder-Naef, R. (1977). *Schüler lernen Lernen.* Weinheim: Beltz.

Schraml, W. (1964). Das psychodiagnostische Gespräch (Exploration und Anamnese). In R. Heiss, K. J. Groffmann & L. Michel (Hrsg.), *Psychologische Diagnostik* (S. 868-898). Göttingen: Hogrefe.

Schreyer, M. (1988). *Ein Vergleich von computergestützten inhaltsanalytischen Methoden mit Fragebogenverfahren zur Diagnose von Prüfungsangst.* Unveröff. Diplomarbeit, Universität Regensburg.

Schröder, H. (1979a). *Lehrerpersönlichkeit und Erziehungswirksamkeit.* Berlin: Volk & Wissen.

Schröter, G. (1977). *Zensurengebung: Allgemeine und fachspezifische Probleme. Eine Übersicht mit neuen Forschungsergebnissen für Lehrer, Eltern und interessierte Schüler.* Kastellaun: Henn.

Schubenz, S. (1967). Über den Aufbau eines psychologischen Befundes. *Diagnostica, 13,* 89-117.

Schubert, F.-C. (1978). Mündliche Prüfung und Prüfungsangst. *Sozialpädagogische Blätter, 29/2,* 50-55.

Schütz, A. (1993). Self-presentational tactics used in a german election campaign. *Political Psychology, 14,* 469-491.

Schuler, H. (1980). *Ethische Probleme psychologischer Forschung*. Göttingen: Hogrefe.

Schulte, D. (1974). *Feldabhängigkeit in der Wahrnehmung*. Meisenheim/Glan: Hain.

Schultze, W., unter Mitarbeit von Knocke, W. & Thomas, E. (1964). *Über den Voraussagewert der Auslesekriterien für den Schulerfolg am Gymnasium*. Frankfurt: Forschungsbericht der Max-Traeger Stiftung.

Schulz, W., Teschner, W. P. & Voigt, J. (1970). Verhalten im Unterricht, seine Erfassung durch Beobachtungsverfahren. In K. Ingenkamp (Hrsg.), *Handbuch der Unterrichtsforschung, Teil I* (S. 633-852). Weinheim: Beltz.

Schulz von Thun, F. (1978). Verfahren zur Selbstbeurteilung von Schülern. In K. J. Klauer (Hrsg.), *Handbuch der pädagogischen Diagnostik* (S. 749-758). Düsseldorf: Schwann.

Schumann-Hengsteler, R., Scheffler, S. & Trötscher, B. (1993). Gedächtnishilfen im Alltag junger und alter Menschen. *Gerontologie, 26*, 89-96.

Schutz, R. E. & Foster, R. J. (1963). A factor analytic study of acquiescence and extreme response set. *Educational and Psychological Measurement, 23*, 435-447.

Schwark, W. (1977). *Praxisnahe Unterrichtsanalyse*. Ravensburg: Otto Maier.

Schwartz, S. H. (1977). Normative influences on altruism. In L. Berkowitz (Ed.), *Advances in experimental social psychology, 10*, 221-279.

Schwarz, N. & Hippler, H. J. (1987). What response scales may tell your respondents: Informative functions of response alternatives. In H. J. Hippler, N. Schwarz, & S. Seymour (Eds.), *Social information processing and survey methodology* (pp. 163-178). New York: Springer.

Schwarz, N. & Hippler, H. J. (1990). *Antwortalternativen: Die Bedeutung ihrer Wahl und Reihenfolgeeffekte*. Zentrum für Umfragen, Methoden und Analysen, Mannheim. ZUMA-Arbeitsbericht Nr. 8/1990.

Schwarz, N., Münkel, T. & Hippler, H. J. (1989). *Was determiniert eine Perspektive? Kontrasteffekte als eine Funktion der bei den vorangegangenen Fragen berührten Dimension*. Zentrum für Umfragen, Methoden und Analysen, Mannheim. ZUMA-Arbeitsbericht Nr. 22/1989.

Schwarzer, C. (1979). *Einführung in die Pädagogische Diagnostik*. München: Kösel.

Schwarzer, C. & Schwarzer, R. (1979). *Praxis der Schülerbeurteilung*. München: Kösel.

Schwendenwein, W. (1981). Prognosefähigkeit von Semesternoten für den Schulerfolg in technischen Schulen. *Psychologie in Erziehung und Unterricht, 28*, 1-18.

Seidl, H. (o.J.). *Untersuchungen zum Problem der Lehrerpersönlichkeit*. Wien.

Seiffke-Krenke, I. (1974). *Probleme und Ergebnisse der Kreativitätsforschung*. Bern: Huber.

Literatur

Seitz, B. (1980). Zusammenhänge zwischen Depressivität und realem und idealem Selbstbild. In M. Hautzinger & W. Schulz (Hrsg.), *Klinische Psychologie und Psychotherapie. Band 3: Depression, Psychosomatik* (S. 101-110). Berlin: Kongreßbericht.

Selg, H. & Bauer, W. (1971). *Forschungsmethoden der Psychologie.* Stuttgart: Urban TB.

Seligman, M. E. P. (1979). *Erlernte Hilflosigkeit.* München: Urban & Schwarzenberg (original erschienen 1975: *Helplessness. On depression, development and death.* San Francisco: Freeman)

Sells, S. B. (1963). Dimensions of stimulus situations which account for behavior variance. In S. B. Sells (Ed.), *Stimulus determinants of behavior* (pp. 3-15). New York: Ronald.

Shavelson, R. & Dempsey-Atwood, N. (1976). Generalizability of measures of teaching behavior. *Review of Educational Research, 46,* 553-611.

Shavelson, R. J., Hubner, J. J. & Stanton, G. C. (1976). Self-concept: Validation of construct interpretations. *Review of Educational Research, 46,* 407-441.

Sherif, M. (1967). *Group conflict and cooperation.* London: Routledge & Kegan Paul.

Sherif, M. & Sherif, C. W. (1969). *Social psychology.* New York: Harper & Row.

Silbermann, A. & Krüger, U. (1971). *Abseits der Wirklichkeit. Das Frauenbild in deutschen Schulbüchern.* Köln: von Nottbeck.

Sixtl, F. (1967). *Meßmethoden der Psychologie.* Weinheim: Beltz.

Sokolowski, K. (1992). Entwicklung eines Verfahrens zur Messung des Anschlußmotivs. *Diagnostica, 38,* 1-17.

Sommer, W. (1983). *Bewährung des Lehrerurteils. Eine empirische Untersuchung über den Aussagewert des Lehrerurteils für den Bildungs- und Berufserfolg.* Bad Heilbrunn: Klinkhardt.

Sommer, V. (1992). *Lob der Lüge. Täuschung und Selbstbetrug bei Tier und Mensch.* München: Beck'sche Verlagsbuchhandlung.

Sommer, V, (1993). Die evolutionäre Logik der Lüge bei Tier und Mensch. *Ethik und Sozialwissenschaft, 4,* 439-449.

Spandl, O. P. (1980). *Konzentrationstraining mit Schulkindern: Diagnose und Therapie.* Freiburg: Herder.

Spearman, C. (1904). General intelligence, objectively determined and measured. *American Journal of Psychology, 15,* 201-293.

Spielberger, C. D. & Starr, L. M. (1994). Curiosity and exploratory behavior. In H. F. O'Neil, Jr., & M. Drillings (Eds.), *Motivation theory and research* (pp. 221-243). Hillsday, New Jersey: Lawrence Erlbaum Ass..

Squire, L. R. (1994). Declarative and nondeclarative memory: Multiple brain systems supporting learning and memory. In D. L. Schacter & E. Tulving (Eds.), *Memory systems 1994* (pp. 203-232). Cambridge, Mass.: MIT Press.

Squire, L. R., Knowlton, B. & Musen, G. (1993). The structure and organization of memory. *Annual Review of Psychology, 44,* 453-495.

Stapf, K.-H., Herrmann, T., Stapf, A., Stäcker, H. (1972). *Psychologie des elterlichen Erziehungsstils.* Stuttgart: Klett.

Starch, D. & Elliot, E. C. (1913). Reliability of grading work in history. *School Review, 21,* 676-681.

Stegmüller, W. (1969). *Wissenschaftliche Erklärung und Begründung.* Berlin: Springer.

Steinhausen, H.-C. (Hrsg.). (1982). *Das konzentrationsgestörte und hyperaktive Kind.* Stuttgart: Kohlhammer.

Steinkamp, G. (1971). Die Rolle des Volksschullehrers im schulischen Selektionsprozeß. In K. Ingenkamp (Hrsg.), *Die Fragwürdigkeit der Zensurengebung* (S. 256-276). Weinheim: Beltz.

Stern, W. (1900). *Über Psychologie der individuellen Differenzen.* Leipzig.

Stern, W. (1912). *Die psychologischen Methoden der Intelligenzprüfung und deren Anwendung von Schulkindern.* Leipzig: Barth.

Stevens, S. S. (1951). *Handbook of experimental psychology.* New York: Wiley.

Stevens, S. S. (1955). On the averaging of data. *Science, 121, No. 3135,* 113-116.

Surrey, H. W. (1987). *Psychische Auffälligkeiten von Kindern im Urteil der Eltern.* Universität Gießen, Medizinische Dissertation.

Svensson, A. (1974). Überlegungen und Daten zur Interaktionsanalyse (Bales) von Kleingruppen. In L. N. Eckensberger & U. S. Eckensberger (Hrsg.), *Bericht über den 28. Kongreß der Deutschen Gesellschaft für Psychologie in Saarbrücken* (S. 34-60). Göttingen: Hogrefe.

Tausch, A. (1958). Empirische Untersuchungen über das Verhalten von Lehrern gegenüber Kindern in erziehungsschwierigen Situationen. *Zeitschrift für experimentelle and angewandte Psychologie, 5,* 127-163.

Tausch, R. (1960). Das Ausmaß der Lenkung von Schulkindern im Unterricht. Eine empirische Untersuchung der Fragen, Aufforderungen und Befehle von Lehrern. *Psychologische Beiträge, 4,* 127-145.

Tausch, R. (1962). Merkmalsbeziehungen und psychologische Vorgänge in der Sprachkommunikation des Unterrichts. *Zeitschrift für experimentelle und angewandte Psychologie, 9,* 474-508.

Tausch, R., Bommert, H., Fittkau, B. & Nickel, N. (1969). Einschätzskalen für das Ausmaß von „Wertschätzung/Geringschätzung" im Verhalten von Lehrern-Erziehern gegenüber Schülern-Jugendlichen. *Zeitschrift für Entwicklungspsychologie und Pädagogische Psychologie, 1,* 119-128.

Tausch, R., Langer, I., Bingel, R. Orendi, B. & Schick, A. (1970). Entwicklung, Erprobung und Anwendung einer Einschätzskala mit Trainingsserien und Beurteilungstests zur Erfassung ermutigender/entmutigender Erzieheräußerungen gegenüber Kindern-/Jugendlichen. *Die deutsche Schule, 62,* 728-740.

Tausch, R. & Tausch, M. (1970). *Erziehungspsychologie* (5. Auflage). Göttingen: Hogrefe (8. Auflage, 1978; 10. Auflage, 1991).

Taylor, H. C. & Russell, J. T. (1939). The relationship of validity coefficients to the practical effectiveness of tests in selection: discussion and tables. *Journal of Applied Psychology, 23,* 565-578.

Tedeschi, J. T., Lindskold, S. & Rosenfeld, D. P. (1985). *Introduction to Social Psychology.* St. Paul, M.N.: Western Publ. Co.

Tennstädt, K.-C., Krause, F., Humpert, W. & Dann, H. D. (1987). *Das Konstanzer Trainingsmodell (KTM): Ein integratives Selbsthilfeprogramm für Lehrkräfte zur Bewältigung von Aggressionen und Störungen im Unterricht. Band 1. Trainingshandbuch.* Bern: Huber.

Tent, L. (1969). *Die Auslese von Schülern für weiterführende Schulen.* Göttingen: Hogrefe.

Tent, L. (1970). Schätzverfahren in der Unterrichtsforschung. In K. Ingenkamp (Hrsg.), *Handbuch der Unterrichtsforschung, Teil I* (S. 853-1000). Weinheim: Beltz.

Tent, L., Fingerhut, W. & Langfeldt, H. (1976). *Quellen des Lehrerurteils.* Weinheim: Beltz.

Terman, L.M. (1916). *The measurement of intelligence.* Boston: Houghton-Mifflin.

Terman, L. M. (1917). Feeble-minded children in the public school of California. *School and Society, 5* (zit. n. Kamin, 1979).

Testkuratorium der Föderation deutscher Psychologenverbände (1986). Mitteilung. *Diagnostica, 32,* 358-360.

Thalmann, H.-C. (1971). *Verhaltensstörungen bei Kindern im Grundschulalter.* Stuttgart: Klett.

Thalmann, H.-C. (1976). *Der schwierige Schüler.* Stuttgart: Klett.

Tholey, V. (1976). Die „social desirability" Variable bei der Beantwortung von Persönlichkeitsfragebogen. Kritische Diskussion eines sozialpsychologischen Konzepts mit Bedeutung für die psychologische Diagnostik. Unveröff. Diss., Technische Hochschule Darmstadt.

Thomae, H. (1967). Prinzipien und Formen der Gestaltung psychologischer Gutachten. In U. Undeutsch (Hrsg.), *Handbuch der Psychologie, Bd. 11* (S. 743-767). Göttingen: Hogrefe.

Thomae, H. (1968). *Das Individuum und seine Welt.* Göttingen: Hogrefe.

Thomae, H. (1972). Soziale Schichten als Sozialisationsvariable. In C. F. Graumann (Hrsg.), *Sozialpsychologie* (= Handbuch der Psychologie, Band 7 , 2. Halbband; S. 748-777). Göttingen: Hogrefe.

Thorndike, E. L. (1920). A constant error in psychological ratings. *Journal of Applied Psychology, 4,* 25-29.

Thorndike, R. L. (1936). Factor analysis of social and abstract intelligence. *Journal of Educational Psychology, 27,* 231-233.

Thurstone, L. L. (1938). Primary mental abilities. *Psychometric Monographs, No. I.*

Tiedemann, J. & Mahrenholtz, M. (1982). Feldabhängigkeit / Feldunabhängigkeit und Schulleistungsverhalten. *Psychologie in Erziehung und Unterricht, 29,* 328-332.

Tismer-Puschner, I., Fissene, H.-J. & Tismer, K. G. (1976). Das psychologische Gutachten in der Einzelfallberatung. In K. Heller (Hrsg.), *Handbuch der Bildungsberatung, Band 3* (S. 910-918). Stuttgart: Klett.

Todt, E. (1985). Die Bedeutung der Schule für die Entwicklung der Interessen von Kindern und Jugendlichen. *Unterrichtswissenschaft, 13,* 362-376.

Torgerson, W. S. (1958). *Theory and methods of scaling.* New York: Wiley.

Travers, R. M. (1972). *Einführung in die erziehungswissenschaftliche Forschung.* München: Oldenbourg.

Traxel, W. (1974). *Grundlagen und Methoden der Psychologie.* Bern: Huber.

Trolldenier, H.-P. (1985). *Verhaltensbeobachtung in Erziehung und Unterricht mit der Interaktionsprozeßanalyse.* Frankfurt a.M.: Fachbuchhandlung für Psychologie.

Trolldenier, H.-P. (1993). Die Entwicklung eines Händigkeitstests für Schulanfänger (THS). In H.-P. Langfeldt & H.-P. Trolldenier (Hrsg.), *Pädagogisch-psychologische Diagnostik. Aktuelle Entwicklungen und Ergebnisse* (S. 65-88). Heidelberg: Asanger.

Trost, G. (1988). *Test für medizinische Studiengänge (TMS): Studien zur Evaluation.* Bonn: Institut für Test- und Begabungsforschung.

Literatur

Trost, G. (1996). *Test für medizinische Studiengänge (TMS): Studien zur Evaluation.* Bonn: Institut für Test- und Begabungsforschung.

Trost, G. Ingenkamp, K. & Jäger, R. S. (Hrsg.). (1993). *Tests und Trends 10. Jahrbuch der Pädagogischen Diagnostik.* Weinheim: Beltz.

Truax, C. B. (1963). Effective ingredients in psychotherapy: An approach to unraveling the patient-therapist interaction. *Journal of Consulting Psychology, 10,* 256-263.

Tulving, E. (1972). Episodic and semantic memory. In E. Tulving & W. Donaldson (Eds.), *Organization of memory* (pp 382-404). New York: Academic Press.

Tyler, R. W. (1950). *Basic principles of curriculum and instruction.* Chicago: University of Chicago Press.

Überla, K. (1968). *Faktorenanalyse.* Berlin: Springer.

Ulich, D. & Mertens, W. (1973). *Urteile über Schüler: Zur Sozialpsychologie pädagogischer Diagnostik.* Weinheim: Beltz.

Undeutsch, U. (1983). Exploration. In H. Feger & J. Bredenkamp (Hrsg.), *Datenerhebung (= Enzyklopädie der Psychologie, Themenbereich B, Serie I, Band 2)* (S. 321-361). Göttingen: Hogrefe.

Undeutsch, U. (1960). Auslese für und durch die Höhere Schule. In H. Thomae (Hrsg.), *Bericht über den 22. Kongreß der Deutschen Gesellschaft für Psychologie in Heidelberg* (S. 175-197). Göttingen: Hogrefe.

Vagt, G. & Wendt, W. (1978). Akquieszenz und die Validität von Fragebogenskalen. *Psychologische Beiträge, 20,* 428-439.

van der Ploeg, H. M. (1984). Worry, emotionality, intelligence and academic performance in male and female Dutch secondary school children. In H. M. van der Ploeg, R. Schwarzer & C. D. Spielberger (Eds.), *Advances in test anxiety research, Vol. 3.* Lisse: Swets & Zeitlinger.

van der Ploeg, H. M., Schwarzer, R. & Spielberger, C. D. (1984). (Eds.), *Advances in test anxiety research, Vol. 3.* Lisse: Swets & Zeitlinger.

Vicari, R. (1995). „Ich müßte mal wieder einen Test schreiben!" Möglichkeiten einer prozeßbegleitenden Leistungsbeurteilung. *Pädagogik, 3,* 17-21.

Vierlinger, R. (1978). *Perspektiven einer humanen Schule.* Linz: Oberösterreichischer Landesverlag.

Voss, B. (1997). Auf dem Weg zu einheitlichen Prüfungsanforderungen im universitären Fremdsprachenunterricht: UNICERT®. In M. Gardenghi & M. O'Connell (Hrsg.), *Prüfen, Testen, Bewerten im modernen Fremdsprachenunterricht* (S. 151-159). Frankfurt: Lang.

Voss, H.-G. & Meyer, H.-J. (1981). Zur Beziehung zwischen Eigenschafts- und Zustandsmaßen von Angst und Neugier in experimentellen Situationen subjektiver Bedrohung. *Psychologische Beiträge, 23,* 97-114.

Votaw, D. F. (1948). Testing compound symmetry in a normal multivariate distribution. *Annals of Mathimatical Statistics, 19,* 447-473.

Wagner, I. (1982). Konzentrationstraining bei impulsiven und bei „trödelnden" Kindern. In H.-C. Steinhausen (Hrsg.), *Das konzentrationsgestörte und hyperaktive Kind* (S. 166-179). Stuttgart: Kohlhammer.

Wagner, I. (1990[4]). *Aufmerksamkeitstraining mit impulsiven Kindern.* Nieder-Olm: Klotz.

Wallraff, G. (1982). *Der Aufmacher.* Köln: Kiepenheuer & Witsch.

Wallraff, G. (1985). *Ganz unten.* Köln: Kiepenheuer & Witsch.

Walter, H. (1973). *Neue Wege zum optimalen Unterricht. Beobachtung und Beurteilung von Schüler- und Lehrerverhalten.* München: Ehrenwirth.

Waschler, G. (1986). *Mehrdimensionaler konditioneller Leistungstest für den Schulsport.* Pfaffenweiler: Centaurus.

Watson, R. I. (1959). Historical review of objective personality testing: The search for objectivity. In B. M. Bass & I. A. Berg (Eds.), *Objective approaches to personality assessment.* New York: van Nostrand.

Watzlawik, P., Beavin, J. H. & Jackson, D. D. (1980). *Menschliche Kommunikation* (5. unveränd. Auflage, 1. Auflage 1969). Bern: Huber.

Webb, E. J., Campbell, D. T., Schwartz, R. D. & Sechrest, L. (1966). *Unobstrusive measures.* Chicago: Rand McNally.

Weber, M. (1956). *Wirtschaft und Gesellschaft.* Tübingen: Mohr.

Wechsler, D. (1956). *Die Messung der Intelligenz Erwachsener.* Bern: Huber.

Weiner, B. (1976). *Theorien der Motivation.* Stuttgart: Klett.

Weingardt, E. (1951). Die Auslese der Begabten in einer Großstadt Niedersachsens. *Die Schulwarte, 4,* 270-273.

Weingardt, E. (1964). *Korrelation und Voraussagewert der Zeugnisnote bei Gymnasiasten.* München: Reinhardt.

Weiss, R. (1965). *Zensur und Zeugnis. Beiträge zu einer Kritik der Zuverlässigkeit und Zweckmäßigkeit der Ziffernbenotung.* Linz: Haslinger.

Weiss, R. (1966). Über die Strenge der Benotung in verschiedenen Unterrichtsgegenständen. *Psychologische Rundschau, 20,* 832-843.

Weniger, E. (1965). *Didaktische Voraussetzungen der Methode in der Schule (6. Auflage).* Weinheim: Beltz.

Wentworth, N. & Witryol, S. L. (1990). Information theory and collative motivation: Incentive value of uncertainty, variety, and novelty for children. *Genetic, Social, and General Psychology Monographs, 116,* 299-322.

Wermke, J. (1989). *„Hab a Talent, sei a Genie!" Kreativität als paradoxe Aufgabe* (2 Bd.). Weinheim: Deutscher Studien Verlag.

Westhoff, K. & Kluck, M.-L. (1983). Zusammenhang zwischen Intelligenz und Konzentration. *Diagnostica, 29,* 310-319.

Westhoff, K. & Kluck, M.-L. (1984). Ansätze einer Theorie konzentrativer Leistungen. *Diagnostica, 30,* 167-183.

Westmeyer, H. (1972). *Logik der Diagnostik. Grundlagen einer normativen Diagnostik.* Stuttgart: Kohlhammer.

Westrich, E. (1978). Sprach- und Sprechstörungen (Sprachbehinderungen). In L. J. Pongratz (Hrsg.), *Klinische Psychologie, 2. Halbband* (S. 2372-2420). Göttingen: Hogrefe.

Wickes, T. A. (1956). Examiner influence in a testing situation. *Journal of Consulting Psychology, 20,* 23-26.

Wieczerkowski, W. (1965). Einige Merkmale des sprachlichen Verhaltens von Lehrern und Schülern im Unterricht. *Zeitschrift für experimentelle und angewandte Psychologie, 12,* 502-520.

Wieczerkowski, W. (1972). Unmittelbare und distanzierte Einschätzung von Unterrichtsgesprächen durch die beteiligten Lehrer. *Zeitschrift für Entwicklungspsychologie und Pädagogische Psychologie, 2,* 86-95.

Williams, G. P. (1933). *The Northampton Composition Scale.* London: Horrap.

Wirth, G. (1983^2). *Sprachstörungen, Sprechstörungen, kindliche Hörstörungen. Lehrbuch für Ärzte, Logopäden und Sprachheilpädagogen.* Köln: Deutscher Ärzte-Verlag.

Wissler, C. (1901). The correlation of mental and physical tests. *Psychol. Rev. Monographs, 3,* 6.

Wittchen, H.-U., Saß, H., Zaudig, M. & Koehler, K. (1989). *Diagnostisches und Statistisches Manual Psychischer Störungen. DSM-III-R.* Weinheim: Beltz.

Wittkowski, J. (1994). *Das Interview in der Psychologie. Interviewtechnik und Codierung von Interviewmaterial.* Opladen: Westdeutscher Verlag.

Witzel, A. (1985). Das problemzentrierte Interview. In G. Jüttemann (Hrsg.), *Qualitative Forschung in der Psychologie. Grundfragen, Verfahren, Anwendungsbereiche* (S. 227-256). Weinheim: Beltz.

Wottawa, H. & Amelang, M. (1980). Einige Probleme der „Testfairness" und ihre Implikationen für Hochschulzulassungsverfahren. *Diagnostica, 26,* 199-221.

Yarrow, L. J. & Goodwin, M. S. (1965). Some conceptual issues in the study of mother-infant-interaction. *American Journal of Orthopsychiatry, 35,* 473-481.

Yarrow, M. R., Waxler, C. Z. & Scott, P. M. (1971). Childs effects on adult behavior. *Developmental Psychology, 5,* 300-311.

Yerkes, R. M. (1921). Psychological examining in the United States Army. *Memoires of the National Academy of Sciences, XV.* Washington.

Zajonc, R. B. (1980). Feeling and thinking: Preferences need no inferences. *American Psychologist, 35,* 151-175.

Zeltner, W. (1980). *Spezifische und unspezifische Veränderungen von Schülermerkmalen durch den Einsatz verhaltensmodifikatorisch orientierter Lehrermaßnahmen.* Unveröff. Diss., Universität Bamberg.

Ziegenspeck, J. (1978). Zum Problem der Zensurengebung im 4. und 5. Schuljahr. In H.-K. Beckmann (Hrsg.), *Das Problem der Leistung in der Schule* (S. 197-229 und 251-254). Braunschweig: Westermann.

Ziegenspeck, J. (1978). Zensur und Zeugnis. In K. J. Klauer (Hrsg.), *Handbuch der Pädagogischen Diagnostik* (S. 621-632). Düsseldorf: Schwann.

Zielinski, W. (1980). *Lernschwierigkeiten. Verursachungsbedingungen, Diagnose, Behandlungsansätze* (3. Auflage, 1998). Stuttgart: Kohlhammer.

Zuckerman, M. (1971). Dimensions of sensation seeking. *Journal of Consulting and Clinical Psychology, 36,* 45-52.

Literaturverzeichnis diagnostischer Verfahren

Abels, D. (1961²). *Konzentrations-Verlaufs-Test (K-V-T)*. Göttingen: Hogrefe.

Allmer, H. (1973). *Zur Diagnostik der Leistungsmotivation. Konstruktion eines sportspezifischen Motivationsfragebogens* (Schriftenreihe für Sportwissenschaft und Sportpraxis, Bd. 16). Ahrensburg: Czwalina.

Althoff, K., Greiff, S., Henning, G., Hess, R. & Roeber, J. (1974²). *Rechtschreibungstest RT*. Göttingen: Hogrefe.

Amann M. (1977). *General pre-intermediate English Test. AET 8*. Wien: Ketterl.

Amelang, M. & Bartussek, D. (1970). Untersuchungen zur Validität einer neuen Lügen-Skala. *Diagnostica, 16*, 103-122.

Amthauer, R. (1959). *Intelligenzstrukturtest: I-S-T (2. erw. und verb. Auflage)*. Göttingen: Hogrefe.

Amthauer, R. (1972). *Praktisch technischer VerständnisTest PTV*. Göttingen: Hogrefe.

Amthauer, R. (1973). *Intelligenz-Struktur-Test 70, I-S-T 70 (4. Auflage)*. Göttingen: Hogrefe.

Amthauer, R. (1973⁴). *Intelligenz-Struktur-Test IST 70*. Göttingen: Hogrefe.

Andelfinger, B. & Horn, R. (1973). *Lernziel-Test Mathematik. 5. Schuljahr*. Weinheim: Beltz.

Andre, K. (1980). *Themen-Wahl-Verfahren für 4. - 9. Klassen*. Weinheim: Beltz.

Anger, H., Bargmann, R. & Hylla, E. (1965a). *Wortschatztest WST 5-6*. Weinheim: Beltz.

Anger, H., Bargmann, R. & Hylla, E. (1965b). *Wortschatztest WST 7-8*. Weinheim: Beltz.

Anger, H., Bargmann, R. & Hylla, E. (1967). *Wortschatztest WST 4-5*. Wien: Ketterl.

Anger, H., Bargmann, R. & Hylla, E. (1969). *Wortschatztest WST 7-9*. Wien: Ketterl.

Anger, H., Bargmann, R. & Voigt, M. (1978²). *Verständiges Lesen VL 4-6*. Wien: Ketterl.

Anger, H., Bargmann, R. & Voigt, M. (1965). *Verständiges Lesen VL 5-6*. Weinheim: Beltz.

Anger, H., Bargmann, R. & Voigt, M. (1965). *Verständiges Lesen VL 7-9*. Weinheim: Beltz.

Anger, H., Bargmann, R. & Voigt, M. (1969). *Verständiges Lesen VL 7-9*. Wien: Ketterl.

Anger, H., Mertesdorf, F., Wegner, R. & Wülfing, G. (1980). *Verbaler Kurz-Intelligenztest.* Weinheim: Beltz.

Anger, H., Mertesdorf, F., Wegner, R. & Wülfing, G. (1971). *Wort-Bild-Test WBT 10+.* Weinheim: Beltz.

Angermaier, M. (1977). *Psycholinguistischer Entwicklungstest.* Weinheim: Beltz.

Apperl, J. & Brenn, H. (1979). Diskussion eines neuen Beurteilungsmodells für Lehrübungen. *Erziehung und Unterricht, 129,* 23-31.

Arnold, W. (1975[5]). *Der Pauli-Test. Anweisung zur sachgemäßen Durchführung, Auswertung und Anwendung des Kräpelinschen Arbeitsversuchs.* Berlin: Springer.

Aschersleben, K. (1970). Entwicklung eines Lügen-Scores zur Messung von Simulationstendenzen. *Zeitschrift für Entwicklungspsychologie und Pädagogische Psychologie, 3,* 39-47.

Aschenbrenner, H. (1976). *Lautprüfscheibe.* Wien: Jugend und Volk.

Asendorpf, J. B. & Aken, M. A. G. v. (1993). *Self-Perception Profile for Children (Harter).* Unveröff. Manuskript. München: Max-Planck-Institut für psychologische Forschung.

Baier, H. (1978). Störfaktoren der schulischen Arbeit des Lehrers an Schulen für Lernbehinderte. *Zeitschrift für Heilpädagogik, 29,* 195-204.

Bäumler, G. (1974). *Lern- und Gedächtnistest LGT 3.* Göttingen: Hogrefe.

Bäumler, G. (1985). *Farbe-Wort-Interferenztest (FWIT) nach J. R. Stroop.* Göttingen: Hogrefe.

Balke, S. & Stiensmeier-Pelster, J. (1995). Die Erfassung der motivationalen Orientierung - eine deutsche Form der Motivational Orientation Scale (MOS-D). *Diagnostica, 41,* 80-94.

Balser, H. (1980). *Lese-rechtschreibschwache Schüler - Hilfen für Lehrer und Kursleiter.* Weinheim: Beltz.

Balser, H., Ringsdorf, O. & Traxler, A. (1985). *Berufsbezogener Rechentest (BRT).* Weinheim: Beltz.

Barth, A. R. (1990). *Burnout bei Lehrern. Eine empirische Untersuchung.* Inaugural.-Diss., Universität Erlangen-Nürnberg (Göttingen: Hogrefe, 1992).

Barth, N. (1969). *Medienkunde-Test für das Fach „sozialkundlich-politischer Unterricht".* Frankfurt: DIPF.

Barth, N. (1989a). *Sozialkunde-Politik-Test.* Frankfurt: DIPF.

Barth, N. (1989b). *Frankfurter Analogietest 6-9. Test für logisch-schlußfolgerndes Denken für 6. bis 9. Klassen.* Weinheim: Beltz.

Barthel, H., Hylla, E. & Süllwold, F. (1970^2). *Mathematische Denkaufgaben. MDA 10+*. Weinheim: Beltz.

Bartmann, T., Bischoff, A. & Ebel, H. (1978). Einfluß der Schulpraxis auf die Berufsmotivation von Lehrerstudenten. *Zeitschrift für Entwicklungspsychologie und Pädagogische Psychologie, 10*, 179-188.

Bastine, R. (1977^2). *Fragebogen zur direktiven Einstellung (F-D-E) mit E-Skala von J. C. Brengelmann und L. Brengelmann*. Göttingen: Hogrefe.

Baumert, I. (1973). *Untersuchung zur diagnostischen Valenz des HAWIK und die Entwicklung einer Kurzform*. Bern: Huber.

Baumgärtel, F. (1979). *Hamburger Erziehungsverhaltensliste für Mütter (HAMEL)*. Göttingen: Hogrefe.

Baumgärtel, F. (1975). *Das Erziehungsverhalten von Müttern im Spiegel eines projektiven Verfahrens*. Universität Hamburg, unveröff. Diss.

Bayer, W. (1976). *Mathematiktest für lese-rechtschreibschwache Schüler im 2. Unterrichtsjahrgang*. Düsseldorf: Zimmermann & Söhne.

Bayerisches Staatsministerium für Unterricht und Kultus (1987). *Schulsport-Wettbewerbe in Bayern. Schuljahr 1987/88* (S. 112-117). Donauwörth: Auer.

Beck, O. & Hofen, N. (1981). *Sprach-Leistungstest für 4. Klassen SLT 4*. Weinheim: Beltz.

Becker, G. E. & Gonschorek, G. (1989). Kultusminister schicken 55000 Lehrer in Pension. Konsequenzen aus dem Heidelberger Burnout-Test (BOT). *Pädagogik, 6/89*, 16-23.

Becker, P. (1982). *Interaktions-Angst-Fragebogen IAF*. Weinheim: Beltz.

Beckert-Winter, H. (1977). *Kenntnistest für Rechtschreiben und Rechnen*. Hamburg: Berufsförderungswerk.

Belser, H., Anger, H., Bargmann, R. & Raatz, U. (1973^2). *Frankfurter Analogietest FAT 4 - 6*. Weinheim: Beltz.

Belser, H., Anger, H., Bargmann, R. & Raatz, U. (o.J.). *Frankfurter Analogietest FAT 7 - 8*. Weinheim: Beltz.

Belser, H., Anger, H. & Bargmann, R. (1970). *Analogietest AT 4 -5*. Wien: Ketterl.

Belser, H., Anger, H. & Bargmann, R. (1969). *Analogietest AT 7 - 9*. Wien: Ketterl.

Belschner, W. (1979). *Skalen zum Inventar der Selbstkommunikation bei Kindern in leistungsthematischen Situationen*. Oldenburg: Universität (Mimeo).

Bene, E. & Anthony, J. (1965). *Family Relations Test (children's form)*. Windsor: Nfer.

Bentley, A. (1966). *Measures of musical abilities*. London: Harrap.

Bentley, A. (1968). *Musikalische Begabung bei Kindern und ihre Meßbarkeit*. Franfurt: Schriftenreihe zur Musikpädagogik, Bd. I (Hrsg. R. Jakoby).

Berg, M. & Schaarschmidt, U. (1989). *Diagnosticum für bildlich angeregte kognitive Leistung. BILKOG. Intelligenztest für das Kindergarten- und frühe Schulalter*. Berlin: Psychodiagnostisches Zentrum, Sektion Psychologie der Humboldt-Universität zu Berlin.

Bessoth, R. (1989). *Verbesserung des Unterrichtsklimas: Grundlagen, Aufbau und Einsatz von Instrumenten*. Neuwied: Luchterhand.

Beushausen, U. (1992). Sprechangst in Rhetorik-Seminaren. Ein Experiment zum paralinguistischen Verhalten. In G. Kegel, T. Arnhold, K. Dahlemeier, G. Schmid & B. Tischler (Hrsg.), *Sprechwissenschaft & Psycholinguistik 5. Beiträge aus Forschung und Praxis* (S. 69-110). Opladen: Westdeutscher Verlag.

Bierhoff-Alfermann, D. & Bierhoff, H. W. (1976). Leistungs- und Gesellungsmotiv: Konstruktion zweier Skalen zur Messung sozialer Motive. In D. Bierhoff-Alfermann (Hrsg.), *Soziale Einflüsse im Sport* (S. 16-36). Darmstadt: Steinkopff.

Biermann, G. & Kos-Robes, M. (1986). Die Zeichentest-Batterie. Baum - Mensch - verzauberte Familie. *Praxis der Kinderpsychologie und Kinderpsychiatrie, 35*, 214-222.

Biglmaier, F. (1969^2). *Lesetest-Serie*. München: Reinhardt.

Birkel, P. (1990). *Grundwortschatz Rechtschreibtest für vierte und fünfte Klassen*. Weinheim: Beltz.

Birkel, P. (1994a). *Weingartener Grundwortschatz Rechtschreibtest für zweite und dritte Klassen (WRT 2+)*. Göttingen: Hogrefe.

Birkel, P. (1994b). *Weingartener Grundwortschatz Rechtschreibtest für dritte und vierte Klassen (WRT 3+)*. Göttingen: Hogrefe.

Birkel, P. (1998). *Bausteine-Test*. Göttingen: Hogrefe.

Blager, F. B. (1986). Beurteilung von Sprechfähigkeit und Sprachverständnis. In W. K. Frankenburg, S. M. Thornton & M. E. Cohrs (Hrsg.), *Entwicklungsdiagnostik bei Kindern. Trainingsprogramm zur Früherkennung von Entwicklungsstörungen* (S. 91-123). Stuttgart: Thieme.

Blass, W. (1983). Stabilität und Spezifität des Belohnungsaufschubs bei Straftätern. In H. Kerner, H. Kury & K. Gessar (Hrsg.), *Deutsche Forschungen zur Kriminalitätsentstehung und Kriminalitätskontrolle* (S. 640-680). Köln: Heymann.

Bös, K. (1981). Vergleichende Untersuchung zur Struktur und Ausprägung der Muskelkraft bei chronisch niereninsuffizienten Patienten. *Deutsche Zeitschrift für Sportmedizin, 32,* 157-166.

Bös, K. & Mechling, H. (1983). *Dimensionen sportmotorischer Leistungen.* Schorndorf: Hofmann.

Bös, K. & Mechling, H. (1985). *Bilder-Angst-Test für Bewegungssituationen (BAT).* Göttingen: Hogrefe.

Bös, K. & Wohlmann, R. (1987). *Allgemeiner Sportmotorischer Test (AST 6-11) zur Diagnose der konditionellen und koordinativen Leistungsfähigkeit.* Schorndorf: Hofmann.

Boettcher, H. R. (1973^2). Begründung und Standardisierung eines Elternbildfragebogens (EBF). In H.-D. Rösler, H.-D. Schmidt & H. Szewczyk (Hrsg.), *Persönlichkeitsdiagnostik.* Berlin: VEB Deutscher Verlag der Wissenschaften.

Bondy, C., Cohen, R., Eggert, D. & Lüer, G. (1971). *Testbatterie für geistig behinderte Kinder. TBGB* (1975^3). Weinheim: Beltz.

Bonnardel, R. (1975). *Der Test BP17A. BP17A-C. Handanweisung. Transduction et etude de E. Stauffer.* Issy les Moulineaux: Editions Scientifiques et Psychotechniques.

Boss, W., Glaser, H., Kupfer, P., Reichelt, H. P. & Schnell, R. (1979). *Towards Understanding - Listening Texts 1.* München: Langenscheidt.

Boss, W., Glaser, H., Kupfer, P., Reichelt, H. P. & Schnell, R. (1981a). *Towards Understanding - Listening Texts 2.* München: Langenscheidt.

Boss, W., Glaser, H., Kupfer, P., Reichelt, H. P. & Schnell, R. (1981b). *Towards Understanding - Listening Texts 3.* München: Langenscheidt.

Boss, W., Glaser, H., Kupfer, P., Reichelt, H. P. & Schnell, R. (1981c). *Towards Understanding - Listening Texts 4.* München: Langenscheidt.

Boss, W., Glaser, H., Kupfer, P., Reichelt, H. P. & Schnell, R. (1982^2). *Towards Understanding - Reading Texts 1.* München: Langenscheidt.

Boss, W., Glaser, H., Kupfer, P., Reichelt, H. P. & Schnell, R. (1980a). *Towards Understanding - Reading Texts 2.* München: Langenscheidt.

Boss, W., Glaser, H., Kupfer, P., Reichelt, H. P. & Schnell, R. (1980b). *Towards Understanding - Reading Texts 3.* München: Langenscheidt.

Bossong, B. (1995). Angst als dispositionelle selbstwertdienliche Strategie in Leistungssituationen. *Zeitschrift für Sozialpsychologie, 26,* 3-14.

Boucsein, W. (1973). *Analyse einiger psychologischer Testverfahren zur Erfassung von Persönlichkeitsmerkmalen.* Unveröff. Bericht, Universität Düsseldorf.

Bourdon, B. (o.J.). *Bourdon-Test: Figurendurchstreichtest.* Göttingen: Hogrefe.

Brähler, E. (1991). *Der Giessener Beschwerdebogen für Kinder und Jugendliche (GBB-KJ).* Bern: Huber.

Brandt, W., Goette, R., Ingenkamp, K. & Wolf, B. (1981). *Materialien zur häuslichen Lernumwelt: Das Elterninterview und der Elternfragebogen (mit Auswertungsrichtlinien).* Landau: Zentrum für empirische pädagogische Forschung.

Braune, P. (1975). *Zur Beziehung von Leistungsmotivation und allgemeiner Selbsteinschätzung.* Nürnberg: Universität Erlangen-Nürnberg, SFB 22 (Forschungsbericht 75, Arbeitsbericht 8 des Teilprojektes C).

Brem-Gräser, L. (1986^5). *Familie in Tieren. Eine Familiensituation im Spiegel der Kinderzeichnung.* München: Reinhardt.

Bremm, M. H. & Kühn, R. (1992). *Rechentest 9+.* Weinheim: Beltz.

Brickenkamp, R. (1962). *Aufmerksamkeits-Belastungstest d_2.* Göttingen: Hogrefe.

Brickenkamp, R. (1990). *Die Generelle Interessen-Skala (GIS).* Göttingen: Hogrefe.

Brucker, A. & Eckert, J. (o.J.). *Welt und Umwelt Testentwürfe 7. bis 9. Klassen.* Lochham: RLI.

Bruckner, H., Duden, A. K., Kramer, V., Ledermann, H., Mis, H., Niemeyer, W., Schönert, V. & Wiechmann, K. (1976). *Bogen zur Beurteilung von Schulanfängern (BzBS).* Bremen: Herbig.

Brück, E. (o.J.). *Geschichte/Politik - Arbeitsblätter.* Bad Homburg: Gehlen.

Bruhn, H. & Pekrun, R. (1987). Die Münchener Musikwahrnehmungs-Skalen (MMWS). Konstruktion und erste Erfahrungen. *Musiktherapeutische Umschau, 8,* 268-273.

Brunner, A., Englert, M., Lex, O. & Hampel. H. (1964). *Sozialkundetest Form A.* München: Münchener Testinstitut.

Brunner, L., Simoner, H., Stickler, G. & Wiltsche, H. (o.J.). *Mathematik-didaktische Tests für die 5. Schulstufe.* Wien: Ketterl.

Brunner, L., Simoner, H., Stickler, G. & Wiltsche, H. (o.J.). *Mathematik-didaktische Tests für die 6. Schulstufe.* Wien: Ketterl.

Brunner, L., Simoner, H., Stickler, G. & Wiltsche, H. (o.J.). *Mathematik-didaktische Tests für die 7. Schulstufe.* Wien: Ketterl.

Brunner, L., Simoner, H., Stickler, G. & Wiltsche, H. (o.J.). *Mathematik-didaktische Tests für die 8. Schulstufe.* Wien: Ketterl.

Brutschin, A., Feldges, S., Heim, A., Kühni, C., Roth, P. & Schumacher, R. (1980). *Schweizer Primarschultests Rechnen Klasse 4 - 6*. Basel: Beltz.

Buechel, F. (1979). Elterliche Attributionen von Kindverhalten. Entwicklung und Analyse des ATK-Bogens. *Berichte zur Erziehungswissenschaft aus dem Pädagogischen Institut der Universität Fribourg, Nr. 16*.

Buggle, F., Gerlicher, K. & Baumgärtel, F. (1968). Analyse einer deutschen Übersetzung des Junior Eysenck Personality Inventory (JEPI). *Diagnostica, 14*, 3-18.

Bullock, M. & Ziegler, A. (1997). Sachkunde. In F. E. Weinert & A. Helmke (Hrsg.), *Entwicklung im Grundschulalter* (S. 504-505). Weinheim: Beltz - Psychologie Verlags Union.

Burgstaller, F. (1973). *80 Wort-Test 4-5*. Wien: Ketterl.

Büssing, A. & Perrar, K. M. (1992). Die Messung von Burnout. Untersuchung einer deutschen Fassung des Maslach Burnout Inventory (MBI-D). *Diagnostica, 38*, 328-353.

Butsch, C. & Fischer, H. (1966). *Seashore-Test für musikalische Begabung*. Bern: Huber.

Carls, D. (1972). *Test zu Learning English A 1*. Stuttgart: Klett.

Carroll, J. B. & Sapon, S. M. (1971[2]). *Fremdsprachen-Eignungstest für die Unterstufe*. Weinheim: Beltz.

Cattell, R. B. & Anderson, J. C. (1953). *Handbook for the IPAT Music Preference Test of Personality*. Champaign, Illinois: Institute for Personality and Ability Testing.

Cerwenka, M. & Demmer, H. (1975[8]). *Phonetisches Bilder- und Wörterbuch. Schema zur Sprachentwicklung 2- bis 6-jähriger Kinder*. Wien: Jugend und Volk.

Clahsen, H. (1986). *Die Profilanalyse. Ein linguistisches Verfahren für die Sprachdiagnose im Vorschulalter*. Berlin: Marhold.

Claros-Salinas, D. (1988). Zahlenverarbeitung und Arithmetik. In D. von Cramon & J. Zihl (Hrsg.), *Neuropsychologische Rehabilitation. Grundlagen, Diagnostik, Behandlungsverfahren* (S. 307-318). Berlin: Springer.

Comber, L. C. & Keeves, J. P. (1973). *Science education in nineteen countries*. New York: Wiley.

Conrad, W., Baumann, E. & Mohr, V. (1976). *Mannheimer Test zur Erfassung des physikalisch-technischen Problemlösens*. Göttingen: Hogrefe.

Conrad, W., Eberle, G., Hornke, L., Kierdorf, B. & Nagel, B. (1976). *Mannheimer Intelligenztest für Kinder und Jugendliche*. Weinheim: Beltz.

Conrad, W., Büscher, P., Hornke, L., Jäger, R., Schweizer, H., v. Stünzer, W. & Wienke, W. (1986). *Mannheimer Intelligenztest*. Weinheim: Beltz.

Dahl, G. (1972). *Übereinstimmungsvalidität des HAWIE und Entwicklung einer reduzierten Testform*. Meisenheim/Glan: Hain.

Damm, H., Hylla, E. & Schäfer, K. (o.J.). *Rechtschreibtest 8 +*. Weinheim: Beltz.

Damm, H., Hylla, E. & Schäfer, K. (1976). *Rechtschreibtest für die 7. bis 9. Schulstufe - österreichische Version*. Wien: Ketterl.

Daniels, J. C. (1962). *Figure Reasoning Test*. London: Crosby Lockwood & Sons Ltd..

Davis, E. E. & Viernstein, N. (1972). Entwicklung einer Skala zur Messung der Einstellungen von Lehrern zu Kind und Unterricht. *Zeitschrift für Entwicklungspsychologie und Pädagogische Psychologie, 4,* 194-216.

Dehmelt, P., Kuhnert, W. & Zinn, A. (1981^2). *Diagnostischer Elternfragebogen DEF*. Weinheim: Beltz.

De Langen, E. G. (1988). Lesen und Schreiben. In D. von Cramon & J. Ziehl (Hrsg.), *Neuropsychologische Rehabilitation. Grundlagen, Diagnostik, Behandlungsverfahren* (S. 289 - 305). Berlin: Springer.

Deneke, F. W. & Hilgenstock, B. (1989). *Das Narzissmusinventar*. Bern: Huber.

Derichs, G. (1977). Satzergänzungsverfahren als Instrument des Intake. *Praxis der Kinderpsychologie und Jugendpsychiatrie, 26,* 142-149.

Deusinger, I. M. (1986). *Die Frankfurter Selbstkonzeptskalen (FSKN)*. Göttingen: Hogrefe.

Dickes, P. & Wirtgen, G. (1972). *Luxemburger Fibeltest für die erste Hälfte des ersten Schuljahres*. Luxemburg/Walferdange: Institut Paedagogique.

Dickes, P., Wagner, E. & Wirtgen, G. (1977). *Der Luxemburger Fibeltest für die zweite Hälfte des ersten Schuljahres (L.F.T. 2) und zusätzliche Lesetests*. Luxemburg/Walferdange: Institut Paedagogique.

Diehl, J. M. (1992). *Fragebogen zur studentischen Evaluation von Hochschulveranstaltungen im Fach Psychologie* (Institutsveröffentlichung). Giessen: Universität, Fachbereich 06 Psychologie.

Dobberthien, J. (1974). *Grammatik-Tests zu Sprachbuch 5*. Stuttgart: Klett.

Dönhoff-Kracht, D. (1980). *Aspekte des Selbstkonzepts jugendlicher lernbehinderter Sonderschüler*. Frankfurt a.M.: Lang.

Dondorf, J. (1968). *Test zur Ermittlung der Konzentrations- und Gedächtnisfähigkeit*. Essen: Kaes.

Dorrmann, W. & Hinsch, R. (1981). Der IE-SV-F. Ein differentieller Fragebogen zur Erfassung von Atttribuierungsgewohnheiten in Erfolgs- und Mißerfolgssituationen. *Diagnostica, 27,* 360-378.

Doyé, P. (1984). *Lernkontrollen zu Englisch in Action 1 H.* München: Langenscheidt.

Doyé, P. & Lüttge, D. (1977). *Diagnostischer Leistungstest Englisch 5/6.* Braunschweig: Westermann.

Dreesmann, H. (1979). Zusammenhänge zwischen Unterrichtsklima, kognitiven Prozessen bei Schülern und deren Leistungsverhalten. *Zeitschrift für empirische Pädagogik, 3,* 121-133.

Druy, K. & Dyckmans, I. (o.J.). *Normtest Arbeitsblätter - Deutsch-Sprachlehre.* Bad Homburg: Gehlen.

Düker, K. & Lienert, G.A. (1953, 1965^2). *Konzentrations-Leistungs-Test (K-L-T).* Göttingen: Hogrefe.

Dummer-Smoch, L. (1993). *Die Diagnostischen Bilderlisten. Siebungsverfahren zur Früherkennung von Leselernschwierigkeiten im Leselernprozeß.* Kiel: Veris.

Durchholz, E. (1976). Selbstkonzept: Ein exploratorischer Entwurf zur Erfassung des Selbstkonzepts bei Jugendlichen im Alter von 12 bis 14 Jahren. In E. G. Wehner (Hrsg.), *Beiträge zur Persönlichkeitspsychologie und Persönlichkeitsdiagnostik* (= Würzburger Psychologische Untersuchungen, Band III, S. 86-111). Frankfurt: Lang.

Dutka, W. (o.J.). *Unterrichts-Rückkoppelungs-Skala für Lehrer.* Berlin: Unveröff. Manuskript.

Dutka, W., Schwarzer, R. & Jerusalem, M. (1986). Lehrer-Bezugsnorm-Orientierung. In R. Schwarzer (Hrsg.), *Skalen zur Befindlichkeit und Persönlichkeit* (= Forschungsbericht 5). Berlin: FU, Institut für Psychologie.

Eder, F. (1996). *Schul- und Klassenklima. Ausprägung, Determinanten und Wirkungen des Klimas an weiterführenden höheren Schulen* (= Studien zur Bildungsforschung & Bildungspolitik, Bd. 8). Innsbruck: Studienverlag.

Eder, F. (1997). *Linzer Fragebogen zum Schul- und Klassenklima für die 8.-13. Klasse (LFSK 8-13).* Göttingen: Hogrefe.

Eder, F. & Bergmann, C. (1988). Der Person-Umwelt-Struktur-Test. *Psychologie in Erziehung und Unterricht, 35,* 299-309.

Eggert, D. (1972^2). *Lincoln-Oseretzky-Skala Kurzform (LOS KF 18).* Göttingen: Hogrefe.

Eggert, D. & Peter, T. (1992). *DIAS. Diagnostisches Inventar auditiver Alltagshandlungen. Textband mit Musikcassette.* Dortmund: Borgmann.

Eggert, D. & Ratschinski, G. (1993). *DMB - Diagnostisches Inventar motorischer Basiskompetenzen bei lern- und entwicklungsauffälligen Kindern im Grundschulalter*. Göttingen: Hogrefe.

Eggert, D. & Schuck, K. D. (1973). *Columbia Mental Maturity Scale, CMM - LB. Sprachfreier Gruppenintelligenztest für die Sonderschule für Lernbehinderte*. Weinheim: Beltz.

Ehlers, T. (1981). Fragebogenskalen zur Beschreibung der Umwelt und der Verhaltensbesonderheiten von Kindern durch die Eltern. *Berichte aus dem Fachbereich Psychologie der Philipps-Universität Marburg/Lahn, Nr. 79*.

Ehrhardt, K.J., Findeisen, P., Marinello, G. & Reinartz-Wenzel, H. (1981). Systematische Verhaltensbeobachtung von Aufmerksamkeit bei Grundschülern während des Unterrichts. *Psychologie in Erziehung und Unterricht, 28*, 204-213.

Ehrsam, M. (1984). *Über den Zusammenhang von selbstbildregulierenden Maßnahmen und der Ausbildung kognitiver Leistungen*. Dissertation A, Sektion Erziehungswissenschaften, Martin-Luther-Universität Halle.

Eichhorn, R. (1974). *Entwicklung und Konstruktion eines Intelligenzprüfverfahrens für gehörlose Schulanfänger*. Dissertation A. Berlin: Geisteswissenschaftliche Fakultät der Humboldt-Universität.

Elmecker, A., Seyfried, H. & Trattner, P. (1976). *Allgemeiner Schulleistungstest für die 2. Schulstufe*. Wien: Ketterl.

Els, G. (1968). *Leistungsprüfung mit Fragebogen in der Hauptschule*. Koblenz: Krieger.

Engelmayer, O. (1968^4). *Das Soziogramm in der modernen Schule. Wege der soziographischen Arbeit an der Klasse*. München: Ehrenwirth.

Erdmann, R. (1987). *Relativierte Macht. Das Machtmotiv und seine sportpädagogische Bedeutung* (= Schriften der Deutschen Sporthochschule Köln, Bd. 19). Sank Augustin: Richarz.

Ertel, H., unter Mitarbeit von G. Brandmeier & B. Horn (1991). *Jedes Kind ist begabt. Das Test- und Förderprogramm für kreative Eltern und Kinder*. Düsseldorf: Econ.

Ewert, O. (1979). Eine deutsche Version der Sear Self-Concept Inventory Scale. In S.-H. Filipp (Hrsg.), *Selbstkonzeptforschung*. Stuttgart: Klett.

Faber, G. (1993). Eine Kurzskala zur Erfassung von Leistungsangst vor schulischen Rechtschreibsituationen: LARs. *Empirische Pädagogik, 7*, 253-284.

Facaoaru, C. (1985). *Kreativität in Wissenschaft und Technik. Operationalisierung von Problemlösungsfähigkeiten und kognitiven Stilen*. Bern: Huber.

Fay, G. & Grömminger, D. (1988). Ein neues Verfahren zur Erfassung des räumlichen Vorstellungsvermögens: „Schnitte". In W. Schönpflug (Hrsg.), *Bericht über den 36. Kongreß der Deutschen Gesellschaft für Psychologie in Berlin 1988* (S. 424-425). Göttingen: Hogrefe.

Fay, E. & Meyer, M. (o.J.). *Bonner Konzentrationstest.* Göttingen: Hogrefe.

Feldhaus-Verlag (Hrsg.). (1982). *Grundwissenstest für Auszubildende. Reihe A und B.* Hamburg: Feldhaus.

Feller, G. & Hugow, K. (1981). *Mathematiktest für 2. Klassen. MT 2.* Weinheim: Beltz.

Fend, H. (1977). *Schulklima.* Weinheim: Beltz.

Fend, H. & Prester, H. G. (Hrsg.). (1986). *Dokumentation der Skalen des Projekts „Entwicklung im Jugendalter"* (Bericht aus dem Projekt „Entwicklung im Jugendalter"). Konstanz: Universität.

Fend, H., Helmke, A. & Richter, P. (1984). *Inventar zu Selbstkonzept und Selbstvertrauen.* Konstanz: Universität, Sozialwissenschaftliche Fakultät.

Fertsch-Roever-Berger, C. (1983). *Narzißtische Kränkbarkeit und Leistungsverweigerung - Die Entwicklung diagnostischer Instrumente zum Erfassen der beiden Konstrukte und die theoretische Interpretation der Leistungsverweigerung mit Hilfe der psychoanalytischen Theorie des narzißtischen Systems.* Unveröff. Diss., Universität Hießen.

Fettweiß, B., Horn, H., Hylla, E. & Schütt, H. (1966). *Hamburger Englischtest 6+.* Weinheim: Beltz.

Fetz, F. (1982). *Sportmotorische Entwicklung.* Wien: Österreichischer Bundesverlag.

Fiala, D. (1982). *Geschwisterrivalität - Konfliktinteraktionen bei Geschwisterdyaden im Vorschulalter.* Wien: Phil. Diss..

Fippinger, F. (1971). *Allgemeiner Schulleistungstest für 3. Klassen.* Weinheim: Beltz.

Fippinger, F. (1972). *Allgemeiner Schulleistungstest für die 4. Schulstufe - österreichische Version.* Wien: Ketterl.

Fippinger, F. (1978^2). *Allgemeiner Schulleistungstest für 4. Klassen.* Weinheim: Beltz.

Fisch, R. (1974). *Anleitung zum Gebrauch der LM-Matrix. Ein Verfahren zur Erfassung der Intensität und Extensität der Leistungsmotivation bei Jugendlichen und Erwachsenen.* Saarbrücken: Arbeiten der Fachrichtung Psychologie der Universität des Saarlandes (Nr. 4).

Fisch, E., Hylla, E. & Süllwold, F. (1965). *Rechentest für 8. und höhere Klassen.* Weinheim: Beltz.

Fisch, R. (1974). *Anleitung zum Gebrauch der LM-Matrix. Ein Verfahren zur Erfassung der Intensität und Extensität der Leistungsmotivation bei Jugendlichen und Erwachsenen* (Arbeiten aus der Fachrichtung Psychologie der Universität des Saarlandes Nr. 4). Saarbrücken: Universität des Saarlandes, Fachbereich Sozial- und Umweltwissenschaften.

Fischer, H. & Butsch, C. (1961). Musikalische Begabung und Intelligenz. *Zeitschrift für experimentelle und angewandte Psychologie, 8,* 508-518.

Fischer, A. & Kohr, H. (1980). *Politisches Verhaltens und empirische Sozialforschung: Leistung und Grenzen von Befragungsinstrumenten.* München: Juventa.

Fischer, M. & Wiedl, K. H. (1973). Variationsmotivation. *Psychologische Beiträge, 15,* 478-521.

Flämig, J. & Wörner, U. (1977). Standardisierung einer deutschen Fassung des Family Relations Tests (FRT) an Kindern von 6 bis 11 Jahren. *Praxis der Kinderpsychologie und Kinderpsychiatrie, 26,* 38-46.

Flammer, A., Burri, M., Grob, H. & Lüsti, R. (1986). *Erfassung der Kontrollmeinung bei Schweizer Jugendlichen - Instrument und erste Ergebnisse.* Psychologisches Institut, Universität Bern.

Flechsig, K. H. (1973). *Französischer Wortschatztest nach 3 Jahren Unterricht. FWS 9-12.* Weinheim: Beltz.

Flury, M. (1954). „Zeichne Deine Familie." Untersuchungen an Familienzeichnungen schwererziehbarer Kinder. *Praxis der Kinderpsychologie und Kinderpsychiatrie, 3,* 117-125.

Formann, A. K. & Piswanger, K. (Hrsg.). (1979). *Wiener Matrizen-Test. Ein Rasch-skalierter sprachfreier Intelligenztest.* Weinheim: Beltz.

Fried, L. (1980a). *Lautbildungstest für Vorschulkinder (4-7 Jahre).* Weinheim: Beltz.

Fried, L. (1980b). *Lautunterscheidungstest für Vorschulkinder (4-7 Jahre).* Weinheim: Beltz.

Friedrich, G. (1996). *Der Teddy Test.* Göttingen: Hogrefe.

Fritsch, H. & Küffner, H. (1980). *STEB. Projekt Studieneingangsberatung an der Fernuniversität.* Hagen: Institut für Fernstudienforschung Hagen (ZIFF Papiere 31).

Fritze, C. (1979). *Die Förderung der auditiven Wahrnehmung bei schulschwachen Schülern im Primarbereich. Theoretische und experimentelle Untersuchung.* Regensburg: Bosse.

Fröhlich, G., Schönborn, C. & Lilli, W. (1986). *Die Entwicklung eines Meßinstruments zur Erfassung der Handlungskontrolle in studiumsbezogenen Situationen (HAKEMP-STUDIUM).* Unveröff. Manuskript. Mannheim: Universität.

Frostig, M. (1985). *Frostig Test der motorischen Entwicklung (FTM).* Göttingen: Hogrefe.

Füchsle, T. (1981). *Thematische Differenzierung bei der Vorhersage individuellen Verhaltens aus Komponenten der kognitiven Orientierung.* Frankfurt: R. G. Fischer.

Füller, K. (1974). *Lernzielklassifikation und Leistungsmessung im Musikunterricht.* Weinheim: Beltz.

Füller, K. (1977). *Bericht über die wissenschaftliche Begleitung der Erprobung des Programms „Musikalische Früherziehung", Teil B 2.3. Lehrzielorientierte Testaufgaben (Erprobungsversuch).* Bad Godesberg: Verband Deutscher Musikschulen e.V..

Gärtner-Harnach, V. (1972). *Fragebogen für Schüler FS 11 - 13. Ein Schülerangstfragebogen für 11. bis 13. Klassen.* Weinheim: Beltz.

Gärtner-Harnach, V. (1973). *Fragebogen für Schüler FS 5 - 10. Ein Schülerangstfragebogen für 5. bis 10. Klassen.* Weinheim: Beltz.

Garthen, H., Gonsior, G., Kirsch, R., Sommer, M. & Klauer, K. J. (Hrsg.). (1987). *Mathematik Training + Test. Band 1.* Düsseldorf: Cornelsen.

Geer, J. H. (1980). Die Entwicklung einer Skala zur Messung von Furcht. In E. J. Mash & L. G. Terdal (Hrsg.), *Kompendium der verhaltenstherapeutischen Diagnostik* (S. 169-182). Frankfurt: Fachbuchhandlung für Psychologie.

Gehring, T. M. (1993). *FAST. Familiensystem-Test.* Weinheim: Beltz.

Gerber, A. & Meili, R. (1971). Figurale Merkmale, die die Schwierigkeit des Herauslösens eingebetteter Figuren bestimmen. *Schweizerische Zeitschrift für Psychologie, 30,* 40-45.

Gerhold, K. (1974a). *Französisch-Einstufungstest 7+.* Weinheim: Beltz.

Gerhold, K. (1974b). *Französisch-Einstufungstest 8+.* Weinheim: Beltz.

Gesche, F. (1990). Zur Bestimmung der Ausprägung des Leistungsbedürfnisses 11- bis 14jähriger Fußballsportler im Grundlagentraining - Theoriepositionen, Verfahrenskonstruktion, empirische Untersuchungsergebnisse und praktische Konsequenzen. *Wissenschaftliche Zeitschrift der Universität Rostock, G-Reihe, 39,* 112-126.

Geuß, H. & Schlevoigt, G. (1978). *Diagnostischer Lesetest für 2. und 3. Klassen.* Weinheim: Beltz.

Gittler, G. (1990). *Dreidimensionaler Würfeltest. Ein raschskalierter Test zur Messung des räumlichen Vorstellungsvermögens. Theoretische Grundlagen und Manual.* Weinheim: Beltz.

Glatz, G. (o.J.). *Beurteilungshilfen Ende der Grundschule.* Essen: Tellus.

Glogauer, W. (1975). *Rechtschreibunterricht in der Hauptschule.* München: Ehrenwirth.

Glogauer, W. (1977). *Lehrerhandbuch zu Rechtschreiben in der Grundschule.* München: Ehrenwirth.

Glück, G. & Hirzel, M. (1972). *Rechentest für 2. Klassen. RT 2.* Weinheim: Beltz.

Gordon, E. (1965). *Musical Aptitude Profile*. Boston: Riverside Publ. Comp..

Gordon, E. (1967). *A three-year longitudinal predictive validity study of the Musical Aptitude Profile*. Iowa City.

Gordon, E. (1986). *Musikalische Begabung*. Mainz: Schott.

Götte, R. (1976). *Landauer Sprachentwicklungstest für Vorschulkinder*. Weinheim: Beltz.

Göttert, R. & Kuhl, J. (1980). *LM-Fragebogen: Deutsche Übersetzung der AMS-Scale von Gjesme und Nygard*. Ruhr-Universität Bochum: Psychologisches Institut.

Grabitz-Gniech, G. (1971). *Bericht über eine Analyse von sieben Persönlichkeitsfragebogen*. Mannheim: Universität, Sozial- und wirtschaftspsychologische Entscheidungsforschung.

Graudenz, I. (1976). Fragebogen zur Selbstwahrnehmung 5- bis 6jähriger Vorschulkinder. *Psychologie in Erziehung und Unterricht, 21,* 203-211.

Graudenz, I., Kraak, B. & Hauer, D. (1981). Skala zur Erfassung der Erziehungseinstellungen von Müttern 5- bis 6jähriger Vorschulkinder. *Psychologie in Erziehung und Unterricht, 23,* 70-79.

Grauss, J. (1974). *Zustimmende Reaktionseinstellung in Testsituationen als Ausdruck eines Persönlichkeitssyndroms und Persönlichkeitsmerkmale, die für dieses Syndrom charakteristisch sind*. Unveröff. Diss., Universität Wien.

Graves, M. (1948). *Design judgement test*. New York.

Grimm, H. & Schöler, H. (1975). Der Alligator-Test. Eine mögliche Methode zur Untersuchung des Prozesses der Findung und Anwendung sprachlicher Transformationsregeln. In H. Grimm, H. Schöler & M. Wintermantel (Hrsg.), *Zur Entwicklung sprachlicher Strukturformen bei Kindern* (S. 153-163). Weinheim: Beltz.

Grimm, H. & Schöler, H. (1991²). *Heidelberger Sprachentwicklungstest*. Göttingen: Hogrefe.

Grissemann, H. (1972²). *Die Legasthenie als Deutungsschwäche. Zur psychologischen Grundlage der Legasthenietherapie*. Bern: Huber.

Grissemann, H. (1981). *Handanweisung zum Zürcher Lesetest. Förderdiagnostik der Legasthenie*. Bern: Huber.

Grissemann, H. & Baumberger, W. (1986). *Zürcher Leseverständnistest für das 4. - 6. Schuljahr. Ein Zusatzverfahren zum „Zürcher Lesetest" von Maria Linder und Hans Grissemann. Statistische Bearbeitung von W. Baumberger. Bildgestaltung von M. Brunner*. Bern: Huber.

Grob, A., Leuthi, R., Kaiser, F. G., Flammer, A., Mackinnon, A. & Wearing, A. J. (1991). Berner Fragebogen zum Wohlbefinden Jugendlicher (BFW). *Diagnostica, 37,* 66-75.

Groffmann, K. J., Zschnitzsch, A. & Kornfeld, U. (1978). Der Mannheimer Prüfungsangstfragebogen (MPF). *Diagnostica, 24,* 113-123.

Grosser, M. & Starischka, S. (1981). *Konditionstests.* München: BLV Verlagsgesellschaft.

Grüner, A. & Sikorski, P. B. (1978²). *Testdiktate für das 5. und 6. Schuljahr.* Stuttgart: Klett.

Grünzig, H. J. (1985). *Entwicklung und Überprüfung des Gefühlswörterbuches GWB.* Ulm: Unveröff. Arbeitsbericht, Abt. für Psychotherapie der Universität.

Grünzig, H. J. & Speidel, H. (1980). *Angstthemenwörterbuch ATW.* Ulm: Abt. für Psychotherapie der Universität.

Grund, M., Haug, G. & Naumann, C. L. (1994). *Diagnostischer Rechtschreibtest für 4. Klassen.* Weinheim: Beltz.

Grund, M., Haug, G. & Naumann, C. L. (1995). *Diagnostischer Rechtschreibtest für 5. Klassen.* Weinheim: Beltz.

Guilford, J. P. et al. (o.J.). *Creativity tests for children.* El Segundo, Cal.: SOI Institute

Guthke, J. (1970). Untersuchungen mit den Progressiven Matrizen (Erwachsenenform) von Raven bei Schülern der 6. Klasse der allgemeinbildenden polytechnischen Oberschule. *Probleme und Ergebnisse der Psychologie, 32,* 37-50.

Guthke, J. (1978). *Ist Intelligenz meßbar? Einführung in die Probleme der psychologischen Intelligenzforschung und Intelligenzdiagnostik.* Berlin: VEB Deutscher Verlag der Wissenschaften.

Guthke, J. (1983). *Mengenfolgen-Test (MFT). Ein Kurzzeitlerntest für Schulanfänger.* Berlin: Psychodiagnostisches Zemtrum der Humboldt-Universität.

Guthke, J. & Harnisch, A. (1986). Die Entwicklung eines diagnostischen Programms „Syntaktischer Regel- und Lexikerwerb" - ein Beitrag zur Psychodiagnostik der Fremdsprachenfähigkeit. *Zeitschrift für Differentielle Psychologie und Diagnostische Psychologie, 7,* 225-232.

Guthke, J. & Räder, E. (1994). *Adaptiver Figurenfolgen-Lerntest (ADAFI). Reasoningtest mit fehlergesteuertem Hilfsystem.* Moedling: Schufried.

Guthke, J. & Stein, H. (1994). *Adaptiver Analogien-Lerntest (ADANA). Verbaler Reasoningtest mit fehlergesteuertem Hilfesystem.* Moedling: Schuhfried.

Guthke, J., Jäger, C. & Schmidt, I. (1983). *Lerntestbatterie „Schlußfolgerndes Denken". LTS. Langzeitlernsystem für das 6. bis 9. Schuljahr.* Berlin: Humboldt-Universität zu Berlin, Sektion Psychologie, Psychodiagnostisches Zentrum.

Guthke, J., Huber, W., Willmes, K. & Wolschke, P. (1997). *Leipziger Lerntest (LLT). Diagnostisches Programm „Begriffsanaloges Klassifizieren".* Göttingen: Hogrefe.

Haag, H. & Dassel, H. (1981²). *Fitness-Tests.* Schorndorf: Hofmann.

Hackfort, D. & Nitsch, J. R. (1988). *Das Sportangst-Deutungsverfahren. SAD. Grundlagen und Handanweisung* (= Schriftenreihe des Bundesinstituts für Sportwissenschaft, Band 63). Schorndorf: Hofmann.

Haeberlin, U., Moser, U., Bless, G. & Klaghofer, R. (1989). *Fragebogen zur Erfassung von Dimensionen der Integration von Schülern. FDI 4-6.* Weinheim: Beltz.

Haenisch, H. & Lukesch, H. (1981). *Bruch- und Dezimalrechentest 6.* Braunschweig: Westermann.

Häuser, D., Kasielke, E. & Scheidereiter, U. (1994). *Kindersprachtest für das Vorschulalter (KISTE).* Göttingen: Hogrefe.

Hammaleser, L. & Willax, K. (o.J.). *Informelle Tests für den Musikunterricht der 5. bis 7. Jahrgangsstufe der Hauptschule.* Regensburg: Wolf.

Hardesty, A. & Lauber, H. (1956). *Hamburg-Wechsler-Intelligenztest für Erwachsene.* Bern: Huber.

Hardesty, F. P. & Priester, H. J. (1956). *Hamburg-Wechsler-Intelligenztest für Kinder.* Bern: Huber.

Hasselberg, D. & Meyer, G. (1983). *Biologie Arbeits- und Testblätter Sekundarstufe II.* Köln: Aulis.

Hausser, K. & Mayring, P. (1982). Berufsinteresse von Lehrern - ein Vorschlag zur Operationalisierung. *Psychologie in Erziehung und Unterricht, 29,* 295-302.

Hebbel, G. & Horn, R. (1976). *French-Bilder-Intelligenz-Test (FBIT).* Weinheim: Beltz.

Heckhausen, H. (1963). *Hoffnung und Furcht in der Leistungsmotivation.* Meisenheim/Glan: Hain.

Heckhausen, H. & Kemmler, L. (1957). Entstehungsbedingungen der kindlichen Selbständigkeit. Der Einfluß der mütterlichen Selbständigkeitserziehung auf die seelisch-soziale Schulreife der Söhne. *Zeitschrift für experimentelle und angewandte Psychologie, 4,* 603-622.

Heck-Möhling, R., Reinhard, J. & Böhle, J. (1986). *Konzentrationstest für 3. und 4. Klassen.* Weinheim: Beltz.

Heinemann, M. & Höpfner, C. (o.J.). *Screeningverfahren zur Erfassung von Sprachentwicklungsverzögerungen (SEV) bei Kindern im Alter von 3 ½ bis 4 Jahren bei der U8.* Weinheim: Beltz.

Heinrich, H.C. (1974). Skalen zur Erfassung von Formen der Bekräftigung in der Erziehung durch Lehrer. *Zeitschrift für experimentelle und angewandte Psychologie, 21,* 530-545.

Heinrich, C. H. (1974). Skalen zur Erfassung elterlicher Bekräftigung bei Mädchen. *Zeitschrift für experimentelle und angewandte Psychologie, 21,* 226-249.

Heller, K. & Geisler, H.-J. (1983). *Kognitiver Fähigkeits-Test (Grundschulform) KFT 1 - 3.* Weinheim: Beltz.

Heller, K. & Geisler, H.-J. (1983). *Kognitiver Fähigkeits-Test (Kindergartenform) KFT - K.* Weinheim: Beltz.

Heller, K. & Geisler, H.-J. (1985). *Kognitiver Fähigkeitstest: Grundschulform/Kindergartenform.* Weinheim: Beltz.

Heller, K. & Schirmer, B. (1973). *Wortschatztest für Sehbehinderte.* Weinheim: Beltz.

Heller, K., Gaedike, A.-K. & Weinlaeder, H. (1983^2). *Kognitiver Fähigkeits-Test für 4. bis 13. Klassen (KFT 4 - 13+).* Weinheim: Beltz.

Hentschel, H. (1972). *Feldmarkierungstest.* Bern: Huber.

Hentschel, U., Hickel, U. & Wiemers, M. (1986). *Fragebogen zu Konfliktbewältigungsstrategien. FKS-M. FKS-W.* Weinheim: Beltz.

Hergovich, A. & Hörndler, H. (1994). *Gestaltwahrnehmung. Ein computerbasiertes Verfahren zur Messung der Feldartikulation.* Frankfurt: Swets.

Hermans, H. J. M. (1976). *Leistungsmotivationstest für Jugendliche - LMT-J.* Amsterdam: Swets & Zeitlinger.

Hermans, H., Petermann, F. & Zielinski, W. (1978). *Leistungsmotivationstest L-M-T.* Amsterdam: Swets & Zeitlinger.

Herrmann, T., Stapf, A. & Krohne, H. W. (1971). Die Marburger Skalen des elterlichen Erziehungsstils. *Diagnostica, 17,* 118-131.

Heyde, G. (1995). *Inventar komplexer Aufmerksamkeit.* Frankfurt: Swets.

Hiesl, E. & Lück, H. E. (1974). Entwicklung einer Kurzskala zur Messung wissenschaftlichen Interesses (WIS). *Diagnostica, 20,* 76-83.

Hodapp, V., Laux, L. & Spielberger, C. D. (1982). Theorie und Messung der emotionalen und kognitiven Komponente der Prüfungsangst. *Zeitschrift für Differentielle und Diagnostische Psychologie, 3,* 169-184.

Höfling, O. & Schulz zur Wiesch, G. (1981). *Physik Testbogen für die Sekundarstufe I.* Köln: Aulis.

Hoff, E., Minsel, W. R., Minsel, B. & Grüneisen, V. (1973). Beziehungen zwischen Erzieherverhalten und Persönlichkeitsmerkmalen von Eltern und ihren Kindern. *Psychologie in Erziehung und Familie, 20,* 163-175.

Holdhaus, H. & Lehmann, G. (1992). *Tests zur Überprüfung allgemeiner mototrischer Leistungsvoraussetzungen bei Nachwuchssportlern.* Maria Enzersdorf: Institut für medizinische und sportwissenschaftliche Beratung.

Holmer, K. (1977). *Lehrzielorientierte diagnostische Tests zur Westermann Mathematik für differenzierenden Unterricht 6. Schuljahr.* Braunschweig: Westermann.

Horn, W. (1969). *Prüfsystem für Schul- und Bildungsberatung. PSB.* Göttingen: Hogrefe.

Horn, W. (1972^2). *Begabungstestsystem. BTS.* Göttingen: Hogrefe.

Horn, W. (1983^2). *Leistungsprüfsystem. LPS.* Göttingen: Hogrefe.

Horn, H. & Schwartz, E. (1977^2). *Bildertest BT 1 - 2.* Weinheim: Beltz.

Horn, H., Berg, D., Horn, R., May, K. H. & Raatz, U. (1972). *Schulabschluß- und Berufseintrittstest SABET 8+.* Weinheim: Beltz.

Horn, H., Sanders, J., Schwartz, E & Berg, D. (1971). *Erdkundetest Deutschland ETD 5-7.* Weinheim: Beltz.

Hornke, L. F. & Habon, M. W. (1984). Regelgeleitete Konstruktion und Evaluation von nichtverbalen Denkaufgaben. *Wehrpsychologische Untersuchungen, 19,* 1-153.

Howells, J. G. & Lickorish, J. R. (1982^3). *Familien-Beziehungs-Test (F.B.T.).* München: Reinhardt.

Hug, J. (1976). *Fragebogen zur Lern- und Arbeitssituation. FLA.* Zürich: Institut für Angewandte Psychologie.

Humpert, W. (o.J.). *Unterrichtsklima aus der Sicht des Lehrers.* Forschungsgruppe „Sozialpsychologie der Schule", Fachgruppe Psychologie, Universität Konstanz.

Husen, T. (1967). *International study of achievement in mathematics. A comparison of twelve countries.* New York: Wiley.

Husslein, E. (1978). *Der Schulangst-Test.* Göttingen: Hogrefe.

Hylla, E. & Kraak, B. (1976). *Aufgaben zum Nachdenken AzN 4+.* Weinheim: Beltz.

Hylla, E., Süllwold, F. & Wicht, G. (1970^2). *Rechtschreibtest 4+.* Weinheim: Beltz.

Hylla, E., Süllwold, F. & Wicht, G. (1970). *Rechtschreibtest für die 4. und 5. Schulstufe.* Wien: Ketterl.

Literaturverzeichnis diagnostischer Verfahren

Ingenkamp, K. (1976²). *Bildertest BT 2 - 3*. Weinheim: Beltz.

Ingenkamp, K. (1977). *Bildungs-Beratungs-Test für 3. und 4. Grundschulklassen (BBT 3 - 4)*. Weinheim: Beltz.

Ingenkamp, K. (1983). *Hauptschulabschlußtest für 9. Klassen*. Weinheim: Beltz.

Ingenkamp, K. & Mielke, H. (1966). *Geschichtstest „Neuzeit" GTN 8-10, Teil I: 1890-1932*. Weinheim: Beltz.

Ingenkamp, K. & Mielke, H. (1967). *Geschichtstest „Neuzeit" GTN 8-10, Teil II: 1933-1965*. Weinheim: Beltz.

Ingenkamp, K., Wolf, B., Christmann, H., Lissmann, U., Knapp, A., & Haenisch, H. (1977). *Bildungs-Beratungs-Test für 4. - 6. Klassen (BBT 4 - 6)*. Weinheim: Beltz.

Interkantonale Mittelstufenkonferenz (Hrsg.). (1969²). *Handbuch zur IMK-Prüfungsreihe. Schweizerische Schulleistungstests für das 4. bis. 6. Schuljahr*. Basel: Beltz.

Irle, M. (1955). *Berufsinteresseninventar. BIT*. Göttingen: Hogrefe.

Irle, M. & Allehoff, W. (1984). *Berufs-Interessen-Test II (BIT II)*. Göttingen: Hogrefe.

Iwen, R., Busacker, M. & Berke, H. (1983). *Reading Comprehension Test 5. Test für die 9. und 10. Klassen der Sekundarstufe I*. München: Langenscheidt.

Jacobs, B. & Strittmatter, P. (1979). *Der schulängstliche Schüler*. München: Urban & Schwarzenberg.

Jäger, A. O. & Althoff, K. (1984). *Wilde-Intelligenz-Test (WIT)*. Göttingen: Hogrefe.

Jäger, A. O. & Fürntratt, E. (1968). *Differentieller Wissenstest*. Göttingen: Hogrefe.

Jäger, R. & Jundt, E. (1981²). *Mannheimer Rechtschreibtest*. Göttingen: Hogrefe.

Jäger, R., Berbig, E., Geisel, B., Gosslar, H., Hagen, J., Liebich, W. & Schafheutle, R. (1973). *Mannheimer Biographisches Inventar (M-B-I)*. Göttingen: Hogrefe.

Jäger, R., Lischer, S., Münster, B. & Ritz, B. (1976). *Biographisches Inventar zur Diagnose von Verhaltensstörungen (BIV)*. Göttingen: Hogrefe.

Jansen, H., Mannhaupt, G., Marx, H. & Skowronek, H. (1997). *Bielefelder Screening zur Früherkennung von Lese-Rechtschreibschwierigkeiten (BISC)*. Göttingen: Hogrefe.

Jeckel, S. (o.J.). *Übungen zur Rechtschreibung*. Bad Homburg: Gehlen.

Jehle, P. (1992). *Die Überwachung des Sprechens bei Stotternden: Entwicklung eines Fragebogens und differentielle Erfassung des Überwachens bei Stotternden vor und nach der Therapie und bei Nicht-Stotterern* (Forschungsbericht). Frankfurt a.M.: Deutsches Institut für Internationale Pädagogische Forschung.

Jopt, U. J. (1978). *Selbstkonzept und Ursachenerklärung in der Schule. Zur Attribuierung von Schulleistungen.* Bochum: Kamp.

Jünger, W. (1988). *Schulunlust. Messung - Genese - Intervention.* Frankfurt a. M.: Lang.

Kahl, T. N., Buchmann, M. & Witte, E. H. (1977). Ein Fragebogen zur Wahrnehmung unterrichtlicher Lernsituationen. *Zeitschrift für Entwicklungspsychologie und Pädagogische Psychologie, 9,* 277-285.

Kalb, G., Rabenstein, R. & Rost, D. H. (1979). *Lesen und Verstehen. Diagnose und Training.* Braunschweig: Westermann.

Kamratkowski, I. & Kamratkowski, J. (1971). *Wortschatztest für die 1. bis 3. Schulstufe.* Wien: Ketterl.

Kamratkowski, J. & Schneider, J. (1966). *Hello, Tom and Doris. ELT 6-7.* Weinheim: Beltz.

Kamratkowski, I. & Kamratkowski, J. (o.J.). *Wortschatztest für Schulanfänger.* Weinheim: Beltz.

Karmann, P. & Seidenstücker, G. (1979). Konstruktion eines Fragebogens zur Erfassung internaler und externaler Kontrollüberzeugung bei Vorschulkindern. *Diagnostica, 25,* 159-169.

Kastner, M. (1978). Ein Beitrag zur Abklärung kognitiver Komponenten der Intelligenz. *Diagnostica, 24,* 124-136.

Kautter, H. & Storz, L. (1972a). *Schulleistungstestbatterie für lernbehinderte und schulleistungsschwache Grundschüler.* Weinheim: Beltz.

Kautter, H. & Storz, L. (1972b). *Schulleistungstestbatterie für Lernbehinderte, Leistungsstufe II.* Weinheim: Beltz.

Kessler, M. (1988). *Fragebogen zur Kausalattribuierung in Leistungssituationen. FKL.* Weinheim: Beltz.

Kiese, C. & Kozielski, P. M. (1979). *Aktiver Wortschatztest für drei- bis sechsjährige Kinder. AWST 3-6.* Weinheim: Beltz.

Kiese, C. & Schön, G. (1987). Systematische Erfassung und Protokollierung von Sprachdaten als Trainingsgegenstand in der Logopädenausbildung. *Sprache - Stimme - Gehör, 11,* 68-72.

Kiphard, E. & Schilling, F. (1970). Der Hamm-Marburger Körperkoordinationstest für Kinder (HMKTK). *Monatsschrift für Kinderheilkunde, 118,* 473-479.

Kischkel, K.-H. (1979). *Gesamtschule und dreigliedriges Schulsystem in Nordrhein-Westfalen - Einstellungen, Zufriedenheit und Probleme der Lehrer.* Paderborn: Schoeningh.

Kischkel, K.-H., Steffens, U., Specht, W., Helmke, A., Fend, H. & Staud, J. L. (1980). *Erhebungsinstrument für die Lehreruntersuchung an Gesamtschulen und Schulen des dreigliedrigen Schulsystems.* Konstanz: Universität, Zentrum I Bildungsforschung.

Klauser, H. & Hirt, A. (1983). *Test zur Rechtschreibdiagnose auf der 1. und 2. Schulstufe.* Wien: Ketterl.

Kleber, E. W. (1987). Pilotstudie zum Einsatz der Psycholinguistischen Rating Skala (PRS). *Heilpädagogische Forschung, 13,* 65-74.

Kleber, E. W. & Fischer, R. (1982). *Anweisungs- und Sprachverständnistest.* Weinheim: Beltz.

Kleber, E. W. & Kleber, G. (1974). *Differentieller Leistungstest - KE.* Göttingen: Hogrefe.

Kleber, E. W., Kleber, G. & Hans, O. (1975). *Differentieller Leistungstest - KG.* Göttingen: Hogrefe.

Klein, C. (1993). *Diagnostik und Therapie beim HKS. Fragebogen zum hyperkinetischen Syndrom und Therapieleitfaden.* Weinheim: Beltz.

Klein-Braley, C. & Lück, H. E. (1979). *Duisburger Englisch-Leistungs-Test für Anglistikstudenten.* Hagen: Fernuniversität.

Kley, J. & Fietkau, H. J. (1979). Verhaltenswirksame Variablen des Umweltbewußtseins. *Psychologie und Praxis, 23,* 13-22.

Knaak, R. & Rauer, W. (1979). Eine Schuleinstellungsskala für das zweite Schuljahr: Erste Ergebnisse einer empirischen Erprobung. *Zeitschrift für Entwicklungspsychologie und Pädagogische Psychologie, 11,* 50-58.

Koch, I. & Pleissner, S. (1984). *Konzentrations-Handlungsverfahren (KHV).* Berlin: Psychodiagnostisches Zentrum.

Koch, J. J., Cloetta, B. & Müller-Fohrbrodt, G. (1972). *Konstanzer Fragebogen für Schul- und Erziehungseinstellungen (KSE).* Weinheim: Beltz.

König, F., Liepmann, D., Holling, H. & Otto, J. (1985). Entwicklung eines Fragebogens zum Problemlösen (PLF). *Zeitschrift für Klinische Psychologie, Psychopathologie und Psychotherapie, 33,* 5-19.

Kopka, H. (1973). *Mathematische Sachzusammenhänge 4.* Weinheim: Beltz.

Kopka, H. & Stark, G. (1973). *Zahlenfolgen 4.* Weinheim: Beltz.

Kos, M. & Biermann, G. (1984²). *Die verzauberte Familie. Ein tiefenpsychologischer Zeichentest.* München: Reinhardt.

Koschat, H., Lach, G. & Strugger, S. (1978). *Allgemeiner Schulleistungstest für die 3. Schulstufe.* Wien: Ketterl.

Kramer, J. (1972⁴). *Kramer Intelligenz Test.* Solothurn: Antonius.

Kramis, J. (1989). *Grundlegende Gütekriterien für Unterricht und Didaktische Prinzipien. Theoretische Grundlegung und empirische Überprüfung an 110 Personen* (Berichte zur Erziehungswissenschaft). Fribourg: Universität.

Krampen, G. (o.J.). *Fragebogen zur Erfassung des Selbstkonzepts eigener Fähigkeiten in Deutsch bei Hauptschülern.* Univ. Trier: Unveröff. Forschungsbericht.

Krampen, G. (1981). *IPC-Fragebogen zur Kontrollüberzeugungen. Deutsche Bearbeitung der IPC-Scales von Hanna Levenson.* Göttingen: Hogrefe.

Krampen, G. (1981). Berufszufriedenheit und Zielorientierung von Lehrern: Interdependenzanalyse zweier motivationaler Variablenkomplexe. *Psychologie und Praxis, 25,* 45-55.

Krampen, G. (1991). *Fragebogen zu Kompetenz- und Kontrollüberzeugungen (FKK).* Göttingen: Hogrefe.

Krampen, G. (1996). *Kreativitätstest für Vorschul- und Schulkinder. Version für die psychologische Anwendungspraxis (KVS-P).* Göttingen: Hogrefe.

Krampen, G., Freilinger, J. & Wilmes, L. (1988). Kreativitätstest für Vorschul- und Schulkinder (KVS). *Trierer Psychologische Berichte, 15,* Heft 7.

Krampen, G., Freilinger, J. & Wilmes, L. (1996). *Kreativitätstest für Vorschul- und Schulkinder (KVS-P).* Göttingen: Hogrefe.

Kratzmeier, H. (1977). *Heidelberger Intelligenztest HIT 1 - 2.* Weinheim: Beltz.

Kratzmeier, H. (1982). *Heidelberger Intelligenztest HIT 3 - 4.* Weinheim: Beltz.

Kratzmeier, H. & Horn, R. (1989). *Heidelberger nonverbaler Test (Postertest) HNT.* Weinheim: Beltz.

Krause, F. & Reiners-Logothetidou (o.J.). *Studieneingangstest Physik.* Universität-Gesamthochschule Wuppertal: Unveröff. Manuskript.

Krohne, H. W. (1986). *Die Messung von Angstbewältigungsdispositionen: I. Theoretische Grundlagen und Konstruktionsprinzipien* (= Mainer Berichte zur Persönlichkeitsforschung, Nr. 9). Mainz: Johannes Gutenberg-Universität.

Krohne, H. W. & Pulsack, A. (1990). *Erziehungsstil-Inventar (ESI).* Weinheim: Beltz.

Krohne, H. W., Wigand, A. & Kiehl, G. E. (1985). Konstruktion eines multidimensionalen Instruments zur Erfassung von Angstbewältigungstendenzen. In H. W. Krohne (Hrsg.), *Angstbewältigung in Leistungssituationen* (S. 63-77). Weinheim: VCH.

Krope, P. (1981). Die Kieler Affektiv-Adjektiv-Liste zur Messung situativer Prüfungsangst. Projekt Prüfungsforderung an der PH Kiel. *Monographien zur Prüfungsforschung, Heft 5*, Kiel.

Krope, P. & Kohrs, N. (1978). *Prüfungsangst und kooperative Gruppenprüfung*. Rheinstetten: Schindele.

Krüger, K., Hylla, E. & Bargmann, R. (1970). *Zahlenrechnen ZR 4+. Diagnostischer Rechentest für 4. und höhere Klassen.* Weinheim: Beltz.

Kubinger, K. D. & Wurst, E. (1991^3). *Adaptives Intelligenz Diagnosticum (AID)*. Weinheim: Beltz.

Kubinger, K. D., Fischer, G. & Schuhfried, G. *(1994). Begriffs-Bildungs-Tests (BBT). Adaptiver Informationsverarbeitungs-Test.* Mödling: Schuhfried.

Küffner, H. (o.J.). *Fehlerorientierte Tests: Konzept undBewährungskontrolle.* Weinheim: Beltz.

Kühn, R. (1973). *Ursachen für die bei Jungen und Mädchen unterschiedlichen Korrelationen zwischen Schulnoten und Leistungstests.* Unveröff. Diplomarbeit, Universität Hamburg.

Kuhl, J. (1983). *Motivation, Konflikt und Handlungskontrolle.* Berlin: Springer.

Kuhl, J. & Christ, E. (1993). *Selbstregulations-Strategientest für Kinder (SRST-K). Test zur Erfassung selbstregulatorischen Strategiewissens im Grundschulalter.* Göttingen: Hogrefe.

Kuhl, J. & Kraska, K. (1992). *Selbstregulations- und Konzentrationstest für Kinder (SRKT-K).* Göttingen: Hogrefe.

Kuhnert, W. & Zinn, A. (1976). *Informeller Schülerfragebogen (ISF).* Weinheim: Beltz.

Kurth, E. (1983). *Testreihe zur Prüfung der Konzentrationsfähigkeit TPK.* Berlin: Psychodiagnostisches Zentrum, Humboldt-Universität.

Kurth, E. (1985). *Motometrische Rostock-Oseretzki-Skala.* Berlin: Psychodiagnostisches Zentrum, Humboldt-Universität.

Landerl, K., Wimmer, H. & Moser, E. (1997). *Der Salzburger Lese- und Rechtschreibtest (SLRT).* Göttingen: Hogrefe.

Langfeldt, H. P. & Fingerhut, W. (1975). Entwicklung eines Lehrer-Einstellungs-Fragebogens. *Zeitschrift für Entwicklungspsychologie und Pädagogische Psychologie, 7*, 16-23.

Langfeldt, H. P. & Lenske, W. (1980). Kurzbericht über die Entwicklung eines Fragebogens zur differentiellen Erfassung schulbezogener Motivation und Einstellung (SME). *Diagnostica, 26*, 262-271.

Lasogga, F. (1989). Problemfragebogen für Schule und Unterricht (PSU). *Diagnostica, 33*, 123-132.

Laux, L., Schaffner, P. & Glanzmann, P. (1977). *Fragebogen zur Erfassung von Angst und Ängstlichkeit. Deutsche Bearbeitung des Stait-Trait-Anxiety Inventory (STAI)*. Weinheim: Beltz.

Laux, L., Glanzmann, P., Schaffner, P. & Spielberger, C.D. (1981). *Das Stait-Trait-Angst-Inventar (STAI)*. Weinheim: Beltz.

Lederer, G. (1983). *Jugend und Autorität*. Opladen: Westdeutscher Verlag.

Ledig, M. & Jäger, E. (1972). *Chemie Testbogen für Hauptschüler*. Köln: Aulis.

Legler, R. (1983). *Situations-Lerntest*. Berlin: Psychodiagnostisches Zentrum, Humboldt-Universität.

Lehmann, R. H., Peek, R. & Poerschke, J. (1997). *Hamburger Lesetest für 3. und 4. Klassen (HAMLET 3-4)*. Göttingen: Hogrefe.

Lehnhardt, E. (1978[5]). *Praktische Audiometrie. Lehrbuch und synoptischer Atlas*. Stuttgart: Thieme.

Lehwald, G. (1981). Verfahren zur Untersuchung des Erkenntnisstrebens. In J. Guthke & G. Witzlack (Hrsg.), *Zur Psychodiagnostik von Persönlichkeitsqualitäten bei Schülern* (S. 345-406). Berlin: VEB Volk und Wissen.

Lehwald, G. (1985). *Zur Diagnostik des Erkenntnisstrebens bei Schülern*. Berlin: VEB Volk und Wissen.

Lerch, H. J. & Rübensal, M. (1983). Eine Analyse des Zusammenhangs zwischen Schulleistungen und dem Wetteifermotiv. *Psychologische Beiträge, 25*, 521-531.

Lienert, G. A. & Hofer, M. (1972). *Mathematiktest für Abiturienten und Studienanfänger. M-T-A-S.* Göttingen: Hogrefe.

Liepmann, D. & Hoppe, S. (1975). Erste Ergebnisse bei der Entwicklung eines Einstellungsfragebogens zum schulischen Bereich (EFS) bei Berufsschülern. *Psychologie in Erziehung und Unterricht, 22*, 120-124.

LiG (Leistungsmessung in Gesamtschulen). (1974). *Englisch-Einstufungs-Test (EET 9+)*. Frankfurt a. M.: DIPF.

Lind, D. (1975). *Mathematik Testbogen für Hauptschulen*. Köln: Aulis.

Linder, M. & Grissemann, H. (1980[4]). *Zürcher Lesetest. Ein Testverfahren zur Erlassung leseschwacher Kinder.* Bern: Huber.

Lingl, S. (1997). *Lernstrategien der 7. Klasse Realschule. Eine empirische Untersuchung.* Unveröff. Zulassungsarbeit, Universität Regensburg - Institut für Psychologie.

Littig, K. E. (1979). Zur Validierung eines Fragebogens zur Erfassung kompetitiver und kooperativer motivationaler Orientierungen am Kriterium „mixed-motive-game". *Zeitschrift für empirische Pädagogik, 3,* 63-87.

Littig, K. E. & Saldern, M. von (1989). *Fragebogen: Kooperation und Wettbewerb 4. - 8. Klassen. FKW 4-8.* Weinheim: Beltz.

Lobeck, A. & Frei, M. (1987). *Rechentest 1. - 3. Klasse. RT 1-3.* Basel: Beltz.

Lobeck, A., Frei, M. & Blöchinger (1990). *Schweizer Rechentest 4. - 6. Klasse.* Basel: Beltz.

Lockowandt, O. (1990[6]). *Frostigs Entwicklungstest der visuellen Wahrnehmung.* Weinheim: Beltz.

Löffler, M. (1981). *Entwicklung eines neuen Verfahrens (Kurzzeit-Lerntest) für die Differentialdiagnostik von Lernstörungen unter Verwendung begriffsanaloger Klassifizierungsanforderungen.* Dissertation zur Promotion A. Leipzig: Karl-Marx-Universität, Sektion Psychologie.

Lösel, F. (1973). *Eine Delinquenzbelastungsskala für männliche Jugendliche* (Forschungsbericht des Sozialwissenschaftlichen Forschungszentrums mit Sonderforschungsbereich „Sozialisations- und Kommunikationsforschung"). Erlangen-Nürnberg: Universität.

Lohmann, W. (1982). *Ansätze zu einer objektiven Bewertung von Leistungen im Musikunterricht.* Wolfenbüttel: Möseler.

Lotter, H. (1967). *Geeichte Testdiktate für das 4. - 8. Schuljahr.* Ansbach: Michael Prögel Verlag.

Lotz, G. (1984). *Stress, Bewältigung und soziale Kompetenz bei Schülern.* Frankfurt a.M.: Lang.

Ludewig, K., Pflieger, K., Wilken, U. & Jacobskötter, G. (1983). Entwicklung eines Verfahrens zur Darstellung von Familienbeziehungen: Das Familienbrett. *Familiendynamik, 8,* 235-251.

Lückert, H. R. (1965). *Stanford-Binet Intelligenz-Test.* Göttingen: Hogrefe.

Lugt-Tappeser, H. & Kriependorf, P. (1992). Das standardisierte Interview zur Erfassung der Ängstlichkeit im Kindesalter. *Berichte aus dem Fachbereich Psychologie der Philipps-Universität Marburg, Nr. 107.* Marburg: Universität.

Lugt-Tappeser, H. & Tappeser, L. P. (1993). *Anamnestischer Erhebungsbogen. Ein strukturierter Interview-Leitfaden.* Heidelberg: Asanger.

Lück, H. E. (1971). Entwicklung eines Fragebogens zur Messung der Angst in sozialen Situationen (SAP). *Diagnostica, 17,* 53-59.

Lück, H. E. & Ortlieb, P. (1973). Zur Validierung des Fragebogens zur Messung der Angst in sozialen Situationen (SAP). *Diagnostica, 19,* 3-8.

Lück, H. E. & Timaeus, E. (1969). Skalen zur Messung Manifester Angst (MAS) und sozialer Wünschbarkeit (SDS-E und SDS-CM). *Diagnostica, 15,* 134-141.

Lukesch, H. (1979). Leistungsvergleich zwischen Gesamtschulen und herkömmlichen Schulen am Ende der Pflichtschulzeit in Nordrhein-Westfalen. In H. Haenisch, H. Lukesch, R. Klaghofer & E.-M. Krüger-Haenisch, *Gesamtschule und dreigliedriges Schulsystem in Nordrhein-Westfalen - Schulleistungsvergleiche in Deutsch, Mathematik, Englisch und Physik* (S. 231 - 364). Paderborn: Schoeningh.

Lukesch, H. (1980). Entwicklung einer Parallelform des Bruch- und Dezimalrechentests für die 6. Schulstufe (BDT 6). Regensburg: *Arbeitsberichte zur Pädagogischen Psychologie, Nr. 1.*

Lukesch, H. (1986). Diagnostizierbarkeit von Prüfungsangst. *Psychologie in Erziehung und Unterricht, 33,* 126-132.

Lukesch, H., Haenisch, H. & Fend, H. (1982). LVI - Lehrerverhaltensinventar. *Arbeitsberichte zur Pädagogischen Psychologie, Nr. 10.*

Lutter, H. & Schröder, H. (1976). *Verfahren zur Erfassung der körperlichen Leistungsfähigkeit.* Regensburg: Institut für Sportwissenschaft.

Macke, K. (1982) Allgemeiner Konditionstest. *Der Übungsleiter, 14,* 42-43.

Märker, B. (1991). *Eine psychomotorische Studie zur Fein- und Grobmotorik bei fünfjährigen Kindern.* Frankfurt: Lang.

Mainberger, U. (1977). *Test zum divergenten Denken (Kreativität) für 4. bis 6. Klassen.* Weinheim: Beltz.

Marschner, G. (1972). *Revisionstest nach Dr. B. Stender.* Göttingen: Hogrefe.

Marx, H. (1997). *Knuspels Leseaufgaben (KNUSPEL-L).* Weinheim: Beltz.

Masendorf, F. (1978). Untersuchungen zum Kommunikations- und Interaktionsstil von Seminar- und Fachleitern für das Lehramt an Grund-, Haupt- und Sonderschulen aus der Sicht von Lehramtsanwärtern. *Zeitschrift für Heilpädagogik, 29,* 216-230.

Masendorf, F., Tücke, M., Kretschmann, R. & Bartram, M. (1976). *Dortmunder Skala zum Lehrerverhalten.* Braunschweig: Westermann.

Mathis, H. (o.J.). *Normtest Arbeitsblätter - Biologie/Tierkunde und Menschenkunde.* Bad Homburg: Gehlen.

Mattejat, F. & Scholz, M. (1994). *Das subjektive Familienbild (SFB). Leipzig-Marburger Familientest.* Göttingen: Hogrefe.

Mayer, W. (1987). *Untersuchung zu einigen Faktoren des Leseprozesses. Testanalytische Befunde zur Lesegeschwindigkeitsprüfung nach Tinker.* Unveröff. Diss., Universität Wien.

Mechling, H. & Rieder, H. (1977). Ein Testverfahren zur Erfassung der großmotorischen Bewegungsgeschicklichkeit im Sport bei 9- bis 13jährigen Kindern. *Psychomotorik, 2,* 95-102 und 109-111.

Meding, M. (1988). Gruppenzusammenhalt leistungsorientierter Sportspielmannschaften. Die Entwicklung des „Kohäsionsfragebogens Basketball" (KFB). *Sportwissenschaft, 18,* 51-62.

Meier, N. C. (1942). *The Meier Art Tests: I. Art judgement.* New York.

Meili, R. (1961). *Analytischer Intelligenztest (AIT)* (2. Auflage, 1971). Bern: Huber.

Meis, R. (1970). *Diagnostischer Rechtschreibtest 4-5.* Weinheim: Beltz.

Melchers, P. & Preuss, U. (1991). *K-ABC. Kaufman-Assessment Battery for Children von Alan S. Kaufman und Nadeen L. Kaufman. Deutschsprachige Fassung.* Amsterdam: Swets & Zeitlinger.

Merz, F. (1964). Tests zur Prüfung spezieller Fähigkeiten. In R. Heiss, K.J. Groffmann & L. Michel (Hrsg.), *Psychologische Diagnostik* (= Handbuch der Psychologie in zwölf Bänden, 6. Band) (S. 411-460). Göttingen: Hogrefe.

Metzker, H. (1981). Der Stammler-Prüfbogen, ein Prüfmittel zur Erfassung gestörter Lautbildung unter dem Aspekt zusammengehöriger Lautgruppen. *Sprache - Stimme - Gehör, 5,* 159-163.

Meuren, K. (1974). Entwicklung eines sprachfreien Analogietests auf mengentheoretischer Grundlage. *Zeitschrift für experimentelle und angewandte Psychologie, 21,* 126-131.

Meyer, W. U. (1969). Anspruchsniveau und erlebte Selbstverantwortlichkeit für Erfolg und Mißerfolg. *Psychologische Beiträge, 11,* 328-348.

Mielke, R. (1990). Ein Fragebogen zur Wirksamkeit der Selbstdarstellung. *Zeitschrift für Sozialpsychologie, 21,* 162-170.

Mietzel, H. (1971). *Erfolgskontrollen zur Westermann-Fibel. Lernzielüberprüfungsverfahren zum Leselernprozeß.* Braunschweig: Westermann.

Mietzel, H. (1974). *Kombinierter Schultest (KS 3, 4, 5).* Braunschweig: Westermann.

Minsel, B. & Fittkau, B. (1971). Konstruktion eines Fragebogens zum Elternverhalten und Versuch einer Validierung. *Zeitschrift für Entwicklungspsychologie und Pädagogische Psychologie, 3,* 73-88.

Modick, H. E. (1977). Ein dreiskaliger Fragebogen zur Leistungsmotivation. *Diagnostica, 23*, 298-321.

Möhling, R. & Raatz, U. (1974). *Konzentrationstest für das erste Schuljahr.* Weinheim: Beltz.

Moll, A. (1984). *Lernkontrollen zu Englisch in Action 2 H.* München: Langenscheidt.

Moosbrugger, H. & Heyden, M. (1992). *FAKT. Frankfurter Adaptiver Konzentrationsleistung-Test.* (Arbeiten aus dem Institut für Psychologie, Heft 8). Frankfurt: Johann Wolfgang Goethe-Universität, Institut für Psychologie.

Moosbrugger, H. & Oehlschlägel, J. (1996). *Frankfurter Aufmerksamkeitsinventar (FAIR).* Göttingen: Hogrefe.

Möhling, R. & Raatz, U. (1974). *Konzentrationstest für das 1. Schuljahr.* Weinheim: Beltz.

Moser, U., Bless, G. & Häberlin, U. (1989). Fragebogen zur Erfassung von Dimensionen der Integration von Schülern (FDI 4-6). *Psychologie in Erziehung und Unterricht, 36*, 19-26.

Mrazek, J. (1989). Die Erfassung körperbezogener Kontrollüberzeugungen. In G. Krampen (Hrsg.), *Diagnostik von Attributionen und Kontrollüberzeugungen* (S. 112-117). Göttingen: Hogrefe.

Müller, A. & Brickenkamp, R. (1970). *Kurzfragebogen für Problemfälle.* Göttingen: Hogrefe.

Müller, H. A. (1969). *Sinnverstehendes Lesen SVL 3.* Weinheim: Beltz.

Müller, H. A. (1971). *Sinnverstehendes Lesen SVL 3.* Wien: Ketterl.

Müller, L. (1973). *Mathematische Denkaufgaben 6+.* Weinheim: Beltz.

Müller, R. (1971). *Diagnostischer Rechtschreibtest DRT 3. Schweizer Version.* Basel: Beltz.

Müller, R. (1972). *Diagnostischer Rechtschreibtest DRT 2. Schweizer Version.* Basel: Beltz.

Müller, R. (1973). *Diagnostischer Rechtschreibtest DRT 3+.* Wien: Ketterl.

Müller, R. (1983^2). *Diagnostischer Rechtschreibtest für 2. Klassen.* Weinheim: Beltz.

Müller, R. (1983^2). *Diagnostischer Rechtschreibtest für 3. Klassen.* Weinheim: Beltz.

Müller, R. (1980). *Diagnostisches Soziogramm (DSO).* Braunschweig: Westermann.

Müller, R. (1984). *Diagnostischer Lesetest zur Frühförderung (DLF 1-2).* Weinheim: Beltz.

Müller, R. (1990). *Diagnostischer Rechtschreibtest für 1. Klassen.* Weinheim: Beltz.

Müller, R. (1997⁴). *Diagnostischer Rechtschreibtest für 2. Klassen (DRT 2)*. Weinheim: Beltz.

Müller-Fohrbrodt, G., Häfele, H., Häefele, M., Kaden, W., Wandel, J. & Witzke, W. (1975). *Analyse eines Fragebogens zur Erfassung sozialer Werte. Übertragung des Survey of Interpersonal Values von L.V. Gordon* (Arbeitsbericht 25). Konstanz: Universität Konstanz, Zentrum I Bildungsforschung, SFB 23.

Müller-Wolf, H. M. (1977). *Lehrverhalten an Hochschulen. Dimensionen, Zusammenhänge, Trainingsmöglichkeiten*. München: Verlag Dokumentation.

Mummendey, H.-D. & Eifler S. (1993). Eine neue Skala zur Messung Sozialer Erwünschtheit. *Bielefelder Arbeiten zur Sozialpsychologie, Nr. 167*.

Nauck, J. & Otte, R. (1980). *Diagnostischer Test Deutsch*. Braunschweig: Westermann.

Neber, H. (1994). Entwicklung und Erprobung einer Skala für Präferenzen zum kooperativen und kompetitiven Lernen. *Psychologie in Erziehung und Unterricht, 41*, 282-290.

Nentwig, C. G. & Heinen, U. (1982). Die Messung interner/externer Kontrollüberzeugungen bei Kindern. In R. Mielke (Hrsg.), *Interne/externe Kontrollüberzeugung. Theoretische und empirische Arbeiten zum Locus of Control-Konstrukt* (S. 178-196). Huber: Bern.

Nesemann, A. (o.J.). *Arbeitsblätter - Englisch*. Bad Homburg: Gehlen.

Neukomm, E. (1997a). *Dichotischer Hörtest für Kinder*. Göttingen: Hogrefe.

Neukomm, E. (1997b). *Dichotischer Hörtest für Erwachsene*. Göttingen: Hogrefe.

Neumann, K. (1981). *Intelligenztest für 6- bis 14jährige körperbehinderte und nichtbehinderte Kinder*. Weinheim: Beltz.

Neuner, G., Göhrum, G. & Wurster, K.H. (1982a). *Reading Comprehension Test 1. Tests für die 9. und 10. Klassen der Sekundarstufe I*. München: Langenscheidt.

Neuner, G., Brandes, D., Henning, U., Kasper, H., Winkler, K. H. & Wodruch, U. (1982b). *Reading Comprehension Test 2. Tests für die 9. und 10. Klassen der Sekundarstufe I*. München: Langenscheidt.

Neuner, G., Iwen, R., Schröter, E. & Flagg, M. (1982c). *Reading Comprehension Test 3. Tests für die 9. und 10. Klassen der Sekundarstufe I*. München: Langenscheidt.

Neuner, G., Foßler, H. J., Hardekopf, L. & Korbel, S. (1982d). *Reading Comprehension Test 4. Tests für die 9. und 10. Klassen der Sekundarstufe I*. München: Langenscheidt.

Nickel, H., Schenk, M. & Ungelenk, B. (1980). *Erzieher- und Elternverhalten im Vorschulbereich. Empirische Untersuchung in Kindergärten und Initiativgruppen*. München: Reinhardt.

Nickel, H., Schlüter, P. & Fenner, H. J. (1973). Angstwerte, Intelligenztest- und Schulleistungen sowie der Einfluß der Lehrerpersönlichkeit bei Schülern verschiedener Schularten. *Psychologie in Erziehung und Unterricht, 20,* 1-13.

Niemann, H. J. (1972). Entwicklung von Einstellungsskalen zum „Lehrer-Engagement" bei Lehrerinnen in der ersten Grundschulklasse. *Zeitschrift für Entwicklungspsychologie und Pädagogische Psychologie, 4,* 118-129.

Niemeyer, W. (1976a). *Bremer Buchstaben-Lese- und Diktatprobe.* Bremen: Herbig.

Niemeyer, W. (1976b). *Bremer Lese- und Diktatprobe für 2. Klassen.* Bremen: Herbig.

Niemeyer, W. (1976c). *Bremer Lese- und Diktatprobe für 3. Klassen.* Bremen: Herbig.

Niemeyer, W. (1976d). *Bremer Artikulationstest (BAT).* Bremen: Herbig.

Niemeyer, W. (1976e). *Bremer Lautdiskriminationstest (BLDT).* Bremen: Herbig.

Niketta, R. (1987). Untersuchung zur „arousal seeking tendency"-Skala. *Bielefelder Arbeiten zur Sozialpsychologie, Nr. 135.* Bielefeld: Universität.

Norden, I. (1956^{12}). *Binetarium. Hilfsmittel zur Intelligenzprüfung nach Binet-Bobertag.* Göttingen: Hogrefe.

Nütten, I. & Sauermann, P. (1985). Die Beurteilung der Kreativität von Mitarbeitern. *Personal, 37,* 327-329.

Orlik, P. (1979). Das Selbstkonzept als Bezugssystem sozialer Kognition. *Zeitschrift für Sozialpsychologie, 10,* 167-182.

Oswald, F., Pfeifer, B., Ritter-Berlach, G. & Tanzer, N. (1989). *Schulklima. Die Wirkungen der persönlichen Beziehungen in der Schule.* Wien: Universitätsverlag.

Oswald, W. D. (1980). Zur Operationalisierung von „State-Angst", „Trait-Angst" und „Anspannung" mit Hilfe individueller Ankersituationen. *Diagnostica, 26,* 21-31.

Oswald, W. D. & Roth, E. (1978). *Der Zahlen-Verbindungs-Test (ZVT). Ein sprachfreier Intelligenz-Schnell-Test.* Göttingen: Hogrefe.

Overmeyer, S., Schmidt, M. H. & Blanz, B. (1994). Die Einschätzungsskala der Schulverweigerung (ESV) - Modifizierte deutsche Fassung der School Refusal Assessment Scale nach C. A. Kearney und W. K. Silverman (1993). *Kindheit und Entwicklung, 3,* 238-243.

Peh, D. & Rathenow, P. (1984). *TGR 1/2. Test Grundanforderung Rechtschreibung für die 1. und 2. Klasse.* Weinheim: Beltz.

Pehl, K. (o.J.). *Kontrolltests zu den Volkshochschulzertifikaten.* Frankfurt: Pädagogische Arbeitsstelle des Deutschen Volkshochschul-Verbandes.

Pehl, K. (o.J.). *Prüfungstests zu den Volkshochschulzertifikaten*. Frankfurt: Pädagogische Arbeitsstelle des Deutschen Volkshochschul-Verbandes.

Pekczynski, D. (o.J.). *Arbeitsblätter - Französisch*. Bad Homburg: Gehlen.

Peterander, F. (1993). Skalen zur Messung entwicklungsförderlichen Elternverhaltens. *System Familie, 6,* 36-47.

Petermann, F. & Petermann, U. (1992²). *Erfassungsbogen für aggressives Verhalten in konkreten Situationen*. Göttingen: Hogrefe.

Petillon, H. (1980). *Soziometrischer Test für 3. bis 7. Klassen. ST 3-7*. Weinheim: Beltz.

Petillon, H. (1984). *Sozialfragebogen für Schüler SFS 4-6*. Weinheim: Beltz.

Pfabigan, E. (1968). *Soziometrie in der Erziehungspraxis und GKT (Gruppenkontakttest)*. Wien: Jugend und Volk.

Pfrang, H. & Schenk, J. (1983). Differentielle Korrelate zweier unipolarer Skalen zur Messung generalisierter Kontrollmeinungen in einer Stichprobe von Alkoholikern. *Diagnostica, 29,* 256-272.

Piehl, J. (1973). Untersuchungen zur Examensangst: Sprachstörungen in Prüfungssituationen. *Psychologische Beiträge, 15,* 301-320.

Plewa, A. (1975). *Über komplex verursachte Sprechangst (Logophobie)*. Unveröff. Diplomarbeit, Freiburg i.Br.

Piontkowski, U., Ruppelt, M. & Sandmann, M. (1981). Eine Normierung von Rotters I-E-Skala. *Diagnostica, 4,* 313-323.

Plaum, E. (1986). *Leistungsmotivationsdiagnostik auf handlungstheoretischer Basis. Entwicklung eines neuen Untersuchungsverfahrens und erste Ergebnisse zur Validität*. Weinheim: Beltz.

Pohler, G. (1989). *Kreativitätsinventar (Vorgabenheft und Auswertungsheft)*. Unveröffentlicht (Dr. Gerhard Pohler, Bergenstammgasse 8/6, A-1130 Wien).

Portmann, R. (1974). *Sprachliche Analogien 3/4*. Weinheim: Beltz.

Portmann, R. (1975). *Sprachliche Analogien 5/6*. Weinheim: Beltz.

Portmann, R. & Stark, G. (1974). *Rechtschreibung 3*. Weinheim: Beltz.

Portmann, R. & Stark, G. (1975). *Rechtschreibung 4*. Weinheim: Beltz.

Prahl, D. I. (1973). Empirische Untersuchung bei lernbehinderten Schulabgängern hinsichtlich des Wissens über politische Parteien in der BRD. *Zeitschrift für Heilpädagogik, 24,* 479-508.

Preiser, S. (1978). *Soziales Handeln im Kindes- und Jugendalter. Dokumentation von Forschungs- und Diagnoseinstrumenten*. Weinheim: Beltz.

Preiser, S. (1982). Generalisierte und spezifische Kontrollüberzeugungen in ihrer Bedeutung für soziales, politisches und berufliches Engagement. In S. Preiser (Hrsg.), *Kognitive und emotionale Aspekte politischen Engagements. Fortschritte der Politischen Psychologie, Bd. 2* (S. 148-162). Weinheim: Beltz.

Preisig, E., Perrez, M. & Patry, J.-L. (1978). *Konstruktion eines an der Verhaltenstheorie orientierten Fragebogens zur Erfassung des Bekräftigungs- und Bestrafungsverhaltens*. Fribourg: Berichte zur Erziehungswissenschaft.

Prestel, R. (1988). *Qualitätsprüfung eines neuen Instruments zur Erfassung der Leistungsmotivation - die Leistungsmotivations-Matrix - und seine externe Validierung am TAT von Heckhausen, AAT von Alpert und Haber und LMT von Hermans, Petermann und Zielinski* (= Konstanzer Dissertationen, Band 207). Konstanz: Hartung-Gorre.

Preuser, G. (1976). Der Drei-Figuren-Test: Ein neues Verfahren zur qualitativen und quantitativen Bestimmung von Sprachverständnisstörungen. In G. Peuser (Hrsg.), *Interdisziplinäre Aspekte der Aphasieforschung*. Köln: Rheinland Verlag.

Probst, H. (1983). Testverfahren zur Diagnostik spezifischer Lernvoraussetzungen. In R. Horn, K. Ingenkamp & R. S. Jäger (Hrsg.), *Tests und Trends. 3. Jahrbuch der Pädagogischen Diagnostik* (S. 77-105). Weinheim: Beltz.

Probst, H. (1994). *Inventar impliziter Rechtschreibregeln. IiR*. Marburg: Institut für Heil- und Sonderpädagogik.

Probst, W. (1963^6). Der Simon-Binet-Test zur Prüfung der Intelligenz bei Kindern. Basel: Karger.

Psykotekniska Institut (Ed.). (1974). *Punkte-Test*. Stockholm: Psykologi Foerlaget.

Quitsch, G. (1982). *Planung eines sportmotorischen Tests zur Beurteilung der energetischen und koordinativen Leistungsfähigkeit*. Mainz: unveröff. Manuskript (siehe Bös, 1987).

Raatz, U. & Klein-Braley, C. (1992). *CT-D 4. Schulleistungstest Deutsch für 4. Klassen*. Weinheim: Beltz.

Raatz, U. & Möhling, R. (1971a). *Frankfurter Test für Fünfjährige - Konzentration*. Weinheim: Beltz.

Raatz, U. & Möhling, R. (1971b). *Frankfurter Test für Fünfjährige - Wortschatz*. Weinheim: Beltz.

Raatz, U. & Schwartz, E. (1974). *Wortschatzuntersuchung. WSU 4-6*. Weinheim: Beltz.

Ranschburg, J. & Bolla, J. K. (1985). Soziale Lage und Erziehungshaltung der Eltern (Untersuchung mit einer Skala der Erziehungshaltung). *Zeitschrift für Psychologie, 193*, 415-430.

Rathenow, P. (1973). *Rechtschreibtest 1*. Weinheim: Beltz.

Rathenow, P. (1979). *Westermann Rechtschreibtest 4/5*. Braunschweig: Westermann.

Rathenow, P., Laupenmühlen, D. & Vöge, J. (1980). *Westermann Rechtschreibtest 6+*. Braunschweig: Westermann.

Rathenow, P. (1988). *Der Westermann Rechtschreibtest für 2. und 3. Klassen*. Göttingen: Hogrefe.

Rauin, U., Kohler, B. & Becker, G. E. (1994). Drum prüfe, wer sich ewig bindet. Ein Berufseignungstest für das Lehramtsstudium. *Pädagogik, 11*, 34-39.

Raven, J. C., Court, J. & Raven Jr., J. (1980). *Advanced Progressive Matrices*. Weinheim: Beltz.

Raven, J. C., Court, J. & Raven Jr., J. (1980^2). *Coloured Progressive Matrices*. Weinheim: Beltz.

Reimann, B. & Eichhorn, R. (1984). *Testsystem für hörgeschädigte Kinder. Verfahren zur Ermittlung des kognitiven Entwicklungsstandes bei schwerhörigen und gehörlosen 5- bis 9jährigen Kindern*. Berlin: Psychodiagnostisches Zentrum, Sektion Psychologie der Humboldt-Universität zu Berlin.

Révész, G. (1920). Prüfung der Musikalität. *Zeitschrift für Psychologie, 85*, 163-209.

Reynell, J. K. (1985). *Sprachentwicklungsskalen* (Deutsche Bearbeitung K. Sarimski). München: Röttger.

Rheinberg, F. (1980). *Leistungsbeurteilung und Lernmotivation*. Göttingen: Hogrefe.

Ribke, J. (1979). *Musikalität als Variable von Intelligenz, Denken und Erleben*. Hamburg: Dieter Wagner.

Richter, B. (1981). *Kurzbeschreibung des Fragebogens zum Lehrerverhalten*. Heiligenrode: Schulpsychologischer Beratungsdienst.

Rieder, O. (1971). *Allgemeiner Schulleistungstest für 2. Klassen*. Weinheim: Beltz.

Riegel, K. (1967). *Der sprachliche Leistungstest SASKA*. Göttingen: Hogrefe.

Riemenschneider, L., Schwartz, E. & Berg, D. (1971). *Wortschatztest TWT 7-9. Begabungstest für 7. bis 9. Klassen an Hauptschulen, Realschulen und Gymnasien*. Weinheim: Beltz.

Ring, E. (1980). Neue Erkenntnisse für das Messen von Toleranz. *Psychologie und Praxis, 24*, 1-12.

Röther, D. (1983). *Der Vorschullerntest. Ein Test zur Diagnostik des anschaulich-konkreten Denkens im Vorschulalter.* Berlin: Psychodiagnostisches Zentrum, Sektion Psychologie der Humboldt-Universität zu Berlin.

Rollett, B. (1994). Anstrengungsvermeidung in Schule und Beruf. In G. Gittler, M. Jirasko, U. Kastner-Koller, C. Korunka & A. Al-Roubaie (Hrsg.), *Die Seele ist ein weites Land. Aktuelle Forschung am Wiener Institut für Psychologie* (S. 81-92). Wien: WUV-Universitätsverlag.

Rollett, B. & Bartram, M. (1981^2). *Anstrengungsvermeidungstest.* Göttingen: Hogrefe.

Rost, D. & Lamsfuss, S. (1992). Entwicklung und Erprobung einer ökonomischen Skala zur Erfassung des Selbstkonzepts schulischer Leistungen und Fähigkeiten. *Zeitschrift für Pädagogische Psychologie, 6,* 239-250.

Rost, D. & Schermer, F. J. (1989). Diagnostik des Leistungsangsterlebens. *Diagnostica, 35,* 287-315.

Rost, D. H. & Schermer, F. J. (1997). *Differentielles Leistungsangst Inventar (DAI).* Frankfurt a. M.: Swets Test Services.

Rost, D. H. & Wild, K. P. (1990). Schulisches Mogeln und Leistungsvermeidung: Komponenten und Erfassung. *Zeitschrift für Pädagogische Psychologie, 4,* 13-27.

Rost, D. H. & Witt, M. (1993). Erziehungsstile von Eltern hochbegabter Kinder. In D. H. Rost (Hrsg.), *Lebensumweltanalyse hochbegabter Kinder. Das Marburger Hochbegabtenprojekt* (S. 75-104). Göttingen: Hogrefe.

Roth, E. (1972). *Der Werteinstellungs-Test. Eine Skala zur Messung dominanter Interessen der Persönlichkeit. Nach G. W. Allport, P. E. Vernon, G. Lindzey.* Bern: Huber.

Rüger, U., Fassl, K., Haase J. C. & Schultze, C. (1996). *Göttinger Biographie-Inventar. Ein Verfahren zur deskriptiven Inhaltsanalyse biographischer Anamnesen.* Göttingen: Cuvillier.

Ruffing (o.J.). *Normtest Arbeitsblätter - Mathematik.* Bad Homburg: Gehlen.

Ruhland, E. (1988). *Test in Deutsch. 3000 Fragen in vier Übungsgruppen; Sprachlehre - Rechtschreibung - Stilistik. Schriftverkehr nach DIN 5008.* Frankfurt: Ruhland.

Ruth, W., Kasten, W., Schulte, C. & Wulftange, J. (1979). *Physik Testaufgaben für den Sekundarbereich II.* Köln: Aulis.

Sack, H. G. & Golz, N. (1984). *Untersuchungen zur Psychologie des Skilaufens.* Berlin: Arbeiten aus dem Institut für Sportwissenschaft - sozialwissenschaftliche Reihe.

Saldern, von M. & Littig, K. E. (1987). *Landauer Skalen zum Sozialklima für 4. bis 13. Klassen. LASSO 4-13.* Weinheim: Beltz.

Samstag, K., Sander, A. & Schmidt, R. (1971). *Diagnostischer Rechentest. DRE 3.* Weinheim: Beltz.

Samtleben, E., Biglmaier, F. & Ingenkamp, K. (1970). *Lesetest für die 2. Schulstufe LT 2.* Wien: Ketterl.

Samtleben, E., Biglmaier, F. & Ingenkamp, K. (1973). *Lesetest für 2. Klassen LT 2.* Weinheim: Beltz.

Sarimski, K. (1990). *Maternal Behavior Rating Sclae (Mohoney) - deutsche Fassung.* München: Unveröff. Manuskript, Klinik des Kinderzentrums München.

Saup, W. (1992). Neugier und Interesse im frühen Alter. *Zeitschrift für Gerontopsychologie und -psychiatrie, 5,* 1-10.

Sauter, F. C. (1979). *Prüfung optischer Differenzierungsleistungen - POD.* Braunschweig: Westermann.

Schahn, J. (1991^2). *Skalensystem zur Erfassung des Umweltbewußtseins.* Heidelberg: Universität, Psychologisches Institut.

Schallberger, U. & Trier, U. P. (1978). *Test für schulrelevante Fähigkeiten für 6. und 7. Klassen.* Weinheim: Beltz.

Scharlach, M. & Wendel, S. (1990). Test zur Erfassung der Ausprägung besonderer mathematischer Fähigkeiten bei Schülern mittleren Schulalters der Normalschule. *Erfurter Forschungsbeiträge Pädagogik, Heft 1,* 32-45.

Schaub, S. (1984). *Methodenbeiträge zur Erforschung des Musik-Lernens. Musikpädagogische Forschung.* Mainz: Schott.

Schauder, T. (1991). *Die Aussagenliste zum Selbstwertgefühl für Kinder und Jugendliche. ALS.* Weinheim: Beltz.

Scheller, R. (1986). Anspruchsniveau: Ein Verfahren zu seiner Erfassung. *Trierer Psychologische Berichte, 13, Heft 6.*

Schenk, C. (1990). *Lesenlernen vorbereiten. Förderung des auditiven Differenzierungsvermögens im sprachlichen Bereich.* Baltmannsweiler: Pädagogischer Verlag Burgbücherei Schneider.

Schilling, F. (1976). *Checkliste motorischer Verhaltensweisen (CMV).* Göttingen: Hogrefe.

Schilling, F. & Bädke, D. (1980). Screening Test für den motorischen Bereich bei der Einschulung. *Motorik, 3,* 84-86.

Schmalt, H.-D. (1976). *Das LM-Gitter.* Göttingen: Hogrefe.

Schmid, P., Berg, A., Lehmann, M., Huber, G., Jakob, E., Schwaberger, G. & Keul, J. (1994). Feldtest zur sportartspezifischen Bestimmung der Ausdauerleistungsfähigkeit. *Leistungssport, 14,* 15-17.

Schmidt, H. (1981). *Mehrdimensionaler Persönlichkeitstest für Jugendliche (MPT-J).* Braunschweig: Westermann.

Schmidt, H.-D. & Vorthmann, H. R. (1971). Eine Skala zur Messung der „sozialen Erwünschtheit". *Diagnostica, 17,* 87-90.

Schmidt, J. U., Brocke, B., Jäger, A. O., Doll, J. & König, F. (unter Mitarbeit von Proske, B., Treziak-König, M. & Wörpel, S.). (1986). Entwicklung eines Tests für das Berliner Intelligenzstrukturmodell. Forschungsschwerpunkt „Produktives Denken / Intelligentes Verhalten". Arbeitsbericht 4. Berlin: Institut für Psychologie im FB Erziehungs- und Unterrichtswissenschaften der FU Berlin.

Schmidt, J. (1981). Der Ideentest (IT) - Ein Instrument zur Status-und Veränderungsmessung der Denkbeweglichkeit. In M. Vorwerg (Hrsg.), *Zur psychologischen Persönlichkeitsforschung.* Berlin: VEB Deutscher Verlag der Wissenschaften.

Schmidt, K. & Metzler, P. (1992). *Wortschatztest. WST.* Weinheim: Beltz.

Schmidt, P. (1980). *Kurzskala zur sozialen Erwünschtheit.* Mannheim: *Unveröffentlichtes Arbeitspapier für das ZUMA-Methodenseminar zum NSS (Nationaler Sozialer Survey) Juli 1982.*

Schmidtke, H., Schaller, S. & Becker, P. (1978). *Manual Raven Matrizen Test.* Weinheim: Beltz.

Schmotzer, C., Kubinger, K. D. & Maryschka, C. (1994). *Rechnen in Symbolen. Manual.* Frankfurt: Swets.

Schneewind, K. A. (o.J.). *Entwicklung eines Fragebogens zur Erfassung internaler vs. externaler Bekräftigungsüberzeugungen bei Kindern.* Erlangen: Arbeitspapier.

Schneewind, K. A. & Braun, M. (1988). Jugendliche Ablöseaktivitäten und Familienklima. *System Familie, 1,* 49-61.

Schneewind, K. A. & Pausch, H. P. (1990). Entwicklung des Multidimensionalen Bereichsspezifischen Attribuierungsfragebogens für Kinder und Jugendliche (MBAF-K). *Zeitschrift für Pädagogische Psychologie, 2,* 97-104.

Schneewind, K. A., Beckmann, M. & Hecht-Jackl, A. (1985). *Das Familiendiagnostische Test-System (FDTS): Konzeption und Überblick.* München: Universität München - Institut für Psychologie.

Schneider, M. (1977). *Werte - Einstellungen - Verhalten. Ein empirischer Beitrag zur Werttheorie von Rokeach im Bereich politischer Einstellungen und politischen Verhaltens.* Unveröff. Diss., Univ. Bonn.

Schneider-Düker, M. & Schneider, J. F. (1980). Zur Diagnostik von Interaktionsproblemen in der Familie. Durchführungsanleitung und Bearbeitungshinweise für das Strukturierte Familieninterview (SFI) nach Watzlawik. *Gruppenpsychotherapie und Gruppendynamik, 16,* 76-90.

Scholl, R. (1953). *Der Scholl-Test.* Stuttgart: Testverlag Siegfried Wolfgang (vergriffen).

Schöpfer, B. & Brunner, E. J. (1989). Der Reutlinger Familieninteraktions-Diagnosebogen (RFD). Tübingen: Universität, Institut für Erziehungswissenschaft I.

Schoppe, K.-J. (1975). *Verbaler Kreativitätstest (VKT).* Göttingen: Hogrefe.

Schrand, H. (1973). *Englisch Einstufungstest 6+.* Weinheim: Beltz.

Schrem, A. (1976). *Beitrag zur Diagnostik der Debilität. Entwicklung eines Verfahrens zur Ermittlung der Lernfähigkeit (Mengen- und Zahlen-Lerntest) sowie eines Persönlichkeitsfragebogens (PFB 73) zur Früherfassung hilfsschulbedürftiger Kinder.* Gesellschaftswissenschaftliche Dissertation. Berlin: Humboldt-Universität.

Schrey-Dern, D. (1990). Screening-Verfahren zur Diagnostik des kindlichen Grammatikerwerbs auf der Grundlage der Profilanalyse nach Harald Clahsen. *Sprache - Stimme - Gehör, 14,* 31-33.

Schröder, H. (1968). *Kombinierter Lern- und Intelligenztest KLI 4+. Lern- und Intelligenztest für 4. und 5. Klassen.* Weinheim: Beltz.

Schröder, H. (1979b[4]). *Kombinierter Lern- und Intelligenztest für 4. und 5. Klassen KLI 4 - 5.* Weinheim: Beltz.

Schuck, K. D. & Eggert, D. (1975). *Hannover-Wechsler-Intelligenztest für das Vorschulalter.* Bern: Huber.

Schuck, K. D., Eggert, D. & Raatz, U. (1975). *Columbia Mental Maturity Scale CMM 1 - 3.* Weinheim: Beltz.

Schuck, K. D., Eggert, D. & Raatz, U. (1976). *Columbia Mental Maturity Scale CMM 1 - 4.* Wien: Ketterl.

Schütz, F. (1983). *Diagnostische Aufgabenreihen für die VS 1/SO 2.* Wien: Ketterl.

Schütz, F. (1983). *Diagnostische Aufgabenreihen für die SO 3/VS 2.* Wien: Ketterl.

Schuhfried, G. (1987). *Wiener Testsystem II.* Mödling; Schuhfried.

Schulte, D. (1974). *Diagnostik in der Verhaltenstherapie.* München: Urban & Schwarzenberg.

Schulz, K. (1988). *Mathematische Leistungen von Hauptschülern. Eine empirische Untersuchung über Zielvorstellungen des Beschäftigungssystems und real vorfindbare Leistungsprofile bei Hauptschülern.* Regensburg: Roderer.

Schumann-Hengsteler, R., Scheffler, S. & Trötscher, B. (1993). Gedächtnishilfen im Alltag junger und alter Menschen. *Gerontologie, 26,* 89-96.

Schwarzer, R. & Spielberger, C. D. (1986). Das State-Trait Persönlichkeitsinventar. In R. Schwarzer (Hrsg.), *Skalen zur Befindlichkeit und Persönlichkeit.* Berlin: FU, Institut für Psychologie (Forschungsbericht 5).

Schwarzer, R., Jerusalem, M. & Sarason, I. G. (1986). Fragebogen zur sozialen Ängstlichkeit. In R. Schwarzer (Hrsg.), *Skalen zur Befindlichkeit und Persönlichkeit* (Forschungsbericht 5). Berlin: Freie Universität, Institut für Psychologie.

Schwibbe, G. & Geiger, A, (1982). Entwicklung eines Fragebogens zur Erfassung von Lehrereinstellungen im Fremdsprachenunterricht. *Unterrichtswissenschaft, 10,* 165-176.

Seashore, C. E. (1919). *Manual of instructions and interpretations of measures of musical talent.* Chicago.

Seidenstücker, G. & Weinberger, L. (1978). Entwicklung einer Angstliste. *Diagnostica, 24,* 78-88.

Seidl, H. & Tursky, I. (1975). *Schul- und Berufsinteressentest.* Wien: Ketterl.

Seidl, H. & Tursky, I. (1982). *Interessentest.* Wien: Ketterl.

Seitz, W. & Bräth, H. (1970). Empirische Untersuchung eines Fragebogens zur Prüfung kritischer Einstellungen gegenüber der Schule (ausgehend von einer erweiterteten Version des „School Inventory" nach Bell). *Diagnostica, 16,* 172-185.

Seitz, W. & Götz, W. (1979). *Familiäre Erziehung und jugendliche Delinquenz.* Stuttgart: Enke.

Seitz, W. & Rausche, A. (1976, 1992^3). *Persönlichkeitsfragebogen für Kinder (PFK 9-14).* Braunschweig: Westermann.

Sendlmeier, W. F. & Wedel, H. v. (1986). Ein Verfahren zur Messung von Fehlleistungen beim Sprachverstehen. Überlegungen und erste Ergebnisse. *Sprache - Stimme - Gehör, 10,* 164-169.

Seyfried, H. (1969). *Konzentrationstest I.* Wien: Ketterl.

Seyfried, H. (1974^2). *Konzentrationstest II.* Wien: Ketterl.

Seyfried, H., Karas, E. & Sonnleitner, M. (1974^2). *Leistungs- und Bildungsberatungstest II für die 4. Stufe der Volksschule.* Wien: Ketterl.

Seyfried, H., Karas, E. & Sonnleitner, M. (1976^3). *Leistungs- und Bildungsberatungstest I für die 4. Schulstufe.* Wien: Ketterl.

Seyfried, H., Klausner, H. & Weyermüller, F. (1972). *Diagnostischer Rechtschreibtest DRT 4-5. Schulleistungstest für die 4. und 5. Schulstufe.* Wien: Ketterl.

Skawran, P. R. (1965). Ein Test für zwei-dimensionale räumliche Vorstellungen. *Diagnostica, 11,* 41-45.

Snijders, J. T. & Snijders-Oomen, N. (1970). *Nicht-verbale Intelligenzuntersuchung für Hörende und Taube (SON 3 - 16, Gesamtausgabe).* Groningen: Wolters-Noordhoff.

Snijders, J. T. & Snijders-Oomen, N. (1977^2). *Snijders-Oomen nicht-verbale Intelligenztestreihe.* Groningen: Wolters-Noordhoff.

Sorembe, V. & Westhoff, K. (1985). *Skala zur Erfassung der Selbstakzeptierung (SESA).* Göttingen: Hogrefe.

Srp, G. & Höerndler, H. (1994). *Syllogismen. Handbuch.* Frankfurt: Swets.

Stangl, W. (1986). *Fragebogen zum elterlichen Erziehungsverhalten.* Universität Linz: Institut für Pädagogik und Psychologie.

Stangl, W. (1991). Der Freizeit-Interessen-Test (FIT). *Zeitschrift für Differentielle und Diagnostische Psychologie, 12,* 231-244.

Stark, G. & Thyen, H. (1973). *Zahlenfolgen 3.* Weinheim: Beltz.

Stark, G. & Thyen, H. (unter Mitarbeit von H. Kopka). (1973). *Zahlenfolgen 6+.* Weinheim: Beltz.

Starren, J. (1978). *Snijders-Oomen nicht-verbale Intelligenztestreihe 7 - 17. Die Entwicklung einer neuen Version des SON für 7-17jährige.* Groningen: Wolters-Noordhoff.

Stauffer, E. & Trottmann-Gschwend, A. (1980). *Geist-Bilder-Interessen-Inventar.* Lisse: Swets & Zeitlinger.

Steinert, J. (1978). *Allgemeiner Deutscher Sprachtest.* Braunschweig: Westermann.

Steinhausen, H.-C. (1989^2). *Der Offer-Selbstbild-Fragebogen für Jugendliche.* Zürich: Selbstverlag.

Stern, E. (1997). Mathematik. In F. E. Weinert & A. Helmke (Hrsg.), *Entwicklung im Grundschulalter* (S. 501-503). Weinheim: Beltz - Psychologie Verlags Union.

Stiensmeier, J. (1986). *Fragebogen zur Erfassung des Selbstkonzepts Begabung in leistungs- und anschlußthematischen Kontexten (SKB-L+A-K)* (= Bielefelder Arbeiten zur Sozialpsychologie, Nr. 127). Bielefeld: Universität.

Steltmann, K. (1975). *Englisch-Leistungstest für die Klassen 12 und 13.* Weinheim: Beltz.

Steltmann, K. (1986). Der Bonner Lehrerbewertungsbogen (BLBB). Ein Fragebogen zur Beurteilung von Lehrern durch Schüler. *Unterrichtswissenschaft, 14,* 402-415.

Stöber, J. (1995). Besorgnis: Ein Vergleich dreier Inventare zur Erfassung allgemeiner Sorgen. *Zeitschrift für Differentielle und Diagnostische Psychologie, 16*, 50-63.

Strehle, W. (1961a). Ein Binet-Test für Blinde. *Der Blindenfreund, 81*, 105-129.

Strehle, W. (1961b). Ein Intelligenz-Punkt-Test für blinde Kinder und Jugendliche im Alter von 6 - 16 Jahren. *Der Blindenfreund, 81*, 178-1856.

Stuckle, J. & Humpert, W. (o.J.). *Unterrichtsklima aus der Sicht der Schüler*. Unveröff. Arbeitspapier der Forschungsgruppe „Sozialpsychologie der Schule", Universität Konstanz.

Stumpf, H. & Fay, E. (1983). *Schlauchfiguren - Ein Test zur Beurteilung des räumlichen Vorstellungsvermögens*. Göttingen: Hogrefe.

Stumpf, H., Angleitner, A., Wieck, T., Jackson, D. N. & Beloch, T. H. *(1985). Deutsche Personality Research Form (PRF)*. Göttingen: Hogrefe.

Tacke, G. & Linder, F. (1981). Der Einfluß individualisierenden Lehrerverhaltens auf das Selbstkonzept von Schülern. *Zeitschrift für Entwicklungspsychologie und Pädagogische Psychologie, 13*, 190-193.

Tennstädt, K. C. (o.J.). *Subjektive Aspekte des Lehrerberufs*. Forschungsgruppe „Sozialpsychologie der Schule", Fachgruppe Psychologie, Sozialwissenschaftliche Fakultät, Universität Konstanz.

Tewes, U. (1983). *Hamburg-Wechsler-Intelligenztest für Kinder Revision 1983*. Bern: Huber.

Tewes, U. & Thurner, F. (1976). *Testbatterie Grammatische Kompetenz*. Braunschweig: Westermann.

Thiel, R.D., Keller, G. & Binder, A. (1979). *Arbeitsverhaltensinventar (AVI)*. Braunschweig: Westermann.

Thurner, F. & Tewes, U. (1975^3). *Der Kinder-Angst-Test. K-A-T* (erste Auflage 1969, 2. verbesserte Auflage 1972, 3. Auflage 1975). Göttingen: Hogrefe.

Todt, E. (o.J.). *Differentieller Kenntnistest (DKT)*. Hannover: Deutsche Gesellschaft für Personalwesen e.V..

Todt, E. (1972^2). *Differentieller Interessentest (DIT)*. Göttingen: Hogrefe.

Torrance, E. P. (1969). *The research edition of the Torrance Tests of creative thinking*. New Jersey: Princeton.

Trommsdorf, G., Burger, C., Füchsle, T. & Lamm, H. (1978). *Erziehung für die Zukunft*. Düsseldorf: Schwann.

Tewes, U. & Thurner, F. (1976). *Testbatterie Grammatische Kompetenz.* Braunschweig: Westermann.

Urban, K. K. (1982a). Erläuterungen zu GIFT. In K. K. Urban (Hrsg.), *Hochbegabte Kinder* (S. 242-244). Heidelberg: Schindele.

Urban, K. K. (1982b). *Hörverstehenstest (HVT 4-7).* Weinheim: Beltz.

Urban, K. K. (1988). *Tests zur auditiven Sprachwahrnehmung (TAUS).* Hannover: Universität.

Urban, K. K. & Jellen, H. G. (1985). *Der TSD - Z. Test zum schöpferischen Denken - zeichnerisch.* Universität Hannover, FB Erziehungswissenschaften I: Arbeitsstelle HEFE, Paper 6.

Urban, W. (1975). *Berufszufriedenheit und Berufsbelastung bei österreichischen Hauptschullehrern* (Forschungsbereicht V im Rahmen des Forschungsprojekts „Persönlichkeitsstrukturen und Studien- und Berufserfolg bei Studierenden an Pädagogischen Akademien (Hauptschullehrerausbildung) - eine Längsschnittstudie"). Wien.

Urban, W. (1984). *Persönlichkeitsstruktur und Unterrichtskompetenz.* Wien: Österreichischer Bundesverlag.

Vanecek, E. (1977). *Tinker Speed of Reading Test.* Wien: Unveröff. Manuskript.

Vidor, M. (1931). *Was ist Musikalität?* München.

Viet, U. (1977). *Test für operatives Rechnen in 5. Klassen.* Weinheim: Beltz.

Vogt, U. (1979). *Die Motorik 3- bis 6-jähriger Kinder. Ihre Abhängigkeit vom biologischen Entwicklungsstand und sozialen Umweltfaktoren.* Schorndorf: Hofmann.

Vormbrock, F. & Neuser, J. (1983). Konstruktion zweier spezifischer Trait-Fragebogen zur Erfassung von Angst in sozialen Situationen (SANB und SVSS). *Diagnostica, 29,* 165-182.

Wacker, A. & Nohl, W. (1974). Über die Entwicklung einer Abwechslungspräferenzskala (APS) für Erwachsene. *Psychologische Rundschau, 25,* 127-142.

Wagner, H. (1981). *Hamburger Verhaltensbeurteilungsliste.* Göttingen: Hogrefe.

Wagner, H. & Baumgärtel, F. (1978). *Hamburger Persönlichkeitsfragebogen für Kinder (HAPEF-K).* Göttingen: Hogrefe.

Wagner, H.-J. & Born, C. (1994). *Diagnostikum: Basisfähigkeiten im Zahlenraum 0 bis 20 (DBZ 1).* Weinheim: Beltz.

Wagner, I. (1980). *Bonner Aufmerksamkeitstest. Vorläufiges Testhandbuch.* Bonn: Pädagogische Fakultät der Rheinischen Friedrich- Wilhelms-Universität.

Wagner, I. (1980). *Bonner Aufmerksamkeitstest für 8- bis 14jährige.* o.O.: in Vorb.

Wagner, J. W. L. (1977a). *Fragebogen Einstellung zur Schule für 4. - 6. Klassen.* Weinheim: Beltz.

Wagner, J. W. L. (1977b). *Fragebogen zum Selbstkonzept für 4. - 6. Klassen. FSK 4-6.* Weinheim: Beltz.

Wagner, R. (1970). *Untersuchungen zur Entwicklung der Musikalität mit Hilfe eines Musikleistungstests.* München: Reinhardt.

Wallach, M. A. & Kogan, N. (1966). *Modes of thinking in young children.* New York: Holt.

Walter, J. & Unlegger, K. (1997). *Multimediales Rechtschreibpaket auf Morphembasis (REMO).* Göttingen: Hogrefe.

Warwitz, S. (1982). Normtafeln zum „Wiener Koordinationsparcours" (WKP). *Sportunterricht, 31,* 59-64.

Waschler, G. (1986). *Mehrdimensionaler konditioneller Leistungstest für den Schulsport.* Pfaffenweiler: Centaurus.

Watson, D. & Friend, R. (1980). Die Messung von sozialer Angst und Angst vor Kritik. In E. J. Mash & L. G. Terdal (Hrsg.), *Kompendium der verhaltenstherapeutischen Diagnostik.* Frankfurt: Fachbuchhandlung für Psychologie.

Weible, K. & Bethäuser, H. (1986). *TIBS 1. Testverfahren für Interessen: Beruf - Schule.* Weinheim: Beltz.

Weigt, R. (1974). Ein Verfahren zur Auswahl von Schülern für LRS-Klassen. *Die Sonderschule, 19,* 330-341.

Weinert, F. E. & Helmke, A. (Hrsg.). (1997). *Entwicklung im Grundschulalter.* Weinheim: Beltz - Psychologie Verlags Union.

Weiß, R. H. (1971). *Grundintelligenztest Skala 3.* Braunschweig: Westermann.

Weiss, R.H. (1978). *Grundintelligenztest Skala 2.* Braunschweig: Westermann.

Weiß, R. H. (1987). *Grundintelligenztest Skala 2 - CFT 20* (4. Auflage, 1997). Göttingen: Hogrefe.

Weiß, R. H. & Osterland, J. (1997[5]). *Grundintelligenztest Skala 1.* Göttingen: Hogrefe.

Wendeler, J. (1971). Persönlichkeitseigenschaften und „Lügen"-Tendenz. *Diagnostica, 17,* 73-82.

Weiss, W. W. (1982). *Familienstruktur und Selbständigkeitserziehung.* Göttingen: Hogrefe.

Welte, V. (1981). Der Mottier-Test, ein Prüfmittel für die Lautdifferenzierungsfähigkeit und die auditive Merkfähigkeit. *Sprache - Stimme - Gehör, 5,* 121-125.

Weltner, K., Raatz, U. & Schwartz, E. (1971). *Naturlehretest Physik.* Weinheim: Beltz.

Wendeler, I. (1973). *Wortschatz 5/6.* Weinheim: Beltz.

Wendeler, I. (1974). *Satzlehre 6+.* Weinheim: Beltz.

Wendeler, J. (1969). Extraversion, neurotische Tendenz und Leistungsmotivation. *Diagnostica, 15,* 22-36.

Wendeler, J. (1973). *Frankfurter Denkaufgaben für 3. - 6. Klassen.* Weinheim: Beltz.

Wendeler, J. (1973a). *Lesen 3.* Weinheim: Beltz.

Wendeler, J. (1973b). *Lesen 4.* Weinheim: Beltz.

Wermke, J. (1989). *„Hab a Talent, sei a Genie!" Kreativität als paradoxe Aufgabe* (2 Bd.). Weinheim: Deutscher Studien Verlag.

Westhoff, K., Geusen-Asenbaum, C., Leutner, D. & Schmidt, M. (1982). *Problemfragebogen für 11- bis 14jährige.* Braunschweig: Westermann.

Westhoff, K., Terlinden-Arzt, P., Michalik, B. & John, H. (1995). *Effektiver arbeiten. Diagnoseinstrumente zur Optimierung von Arbeitsverhalten, Arbeitsbedingungen und Organisation.* Heidelberg: Asanger.

Weyer, G. & Hodapp, V. (1978). Eine deutsche Version der „Work Environment Scale (WES)" - Erste Anwendungserfahrungen bei Lehrern und Vergleich mit den „Subjektiven Belastungs- und Unzufriedenheitsskalen im beruflichen Bereich (SBUS-B)". *Diagnostica, 24,* 318-328.

Weyermüller, F. (1976). *Sinnverstehendes Lesen. SVL 4-5. Lesetest für 4. und 5. Schulstufen.* Wien: Ketterl.

Weyermüller, F. & Zlabinger, E. (1978). *Diagnostischer Lesetest 1 - 2.* Wien: Ketterl.

Weyermüller, F., Sebanz, I. & Bodner, W. (1978). *Diagnostischer Rechtschreibtest DRT 1-2.* Wien: Ketterl.

Widdel, H. (1977a). *Attribuierungsfragebogen für Erfolg und Mißerfolg in der Schule. AEM 5 - 7.* Weinheim: Beltz.

Widdel, H. (1977b). *Fragebogen zum schulischen Leistungsmotiv für 5. - 7. Klassen im Landauer Bildungs-Beratungs-System.* Weinheim: Beltz.

Wieczerkowski, W. & Charlton, M. (1974). Konstruktion eines Fragebogens zur Beurteilung der Praktikumsleistung von Lehrstudenten durch Mentoren. *Psychologie in Erziehung und Unterricht, 21,* 125-128.

Wieczerkowski, W., Nickel, H., Janowski, A., Fittkau, B. & Rauer, W. (1975^2). *Angstfragebogen für Schüler. AFS.* Göttingen: Hogrefe.

Wiedl, K. H. & Bethge, H. J. (1983). *Der CPM-PV-Test. Materialien zur Entwicklung und Anwendung einer dynamischen Version des farbigen Matrizentests von Raven* (Psychologische Forschungsbereiche aus dem Fachbereich 8 der Universität Osnabrück Nr. 8). Osnabrück: Universität.

Wiegand, K. (1971). *Mathematik Arbeitsblätter für Gymnasien / Klassen 5 und 6.* Köln: Aulis.

Wiedl, K. H. & Bethge, H. J. (1983). *Der CPM-PV-Test. Materialien zur Entwicklung und Anwendung einer dynamischen Version des farbigen Matrizentests von Raven.* Osnabrück: Universität (Psychologische Forschungsberichte aus dem Fachbereich 8 der Universität Osnabrück Nr. 30).

Wieland-Eckelmann, R. & Bösel, R. (1987). Konstruktion eines Verfahrens zur Erfassung von dispositionellen Angstbewältigungsstilen im Leistungsbereich. *Zeitschrift für Differentielle und Diagnostische Psychologie, 8,* 39-56.

Wiest, U. (o.J.). *Bremer Satzlesetest für 2. und höhere Klassen (BSL2+).* Bremen: Herbig.

Wild, K.-P. & Schiefele, U. (1994). Lernstrategien im Studium: Ergebnisse zur Faktorenstruktur und Reliabilität eines neuen Fragebogens. *Zeitschrift für Differentielle und Diagnostische Psychologie, 15,* 185-200.

Wille, A. (1982). Der Familienskulptur-Test. *Praxis der Kinderpsychologie und Kinderpsychiatrie, 31,* 150-154.

Wimmer, H. & Roth, E. (o.J.). *Test intellektueller Lernfähigkeit.* Salzburg: Institut für Psychologie.

Wing, H. D. (1944). A factorial study of musical tests. *British Journal of Psychology, 31,* 341-355.

Wing, H. D. (1968). *Test of musical ability and appreciation.* Cambridge.

Winkelmann, W. (1975). *Testbatterie zur Erfassung kognitiver Operationen.* Brauschweig: Westermann.

Winteler, A. & Schmolck, P. (1983). Überprüfung eines Schätzverfahrens zur Beurteilung von Lehrveranstaltungen. *Schweizerische Zeitschrift für Psychologie, 42,* 56-79.

Winteler, A. & Sierwald, W. (1987). Entwicklung und Überprüfung eines Fragebogens zum Studieninteresse. *Hochschulausbildung. Zeitschrift für Hochschuldidaktik und Hochschulforschung, 4*, 223-242.

Wisotzki, K. H. & Mühlich (1992). Pilotstudie zur Adaptation des amerikanischen Tests „Communication Profile for the Hearing Impaired" (CPHI). *Heilpädagogische Forschung, 18*, 110-121.

Witkin, H. A., Oltman, P. K., Raskin, E. & Karp, S. A. (1971). *Embedded Figures Test, Childrens Embedded Figures Test, Group Embedded Figures Test. Manual.* Palo Alto: Consulting Psychologists Press.

Wolfram, H., Neumann, J. & Wieczorek, V. (1986). *Psychologische Leistungstests in der Neurologie und Psychiatrie. Methoden und Normwerte.* Leipzig: VEB Thieme.

Wünsche, P. & Schneewind, K. A. (1989). Entwicklung eines Fragebogens zur Erfassung von Selbst- und Kompetenzeinschätzungen bei Kindern (FSK-K). *Diagnostica, 35*, 217-235.

Zenner, K. (o.J.). *Normtest Arbeitsblätter - Chemie.* Bad Homburg: Gehlen.

Zenner, K., & Seng (o.J.). *Normtest Arbeitsblätter - Physik.* Bad Homburg: Gehlen.

Zenner, K., Becker, Lehmann & Lindemann (o.J.). *Normtest Arbeitsblätter - Biologie.* Bad Homburg: Gehlen.

Zimmer, R. & Volkamer, M. (1987^2). *Motoriktest für vier- bis sechsjährige Kinder (MOT 4-6).* Göttingen: Hogrefe.

Zimmermann, I. L., Steiner, V. G., Evatt, R. L. (1978). *Sprachprüfung für Kleinkinder* (Deutsche Bearbeitung von Franz Wurst). Wien: Österreichischer Verlag für Unterricht, Wissenschaft und Kunst.

Sachwortregister

Abhängigkeit
  Feld- 278, 279, Feldun- 278, 279
Abweichung
  Standard- 52
Adressatenbezogenheit 616
Affekte
  virulente 215, -benennungen 215, Angst- 215
Aggravation 77
Aggressivität
  nach außen gerichtete offene 215, nach außen gerichtete verdeckte 215, ambivalente 215
Akalukulie 35
Aktivierung (arousal) 265
Akzeptanz 38, 92
Analyse
  Dokumenten- 36, 203, 215, 216, Konsistenz- 45, 51, Korrelations- 59, Regressions- 59, Diskriminanz- 59, Bedeutungs- 69, Faktoren- 71, 84, 244, 350, Lebenslauf- 98, Skalen- 101, Interaktions-Prozeß- (IPA) 135, 137, 140, 142, 143, 144, 148, 153, 155, Profil- 138, Sequenz- 138, 161, Einzelfall- 161, Verlaufs- 161, Interaktions- 161, Werk- 203, Inhalts- 211, 212, Kontingenz- 213, Objektivitäts- 214, Reliabilitäts- 214, Sprachinhalts- 215, 340, 341, computergestützte Text- 215, Aggregations- 216, Test- 350, 507, Lehrziel- 500, Aufgaben- 507, 529, 531, Distraktoren- 508, 531
Anamnese 95, 96, 99
  Fremd- 94, biographische 96, halbstrukturiertes -schema 96, Selbst- 97, Fremd- 97, 98, Familien- 97, -schemata 97, 98, 99, 112, partielle 98
Anforderungen
  Transparenz d. 462
Ängstlichkeit 320
Angaben
  Mittelwerts- 510, Streuungs- 510

Angst 320, 321
  Schul- 320, 322, Leistungs- 320, -komponenten 322, Reaktionsebenen d. 323, -reaktion 323, -thermometer 329, -selbstbeurteilungsverfahren 329, -erfassungsmethoden 337, -diagnostik 337, -auslösung 338, -erscheinungsweisen 338, -verarbeitung 338, -stabilisierung 338, -erfassung 341
Ankerbeispiele
  f. Extremausprägungen 174
Anreize
  sachbereichsspezifische 346
Ansprüche
  Objektivitäts- 327, Reliabilitäts- 327, Validitäts- 327
Antworten
  Mehrfachwahl- 506
Arbeitsproben 57
Aspekt
  Beziehungs- 104, Inhalts- 104, 378, 501, Einsatz- 162, Leistungs- 163, methodische 164, Persönlichkeits- 180, Verhaltens- 198, 501, schulische Anwendungs- 233, Motivations- 272, Begabungs- 272, 565, Interaktions- 378, gesellschaftskritische 459, allgemeine mathematische Begabungs- 565
Assessment 94
Attribuierungsgewohnheiten 356
Aufgaben
  Berufs- 18, - der Lehrer 19, fächerübergreifende Bildungs- u. Erziehungs- 24, gebundene -beantwortung 504, freie -beantwortung 504, Zweifachwahl- 506, -schwierigkeit 507, -analyse 529, 531, konstruktion 531
Aufmerksamkeit 264
  -szuwendung 264, 274, -sstörungen 265, -sinventar 274, 275, -sverhalten 275, -scode 276, -sverteilung 276, -sunterschiede 276

Sachwortregister

Auftrag
  Bildungs- 23, Erziehungs- 23
Auswertung
  -smethoden 211, interpretative 211
Axiom 45, 46, 104, 105
  Existenz- 46, Fehler- 46, Verknüpfungs- 46, - der klassischen Testtheorie 46, pragmatische 104
Azubi 541

BAVIS 159
Bedeutung
  -seinheit 136, -swechsel 136, konotative 153, denotative 153, konotativer -sgehalt 170
Bedingung
  exstrinsische Anregungs- 346
Befragung
  psychologische 100, tiefenpsychologische 100, psychiatrische 100, teilstandardisierte 101, offene 101, nichtstandardisierte 102, -sergebnisse 111, soziometrische 143
Befund 613, 614
Begabung
  Spezial- 34, -sselbstbild 371
Begriff
  Zustands- 366, Eigenschafts- 366
Behinderungen 35
Belohnung
  -saufschub, 281, aktiver -saufschub 281, passiver -saufschub 281
Benotung
  -spflicht 27, zwischen Lehrer u. Schüler 472, schulartspezifische 479, fächerspezifische 480
Beobachter
  außenstehende 122, teilnehmende 122, -qualität 125, -training 130, 157, 276, -schulung 136, -übereinstimmung 273, 276
Beobachtung
  Verhaltens- 117, 118, 119, 122, 199, naive 119, systematische 119, 120, 121, 128, 272, freie 119, unsystematische 119, Gelegenheits- 119, strukturierte 119, 128, wissenschaftlich restringierte 119, nachfolgend objektivere 120,

-protokolle 120, -skategorie 120, 131, 136, 162, -sbögen 122, teilnehmende 122, offene 123, wissentliche 123, verdeckte 123, 128, unwissentliche 123, technisch vermittelte 124, 125, technisch unvermittelte 124, 125, kontinuierliche 125, diskontinuierliche 125, Life- 126, Feld- 126, Labor- 126, Fremd- 126, 276, 322, 327, Selbst- 126, 127, 276, 322, -szeit 127, Kind- 127, Lehrer- 127, nichtteilnehmende 128, Unterrichts- 128, -ssysteme 129, 131, 133, Ablauf d. 130, -sfehler 132, -seinheit 136, 155, -sbögen 136, -studie 162, -smethoden 163, -statsachen 182, -skategorien 272, -sbogen 273, 330
Beobachtungsverfahren 162,
  Selbst- 127, 276, 277, Fremd- 127, 272, 274, Objektivitätsanspruch v. 163
Beratung 32
  -spflicht 26, -skontext 108, -sanlässe 391
Bereich
  kognitiver 435, affektiver 435, 437, psychomotorischer 435, 441, sozialer 435, sozial-kommunikativer 443
Beurteiler
  -übereinstimmung 193
Beurteilung 18
  -sfunktion 26, Leistungs- 20, 26, 163, Persönlichkeits- 26, 27, 28, 29, Verhaltens- 27, 163, -smethoden 163, -sdimension 163, faktorenanalytische Strukturierungen der 168, -stendenz 177, 178, Selbst- 183, Fremd- 183, 187, v. Erziehern 193, asymmetrische -sform 202, symmetrische -sform 202, Lehrer- 383, -sdifferenzen 464, fachfremde -skriterien 479
Bewährung
  berufliche 495
Bewerten 285
  logisches 285, erfahrungsmäßiges 285,
Bewertung 285, 465, 468
  -srichtlinie 452, ,-sschwankungen 466, -spunkte 466, -sdifferenzen 466, Verteilung d. 467

Bias
    Item- 85, Test- 86, Entscheidungs- 87
Binomialmodell 524, 526
Biologie 576
    -tests 576

Chancengleichheit 20, 22
    kompensatorische 22, pädagogische 22, relative 22, repräsentative 22
Chancenungleichheit 22
Charakteristikum
    Persönlichkeits- 278
Chemie 575
    -tests 575
concurrent validity 59
construct validity 69
content validity 57
Cutt-off-Wert 66

Daten
    anamnestische 98, 99, -generierung 104, Kinder- 409, Eltern- 409
Demut 108
Deskription
    isomorphe 129, reduktive 129
Diagnose
    -methoden 34, 599, -möglichkeiten 397, Wissens- 537
Diagnostik
    pädagogisch-psychologische 30, psychologische 30, Verfahren der 34, Eigenschafts- 37, Verhaltens- 37, Status- 37, Verlaufs- u. Prozeß- 37, selektionsorientierte 37, modifikationsorientierte 37, betriebliche Einstellungs- 94, Interaktions- 161, Kreativitäts- 285, 289, differentielle Leistungsangst- 338, Interessens- 342, 363, Neugier- 366
Differential
    sematisches 168
Differenz(en)
    -berechnungen 237, -enbildung 237, länderspezifische 483
Differenzierung
    auditives -svermögen 303, Grob- 303, Fein- 303

Dimension
    strategische 106, taktische 106, assertive 106, defensive 106, Bedeutungs- 214, Persönlichkeits- 242, 366
Dimensionalität
    Ein- 86
Diminuation 77, 78
Diskrimination
    Wort- 304, Laut- 304, 306
Distraktoren
    neutrale 167
Dokumente 203
    institutionelle (amtliche) 203, 204, private 204, 206, Verbal- 204, Bild- 204, Sach- 204, -analysen 206, Einzel- 207, -kollektion 207, Klasse gleichartiger 207, Ergebnisse v. -analysen 217
Drama
    Psycho- 398, Sozio- 398

Echtheit 108
Effekte
    Reihenfolge- 85, Assimilations- 85, Kontrast- 85, Reaktanz- 123, Halo- 178, 198, Mondhof- 178, Reihungs- 179, rhythmische Schwankungs- 179, Schwankungs- 180, Pygmalion- 180, 473, Erwartungs- 180, Interaktions- 265
Effektivität 64, 66
    Lehrer- 132, 198, 199
Effizienz
    -kontrolle 162
Eigenschaftstheorien 37
Einschüchterung 107
Einstellungstests 581
Elaboration
    -sfähigkeit 284, figurale 284, semantische 284, symbolische 284, verhaltensmäßige 284
Entscheidungen
Enkopresis 191
Enuresis 191
Ergebnis
    Rohwert- 43
Erwachsenenvorbild
    Identifikation m. d. 347, Abhängigkeit v. 347

Sachwortregister

Erwünschtheit
soziale 78, 79, 81, persönliche 81, konstrukturspezifische Indikatoren sozialer 83
Erziehung
-sstil 408, -sstilforschung 414, -seinstellungen 417, -sziele 417, -spraktiken 417
Evaluation
summative 37, 449, formative 37, 449, 530, d. Lehrqualität 387, -sinstrument 461
Exemplifikation 108
Experteneinschätzung 523
Exploration 95, 100, 106,
tiefergehende 113, Selbst- 113

Face-validity 58, 63
Faktor
Extremheits- 84, - der Bevorzugung von Mittelkategorien 84, - der Bevorzugung subextremer Ausprägungen 84,
allgemeine(r) 243, 246, spezifischer 243, Intelligenz- 245, 247, -enanalyse 246, 247, 248, 350, -enmodell 246, Gruppen- 246
Fall
. -arbeit 596, -bearbeitung 596, 598, Beratungs- 596
Fehler
Güte- 177, Milde- 177, Großzügigkeits- 177, d. zentralen Tendenz 177, logischer 178, Kontrast- 178, -quellen 616, 617
Festlegung
definitorische 168
Flanders Interaction Categories (FIAC) 153, 156
Flexibilität 284
semantische spontane 284, semantische adaptive 284
Flüssigkeit 283
assoziative 283, Wort- 283, figurale 284, Ideen- 284
Förderschulbedürftigkeit 537
Förderung 32
Forschung
Medien- 211, Biographie- 211, Erziehungsstil- 414, -fragen 518
Fragen
anamnestische 99, Funktions- 113, Kontakt- 113, Einleitungs- 113, Übergangs- 113, Vorbereitungs- 113, Ablenkungs- 113, Puffer- 113, Filter- 113, Rangier- 114, Konzentrations- 114, Motivations- 114, Kontroll- 114, Ergänzungs- 114, Sondierungs- 114, Suggestiv- 114, direkte 114, indirekte 114, projektive 114, -formulierung 114, Forschungs- 518, Spezial- 537
Funktion
Integrations- 19, Reproduktions- 19, Qualifikations- 19, Selektions- 19, Diskriminanz- 64, Ausdrucks- 300, Appell- 300, Darstellungs- 300, argumentative 300
Furcht 321
-samkeit (trait anxiety) 320

Gedächtnis
Ultrakurzzeit- 292, Kurzzeit- 292, Langzeit- 292, deklaratives 293, 295, nondeklaratives (implizites) 293, 294, episodisches 295, semantisches 295
Genauigkeit 44
generosity errors 473
Geographie 577
-tests 577
Gesamtschulstudie 377
Geschichte 578
-tests 578
Geschlecht
d. Lehrers u. d. Schülers 475
Gespräch
Erkundungs- 100, halbstandardisiertes 101, diagnostisches 106, -ssituation 112
Gesprächsatmosphäre
angstfreie 113, bewertungsfreie 113
Gesprächsführung 112
non-direktive 102, interrogative 112 asymmetrische 113, konservative 113 taraktische 113
Gleichgewicht
-sstörung 136, Herstellung d. 136
Grundschul(e) 539
-bereich 538, 566, 567
Gruppenprozesse
in der Schulklasse 35

Gruppierung
faktorenanalytische 245
Gültigkeit 55
Gütekriterien 163, 528
Haupt- 38, Neben- 38, 90, diagnostische 98, 104, 463, Überprüfung v. 327, psychodiagnostische 458
Gutachten 43, 619
-erstellung 611, 616, 617, Kurz- 615, 618, 619

Handlungen
neutrale 159, punitive 159, sozial-integrative 159
Hörverständnis 303
Hauptschule 541
Hyperaktivität 265
-sstörungen 265
Hypothese(n) 597, 599
Null- 525, Alternativ- 525, 596, -bildung 597, 602, Feststellungs- 597, 602, Erklärungs- 597, 602, Untersuchungs- 599, -überprüfung 600, 608, -bestätigung 600, -prüfung 601, Verursachungs- 605

Impulsivität 265
kognitive 280
Index
Auffälligkeits- 187, 189, Schwierigkeits- 531
Induktion
externe Erwartungs- 180
Indikatoren
-bildung 101, Auswahl v. 183, valide 183, physiologische Angst- 324, physiologische 325
Inferenzvorgänge 132
Information
-srecht 27, -sverarbeitung 112, 278, -skanäle 114, Formen d. -sverarbeitung 278, Phase der -saufnahme 278, -sanwendung 278, -sverarbeitungsstrategien 278, -sentnahme 303
Instrumente
anamnestische 100
Intellekt
menschlicher 247

Intelligenz 229, 243, 249
-messung 229, 234, 239, 240, 241, -konzept 229, -tests 231, 240, 243, 260, 291, -alter 235, 236, -definition 237, -quotienten 237, -prüfung 241, -prüfverfahren 241, -testentwicklung 242, -testverfahren 242, Strukturmodelle d. 243, -diagnostik 243, 249, -bereich 243, -leistung 243, 248, 249, Primärfaktoren d. 244, -profil 244, -variablen 245, fluide 247, crystallized 247, -konzeption 247, -modell 248, 249, Berliner -modell 248, eindimensionale -tests 250, mehrdimensionale -tests 254, verbale -komponente 314
Intensität
Vorbereitungs- 331
Interaction-Process-Scores (IPS) 148
Interaktion
symmetrische 105, komplementäre 105, -spartner 109, 128, -smatrix 138, -srichtung 139, 144, 146, -sursprung 139, -sziel 139, lehrerinitiierte 144, schülerinitiierte 144, -smatrizen 145, -sanalyse 146, -sverhalten 151, 409, Lehrer-Schüler- 152, 162, -sgeschehen 153, 156, dyadische 160, triadische 160, -sproblem 181, -sstruktur 378
Interpretation 532
Selbst- 100
Intervall
Vertrauens- 52, 53, 54, 55, 525
Intervention 32, 276, 596
therapeutische 127, verhaltensmodifikatorische 127
Interview 101, 103
standardisiertes 101, 112, problemzentriertes 101, freies 102, Tiefen- 102, qualitatives 102, offene -formen 102, offenes 102, -leitfaden 102, Streß- 103, 113, Erst- 112, -methoden 324, -verfahren 327
Intrigation 107
Item 189
-katalog 189, -analyse 189, Beobachtungs- 190, 198, Beurteilungs- 190, Beispiel- 190, Low-inference- 198, informelle -listen 331, Strenge- 387, 388, Unterstützungs- 387, 388, -selektion

391, Test- 504, 529, Formulierung v. Test- 505, differenzielle -analyse 509

Kategorien
IPA- 145, 149, IPS- 148, 149, d. Interaktionsanalyse n. Flandes 154, Lehrer- 156, 157, Schüler- 156, 157, -definition 156, -auswahl 156, Beobachtungs- 156, reziprokes -system 156, 157, -schema 214, -reihe 214, -häufigkeiten 214

Kausalattribuierungen 343, 344
Kausalattributionen 354
Kenntnisse
naturwissenschaftliche 573, sozialwissenschaftliche 578
Klassifikation 523
soziometrische 404
Klassen-
klima 377, größe 477
Koeffizient
der zeitlichen Stabilität 47, Äquivalenz- 49, 458, der internen Konsistenz 50, Homogenitäts- 51, 334, Validitäts- 61, korrelative Validitäts- 67, Korrelations- 67, 71, niedriger Validitäts- 67, Objektivitäts- 329, Stabilitäts- 458
Kognitionen 282
Besorgtheits- 322, 329, 335
Kommunikation
menschliche 104, 105, digitale 105, analoge 105, -sforschung 113, -smusteranalyse 151, 152, -sbelastung 304, -bedeutung 304, -sumfeld 304, -strategien 304
Kompetenz(en)
-einschätzungen 331, Sprach- 545, grammatikalische 551
Komponente
Aufgeregtheits- 322, 324, 329, 331, 334, 338, Besorgtheits- 322, 331, 338
Konfiguration
Rollen- 111
Konstanz
Bedingungs- 40
Konstrukt
Persönlichkeits- 57, 356, -validierung 70, hypothetisches 70, -validität d. Verfahren 337

Kontrollüberzeugungen 356, 357
Konzentration 264, 272
-sstörung 266, 267, -sschwäche 267, Diagnose v. 267, -stests 268, 271, 272
Koordination
neuromuskuläre 441
Korrelation 47
multiple - 63, -smatrix 71, Inter- 200
Kreativität 282
-skonzeptionen 282, -stests 291, -sforschung 291
Kriterien
-katalog 41, subjektive 410, objektive 410
Kriterium
Falsifikations- 218, Außen- 523
Kritik 455
sozialpsychologische 455, psychoanalytische Prüfungs- 457
Kunst
bildende 595
Kurzantwort-Form 505

Legasthenie 35
Lehreräußerungen 154
quantitativ 133, qualitativ 133, Häufigkeit v. 133, Relation v. 134
LehrerInnenpersönlichkeit 377
LehrerInnenverhalten 35, 199
-sweisen 199,
Lehrerratingskala 369
Lehrplan 24, 25
Analyse d. 501
Lehrziel(e) 431, 432
affektive 23, kognitive 23, soziale 23, -taxonomien 431, 434, -klassen 432, -bestimmung 433, -matrix 501, 503, -beschreibung 501, -erreichung 524, spezifische mathematische -bereiche 566, 568, spezifische -bereiche Musik 593, 594
Leistung
-sdruck 21, Schüler- 28, Test- 70, Kriteriums- 70, -sbewertung 178, -smenge 271, -sgüte 271, -sverlauf 271, -smotivationsforschung 344, -smotiv 344, 354, -smotivationsrichtung 344, internal 344, external 344, -smotivation 351, -ssitua-

tion 351, -smotivationsmatrix 351, -smotivkonstrukt 351, -smotivationskategorien 352, -smotivationskonzept 354, -sbereitschaft 358, -smotivationstheorie 358, -sstörungen 363, -motiviertheit 363, -smessung 521, fremdsprachliche 557

Lern-
ergebnisse 34, umfeld 34, 298, fähigkeit 260, fähigkeitstests 260, situation 295, planung 295, motivation 297, 363, bereitschaft 358, prozesse 377, ziel 432, gelegenheit 514, 530

Lernstrategien
kognitve 299, metakognitive 299, ressourcenbezogene 299

Lernvoraussetzungen 34
kognitive 229, 320, affektiv-motivationale 320

Lese-
verständnis 552, fähigkeit 552

Linsenmodell 164, 165, 175

Lüge 108, 109, 110
bewußte 108, subjektive 109, alltägliche -detektion 109, 110, -kriterien 109

Maß
eindimensionales 410, mehrdimensionales 410

Maßnahmen
Bestrafungs- 424, Belohnungs- 424

Maßstab
Mengen- 343, Güte- 343

Mechanismus
Projektions- 180

Mehrspeichermodell 292

Merkmal
-sketten 178, individuelle -sausprägung 220, Struktur- 413, Familien- 413, 418, 422, 423, 425, 429, Prozeß- 414, Erziehungsstil- 418, 422, 423, 425, 429

Merkmalsvorgaben
bipolare 166, unipolare 166

Messung
kriteriumsorientierte 30

Meßfehler 51, 532
Standard- 51, 52

Meßverfahren
nicht-reaktive 209

Methode
Gesprächs- 36, Test- 36, Paralleltest- 49, Split-Half- 50, Odd-even- 50, psychoanalytische 113, Assoziations- 167, Beurteilungs- 168, Erosions- 209, Abnutzungs- 209, Spurensicherungs- 209, nicht-reaktive 209, Kombinations- 233, biographische 285, Selbstbeurteilungs- 286, Fremdbeurteilungs- 286

Methodik
Beobachtungs- 132

Methodologie
Ethno- 122

Mitteilungsprozedur 175

Mittelwert 52

Monitoring 389

Motivation 342
moralische 214, soziale 214, nicht-moralische 214, selbst-bezogene 214, nicht erkennbare 214, Leistungs- 342, 343, 350, Lern- 342, 345, 350, Neugier- 342, 347, -saspekte 350, Variations- 366

Motoriktests 584

Musik
Musikalität 589, -erleben 589, 592, -leistung 589, Musikalitätstests 591

Neugier 347
-verhalten 347, 366, Trait- 347, State- 347, perzeptuelle 348, epistemische 348, spezifische 348, diversive 348, -diagnostik 366, -motiv 366

Neutralität 616

Niveau
Anspruchs- 343

Norm
intraindividuelle 89, ipsative 89, interindividuelle 89, soziale 89, 500, Ideal- 89, objektive 89, lehrzielorientierte 89, -skalen 89, Äquivalent- 235, -bezug 500, ideale 500, Standard- 510, Prozentrang- 511

Normierung 38

Normwert 43

Noten 431, 445, 527
Prüfungs- 26, Zeugnis- 26, -skala 450, 453, -systeme 451, -gebung 469, -stu-

fen 479, Abitur- 483, Objektivierung v. Schul- 537
Nützlichkeit 38, 90

Objektivität 38, 39, 198, 216, 458, 528, 531
Durchführungs- 39, 40, 41, 44, Auswertungs- 39, 41, 44, Interpretations- 39, 43, -probleme 42, -ideal 43, niedrige 44, spezifische 86, d. Zensurengebung 464
Ökonomie 38, 90
Organon-Modell 300

Partner
Interaktions- 107
Persönlichkeitsmerkmal 57
Feststellung v. 163
Perspektive
subjektive 104, Schüler- 385, Eltern- 417, Kinder- 424
Phänome
Hemmungs- 323, Überaktivierungs- 323
Phasen
d. Unterrichts 133, Motivations- 133, Problemlöse- 133, Reflexions- 133, -untersuchung 138, Prozeß- 140, Anfangs- 140, End- 140, -verlauf 141, Pädagogisierungs- 260, Lern- 260
Phobie 321
Schul- 321
Physik 573
-tests 574
Plazierung 32
Politik 579
-tests 579, 581
Prädikator 64
Prävention 596
Predictive validity 59
Prestige
Berufs-ratings 413, -ratings 413
Prinzipien 616
Profile
Polaritäten- 167, 170, 187
Probleme
Definitions- 182
Produktion
divergente 283, konvergente 284

Prozeß
Selektions- 112, Inferenz- 112, Etikettierungs- 180, Stigmatisierungs 180, -merkmale 408
Prüfer
-typologie 461, faschistische 461, neurotische 461, persönlich überlastende, aufdringliche 461, lasche 461, korrekte 461, „kalte" 461
Prüfung
mündliche 454, Gestaltung mündlicher 460, mündliche -ssituation 462
Prüfungsangstfragebogen 341
Psychologie
experimentelle 232, Test- 232, 242, differentielle 237, Persönlichkeits- 242, allgemeine 242
Punktverteilung 452
Pygmalion-Effekt 473

Quoten
Eignungs- 67, Nichteignungs- 67

Rating
-verfahren 163, 167, 177, -vorgaben 167, mehrstufige -skala 176, Sympathie- 177
Reaktion
affektive 111, Flucht- 323, Vermeidungs- 323
Rechtschreibfähigkeit 547
Reflexivität
kognitive 280
Regression
-sbeziehungen 64
Reliabilität 38, 44, 45, 47, 198, 216, 388, 404, 405, 458, 472, 528, -stheorie 44, Wiederholungs- 45, 470, 493, Paralleltest- 45, 46, 471, 472, Split-half- 45, 388, Testhalbierungs- 46, -skoeffizienten 46, 47, 49, -sschätzung 47, 50, 52, 510, 532, -süberprüfung 47, d. Zensurengebung 470, Meßwiederholungs- 470
Relevanz
hedonistische 120
response sets 83
Rückmeldungsverfahren
systematische 202

Schema
    Hempel-Oppenheimsches 31, Ablauf- 260, 596, Weiner- 354, Grund- 612
Schichtindices 411
Schichtungsgruppen 411
Schreibfähigkeit 552
Schüleräußerungen
    quantitativ 133, qualitativ 133, Häufigkeit v. 133, Antworten 154, Initiativen 154
Schülermerkmale
    komplexe 163, ganzheitliche 163
Schülerorientierung 389
Schüler-Schüler-Beziehung 397
Schülerurteile
    Objektivität d. 199, Reliabilität d. 199
Schul-
    eignung 34, eingangsdiagnose 34, erfolg 233, klima 377, klasse 377, urteile 378, klimaforschung 378, leistungstestkonstruktion 500, Sonder-bereich 541
Schulleistungstests 223, 500, 501, 518, 519, 537, 558, (sozial-)normbezogene u. kriteriumsbezogene 223, formelle 500, 543, 544, informelle 500, normorientierte 500, 501, lehrzielorientierte 500, Einsatzmöglichkeiten sozialnormorientierter 517, 519, Verwendung v. 519
Schwachsinn
    erworbener u. kongenitaler 240
Selbst
    -darstellungstechniken 106, -beförderung 107, positive -darstellung 184, -werterhöhung 184, -distanz 184, -beurteilung 184, 187, 331, -sicht 184, 392, -beurteilungsfähigkeit 184, verbesserte -sicht 184, -beurteilungsmethodik 331, -beschreibungsstatements 367, -beschreibungsverfahren 368, -konzept 370, 371, 372, 373, -bildkonzepte 370, -bild 370, Real- 370, Ideal- 370, -wertgefühl (self-esteem) 370, 371, 372, Körper- 370, soziales 371, materielles 371, -konzeptaspekt 372, 373, -aspekt 372, -auskunftverfahren 417
Selbsteinschätzung
    Lehrer- 183, Schüler- 183
Selbstwahrnehmung

Schüler- 187, 322
Selektion 33
    -sentscheidungen 64, 66, -sraten 67, -svorgänge 132
Sensation-seeking-Konzept 366
Sensibilität 64
Sensitivität 67
Sequenz
    Schüler-Lehrer- 160
Simulation 77
    Dis- 77, 78
Situation
    Leistungs- 351, Erfolgs- 351, 356, Mißerfolgs- 351, 356
Skalen
    Lügen- 79, 80, konstruktunspezifische Lügen- 79, konstruktspezifische Lügen- 79, Abstufungen der Antwort- 84, Norm- 89, unidimensionale Eigenschafts- 170, hochinferente 174, 175, niedriginferente 174, niedriginferente Schätz- 175, Konstruktion v. Beurteilungs- 175, Beurteilungs- 183, Selbstbeurteilungs- 184, z. Selbstbeurteilung 185, Fremdbeurteilungs- 187, Einschätzungs- 193, 195, -stufen 194, 195, Schätz- 196, -typen 224, Verhältnis- 225, 227, Absolut- 227, Intervall- 225, 227, Ordinal- 225, 227, Nominal- 227, Rang- 227, Lehrerverhaltens- 387, 391, 392, Strenge- 388, 426, Lehrerbeschreibungs- 391, Unterstützungs- 426
Sonderschule 540
Sozialkunde 579
    -tests 579, 581
Sozialprestige 411
Sozialschicht 409, 485
Sozialsituation
    reziproke 103
Soziogramm 400
    -daten 404, diagnostisches 406, Milieu- 406
Soziomatrix 400
Soziometrie 398
    Spiel- 406
Sprachkompetenzen 300
social desireability 78

Spearman-Brown-Formel 51
Speicher
   sensorischer Informations- 292, Kurzzeit- 292, Langzeit- 292
Spezifität 64
   - eines Verfahrens 66
Sport
   -leistungen 582, -motorische Leistungen 582, -motorische Fähigkeiten 582, -motorische Fertigkeiten 582, -tests 583, 587
Sprach-
   kompetenzen 308, bildung 308, verständnisquotient 308, bildungsquotient 308, entwicklungsdiagnose 308, niveau 308, beherrschung 311, störungen 316
Sprachaspekte
   verbale 114, nonverbale 114, paraverbale 114
Sprachverständnis 306, 308,
   -test 307
Sprech-
   kompetenzen 316, 318, 319, störungen 316, 318, 319
Spuriousness 70
Stabilität
   intraindividuelle 135
Standardisierung 500
Statistik
   erschöpfende 86
Status
   soziometrischer 142, Leistungs- 143, -konsistenz 410, -inkonsistenz 410
Stellungnahme 613, 614
Stereotype
   soziale 180, 474, -nbildung 473
Stichprobe
   Eich- 201
Stilmerkmale
   kognive 278
Störungen
   Schlaf- 190, Eß- 190, Lern- 311, Leistungs- 311
Strategien
   Arbeits- 292, Lern- 292, Gedächtnis- 295, Memorierungs- 295, metakognitive 295, Prüf- 525

Streß
   -resistenz 298
Streuung 52
Strukturiertheit 389
   Un- 389
Strukturierung
   Vor- 101
Sympatiebeziehung
   zwischen Lehrer u. Schüler 472
Syndrom
   hyperkinetisches 265, hyperaktives 265, hypermotorisches 265
System
   Schul- 18, Beobachtungs- 129, 130, standardisierte Beobachtungs- 130, Zeichen- 129, Kategorien- 129, 130, IPA- 149, IPS- 149, Verhaltensbeobachtungs- 428, 429, Bewertungs- 452, klasseninterne Bezugs- 484

Technik
   Verwähl- 209, d. verlorenen Briefe 209, Arbeits- 295, Lern- 295, Mapping- 295
Teilleistungsschwächen 35
Tendenzen
   Reaktions- 77, Antwort- 83, Ja-Sage- 83, Ausweich- 84, Verfälschungs- 163, Attributions- 355
Test(s) 218, 220, 269, 279, 280
   -entwicklung 30, Intelligenz- 30, 59, 222, Schul- u. Schuleinstellungs- 30, -durchführung 38, 507, -auswertung 38, -evaluation 39, -wiederholungsmethode 47, -Re-test-Methode 47, 261, Parallel- 49, 261, -halbierungsmethode 50, 273, Power- o. Niveau-50, 222, Speed-(Geschwindigkeits-) 50, 222, Transparenz eines - 58, -konstruktion 59, -fairneß 85, -normierung 89, Eichung eines 89, -anwendung 218, -kriterien 220, Papier- u. Bleistift-(paper- u. pencil-) 222, 269, 270, Manipulations- 222, Materialbearbeitungs- 222, Bild- 222, apparative 222, verbale u. nichtverbale 222, Einzel- 222, Gruppen- 222, Persönlichkeits- 222, Konzentrations- 222, hoch- u. niedrigstrukturierte 222, projektive 222, Lern-

fähigkeits- 222, 262, aptitude 223, achievement 223, objektive u. subjektive 223, fehlerorientierte 223, -produktion 241, -untersuchungen 241, analytischer 246, Grundintelligenz- 247, Kurzzeitlern- 261, Langzeitlern- 261, Intervall- 261, Lern- 261, punktuelle Lern- 261, Wortschatz- 314, 315, -konstruktionshintergrund 337, soziometrischer 406, informelle normorientierte 500, informelle lehrzielorientierte 500, -eichung 510, normbezogene 521, lehrzielbezogene 521, Kriterium- 522, lehrzielorientierter 522, lernzielorientierter 522, kriteriumsorientierter 522, criterion reference test 522, mastery 522, informelle 530, Mehrfächer- 537, 543, Rechtschreib- 546, Grammatik- 551, Lesefähigkeits- 554, Leseverständnis- 554, Fremdspracheneignungs- 557, 558, sozialnormbezogener Englisch- 559, informelle Englisch- 560, 561, ein- u. mehrdimensionale Französisch- 563, Mathematik- 565, Wissens- 579
Taxonomien 434, 435
Testmodell
   probabilistisches 86
Testtheorie 30, 350
   klassische 30, 44, 521, probabilistische 30
Testverfahren 305, 312
   Intelligenz- 62, computergestützte 222, deutschsprachige 238
Testwert
   wahrer 44
Theorie
   Eysencksche Persönlichkeits- 72, Entscheidungs- 91, Impression-Management- 107, Maß- 224, Zweifaktoren- 243, Mehrfaktoren- 244
Thermometer
   Angst- 173, Schmerz- 173
Trennschärfe 509, 529
   -berechnung 508, -index 508, -koeffizient 508, 509, 531

Übereinstimmung
   interindividuelle 174, intraindividuelle 174

Überzeugungen
   internale 356, externale 356, Kontroll- 357
Unsicherheit
   Vorbereitungs- 335, 336
Unterricht
   Organisationsformen d. 448, interaktionsorientierter 448, zielorientierter 449
Unterrichtsbeobachtung
   Kategorien zur 131
Unterschrift 614
Untersuchung
   epidemiologische 189, 190, -sbericht 612, 613
Untersuchungsmethoden
   soziometrische 30
Urteilsfähigkeit 285
Ursachen
   zeitstabile 344, zeitvariable 344
Utilität 90

Validierung
   Kreuz- 63, Begriffs- 69, Multitraitmultimethod 73, 75, kommunikative 217, kontextuelle 217, Test- 511
Validität 38, 55, 56, 130, 217, 273
   Inhalts- 56, 58, 459, 514, empirische 56, 58, 59, 459, 61, 63, 70, Konstrukt- 56, 69, 212, -sbegriff 56, inhaltliche 57, 500, 514, 511, 528 Augenscheinlichkeits- 58, Vorhersage- 58, 59, Gleichzeitigkeits- 58, 59, innere 59, äußere 59, Innen- 59, Binnen- 59, kriteriumsorientierte 60, kriteriumsbezogene 61, -koeffizienten 61, 62, 74, 91, -sstudie 61, differentielle 62, 87, -suntersuchung 62, prädiktive 62, konkurrente 62, faktorielle 71, 72, diskriminante 73, konvergente 73, 74, divergente 73, 74, 75, -sbereich 117, -süberlegungen 166, -sprobleme 175, 209, -süberprüfungen 198, -frage 207, internes -sproblem 209, 272, externe 210, interne 217, Probleme d. 472, prognostische 488, curriculare 511, 514, 530

Varianz 521
-einschränkungen 48, methodenspezifische 75, materialspezifische 75, -analyse 503
Verfälschbarkeit 76, 83
Verfälschung
allgemeine -stendenzen 77, -instruktion 78
Verfahren
Beobachtungs- 36, Beurteilungs- 36, 201, projektive 42, 421, 422, 427, 428, Fragebogen- 80, 332, 339, 398, 417, 418, 424, 425, Lerntest- 261, objektive Test- 268, computergestützte 269, Zeitstichproben- 274, psychometrische 286, publizierte 287, Test- 287, experimentelle 288, semiprojektive 421, 422, 427, 428, Verhaltensbeobachtungs- 423, mehrdimensionale 544, sozialnormbezogene 558, sozialnormorientierte 569, informelle 571
Vergleichbarkeit 38, 92
Verhalten
Lehrer- 158, 198, Schüler- 158, 160, 274, 275, störendes u. aggressives Schüler- 160, sozial-integratives Lehrer- 160, punitives Lehrer- 160, Feststellung v. -smerkmalen 163, Mütter- 196, -sstichproben 199, 218, -sstrukturen 200, -sspuren 204, -sfolge 218, -stheorie 424, -sklassen 502
Verhaltensbeschreibung
anekdotische 119
Verhaltensmodifikation
kooperative 128, 130, 175, Nebeneffekte d. 157, Arbeits- 298
Verhaltensweisen
angstbezogene 328
Verteilung
-skennwerte 510, Normal- 522,
Verzerrungen
Antwort- 80
VHS 541
Vigilanz 265
Visualisierung
mengenanaloge 166, flächenanaloge 166, v. Zwischenabstufungen 172, v. positiver Einschätzung 172, v. negativer Einschätzung 172, d. Aussage 173, -sbemühungen 173, -smethoden 295
Voraussetzungen
organische 301, soziale 301, individuell psychische 301
Vorbedingungen
persönlichkeitsspezifische 34
Vorgeschichte 612, 613

Wahlverfahren
soziometrische 398
Wahrnehmung
Lehrer- 187, 385
Wahrscheinlichkeit
Irrtums- 53, 54, Lösungs- 523
Werte
Punkt- 451
Wissen
prozedurales 294
Wissensdiagnose 537
schulische 431
Wissenserwerb
deklarativer 294
Wörterbuch
Gefühls- 340, Angstthemen- 341
Wortbedeutung
implizite 168, explizite 168
Wortschatz
aktiver 314

Zeit
-verschwendung 390, -nutzung 390, Instruktions- 390
Zensuren 431, 445, 470
-gebung 447, 463, 470
Zensurierungstendenzen
schulstufenbezogene 481
Zensurierungsverfahren 524
Zeugnisse 431, 445
Ziel
-orientierung 23, Leit- 432, Richt- 432, Grob- 432, Fein- 432
Zugangsmöglichkeiten 22
Zumutbarkeit 38, 90, 91
Zuordnungen
differentialdiagnostische 176
Zuverlässigkeit 44, 45

Personenregister

Abels 268, 271
Abelson 106
Allehoff 364
Allmer 354
Allport 208, 370
Althoff 244, 258, 495, 546, 550
Amann 559, 560
Amelang 79, 80, 86, 286
Amthauer 239, 244, 256, 510, 573, 575
Andelfinger 571, 572
Anderson 293, 592
Andre 366
Anger 101, 113, 252, 253, 314, 315, 316, 553, 556
Angermaier 310, 312
Angermeyer 84
Anthony 427, 428
Apperl 384
Argyle 455
Arnold 268, 270
Aschenbrenner 317, 318
Aschersleben 80, 472
Asendorpf 376
Atkinson 292, 342, 343
Atteslander 132
Auckenthaler 461, 462
Augustinus 108

Bachmair 198
Bädke 584, 585
Baier 396
Bales 130, 137, 138, 139, 141, 148, 149, 151, 153
Balke 362
Ballstaedt 203, 206, 207, 213, 216, 217
Balser 547, 549, 569
Bandura 281, 347
Barchmann 267
Baron-Boldt 495, 496, 498
Bartel 569, 570
Bartenwerfer 268
Barth 251, 396, 579
Bartman 394

Bartram 353, 354, 387, 606, 607
Bartussek 80, 86
Bass 84
Bastine 394
Bauer 220, 413
Baumann 133, 135
Baumberger 554, 556
Baumgärtel 363, 420, 421, 422, 429
Baumert 201, 256, 410, 484
Bäumler 261, 271
Bayer 566, 567
Bayerisches Staatsministerium für Unterrricht, Kultus, Wissenschaft und Kunst 20, 22, 24, 25, 27, 28
Beavin 104
Beck 310, 313, 545
Becker 340, 394
Beckert-Winter 548, 570
Bell 424
Belschner 142, 143, 361
Belser 245, 251
Bem 127
Bene 427, 428
Bentley 589, 591
Berelson 211
Berg 254, 264
Berger 360
Bergmann 365
Berlyne 346, 347, 348, 349, 366
Bessoth 382
Bethge 261, 262
Bethäuser 365
Beushausen 318
Bierhoff 362
Bierhoff-Alfermann 362
Bierkens 600
Biermann 422, 427, 428
Biglmaier 553, 555
Binet 230, 233, 234, 235, 236, 237, 238, 258, 240, 241, 243
Birbaumer 321, 323
Birkel 454, 456, 458, 459, 485, 515, 546, 548, 550

Personenregister

Blager 310, 313
Blass 281
Bleck 476, 483
Bloom 32, 199, 320, 377, 390, 435, 503, 521
Bobertag 239
Bock 180
Boerner 612
Boettcher 424, 425
Bohrer 189
Bolla 424, 425
Bolton 544
Bondy 250, 255, 258, 314, 315
Bonnardel 571
Borgatta 148, 149
Borkenau 80
Born 567
Boss 560, 562
Bös 339, 583, 585, 586, 587, 588
Bösel 332, 338
Bossong 332
Bottenberg 80
Boucsein 360
Bourdon 268, 269
Brähler 97
Brandner 180, 181
Brandt 417, 418
Bräth 380
Braun 425, 426
Braune 361
Brem-Gläser 421, 422
Bremm 568, 570
Brenn 384
Brezinka 21, 431
Brickenkamp 81, 268, 269, 363, 365, 606
Broadbent 292
Brockhaus 203
Brookover 389
Brophy 132, 472
Brucker 577
Bruckner 306, 307
Brück 578
Bruhn 592, 593
Brunner 198, 201, 423, 571, 572, 579
Brunswik 164, 165, 175
Brutschin 568
Buechel 418

Büchel 121
Buggle 81
Bühler 203, 207, 300
Bullock 573, 574
Bungart 123
Bunge 32, 89, 167, 168
Burgstaller 551
Burt 240
Büssing 396
Butollo 323
Butsch 589, 591
Büttel 79

Camerer 169, 187
Campbell 60, 73, 74, 224
Carl 84
Carls 560, 562
Carroll 557, 558
Carter 476
Carver 515, 528
Cattell 232, 233, 234, 247, 592
Cerwenka 308, 312
Charlton 384
Christ 296
Christiane F. 208
Clahsen 309, 312
Clark 205
Claros-Salinas 565, 566
Clauss 133
Cobb 272
Cochran 527
Comadena 108
Comber 574
Conrad 243, 257, 573, 574
Cosper 106
Cox 529
Cranach, v. 129
Cronbach 56, 58, 83, 84, 91
Cropley 282

Dahl 256
Damm 546, 550
Daniels 243, 251
Dann 159, 160, 161
Darwin 231
Dassel 585, 587

Dave 435, 441, 442
David 172, 173
Davidson 133, 143
Davis 395
Day 367
Deci 346
Deegener 96, 98
Deffenbacher 322, 331
Dehmelt 96
De Langen 309, 312
Dembo 343
Demmer 308, 312
Dempsey-Atwood 198
Deneke 373
Denz 402
Derichs 427, 428
Deusinger 374
Deutscher Bildungsrat 19, 20
DGB 452
Dickes 549, 555
Diehl 386
Dilling 265
Dobberthien 551, 552
Doderer 208
Dohse 22, 447
Dönhoff-Kracht 374
Dorrmann 355
Dorsch 31, 95, 264, 265, 347, 600, 611
Doye 558, 559, 560, 561
Dreesmann 380
Dreher 487
Drenth 58, 59, 61, 64, 88, 221, 228, 236, 258
Druy 551, 552
Düker 269, 270
Dummer-Smoch 552, 555
Durchholz 375
Dutka 386, 395
Dyckmans 551, 552

Ebbinghaus 233, 295, 544
Ebel 504, 505
Eberle 243
Eberwein 242
Eckert 256, 577
Eder 365, 381

Edwards 78
Eels 470, 471, 499
Eggers 303
Eggert 255, 305, 584
Ehlers 382, 413, 417, 419, 420
Ehrhardt 272
Ehrsam 356
Eichhorn 256, 263, 314, 315
Eifler 80
Ekman 221
Elliot 464, 479
Elmecker 538, 539
Els 542 , 543
Engelmayer 223
Engel-Mayer 406
Epstein 321
Erdmann 375
Erlinghagen 21
Ertel 288
Esquirol 229, 230, 234
Esser 65
Ewert 376
Exline 129
Eysenck 72, 81, 241

Faber 333, 375
Facaoaru 255, 288
Fahrenberg 72
Faßnacht 119
Fay 252, 269
Feger 122, 125, 126
Feldhaus 542, 543
Feller 566, 567
Fend 20, 252, 361, 374, 378, 391, 397, 398, 412, 413, 581
Ferdinand 481
Feretsch 360
Fettweiß 558, 559
Fetz 586, 587
Feuerlein 213
Feyerabend 79
Fiala 428, 429
Fiedler 108, 109, 110
Fietkau 580, 581
Filipp 413
Fingerhut 395

Finlayson 470
Finster 97
Fippinger 538, 539, 540
Fisch 351, 353, 570
Fischer 17, 307, 308, 366, 367, 580, 581, 589, 591
Fiske 73, 74
Fisseni 611, 612
Fittkau 163, 425
Flämig 427
Flammer 358
Flanders 130, 154, 155
Flechsig 563, 564
Fleischer 208
Flemming 320
Fliegel 321, 323
Flury 427, 428
Formann 251
Foster 84
Frank 343
Frei 567
French 346
Frenz 129
Fricke 17, 97, 198, 434, 521, 523, 526, 527, 528, 529
Fried 317, 318
Friedrich 309, 313
Friend 333
Fristig 584
Fritsch 296, 297
Fritze 304, 305
Fröhlich 360
Füchsle 281, 368
Füller 593, 594
Fürntratt 542, 543

Gaedicke 606
Galton 231, 232, 233, 234, 243, 522
Gamsjäger 491, 492, 493
Garthen 567
Gärtner-Harnach 321, 337, 339
Geer 332
Gehrig 416
Gehring 421, 422
Geiger 395, 409
Geisler 256, 257

Gerber 279
Gerhold 563
Gesche 354
Geuß 555
Geuter 208
Ghiselli 224, 228
Gideon 219
Girtler 122
Gitter 353
Gittler 252
Glaser 522
Glass 477
Glatz 554
Gleser 91, 215
Glogauer 549
Glück 566, 568
Goddard 241
Goeser 215
Goethe 265
Gold 404, 405
Golz 362
Gonschorek 394
Good 132, 472
Goodwin 409
Gordon 590
Gösslbauer 87
Götte 317, 318
Göttert 353
Gottschalk 215
Gottschaldt 278
Götz 426
Grabitz-Gniech 80
Grandenghi 557
Graudenz 374, 418, 419
Graumann 119
Grauss 84
Graves 595
Grimm 280, 309, 312
Grissemann 319, 544, 545, 553, 554, 556
Grob 372
Groffmann 229, 230, 233, 337
Grömminger 252
Gropler 582
Gross 106
Grosser 585, 586, 587, 588
Grund 548

Grüner 550
Grünzig 341
Guilford 71, 177, 247, 248, 249, 282, 283, 284, 286, 287, 291
Gulliksen 17, 44
Guthke 260, 261, 262, 263, 557, 558
Haag 585, 587
Habon 250
Hackfort 340
Häcker 347
Häckl 188
Hadley 472, 475
Haeberlin 380
Haenisch 199, 377, 391, 487, 512, 568, 569
Hainzlmayr 329, 337
Hall 273, 274
Hammaleser 593, 594
Hammes 218
Handt, v. d. 557
Hank 327
Hanke 130, 153, 157, 486
Hardesty 255, 256
Hare 141
Harnisch 262, 557, 558
Harnischfeger 320, 390, 606
Hartmann 40, 80, 168, 616
Hartog 458, 465, 466, 471
Hasemann 119, 120, 170
Hasselberg 576
Hausser 393
Häuser 309, 312
Hebbel 255
Heckl 600, 611
Heckhausen 342, 345, 346, 347, 351, 352, 353, 417, 420
Heck-Möhling 268, 270
Heider 343
Heinen 357
Heinemann 307, 308
Heinrich 386, 387, 388, 426
Heiss 219, 259, 612
Heller 244, 256, 257, 314, 316, 606
Hellwig 268
Helmke 80, 82, 83, 184, 185, 187, 272, 273, 274, 275, 321, 324, 325, 337, 566
Hengsteler 296

Henri 233, 234
Hentschel 270, 338, 339
Herbig 503, 504, 505, 522, 527, 529
Hergovich 279
Herkner 168
Hermann 208, 426
Hermans 81, 359, 361, 362
Herrmann 69
Heyde 271
Heyden 269
Hiesl 366
Hilgenstock 373
Hiltmann 114
Hinsch 355
Hippler 85
Hirt 546, 549
Hirzel 566, 568
Hodapp 333, 397
Hoeth 79
Hofen 310, 313, 545
Hofer 169, 569, 570
Hoff 419
Hoffer 208
Höfling 573, 574
Hofmann 75, 76
Hoffmann 142, 143
Hofstätter 170, 175, 219, 398
Höhn 399, 402
Hölder 224
Holdhaus 586, 587
Hollingshead 411
Holmer 571, 572
Hopf 215
Höpfner 307, 308
Hopp 481
Hoppe 379
Hops 272
Horn 243, 244, 251, 254, 255, 257, 287, 571, 572, 577
Hörndler 252, 279
Hornke 243, 250
Hörmann 55, 56, 57, 59, 64, 69, 70, 71
Howells 427, 428
Huber 121, 123, 126, 127
Hug 296, 297, 298
Hugow 566, 567

Humpert 159, 160, 161, 382, 396
Husen 570
Husslein 337, 340
Hutt 349
Hylla 239, 254, 546, 549, 550

Ingenkamp 21, 29, 34, 92, 240, 243, 249, 254, 446, 447, 464, 465, 466, 470, 471, 472, 477, 479, 480, 481, 483, 484, 485, 489, 520, 537, 541, 543, 578
Ingrisch 213, 214
Irle 222, 364
Iwanowa 262
Iwen 560, 562
Jackson 104
Jacobs 333, 337
Jacobson 180
Jäger 96, 97, 244, 246, 248, 249, 258, 289, 542, 543, 547, 549, 575
Jeckel 547, 549
Jehle 317, 318
Jellen 288
Jenchen 133, 143
Jensen 247
Jones 107
Jopt 375
Jundt 547, 549
Jünger 360

Kächele 215
Kagan 280
Kahl 382
Kalb 553, 556
Kamin 240, 241
Kammer 215
Kamratkowski 314, 315, 316, 558, 559
Kandlbinder 331, 334
Kandler 403, 404
Karmann 357
Kastner 257
Kautter 540, 541
Keeves 574
Keller 276, 277, 295, 297, 298, 348
Kemmler 417, 420, 479
Kersting 86, 87
Keßler 96, 104, 105, 112, 116, 355, 356

Kierdorf 243
Kiese 309, 312, 314, 315
Kinsey 209
Kintsch 295
Kinze 267
Kiphard 584
Kischkel 134, 393, 394, 395, 396
Kisker 616
Kiwitz 481
Klaghofer 199, 377, 487, 513, 515
Klauer 17, 21, 31, 37, 434, 448, 502, 504, 521, 523, 524, 525, 526, 527, 530, 532
Klauser 546, 549
Kleber 21, 22, 34, 164, 165, 178, 179, 268, 270, 308, 310, 313, 473
Klein 265
Klein-Braley 544, 545, 559, 560
Kleining 410, 412, 413
Kleiter 71, 246
Kley 580, 581
Klippstein 405
Knaak 382
Knapp 108
Koch 271, 395
Köck 181
Kogan 280, 287, 290
Kohr 580, 581
Kohrs 337
König 286
Kopka 253, 566, 567, 568
Kornadt 97
Kormann 18, 260
Kos 421, 422
Koschat 538, 539
Kos-Robes 422
Köstlin-Gloger 278
Kounin 389
Kozielski 314, 315
Kraak 254
Kraepelin 230, 231
Kramer 209, 238
Kramis 379
Krampen 282, 285, 286, 287, 289, 291, 357, 358, 375, 394
Krapp 18, 271, 346
Kraska 269

Krathwohl 435, 437, 438, 439
Kratzmeier 251, 287
Krause 287, 290, 291, 573, 575
Kretschmann 387
Kreuzig 286
Kriependorf 81, 327
Krohne 320, 321, 323, 332, 333, 338, 424, 425, 429
Krope 332, 333, 337
Krüger 212, 566, 568
Krüger-Haenisch 199, 377, 513, 515
Kubinger 254
Kuder 51
Kuder-Richardson 388
Küffner 223, 296, 297, 568, 570
Kuhl 269, 271, 296, 353, 361
Kuhnert 96
Kühn 96, 380, 477, 478, 537, 568, 570
Kurth 271, 583, 585, 588

Laireiter 414
Lamsfuss 375
Landerl 550
Langer 106, 174, 196
Langevin 367
Langfeldt 362, 395
Lanhorst 267
Larson 200
Lasogga 396
Latscha 30
Lauber 255
Lautmann 455, 459
Laux 338, 340
Lazarsfeld 124
Lederer 425, 426
Ledig 575
Legler 263
Lehmann 463, 484, 555, 573, 586, 587
Lehnhardt 303, 305
Lehwald 359, 364, 379, 575
Leibnitz 265
Leitl 212
Lemond 349
Lenske 362
Lepsius 409
Lerch 354

Letzelter 583
Levitt 320, 321
Lewin 343
Lewis 151, 152
Lickorish 427, 428
Liebert 322
Lienert 17, 38, 39, 43, 44, 47, 55, 61, 73, 90, 91, 92, 220, 269, 270, 481, 498, 501, 510, 511, 523, 569, 570
Liepmann 379
Lind 70, 571, 572
Linder 286, 553, 556
Lingl 296
Lippitt 404, 405
Littig 361, 380, 381
Livingstone 528
Lobeck 566, 567
Lockowandt 279
Loewenstein 369
Löffler 261, 262
Lösel 81
Löwer 496, 497
Lohmann 593, 594
Lohmöller 486
Lord 17, 106
Lossen 223
Lotter 548
Lottz 362
Lucas 216
Ludewig 421, 422
Lugt-Tappeser 81, 96, 327
Lück 80, 123, 337, 366, 559, 560
Lückert 238
Lüttge 558, 559
Lukesch. 65, 71, 116, 134, 184, 199, 212, 246, 291, 320, 322, 327, 328, 329, 330, 331, 334, 370, 377, 386, 388, 390, 391, 408, 413, 414, 415, 487, 512, 559, 568, 569, 570, 602
Lutter 585, 588

MacCorquodale 70
Macke 586, 588
Märker 583, 585
Mager 433, 434
Mahmoody 208
Mahrenholt 278

Personenregister

Mainberger 288
Mandl 18, 486
Manz 149, 151, 152
Markowitsch 293, 294
Marks 321, 327
Marlowe-Crown 80
Marschner 270
Marshall 479
Marx 555
Masendorf 384, 385, 387, 388
Masia 435
Maslow 370
Matarazzo 106
Mathews 327
Mathis 576
Matschinger 84
Mattejat 418, 420
Maw 369
Mayntz 214
Mayrhofer 203, 205, 206, 210, 216
Mayring 102, 393
McClelland 343
McKeachie 455
Mechling 339, 586, 587, 588
Meehl 70
Mees 129, 132
Meding 398
Medley 130
Meier 595
Meili 167, 246, 254, 279
Meis 546, 548
Melchers 256
Mednick 282
Mentzos 106
Mergenthaler 215
Merkens 128, 129
Merten 212
Mertens 21
Merz 134, 590, 595
Metzig 295
Metzker 317, 318
Metzler 314, 315
Meuren 251
Meyer 269, 280, 355, 576
Michel 47, 221
Mielke 107, 374, 578

Mierke 267
Mietzel 539, 540, 555
Mikula 405
Minsel 187, 425
Mischel 281
Mitzel 130
Modick 359
Möbius 87
Moeller 457
Möhling 268, 270, 314, 315
Möller 432, 433, 511
Moll 560, 561
Moore 410, 412, 413
Moosbrugger 269
Moreno 31, 398, 399
Morris 322
Moser 373
Mrazek 358
Muchow 122
Muehl 215
Mühlich 304, 305
Müller 81, 406, 546, 547, 548, 555, 556, 568, 570
Müller-Fohrbrodt 365
Müller-Wolf 386
Mummendey 80, 107

Nagel 243
Nagl 65
Nauck 544, 545
Neber 296
Nentwig 357
Nesemann 561
Neubauer 370
Neukomm 305
Neumann 256
Neumann-Oellerking 206
Neuner 560, 561
Neuser 332, 337
Newton 265
Nickel 337, 419, 420, 421
Niemann 81, 394
Niemeyer 306, 307, 317, 318, 553, 554
Niggli 409
Niketta 368
Nitko 522

Nitsch 340
Noack 209, 211
Nohl 366, 368
Norden 238
Novick 17
Nütten 286
Nunnally 349

O'Connell 409, 557
Ober 156, 157
Oehlschlägel 269
Ogilvie 371
Orlik 375
Ortlieb 337
Osgood 168, 213, 310
Osofsky 409
Osten 96
Osterland 247, 255
Oswald 253, 333, 378, 382
Otte 544, 545
Overmeyer 379
Owen 49

Pachtler 446
Page 193
Pauli 268, 270
Pausch 356, 357
Peez 482, 483, 491
Peh 546, 550
Pehl 543
Pekczynski 563, 564
Pekrun 592, 593
Pelster 362
Peppler 469
Perrar 396
Perrez 127, 130, 266
Peter 81, 303, 305
Peterander 412
Petermann 81, 175, 176, 209, 211, 418
Petersen 117, 118
Petillon 382, 400, 402, 403, 405, 406
Pfabigan 406
Pfanzagl 225
Pflaum 353
Pfrang 358
Piaget 573

Piehl 337
Pigem 114
Piontkowski 358
Pittman 107
Pittrich 106
Piswanger 251
Pleissner 271
Plewa 338
Pöldinger 213
Pohler 288
Popper 219, 300
Portmann 252, 549
Prahl 579
Preiser 358, 406
Preisig 417, 419, 424, 425
Premack 300
Prestel 353, 361
Prester 252, 397, 581
Preuser 306, 307
Preuss 256
Priester 256
Pritz 456
Probst 238, 548, 554
Pschyrembel 600
Psykotekniska Institut 270
Pulsack 424, 425, 429

Quetelet 231
Quintilian 445
Quitsch 586, 588

Raatz 17, 47, 268, 270, 314, 315, 316, 510, 544, 545, 557
Rachmann 323
Rademacker 515
Räder 262
Ranschburg 424, 425
Rapp 264, 273
Rasch 85, 86, 527
Rathenow 546, 549, 550
Ratschinski 584
Rauer 382
Rauin 393
Rausche 81, 373
Raven 243, 250, 347
Redlich 128, 130, 175, 201, 411

Reimann 263, 314, 315
Reinecker 118
Reiners-Logothetidou 573, 575
Reisse 18
Remschmidt 267
Renkl 273, 274, 275
Révész 589
Reynell 306, 307
Rheinberg 343, 395, 520
Rhodes 458, 465, 466, 471
Ribke 590
Richardson 51
Richter 385
Rieder 538, 539, 586, 588
Riedl 431
Riegel 225, 252, 311, 313
Riemenschneider 314, 315
Ring 580, 581
Roeder 413, 493, 494
Röther 263
Roever 360
Roger 113
Rogers 383
Rohracher 88, 180
Rollett 34, 353, 354, 606, 607
Rosenshine 198
Rosenthal 180
Ross 472
Rost 332, 338, 339, 375, 380, 419
Roth 28, 187, 229, 253, 263
Rotter 356, 358
Royl 435, 443
Rübensal 354
Rüdiger 615
Rüger 97
Ruffing 572
Ruhland 544, 545
Russell 68
Ruth 573, 574
Rutter 377, 389, 390, 518
Ryan 346

Sack 180, 362
Sacks 462
Sader 48, 49, 221, 242
Saldern v. 380, 381

Samstag 566, 567
Samtleben 556
Sapon 557, 558
Sarason 321
Sarbin 600
Sarimski 423
Sauer 491, 492, 493
Sauermann 286
Saup 368
Sauter 545
Schaarschmidt 254
Schacter 294
Schäfer 424
Schahn 580, 581
Schallberger 258
Scharlach 287, 565
Schaub 592, 593
Schauder 372
Scheler 440
Scheller 354
Schelten 504
Schenk 303, 305, 358
Schenk-Danzinger 203, 489
Schermer 332, 338, 339
Scheuch 101, 411
Schiefele 296, 299, 346, 484
Schilling 584, 585
Schirmer 314, 316
Schleifer 18
Schlevoigt 555
Schley 128, 130, 175, 201
Schlenker 107
Schmalt 351, 353
Schmid 585, 587
Schmidt 65, 80, 81, 96, 112, 249, 254, 288, 314, 315, 363
Schmidtke 243
Schmitz 98, 99, 114
Schmolck 386
Schmotzer 253
Schneewind 356, 357, 373, 413, 416, 417, 425, 426, 429
Schneider 215, 341, 366, 423, 424, 558, 559
Schneider-Düker 423, 424
Schnotz 223
Schöfer 215

Schöler 309, 312
Schön 309, 312
Schöpfer 423
Scholl 238
Scholz 418, 420
Schopenhauer 265
Schoppe 288
Schorb 489, 490
Schott 17, 435, 504, 522, 523
Schräder-Naef 295
Schraml 95, 96, 100, 103, 112, 113, 115
Schrand 558, 559
Schreiber 483, 520
Schrem 263
Schrey-Dern 309, 313
Schreyer 341
Schroeder 257
Schröder 199, 261, 585, 588
Schröter 481
Schubenz 612
Schubert 461
Schuck 255, 256
Schütz 84, 107, 538, 541
Schuhfried 269
Schumann 296
Schumann-Hengsteler 299
Schuler 123, 211
Schulte 278, 339
Schultze 489
Schulz 198, 452, 453, 569, 570
Schulz zur Wiesch 573, 574
Schuster 295
Schwartz 213, 214, 243, 254, 314, 316
Schwarz 85
Schwarzer 37, 333, 368
Schwenderwein 494, 495
Schwibbe 395
Seashore 589
Seidenstücker 332, 357
Seidel 399
Seidl 30, 365
Seiffge-Krenke 286
Seiler 128, 129
Seitz 81, 370, 373, 380, 426
Selg 220
Seligman 321, 357

Sells 367
Sendlmeier 306, 307
Seng 573, 574
Seyfried 270, 539, 540, 541, 548
Shavelson 198, 370
Sherif 122
Shiffrin 292
Sierwald 365
Sikorski 550
Silbermann 212
Simon 234, 235, 238, 239
Skawran 252
Smith 477
Snijders 257, 258
Snijders-Oomen 258
Sokolowski 346
Sommer 108, 490
Sorembe 372
Spandl 264, 265
Spearman 243, 244, 247, 250
Spearman-Brown 51, 388
Spee, v. 218
Speidel 341
Spielberger 366, 368, 369
Spranger 366
Squire 293, 294
Srp 252
Stangl 364, 421, 422
Stanley 60
Stapf 347, 387, 424, 426
Starch 464, 479
Starischka 585, 586, 587, 588
Stark 253, 549, 566, 567, 568, 570
Starr 366, 369
Starren 257
Stauffer 365
Stegmüller 32, 59
Stein 262
Steinert 311, 312
Steinhausen 98, 266, 374
Steinkamp 30, 486, 488
Steltmann 385, 558, 559
Stern 236, 237, 239, 240, 566, 568
Stevens 224
Stiensmeier 362, 375
Stöber 333

Storz 540, 541
Strehle 238
Strittmatter 333, 337
Stuckle 382
Stumpf 252, 363
Suci 168
Surrey 98
Svensson 142

Tacke 286
Tannenbaum 168
Tapesser 96
Tausch 108, 130, 133, 134, 135, 193, 196, 199, 200, 201, 383, 389, 477
Taylor 68
Taylor-Russell 67, 68
Tedeschi 106
Teichmann 476, 483
Tennstädt 396
Tent 199, 389, 472, 490, 491, 498
Terman 240, 241
Teschner 198
Testkuratorium 41, 58, 77, 91, 92, 93
Tewes 256, 311, 313, 340
Thalmann 187, 190, 266
Thewald 276, 277, 295
Thewes 337
Thiel 296, 297, 359
Thiess 582
Tholey 77, 81
Thomae 100, 410
Thorndike 73
Thun, v. 170, 171, 174
Thurner 311, 313, 337, 340
Thurstone 244, 245, 247, 268
Thyen 253, 566, 567, 568
Tiedemann 278
Timäus 80
Tismer-Puschner 612
Todt 346, 363, 364, 542, 543
Torgerson 224
Torrance 287
Travers 130, 131, 132, 163
Traxel 127
Trennstädt 160
Trier 258

Trolldenier 18, 138, 139, 142, 144, 145, 146, 148, 155, 161
Trommsdorf 281
Trost 249, 496
Trottmann-Gschwend 365
Truax 113
Tücke 387
Tulving 295
Tursky 365
Tyler 434, 502

Überla 71
Ulich 21
Undeutsch 100, 106, 111, 488
Uplegger 549, 551
Urban 286, 288, 303, 304, 305, 306, 384, 385, 394, 396

Vagt 84
Vanecek 556
Vargas 529
Vicari 163
Vidor 589
Vierlinger 469
Viernstein 395
Viet 570
Vogt 583, 585
Voigt 198
Volkamer 584
Vormbrock 332, 337
Vorthmann 80
Voss 366, 557
Votaw 49

Wacker 366, 368
Wagner 98, 280, 281, 359, 363, 373, 380, 567, 591
Wallach 287, 290
Wallraff 122
Walter 130, 267, 549, 551
Warwitz 586, 588
Waschler 582, 586, 588
Watson 88, 333
Watzlawik 104, 153, 181, 417
Webb 209
Weber 409

Wechsler 239
Wedel 306, 307
Weible 365
Weigt 544, 545
Weinberger 332
Weiner 343, 344, 350, 354
Weinert 566
Weingardt 482
Weinlaeder 606
Weiss 418, 419, 466, 467, 468, 474, 479, 481, 499
Weiß 215, 247, 255
Welte 318, 319
Weltner 573, 574
Wendel 287, 565
Wendeler 80, 251, 314, 315, 359, 551, 553, 555
Wendt 84
Weniger 25
Wentworth 348
Wermke 282, 288
Westhoff 97, 268, 272, 297, 372
Westmeyer 62, 70
Westrich 301, 302
Weyer 397
Weyermüller 548, 553, 555, 556
Whitney 477
Wickes 106
Widdel 355, 356, 358, 360
Wieczerkowski 81, 134, 183, 338, 384
Wiedl 261, 262, 366, 367, 368
Wiegand 571, 572
Wieland-Eckelmann 332, 338
Wiest 555
Wild 296, 299, 380
Wilde 244, 258
Wiley 320, 390, 477
Willax 593, 594
Wille 427, 428
Williams 465
Wimmer 263
Wing 590
Winkelmann 258
Winteler 365, 385
Wirtgen 549
Wirth 316

Wisotzki 304, 305
Wissler 233
Witkin 278, 279
Witryol 348
Witt 419
Wittchen 265, 266
Wittkowski 116
Witzek 101
Wohlmann 586, 587
Wörner 427
Wolfram 262
Wottawa 86
Wünsche 373
Wundt 219, 232, 234, 242
Wurst 254

Yarrow 408, 409
Yerkes 241

Zajonc 111
Zeltner 131, 157, 158
Zenner 573, 574, 575, 576
Ziegenspeck 482
Ziegler 575
Zielinski 320
Zimmer 584
Zimmermann 308, 313
Zinn 96
Zlabinger 555
Zuckermann 366